U0236744

中华医学百科全书

临床医学

康复医学

国家出版基金项目
NATIONAL PUBLICATION FOUNDATION

中国协和医科大学出版社

图书在版编目(CIP)数据

中华医学百科全书·康复医学 / 王茂斌主编 . —北京：中国协和医科大学出版社，2019.11
ISBN 978-7-5679-1274-8

Ⅰ.①康…　Ⅱ.①王…　Ⅲ.①康复医学　Ⅳ.①R49

中国版本图书馆 CIP 数据核字（2019）第 035134 号

中华医学百科全书·康复医学

主　　编：王茂斌

编　　审：张之生

责任编辑：陈　佩　郭广亮　刘　婷

出版发行：**中国协和医科大学出版社**
　　　　　（北京东单三条九号　邮编 100730　电话 010-6526 0431）

网　　址：www.pumcp.com

经　　销：新华书店总店北京发行所

印　　刷：北京雅昌艺术印刷有限公司

开　　本：889×1230　1/16

印　　张：25.5

字　　数：750 千字

版　　次：2019 年 11 月第 1 版

印　　次：2019 年 11 月第 1 次印刷

定　　价：295.00 元

ISBN 978-7-5679-1274-8

《中华医学百科全书》编纂委员会

总顾问　吴阶平　韩启德　桑国卫

总指导　陈　竺

总主编　刘德培

副总主编　曹雪涛　李立明　曾益新

编纂委员（以姓氏笔画为序）

刘德培	闫永平	米 玛	米光明	许 媛	许腊英	那彦群
阮长耿	阮时宝	孙 宁	孙 光	孙 皎	孙 锟	孙长颢
孙少宣	孙立忠	孙则禹	孙秀梅	孙建中	孙建方	孙建宁
孙贵范	孙晓波	孙海晨	孙景工	孙颖浩	孙慕义	严世芸
苏 川	苏 旭	苏荣扎布	杜元灏	杜文东	杜治政	杜惠兰
李 龙	李 飞	李 东	李 宁	李 刚	李 丽	李 波
李 勇	李 桦	李 鲁	李 磊	李 燕	李 冀	李大魁
李云庆	李太生	李日庆	李玉珍	李世荣	李立明	李永哲
李志平	李连达	李灿东	李君文	李劲松	李其忠	李若瑜
李松林	李泽坚	李宝馨	李建勇	李映兰	李莹辉	李晓明
李继承	李森恺	李曙光	杨 凯	杨 恬	杨 健	杨 硕
杨化新	杨文英	杨世民	杨世林	杨伟文	杨克敌	杨国山
杨宝峰	杨炳友	杨晓明	杨跃进	杨腊虎	杨瑞馥	杨慧霞
励建安	连建伟	肖 波	肖 南	肖永庆	肖海峰	肖培根
肖鲁伟	吴 东	吴 江	吴 明	吴 信	吴令英	吴立玲
吴欣娟	吴勉华	吴爱勤	吴群红	吴德沛	邱建华	邱贵兴
邱海波	邱蔚六	何 维	何 勤	何方方	何绍衡	何春涤
何裕民	余争平	余新忠	狄 文	冷希圣	汪 海	汪受传
沈 岩	沈 岳	沈 敏	沈 铿	沈卫峰	沈心亮	沈华浩
沈俊良	宋国维	张 泓	张 学	张 亮	张 强	张 霆
张 澍	张大庆	张为远	张世民	张华敏	张志愿	张丽霞
张伯礼	张宏誉	张劲松	张奉春	张宝仁	张宇鹏	张建中
张建宁	张承芬	张琴明	张富强	张新庆	张潍平	张德芹
张燕生	陆 华	陆 林	陆小左	陆付耳	陆伟跃	陆静波
阿不都热依木·卡地尔		陈 文	陈 杰	陈 实	陈 洪	陈 琪
陈 楠	陈 薇	陈士林	陈大为	陈文祥	陈代杰	陈红风
陈尧忠	陈志南	陈志强	陈规化	陈国良	陈佩仪	陈家旭
陈智轩	陈锦秀	陈誉华	邵 蓉	邵荣光	武志昂	
其仁旺其格	范 明	范炳华	林三仁	林久祥	林子强	林江涛
林曙光	杭太俊	欧阳靖宇	尚 红	果德安	明根巴雅尔	易定华
易著文	罗 力	罗 毅	罗小平	罗长坤	罗永昌	罗颂平
帕尔哈提·克力木		帕塔尔·买合木提·吐尔根			图门巴雅尔	岳建民
金 玉	金 奇	金少鸿	金伯泉	金季玲	金征宇	金银龙
金惠铭	郁 琦	周 兵	周 林	周永学	周光炎	周灿全
周良辅	周纯武	周学东	周宗灿	周定标	周宜开	周建平
周建新	周荣斌	周福成	郑一宁	郑家伟	郑志忠	郑金福

郑法雷	郑建全	郑洪新	郎景和	房 敏	孟 群	孟庆跃
孟静岩	赵 平	赵 群	赵子琴	赵中振	赵文海	赵玉沛
赵正言	赵永强	赵志河	赵彤言	赵明杰	赵明辉	赵耐青
赵继宗	赵铱民	郝 模	郝小江	郝传明	郝晓柯	胡 志
胡大一	胡文东	胡向军	胡国华	胡昌勤	胡晓峰	胡盛寿
胡德瑜	柯 杨	查 干	柏树令	柳长华	钟翠平	钟赣生
香多·李先加		段 涛	段金廒	段俊国	侯一平	侯金林
侯春林	俞光岩	俞梦孙	俞景茂	饶克勤	姜小鹰	姜玉新
姜廷良	姜国华	姜柏生	姜德友	洪 两	洪 震	洪秀华
洪建国	祝庆余	祝蕙晨	姚永杰	姚祝军	秦 川	袁文俊
袁永贵	都晓伟	晋红中	粟占国	贾 波	贾建平	贾继东
夏照帆	夏慧敏	柴光军	柴家科	钱传云	钱忠直	钱家鸣
钱焕文	倪 鑫	倪 健	徐 军	徐 晨	徐永健	徐志云
徐志凯	徐克前	徐金华	徐建国	徐勇勇	徐桂华	凌文华
高 妍	高 晞	高志贤	高志强	高学敏	高金明	高健生
高树中	高思华	高润霖	郭 岩	郭小朝	郭长江	郭巧生
郭宝林	郭海英	唐 强	唐朝枢	唐德才	诸欣平	谈 勇
谈献和	陶·苏和	陶广正	陶永华	陶芳标	陶建生	黄 峻
黄 烽	黄人健	黄叶莉	黄宇光	黄国宁	黄国英	黄跃生
黄璐琦	萧树东	梅长林	曹 佳	曹广文	曹务春	曹建平
曹洪欣	曹济民	曹雪涛	曹德英	龚千锋	龚守良	龚非力
袭著革	常耀明	崔 蒙	崔丽英	庾石山	康 健	康廷国
康宏向	章友康	章锦才	章静波	梁显泉	梁铭会	梁繁荣
谌贻璞	屠鹏飞	隆 云	绳 宇	巢永烈	彭 成	彭 勇
彭明婷	彭晓忠	彭瑞云	彭毅志	斯拉甫·艾白		葛 坚
葛立宏	董方田	蒋力生	蒋建东	蒋建利	蒋澄宇	韩晶岩
韩德民	惠延年	粟晓黎	程 伟	程天民	程训佳	童培建
曾 苏	曾小峰	曾正陪	曾学思	曾益新	谢 宁	谢立信
蒲传强	赖西南	赖新生	詹启敏	詹思延	鲍春德	窦科峰
窦德强	赫 捷	蔡 威	裴国献	裴晓方	裴晓华	管柏林
廖品正	谭仁祥	谭先杰	翟所迪	熊大经	熊鸿燕	樊飞跃
樊巧玲	樊代明	樊立华	樊明文	樊瑜波	黎源倩	颜 虹
潘国宗	潘柏申	潘桂娟	薛社普	薛博瑜	魏光辉	魏丽惠
藤光生						

《中华医学百科全书》学术委员会

主任委员　巴德年

副主任委员（以姓氏笔画为序）

汤钊猷　　吴孟超　　陈可冀　　贺福初

学术委员（以姓氏笔画为序）

丁鸿才	于是凤	于润江	于德泉	马　遂	王　宪	王大章
王文吉	王之虹	王正敏	王声湧	王近中	王邦康	王晓仪
王政国	王海燕	王鸿利	王琳芳	王锋鹏	王满恩	王模堂
王澍寰	王德文	王翰章	乌正赉	毛秉智	尹昭云	巴德年
邓伟吾	石一复	石中瑗	石四箴	石学敏	平其能	卢世璧
卢光琇	史俊南	皮　昕	吕　军	吕传真	朱　预	朱大年
朱元珏	朱家恺	朱晓东	仲剑平	刘　正	刘　耀	刘又宁
刘宝林（口腔）		刘宝林（公共卫生）		刘桂昌	刘敏如	刘景昌
刘新光	刘嘉瀛	刘镇宇	刘德培	江世忠	闫剑群	汤　光
汤钊猷	阮金秀	孙　燕	孙汉董	孙曼霁	纪宝华	严隽陶
苏　志	苏荣扎布	杜乐勋	李亚洁	李传胪	李仲智	李连达
李若新	李济仁	李钟铎	李舜伟	李巍然	杨　莘	杨圣辉
杨宠莹	杨瑞馥	肖文彬	肖承悰	肖培根	吴　坤	吴　蓬
吴乐山	吴永佩	吴在德	吴军正	吴观陵	吴希如	吴孟超
吴咸中	邱蔚六	何大澄	余森海	谷华运	邹学贤	汪　华
汪仕良	张乃峥	张习坦	张月琴	张世臣	张丽霞	张伯礼
张金哲	张学文	张学军	张承绪	张洪君	张致平	张博学
张朝武	张蕴惠	陆士新	陆道培	陈子江	陈文亮	陈世谦
陈可冀	陈立典	陈宁庆	陈尧忠	陈在嘉	陈君石	陈育德
陈治清	陈洪铎	陈家伟	陈家伦	陈寅卿	邵铭熙	范乐明
范茂槐	欧阳惠卿	罗才贵	罗成基	罗启芳	罗爱伦	罗慰慈
季成叶	金义成	金水高	金惠铭	周　俊	周仲瑛	周荣汉
赵云凤	胡永华	钟世镇	钟南山	段富津	侯云德	侯惠民
俞永新	俞梦孙	施侣元	姜世忠	姜庆五	恽榴红	姚天爵
姚新生	贺福初	秦伯益	贾继东	贾福星	顾美仪	顾觉奋
顾景范	夏惠明	徐文严	翁心植	栾文明	郭　定	郭子光
郭天文	唐由之	唐福林	涂永强	黄洁夫	黄璐琦	曹仁发
曹采方	曹谊林	龚幼龙	龚锦涵	盛志勇	康广盛	章魁华

梁文权　　梁德荣　　彭名炜　　董　怡　　温　海　　程元荣　　程书钧
程伯基　　傅民魁　　曾长青　　曾宪英　　裘雪友　　甄永苏　　褚新奇
蔡年生　　廖万清　　樊明文　　黎介寿　　薛　淼　　戴行锷　　戴宝珍
戴尅戎

《中华医学百科全书》工作委员会

临床医学

总主编

高润霖　　中国医学科学院阜外心血管病医院

本卷编委会

主　编

王茂斌　　首都医科大学宣武医院

副主编

励建安　　南京医科大学康复医学院

陈智轩　　香港理工大学

欧阳靖宇　美国纽约大学医学院

编　委（以姓氏笔画为序）

王茂斌　　首都医科大学宣武医院

麦洁仪　　香港理工大学

李建军　　中国康复研究中心北京博爱医院

李胜利　　中国康复研究中心北京博爱医院

李晓捷　　佳木斯大学康复医学院

杨远滨　　首都医科大学宣武医院

励建安　　南京医科大学康复医学院

何成奇　　四川大学附属华西医院

宋为群　　首都医科大学宣武医院

陈智轩　　香港理工大学

欧阳靖宇　美国纽约大学医学院

岳寿伟　　山东大学齐鲁医院

周谋望　　北京大学第三医院

赵　英　　北京医院

贾子善　　河北省人民医院

黄文生　　香港理工大学

黄东锋　　中山大学附属第一医院

黄晓琳　　华中科技大学同济医学院附属同济医院

燕铁斌　　中山大学附属第二医院

学术秘书

董继革　　首都医科大学宣武医院

前　言

　　《中华医学百科全书》终于和读者朋友们见面了！

　　古往今来，凡政通人和、国泰民安之时代，国之重器皆为科技、文化领域的鸿篇巨制。唐代《艺文类聚》、宋代《太平御览》、明代《永乐大典》、清代《古今图书集成》等，无不彰显盛世之辉煌。新中国成立后，国家先后组织编纂了《中国大百科全书》第一版、第二版，成为我国科学文化事业繁荣发达的重要标志。医学的发展，从大医学、大卫生、大健康角度，集自然科学、人文社会科学和艺术之大成，是人类社会文明与进步的集中体现。随着经济社会快速发展，医药卫生领域科技日新月异，知识大幅更新。广大读者对医药卫生领域的知识文化需求日益增长，因此，编纂一部医药卫生领域的专业性百科全书，进一步规范医学基本概念，整理医学核心体系，传播精准医学知识，促进医学发展和人类健康的任务迫在眉睫。在党中央、国务院的亲切关怀以及国家各有关部门的大力支持下，《中华医学百科全书》应运而生。

　　作为当代中华民族"盛世修典"的重要工程之一，《中华医学百科全书》肩负着全面总结国内外医药卫生领域经典理论、先进知识，回顾展现我国卫生事业取得的辉煌成就，弘扬中华文明传统医药璀璨历史文化的使命。《中华医学百科全书》将成为我国科技文化发展水平的重要标志、医药卫生领域知识技术的最高"检阅"、服务千家万户的国家健康数据库和医药卫生各学科领域走向整合的平台。

　　肩此重任，《中华医学百科全书》的编纂力求做到两个符合：一是符合社会发展趋势。全面贯彻以人为本的科学发展观指导思想，通过普及医学知识，增强人民群众健康意识，提高人民群众健康水平，促进社会主义和谐社会构建；二是符合医学发展趋势。遵循先进的国际医学理念，以"战略前移、重心下移、模式转变、系统整合"的人口与健康科技发展战略为指导。同时，《中华医学百科全书》的编纂力求做到两个体现：一是体现科学思维模式的深刻变革，即学科交叉渗透/知识系统整合；二是体现继承发展与时俱进的精神，准确把握学科现有基础理论、基本知识、基本技能以及经典理论知识与科学思维精髓，深刻领悟学科当前面临的交叉渗透与整合转化，敏锐洞察学科未来的发展趋势与突破方向。

　　作为未来权威著作的"基准点"和"金标准"，《中华医学百科全书》编纂过程中，制定了严格的主编、编者遴选原则，聘请了一批在学界有相当威望、具有较高学术造诣和较强组织协调能力的专家教授（包括多位两院院士）担任大类主编和学科卷主编，确保全书的科学性与权威性。另外，还借鉴了已有百科全书的编写经验。鉴于《中华医学百科全书》的编纂过程本身带有科学研究性质，还聘请了若干科研院所的科研管理专家作为特约编审，站在科研管理的高度为全书的顺利编纂保驾护航。除了编者、编审队伍外，还制订了详尽的质量保证计划。编纂委员会和工作委员会秉持质量源于设计的理念，共同制订了一系列配套的质量控制规范性文件，建立了一套切实可行、行之有效、效率最优的编纂质量管理方案和各种情况下的处理原则及预案。

《中华医学百科全书》的编纂实行主编负责制，在统一思想下进行系统规划，保证良好的全程质量策划、质量控制、质量保证。在编写过程中，统筹协调学科内各编委、卷内条目以及学科间编委、卷间条目，努力做到科学布局、合理分工、层次分明、逻辑严谨、详略有方。在内容编排上，务求做到"全准精新"。形式"全"：学科"全"，册内条目"全"，全面展现学科面貌；内涵"全"：知识结构"全"，多方位进行条目阐释；联系整合"全"：多角度编制知识网。数据"准"：基于权威文献，引用准确数据，表述权威观点；把握"准"：审慎洞察知识内涵，准确把握取舍详略。内容"精"："一语天然万古新，豪华落尽见真淳。"内容丰富而精炼，文字简洁而规范；逻辑"精"："片言可以明百意，坐驰可以役万里。"严密说理，科学分析。知识"新"：以最新的知识积累体现时代气息；见解"新"：体现出学术水平，具有科学性、启发性和先进性。

《中华医学百科全书》之"中华"二字，意在中华之文明、中华之血脉、中华之视角，而不仅限于中华之地域。在文明交织的国际化浪潮下，中华医学汲取人类文明成果，正不断开拓视野，敞开胸怀，海纳百川般融入，润物无声状拓展。《中华医学百科全书》秉承了这样的胸襟怀抱，广泛吸收国内外华裔专家加入，力求以中华文明为纽带，牵系起所有华人专家的力量，展现出现今时代下中华医学文明之全貌。《中华医学百科全书》作为由中国政府主导，参与编纂学者多、分卷学科设置全、未来受益人口广的国家重点出版工程，得到了联合国教科文等组织的高度关注，对于中华医学的全球共享和人类的健康保健，都具有深远意义。

《中华医学百科全书》分基础医学、临床医学、中医药学、公共卫生学、军事与特种医学和药学六大类，共计144卷。由中国医学科学院/北京协和医学院牵头，联合军事医学科学院、中国中医科学院和中国疾病预防控制中心，带动全国知名院校、科研单位和医院，有多位院士和海内外数千位优秀专家参加。国内知名的医学和百科编审汇集中国协和医科大学出版社，并培养了一批热爱百科事业的中青年编辑。

回览编纂历程，犹然历历在目。几年来，《中华医学百科全书》编纂团队呕心沥血，孜孜矻矻。组织协调坚定有力，条目撰写字斟句酌，学术审查一丝不苟，手书长卷撼人心魂……在此，谨向全国医学各学科、各领域、各部门的专家、学者的积极参与以及国家各有关部门、医药卫生领域相关单位的大力支持致以崇高的敬意和衷心的感谢！

《中华医学百科全书》的编纂是一项泽被后世的创举，其牵涉医学科学众多学科及学科间交叉，有着一定的复杂性；需要体现在当前医学整合转型的新形式，有着相当的创新性；作为一项国家出版工程，有着毋庸置疑的严肃性。《中华医学百科全书》开创性和挑战性都非常强。由于编纂工作浩繁，难免存在差错与疏漏，敬请广大读者给予批评指正，以便在今后的编纂工作中不断改进和完善。

刘德培

凡　例

一、《中华医学百科全书》（以下简称《全书》）按基础医学类、临床医学类、中医药学类、公共卫生类、军事与特种医学类、药学类的不同学科分卷出版。一学科辑成一卷或数卷。

二、《全书》基本结构单元为条目，主要供读者查检，亦可系统阅读。条目标题有些是一个词，例如"康复"；有些是词组，例如"认知功能评定"。

三、由于学科内容有交叉，会在不同卷设有少量同名条目。例如《肿瘤学》《病理生理学》都设有"肿瘤"条目。其释文会根据不同学科的视角不同各有侧重。

四、条目标题上方加注汉语拼音，条目标题后附相应的外文。例如：

kāngfù yīxué
康复医学（rehabilitation medicine）

五、本卷条目按学科知识体系顺序排列。为便于读者了解学科概貌，卷首条目分类目录中条目标题按阶梯式排列，例如：

康复治疗 ……………………………………………………………………
　物理治疗 ……………………………………………………………………
　　运动治疗 ……………………………………………………………………
　　　主动性运动训练 ………………………………………………………
　　　肌肉抗阻训练 …………………………………………………………
　　　有氧代谢能力训练 ……………………………………………………

六、各学科都有一篇介绍本学科的概观性条目，一般作为本学科卷的首条。介绍学科大类的概观性条目，列在本大类中基础性学科卷的学科概观性条目之前。

七、条目之中设立参见系统，体现相关条目内容的联系。一个条目的内容涉及其他条目，需要其他条目的释文作为补充的，设为"参见"。所参见的本卷条目的标题在本条目释文中出现的，用蓝色楷体字印刷；所参见的本卷条目的标题未在本条目释文中出现的，在括号内用蓝色楷体字印刷该标题，另加"见"字；参见其他卷条目的，注明参见条所属学科卷名，如"参见□□□卷"或"参见□□□卷□□□□"。

八、《全书》医学名词以全国科学技术名词审定委员会审定公布的为标准。同一概念或疾病在不同学科有不同命名的，以主科所定名词为准。字数较多，释文中拟用简称的名词，每个条目中第一次出现时使用全称，并括注简称，例如：甲型病毒性肝炎（简称甲肝）。个别众所周知的名词直接使用简称、缩写，例如：B 超。药物名称参照《中华人民共和国药典》2015 年版和《国家基本药物目录》2012 年版。

九、《全书》量和单位的使用以国家标准 GB 3100～3102—1993《量和单位》为准。援引古籍或外文时维持原有单位不变。必要时括注与法定计量单位的换算。

十、《全书》数字用法以国家标准 GB/T 15835—2011《出版物上数字用法》为准。

十一、正文之后设有内容索引和条目标题索引。内容索引供读者按照汉语拼音字母顺序查检条目和条目之中隐含的知识主题。条目标题索引分为条目标题汉字笔画索引和条目外文标题索引，条目标题汉字笔画索引供读者按照汉字笔画顺序查检条目，条目外文标题索引供读者按照外文字母顺序查检条目。

十二、部分学科卷根据需要设有附录，列载本学科有关的重要文献资料。

目 录

kāngfù yīxué

康复医学（rehabilitation medicine）

现代医学中减轻功能障碍和预防残疾生成的学科。其通过来自不同医学专业（或非医学专业）的健康照顾人员（专科康复医师、康复护士，各种康复治疗师——有物理治疗师、作业治疗师、言语治疗师、假肢矫形器师、心理治疗师和社会工作者等）以康复团队（组）工作的方式、采取综合性康复方法（具有独立的理论基础、评定方法和治疗技术），细致解决患者与功能障碍有关的残疾问题，发挥其最佳的身体、心理、社会、职业（非职业）和教育的潜力，达到患者希望和计划的、与其残疾水平相一致的最佳功能状态。

现代医学是由预防医学-保健医学-治疗医学-康复医学"四位一体"组成的维护健康的自然科学。这个概念改变了过去"医学是单纯治病的科学"的陈旧观点，也扩大了健康的内涵。因此，康复医学是现代医学的重要组成部分。

简史　分国外和中国两部分。

国外康复医学的形成、发展和现状　在 20 世纪 30～40 年代，随着物理学的发展，在美国首先出现了通过物理学技术和手段（如光、热、冷冻、水、电、力学和医疗器械等）治疗疾病的方法，代表人物为美国物理医学医师弗兰克·克鲁森（Frank Krusen），他将其称为物理医学（physical medicine；physiatry）。20 世纪 40 年代第二次世界大战之后，美国康复医学医师霍华德·鲁斯克（Haward Rusk）为伤残军人制订了一系列针对身体和精神障碍的综合性训练方法，取得很好的功能恢复效果，他将其称为康复医学。1949 年以后，两个学科在美国合并称为"物理医学与康复"至今，其在发达国家得到了快速发展。

中国康复医学的形成、发展和现状　中国在 20 世纪 80 年代初从国外引进这个医学专业并由卫生部定名为"康复医学"。但是在学科内涵和基本概念上一直有不同争论：它既不是单纯的疗养和慢性病的照顾和护理，也不是医疗技术科室的理疗学和只处理后遗症的残疾处理医学，更不是单纯的中国原有的养生康复，它实际是临床医学的一部分。20 世纪 80 年代末，中国卫生部选择部分医疗机构作为康复中心试点单位，要求各级卫生行政部门重视康复医学的发展，但当时将重点放在了疗养机构。1990 年 12 月 28 日，"全国人大"颁布了《中华人民共和国残疾人保障法》，卫生部颁发了《康复医学事业"八五"规划要点》《综合医院分级管理标准（试行草案）》《综合医院康复医学科管理规范》，并在 1996 年首次提出"综合医院康复医学科是临床科室"的概念。2001 年《中华人民共和国国民经济和社会发展第十个五年计划纲要》中也提出了"残疾人康复"问题。2006 年卫生部将康复医学科正式确认为独立的"临床医学二级普通专科"，结束了 20 多年关于康复医学内涵和性质的讨论。2008 年四川省汶川县大地震凸显了康复医学的重要性，2009 年在《中共中央　国务院　关于深化医药卫生体制改革的意见》中提出了"防、治、康"相结合的重要思想，卫生部也将发展康复医学，补足"康复医学短板"作为重要任务之一。从此，中国康复医学的发展走上了"高速路"。

2012 年，卫生部发布了《"十二五"时期康复医疗工作指导意见》，指导和引领中国康复医学向正确的方向快速发展，成为中国医疗体制改革的重要内容之一。①到 2012 年初，全中国综合医院中有 24.6% 设康复医学科，其中 50% 开设康复病区；有专科康复医院 338 所，占全国专科医院总数的 9.1%；共有康复编制床位 52 047 张（占全国卫生机构床位总数的 1.18%），其中综合医院的康复医学科有病床 39 408 张（75.71%），康复医院有 12 639 张（24.29%）。②到 2012 年初，全国初步统计有康复医师 15 949 人（执业范围为康复医学者 6135 人，占 38.46%），占康复医学专业技术人员总数的 40.04%；康复治疗师 13 747 人，占康复医学专业技术人员总数的 34.51%；康复护士 10 137 人，占康复医学专业技术人员总数的 25.45%。③原"疗养学"和"理疗学"的医护人员在发挥慢性病照顾和理疗专长的基础上，积极学习临床康复技术，为中国的康复医学事业做出贡献。④中医学科的许多中医师在传统"中医康复"的基础上，努力学习现代康复医学理论和技术，成为中国康复医学队伍中的重要力量之一，太极、导引、按摩、推拿、针灸、拔罐、小针刀等传统中医疗法在减轻患者功能障碍和预防残疾发生上，发挥了积极作用。

中国正在着手建立能与国际接轨的康复医学专业技术人员（专科康复医师、康复护士、康复治疗师等）的完整考核-考试-认证-注册-登记制度。认证、考核制度的建立，有利于提高康复学科的学术水平和管理水平，有利于中国康复医学的发展和与世界接轨。

2013年，"中国卫生部"更名为"中华人民共和国国家卫生和计划生育委员会"（简称国家卫计委），承担了中国康复医学的指导和管理职能。

相关学术团体 国际上主要有国际物理医学-康复医学学会（International Society of Physical and Rehabilitation Medicine，ISPRM），国内主要有中国康复医学会、中华医学会物理医学与康复学分会等。

国际物理医学-康复医学学会 50多年来，全球有两个主要的国际性康复医学领域的学会活跃于医学界，一是国际物理医学与康复联合会（International Federation of Physical Medicine and Rehabilitation，IFPMR），另一个是国际康复医学会（International Rehabilitation Medicine Association，IRMA）。进入20世纪80年代以后，国际专业人士越来越感到这两个专业领域基本相同的国际性组织，在会议、目标、活动等方面多有交叉和重复。1999年11月14日，二者正式合并，成立国际物理医学-康复医学学会，首任会长为美国的物理医学与康复医师约翰·麦尔文（John Melvin）博士，并在2001年于荷兰阿姆斯特丹举办了第一届"国际物理医学-康复医学学会"学术交流大会，此后每两年召开一次国际大会。2013年6月16~20日，国际物理医学-康复医学学会在中国北京举行了第七届国际学术交流大会（此后改为每年召开一次）。中国励建安教授被推选为候任会长和第八届（2014年于墨西哥召开）国际大会主席。但在有些发达国家，由于历史原因，这个学科仍然称为"物理和康复医学"或"物理医学与康复"。学会宗旨：①ISPRM的宗旨和工作目标是为有功能障碍的残疾患者进行医疗康复。这是根据学科发展的大趋势和医疗卫生消费者的现实需求而提出的。ISPRM把工作的目标重点放在医疗康复，强调以物理医学和康复医学的专业知识和技术为有功能障碍的患者服务。这既明确规定了专业的服务对象，也比较明确地界定了会员的主要专业目标及其服务工作的基本范围。②ISPRM重视专业教育培训和专业知识的传播，提高专业人员水平，扩大专业影响。这项工作分别从以下几个层面进行：一是提出有关工作的宗旨和原则；二是关心支持和指导对本专业人员的培训工作，以保证专业服务质量；三是对其他专科医务人员普及康复医学与物理医学知识。③ISPRM取长补短，发挥两个国际组织合并后的优势。这次合并不是用一个学会的章程、宗旨和管理运行方式来取代另一个学会，而是经过有两个学会代表参加的核心小组共同研究，形成新的方针，提出新的管理方式，在学会宗旨、会员分类和条件等方面相互一致。④新学会的命名可以说是原来两个学会在筹备合并的商谈中求同存异、相互折中的产物。

中国康复医学学术团体 ①中国康复医学会：于1983年经卫生部批准成立，并在国家民政部依法登记为全国性学术组织；1987年中国康复医学会加入中国科学技术协会；2001年加入国际物理医学-康复医学学会。学会宗旨：团结和动员全国康复医学工作者以经济建设为中心，实施科教兴国和可持续发展战略，促进康复医学事业发展与繁荣，促进康复医疗技术的普及和推广，促进专业人才的成长和提高，为卫生工作的改革与发展服务，为社会主义精神文明和物质文明建设服务。主要任务：播科学精神和科学思想，普及康复医学知识，举办科技展览，推广先进康复技术和方法；开展国内外学术交流，活跃学术思想，促进学科发展；举办康复医学继续教育和专业培训；编辑出版康复医学书刊及相关音像制品；接受政府职能委托，开展决策咨询，提出政策建议；组织和承担科技项目评估，科技成果鉴定，康复设备标准及产品质量认证，康复医学专业人员的职称考核和资格认定；开展民间国际科技交流与合作，发展与国际学术组织和专业人士的友好往来；表彰、奖励优秀康复科技人才和科研成果；开办符合学会宗旨的社会公益事业；反映康复医学工作者的意见和要求，维护科技工作者的合法权益。②中华医学会物理医学与康复学分会：由原中华医学会理疗学分会在1995年更名而来。在将原来作为"医技科室"的"理疗科"转型为"临床科室"的"康复医学科"过程中起指导性作用。其学会宗旨和主要任务与中国康复医学会基本相同。③中国残疾人康复协会：隶属于中国残疾人联合会（简称中国残联）系统，以残疾人的全面、综合性康复为中心工作。其工作对象为患有视力残疾、听力残疾、言语残疾、肢体残疾、智力残疾、精神残疾、多重残疾和其他残疾者。其研究范畴为残疾预防、残疾治疗与康复，其康复包括医疗康复、教育康复、职业康复和社会康复等。主要任务：团结"残联"系统各级康复机构和社会各方面的专家、专业人员，开展康复学术活动和康复技术研究；进行各类康复专业人才的培训；配合有关部门推动残疾人康复任务的完成；为残疾人康复事业的发展提供技术咨询服务；协助有关部门制定相关工作标准；组织编写有关康复论著、专业培训教材和科普读物；推广残疾人康复新理论和新技术，积极开展国内外学术交流；广泛宣传残疾人康复工作的社会意义，普及康复知识和技术。④中国医师协会康复医师分会：是2003年经中国医师协会批准正式成立的"行业协会"，已开展工作十余年。中国医师协会坚持"服务、协调、自律、维权、监督、管理"12字方针，为200多万执业医师服务，为临床康复医学做出重大贡献。⑤中医康复学科：中国传统医疗康复历史悠久，具有独特的理论原则，强调整体观念、辨证施治；具备简、便、验、廉的治疗手段，如针刺、推拿、按摩、拔火罐、太极拳、导引、八段锦、小针刀等，为中国临床康复的传统治疗方法之一。作为传统医疗的康复医学，为各类患者的功能康复与身心健康服务做出巨大贡献。

相关出版物　国外著名的康复医学杂志有《康复医学杂志》（Journal of Rehabilitation Medicine，JRM）、《物理医学与康复文献》（Archives of Physical Medicine and Rehabilitation，APMR）、《物理医学与康复》（Physical Medicine and Rehabilitation，PMR）、《康复医学》（Japanese Journal of Rehabilitation Medicine，JJRM）等；中国康复医学主要出版物有《中国康复医学杂志》《中华物理医学与康复杂志》等。

国外康复医学专业出版物①《康复医学杂志》：是国际物理医学–康复医学学会的官方杂志。出版地点：瑞典乌普萨拉。2000年由1975年创刊的《斯堪的纳维亚康复医学杂志》更名而来。②《物理医学与康复文献》：是美国康复医学会的官方杂志。出版地点：美国费城。1973年由1926年创刊的美国《物理治疗、放射诊疗文献》更名而来。③《物理医学与康复》：是美国物理医学与康复学会的官方杂志。出版地点：美国费城。1988年由1952年创刊的美国《物理医学杂志》更名而来。④《康复医学》：是日本康复医学会的官方杂志。出版地点：日本东京。1964年创刊。

国外康复医学专著较多，有代表性的是世界卫生组织编写的《国际功能、残疾和健康分类》，沃尔特·R·弗龙特拉（Walter R. Frontera）、布鲁斯·M·甘斯（Bruce M. Gans）和尼古拉斯·E·沃尔什（Nicolas E. Walsh）等编写的《DeLisa物理医学与康复医学 理论与实践》（DeLisa's Physical Medicine&Rehabilitation，Principles and Practice），兰德尔·L·布拉多姆（Randall L. Braddom）、莱顿·尚（Leighton Chan）等编写的《物理医学与康复医学》（Physical Medicine and Rehabilitation），布赖恩·J·奥扬（Bryan J. O'young）、马克·A·扬（Mark A. Young）和史蒂文·A·施廷斯（Steven A. Stiens）编写的《物理医学与康复秘要》（Physical Medicine and Rehabilitation Secrets）。

中国康复医学专业出版物相关专业杂志主要有以下几种。①《中国康复医学杂志》：是中国康复医学会主办的国家级专业核心期刊，双月刊。1986年创刊，国内外公开发行。内容主要涉及现代康复医学的发展与信息，如骨关节系统和相关高级神经中枢系统的功能障碍，以及心肺功能障碍、慢性疼痛、儿童/老年康复等。先后为《中国科学引文数据库》（Chinese Science Citation Database，CSCD）收录期刊、《中文核心期刊要目总览》入编期刊、美国《化学文摘》（Chemical Abstracts，CA）入编期刊、荷兰《医学文摘》（Excerpta Medica，EM）入编期刊、《中国核心期刊数据库》收录期刊、世界卫生组织《西太平洋地区医学索引》（Western Pacific Region Index Medicus，WPRIM）入编期刊、《国际物理医学–康复医学学会合作杂志》、爱思唯尔公司的《Scopus数据库》和《Embase数据库》收录期刊，收录《中国科技期刊管理数据库》《中国生物医学文献光盘数据库》。1996年1月成为光盘国家工程研究中心、北京清华信息系统工程公司联合主办的《中国学术期刊（光盘版）》的首批入编期刊。1998年被中国科技信息研究所选为上网科技期刊，可即时全文入载国际互联网。②《中华物理医学与康复杂志》：是中华医学会主办的物理医学与康复专业学术期刊，月刊，由原《中华物理医学与康复杂志》和《中华理疗杂志》于2002年合并而成。该刊为《中国科技论文统计源期刊》《万方数据资源系统》数字化期刊，入选《中国科学引文数据库》《中国知网中国期刊全文数据库》、维普资讯网《中文科技期刊数据库》、中国医学科学院医学信息研究所开发研制的《中国生物医学文献数据库》《中国学术期刊文摘》《中文科技资料目录（医药卫生）》《中文生物医学期刊目次数据库》（Chinese Medical Current Contents，CMCC）、《中文CBLAR/CQ-ROM光盘数据库》《残疾与康复文献检索数据库》，被美国国立医学图书馆《医学文献分析和检索系统》（Medical Literature Analysis and Retrieval System，MEDLARS）数据库中最大的数据库《MEDLINE 数据库》的赠送光盘《Serline》长期收录。③《中国康复理论与实践》：由中国残疾人康复协会、中国医师协会和中国康复研究中心主办的国家级学术期刊，月刊。为国家科技部《中国科技论文统计源期刊》《中国科技核心期刊》《中文核心期刊要目总览》入编期刊，《中国科学引文数据库》来源期刊，《中国学术期刊综合评价数据库统计源期刊》《中国学术期刊（光盘版）检索与评价数据规范》执行优秀期刊，是《万方数据资源系统》和《中国学术期刊（光盘版）》全文收录期刊，国家食品药品监督管理局（国家药监局）批准的处方药广告专业媒体。创刊于 1995 年 12 月，国内外公开发行。杂志宗旨为全面康复，主要针对各种伤残的康复，涉及诊断、评定、治疗、工程、教育、社区、职业、社会、管理、信息和设备器械等方面。具有理论与实践相结合的特点。

中国不但翻译了大量国外专著，也出版了大量的中文康复医学专著和教材，如卓大宏主编的《中国康复医学》（华夏出版社，2004 年）、南登崑主编的《康复医学》教材（人民卫生出版社，2004 年）、王茂斌主编的《康复医学》教材（人民卫生出版社，2010 年）、励建安主编的《康复医学》教材（人民卫生出版社，2014 年）等。还有一些亚专科专著出版，如王茂斌主编的《神经康复学》（人民卫生出版社，2009 年）和《心脏疾病的康复医疗学》（人民卫生出版社，2000 年）、于

长隆主编的《骨科康复学》（人民卫生出版社，2010 年）、李晓捷主编的《儿童康复医学》（人民卫生出版社，2006 年）等。

研究范围　康复医学主要涉及功能，因此各种功能的定性和定量康复评定、恢复-改善-代偿-替代等功能康复性治疗及功能减退和丧失的康复性预防就成为康复医学的核心工作，从而与临床治疗性科室的疾病治愈或稳定的工作内涵有明显不同。

研究对象　主要为功能障碍，包括感觉-运动功能障碍，如偏瘫、截瘫、截肢及骨-关节功能障碍等；痉挛和肌张力异常；帕金森病和有关协调功能的异常；制动和失用；神经源性膀胱和神经源性直肠，二便功能异常；言语、吞咽、听力等障碍；慢性疼痛；心肺功能障碍；压疮；儿童残疾问题，如脑瘫、各种发育障碍等；老年人残疾问题，如老年人跌倒、老年人视-听功能障碍、老年人智力功能障碍等；性功能异常；职业康复问题；社会康复问题等，几乎包括所有功能障碍。针对因疾病或损伤而发生各种功能障碍的患者（或称残疾者），如急性疾病可能残留功能障碍者、慢性病和老年病患者。主要涉及神经系统、骨-关节及运动系统、心肺等器官系统的疾病和损伤，以及慢性疼痛等患者。常见的有脑卒中、脑外伤、多发性硬化、帕金森病、脊髓损伤、成年人运动神经元病、周围神经系统疾病、肌病、骨关节炎、颈椎病、腰椎病、脊柱侧弯等畸形、软组织损伤、渐进性外伤性损伤、手-足功能障碍、骨质疏松症、风湿性疾患、心脏病、慢性呼吸系统疾患、烧伤、癌症、血管性疾患、器官移植后功能障碍、获得性免疫缺陷综合征（艾

滋病）、慢性疼痛、运动损伤等患者。

康复评定　对功能状态进行定性和定量的检测与评价。专科康复医师既要对疾病的诊断有明确了解，又要对患者的功能状态有专业的掌握。前者需要专科康复医师能够应用其他临床医师所用的技术和方法如询问病史、体格检查、实验室检查或医学影像学检查，等按照《国际疾病分类》第 10 版（International Classification of Diseases, 10th Revision, ICD-10）对疾病进行诊断和分类；后者需要具有扎实的康复医学知识，参照《国际功能、残疾和健康分类》（International Classification of Functioning, Disability and Health, ICF）对功能进行定性分类和定量评定。完整康复计划的制订，协调整个康复团队（组）的工作、具体实施康复治疗措施，确保患者获得最佳的功能后果等，都需要对康复功能评定结果进行前后比较。需要指出的是：由于主观及客观因素制约，许多功能还不能直接进行量化（定量）评定，因此，康复医学中大量使用了类似心理学评定的量表评定方法。然而，这些量表的信度、效度、实用性、敏感性和通用性等，均需要科学的再认定。专科康复医师不但要了解疾病的诊断和一般的临床医学处理，更要对患者的功能状态进行全面评定和综合康复处理，以使患者获得或维持最佳功能状态。所有这些工作，均以康复性功能评定为依据。因此，康复性功能评定是康复医学特有的医学手段之一。

康复治疗　康复医学独特的、不同于其他治疗性临床专科所用的治疗理论、技术和方法。其针对功能的恢复或提高，特别是患

者的活动能力和社会参与能力。大多数功能不是仅依靠服药、注射、输液、手术和针灸、按摩等临床医学手段就可以解决，因此，康复治疗的重点是使用一切手段，甚至非医学手段，如作业治疗中的社会-社区-公民生活训练，提高患者功能。康复治疗不仅包括针对感觉-运动功能、言语交流功能、认识和知觉功能、情感-心理-精神功能、吞咽功能、二便功能、性功能、交感和副交感神经功能、主要器官-系统功能、皮肤功能等身体水平的功能的治疗，还包括针对学习和应用知识、完成一般任务和要求、生活自理、维持家庭生活和人际交往、参与正常的生活领域和社区-社会-公民生活等个体活动能力和社会参与能力的治疗。功能性康复治疗主要依靠功能恢复性训练。功能性质的不同决定其康复治疗手段也彼此各异。因此，功能性康复治疗方法通过不同康复治疗专业的密切合作来实施，形成了康复医疗团队（组）这种独特的康复医疗方法，与传统医学方法有很大差异。

残疾预防　为避免肢体、器官或其他功能缺陷的发生和减轻其造成的影响所采取的防备措施。按照世界卫生组织 2001 年《国际功能、残疾和健康分类》的概念，在患者"身体功能与结构"、个人"活动"和社会"参与"三个水平上出现任何问题，即无论身体损伤、活动受限还是参与局限，都被认为是残疾，因此残疾预防也分为三级。①一级预防：预防损伤。②二级预防：预防活动受限。③三级预防：预防参与局限。二级预防和三级预防在很大程度上与康复医学的处理密不可分。如脑卒中偏瘫患者如果不能及时

开展康复训练而长期卧床，可能发生肌肉萎缩、骨质疏松、关节挛缩-畸形等，极大影响患者的活动能力和社会参与能力，使患者的生活质量大大降低。通过早期、积极、正确的康复处理，预防长期卧床引起的活动受限和参与局限将可能使约 80% 的偏瘫患者恢复独立步行（或在辅助下的步行），从而达到基本生活自理。早期康复性活动还可预防下肢深静脉血栓形成、坠积性肺炎、压疮等偏瘫患者常见的合并症。因此，世界卫生组织指出残疾的预防，特别是二级预防，与康复具有同等重要的地位。

研究方法　康复医学研究功能而并非传统的诊断和疾病治疗，因此其临床工作内容与传统治疗医学有很大不同：首先，功能需要定性和定量，它不是仅靠诊断就可以解决，而是需要进行康复性功能评定。康复治疗的方法也主要针对"身体""活动"和"参与"三个水平功能的提高，它并非单靠服药、注射、输液、手术等传统的医学方法就可以解决，而主要依靠以康复性功能训练方法为主的康复治疗技术，如物理治疗、作业治疗、言语治疗、假肢-矫形器等技术和方法（见康复治疗）和一系列独特的康复治疗专业人员。康复医学还有一项重要的内容：康复性残疾预防，特别是二级预防，即在疾病或损伤之后，避免由于处理不当而产生新的功能障碍或使原有的功能障碍加重，如长期卧床产生的失用状态或处理不当产生的误用状态（见失用康复和误用康复）。

因病、因伤而发生功能障碍的恢复过程，常是个漫长、甚至是终生的过程。因此，康复除在康复医疗机构中进行，还需要在

社区和家庭中坚持。这就必须形成一个由医疗机构中的医学康复和非医疗机构或社区-家庭中的全面康复结合成的一个完整的康复体系，这也是中国当前医疗体制改革的重要内容之一。

与邻近学科关系　具体如下。

"四位一体"的医学模式　在中国的医疗机构（如综合医院、专科医院，包括康复医院、康复中心等）中，康复医学是作为一个临床科室或临床医疗机构而存在的。它们是临床康复医学的实体。一个基本的概念是："四位一体"的医学模式不是按照时间顺序发生的，即并非患病前是预防医学和保健医学，患病时是治疗医学，留下残疾后才是康复医学，应当是四种医学模式同时叠加，因此康复医学的理念自始至终贯彻在疾病（损伤）的整个医学处理之中。康复医学不是处理后遗症的医学，而是从发病之初就考虑如何使患者的身体功能、活动能力和社会参与能力最大程度地恢复和提高患者的生活质量。即使在患病后，也要预防功能障碍的进一步出现或减轻功能障碍的影响。在非医疗机构中（如长期照顾或社区-家庭中），更多的是对综合性康复的需求（见康复）。

因此，在医疗机构中，同内科、外科、妇产科、儿科、眼科、耳鼻咽喉（头颈）科、口腔科等一样，康复医学科是临床医学中独立存在的二级临床普通专科。但从学科的基本内涵来讲，它既不同于保健医学的"强身健体"，也不同于预防医学的"防病"，又不同于治疗医学的"治病"（治愈或稳定疾病过程），而是以预防、减轻或清除功能障碍（残疾），使者获得最大程度的生存质量为目的。即通过医学方法，

预防残疾的发生和减轻残疾的影响，以使患者（或残疾者）最大程度地提高身体各个器官-系统的功能、增加其个体活动能力和参与社会正常活动的能力。

与治疗医学的区别　在综合性医院或专科康复医疗机构中，康复医学科与传统治疗医学的临床专科密切结合，基本工作叠加进行。但康复医学科与传统的临床二级专科仍有很大区别（表）。

作为临床医学独立的二级普通专科，康复医学科不是以疾病的治疗为核心，而是以患者的"功能改善、残疾的预防和提高生活质量"为目的。因此，它带有明显的多学科、跨学科和学科交叉的特点。

有待解决的重要问题　中国现有的康复医疗服务能力还不能满足人民群众的需要：康复医疗资源总量不足、质量还不算高、分布尚不均衡；康复医疗服务体系不很健全；服务质量和水平有待提升；社会的重视程度还不高、政策支持有待进一步加强；部门间的协调任务较重等，这些都有待于进一步的改进。可见，中国康复医学的发展要赶上和超过发达国家的水平还有相当长的路程。

（王茂斌）

kāngfù

康复（rehabilitation）　采取一切有效措施，预防残疾发生和减轻残疾的影响，以使残疾者重返社会。康复不仅是训练残疾者适应周围的环境，也是指调整残疾者的环境和社会条件，以利于他们重返社会。在拟订有关康复服务计划时，应有残疾者本人及其家属和他们所在社区的相关人士参加。这是1980年由世界卫生组织提出的残疾者康复的定义。这里，康复的"一切有效措施"不仅是医学的手段，更多是非医学的手段，如职业的（如盲人按摩就业训练和就业安排、残疾人福利工厂的设置和职业训练与就业安排等）、教育的（如聋哑人学校、盲人学校、智力低下者学校等教育的康复范围）、社会的（如战伤、工伤的保险-疗养和养护，社会上各种无障碍设施的建设、使用与维修，由国家政府职能部门制定残疾者相关政策、生产残疾人相关用品和设备、进行残疾者回归社会的教育等）。但是，残疾人就业、聋哑儿言语培训、无障碍设施、社会福利保障等，虽均属于"大康复"范畴，但并非康复医学的主要内容。因此，这里的"康复"是泛指综合性的或全面的康复，而不仅仅是指医学的康复。

在中国，"全面的康复"工作中的非医学部分，属于"中国残疾人联合会（中国残联）"、民政、教育、社会福利保障等部门的职责范围，而不属于中国卫生和计划生育委员会（国家卫计委）的职责范围。相对于"职业的""教育的"和"社会的"康复而言，只有通过医学手段进行的康复才统称为"医学的康复"。这些概念的区分，有助于中国卫生行政管理机构（如中华人民共和国国家卫生健康委员会）、民政管理机构（如中华人民共和国民政部）、特殊教育机构（如中华人民共和国教育部）、残疾人管理机构（如中国残疾人联合会）、社会福利保障管理机构（如中华人民共和国人力资源和社会保障部）等的职能划分，有利于分工协作、各司其职、各尽其能，但在实施过程中也增加了各部委协调工作的难度。

（王茂斌）

yīxué kāngfù

医学康复（medical rehabilitation）　通过医学手段进行的康复。它与康复医学并非同一个概念。例如白内障的复明手术、人工耳蜗手术、小儿麻痹矫形手术等，都是在"康复"中通过"医师"诊治的"医学的康复"工作来实施的，虽然其后可能还需要康复医学相应的专科功能性训练，但却并不属于"康复医学科"的临床工作。它们分别属于"眼科""耳鼻咽喉（头颈）科"和"骨科"等的临床工作。同样，国外常有的"口腔康复"属于口腔科、"精神病患者的康复"属于精神科等，这也说明"医学的康复"和"康复医学"的概念都具有"多学科、跨学科和交叉学科"的性

表　康复医学与传统治疗医学的区别

项目内容	康复医学	传统治疗医学
对象	功能障碍（功能障碍的个体）	疾病（患病的个体）
目的	功能恢复针对"身体""活动"和"参与"三个水平	治愈疾病或稳定病情
诊断或评价	功能的评定（按ICF分类）	疾病的诊断（按ICD-10分类）
治疗手段	主动性康复训练为主（如物理治疗、作业治疗、言语治疗、假肢-矫形器、心理治疗等）	被动性医学处理为主（如各种途径的药物治疗、手术、放射治疗等）
专业人员	康复团队（组）：康复医师、康复护士、物理治疗师、作业治疗师、言语治疗师、假肢矫形器师、心理师和社会工作者等	医疗团队（组）：（医师、护士、医技人员等）
社会性	明显，社会学的角度考虑多	不明显，医学的角度考虑多

质。但是，"康复"和"医学的康复"的概念，是按从事康复工作的措施和手段来考虑的；而"康复医学"的概念，则是从医学临床工作的专科科目来考虑的。在实际工作中，需要将"康复""医学的康复"和"康复医学"的概念严格区别，以免引起误解。

（王茂斌）

gōngnéng

功能（function）　身体功能与结构、个体活动和社会参与"三个水平"能力的总和。按照世界卫生组织 2001 年在《国际功能、残疾和健康分类》（International Classification of Functioning, Disability and Health, ICF）一书发布有关"功能"的理念，其定义及概念（述）可用功能模式图来表示（图）。

按照这个概念，所谓"功能"是从"身体""活动"和"参与"三个水平来考虑的。这三个水平的各种"项目"都是正常的（按 ICF 要求，每一个项目均按 5 分制打分），即为"功能正常"，人体是健康的；反之，则存在"功能障碍"，即"残疾"。但是，功能的障碍还受到"环境因素"和"个人因素"的影响。例如一个穿戴假肢的截肢"患者"可与"健康人"一样参与各种活动。就是说：戴了假肢，运动功能基本没有障碍，他虽然是"残疾人"，但并不影响其"功能"〔如 2012 年伦敦奥运会上的南非 400 米短跑运动员"刀锋战士"奥斯卡·皮斯托瑞斯（Oscar Pistorius）〕。由于社会产品的支持，大大减轻了残疾者的功能障碍。同样，一个普通人的小指骨折后活动不灵活，对他的日常生活可能影响并不大；但是对于一位钢琴家来说，小指的不灵活就意味着失业。可见，同样的"损伤"却因为个人的职业不同，其表现的残疾后果完全不同。这均说明"环境因素"和"个人因素"都是影响"功能障碍"或"残疾"的重要因素。

ICF 这种"功能""残疾"和"健康"的概念，可使我们能够通过对"三个水平"上不同项目的"评分"，"定性"和"定量"地评价"功能的水平"和"残疾的水平"，或者说"健康的水平"。还可进行不同国家、不同地域、不同医疗机构、不同治疗方法之间的相互比较。而对于康复医学来说，最为重要的是"活动"能力和"参与"能力的水平，因为这些项目反映的是"生存质量"。

（王茂斌）

cánjí

残疾（disability）　在"身体功能与结构"个体"活动"和社会"参与"三个水平存在的任何功能障碍。无论"身体功能与结构"水平存在异常（称为"损伤"）、个体"活动"水平存在异常（称为"活动受限"），抑或社会"参与"水平存在异常（称为"参与局限"），也无论只有一项不正常或多项不正常，都表明存在"残疾"。世界卫生组织提出"残疾"是人类的一种"生存状态"。但在中国，根据"全国人大常委会"1990 年 12 月 28 日颁布的《中华人民共和国残疾人保障法》第二条的规定：残疾人是指在心理、生理、人体结构上，某种组织、功能的丧失或异常，全部或部分丧失以正常方式从事某种活动能力的人。因此在中国残疾人包括视力残疾、听力残疾、言语残疾、肢体残疾、智力残疾、精神残疾、多重残疾和其他残疾"八类"人群，并根据这个标准发放"残疾证"和进行管理。国家和社会在保障残疾人基本物质生活需要的基础上，为残疾人在生活、工作、教育、医疗和康复等方面提供设施、条件和服务。可见，在中国涉及"残疾"的概念时（残疾的分类、残疾人的数量、各种残疾的统计资料等），需要明确是以何种"残疾的概念"为基础的，以便国家据此给予相应的保障。否则容易引起误解。

（王茂斌）

kāngfù tuánduì

康复团队（rehabilitation team）　临床性康复医疗工作的组织方式。康复医疗工作是由一个多学科、跨学科、交叉学科形成的

图　世界卫生组织功能模式

"康复团队（组）"来进行日常医疗工作的。它不仅包括专科康复医师、康复护士，而且有特殊的物理治疗师、作业治疗师、言语治疗师、假肢矫形器师、心理治疗师和社会工作者等（图），进行功能恢复性"评定"和"康复治疗"，甚至必须有患者家属或照顾者的积极参与。他们分工协作，共同为提高患者的生活质量而努力。

(王茂斌)

zhuānkē kāngfù yīshī

专科康复医师（physiatrist）

专门从事康复医疗工作的医师。在中国康复医学科执业的医师，必须是经过"毕业后教育"的"专科康复医师"。即医学院或大学本科毕业后获得"医学学士"学位并取得"执业医师"资格的医师，需要经过三年正规康复医学专科的"毕业后教育"（指三年规范化的住院医师教育）、并经过国家级考试合格后，才能获得专科康复医师的资格认定。因此，每一位专科康复医师都必须得到卫生行政部门的资格认证。专科康复医师的主要工作是：①在综合医院康复医学科或专业的康复医院、康复中心从事临床型康复医疗工作（如神经-肌肉-骨骼性疾病、急性或慢性疼痛等的康复医疗工作），协调一个康复团队（组）（如专科康复医师、康复护士、物理治疗师、作业治疗师、言语治疗师、假肢矫形器师、心理治疗师、文体治疗师和社会工作者等）。②稳定患者的病情，使之能够进行康复性处理。③评定患者功能障碍的性质与程度。④制订综合性的康复医疗计划。⑤实施具体的康复医疗工作和判定康复医疗的效果。他们在康复医疗团队（组）中发挥组织和协调的核心作用。在社区中承担综合性康复工作的医师，他们是"全科医师"而不是"专科康复医师"。

在发达国家，通常有"双认证"机制，即经过考核-认证，一些其他临床专科的"专科医师"亦可从事"康复医学科"的工作。在中国，目前还没有"双认证"的"专科康复医师"，但在其他临床性专科（内科、外科、骨科、儿科等）中也有一些人正在从事临床性康复医疗工作。

(王茂斌)

kāngfù hùshi

康复护士（rehabilitation nurse）

专门从事康复护理工作的护士。在发达国家康复护理是一个独立的专业。如美国在1976年由美国护士协会正式承认"康复护理"为一个独立的护理专业组织。1984年第一次实施康复护士考试和注册管理。于1986年成立康复护理学院，专科培养康复护士。

在中国，目前还没有独立的"专科康复护士"。

康复护士与一般临床护士的区别，在于他们不仅进行疾病和生活的护理，而且需要帮助有功能障碍的患者在整个生命过程中发挥出最佳的身体、心理、社会、职业、非职业和教育、环境的潜力，达到患者本人所希望和计划的并与其残疾水平相一致的功能状态，从而获得最大程度的个体活动能力（如生活自理等）和社会参与能力（如孩子上学、中青年人上班、老年人回家独立生活等）。所以，康复护士必须与患者及其家属或照顾者以及康复工作者（专科康复医师、各种物理治疗师、假肢矫形器师、心理治疗师、社会工作者等）密切配合，利用医学的、社会的、教育的、职业的等系统的康复资源，提高功能障碍者的功能水平。因此，它既不仅是传统的医学护理问题，也不仅是一个医疗阶段的护理问题。在理念上，他们不同于一般"临床治疗专业"的替代服务性护理的护士。

(王茂斌)

kāngfù zhìliáoshī

康复治疗师（rehabilitation therapist）

专门从事非药物性康复治疗的技术人员。康复医疗临床工作与其他临床科室不同，不能只靠医师、护士的工作和服药、注射、输液、手术、针灸与按摩等常规的医学手段，因为他们主要是解决患者"功能恢复"的问题，所以必须有专业的医务人员从事"非药物性"的"功能训练"和"康复性处理"，以提高患者的功能水平。因此，在康复医疗机构中，除了专科康复医师、康复护士外，还必须有康复治疗专业的不同的"专门治疗师"。例如：物

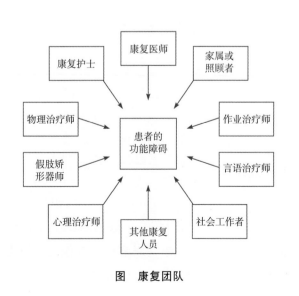

图 康复团队

理治疗师（physical therapist, PT），对患者进行治疗性-主动性运动训练、物理因子治疗、水中训练、手法治疗等功能性训练；作业治疗师（occupational therapist, OT），进行日常生活活动训练、认知功能训练和社会参与能力训练等；言语治疗师（speech therapist, ST），进行语言-交流、吞咽等功能训练；假肢矫形器师（prosthetist/orthotist, P/O），装配假肢或矫形器等；心理治疗师（psychologist, PST），进行心理性治疗；社会工作者（social worker, SW）（如患者家属和社区照顾人员等），以便为患者解决个体和社会回归与康复问题。当一名患者有多种"功能障碍"（如脑卒中患者既有偏瘫，又有失语或认知功能障碍、吞咽障碍、心理障碍）时，不但要有医师和护士对原发疾病、基础疾病、合并症以及并发症等进行医学处理和制订完整的康复处理计划，还要有PT和OT进行肢体运动功能和认知功能训练、有ST进行言语-吞咽功能训练、有PST进行情感-心理-精神的"功能性治疗"活动、有SW和患者家属、陪同人员参与等。因此，康复医疗实际上是以"康复团队"（组）医疗的方式进行工作的。

在中国，康复医疗机构中的康复治疗师应当具有康复治疗学系的本科学历，而仅有大专学历的康复治疗技术人员则称为"康复治疗士"或"康复治疗师助理"。在社区中从事综合性康复处理的"社区康复员"则不要求相应的学历，但他们也应经过适当的培训和获得由残联、民政、教育、人事-社保等部门的"资格认证"，以便于工作和管理。

（王茂斌）

kāngfù yīliáo tǐxì

康复医疗体系（rehabilitation medical system）

由急性期、稳定期、恢复期和后遗症期的康复处理形成的康复医疗相互联系的整体。患者伤病后的功能恢复往往是一个长期的过程，有的甚至是需要终生处理的残疾问题。因此，根据"国家卫计委"的要求，这一体系的基本模式如下。

在急性期（在中国，急性期通常指发病后48～72小时），由综合医院中的康复医学科介入进行相应临床专科的处理，在病情稳定之后（在中国，稳定期通常指发病后8～14天）即可转入康复医学科病房进行短期的急性期强化医疗-康复处理，或尽快转到下级医院（或康复医院）进行稳定期康复处理。对于估计功能恢复很差或不能恢复的患者，则主要是"长期护理照顾"而不是康复医疗的功能恢复，他们应当进入"长期照顾单位"而不是留在康复医疗机构中。对于大多数恢复期和后遗症期的患者，应当进入社区或家庭接受持续的综合性医疗和康复服务（社区康复）。这就形成了急性和慢性病分治、分层-分级进行医疗-康复和双向转诊的医疗-康复体系（图）。中国正在建立和完善这种体系。

（王茂斌）

gōngnéng píngdìng

功能评定（functional assessment）

对人体功能的检测与评价。康复医学与治疗医学的最大区别在于前者针对的是功能，而后者针对的是疾病。因此，按照世界卫生组织的规定，前者适用的是《国际功能、残疾和健康分类》，后者适用的是《国际疾病分类》。康复医学的核心工作是对于个体的各种功能进行定性或定量评定。判断康复医疗后果的也不是疾病的"治愈""好转""无变化"或"死亡"，而是"功能改善的程度（康复处理前后功能评定积分的提高程度）"。康复医学涉及的功能种类繁多，如感觉、运动、言语-交流、认识-知觉、情感-心理-精神、吞咽、二便（大便和小便）、交感-副交感神经、性功能、疼痛、痉挛、心-肺等功能和个体活动能力、社会参与能力等。而且每一项功能又可分为更多的亚项。每一种特定的功能，只能通过针对其具体的功能来进行定性或定量评定。完整康复计划的制订；协调整个康复团队（组）的工作，具体实施康复治疗；确保患者获得最佳的功能后果等，都需要诸项进行具体"功能"的定量评定。然而，由于主观及客观因素的制约，人体许多功能尚难以直接量化（定量

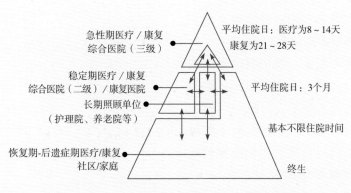

图　急性、慢性分治、分级医疗和双向转诊示意

评定，因此康复医学中大量使用了类似心理学评定的各种量表性评定方法。这样，就产生了众多的、性质差异较大的康复性功能评定方法。

(王茂斌)

yùndòng gōngnéng píngdìng

运动功能评定（motor function assessment）

对人体运动状况定性或定量的检测与评价。运动功能是人类最基本的功能之一，包括肌力、关节活动度、肌张力、肌耐力、柔韧性、平衡、协调-共济、速度、爆发力等功能。其为人们日常生活活动能力中最重要和最基本的功能（如行走和转移功能），因而也是康复医学中最为重要的评定内容。但是，运动功能涉及大脑皮质中枢-脊髓-周围神经-肌肉-骨骼等一系列极其复杂的解剖学-生理学功能，仅用一两项评定方法不可能对整个运动功能进行完整的评估。所以，一些更为复杂的评定方法和技术是必不可少的。

(王茂斌)

jīlì píngdìng

肌力评定（muscle strength assessment）

对肌肉收缩产生力量的检测与评价。可以进行徒手肌力测试（manual muscle test, MMT），也可以使用器械和设备进行评定。

徒手肌力测试 是一种不用器材和设备、相对快捷而又便宜的等张肌力测试方法。

评定方法 利用测试者主观的感受和某些客观的观察（如肌肉的收缩、举手、抬腿等）按等级记分（表）。每个肌肉（或肌群）均需尽可能置于标准体位姿势（测量初始的关节角度）下，由测试者来体会肌肉的力量，即在重力或徒手阻力下肌肉进行可

达到的全范围收缩，康复治疗师根据受测试者的动作表现给予评级。可用于评估肌肉（肌群）的功能和力量，膝关节屈肌徒手肌力测试时的体位姿势和实施阻力的方法见图。

临床应用 主要适用于下运动神经元损伤时的肌力评定，也

可用于上运动神经元损伤早期判断损伤的程度。不过，在上运动神经元损伤运动功能恢复时，由于常伴有联合反应、共同运动以及抗重力肌痉挛，抗重力肌之拮抗肌的肌力难以测定。如果单用抗重力肌肌力的增加来进行肌力训练，会使痉挛加重，形成误用。

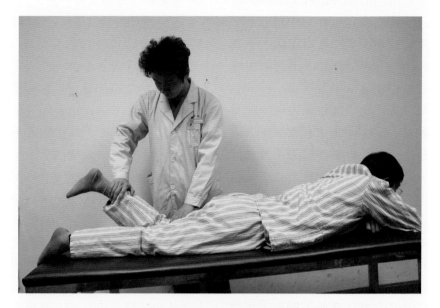

图 膝关节屈肌徒手肌力测试

表 徒手肌力测试分级量表

分级	程度		标准
0	无		无可见或可触及的收缩
I	微量	1	可见或可触及轻微收缩，但不能产生运动
	微量+	1+	可见或可触及较强收缩，但不能产生运动
II	较差−	2−	消除重力情况下部分运动
	较差	2	消除重力情况下全范围运动
	较差+	2+	消除重力情况下可抵抗轻微阻力或抵抗重力进行小于1/2全范围运动
III	中等−	3−	抵抗重力下大于1/2范围但小于全范围运动
	中等	3	抵抗重力下全范围运动
	中等+	3+	抵抗重力并给予轻微阻力下全范围运动
IV	较好−	4−	抵抗重力和少量阻力下全范围运动
	较好	4	抵抗重力和中等阻力下全范围运动
	较好+	4+	抵抗重力和较大阻力下全范围运动
V	正常	5−	抵抗较小阻力地活动到最大关节活动范围
		5	抵抗充分阻力地活动到最大关节活动范围

适应证和禁忌证　用于对患有引起肌力减退或肌力消失疾病者的运动功能评定。例如中枢性瘫痪、周围神经损伤、肌肉损伤或肌病等。关节疼痛、肿胀、痉挛或挛缩以及疲劳时禁用。

注意事项　对于上运动神经元损伤，MMT 可以在早期判断瘫痪的程度，但在恢复期则易误导随意运动的恢复。对于上运动神经元损伤患者，有一些其他较为常用的运动功能评定方法（见脑卒中功能评定）。应用 MMT 时，一般建议同时进行主要具备收缩功能的肌肉（简称主缩肌）及其拮抗肌的徒手肌力评测，避免单独依靠抗重力肌的肌力增加指导康复训练。

MMT 具有主观性，这点在给肌肉（或肌群）评级时尤需注意。和其他测试相似，要想提高测试的可信度，测量的方法和程序必须一致。同一测试者多次测试之间的可信度，高于不同测试者之间的可信度。MMT 和测力计的测量结果呈正相关，但 MMT 的灵敏度低于测力计。此外，MMT 的结果是用级数来表示，不能直接将测试结果进行算术计算。

依靠仪器和设备的肌力检测

测试设备主要为测力计，有便携式测力计、等速测力仪等，均可进行客观、有效和可靠的测量。

便携式测力计　包括握力计、手指捏力测试计等，可用于测试握拳等肌肉收缩（等长或等张收缩）产生的力。测量结果可显示在读表上，单位一般是磅［1 磅（lb）= 0.4536 千克（kg）］。它们一般体积较小，价格不高，可作为客观测试肌力的另一种选择。在标准化的测试步骤下，不同测试者之间使用便携式测力计的可信度高。但是这种测量方式受到测力计特定设计的限制，只能用在所设计的特定的身体部位上。

等速测力仪　是用来测试肌群等速收缩力量的装置。它能在受测试部位全程活动范围内给予最大阻力，使其在设定的速度下运动。

临床应用　客观地评估肌肉力量、功率和耐力。①肌力测试评估：观察缓慢速度运动时产生的峰值力矩。②肌肉功率测试：观察肌肉快速运动时在一段特定时间内所做的功。③肌耐力测试：评估受测试者快速重复运动下保持输出的能力。肌耐力是指在一段时间内能够维持离心和向心运动组合（如肢体的反复屈-伸）而不产生疲劳的能力。可以通过等速肌力评定出现疲劳的时间来评估。

等速测力仪优点如下。①能在肌肉全程活动范围内给予最大的负荷。②可固定身体近端，还可防止替代动作的出现。③允许同时测量同一关节的向心和离心收缩。因此，等速肌力评定曾被认为是肌力评定的"金标准"。其不足在于：测量仪器昂贵，体积和重量过大，测量方法复杂，用等速测量的结果有时不能反映日常活动中肌肉的真正力量。

适应证和禁忌证　因其测量结果（等速测定）的可靠性高，不仅可测量向心性收缩，还可测定离心性收缩。用它可以分析每一个角度下的肌力，可观察主缩肌与拮抗肌的出力比、两侧相同肌肉出力的不对称等，因此，目前此法大多用于科学研究。关节疼痛、肿胀、痉挛或挛缩以及疲劳时禁用。

注意事项　在低角加速度下其可信度高，当角加速度达到 180°/s 时，其可信度即很低。另外，不同厂家和设备对同一患者常会有不同的测量数值，即"同一性"较差。

临床上，还可应用"重复性阻力测试法"进行一次最大负荷量（one repetition of maximum，1RM）测试，如股四头肌在坐位膝关节完全伸直时所能"踢起"的最大重量。可以用于以下两方面。①肌肉爆发力评估：常用于下肢的评定，一般以完成 1RM 所用的时间来评估。也可用垫上跳跃动作的离地时间来评估。②肌耐力评估：可以一定比例 1RM 下出现疲劳的时间来评估。但它受关节疼痛、肿胀、痉挛或挛缩以及疲劳因素的影响，也不宜用于过度虚弱的肌肉和有心血管疾病的患者。

（麦洁仪　卓慧玲）

gōngnéngxìng jīròu píngdìng

功能性肌肉评定（functional muscle test）　对肌肉执行日常活动各种能力的检测与评价。该功能测试以可测量的方法来研究肌肉（肌群）在三维空间中减速、稳定或加速运动的能力。临床在进行功能测试之前，需进行逐块肌肉（肌群）的测试。可根据所关注的关节或运动平面，选择具体的功能测试项目，如单腿下蹲测试提供股四头肌的有用信息；向前跳跃测试也提供同一肌肉的信息，但它对受测试者来说具有更大的挑战性。

评定方法　可大致分为平衡、远行、弓步、台阶测试和单腿跳跃等，也可能需要进行爆发力、肌耐力、坐-站时间、最大行走速度、六分钟行走测试等评定，如进行垂直跳跃测试，使用测速仪来测量跳跃高度、加速度和功率。需要准确的临床判断，决定何时需要、是否需要以及需要哪种功能性测试。

临床应用 记录以下测量结果：可触及的距离、时间、移动度，用于指导康复训练。

适应证和禁忌证 适用于有一定肌力和关节活动度较好，能够进行适当活动的患者。对于严重肌力减退或丧失、关节挛缩固定、心肺功能严重不足等，不能完成一定功能性活动的患者禁用。

注意事项 不同的功能性评定方法测定的是不同的功能状况，因此需要正确地选择评定方法。

（麦洁仪 卓慧玲）

jīzhānglì píngdìng

肌张力评定（muscular tension assessment）

对肌肉组织在松弛状态下的紧张度的检测与评价。肌肉在松弛状态下，仍然有一定的紧张度，临床上称为"肌张力"，即用手触摸肌肉时能感到一定的弹性。当肌肉收缩时，其张力会进一步升高，表现为"肌肉变硬"。在上运动神经元损伤早期和下运动神经元损伤时，肌张力很低，呈"软瘫"状态。通过康复性训练恢复一定肌力时，该肌群的肌张力无论是在静止还是在收缩时也会慢慢增加，但二者长时间不能达到正常水平。除非长期"制动"而肌肉萎缩或纤维化，一般这种瘫痪的肌群短期内不会"变硬"。在上运动神经元损伤时，肌肉度过短暂的"软瘫期"后，常会出现因痉挛而触之发硬，即肌张力超过正常水平，特别是抗重力肌的肌张力会明显增加（一般是上肢的屈肌和下肢的伸肌）。当被动活动关节时，会明显感到牵拉时"有阻力"。这种静态模式下的某些特殊肌群自身张力（弹力、塑型力、黏滞力）过高（至少高于其拮抗肌），在动态模式下会使相应的关节处于特定的位置

（如脑卒中时患侧上肢的"挎篮"状和下肢步行时的"画圈"状），这是上运动神经元损伤时特有的肌张力过高和痉挛表现。它使得随意运动难以实现。因此，进行肌张力的评定就显得十分重要。

评定方法 肌张力会受到许多因素的影响（如精神紧张、疼痛、疲劳、寒冷、外界不当刺激等），因此很难精确地评定肌张力。临床常用改良的阿什沃思（Ashworth）评定量表（表）。

临床应用 在临床上，特别是上运动神经元损伤时，过高的肌张力（特别是抗重力肌）需要"降下来"，而过低的肌张力（特别是抗重力肌的拮抗肌）需要"提上去"；下运动神经元及其以下的损伤则主要表现为相应肌肉的肌张力低下。因此，在一定程度上，肌张力的评定结果由康复处理需要采用的方法而定：是需要使"一对"肌群的肌张力达到基本平衡，还是单纯需要提高相应肌肉的肌张力。

适应证和禁忌证 适用于所有造成肌张力异常的疾病或损伤（包括上运动神经元、下运动神经元、周围神经、神经-肌肉接点和肌肉本身的疾病或损伤）。但肌肉本身有严重损伤或炎症等，应禁忌进行肌张力测定。

注意事项 只根据一次被动牵拉的结果很难确定肌张力高低，临床上需要综合考虑阿什沃思评定结果和较长期的临床观察结果。另外，肌张力需要与肌力、随意运动能力等结合起来考虑，才能对于运动功能做出较为准确的功能性评定。

（麦洁仪）

guānjié huódòngdù píngdìng

关节活动度评定（range of motion assessment）

对关节活动时可达到的最大弧度的检测与评价。关节活动度（range of motion，ROM），又称关节活动范围，是指任何单一关节活动时可达到的最大弧度，受骨性结构和关节周围结缔组织生理特性的影响。测量关节活动度是评估关节活动和肌肉骨骼疾病患者功能的一种临床技能。评估关节活动度必须具备扎实的解剖学与生理学知识，包括关节结构、动作和正常的制约因素。

关节活动度分类 主要有两种类型。

主动关节活动度 是指跨过某一关节的肌肉主动收缩时，该关节在无限制的情况下活动的弧度。主动-辅助关节活动度：是指辅助来自于人或机械外力时关节活动的弧度，属于主动关节活动

表 改良的阿什沃思评定量表

分级	评定标准
0	无肌张力增加
I	肌张力轻度增加：被动屈伸受累关节末期时，出现很小的阻力或突然"卡住"和"放开"
I+	肌张力轻度增加：被动屈伸受累关节时，活动范围在50%以内，突然出现"卡住"和"放开"，并在其后一直呈现最小的阻力
II	肌张力较明显增加：在被动进行关节活动时，大部分时间内肌张力均较明显增加，但受累关节仍可以活动
III	肌张力严重增加：被动关节活动已较困难
IV	僵直：受累关节被动屈伸活动时，关节已不能活动

度的一种。

被动关节活动度 是指在完全借助外力，很少或没有自主肌肉收缩，无限制的情况下关节活动的弧度。

影响关节活动度的因素 许多因素可以导致关节活动度降低，如全身性疾病、关节疾病、神经性疾病或肌肉疾病，手术或外伤性损害，或由于某种原因而静止（或制动）也会影响关节活动度。关节活动度降低会造成关节僵硬、疼痛、粘连、肌力下降、挛缩畸形和肌肉肥大等。其他因素还包括年龄、性别和职业等。

评定目的 主要包括筛查异常的因果情况，量化运动受限的情况，决定进行何种适当治疗，预测活动受限的情况，监测治疗进展和用以记录治疗是否有效等。

评定内容 包括以下两方面。

主动关节活动度评定 物理治疗师指导患者进行上肢和下肢多个关节的主动活动，以筛查这些关节的主动关节活动度情况。筛查结果将被用于指导后续的评估。为进一步评估主动关节活动度的情况，治疗师需要检查受影响关节近端与远端相关关节的主动活动。在评估主动关节活动度之后，通常再评估被动关节活动度和肌肉力量。

评估主动关节活动度可以了解患者以下信息：患者活动的意愿和意识水平，执行指令的能力，注意力持续的时间与协调，关节的活动度，由于关节活动所致疼痛加剧、肌肉力量和功能性活动的改变等。

主动-辅助关节活动度评定：对于关节虽有主动活动能力但并不能完全完成可能的关节活动时（如存在一定程度的感觉障碍、患有神经系统疾患、关节疾患等），

常需要物理治疗师或某些特殊仪器-设备的帮助，才能判断关节活动度。因此，它只是主动关节活动度评定的一种特殊情况。

被动关节活动度评定 可以判断关节最大活动度。物理治疗师先让患者处于放松舒适的固定位置，然后再分别活动患者的肢体，以判断各个关节的活动范围。在检查时，注意判断在整个关节活动范围内运动时的动作质量以及活动范围终末端感觉的情况。活动范围终末端感觉，是指在被动活动到关节的终末端时，治疗师的手所感触到的一种感觉，这种感觉有助于判断关节运动受限是否是结构原因所致。无论被动关节活动度减少还是增加，抑或正常的被动关节活动度，异常的终末端感觉均可能会存在，而结构原因所致终末端感觉与正常解剖生理学原因导致运动停止的感觉是不一样的。在评估完一个关节各个方向的被动活动度之后，治疗师还要判断是关节囊型受限还是非关节囊型受限。

评估被动关节活动度可以了解患者以下的信息：关节的最大活动范围，导致运动受限的因素和引起或增加疼痛的动作等。被动关节活动度一般大于主动关节活动度。

评定方法 量角器是用来测量关节角度的常用工具。选用何种量角器来测量关节活动度取决于以下几点：对测量精确度的要求、时间，专业人员可利用的资源（专业人员的业务能力和所使用的工具），患者的是否处于舒适状态等。

物理治疗师应使用精确的测量设备和标准化的临床程序，以提高测量的准确度。在某些特殊情况下，出于安全因素的考虑，可以对评估技术进行适当的改良。

通用量角器 是指一轴两臂、能活动180°或360°的量角器，一臂固定，另一臂可绕轴心或支点移动（图）。通用量角器有不同型号，可根据关节大小选用，是临床上测量四肢关节活动度最常用的量角器。由同一位物理治疗师按照严格的测量方案使用通用量角器进行重复测量后的对比，可以确定其结果是可靠的。

倾角计 是利用重力原理测量关节活动的工具。在一般情况下，这些仪器的校准或参考基点是重力，以液体的水平位作为起始位。

标准倾角计 包括重力针和一个360°的量角刻度，通常可以

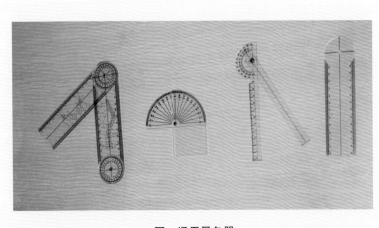

图 通用量角器

调整到零作为起点，从而使最终的读数（以度为单位）即关节活动度或关节位置。它通常用于评估脊柱的关节活动度，有时只使用一个，有时则需要用两个。

OB·Myrin 量角器 是一个类似于指南针的倾角计，由充满液体、可旋转的容器安装一个刻度盘组成。测量在水平面的运动时，容器上的指南针会根据地球的磁场而出现反应；测量冠状面和矢状面的运动时，倾角指示针受重力的影响而进行测量。在使用时，可用胶带把量角器固定在患者的身体上；进行特定部位的关节测量时，可用两个塑料扩展板将量角器固定于患者的身体上。OB·Myrin 量角器可用于测量患者的旋转动作，如躯干和颈部的关节活动度。

测量脊柱运动的仪器 如颈椎关节活动度测量仪和腰椎关节活动度测量仪，是为了测量脊柱运动而设计的，其有由倾角计和磁性材料组成的曲率仪，包括加权的 360° 刻度盘和加权的指针，所测量的活动范围与重力向下牵拉刻度盘和指针的程度相关。使用时，将曲率仪捆绑在要测试的部位，在动作的起点将刻度盘调零。在受试者完成动作后，将指针锁定在动作的止点。在完成动作时指针所划过的弧度可以直接从刻度盘上读出。曲率仪可用来测量颈、躯干、肩、肘、桡-尺关节、腕、髋、膝和踝关节等的活动度。

卷尺、尺、卡尺 尺和卡尺均可用于测量颞下颌关节的主动关节活动度。卷尺则常用于测量脊柱的主动活动度，测量运动的距离或关节的位置。

电子量角器 是一种利用角度传感器来精确测量关节角度的电子装置，包括电位计、应变计和加速度计等。尽管电子量角器能更客观、有效和可靠地测量关节活动度，但因其价格昂贵而在临床上较少应用，它主要用于科学研究项目。

摄影和录像设备 摄影和视频记录技术，如动作分析系统也可用来测量关节活动度。但由于成本过高，在使用时需要花费更多的时间和精力，且设备不便携带，很少在临床上应用，通常只用于研究领域。

放射设备 与其他所有测量关节活动度的技术相比，放射摄影技术是"金标准"。然而，由于使用放射摄影技术时人们需要反复暴露在辐射环境下，存在健康风险以及费用高昂等问题，在临床上不推荐使用。

临床应用 适用于评估各种原因引起的关节活动受限的程度，即关节活动能力减少的幅度。

适应证和禁忌证 适用于各种关节-韧带损伤、肌腱挛缩、皮肤病变（如硬皮病、皮肌炎等）、骨骼疾病或损伤等引起的关节活动受限。

当患者存在肌肉挛缩，肌肉运动影响恢复过程、引起损伤、甚至导致病情恶化等情况，均忌用。举例如下。①如果在损伤或手术后运动某一部位时，会导致进一步损害或妨碍功能恢复的进程。②局部存在半脱位、脱位和未愈合的骨折等情况。③局部存在骨化性肌炎和异位骨化等。

注意事项 物理治疗师在进行主动和被动的关节活动度检查时，必须注意在以下情况下这些动作是否会加重患者的病情。①患者存在疼痛的情况。②关节或关节周围存在感染或炎症。③患者正在服用镇痛药或肌肉松弛药。④局部存在骨质疏松或骨骼脆弱。⑤在评估活动度过大的关节时。⑥伴有血友病的患者。⑦存在血肿的部位，特别是肘关节、髋关节和膝关节。⑧在评估怀疑存在骨性关节强直的患者时。⑨在软组织器官（如肌腱、肌肉和韧带等）损伤后。⑩新骨折已经愈合的部位。⑪时间制动的局部等。

（麦洁仪　刘颖琳）

pínghéng gōngnéng píngdìng

平衡功能评定（balance function asessment）

对将身体的中心维持在支撑面之内能力的检测与评价。属于临床康复中的一项基本检查。可为制订平衡训练方案提供依据，并有助于对下肢神经肌肉和关节疾患的诊断，以及评估康复医疗措施的疗效。平衡功能正常的表现是能保持静态站立体位，能在随意活动中调整姿势以维持平衡状态，能安全有效地对外来干扰做出反应，以维持或重新获得平衡状态。

平衡功能的机制 ①人体能在各种情况下保持平衡，有赖于中枢神经系统控制下的感觉系统和运动系统等多种要素的参与及相互整合。参与平衡控制的感觉系统包括躯体感觉（皮肤的触觉和压觉、肌肉关节的本体感觉）、视觉与前庭感觉。此外，小脑对于平衡功能具有关键性的控制作用。②人体站立时，身体可以倾斜的最大角度称为稳定极限。在稳定极限范围内，身体重心可以安全地移动而不需要通过跨步或外界支撑来防止跌倒。稳定极限受支撑面的性质、肌肉力量和柔韧性等因素影响。③在执行自主性动作之前，通过中枢神经系统检查，根据以往的临床经验，对即将进行的动作做出平衡功能被破坏程度的估计。个体为抵抗即将产生的平衡功能被破坏而提前进行姿势调整，称为预期性姿势调整。④当平衡状态受到干扰时，人体会自动产生某种姿势反应以对抗干扰，维持原有的平衡状态或产生新的平衡状态。自动姿势反应以固定的动作模式出现，包括踝策略、髋策略及跨步策略（见平衡训练）。

评定方法　根据评估方法所涉及平衡要素的种类，可分为单个平衡要素评估和整体平衡能力评估。因此，已开发大量平衡能力的评估方法并普遍用于临床。另外，已经开发出多种平衡测定的仪器和设备，它们不但可以进行平面的"二维"评定，有的还可进行"三维"评定。

单个平衡要素评估　包括感觉整合评估、稳定极限评估、预期性姿势调整评估、姿势反应能力评估、功能性平衡评估等。

感觉整合评估　要求受试者在不同的感觉信息输入的条件下保持站立平衡，如睁眼-闭眼、不同质地支撑面上、颈部保持直立-后伸，以判断是否存在感觉整合异常。

稳定极限评估　前伸测试（平衡功能评定）是临床上最常用的评估个体稳定极限的方法。要求受试者靠近墙壁站立，墙壁上贴有一条平行于地面的皮尺，受试者抬高靠近墙的手臂至肩水平位，并通过躯干前伸，尽量将手臂向前伸展至可以保持平衡状态的最远处。测试者以测量受试者手臂前伸的长度作为测试结果。这项测试快速、简单且具有高信度。然而，这种方法只能测试一个方向（前方）的平衡能力。

预期性姿势调整评估　通常需要较为复杂的评估手段，如肌电图和测力平台等，通过个体在自主活动前肌肉的活动状态以及重心情况来反映预期性姿势调整活动。

姿势反应能力评估　是对跨步策略的姿势反应能力进行评估的临床检查方法。让受测试者放松站立，测试者突然向受测试者的肩部施加向后牵拉的外力，观察受测试者的跨步反应。

功能性平衡评估　用计时法量化功能性平衡活动，如静态站立时间（双腿站、单腿站、足尖挨足跟站）、坐-立体位转换时间、阶梯踏步测试、计时站立行走测试等。站立时间越长或规定活动的完成时间越短，代表功能性平衡控制能力越好。

整体平衡能力评估　一些具有高信度及效度的整体平衡能力评估量表已被广泛应用于临床，如伯格（Berg）平衡测试及平衡评价系统试验。

伯格平衡测试　测试涉及多个方面的平衡要素，共有14个测试项。每个项目有5分评级（0~4分），分数越高代表整体平衡能力越高。此测试未能涉及感觉整合能力与自动姿势反应的检查。该测试在老年人中的应用具有较高的测试者一致信度和效度。然而它较易出现"天花板效应"，即受试者均表现为高分甚至满分，而难以比较不同人群间的差异或训练产生的效果。

平衡评价系统试验　也称BEST 测试（balance evaluation system test，BEST）。该测试覆盖了以上介绍的平衡能力的因素。每个因素均有若干个测试项目，共有36个测试项。每个项目有4分评级（0~3分），越高分代表平衡能力越高。此测试不易出现"天花板效应"，且具有较高的信度及效度。物理治疗师完成BEST测试一般需要用30~35分钟。该测试还有一个简易版，包括原先36项中的16项。每个项目有3分评级（0~2分），也是越高分代表平衡能力越高。

临床应用　适用于各种有平衡障碍的患者，并可确定其平衡障碍的程度。

适应证和禁忌证　适应证：适用于可能导致平衡能力异常的各类病变或损伤，包括以下几种。①中枢神经系统损伤：如小脑疾患、脑外伤、脑血管意外、脑瘫、帕金森病、脊髓损伤等。②骨关节疾病与外伤：如下肢骨折及骨关节疾患、截肢、髋关节或膝关节置换术后，各种涉及平衡问题的运动损伤、肌肉疾患和周围神经损伤等。③耳鼻咽喉（头颈）科疾病：如前庭器官功能障碍导致的眩晕症。④另外，也适用于有平衡能力检查需求的老年人以及一些特殊职业的人群。禁忌证：下肢骨折未愈合、有严重心肺疾病等不能负重站立的人群均禁用。

注意事项　必须根据患者平衡障碍的机制选择恰当的评定方法。虽然可用整体平衡能力评估方法评定所有的患者，但从功能训练的角度看，只有具体解决影响平衡功能机制中的主要问题，才有可能获得较好的康复医疗效果。

（麦洁仪　沈　霞）

rourènxìng píngdìng

柔韧性评定（flexibility assessment）　对人体能否轻松完成单一或一系列关节全活动范围能力的检测与评价。主要用于测定身体活动或运动医学中的关节灵活性。通常通过增加组织的黏弹性和伸展耐力来提高关节活动度而使柔韧性增加。

影响柔韧性的因素　常见以

下几种。

形态学因素 关节活动度既与其所对应的关节高度相关，也受关节的构造以及关节周围软组织的松紧程度（例如关节囊、韧带、肌腱和跨关节的肌肉）的影响。总体说来，相对于单轴或双轴关节，三轴关节能提供多个方向更大范围的活动。各种软组织在运动时对关节给予不同的阻力。

身体构成 具有大块肌肉或皮下脂肪过多的人，与肌肉瘦小的人相比较，他们在运动中毗邻的身体部位会更快地接触，因而在进行活动范围测试时，可能会得到比较低的分数。

年龄 年长者有肌肉硬度增加和静态柔韧性降低的趋势。还可能由于体力活动的减少和关节炎的影响，出现非老龄化影响的结果。

性别 总的来说，各个年龄段女性的柔韧性均比男性好。这种性别影响似与个别关节及运动相关。

习惯性动作方式和体能活动水平 柔韧性偏向习惯性的动作方式，并与体能活动水平呈正相关。这些因素似乎比性别、年龄和体型对柔韧性的影响更为重要。

评定方法 关节柔韧性与关节高度相关，即某一关节柔韧性良好并不表示其他关节也具有良好的柔韧性。因此不能用某个单一的测试来反应一个人整体的柔韧性。

柔韧性可分为静态和动态两种。静态柔韧性是对关节总体活动范围的测量，其活动范围受肌腱单位伸展性的限制。动态柔韧性是指测量力矩或在活动范围内牵拉时产生阻力的比率。测试动态柔韧性的仪器大都价格昂贵，静态柔韧性通常选择在现场或临床、通过直接或间接的方法进行测量。

一般原则 ①测量前必须进行足够的热身，包括一些全身有氧运动（如步行或踩单车，最理想的是上肢和下肢全都活动）和一些被动的静态牵拉运动，以增加血流量和提高体温，然后进行关节的活动范围测量。②对于肢体的柔韧性，最好进行双侧的测试以进行左右比较。③每个项目测量3次。④将受试者最好的测量结果与正常值进行比较，以得到每一测试项目的柔韧性等级。⑤测量结果可以用来帮助鉴别需要改进的关节和肌群。⑥在柔韧性测量中，受试者很可能会出现"学习效应"。

静态柔韧性测量 包括直接测量和间接测量，具体介绍如下。

直接测量 使用量角器、曲率仪和倾角计来度量关节旋转的角度，即使用的设备同关节活动度评定。但这里主要评价的是关节的灵活程度而不仅是关节活动的弧度。以上测量工具的信度和效度，取决于测量的关节和测试者的技巧。以X线片测量髋关节和膝关节的活动度与通用量角器测得结果高度吻合，脊柱的测量也是如此。然而，量角器的效度受准确鉴别旋转轴和触诊体表标志的影响。总的来说，尽管不同测试者的结果存在差异以及关节的特定性不同，倾角计仍可有效地测量大多数关节的活动范围。了解解剖生理学知识和标准的测试过程，以及进行一定的训练和实习，都能够帮助提高测量的准确性。

间接测量 分为以下几种。①屈体前伸测试：广泛用于体能测试中，以评估下腰部的肌肉和腘绳肌的柔韧性。普遍认为缺乏柔韧性与下腰部疼痛（下腰痛）和骨骼肌肉损伤相关。该测试能提供一个间接、线性活动范围的测量。目前有几种测量方案，例如：用1米长的码尺做屈体前伸测试，或用方盒做标准屈体前伸测试，或两者兼用（改良屈体前伸测试）来测量柔韧性，以英寸（1英寸=2.54厘米）或厘米为单位同时测量两腿。护背屈体前伸测试及其改良版可以将测试时脊柱的应力最小化。②皮肤牵引试验：使用人体测量学的皮尺，在线性刻度上测量脊柱的屈伸度。③座椅屈体前伸测试和背部刮擦测试：用于评定老年人的柔韧性。

尽管屈体前伸测试被一些人认为是一种测量"下腰肌"和腘绳肌柔韧性的有效方法，但这些测试与腘绳肌的柔韧性只是中度相关，与"下腰肌"的柔韧性的相关性则很弱。因此，这些测试仅用于鉴定因腘绳肌过度柔软或缺少柔韧性所致、有高风险肌肉损伤的患者。皮肤牵引试验可信度较高，在脊柱的屈伸测量方面与X线片的契合度很好。

以上主要运用主动的方法来测试柔韧性，也有人用被动的柔韧性测试定性和定量评估关节活动度。最常用的测试包括徒手关节生理活动和附属活动范围的测试、徒手肌肉长度测试以及神经组织的动态测试。除关节活动度外，测试中也应注意有无疼痛、肌肉痉挛以及软组织或骨性的阻力。测试目的是鉴别影响关节柔韧性的主要因素，从而指导康复医师（团队）在骨骼-肌肉系统疾病康复的过程中，制订与实施合适的治疗方案。

临床应用 保持人体功能独立性和进行日常生活活动都需要足够的柔韧性，如从座椅上起立或进出汽车。对于运动员来说，柔韧性高于平均水平是取得优秀成绩的重要标准之一。因此，柔韧性测量是重要的基础测量之一，可用于评估身体健康水平或康复计划的效果。柔韧性评定还可帮助鉴别作用于关节的肌力是否平衡。因为肌力不平衡可能导致邻近的关节和肌肉在动作的运动链中过分代偿，从而导致关节功能障碍，并可能发展为损伤或形成错误的运动模式。

适应证和禁忌证 具体如下。

适应证 主要用于评定一个（或一系列）关节活动范围的基础情况。也可作为鉴定关节功能障碍的评估方法之一，并用来辅助制订康复治疗计划。常规的重复测试能够帮助评估康复治疗方案的效果，从而达到身体保健或康复的目的。

禁忌证 出现下列情况时，需要中断测试：关节不稳定、近期骨折、关节周围软组织近期外伤或进行过手术修复、急性炎性关节炎、感染、急性疼痛症、严重的骨质疏松、恶性肿瘤活动期、受试者不合作以及血管相关疾患（血栓或栓塞）。

注意事项 总的来说，主动柔韧性测试比被动柔韧性测试更为安全。经验表明应以测试中引发的疼痛或受试者的阻力反应为测试的指导原则。一般说来，经过训练的运动员在实际测量时关节活动度大于正常值范围，表明其柔韧性或灵活性增强。

（麦洁仪 黄忠光）

zīshì píngdìng

姿势评定（posture assessment）

对人体身姿架势以及各部分相对位置关系进行的评价。良好的姿势是肌肉骨骼之间的一种平衡状态，无论在休息或工作状态时，都能在各种姿势下（直立、平躺、蹲或弯腰）保护身体的支持结构免于受伤或逐渐变形。在良好的姿势下，肌肉可最有效地运动，且胸腔和腹腔内器官处于最佳位置。良好的姿势还能减少关节面的异常磨损，能使身体所受的压力均匀地分布在各个负重的关节上。不良的姿势为身体不同部分之间错误的位置关系，可以增加对身体支持结构的应力，从而降低身体支持面上的平衡效率。在这种情况下，肌肉骨骼之间的平衡状态被打破。因身体部位之间不能保持正确的位置关系，肌肉将不能有效地工作。不良姿势将导致关节面过多磨损以及附近软组织（如韧带）承受过多的张力（图）。

理想-良好的静态站立姿势 观察站姿时，可用重心线（铅垂线）做参考。它可用来比较并判断受测试者的各个部位（参考点）与标准姿势中相应各点的位置是否相同。受测试者身体各部分参考点偏离重心线的距离，显示相应位置关系的错误程度。

头颈部 当人平视前方时，头颈部应保持在身体的正中线上，头部无向上、向下或向两侧倾斜以及旋转。从侧面观察，耳垂和第7颈椎椎体这两个"参考点"应在重心线上。颈椎表现正常的前凸。

肩部 从侧面观察，重心线应由肩关节的中间经过。手臂和肩关节的位置取决于肩胛骨和上背部的位置关系。肩胛骨位于上背部第2至第7胸椎处，两肩胛骨之间的距离存在个体差异，一般在10.16cm左右。肩胛骨的位置不佳将导致盂肱关节的位置不当，从而诱发损伤和慢性疼痛。

胸椎 正常呈现轻微的后凸，位于重心线之后。头颈部的位置受胸椎位置的影响，胸椎的位置则受腰背部和骨盆位置的影响。

腰背部和骨盆 骨盆和髋关节的位置基本决定了腰背部和参考线的位置关系。从侧面观察，

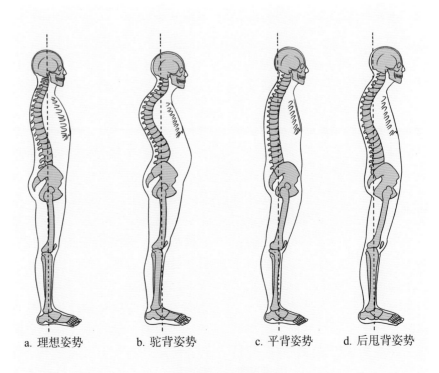

a. 理想姿势　　b. 驼背姿势　　c. 平背姿势　　d. 后甩背姿势

图 常见的四种姿势

重心线由髋关节轴心的偏后位置以及髋臼处通过骨盆。骨盆的中立位，是指双侧髂前上棘在同一水平面上，且髂前上棘和耻骨联合在同一垂直面上。在这样的位置时，髂前上棘和髂后上棘也大致在同一平面。骨盆处于中立位时，腰背部呈现出正常的前凸。骨盆处于前倾位时，髂前上棘位于耻骨联合前方，髂后上棘的位置高于髂前上棘，此时腰椎呈现过度前凸；骨盆处于后倾位时，髂前上棘位于耻骨联合后方，髂前上棘的位置高于髂后上棘，此时腰椎前凸有所减轻。

髋和膝 在下肢，侧面的重心线经过髋关节中心的稍后方以及膝关节轴心的稍前方。韧带和肌肉的正常限制作用有助于人体站立时肌肉在最有效、省力的情况下，保持良好的位置和稳定关节。当这些器官不能提供足够的支撑时，关节的活动将超出正常的范围，出现姿势不良。其中一个典型的例子就是髋关节和膝关节过伸。

踝部 重心线由外踝的稍前方和内侧足弓的大致最高点处（跟骰关节外侧）经过。赤足站立时，膝关节伸直，踝关节背屈约10°。这个角度可因足跟高度的改变而改变，如穿高跟鞋或膝关节屈曲时。

足部 当足部在静止及赤裸状态时，足跟分开约 7.62cm（取决于个人体型），足部前端与正中线夹角 8°～10°（双侧足部之间夹角不超过 20°）。外八字足或内八字足指的是在站立、行走或跑步时足的位置。当赤足站立时，轻微的外八字是很自然的，而当足跟抬高或快步行走时，双足会趋向平行。从后面观察，跟骨的位置提示了足部的旋前或旋后。若跟骨向外翻转则提示相应的足部旋前，这时内侧足弓下降或变平。若跟骨内翻则提示相应足部旋后，这时可出现内侧足弓升高。

不良的静态站立姿势 包括驼背姿势、平背姿势、后甩背姿势以及脊柱前凸姿势，具体介绍如下。

驼背姿势 表现为含胸，为久坐人群中的常见姿势之一。长期的不良坐姿导致脊椎姿势不平衡，对某些肌肉的长度、力量和耐力造成影响。头部位于肩部前方，颈部过伸，肩胛骨被牵拉至上背部，呈含胸表现，也称为头部前置姿势。胸椎的后凸增加，而腰椎的前凸增加。站立位时骨盆前倾，髋关节屈曲，膝关节过伸。由于下肢向后倾斜，踝关节轻微跖屈。

平背姿势 由于骨盆后倾造成腰背部变平而得名。从侧面观察，类似于后甩背姿势，头颈部处于头部前置姿势，胸椎可正常或后凸增加，下段胸椎和腰椎变平。骨盆后倾，髋和膝关节伸直，踝关节稍跖屈，小腿和足部的夹角大于 90°。

后甩背姿势 该姿势与脊柱前凸姿势类似。特点是骨盆保持于中立位或略向前倾，髋关节前移但上背部后移。从侧面观察，头颈部处于头部前置姿势。胸椎后凸增加，相对腰椎和髋关节后移。腰椎的前凸可否保持正常取决于骨盆的位置中立与否。如果骨盆前倾，则腰椎的前凸增加。髋和膝关节过伸，髋部位于膝和踝部之前。踝关节处于中立位。某些人可有骨盆后倾，相对静止的足部向前摆动，造成髋关节过伸。此结果相当于当骨盆不动时腿部向后伸。骨盆后倾可造成腰椎变平坦，腰椎前凸消失。由于上背部后移，胸腰部之间的曲线也可能被误认为腰椎前凸。

脊柱前凸姿势 当骨盆前倾时，腰椎过度前凸。头部处于中立位，颈椎曲线正常。肩胛骨向胸椎中间靠拢。胸椎后凸的曲线一般保持正常。髋关节稍屈曲，膝关节稍过伸，踝关节轻微跖屈。但某些人的胸廓可能向上、向外扩张，使骨盆更为前倾，腰椎更见前凸。

评定方法 疾病或损伤导致的异常姿势，因情况不同而各异。因此需要个体化的评定。在安静和动态活动时都可有姿势的异常，在康复治疗中主要进行静态姿势的评定。

静态姿势评定 可作为初步筛查，检查者可从中得到初步印象，如受测试者的姿势以及肌肉的不平衡状态等。检查者要进一步进行功能测试或评估，以确定不平衡肌肉的具体情况。姿势评估所用的仪器，是悬挂有球的重心线或姿势评估格（一种在镜子上绘制的有垂直线的方格）。当进行测量时，先将这些仪器从高处悬吊，受测试者以平时的自然站姿站在重心线或姿势评估格等仪器的前方或旁边，具体观察内容见表。

动态姿势评定 见步态分析。

临床应用 适用于各种"姿势控制系统"出现功能障碍的患者。主要涉及视觉、本体感觉和前庭系统的功能障碍和小脑的功能障碍。

适应证和禁忌证 具体如下。

适应证 适用于可能导致姿势异常的各类病变或损伤。①中枢神经系统损伤：如脑外伤、脑卒中、脑瘫、帕金森病、脊髓损伤和小脑疾患等。②骨关节疾病与外伤：如下肢骨折及骨关节疾

表　静态姿势评定

观察方向	观察内容
前面观	足部的位置（是否旋前或旋后） 趾的位置 足底纵轴 膝关节的位置 　是否有膝外翻或内翻 　髌骨的位置（可提示股骨是否旋转） 骨盆的位置，髂嵴是否在同一平面 躯干的位置 　躯干是否有旋转或两侧倾斜 　腋窝是否在同一水平 　锁骨和肩带骨是否在同一水平 　是否有肋骨旋转或其他异常表现 　是否有头颈部旋转或倾斜
侧面观	使重心线沿外踝前经过，记录整个身体和重心线的位置关系。应从左右两侧分别观察以发现旋转问题 各段错误姿势位置应按从头到足或从足到头的顺序记录 理想姿势和错误姿势的具体内容，参照不同的静态站立姿势
后面观	使重心线经过两足跟之间的中点，记录整个身体和重心线的位置关系 观察记录跟腱的走行，髋关节的内收或外展姿势，髂后上棘的相对高度，有无骨盆侧倾、脊柱侧倾、肩部和肩胛骨的位置

患、截肢、髋关节或膝关节置换术后，各种涉及姿势问题的运动损伤、肌肉疾病以及周围神经损伤等。

禁忌证　禁用于有严重平衡、协调、共济障碍而有跌倒倾向的患者，以及不能负重站立的人群。

与错误姿势相关的疼痛症状十分常见。不良姿势可导致腰背痛、颈痛、肩带骨及其他外周关节疼痛。但许多有不良姿势的人并无疼痛或其他症状，也有些人仅有轻微的姿势问题却有机械性原因或肌肉劳损的症状，这和错误姿势的持续有关。不良姿势相关的疼痛，在症状的出现方式和严重程度上各不相同。一些情况如特殊的应力或损伤，仅出现急性症状；另一些情况在急性发作后转为慢性疼痛。有疼痛症状的应纠正不良姿势。可先通过适当的锻炼来处理不良姿势导致的肌肉失衡；当肌肉不平衡改善后，可继续进行姿势训练。某些姿势看起来很有问题，但患者在此姿势下的适应能力强，身体位置已发生适应性改变。某些姿势看上去可以接受，但由于肌肉紧张限制了活动度，身体姿势不能改变。活动度下降不如不良姿势明显时，需通过柔韧性和肌肉长度测试来发现，但它可能是导致症状的更主要原因。同时，长时间对身体持续重复微小应力的积累效应，可造成类似于瞬时高强度应力所致的损害。

（麦洁仪　黄志淇）

bùtài fēnxī

步态分析（gait analysis）　观察并分析人体行走时身体和关节活动的运动学与动力学特征，以判断步行姿态是否存在异常，了解其异常性质及程度的方法。步态分析可为矫治异常步态提供必须的依据，有助于对下肢神经肌肉和关节疾患的诊断，并可监测康复治疗措施的疗效。为准确判断步态是否存在异常，物理治疗师必须首先了解正常步态的运动学与动力学特征。

正常步态特征　步行为周期性、节律性、两腿交替进行的功能活动。步行周期分为支撑相与摆动相。正常步态表现为符合年龄与性别的合理步长、步宽、步频与步速，身体平稳，节律流畅，两腿交替活动对称等。

支撑相　为下肢接触地面和承受重力的时相，占步行周期的60%。支撑相的组成时相包括首次触地时、承重反应时、站立中期、站立末期以及摆动前期。以下介绍不同时相的运动学及动力学特点。

首次触地时　指足跟或足的其他部位接触地面时。为站立相起始部分。此时，躯干位于两足中间，触地侧上肢肘关节微屈，肩关节伸展约45°，髋关节屈曲约30°，膝关节伸展，踝关节处于中立位。参与做功的下肢肌群包括：髋伸展肌群为下个承重反应时的伸髋动作做准备，膝关节屈伸肌群共同收缩以防止膝关节过度伸展，踝背伸肌群收缩对抗足的重力使踝关节维持于中立位。

承重反应时　指从首次触地到对侧足离地时。为站立相的首次双腿支撑期。此时，躯干的垂直高度为整个步态周期中最低并且向站立侧方移动，上肢已达到最大摆动幅度，髋关节开始伸展，膝关节微屈，踝关节跖屈。参与做功的下肢肌群包括：髋伸展肌产生伸展动作，膝伸展肌离心性收缩控制膝屈曲的幅度与速度，踝背伸肌离心性收缩控制踝跖屈的幅度与速度。

站立中期　指从对侧足离地至身体重心前移至支撑腿的正上方的时相。为站立相单腿支撑期。此时，躯干的垂直高度上升为整个步态周期中最高，并且向站立侧移动的幅度也达到最大，两侧上肢从中立位摆向不同方向，髋关节继续伸展，膝关节为站立相的最大屈曲位，为 10°～20°，踝关节背伸位并达到整个步态周期的最大幅度，约25°。参与做功的下肢肌群包括：髋伸展肌继续进行伸展动作，髋外展肌收缩使站立侧的骨盆高度略微下降，有助于摆动腿有足够空间向前摆动，膝伸展肌离心性收缩控制膝屈曲的幅度与速度，并随后开始转为向心性收缩以伸展膝关节，踝跖屈肌离心性收缩控制因胫骨前移产生的踝背伸的幅度与速度。

站立末期 指从身体重心位于支撑腿的正上方至对侧足开始接触地面的时相。为站立相单腿支撑期末期。此时，躯干的垂直高度由最高点逐渐下降，站立侧骨盆向后旋，站立侧的上肢向前摆动，髋关节继续伸展并达到整个步态周期的最大幅度，膝关节完全伸展，踝关节开始跖屈。参与做功的下肢肌群包括：髋伸展肌伸展关节，髋关节外展肌收缩直至对侧腿首次着地，屈膝肌离心性收缩控制以防肌肉过度伸展，踝跖屈肌收缩产生跖屈动作。

摆动前期 指从对侧足首次触地至该侧足离地的时相。为站立相第二次双腿支撑期的起始部分。此时，站立侧骨盆由后旋至中立位，上肢由前摆回复至躯干中线位，髋关节和膝关节开始屈曲，踝关节开始跖屈。参与做功的下肢肌群包括：屈髋肌产生屈髋动作并因"双钟摆作用"（髋关节的屈曲使股骨以膝关节为轴心产生屈曲力矩，地面反作用力于小腿，使胫骨以膝关节为轴心产生屈曲力矩）产生屈膝动作，踝跖屈肌收缩产生足蹬地离开

（简称蹬离）动作。

摆动相 为从足跟离地到下一次首次触地的时相，占步行周期的40%。摆动相的组成时相包括摆动初期、摆动中期、摆动末期。以下介绍不同时相的运动学及动力学特点。

摆动初期 指从该侧足离地至该侧膝关节摆动至最大幅度屈曲的时相。此时，躯干的垂直高度再次上升为整个步态周期中最高，并且向站立侧偏离幅度也达到最大，两侧上肢从躯干中线摆向不同方向，髋关节屈曲约20°，膝关节屈曲至最大幅度，为60°～70°（如快速行走时，膝关节屈曲幅度可能小于60°），踝关节从跖屈位逐渐至中立位。参与做功的下肢肌群包括：屈髋肌产生屈髋动作，因关节钟摆作用产生屈膝动作，踝背伸肌使踝关节背伸。

摆动中期 指从该侧膝关节最大幅度屈曲时至该侧胫骨摆动至垂直于地面的时相。此时，躯干的垂直高度由最高点逐渐下降，摆动侧骨盆向前旋，上肢向后摆动，髋关节屈曲至最大幅度约30°，膝关节由最大屈曲位逐渐伸展至胫骨垂直于地面，踝关节位于中立位。参与做功的下肢肌群包括：屈髋肌加大屈髋幅度，屈膝肌离心性收缩限制膝关节因"钟摆作用"过度伸展，踝背伸肌收缩抵抗足的重力保持中立位。

摆动末期 指从该侧胫骨垂直于地面时至该侧足首次触地的时相。此时，躯干移至两足中间，摆动侧骨盆由前旋至中立位，上肢由后摆最大幅度向躯干中线位摆动，髋关节屈曲并准备伸展，膝关节伸展，踝关节处于中立位。参与做功的下肢肌群与首次触地时相同。

异常步态特征 引起下肢神经肌肉及关节功能障碍的疾患，均可能导致步态异常，如颅脑损伤、小脑共济失调、大脑基底核病变等中枢神经系统病变，导致下肢神经肌肉运动失控；或腰椎椎间盘突出压迫脊神经、股神经损伤等周围神经病变，导致下肢肌肉功能障碍；或骨骼肌肉关节系统自身病变等。临床上，异常步态的特征有助于对病患的诊断。以下对几种常见的异常步态特征进行描述与分析。

划圈步态 此步态的特征是在摆动相，摆动腿不能向前直线摆动，而通过向外划圈摆动。正常步态的摆动相，髋膝关节屈曲可能使足有足够的空间摆动向前。当屈髋屈膝不足时，患者可能自主地采用向外划圈的方式来代偿。当患者表现出划圈步态，可推测其屈髋屈膝肌无力或其他可能导致屈髋屈膝幅度不足的原因，如颅脑损伤或关节疼痛等。

异常步宽步态 如个体表现为步宽异常宽，对于小孩可能是正常的；在成年人，可能由于髋外展或膝外翻畸形摆动腿着地时位置过于向外侧。另外，患者站立时平衡性较差或担心跌倒，也是导致异常步宽步态的重要原因。对于本体感觉异常或小脑共济失调的患者，可能会通过增大步宽以增加步行的安全性。步宽异常窄小，可能由于髋内收或膝内翻畸形。典型的"剪刀步"，常见于小儿脑瘫的患者。

冻结步态 在行走过程中起步或转身时迈步困难。一旦起步或转身后步行则相对流畅，但步幅较短、步频较快、稳定性差。常见于大脑基底核病变的患者，如帕金森病患者。

分析方法 ①定性分析法：

即利用目测法，观察并描述整个步行过程的节律性、稳定性、流畅性、对称性、重心偏移、各肢体及关节的活动、辅助装置的使用情况等。②定量分析法：包括时间/空间参数测定法，如利用秒表计时器、足印法、电子压力感应走道垫等；三维运动学分析法，利用三维数字化检测仪；动力学分析法，利用测力平台；动态肌电分析法，利用表面肌电图。

临床上，最多使用的是目测法配合时间/空间参数测定法，三维运动学、动力学和肌电图等法较多作为科研手段分析步态。时间/空间参数测定法中，利用秒表计时器记录步行速度最简单易行。以下介绍另一种较多医疗机构使用的时间/空间参数测定系统。

GAITRite 系统为一种电子压力感应走道垫产品。GAITRite 系统是由一条装有电子压力感应器的走道垫，与走道垫相连的安装有 GAITRite 即时处理软件系统的专用电脑，以及其他配件组成（图）。系统开启后，当受试者行走在走道垫上时，GAITRite 系统即时得出一系列时间/空间参数，如步速、步宽、步长、步频、单腿站立时长、双腿站立时长等。

图 GAITRite 系统示意
注：1. 网络控制器；2. 地垫控制器；3. 步行垫接口；4. 电子压力感应走道垫；5. 电源接口；6. 电源；7. 电源线；8. 连接线；9. 接口；10. 主机；11. 打印机

这些时间/空间参数包括每一步及全程平均的数据。根据这些参数，可分析出整个步行的节律性、流畅性、对称性、重心偏移情况等。

临床应用 通过步态分析来确定行走-步态异常出现的时期和主要相关的神经-肌肉的活动模式，为制订步态训练的基本方案确立客观依据。

适应证和禁忌证 具体如下。

适应证 适用于可能导致步态异常的各类病变或损伤，包括以下几种。①中枢神经系统损伤：如脑外伤、脑卒中、脑瘫、帕金森病、脊髓损伤等。②周围神经损伤：如股神经损伤、腓总神经损伤等。③骨关节疾病与外伤：如截肢、髋关节或膝关节置换术后、关节炎等，下肢肌肉损伤以及一些疼痛病症等。

禁忌证 禁用于下肢骨折未愈合、有严重的心肺疾病等不能负重行走的人群。

注意事项 运动（主要指两侧肢体的对称性交互步态）和转移活动（主要指翻身、起床、坐-站转移、立位转移等）是两个不同的概念。步态分析只能对于运动时的步态进行定性和定量的评定，并不能对转移活动进行评定。另外，步态分析需要比较复杂的设备和较高的费用，对于结果的分析和指导应用，也需要较高的学术能力。因此，步态分析较多用于康复医学的研究和教学，其临床应用还有一定难度。

（麦洁仪 沈霞）

yǒuyǎng nénglì-nàilì píngdìng
有氧能力-耐力评定（aerobic capacity-endurance assessment）对人体进行最大强度有氧运动的能力的检测与评价。有氧运动是指人体在氧气充分供应的情况下，运动系统所需的能量主要以有氧的方式供给的运动。其有效评价指标是最大耗氧量。最大耗氧量（VO_2max）是指人体进行有大量肌肉参与的长时间递增负荷运动中，心肺功能和肌肉利用氧气的能力达到机体极限水平时，单位时间所能摄取的氧气量。影响最大氧耗量的因素：可分为供应因素和需求因素。①供应因素：氧气从肺部运输到细胞线粒体（包括氧气的肺部弥散、每搏输出量、血容量和骨骼肌的毛细血管密度），运动需要的能量通过氧化磷酸化过程中线粒体以一定速度分解氧气来提供。因此，供应因素通常被认为是影响或限制最大氧耗量的因素之一。②需求因素：因为身体的活动需要能量，必须根据活动量来获取足够的氧气。活动量越大，氧的需求就越多。

评定目的 包括如下几方面。

用于诊断 在运动测试中，心率、心律、血压、呼吸和自我察觉的尽力程度，在达到最大运动负荷量过程中的变化，为定量测定心血管情况与功能提供了数据。通过连续监测心率、心律、血压和心电图，可以发现血流动力学反应中的异常和心电图缺血性 ST 段降低，还可发现和分类心律失常及传导异常。这些异常可能在休息状态下不存在。运动测试中心电图变化如图1。

用于预测 ①为已知（或怀疑）的心血管疾病患者评估疾病的严重程度。②为心肌梗死患者预测评估进一步的医疗（或介入）措施。③结合其他临床数据较为可靠地预测患者的远期死亡率。

用于治疗 可用于决定功能性体能，有助于应对患者活动咨询、制订运动处方、进行恢复工作的评估和伤残评估等。

评定方法 准确测试最大氧耗量，需通过足够强度和时间的运动来充分挑战身体的有氧系统。临床和体育测试中通常使用分级运动试验，试验中逐渐增加运动强度，并使用开放式呼吸计量法，测量受试者吸入和呼出的通气量以及氧气和二氧化碳浓度。随着运动强度的增加，氧气消耗量逐渐达到稳定水平，即使继续增加运动负荷也无法使其升高，此时即达到了最大氧耗。

测试类型 具体如下。

直接测量法 需有足够的空间和专门的测量人员来管理、校正仪器和进行测试，因此，这种方法一般只用于研究和临床诊断。

间接测量法 多种最大运动试验与亚极量运动试验可用于测量和估计最大氧耗量，前提是它们要通过以下方法证实其有效性：①证实直接测量的最大氧耗量和通过生理反应（如在特定输出功率时的心率）来估算的最大氧耗量之间存在相关性。②证实直接测量的最大氧耗量和测试性能（如跑1.6~2.4km需要的时间）之间存在相关性。因为这些间接测量方法不需要昂贵的仪器，可广泛用于体育运动和临床康复治疗。

最大运动试验通常用于平时无症状的冠心病患者，可提高其诊断和预测的灵敏度，而且有利于更好地估算最大耗氧量。缺点是需要受测试者进行运动至极度疲劳状态，因此需要临床监测和急救设备。

亚极量运动试验通常用于健康或健身行业测试健身者的有氧代谢能力，因为最大运动试验在实际治疗应用中不一定可行。亚极量运动试验的基本目的是观察在亚极量功率下（如事先决定达到根据年龄估计最大心率的85%）的心率/心律变化，并以得到的结果来测算最大氧耗量。结合其他测量（如血压、运动负荷、自感劳累分级）和主观指数，可作为受测试者身体对运动功能反应的有用信息。亚极量运动试验建立在以下假设基础之上：①不同运动功率下所测的心率/心律变化比较稳定，且每天基本一致。②心率/心律和运动功率之间存在线性关系。③最大运动功率表示达到最大氧耗量。④指定年龄推算的最大心率是一致的。⑤机械效率（如在指定运动效率下的氧耗量）对每个人来说都是相同的。⑥受测试者没有服用影响心率/心律的药物。

测试模式 具体如下。

现场测试 在给定的时间内，走或跑步达一定距离，如12分钟内2.4km跑步测试，以及6分钟行走测试。优点：便于一次性为多人进行测试，且所需的仪器很简单。缺点：因为个人情况不同，测试结果明显受个人状态和行走能力的影响，且测试过程中没有监测血压和心率/心律。

动力跑步机测试 ①在最大运动试验和亚极量运动试验中常用，也可用于诊断性测试。②是一种普通的运动方式，可以根据不同人的身体状况来调节速度，如虚弱的受测试者可用行走的速度，强壮的受测试者可用跑步的速度。③在一些情况下可能需要让受测试者先进行练习，以习惯这种测试、减少其焦虑情绪。跑步机一般比较昂贵，且不易搬动，在跑步机上有些测量（如血压）会更加困难。

机械制动的单车测力计测试 可替代跑步机测试，主要供患有骨科疾病、周围血管疾病或神经系统疾病，限制身体承重的患者应用。优点：相对便宜，便于移动，容易进行血压和心电图的测量。缺点：单车运动并非每个人都很熟悉，且常可引起局部肌肉疲劳。

踏板试验 以固定速度和/或固定高度的踏板进行踏步运动，并在运动后的恢复期内测量心率/心律变化。优点：价格便宜，

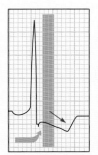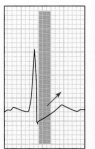

a. ST下倾斜压低　　b. ST上倾斜压低　　c. ST水平压低

图1 运动测试中心电图变化

几乎不需要设备。一般不需要练习，适合大规模测试。缺点：需特别注意有平衡问题或极度虚弱的受测试者。如果测试过程中步调不能完全配合试验要求，或先踏上踏板的腿极度疲劳，都可能降低测试的价值。大部分测试是在无监测情况下进行的，因为在此测试中测量心率/心律和血压比较困难。

上身运动测试　另一种可替代的诊断性测试方法，特别适用于血管、骨科或神经系统疾病导致下肢损害的患者。使用手臂测力计时的最佳位置，是坐位时手柄的支点高度与肩的高度相一致。优点：对于工作中主要使用手臂和上身的患者，可用于职业评估。缺点：手臂运动测试检测出冠心病的灵敏度比跑步机测试差。

测试方案的选择和分类　其选择取决于评估的目的、欲得到的结果、受测试者的特点。其分类如下。①进行性增加运动强度（每分钟）或连续斜坡样增加强度的运动方案。②多阶段运动方案（如每3分钟一个阶段，每个阶段有1个假性的平稳期），这种方案最常使用。运动强度增加幅度比较大的方案（如布鲁斯方案或伊莱斯塔德方案），适于年轻人和平时经常运动的人群。运动强度增加幅度比较小的方案（如诺顿方案或鲍克-韦尔方案），适于年纪较大、身体条件较差或有慢性疾病的患者，各种运动测试方案见图2。

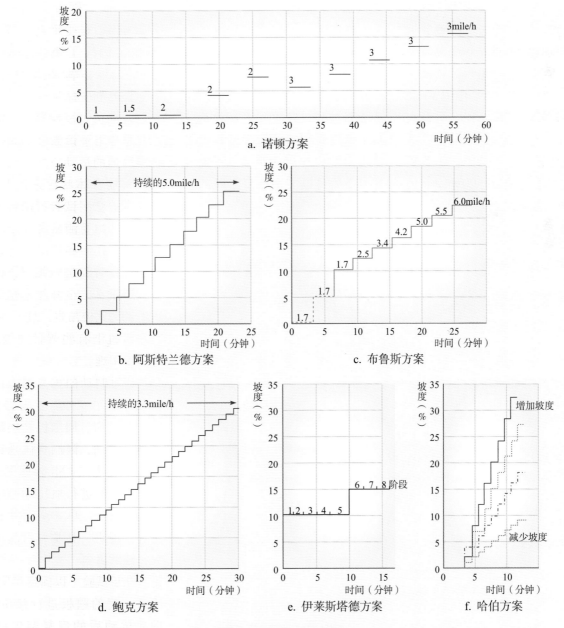

图2　各种运动测试方案

监测项目及间隔　应在分级运动试验的前中后三个时期监测和记录心率/心律、血压、自感用力度和心电图等。推荐的监测间隔见表。

停止运动的指征　分为绝对指征和相对指征,绝对指征具体如下。①无论运动负荷如何增加,收缩压下降大于基础血压10mmHg并伴有其他缺血证据。②出现中度至重度心绞痛（在总分为4分的标准评分表中,评分3分以上）。③出现或加重的神经系统症状（如共济失调、眩晕、晕厥）。④出现低灌注的症状,如发绀或苍白。⑤监测心电图或收缩压时发生技术困难。⑥受测试者要求停止测试。⑦出现持续性室性心动过速。⑧在除心电图V1和aVR外的其他导联,ST段升高大于1mm。

相对指征具体如下。①收缩压降低大于基础血压10mmHg但无其他缺血证据。②出现ST段或QRP波改变,如ST段压低水平型下移大于2mm或下斜型下移,或出现明显的轴线漂移。③出现除持续性室性心动过速外的心律失常,包括多源性的室性早搏、室性早搏三联律、室上性心动过速、心脏传导阻滞和心动过缓等。④出现疲劳、气促、喘息、小腿抽筋和跛行。⑤出现束支传导阻滞或室内传导阻滞不能完全排除室性心动过速的可能。⑥出现持续增加的胸痛。⑦出现血压升高,收缩压大于250mmHg和/或舒张压大于115mmHg。

适应证　①心肌梗死患者出院前的运动测试。②证实患者得到适当的医疗以及确保患者回家后在恢复期间的安全活动水平。③心肌梗死、经皮腔内冠状动脉成形术以及冠状动脉旁路移植术患者出院后的运动测试。④决定患者是否可以完全恢复平时的活动。⑤诊断性测试:决定进行冠状动脉血管造影的可能性。⑥功能性测试:确定运动的安全水平;为患者的伤残情况确定其功能水平。⑦测试疾病的严重性及预后:评估冠状动脉损伤所致心肌缺血的程度和左心室残留功能,确立预后指标。

禁忌证　分为绝对禁忌证和相对禁忌证。

绝对禁忌证　①近期发生的心电图明显改变提示心肌缺血,新近发生的心肌梗死（2天之内）或其他急性心脏问题。②不稳定型心绞痛。③未控制的心律失常导致症状或血流动力学改变。④有症状的严重主动脉狭窄。⑤未控制的有症状的心力衰竭。⑥急性心肌炎或心包炎。⑦可疑或已诊断的夹层动脉瘤。⑧急性全身感染,伴有发热、身体疼痛或淋巴结肿大。

相对禁忌证　①左主冠状动脉狭窄。②中度狭窄性心脏瓣膜疾病。③电解质紊乱（如低钾血症、低镁血症）。④严重的动脉高压,休息时收缩压大于200mmHg和/或舒张压大于100mmHg。⑤心动过缓或心动过速。⑥肥厚性心肌病和其他流出道梗阻疾病。⑦运动可能导致症状加重的疾病,如神经肌肉、肌肉骨骼或风湿性疾病。⑧高度房室传导阻滞。⑨心室壁瘤。⑩未控制的代谢性疾病（如糖尿病、甲状腺毒症、黏液性水肿）。⑪慢性感染性疾病（如单核细胞增多症、肝炎、艾滋病）。⑫精神或体格缺陷导致无法进行规定的运动测试。

注意事项　美国运动医学会推荐的危险性分层和运动试验管理见图3。所有参与运动测试的人员必须持有基础生命支持方面（心肺复苏）的资格培训证

表　监测间隔推荐

监测项目	分级运动试验前	分级运动试验中	分级运动试验后
心电图	连续监测;分别记录平躺和运动姿势下的心率/心律数据	连续监测;记录每个阶段的最后15秒（间隔方案）或每2分钟的最后15秒（斜坡方案）	连续监测;结束运动后立即记录,然后记录恢复期第1分钟的最后15秒,之后记录每2分钟的最后15秒
心率	连续监测;分别记录平躺和运动姿势下的数值	连续监测;记录每分钟的最后5秒	连续监测;记录每分钟的最后5秒
血压	连续监测;分别记录平躺和运动姿势下的数值	测量和记录每个阶段的最后45秒（间隔方案）或每2分钟的最后45秒（斜坡方案）	运动结束后立即测量和记录,然后每2分钟测量1次
症状和体征	连续监测;根据观察	连续监测;根据观察	连续监测;根据观察
自感用力度	解释博格（Borg）自我评定量表	记录每分钟的最后5秒	取得运动中的最高值即可,恢复期不必测量

注:博格自我评定量表中的评定标准如下。①分值6~8,受试者感觉轻微用力。②分值9~10,受试者感觉稍用力。③分值11~12,受试者感觉轻度用力。④分值13~14,受试者感觉中度用力。⑤分值15~16,受试者感觉明显用力。⑥分值17~18,受试者感觉非常用力。⑦分值19~20,受试者感觉极度用力

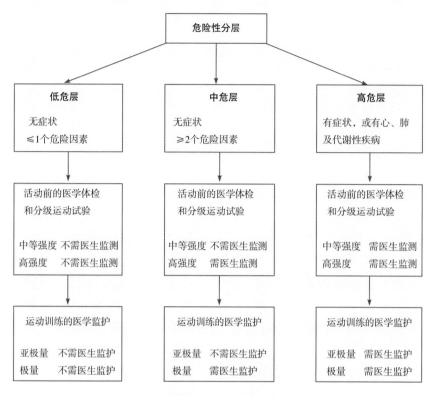

图3　危险性分层和运动试验管理

注：1. 中等强度运动是指耗氧量达到最大耗氧量的40%~60%，3~6代谢当量的运动；2. 高强度运动是指耗氧量大于最大耗氧量的60%，>6代谢当量的运动

书，经过使用体外自动除颤器的培训，提倡一个或多个职员持有急救和加强心脏生命支持方面的资格证。

（麦洁仪　梁兆源）

téngtòng píngdìng

疼痛评定（pain assessment）

对疼痛严重程度进行的定量评定。临床上还缺少对疼痛程度的客观检测仪器，仅以对疼痛的"主观感受"和相关评定量表作为定量评定的方法之一。以下介绍几种常用的测量方法。

评定方法　包括视觉模拟评分尺（又称视觉模拟评分法；visual analogue scale，VAS）、语言评价量表（verbal rating scale，VRS）、数字评价量表（numerical rating scale，NRS）和疼痛问卷表，具体如下。

视觉模拟评分尺　在尺的一面中心刻有10cm长数字的线段上，有可滑动的游标，两端分别表示"无痛"（0）和"最剧烈的疼痛"（10），如图1所示。患者面对无刻度的一面，其本人将游标放在当时最能代表疼痛程度的位置；康复医师面对有刻度的一面，并记录疼痛程度。

语言评价量表　将疼痛用无痛（0）、轻微痛（1）、中度痛（2）、重度痛（3）和极其重度痛（4，不可忍受的痛）表示。

数字评价量表　将疼痛程度用0到10这11个数字表示。0表示无痛，10表示最痛（图2）。被测者根据个人疼痛感受在其中一个数字上打记号。

疼痛问卷表　根据疼痛的生理感受、患者的

情感因素和知识成分等多方面因素设计而成，能准确地评价疼痛的强度和性质。包括麦吉尔疼痛问卷表（McGill pain questionnaire，MPQ）、简化的麦吉尔疼痛问卷表（short form of McGill pain questionnaire，SF-MPQ）和简明疼痛问卷表（brief pain questionnaire，BPQ）。

麦吉尔疼痛问卷表　包括4类20组对疼痛的描述词，从感觉、情感、评价和其他相关的四个方面因素，以及现时疼痛强度进行较全面的评价。每组词按疼痛程度递增的顺序排列，其中，1~10组为"感觉类"，11~15组为"情感类"，16组为"评价类"，17~20组为"其他相关类"。被测者在每一组词中选一个与自己痛觉程度相同的词。根据被测者所选的词在各组中的位置，可以得出一个相应数值（序号数），所有选出的词数值之和为疼痛评定指数。既可求出四类的总和，也可分别计算。

简化的麦吉尔疼痛问卷表　是在MPQ基础上简化而来（表）。由疼痛分级指数（pain rating index，PRI）中对11个感觉类和4个情感类项目疼痛的描述词的打分、疼痛的视觉模拟评分法和现时疼痛强度（present pain intensity，PPI）三者组成。PRI由检查者提问，记录患者回答的程度，

无痛 ├─┼─┼─┼─┼─┼─┼─┼─┼─┼─┤ 最剧烈的痛
　　　0　1　2　3　4　5　6　7　8　9　10

图1　视觉模拟评分尺

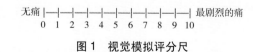

0　1　2　3　4　5　6　7　8　9　10

无痛　　　　　　　　　　　　最剧烈的痛

图2　数字评价量表

无痛为 0 级。所有描述词均用 0~3 表示"无痛""轻微痛""中度痛"和"重度痛",由此分类求出感觉类 PRI、情感类 PRI 和总 PRI。VAS 以患者自觉的疼痛程度为准。PPI 用 6 分法评定,按患者的主观感觉打分。

简明疼痛问卷表 又称简明疼痛调查表(brief pain inventory BPI),是将感觉、情感和评价这三个因素分别量化。此表包括了有关疼痛原因、疼痛性质、对生活的影响、疼痛部位等描述词,以及上述疼痛的数字评价量表描述疼痛程度,从多方面进行评价。BPQ 是一种快速多维的测痛与评价方法。

临床应用 适用于各种慢性疼痛的定性和定量评定。慢性疼痛是指疼痛持续时间超过 3 个月,急性损伤治愈后疼痛仍持续超过 1 个月,或在一段时间内疼痛反复发作或与经久不愈的损伤关联的感觉或情感体验。因为疼痛感觉广泛存在于各种疾病或损伤之中,因此慢性疼痛的评定和处理在临床上十分常见。PRI 两项总分越高,表示疼痛越严重;VAS 越靠近 10cm 处,表示疼痛越严重;PPI 分值越高则表明疼痛越严重。

适应证和禁忌证 适用于各种软组织损伤、周围神经损伤、中枢性神经损伤、全身性痛阈降低等,甚至用于内脏性疼痛。疼痛与主观感觉以及心理作用密切相关,因此需要充分考虑情绪因素的影响。严重的情绪异常可作为禁忌证来考虑。

注意事项 对于疼痛问题还没有客观的评定方法,因此评定的主观性很强。而且慢性疼痛与情感适应、认知行为和生理适应密切相关,有的患者损伤很重但痛觉却较轻,而有的患者损伤很轻却痛觉严重,甚至有的患者自觉疼痛严重却找不到疾病或损伤。因此,对于大多数慢性疼痛的患者来说,它就是一种"疾病"。慢性疼痛的治疗效果常不是"治愈"而是"最大程度的控制",以期患者能在日常生活和工作中表现更为出色,生活质量能够提高。

(赵 英)

shīyǔzhèng píngdìng
失语症评定（aphasia assessment） 失语症是与言语有关的大脑皮质损害致使语言功能丧失或受损的交流障碍。总体表现为失去语言功能或语言功能不易发挥的状态。

失语症主要功能障碍 包括以下几方面。

听语理解障碍 是失语症患者常见的症状,是指患者对口语的理解能力降低或丧失。根据失语症的类型和程度不同,可表现为在字词、语句和文章的不同水平的理解障碍。当言语内容及结构较为复杂时,患者则不能完全理解。其中,语音辨识障碍是指患者能像正常人一样听到声音,但对所听到的声音不能辨认,给人一种似乎听不见的感觉。患者可能表现为听不懂对方的话或不断让对方重复(或反问)说过的话。经纯音听力计检查,听力表现正常或仅有言语频率外的高频听力减弱。典型的情况称为"纯词聋",临床偶见,发生率在 1% 左右。

表 简化的麦吉尔疼痛问卷表

I 疼痛分级指数				
疼痛性质	无痛	轻微痛	中度痛	重度痛
A. 感觉类				
1. 跳痛	0)___	1)___	2)___	3)___
2. 放射痛	0)___	1)___	2)___	3)___
3. 刺痛	0)___	1)___	2)___	3)___
4. 刀割痛	0)___	1)___	2)___	3)___
5. 痉挛牵扯痛	0)___	1)___	2)___	3)___
6. 绞痛	0)___	1)___	2)___	3)___
7. 烧灼痛	0)___	1)___	2)___	3)___
8. 持续固定性痛	0)___	1)___	2)___	3)___
9. 剧痛	0)___	1)___	2)___	3)___
10. 触痛	0)___	1)___	2)___	3)___
11. 撕裂痛	0)___	1)___	2)___	3)___
感觉类 PRI 分				
B. 情感类	0)___	1)___	2)___	3)___
12. 虚弱无力消耗性痛	0)___	1)___	2)___	3)___
13. 厌烦	0)___	1)___	2)___	3)___
14. 恐惧	0)___	1)___	2)___	3)___
15. 受罪、惩罚感	0)___	1)___	2)___	3)___
情感类 PRI 分				
总 PRI 分				

	PRI 感觉类 PRI（ ） 情感类 PRI（ ） 总 PRI（ ）
II	VAS 无痛 |—|—|—|—|—|—|—|—|—| 最剧烈痛
III	PPI 0 无痛
	1 微痛
	2 疼痛不适
	3 痛苦
	4 可怕
	5 极度痛

口语表达障碍 具体表现如下所述。

发音障碍 其与言语产生有关的周围神经肌肉结构损害时的构音障碍不同，前者发音错误往往多变，大多为言语失用所致。重症时仅可以发声，汉语拼音"四声"错误。

说话费力 常与发音障碍有关，表现为言语不流畅，常伴叹气、面部表情和身体姿势费力等。

错语 常见有三种错语。①语音错语：是音素之间的置换，如将香蕉说成香猫。②词意错语：是词与词之间的置换，如将被子说成床单。③新词错语：是用无意义的词或新创造的词代替说不出的词，如将铅笔说成"磨小"。

杂乱语 也称奇特语。在表达时，大量错语混有新词，缺乏实质词，以致说出的话使对方难以理解。

找词和呼名困难 即患者在谈话过程中，欲说出恰当词时有困难或不能，多见于名词、动词和形容词。在谈话中因找词困难常出现停顿，甚至沉默或表现为重复结尾词、介词或其他功能词。这类患者均有不同程度的找词困难。如患者找不到恰当的词来表明意思，而以描述说明等方式进行表达时，称为迂回现象。当面对物品或图片，不能说出物品或图片的名称时，则称为呼名障碍。

刻板语言 即任何问题都以刻板语言进行回答，有时会出现无意义的声音。常见于重症患者，可以是刻板单音，如"八""八""嗒""嗒"；也可以是单词，如"是啊""是啊""妈妈""妈妈"。

言语持续现象 即在表达中持续重复同样的词或短语，特别是在找不到恰当的表达方式时。如有些患者在被检查时，检查者已更换了图片，但患者仍不停地重复前面图片的内容。

模仿语言 即强制复述检查者的话。如检查者询问患者"你家里几口人"时，患者则重复"家里几口人"。多数有模仿语言表现的患者还有语言的"补完现象"，例如：检查者说"1，2，3"，患者可接下去数数；检查者说"朝辞白帝彩云间"，患者接着说"千里江陵一日还"。有时补完现象只是自动反应，实际患者并不一定了解其内容。

语法障碍 包括如下两种。①电报式言语：指表达时多是名词和动词的罗列，缺乏语法结构，不能很完整地表达意思，类似电报文体。②语法错乱：指语句中存在实意词、虚词等，但用词错误，结构及关系紊乱。

复述障碍 在要求患者重复检查者所说的词句时，有复述障碍者不能准确复述检查者说出的内容，如完全性失语患者，几乎完全不能复述；布罗卡失语患者，表现为较长语句不能准确复述。有些类型失语症可以较好地复述，如经皮质性运动性失语、经皮质感觉性失语等。

阅读障碍 大脑病变所致的阅读能力受损，称失读症。阅读包括朗读和文字的理解，这两种功能可以出现分离现象。

形、音、义失读 患者既不能正确朗读文字，也不理解文字的意义，表现为词与图（或实物）的匹配错误，或完全不能将词与图（或实物）配对。

形、音、阅读障碍 表现为不能正确朗读的文字，但却理解其意义，可以按字词与图（或实物）配对。

形、义失读 能正确朗读，却不理解文字的意义。

失读患者对文字的阅读理解也表现在语句的层级上，表现为能正确朗读文字，文字与图匹配也正确，但当组成语句后却不能理解。

书写障碍 书写不仅涉及语言本身，而且有视觉、听觉、运动觉、视空间功能和运动功能参与其中，所以在分析书写障碍时，要判断书写障碍是否为失语性质，检查项目包括自发性书写、分列书写、看图书写、写句、描述书写、听写和抄写。失语症的书写障碍常有以下几种。①书写不能：即完全性书写障碍，可简单划一两划，不能构成字形。②构字障碍：写出的字看起来像该字，但有笔画增添或减少，或写出的字笔画全错。③镜像书写：常见于右侧偏瘫用左手写字的患者，即笔画正确，但方向相反，写出的字与镜中所见相同。④书写过多：类似口语表达中的言语过多，书写中混杂一些无关字、词或造句。⑤惰性书写：写出一个词之后，让其写其他词时，仍不停地写前面的词，与口语的言语持续现象相似。⑥象形书写：不能写字，以图表示。⑦错误语法书写：句子出现语法错误，常与口语中的语法障碍相同。

失语症分类 失语症尚无统一的分类标准。由于患者的病变性质、病灶部位以及病程的不同，其临床表现亦有很大差异，有些失语难以归为哪一类。近年来，国外和中国发现约30%的失语无法明确归于哪一类。因此，有将失语症分为非流畅性失语和流畅性失语（表1）。这种分类方法注重失语症的语言障碍性质而非病灶的具体部位。一般损伤部位在大脑中央沟稍前方时，言语为非流畅性；处于后方时，言语则为

表1　非流畅性失语与流畅性失语

检查内容	非流畅性失语	流畅性失语
说话量	减少，每分钟50词以下	多
费力程度	增加	无
句子长度	缩短	可说长句子
韵律	异常	正常
信息量	多	少

流畅性。此分类方法在从事语言康复的人员中应用比较广泛。

中国以本森分类为基础，将汉语失语症分为布罗卡失语、韦尼克失语、完全性失语、传导性失语、纯词聋、纯词哑、经皮质运动性失语、经皮质感觉性失语、经皮质混合性失语、命名性失语、皮质下失语、失读症和失写症。

皮质下失语与大脑皮质言语中枢或连接皮质区的传导束中断的损害密切相关。随着临床诊断技术的发展，如CT扫描、磁共振成像、局部脑血流测定等的应用，发现单独皮质下病变也可引起失语症，但对导致此类失语症的机制仍有争论：有的学者认为皮质下失语是急性深部病变的"远隔效应"，有的学者认为皮质下结构病变本身即可引起失语症。其常见类型有基底核性失语与丘脑性失语。此类失语在表现上与其他类型失语症相比缺乏典型性，所以又称为非典型性失语。其他常见失语症的言语障碍特征见表2。

基底核性失语病灶主要在基底核内囊区。基底核区包括壳核、尾状核和苍白球。在解剖结构上紧靠内囊，故其病变时往往内囊同时受累。基底核性失语在会话言语表现为流畅失语与非流畅失语之间，又称为中间型。病变靠前时，语言障碍类似于布罗卡失语；病变靠后时，表现类似韦尼克失语；病变较大波及整个基底核区时，临床表现类似完全性失语。中国大陆学者认为，病变靠前时，表现类似非流畅性失语；病变靠后时，表现类似于流畅性失语。①在复述方面：总体上比较好，但在发病初期，特别是在损害面积较大时，可能复述较差，但随着病情的恢复，复述能力恢复较快。一般均可以复述短句，但对较长的句子则复述较差。②在命名方面：对名词、颜色命名较好，在列名上有较明显障碍。动作描述较好，但对情景画描述的困难较明显。③在口语理解方面：对名词、动词和短句的理解较好，但对较长句子和执行口头指令的理解有比较明显的障碍。④在阅读方面：大多数患者大声朗读表现较好，而对阅读的理解

表2　主要失语症的言语障碍特征

评价内容	布罗卡失语	韦尼克失语	传导性失语	命名性失语	完全性失语	经皮质运动性失语	经皮质感觉性失语	经皮质混合性失语
会话	非流畅电报式言语	流畅、杂乱错语	流畅、错语	流畅、回避	非流畅或缄默	非流畅	流畅	非流畅
命名	障碍	障碍、出现错语	不确定，有个体差异	障碍	障碍	障碍	障碍	障碍
听理解	几乎保留	严重障碍	保留	保留	障碍	保留	严重障碍	严重障碍
复述	障碍	障碍	障碍	保留	障碍	好至非常好	好或极好	相对好
阅读理解	障碍	障碍	有个体差，不确定	保留	障碍	保留	障碍	障碍
书写	障碍	障碍	有个体差，不确定	保留	障碍	常严重障碍	障碍	障碍
合并症状	右半身麻痹以及感觉障碍，右上肢失用，抑郁	除视觉异常几乎无其他症状	有时无其他症状，有时双侧失用，右半身麻痹和感觉障碍，右偏盲	多数无肢体障碍，出现右偏盲	右侧偏瘫，右半身感觉障碍	大多为右侧偏瘫	瘫痪轻且短暂，常出现轻度感觉异常	常有偏瘫或伴偏身感觉障碍
定位	左额叶	右颞上回或顶叶下部	左颞叶或者左顶叶	有个体差，不确定	左额、颞、顶三叶结合	优势半球布罗卡区前部、上部、额下回中部或前部	优势半球后部顶颞区或额顶区分水领区	优势半球分水岭区大片病灶水领区

能力较差，其性质与口语理解障碍相似。⑤在书写方面：除少数患者可以进行命名书写外，大多数患者在动作描写方面障碍突出。

丘脑性失语是限于丘脑病变引起的失语，如脑出血、脑肿瘤等。丘脑性失语者谈话属中间型偏流畅，声调低，音量小，有时甚至似耳语，但发音尚清晰。个别甚至表情淡漠不主动讲话。一般能简单回答问题和叙述病史，有些患者存在语意性错语。复述正常或轻度障碍，多数丘脑性失语者可以复述句子。有较明显的命名障碍，命名中以词命名和词的列举障碍严重。语言性错语较多。对颜色命名较好。对名词、动词和短句听觉和理解较好，执行口头指令较差。大声朗读较好，但阅读理解障碍相对较重。多数丘脑性失语有不同程度的构字障碍和语法结构障碍。丘脑性失语的预后较好，大多在几周内即可恢复，但常遗留不同程度的命名障碍。也有个别患者遗留较明显的语言障碍。

评定方法　总的目的是评定患者是否有失语症及其程度、鉴别各类失语及制订治疗计划。相关的评定包括病因学、认知和交往能力等方面。听觉理解和口语表达是语言最重要的方面，应视为评估的重点。

国外评定方法　常用的有《波士顿诊断性失语症检查》（Boston diagnostic aphasia examination，BDAE）、《日本标准失语症检查》（standard language test of aphasia，SLTA）和《西方失语症成套测验》（western aphasia battery，WAB）。

《波士顿诊断性失语症检查》是英语国家普遍应用的标准失语症检查。此检查由27个分测验组成，分为5大项目：会话和自发性言语、听觉理解、口语表达、书面语言理解、书写。该测验在1972年标准化，1983年，由古德格拉斯（Goodglass）和卡普兰（Kaplan）修订后再版，此检查能详细、全面测出语言各种模式的能力，但检查需要的时间较长。

《日本标准失语症检查》　由日本失语症研究会设计完成，检查由听、说、读、写、计算五大项目组成，共包括26个分测验，按6个阶段评分，在图册检查设计上，以多图选一的形式，避免了患者对检查内容的熟悉，使检查更加客观。此方法易于操作，对训练有明显指导作用。

《西方失语症成套测验》　由柯特兹（Kertesz）于1983年制定。WAB是较短的BDAE版本，检查时间大约1小时。该测验提供一个总分，称失语商，可以分辨出是否为正常语言。WAB还可以测出操作商和皮质商，前者可了解大脑的阅读、书写、运用、结构、计算、推理等功能；后者可了解大脑认知功能。该测验还可为完全性失语、感觉性失语、经皮质运动性失语、传导性失语等提供解释标准误差和图形描记。

中国评定方法　常用的有《汉语标准失语症检查》和《汉语失语成套测验》（aphasia battery of Chinese，ABC）。

《汉语标准失语症检查》　亦称《中国康复研究中心失语症检查法》，参考了《日本标准失语症检查》，1991由中国康复研究中心语言治疗科按照汉语的语言特点设计，并对151例正常人和非失语症患者进行了测试，得出常模，正式用于临床。此检查由30个分测验组成，分为9大项目，包括听理解、复述、说、出声读、阅读理解、抄写、描写、听写和计算。此检查只适合成年失语症患者。在大多数项目中采用了"6等级评分标准"，在患者的反应时间和提示方法上，都有比较严格的要求，除此之外，还设定了中止标准。该标准参考波士顿诊断性失语症检查法，检查时通过语言的不同模式来观察反应的差异，为避免检查太繁琐，在一些不同项目中使用了相同词语。又为了尽量避免和减少患者由此造成对内容的熟悉，在图的安排上有意设计一些变化。使用此检查以前，要掌握正确的检查方法。一般是由参加过培训或熟悉检查内容的检查者来进行检查。

《汉语失语成套测验》　此测验是北京大学医学部神经心理研究室于1988年参考《西方失语成套测验》结合国情编制，ABC由会话、理解、复述、命名、阅读、书写、结构与视空间、运用、计算、失语症总结10大项目组成，于1988年开始用于临床。

失语症严重程度评定　多采用BDAE中的失语症严重程度分级（表3）。

临床应用　主要用于脑部受损（特别是左侧大脑皮质受损）时的言语功能评定。个别左利手患者可能在右侧皮质受损时也出现失语症。

适应证和禁忌证　适用于脑卒中、脑外伤、脑手术后等涉及言语功能障碍的患者。不能用于构音障碍、言语失用等非失语症的评定。

注意事项　失语症不包括注意力功能、记忆功能、知觉功能、思维功能、高水平认知功能、计算功能、复杂动作精细功能、感觉功能和疼痛以及发育功能等障碍，因此失语症评定不涉及以上

表 3　BDAE 失语症严重程度分级标准

分级	意义
0 级	无有意义的言语或听觉理解能力
1 级	交流中有不连续的言语表达，但大部分需要听者去询问或猜测；可交流的信息范围有限，听者在言语交流中感到困难
2 级	在听者的帮助下，可能进行熟悉话题的交谈，但对陌生话题常不能表达出自己的思想，患者与检查者都感到进行言语交流有困难
3 级	在仅需少量帮助下或无帮助下，患者可以讨论几乎所有的日常问题。但由于言语和/或理解能力的减弱，某些谈话出现困难或难以交流
4 级	言语流利，但可观察到有理解障碍，思想和言语表达尚无明显限制
5 级	有极少可分辨得出的言语障碍，患者主观上可能觉得有点困难，但听者不一定能明显觉察到

内容。

（李胜利）

gòuyīn zhàng'ài dìngxìng píngdìng

构音障碍定性评定 （qualitative assessment of dysarthria）

对神经病变及与言语有关的肌肉麻痹、收缩力减弱或运动不协调所致的言语障碍进行的评价。构音障碍的临床特点是在呼吸运动、共鸣、发音和韵律方面发生变化，从大脑到肌肉本身的病变均可引起言语症状。临床以运动性构音障碍为多见，因此以下主要介绍运动性构音障碍。根据神经解剖学和言语声学特点，运动性构音障碍分为 6 种类型（表）。

构音障碍定性评定适用于表中所列的疾病。在言语失用、儿童语言发育障碍、口吃和嗓音异常等情况下，需要进行鉴别性诊断，注意是否属于禁忌。

构音障碍有时需要与失语症鉴别。少数多发性脑梗死的患者可能既有失语又有构音障碍。此症取决于神经病学状态和进展情况：双侧皮质下和脑干损伤、退行性疾病，如肌萎缩侧索硬化等表现最重，预后最差。单纯运动性构音障碍的患者，较运动性构音障碍合并失语症、听力障碍或智力障碍的患者预后好。

（李胜利）

tūnyàn gōngnéng píngdìng

吞咽功能评定 （assessment of swallowing function）

对人体将水或食物由口腔送入胃内的功能的检测与评价。吞咽功能涉及口腔准备期、口腔期、咽期和食管期 4 个时期。咽部的解剖结构和生理功能最为复杂，因此直接观察最困难的是咽期，成为吞咽功能评定中的"难点"。

评定方法　包括临床评估、饮水试验、电视 X 线透视吞咽功能检查（videofluoroscopic swallowing study，VFSS）和电视内镜吞咽功能检查（videoendoscopy swallowing study，VESS）。对于吞咽功能的评定，需要多学科的共同努力，具体流程如图所示。

临床评估　吞咽障碍的问诊

表　运动性构音障碍分类

分类	病因	运动症状	言语症状
痉挛型构音障碍（中枢型运动障碍）	脑血管病、假性延髓麻痹、脑瘫、脑外伤、脑肿瘤、多发性硬化	自主运动出现异常模式，伴有其他异常运动，肌张力增高，反射亢进，无肌萎缩或失用性萎缩，病理反射阳性	说话费力，音拖长，不自然中断，音质、音量急剧变化、粗糙音、费力音、元音和辅音歪曲，鼻音过重
弛缓型构音障碍（周围型构音障碍）	脑神经麻痹、延髓麻痹、肌肉本身障碍、进行性肌营养不良、外伤、感染、循环障碍、代谢和变性性疾病	肌肉运动障碍，肌力低下，肌张力降低，腱反射降低，肌萎缩	不适宜的停顿，气息音，辅音错误，鼻音减弱
失调型构音障碍（小脑系统障碍，主要以韵律障碍为主）	肿瘤、多发性硬化、酒精中毒、外伤	运动（力量、范围、方向、时机）不协调，肌张力低下，运动速度减慢，震颤	元音辅音歪曲较轻，主要以韵律失常为主，声音的高低强弱呆板震颤，初始发音困难，声音大，重音和语调异常，发音中断明显
运动过强型构音障碍（锥体外系障碍）	舞蹈病、肌震挛、手足徐动	异常的不随意运动	构音器官的不随意运动破坏了有目的的运动，造成元音和辅音歪曲，失重音，不适宜的停顿，费力音，发音强弱急剧变化，鼻音过重
运动过弱型构音障碍（锥体外系障碍）	帕金森病	运动范围和速度受限，僵硬	运动范围和速度受限所致，发音为单一音量、单一音调，重音减少，有呼吸音或失声现象
混合型构音障碍（运动系统多重障碍）	肝豆状核变性、多发性硬化、肌萎缩侧索硬化	多种运动障碍混合或合并	各种症状混合

内容如下。噎食（阻塞感）：什么时候噎住？咳嗽：进食中和进食后是否多咳，夜里是否咳嗽？痰的性状及量：食物残渣是否多，开始进食是否多痰？咽部异物感/食物残留；胸口食物堵塞感；喉部酸液反流；声音：进食前与进食后有无变化？食欲是否缺乏？进食内容变化：是否只选择容易吞咽的食物？进食时间延长：口内总塞满食物难以吞下；进食方式变化：仰头进食、和汤水一并进食、食物从口中漏出；进食容易疲劳；体重减轻，脱水（其他原因不明时尤需注意）；反复发热、吸入性肺炎；口腔内污物不易自主清理。

饮水试验　1982 年，日本洼田俊夫提出饮水试验评估法：先让患者像平常一样喝下 30ml 水，然后观察和记录饮水时间、有无呛咳、饮水状况等进行评价。评价标准为：①在 5 秒内将水 1 次喝完，无呛咳属于正常。②饮水时间超过 5 秒，或分 2 次喝完，均无呛咳者属于可疑。③分 1～2 次喝完或难以全部喝完，均出现呛咳者属于异常。

电视 X 线透视吞咽功能检查　调制不同浓度的钡剂模拟不同黏稠度的食物，患者进食钡剂时通过 X 线透视（或录像）观察吞咽全过程。可以三维显示吞咽各期的功能状态，特别是咽期咽部各部分的解剖和功能，因而成为吞咽功能评定的"金标准"。

电视内镜吞咽功能检查　应用内镜直接观察咽期和食管期吞咽功能状态。

此外，食管测压、放射学、超声学、肌电图等也是康复临床可能应用到的检查方法。

临床应用　临床评估和饮水试验可以作为"过筛"试验，不但可以观察到患者饮水的情况，而且可以作为能否进行吞咽造影检查的筛选标准。

适应证和禁忌证　VFSS 和FEES 可用于下列疾患：①舌切除。②喉部及气管切开。③脑卒中、脑外伤、多发性脑硬化。④帕金森病、阿尔茨海默病（老年痴呆症）。⑤重症肌无力、咽喉肌萎缩、食管动力性病变。⑥鼻咽癌等口咽喉部的放射性治疗后。⑦喉返神经损伤后，声带瘫痪。⑧其他疾病，创伤引致口、咽、喉功能及吞咽功能控制失调，全身衰弱等。禁用于有智力障碍者、坚决拒食钡剂者。

注意事项　应用 VFSS 检查，患者会较长时间接受较大剂量的 X 线，因此除非绝对必要，3 个月之内不要重复检查。

（窦祖林　李胜利）

rènzhī gōngnéng píngdìng
认知功能评定（assessment of cognitive function）　认知功能是人脑对客观事物的认识过程中，对感觉输入信息的获取、编码、操作和使用的能力。是信息输入、输出之间发生的内部心理过程，这一过程包括知觉、注意力、记忆力及思维等。认知过程是高级脑功能活动，是通过大脑皮质实现的。

大脑的功能具有偏侧化的特点。对于右利手的人来说，大脑左半球的主要功能包括：语言（对语言的理解和言语、书写等各种表达形式）、逻辑思维、计算、记忆、左右定向、时间定向以及躯体运动的随意结合等；大脑右半球的功能（以非语言成分的学习为主）包括空间定位、定向，面容识别，对形状和颜色的知觉，对音乐及言语中情感色彩和语调的感受，以及创造性联想等。正常人的高级脑活动，是在前述分工的基础上再由左右两半球共同合作，以整体活动来进行的。

各种原因引起的脑损伤，可导致不同形式（程度）的认知功能障碍，从而影响患者的日常生活活动能力。例如，一侧肢体偏瘫伴单侧忽略（半侧空间失认）的患者，常忽略自己的偏瘫侧肢体，严重影响肢体功能康复，而且在日常生活中不能注意到该侧物体，影响穿衣、进餐等日常生活活动，还可因忽略造成碰撞损伤身体等意外。如能及时发现并给予正确评估，制订出相应的康复训练方案，再通过对认知功能

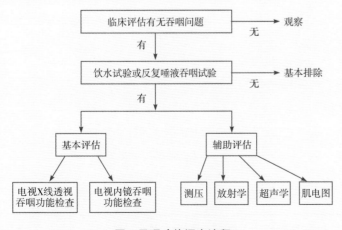

图　吞咽功能评定流程

的训练，可以促进患者肢体功能康复及日常生活活动能力的提高。

认知功能评定一般包括注意力功能评定、记忆功能评定、执行功能评定等。

（宋为群）

rènzhī gōngnéng shāichá

认知功能筛查（cognitive function screening）

在评定患者的认知功能之前，应首先确定患者有无意识障碍，能否理解评定者的意图并按要求去做。目前判断意识障碍程度最为通用的国际量表是格拉斯哥昏迷量表（Glasgow coma scale，GCS）。当确定患者意识清楚时，则可通过简明精神状态检查（mini-mental state examination，MMSE）以及认知功能筛查量表进行认知功能筛查，初步确定患者可能存在哪些方面的认知功能障碍，再用专门的评测方法进行具体评估。

筛查类检查的特点是简便易行，甚至可在床边进行，耗时短（一般在 20 分钟以内）。

评定方法 具体如下。

意识障碍评定 意识状态的初步判断：临床上意识障碍从重到轻可分为深昏迷、浅昏迷、昏睡和嗜睡四个程度。

深昏迷 自发活动完全消失，对外界的任何刺激均无反应，深反射和浅反射消失，病理体征持续阳性，生命体征改变。

浅昏迷 意识丧失，对强烈刺激（如压迫眶上缘）可有痛苦表情及躲避反应，对言语指令无应答反应，可有无意识的自发动作，反射及生命体征均存在。

昏睡 用较重的痛觉刺激或较大的声音刺激能唤醒，醒后可作简单、模糊且不完全的应答，自发言语少，刺激停止后又立即进入熟睡状态。

嗜睡 意识清晰程度低，精神萎靡不振，主动活动少，呈轻度睡眠状态，可被唤醒，醒后能进行简单正确的交流并能配合检查，刺激停止后再次入睡。

无论患者处于上述何种程度的意识障碍，均不适合做进一步的认知功能评定。认知功能评定必须在受检者意识完全清楚，能与检查者充分配合的前提下进行。更为精确的意识状态评定则需借助格拉斯哥昏迷量表。

格拉斯哥昏迷量表对患者与意识状态有关的主要表现分别给予评分，计算总分后做出脑损伤程度的判断（表 1）。此量表在临床上一般只用于脑部损伤急性期，为判断患者预后提供依据。在康复评定中，可用来判断患者是否能配合检查，特别是在认知功能评定前作为筛查，以便了解是否能配合完成其他认知功检查。只有在患者 GCS 评分达到 15 分时，才有可能配合检查者进行认知功能评定。

简明精神状态检查 检查前需准备的物品：①一支铅笔。②一块手表。③一张白纸。④两张卡片，一张上面用较大字体清晰打印"请闭上你的眼睛"，另一张上画有图片。检查耗时 5～10 分钟。满分为 30 分，总分标准：文盲≥17 分，小学文化程度≥20 分，中学文化程度以上≥24 分。

表 1 格拉斯哥昏迷量表

项目评分	患者反应
睁眼（eyes open，E）	
4 分	自己睁眼
3 分	大声提问时患者睁眼
2 分	疼痛刺激时能睁眼
1 分	从不睁眼
运动反应（motor reaction，M）	
6 分	能执行简单命令
5 分	捏痛时患者拨开医师的手
4 分	捏痛时患者撤出被捏部位
3 分	捏痛时患者身体呈去皮质强直（上肢屈曲，内收内旋；下肢伸直，内收内旋，踝跖屈）
2 分	捏痛时患者身体呈去大脑强直（上肢伸展，内收内旋，腕指屈曲；下肢去皮质强直）
1 分	对疼痛无反应
口语反应（verbal response，V）	
5 分	能定向和正确会话
4 分	定向障碍，语言错乱
3 分	不适当地用词，无意义
2 分	能发出不可理解的声音
1 分	无反应

注：1. GCS＝E 分＋M 分＋V 分；2. 最高分为 15 分，最低分为 3 分，评分≤8 分表示有昏迷，评分≥9 分表示无昏迷；3. ≤8 分为重度损伤，预后差，9～11 分为中度损伤，≥12 分为轻度损伤

在标准分数以下者应考虑存在认知功能障碍，需做进一步检查。表 2 内所列 30 个测试题分别初步检查了患者的定向能力中的时间定向（第 1～5 题）、空间定向（第 6～10 题）；语言能力中的复述（第 11～13 题，第 15 题），命名（第 14、29 题），理解指令（第 16～19 题）和表达能力（第 20 题）；记忆能力中的瞬时记忆（第 11～13，15 题）和短时记忆（第 26～28 题）；心算能力（第 21～25 题）和结构模仿能力（第 30 题）。如受检者错答或不能回答的问题集中于以上某一方面，可进行该项认知功能的单项测验。

临床应用 GCS 临床应用于昏迷患者，MMSE 则用于清醒但可能有认知功能障碍患者的"过筛"检查。

适应证和禁忌证 适应证：脑卒中、脑外伤、脑手术后、缺血缺氧性脑病、中毒性脑病等严重的脑实质损伤所致的昏迷或轻-中度认知功能障碍的患者，应酌情选择合适的评定量表进行认知功能的定性和定量性评定，并以此制订康复方案和观察康复效果。禁忌证：清醒而有精神症状者或有严重言语-交流障碍者，一般不能配合或完成此项评定属于禁忌。

注意事项 MMSE 仅为认知功能"过筛"检查，详细认知功能项目的定性和定量检查需要专门的评测方法进行具体评估。

（宋为群）

zhùyìlì gōngnéng píngdìng

注意力功能评定（assessment of attention function） 就人体对事物关注能力的功能的检测与评价。注意力是心理活动指向一个符合当前活动需要的特定刺激，同时忽略或抑制无关刺激的能力。注意力是一切意识活动的基础，与皮质觉醒程度有关。注意力障碍主要包括以下几方面：觉醒状态低下、注意范围缩小、选择注意障碍、保持注意障碍、转移注意障碍、分配注意障碍等。临床上常用的评定是觉醒状态低下和选择注意障碍的评定。

注意力测验前的准备工作
①了解患者的身份、文化等背景资料，事先进行评定内容、用具和顺序的准备：在选择测验项目时应对受试者的能力有初步估计，应根据患者的具体情况选用患者

表 2 简明精神状态检查

编号	测试内容	评分（分）	
1.	今年的年份?	1	0
2.	现在是什么季节?	1	0
3.	今天是几号?	1	0
4.	今天是星期几?	1	0
5.	现在是几月份?	1	0
6.	你现在在哪一省（市）?	1	0
7.	你现在在哪一县（区）?	1	0
8.	你现在在哪一乡（镇、街道)?	1	0
9.	你现在在哪一层楼上?	1	0
10.	这里是什么地方?	1	0
11.	复述：皮球	1	0
12.	复述：国旗	1	0
13.	复述：树木	1	0
14.	辨认：铅笔	1	0
15.	复述：四十四只石狮子	1	0
16.	闭眼（按卡片上的指令动作）	1	0
17.	用右手拿纸	1	0
18.	将纸对折	1	0
19.	手放在大腿上	1	0
20.	说出一句完整的句子	1	0
21.	计算：100-7	1	0
22.	计算：93-7	1	0
23.	计算：86-7	1	0
24.	计算：79-7	1	0
25.	计算：72-7	1	0
26.	回忆：皮球	1	0
27.	回忆：树木	1	0
28.	回忆：国旗	1	0
29.	辨认：手表	1	0
30.	按样做图（如右图）：要求画出两个封闭多边形相交，一个是四边形，一个是五边形	1	0

注：每题 1 分，回答错误为 0 分

能够胜任的测验，以减轻其受挫感。②评定前向患者或家属说明评定目的、要求和主要内容，以取得同意及充分配合：有些患者由于对神经心理测验的意义不理解，或不愿暴露自己的弱点，便对测验采取不合作态度。因此，在测验前应向受试者讲明测验的目的和意义，测验过程及测验结果应保证对无关人员保密，消除患者顾虑。③评定宜在安静的房间进行，避免干扰：最好以一对一的形式进行，即只有一名检查者和一名受检者在场。如需有陪同人员在场，需嘱其不得对受检者进行提示或暗示。④评定应在融洽的气氛中进行，注意观察患者的状态：是否合作、是否疲劳等，以决定评定是否继续进行。受检者是否能对测验给予充分配合，是否真正理解测验要求，也是在神经心理测验实施前以及在测验过程中检查者需认真观察并做出相应记录的。例如，大脑损伤的患者除有高级心理功能障碍外，往往还有瘫痪等躯体症状，同时还可能伴有体力下降、易疲乏，注意力涣散，情绪低落、焦虑、烦躁等问题，不能耐受较长时间的复杂测试。因此，当患者心理状态不稳定时，应暂停测验。⑤检查者评定的规范性：检查者测试前的导语、暗示等均可影响受试者的表现，评分也可能受检查者的主观因素影响，因此，检查者应经过正规、严格的培训，测验的整个过程应注意按规范进行，评定中不要随意纠正患者的错误反应，尽量保障测试结果的真实性。⑥评定中不仅要记录患者反应的正误，还应记录原始反应：如替代语、体态语、手势、书写表达等，以利于对测验结果做出全面、合理的解释。

评定方法 仅摘要介绍针对以下两方面的评定。

觉醒状态低下的评定 觉醒水平与脑干网状结构的功能有关。觉醒状态低下表现为患者对痛、触、视、听及言语等刺激的反应时间延迟，即不能迅速、正确地做出反应，具体检查与试验方法如下。

反应时检查 反应时是指从刺激作用于机体到机体做出明显反应所需的时间。测试可选择听觉或视觉等某一项单一的刺激，检查前预先向受试者交代采用何种刺激以及如何尽可能快速地做出相应反应。检查时，用计时器记录从刺激呈现到受试者的反应开始时的时间间隔。

等速拍击试验 受试者在5分钟内以每秒1次的速度进行连续拍击。如果是偏瘫患者，则用健手拿铅笔敲击桌子练习10秒，测验开始后，检查者记录每隔10秒的敲击次数，5分钟共记录30个记录量。30个时段的平均敲击数及其标准差，就是该试验的"反应倾向度"和"反应不稳定程度"。

容量性检查 目的是检查注意力的广度有无障碍，一般包括数字的正向和逆向复述、连减或连加测验、轨迹连线测验等。

数字复述又称数字距检查。是患者根据检查者的要求正向或逆向复述逐渐延长数字串的测试方法。能正确复述出的数字串最高位数，即为该受检者的"复述数字距"。例如某患者在听到数字串7-2-8-6后能正确地按顺序复述，而当听过数字串5-1-9-4-3后复述出现错误，再复测另一5位数字串仍不能正确复述，则该患者的正向复述数字距为4。要求患者在听到数字串后，按从后向前

的顺序逆向复述出该数字串的检查，称为逆向复述，能正确复述出的最高数字串位数则称为"逆向复述数字距"。数字距减小常见于额叶损伤的患者。

连减或连加测验中，要求患者从100减7开始连续减7或用7连加的测验。在测验中检查者的提问方式是：100减7等于几？再减7呢？再减7……或7加7等于几？再加7呢？而不应是：100减7等于几？93减7等于几？86减7……或7加7等于几？14加7呢？21加7……连减或连加测验，受智力、教育程度、记忆力等多方面因素的影响，特异性不强，但对情报处理能力的判定却是非常敏感的，可以为判断患者回归社会的可能性提供参考。

轨迹连线测验为针对视觉探索和注意力容量的测验，分两部分。①A型轨迹连线测验：将框有圆圈的数字1～25无规律地排列在纸上，要求患者按数字顺序找出25个圆圈，并用笔划线将它们依次连接起来。②B型轨迹连线测验：纸上也有25个圆圈，其中13个分别任意标上数字1～13，另外12个圆圈则任意标上A、B……L诸字母，要求患者按1-A-2-B-3……13-L的顺序连接数字和字母。上述两项测验，以完成时间和操作的正确性为评定标准。一般认为A型主要测验右大脑半球的功能，即反映较为原始的知觉运动速率；B型则反映左大脑半球的功能，除包含知觉运动速率外，还包含有概念和注意力转移等能力。

选择注意障碍的评定 具体如下。

"A"无意义文字测验 检查者以每秒1字的速度，以普通的音调，读一系列无序且无意义的

文字，让患者听到"A"字时拍一下桌子来表示。试验的内容是：

L T P E A O A I C T D A L A
A A N I A B F S A M R Z E O A D
P A K L A R C J T O E A B A A Z
Y F M U S A H E V A A R A T

一般情况下，可出现以下三种情况。①漏掉：没有示出目标字。②失误：把非目标字当作目标字示出。③保持失误：目标字的下一个虽是非目标字，却不能停止拍击桌面。

听运动检查法　将 5 种类似的音以不规则形式排列，如"啪、嗒、呀、哈、啦"，并以每秒 1 音节的速度读出，要求每分钟有 10 个目的音，共测试 5 分钟，算出正确回答率和命中率，与正常人进行对照。计算方法是：

正确回答率＝正答数/50
命中率＝正答数/总反应数

划消试验　被广泛用于方向性注意力障碍（半侧空间失认）。在以选择功能为前提下，也能评价注意力的持续能力和视觉搜索能力。具体方法见视觉空间忽略评定。

删字测验　检查用纸上无规律地排列着 36 个文字，其中有 10 个大写文字，其他均是小写，字和字之间大多空一个间隔，只有 4 个地方是空两个间隔。测试内容举例如下：

D f h k Y　P t E a　z v m O y
s b N k L c　t J f S c w x r g　u e b
M h i a

①测验 A：是将大写文字划掉。②测验 B：是将大写文字和空两个间隔的前面的一个文字划掉。针对其速度、误反应以及正反应的漏掉次数进行评价。

注意力测验方法的选择及分析　对于同一种功能障碍常有多种测验方法，而对于可能存在此种功能障碍的患者，是否每一项测验均需进行抑或仅选择其中的某一项或少数几项，取决于临床需要及该患者的年龄、文化水平等因素。例如，在长时记忆能力测验中，对著名社会事件的记忆检查，就不适于年龄偏低、对该事件没有任何印象或文化水平较低、生活环境闭塞的患者。检查者应根据工作需要和患者的实际情况进行选择，以免做出错误的判定，造成时间、材料的浪费。

相当一部分测验有赖于多种心理功能的整合才能完成，也就是说，一项测验同时检测了多种心理功能，其中的某一种功能受损就可以影响测验的成绩。例如，数字复述测验就同时检测了注意力的广度和瞬时记忆。注意力不能维持，则不能很好地听取检查者所读数字，当然就不能储存记忆；而瞬时记忆力受损的患者，即使很认真地听到检查者读出的每一个数字，仍无法记住所有的数字。因此，无论是注意力障碍还是记忆力障碍，均可影响此测验的成绩，还需进行其他注意力和记忆力方面的多种测验，以鉴别患者所出现的功能缺陷到底是注意力障碍还是记忆力障碍所致，或者是两者都有明显缺陷。

临床应用　各种脑损伤后，常有注意力障碍。因此在临床上，常会发现患者注意力不能集中、不能保持、不能转移等表现。这些患者需要进行注意力的定性和定量的评定，以确定其注意力障碍的程度，并应用于临床：①为大脑损伤病例提供定位诊断的症状学依据。②为制订高级神经功能的康复治疗程序和康复措施提供心理学依据。③为治疗提供疗效和预后的判定标准。④测查方法本身也可以作为康复训练作业。

适应证和禁忌证　适用于脑卒中、脑外伤、脑手术后、脑性瘫痪、痴呆、中毒性脑病等脑损伤的患者。禁用于有精神障碍、严重的言语和重度认知功能障碍的患者，以及不能配合检查者。

注意事项　人的心理活动是复杂的，而且可受多种内在及外在因素的影响。对于测验方法的选择、测验的过程以及测验的结果，评估者均需进行认真分析，排除各种干扰，以得到正确结论。

（宋为群）

jìyì gōngnéng píngdìng

记忆功能评定（assessment of memory function）　就人体对既往事物在头脑中的反映、输入、储存和提取能力的检测与评价。记忆功能是人脑的基本认知功能之一。根据提取内容的时间长短，可分为瞬时记忆、短时记忆、长时记忆三种。①瞬时记忆：信息保留时间以毫秒计，最长 1～2 秒，又称感觉记忆。②短时记忆：信息保留时间在 1 分钟以内，又称工作记忆。③长时记忆：保留信息的时间在 1 分钟以上，包括数日、数年直至终生。其中长时记忆又可分为近期记忆和远期记忆。近期记忆的信息保留时间在数小时、数日、数月以内；远期记忆的信息保留时间以年计，包括幼年时期发生的事件。对言语及视觉信息的记忆分别与优势半球和非优势半球的功能有关，其过程也各有特异性，故对记忆功能的评定常分为言语记忆评定和非言语记忆评定两部分。

评定方法　评定检查应在安静的环境内进行，避免外界干扰，以排除注意力障碍对检查结果的影响。

瞬时记忆评定　①言语记忆：常用检查方法一般包括数字广度

测验和词语复述测验。②非言语记忆：可用画图的方法检查视觉图形记忆，方法是：出示 4 张图形卡片（图），受检者看 30 秒后将图卡收起或遮盖，立即要求受检者将图案默画出。图形不完整或各组成部分之间位置关系错误均属异常。

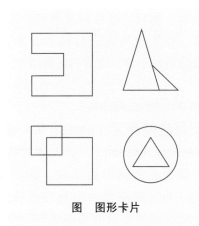

图　图形卡片

短时记忆评定　内容同瞬时记忆检查，但是在呈现检查内容后停顿 30 秒，再要求患者回忆检查中的内容。

长时记忆评定　可分别从情节记忆、语义记忆和程序性记忆等不同侧面进行，具体分类见表1。从发展的角度看，程序性知识在婴儿期最先发展，然后是语义知识，最后才是情节记忆。而老年痴呆的受损顺序是：情节记忆-语义记忆-程序性记忆。

标准化成套记忆测验　包括"韦氏"以及"临床"两种测验方法。

韦氏记忆测验　是应用较广的成套记忆测验，适用于 7 岁以上儿童及成年人。有甲、乙两式，便于进行前后比较。①测试工具：韦氏记忆量表（Wechsler memory scale，WMS）。②测试内容：包括经历、定向、数字顺序、再认、图片回忆、视觉提取、联想学习、触觉记忆、逻辑记忆和背诵数目，共 10 项，具体内容见表 2。③评分方法：将 10 个分测验的粗分，分别查粗分等值量表分表转换为量表分，相加即为全量表分。将全量表分按年龄组查全量表分的等值 MQ 表，可得到受试者的记忆商数（memory quotient，MQ）。

以上量表中，测试 A~C 测长时记忆，测试 D~I 测短时记忆，J 测瞬时记忆，MQ 为记忆商，表示记忆的总水平。

临床记忆测验　适用于 20~29 岁的成年人，同样有甲、乙两套。临床所见记忆障碍以近事记忆障碍和学习困难为多见，故该量表各分测验都是检查持续数分钟的一次性记忆或学习能力。①测试工具：临床记忆量表。②测试内容：包括指向记忆、联想学习、图像自由回忆、无意义图形再认、人相特点回忆。③评分方法：将 5 个分测验的粗分分别查粗分等值量表分表转换为量表分，相加即为全量表分。根据年龄查总量表分的等值记忆商表，可得到受试者的记忆商数。记忆障碍的评定主要从言语记忆和视觉记忆两大方面进行，记忆商的等级和百分数见表3。

临床应用　详见注意力功能评定。

适应证和禁忌证　详见注意力功能评定。

注意事项　详见注意力功能评定。

（宋为群）

zhíxíng gōngnéng píngdìng

执行功能评定（assessment of executive function）　对人产生推理、解决和处理问题能力障碍状况的检测与评价。执行功能是人类智力性功能的最高水平。在这一范畴内包含的功能有学习获得题材及其操作、抽象思维（思考、推理、分类、归纳）和计算方面的能力，这些是复杂的神经心理功能，是以更基础性的过程（注意力、言语、记忆力等）统合与相互作用完成的，易受中枢神经系统疾病的影响。高级脑功能检查的结果对患者回归社会及职业的预后判断有重要意义。

表 1　长时记忆评定的主要内容及分类

分类	测试内容
情节记忆	
顺行性情节记忆	言语测验
	回忆复杂的言语信息
	词汇表学习
	词汇再认
	非言语测验
	视觉再现
	新面容再认
逆行性情节记忆	个人经历记忆
	社会事件记忆
	著名人物记忆
语义记忆	常识测验
	词汇测验
	分类测验
	物品命名
	指物测验
程序性记忆（技巧性动作的内隐记忆）	各种运动

表2　韦氏记忆量表测试内容和评分方法

测试项目	内容	评分方法
A. 经历	5个与个人经历有关的问题	每回答正确1个题目记1分，最高5分
B. 定向	5个有关时间和空间的问题	每回答正确1个题目记1分，最高5分
C. 数字顺序关系		
a. 顺数从1到100	限时记错、记漏或退数次数，代入公式扣分	分别按记分公式算出原始分
b. 倒数从100到1	同上	同上
c. 累加从1起每次加3，至49为止	同上	同上
D. 再认	每套识记卡片有8项内容，呈现给受试者30秒后，让受试者再认	根据受试者再认内容与呈现内容的相关性分别记2分、1分、0分或-1分，最高16分
E. 图片回忆	每套图片中有20项内容，呈现1分30秒后，要求受试者说出呈现内容	正确回忆记1分，错误扣1分，最高20分
F. 视觉提取	每套图片中有3张，每张上有1~2个图形，呈现10秒后让受试者画出来	按所画图形的准确度计分，最高14分
G. 联想学习	每套卡片上各有10对词，读给受试者听，每组呈现2秒后停5秒，再读每对词的前一词，要求说出后一词	5秒内正确回答1个词记1分，联想中有困难和容易两种词表，三遍测试的内容结束后，根据难易度代入指定公式，求出粗分，最高21分
H. 触觉记忆	使用一副槽板，上有9个图形，让受试者蒙眼，用利手、非利手和双手分别将3个木块放入相应的槽中，再睁眼，将各木块的图形及其位置默画出来	计时并记录正确回忆和位置的数目，根据公式推算出测验原始分
I. 逻辑记忆	甲、乙、丙3个故事包含14个、20个和30个内容。将故事讲给受试者听，同时让其看着卡片上的故事，念完后要求其复述	回忆每个内容记0.5分，甲+乙共34个内容，最高17分；乙+丙共50个内容，最高25分
J. 背诵数目	要求顺背3~9位数，倒背2~8位数	以能背诵的最高位数为准，最高分分别为8分和9分，最高17分

表3　临床记忆测验的记忆商等级和百分数

记忆商	130以上	120~129	110~119	90~109	80~89	70~79	69以下
等级	很优秀	优秀	中上	中等	中下	差	很差
有文化部分（%）	1.9	8.0	18.0	46.4	17.1	5.9	2.6
无文化部分（%）	2.4	8.1	15.1	49.1	17.9	5.7	1.7

执行功能障碍临床表现　执行功能障碍分为开始、终止和自动调节三个部分。①开始障碍：在需要时不能开始动作，表现为行为被动，没有兴趣和动力，冷淡、漠不关心，不能坚持和体力下降。②终止障碍：表现为持续言语，反复做同一动作不易停止，强迫，勃然大怒，焦虑和抑郁，沉思默想，错觉。③自动调节障碍：表现为以自我为中心，易冲动，无意义的闲谈，失礼行为，无价值的判断，不爱社交，没有自知力和悔恨。在问题解决方面的功能障碍可表现为：不能认识存在的问题，不能计划和实施所选择的解决方法，不能检验解决问题的办法是否令人满意。

执行功能障碍责任病灶　智力范畴属于脑皮质功能，主要包括4个方面：①获得的信息积累和知识的储存。②过去知识的操作（计算、问题的解决等）。③社会知识及判断。④抽象思维（格言的解释和概念系列的完成）。这些脑功能一般认为与脑的前部有关，特别是额叶。注意力、记忆力、社会性知识和社会性判断、知识积累、抽象思维能力、解决问题等障碍与额叶损伤有关。其中言语性推理和抽象化思维主要与优势半球的功能有关，特别是言语，优势半球的病变更易产生高级言语操作的障碍。局限的额叶、顶叶、颞叶和枕叶病变，都有可能引起各种计算执行能力障碍。例如，格斯特曼综合征，包括左右失认、手指失认、失写和失算，即为优势半球顶叶的病变所致。顶叶的局限性病灶多可导致对数字的意义、绝对值概念（数字的大小）的理解以及对数的正确取位等方面的障碍。

评定方法 执行功能是更高一级的脑功能，对注意力、记忆力和运动技能等都会产生影响，并以这些基本能力的统合方式表现出来，因此很难对执行功能做直接的测验，往往通过对其他能力的综合检查来反映执行功能的水平。

日常生活活动检查（直接观察） 对可疑有执行功能障碍的患者，在排除其肢体运动障碍的前提下，可要求其实际演示一些日常动作，例如刷牙、洗脸、梳头、吃饭等，观察患者是否存在反复进行片段动作的情况。持续状态和不能完成序列动作均为异常反应。

简单操作动作检查 让患者按要求或按照一定的顺序不断变换2~3种简单动作，以测验患者是否具有适当的反应抑制能力。缺乏这种能力的表现通常是不能根据不同的刺激来变换应答，而是持续同一个动作，是额叶损伤的典型表现。

做-不做测验 要求患者注意检查者的动作，并完成相应动作，共做10遍。可选择下列测验中的任一项来做：①当检查者举起两根手指时，患者举一根手指；当检查者举起一根手指时，患者举起两根手指。②检查者敲击一下桌底面（以避免视觉提示），患者举起一根手指；检查者敲击两下，患者不动。完全模仿检查者的动作，或反复持续一个动作均提示患者缺乏适当的反应抑制，不能按不同的刺激来变换应答。

序列动作检查 ①卢里亚（Luria）三步连续动作：要求患者连续做三个动作，即握拳-把手的尺侧缘放在桌面上（切）-手掌朝下平放在桌面上（拍），即"握拳-切-拍"。②手的交替运动：检查者示范动作要求，即同时完成一手握拳，另一只手五指伸展，然后两手动作交换，连续进行。③交替变换测验：要求患者复制由方波和三角波交替以及连续组成的图形（图）。如患者一直重复一个形状而不是交替变化，则为异常。

解决问题能力的检查 解决问题能力或行为是思维的一种形式，是抽象概念形成能力的具体表现。解决问题的操作过程要求个体具有对实际情况（问题）的分析能力，具体包括一定的判断力，即在头脑中储存有一定数量的知识和实际生活经验，有一定的计算能力以及对抽象概念的理解和分析能力，在此基础上通过推理、判断选择解决问题的方案并动手操作实施方案。因此，对解决问题能力的检查，应包括情报积累（判断力）检测、计算力检查、抽象概念理解能力测验、类比测验和推理测验等检查。

情报积累（判断力）检测 可以问患者：一年有几个月？一斤（500g）鸡蛋大约有几个？请说出现在中国的四位主要领导人。为什么冬天人们常穿深色衣服，而夏天多穿浅色衣服？

计算力检查 通过检测其数字计算的准确性来做出评定。①心算：进行简单的个位数加、减、乘、除或较为复杂的计算，如两位数的加减法等。②笔算：患者通过笔算进行两位数、三位数的加、减、乘、除等。

抽象概念理解能力测验 用于检查患者对抽象概念的理解和概括能力，适用于具有一定文化知识的患者，通过对某些成语或谚语解释的准确性进行评定，如"过河拆桥""覆水难收""条条大路通罗马"等。将成语或谚语仅作字面解释记0分，能做半抽象的解释记1分，能做出正确的抽象解释记2分。例如"过河拆桥"，如解释为"自己过了河就把河上的桥拆了"，记0分；解释为"自私自利，不管别人"，记1分；解释为"利用别人，在接受了他人帮助后便将人一脚踢开"的则可记2分。

类比测验 ①类似性测验：请患者判断成对列出的物品、问其是否存在共性或相似之处，例如：茄子-西红柿，汽车-飞机，桌子-书架，诗词-小说等。②差异性测验：请患者指出所列的成对词语之间的差异，例如：狼-狗，床-椅子，歌曲-雕像等。

推理测验 ①言语推理：评定个体合乎逻辑地运用词语的能力。该测验的题目涉及对词汇、类属关系以及词语间关系的理解，测量个体感知和理解用言语表达概念和观点的能力。例题：在一个盗窃案的侦办过程中，警察抓到4个犯罪嫌疑人，分别为甲、乙、丙、丁，对他们讯问笔录如下。甲说："反正不是我干的"；乙说："是丁干的"；丙说："是乙干的"；丁说："乙是诬陷"。他们当中只有三个人说了真话。

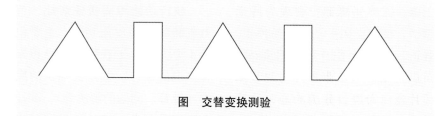

图 交替变换测验

小偷只有一个，请问是哪一个？②非言语推理（系列概念的完成）：可采用数字推理、字母推理或图形推理。数字推理：评价的是个人合乎逻辑和理性地使用数字的能力。测验题目测评包含对诸如数列、数字转换、数字间关系的理解以及进行数字计算的能力。数字推理的测验方法是：检查者列出由若干数字组成的数列，该数列中的数字按一定规律排列，要求受检者找出其中的规律，并按照这一规律在所给出的空格上填写适当的数字。如：1，4，7，10等。字母推理：与数字推理类似，由检查者列出按一定规律排列的若干字母或字母串，请受检者在指定的空格处填写适当的字母。如：AZ、BY、CX、D、EV等。图形推理：应用较广泛的有威斯康星卡片分类测验（Wislonsin card sorting test，WCST）和瑞文（Raven）推理测验。

威斯康星卡片分类测验是一种较为常用的客观的神经心理学测查，目前广泛运用于检测大脑额叶的执行功能。临床常用于全面评估受试者的抽象概括、工作的记忆、认知转移等方面的能力，客观、综合地反映被试者的认知功能。该测验应用范围广，适用于各种职业、文化阶层及年龄段的正常或各种心身疾患者。

WCST测验在计算机上完成，共128张卡片，按照颜色（红、黄、绿、蓝）、形状（三角形、十字形、圆形、五角星形）和图形数量（1，2，3，4）的不同而绘制。首先在屏幕上出现1个红三角、2个绿五角星、3个黄十字和4个蓝圆形这4张卡片。然后要求被试者根据这4张卡片对128张卡片进行分类，分类的顺序是按数量、形状、颜色、数量和形状

依次进行。操作时不把分类顺序的原则告诉被试者，只告诉其每一次选择是正确还是错误的。通过对卡片的分类刺激额叶功能，直接测试被试者的抽象思维能力。注意：色盲患者不适合应用该测验方法。

WCST测验共设有13个测量指标，分别如下。①完成测查的总应答数：为128或是完成6个分类所用的应答数。②完成分类数：测查结束后所完成的归类数。其值范围为0~6。③正确应答数：测查过程中，提示正确的应答数目，即符合所要求应对原则的所有应答。④错误应答数：测查过程中，提示错误的应答数目，即不符合所要求应对原则的所有应答。⑤正确应答百分数：即正确应答数所占总应答数的百分比。⑥完成第一个分类所需应答数：完成第一个颜色分类所需要的应答数。⑦概念化水平百分数：整个测查过程中，连续完成3~10个正确应答的总数，占总应答数的百分比。⑧持续性应答数：应用"持续性原则"进行匹配的应答数。⑨持续性错误数：既是持续性又是错误的应答。⑩续性错误的百分数：持续性错误占总应答数的百分比。⑪非持续性错误：总错误中减去持续性错误。⑫不能维持完整分类数：整个测查过程中，连续完成5~9个正确应答的次数。⑬学习到学会：只有完成3个或3个以上的分类才能计算，即相邻两个分类阶段错误应答百分数差值的平均数。

瑞文推理测验由无意义图形组成，较少受文化及知识背景影响，可测验知觉辨别能力、类同比较能力、比较推理能力、抽象推理能力及综合运用能力。

临床应用　用于各种脑损伤

后有执行功能障碍患者的评定。一般在认知功能过筛后与其他认知功能专项一起评定。

适应证和禁忌证　脑卒中、脑外伤、脑手术后、脑性瘫痪、缺血缺氧性脑病、中毒性脑病等，在意识恢复后，均应在适当时间进行执行功能的评定。禁用于昏迷、精神病、严重认知和言语功能障碍者。

注意事项　具体见注意力功能评定。

（宋为群）

zhìlì píngdìng

智力评定（intelligence assessment）　对人的学习、保持知识、推理和应对新情景等的能力的检测与评价。包括智力发育功能、智力障碍、智力低下、痴呆等的评定。

评定方法　具体如下。

韦氏成年人智力测验　包括以下内容。①测试工具：中国修订韦氏成年人智力量表（Wechsler adult intelligence scale-RC，WAIS-RC），适用于16岁以上成年人（表1）。②测试内容：包括语言量表（verbal scale，VS）和操作量表（performance scale，PS）两部分，共11个分测验。③评分方法：各分测验所得粗分从记录单上的粗分和等值量表分表，可分别查得其量表分。6个言语分测验的量表分相加为VS分，5个操作量表分相加为PS分。VS分与PS分相加为全（总）量表分。查相应年龄组的"总量表分得等值"表可得到受试者的言语智商、操作智商及总智商。总智商说明受试者总的智力水平。韦氏量表的智力分等级见表2。

简式韦氏智力量表测验　韦氏智力量表测验需耗时1~2小时，故临床上常以简式韦氏智力

表1 中国修订韦氏成年人智力量表

测验内容	评分方法	所测能力
言语测验		
1. 知识 29个题目，包括历史、地理、天文、文学、自然等知识	答对1题得1分，最高分为29分	常识的广度、长时记忆
2. 领悟 14个题目，涉及社会风俗、价值观、成语等	根据回答的概括水平和质量每题记2分、1分或0分，最高分为28分	事物的观察、理解和判断
3. 算数 14个心算题（要记录时间）	时限内答对1题记1分，后面4题提前完成且正确另加分，最高分为18分	数的概念和应用，解决问题，注意力集中和记忆
4. 相似性 11对词，念给受试者听，要求其说出每对词的相似性	根据回答的概括水平每题记2分、1分或0分，最高分为26分	理解、联想、综合和概括
5. 数字广度 念给受试者听一组数字，要求顺背3~12位数，倒背2~10位数	以背出的最高位数为记分数，最高顺背为12分，倒背为10分	瞬时记忆，注意力集中
6. 词汇 40个词汇如疲劳、丰收、准绳、笑柄等，念给受试者听，要求在词汇表上指出并说明其含义	根据在时限内回答的质量，每词记2分、1分或0分，最高分为80分	词汇的理解和表达，早年的教育
操作测验		
7. 数字符号 阿拉伯数字1~9各配一个符号，要求受试者给测验表上90个无顺序的阿拉伯数字配上相应的符号，限时90秒	每1个正确符号记1分，符号倒转记半分，最高分为90分	学习的联想，视觉-运动
8. 图画填充 21个图画，都缺失一个重要部分，要求说出缺失什么并指出缺失部分	限时，正确回答1题记1分，最高分为21分	视觉组织，透视觉
9. 木块图案 要求受试者用9块红白两色的立方体木块按照木块测验图卡组合成图案（共7个图案）	限时内完成1个记4分，提前完成另加分，最高分为48分	空间知觉，抽象思维
10. 图片排列 把说明一个故事的一组图片打乱顺序后给受试者看，要求摆成应有的顺序（共8组图片）	限时内完成一组记2分，后面三组提前完成另加分，最高分为38分	逻辑联想思维的灵活性
11. 图形拼凑 把人体、头像等图形的碎片给受试者看，要求拼成完整的图形（共4个图形）	限时内完成按各图形标准记分，提前完成另加分，最高分为44分	寻找线索和形成假说，坚韧性以及灵活性

表2 韦氏量表得分及其智力等级

智商	偏离均数（$\bar{x}$）	百分数（%）	智力等级
>130	$\bar{x}+3$	2.2	极超常
120~129	$\bar{x}+2$	6.7	超常
110~119	$\bar{x}+1$	16.1	高于平常
90~109	$\bar{x}\pm1$	50.0	平常
80~89	$\bar{x}-1$	16.1	低于平常
70~79	$\bar{x}-2$	6.7	边界
<69	$\bar{x}-3$	2.2	智力缺损

量表来替代。简式韦氏智力量表言语测验和操作测验只各做两项。

言语测验 有以下两项。①一般知识测验：通过历史、地理、自然、天文及文学等知识测验，了解其语言理解、知识广度和长时记忆情况。如"人体的血管有哪几种?"②相似性测验：出示一对词，让受试者找出其相似性，测试其抽象和概括能力。如"鸡蛋和种子有何相似性?"

操作测验　有以下两项。①图画填充测验：出示缺少重要组成部分的图片（如人的面部未画眉毛或耳朵），让患者找出缺失部分，并填画。该测验主要测试视觉辨认、认知和视觉的综合能力。②木块图案测验：用红白两色立方体9块，按图片分别组合成不同的平面图案。测试空间关系、视觉分析综合能力。

临床应用　详见注意力功能评定。

适应证和禁忌证　详见注意力功能评定。

注意事项　详见注意力功能评定。

（宋为群）

shìjué kōngjiān hūlüè píngdìng

视觉空间忽略评定（assessment of visual spatial neglect）

对人体脑损伤后在感觉性输入和运动性输出的密切关系中，出现不能注意到来自对侧大脑视觉情况的检测与评价。知觉是发现信息的能力，是认识过程的第一步。知觉包括所有的感觉功能，如视觉、听觉、空间觉、触觉等，同时依赖于感知者的经验和知识水平。各种感觉都可能有忽略问题，如视觉空间忽略+体觉（机体内部器官受到刺激后产生的感觉）忽略等可称为"忽略综合征"。知觉障碍最常见的是视觉空间认知障碍、失认症和失用症。

视觉空间认知障碍包括：空间定位障碍、方向距离的判断障碍、地理性定向障碍、半侧空间忽略、巴林特综合征等。此处只介绍其中的空间定位障碍和半侧空间失认的评定。

空间定位障碍评定　空间定位是对于物体的方位概念，如上、下、左、右、内、外、东、西、南、北等的认识。空间定位障碍

者不能理解和判断物与物之间的方位关系。进行空间定位障碍评定前，需先除外以下问题。①感觉性失认、智能障碍所致，不能理解检查者的要求。②偏盲、半侧空间失认等所致，不能看见所有画面或物体。③运动协调障碍所致，不能按照自己的意志摆放物品。检查方法如下。

绘图　将一张画有一只盒子的纸放在患者面前，让其在盒子的上方或下方画一个圈。

图片检查　将几张内容相同的图片呈"一"字形排列在患者面前。每一张图片中都同是两样物品，如鞋和鞋盒，但是按不同的位置摆放，如鞋在鞋盒的上方、鞋在鞋盒的一侧、鞋在鞋盒的里面等，要求受检者描述每一张图片中鞋与鞋盒之间的位置关系。

实物定位检查　要求受检者听口令摆放两块积木，如将其中一块放到另一块的左侧、右侧或上方等。也可将一些实用性物品如茶杯、托盘和茶匙摆在受检者的面前，要求受检者按要求摆放这些物品，如："将茶匙放进杯子里""将杯子摆在托盘上"等。

半侧空间失认评定　半侧空间失认又称半侧空间忽略、单侧忽略、单侧不注意，是脑部损伤尤其是脑卒中后最常见的行为认知障碍。表现为对大脑损伤灶对侧身体或空间物品不能注意，对该侧身体或环境所发生的变化不能做出相应反应或反应迟缓。通常发生右侧顶叶-枕叶皮质损害而致左侧视觉忽略。评定方法包括如下几种。

艾伯特（Albert）线段划消测验　在一张16开白纸上均匀分布多条线段，每条线段长2.5cm。请受检者在所看见的每一条线段上划一道。不能在所有线段上都

划道，并且被划道的线段均偏在纸的一侧为阳性。也可通过对漏划线段计数来评定半侧空间失认的程度。例如，当整张纸上线段数为40条时，则漏划1~2条可忽略，漏划3~23条为可疑半侧空间失认，漏划23条以上为半侧空间失认。如采用30条线段来测验，则可将线段按左1/3、中1/3、右1/3各10条分布，只划掉1/3或更少者为重度半侧空间失认，只剩下一侧的1/3或更少未划掉为轻度。图1所示为典型左侧空间忽略患者的结果。

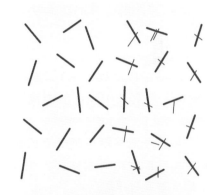

图1　左侧空间忽略患者线段划消测验结果

申肯伯格（Schenkenberg）二等分线段测验　在一张白纸上平行画有20条长度不等的线段，分别为10cm、12cm、14cm、16cm、18cm、20cm。要求患者在每一条线段的中点画一个标记，其中最上端和最下端各一条线段用来做示范，不统计在内（图2）。

患者画完之后，通过粗略目测即可发现受检者所画"中点"是否均偏向一侧，或漏将偏向一侧（多为左侧）的线段标注中点。还可通过较精细的测量和计算来判断受检者所画"中点"普遍偏向哪侧，偏离程度如何。测量和计算方法如下：测量一条线段的全长，算出其中点的位置。测量

受检者所画"中点"距线段一侧的距离，较真正中点偏左"×cm"记为"-×cm"，偏右"×cm"记为"+×cm"。对所有线段进行测量后，计算总的偏离百分数：

图2　申肯柏格二等分线段测验

总偏离百分数=各线段标记"中点"与真正中点间的距离之和/所有线段全长之和×100%

切分点偏移距离超出全长的10%或与正常组对照偏移大于3个标准差者为异常。

高声朗读测验　给受检者一篇短文，打印在一张白纸的正中，要求从左至右占满数行。请受检者高声朗读，观察患者是否读全整行文字，抑或是只读每行文字的一部分而不能读出整篇文章。记录患者读每行文字的起止点。

绘图测验　检查者将画好的表盘或房子等大致左右对称的图画出示给受检者，要求其临摹。也可要求受检者在画好的圆圈内填写表盘上的数字和指针，要求指向十点一刻。只画图形的一半或将表盘数字均填写在圆圈一侧者为异常（图3）。

双侧同时刺激检查　首先进行单侧感觉检查，可为视觉刺激、听觉刺激或触觉刺激，分别检查患者的左右两侧，然后给予双侧同时刺激，观察患者反应。较严

重的单侧忽略患者，即使在只单独刺激一侧时，对来自其忽略一侧的刺激也毫无反应；而轻型患者在单独接受一侧刺激时对任何一侧的刺激都可做出反应，只在双侧同时刺激时才忽略患侧。

临床应用　主要用于右侧大脑皮质损伤的患者，左侧大脑皮质损伤时少见。

适应证和禁忌证　适用于脑卒中、脑外伤、脑手术后等。无特殊禁忌证，但需与失认症、偏盲、精神障碍等鉴别。

注意事项　①应将纸张放在患者正前方，不得暗示。②半侧空间忽略应与偏盲相鉴别。偏盲是视觉传导通路上神经受损所引起的一侧视野缺损。与半侧空间忽略的共同特征有两点：一是多发生于一侧脑部损伤后，二是均表现为不易发现某一侧的事物。

但二者分别属于感觉障碍和知觉障碍。当一个不伴有认知功能障碍的偏盲患者被要求看其偏盲一侧的物体时，他会意识到自己的视野缺损而将头转向该侧努力地看；而一个半侧空间忽略的患者，并不关心其患侧的事物，即使反复提醒，也不去注意该侧。

（宋为群）

shīrènzhèng píngdìng
失认症评定（evaluation of agnosia）　对患者由于脑损伤而不能通过某种感觉辨认既往熟悉的物体所进行的定性评价。失认症的类型和表现可有以下几种。

视觉失认　是指在没有以失语症为首的语言障碍、智力障碍、视觉障碍等的情况下，不能认知、肯定眼前的视觉对象为何物的一种状态，即可以看到眼前的客观实体，却不知是什么，不知其特

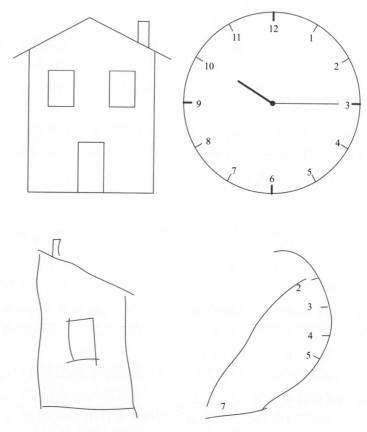

图3　绘图测验标准图形和左侧空间忽略患者的绘图测验表现

质内容（如形状、材质、用途等），也就是不能识别视觉刺激的意义。如果借助视觉以外的感觉系统（如听觉、触觉、嗅觉等），则能够理解其特征。例如，给患者看一个橘子，患者看后不知是什么，用手触摸、用鼻子嗅过以后，才能回答这是一个橘子。视觉失认一般包括物体失认（视觉对象失认）、相貌（面容）失认、色彩（颜色）失认、同时失认等。

物体失认　包括以下两种。

联合性视觉失认　即一般所说的视觉失认或视觉对象失认。患者不能明白眼前客观实体的意义，即不能将现实和过去的记忆与经验结合起来。临床表现：①患者不明白眼前客观实体的意义，其特点是：对实际物品的认识好于照片；而与单独的物品相比，患者更易认识摆放在实际场所中的物品。②命名障碍。③对于物品的形状、功能、使用方法等，不能用口头、文字及手势说明，有确认障碍。④对物体的分类有障碍。上述现象的根本问题，是患者不能将现实和过去的记忆及经验结合起来。大部分病例至少合并两种以上问题，如纯失读、相貌失认、色彩失认等，其中以合并相貌失认和色彩失认者最为多见，偶尔可单独出现。责任病灶多在双侧枕叶、颞叶。

评定方法如下。①配对测试：让患者看一张图片，同时另外交给患者多张图片，要求其从中找出与单独出示的图片完全相同的一张。②画物品图形：出示一件结构较简单的物品，请患者在一张纸上画出该物品。③描述物品的性状：要求患者对实物或照片上的物品做特征性描述，包括形状、颜色、表面特征及用途。④借助视觉以外的感觉通路可以准确地认知和命名物体。

统觉性视觉失认　统觉性视觉是将视觉印象进行意识性知觉的行为。出现统觉性视觉失认的患者保留一次性视觉，但在对视觉对象（物品）形态的认知辨别水平有障碍，而且往往对自己的这种障碍没有感知。临床表现：①不能画出所看到物品的形状，亦不会描述，这类患者有可能按照想象默画出所提名的物品。②不能识别物品的异同。③不能命名物品或图形，也不能把被指名的物品选出。④常与纯失读、相貌失认、同时失认以及巴林特综合征等合并出现，视野障碍很轻或几乎没有。责任病灶通常位于双侧枕叶，特别是劣势半球的枕叶。

评定方法如下。①图形摹写：出示绘有常用物品的线条图画，要求患者复制。②图形辨别。③图形分类。④事物的命名及其使用说明：将一些常用物品如毛巾、牙刷、镜子、铅笔等实物或照片一一呈现，要求患者命名并说明其用途。如患者存在命名性失语，可由检查者说出物品名称，让患者挑出指定目标。⑤触觉性命名：当患者不能正确完成上述测验时，要求患者闭目，用手触摸该物品后再对其命名。

相貌失认　临床表现：患者不能通过面貌认知自己熟悉的家属、亲戚、朋友及名人，而通过他们说话的声音却可以辨认出来。一般神经学检查可见象限盲（视野缺损），多伴有皮质性视觉障碍。责任病灶多在劣势大脑半球的颞叶梭状回和舌回。半侧病损多是轻度、一过性的，双侧病变往往症状较重，例如伴有视觉对象失认，且不可逆。

评定方法如下。①面部识别和命名：辨认并命名患者本人、亲人、朋友或名人的照片。②面部特征描述：要求患者描述某人的面部特征。③面部匹配：要求患者从若干照片中挑选出同一人的两张相同或不同的照片。④其他特征识别：当患者不能正确完成上述测验时，要求患者从声音、步态、服装等来识别熟人。

色彩失认　临床表现：与色盲不同，患者虽然不能说出熟悉物品的颜色，不会给看到的颜色命名，也不会在听到色彩名称后指出相应色卡或该颜色的物品，但可以区分出两种不同颜色，故在使用色盲检查表时表现正常。责任病灶多见于左侧或右侧颞枕区病变。

评定方法如下。①颜色辨别：将两种不同颜色的卡片放在一起，让受检者回答是否相同。②颜色分类：检查者命名一种颜色，要求受检者从色卡或物品中挑出指定颜色；或出示给受检者一张色卡，要求其在众多色卡中挑出与之相同的颜色。③颜色命名：要求患者给所见颜色命名。④颜色知识：检查者向受检者提问常见物品的颜色，例如树叶是什么颜色，香蕉是什么颜色等，并给常见物品无颜色的线条图形填充适当颜色。

根据上述评定方法，可鉴别出其他与色彩有关的功能障碍，除皮质色盲外还有颜色命名障碍、颜色失语等，见表。

同时失认　临床表现：对于复杂的情景画面的各个部分能够理解，但对整体意义是什么却不能理解。责任病灶为左枕叶前部或颞顶叶的损害，双侧枕叶外侧的损害。

评定方法如下。①视野检查：在做出同时失认的结论前，应首

表　色彩失认及相关障碍的鉴别

鉴别病型	色觉检查			颜色命名	颜色分类	颜色知识	
	色盲检查	色彩分类	配色			常见物品颜色	颜色填充
色彩失认	正常	正常	正常	障碍	障碍	障碍	障碍
皮质色盲	障碍	障碍	障碍	障碍	障碍	正常	障碍
颜色命名障碍	正常	正常	正常	障碍	障碍	正常	正常
颜色失语	正常	正常	正常	障碍	正常	正常	正常

先除外视野缺损。②数点：用一张整版印有印刷符号如小圆点的作业纸，要求患者数点。注意患者是否只注意排列在中央的部分或其他某一部分。③描述图画或复制图画：要求患者就一幅通俗的情景画进行描述，或让患者复制一幅画，观察其是否复制完整。

听觉失认　是指听力保留，但对所能听到的原本知道的声音的意义不能辨别和肯定的状态。这里的声音是指言语音或有意义的非言语音。可根据失认的对象将听觉失认分为语聋、环境音失认、感觉性失语等。责任病灶在听觉联合皮质。当言语音和非言语音的识别障碍同时存在时，多为双侧颞叶损伤。

语聋　是指虽能听到言语音（说话声），但却不能明白说话内容意义的一种状态。责任病灶在优势半球颞上回的后部皮质下，非优势半球上中回的后部及顶叶后部。

环境音失认　是指听力正常，但对听到的非言语音的意义不能明白的状态，例如虽能听到熟悉的犬吠、鸡鸣声，但却不知道是什么声音。责任病灶在双侧颞叶和顶叶。

感觉性失语　是指患者听理解障碍明显重于表达障碍。理解方面，语音和语义理解均受损；表达方面，表现为言语流畅，出现杂乱语，有词语的持续现象，命名和找词也有明显障碍。多量错语新造词混合，缺乏实质词。责任病灶在优势半球颞上回后部1/3的韦尼克区，或在大脑外侧裂的后下缘，以颞上回、颞中回的后半部分为中心区域。

评定方法如下。①听觉检查：目的是除外听力障碍所引起的对声音的辨别障碍。②非言语听觉认知：检查者在患者背后发出各种不同的声响，如敲门、杯子碰撞、拍手等，要求其加以辨别。③言语听觉试验：检查项目包括听理解、阅读理解、书写、自发言语、复述、听写等。

触觉失认　临床表现：在触觉、温度觉、本体感觉以及注意力均无障碍的情况下，不能通过触摸来识别从前早已熟悉的物体的意义，例如不能命名，不能说明该物品的用途等。责任病灶在顶叶。

评定方法如下。①深感觉、浅感觉及复合感觉检查：目的是除外感觉异常所造成的不能通过触觉辨别物体。②命名检查：让患者看几件日常用品并为其命名。目的是除外命名性失语。③物品的触觉性选择：在桌上摆放若干日常用品。先让患者闭眼或用屏风遮挡视线，由检查者选择其中任意一件物品请患者用手触摸，然后交还给检查者放回桌上。这时让患者睁开眼或移开屏风，在桌上物品中找出刚才触摸过的那一件。④物品的触觉性命名：先让患者闭眼或用屏风遮挡视线，用手触摸一件日常用品后为其命名并说明其用途。⑤几何图形的触觉性选择：准备10个用塑料片制成的几何图形，如正方形、三角形、椭圆形等，同时在一张纸上绘出10个分别与每个塑料片相同的几何图形。在用塑料片制成的几何图形中任选一片，让患者闭目触摸，然后再睁开眼，从若干绘画图形中找出与刚才触摸过的塑料片相同的图形。以上触摸检查均需左右手分别测试，再同时用双手触摸。

（宋为群）

shīyòngzhèng píngdìng

失用症评定（evaluation of apraxia）　对执行器官在正常情况下不能执行有目的的动作行为的检测与评价。失用症就是在临床所能诊断的限度内未见麻痹、肌张力异常、共济失调、不随意运动、听力障碍、理解障碍等情况下，不能按要求完成有目的的运动，也就是不能正确地运用后天习得的技能运动的表现。失用症可分为传统失用症和其他类型失用症。前者包括意念运动性失用、意念性失用和肢体运动性失用；后者包括结构失用和穿衣失用等。

意念运动性失用　运动记忆的储存受到破坏，导致运动记忆的计划和编排障碍。临床表现：患者不能执行运动口令，不能按口令徒手表演使用某一工具的活动，但如果交给患者某一常用工具，则可自动做出使用该工具的动作。例如，让患者徒手做用毛巾擦脸的动作，患者表情茫然，不知该如何做。如果在患者脸上有水时将毛巾交到他的手上，则可自动完成擦脸动作。责任病灶在大脑优势半球顶下小叶、两侧半球前运动区、躯体运动中枢及胼胝体等神经加工传导通路中任何部位的损伤，均可引起意念运动性失用。不同半球的损伤可分别引起左侧、右侧肢体或双侧肢体的意念运动性失用。

检查方法：请患者将检查者所说的内容用动作表示出来，详见表1。以上作业能按口令且无需实物完成大多数者为正常；只在提供实物的情况下才能正确完成者提示存在异常；即便给予实物也不能完成者提示重度异常。

意念性失用 是指意念或概念形成障碍，是动作的构思过程受到破坏而导致复杂动作的概念性组织障碍。是较严重的运用障碍。临床表现：患者对于办一件事的目的和办成一件事需要做什么、怎样做和用什么做，都缺乏正确的认识和理解。例如，刷牙的程序是用杯子接水—漱口—打开牙膏的盖子—将牙膏挤到牙刷上—合上牙膏盖子—刷牙。患者可以按指令正确完成这一系列动作中的任何一个分解动作，但如果是自己走到卫生间准备刷牙，却不知该如何一步一步地完成这套动作。责任病灶为左侧额叶（前额叶皮质、运动前区）、顶叶或顶枕叶和颞叶的交界处损伤，弥漫性脑损伤如脑动脉硬化、与痴呆有关的疾病等亦常有意念性失用表现。

评定方法如下。①备好信纸、信封、邮票、胶水等，请患者折叠信纸放入信封，贴好邮票写上地址。②备好蜡烛、火柴，请患者立起蜡烛，用火柴点燃，再吹灭火柴。③备好牙刷、牙膏、牙杯，请患者从牙杯中取出牙刷，将牙膏涂在牙刷上。

意念运动性失用与意念性失用的鉴别：意念运动性失用症的患者不能按指令做动作，但在恰当的时间和地点却能自动地完成该动作，故对疑有意念运动性失用者，可向其家属或护理人员了解日常生活中完成各种动作的情况。意念性失用症的患者既不能执行指令，也不能自发完成动作。故评定这两种失用症可将测试分为三个水平从难到易地进行，即执行动作口令、模仿检查者的动作和用实物实际操作。①执行口令：根据口令用手势表示完成一项任务，即在没有实物的情况下请患者根据想象执行检查者所要求完成的动作，通常是患者本应熟悉的日常生活中的常用动作。这种方式是运用的最高水平。②动作模仿：检查者示范各种姿势和手势要求患者模仿。③实物操作：使用实物进行操作，是最容易完成的作业。意念性失用与意念运动性失用在以上三项检查中的表现鉴别见表2。

意念性失用者在执行口令及实物操作时，表现为动作步骤的错误及操作程序混乱。例如：无实物做用钥匙开门的动作时，可能会先做旋转钥匙的动作，后做向锁眼中插钥匙的动作；而在用实物操作时，可能会选错工具且不会使用。意念运动性失用患者在执行口令时，表现为重复某一

表 1 意念运动性失用检查内容和误反应表现

检查内容		误反应
口颜面部检查	吹灭火柴	控制短呼吸有困难 口型动作和保持困难
	伸出舌头	不能伸出舌头 舌头在口腔中活动 舌尖抵住前牙吐不出来
	用吸管喝水	不能收拢口唇 变成吹气的动作 有探索样口唇动作
四肢动作检查	举手"敬礼"	手举过头顶 晃动手臂，手的位置不固定
	使用牙刷	不能正确抓握 不能张口 牙刷明显偏离口 用手指碰牙刷
	弹硬币	抛硬币 手旋内旋外 不能用拇指和示指弹而是晃动手腕
	用锤子钉钉子	手水平方向前后运动 以拳头用力叩击
	使用梳子	用手当梳子 用手捻搓头发 手的动作不确切
全身动作检查	踢球	原地踏步脚尖蹭地
	拳击手的姿势	身体各个部位不正确 双手并在一起
	用棒球棒击球	双手同时握球棒比较困难 做敲击动作
	鞠躬	躯干动作不协调
	起立—原地转两圈—坐下	躯干动作不协调

表 2　意念性失用与意念运动性失用的鉴别

检查项目	意念性失用	意念运动性失用
执行口令	不能执行口令	不能正确执行
动作模仿	模仿准确	不能模仿
实物操作	操作混乱	正确完成

动作，甚至对于被检查者所要求完成的任务来说是无意义的动作，或"拿"想象中的工具时手法错误，在看过检查者示范的动作后也不能模仿。在评定过程中一定要注意区分患者完成动作是按口令执行还是通过模仿或自动完成。

肢体运动性失用　临床表现：患者在排除麻痹、肌张力异常、共济失调、不随意运动、听力障碍、理解障碍等情况下，出现的病灶对侧肢体（特别是手部）的精细动作笨拙、缓慢等症状。以一侧上肢多见。责任病灶在大脑中央旁回的皮质和皮质下。

评定方法：检查以下精细运动。①手指（足尖）敲击试验：让患者用一只手的手指快速连续敲击桌面，或用一只足的足尖快速连续敲击地面。②手指模仿试验：请患者用手指模仿作业治疗师的手指动作。③手的轮替试验：让患者以前臂快速地做旋前旋后动作。④手指屈曲试验：请患者用示指做快速屈伸的动作。⑤集团屈伸速度试验：请患者做五根手指快速集团的屈曲和伸展动作。

结构失用　属于其他类型失用。临床表现：患者在特定的作业，如绘图、组装玩具或模型、建筑、手语等与构图、结构有关的活动中存在障碍。在模仿检查者提供的图案或模型时，患者摆积木的程度要好于临摹图画。患者有自知力，可发现自己的错误，但无法纠正。左右大脑半球的损伤均可能引起结构失用，但表现不同。非优势半球的损伤所产生

的构成障碍与视觉空间失认有关，故称为失认失用症或视觉结构障碍；大脑优势半球损伤引起的为单纯结构障碍，不存在视觉空间认知障碍。结构失用较少单发，多与其他症状合并出现。如优势半球病变多为失语症和格斯特曼综合征（手指失认、左右失认、失算、失写）等；非优势半球病变多为半空间失认。责任病灶在优势半球或非优势半球的顶叶，特别是顶叶下部。胼胝体离断也可出现左手的结构障碍。

评定方法如下。①拼图，完成图形：可利用中国修订韦氏成年人智力量表中的操作测验项目，如"木块图案"或"图形拼凑"（见智力评定）。也可利用立方体图形组合，该测验所需用具为一套各种颜色的正方体积木，共 16 块，17 张卡片，每张卡片上绘有一个用积木组成的图形，要受检者用积木拼出卡片上的图形。该测验由于测验方法简单易懂，适用于 3 岁以上患者，且不受语言的限制，可用打手势等方式进行沟通，故可适用于聋哑人、感觉性失语或其他与检查者言语不通的患者。②立体模型组合：用火柴棒组合图形，或模仿几何图形，如平面图形、立体图形等。③自发绘画：如画房子、人物、钟表等。④写字：如自发写物体的名字、听写、抄写等。通过上述测验，可以观察到患者对结构的运用是否存在障碍。

穿衣失用　属于其他类型失用。临床表现：患者穿衣的一系

列动作行为出现异常和障碍，如对服装的上下表里左右等和自己身体的对应关系发生混乱，不能将衣服穿上，多认为是意念性失用和空间关系障碍的综合体现。责任病灶在大脑左右半球的顶叶。

评定方法：观察患者的穿衣动作，也可以请患者为娃娃穿衣。如只有一侧不能穿衣而另一侧正常，则提示与半侧忽略有关。

（宋为群）

qínggǎn-xīnlǐ gōngnéng píngdìng
情感-心理功能评定（emotional psychological function evaluation）

对与情感、心理和事件相关特殊精神能力的检测与评价。大脑皮质及皮质下结构与情感、情绪、心理、精神等功能密切相关。例如：大脑皮质主要与生活经验、情绪事件的记忆有关，如额叶内侧与驱力、动机相关；左额叶外侧与自我语言、认知解释等情绪调控相关；两额叶内侧和外侧与共同管控情绪-行为等相关；皮质下的杏仁核主要与情绪的唤起和评价强度相关；皮质主要与后天性的学习、教育、环境、境遇有关，而杏仁核主要与先天性的生存、发育性情绪相关。

评定方法　常用抑郁量表和精神量表等进行评定。

抑郁量表　包括汉密尔顿抑郁量表（Hamilton depression scale，HAMD）和抑郁自评量表（self-rating depression scale，SDS）。

汉密尔顿抑郁量表　在中国和国外最常用。①测评方法：由主试者根据对患者的观察圈出相应分数，总分最高为 76 分。做一次评定需 15~20 分钟。这主要取决于患者的病情严重程度及其合作情况，患者合作较差时，所需时间更长。评定内容见表 1。评估

表1　汉密尔顿抑郁量表

评价项目	圈出最适合患者的情况				
1. 抑郁情绪	0	1	2	3	4
2. 有罪感	0	1	2	3	4
3. 自杀	0	1	2	3	4
4. 入睡困难	0	1	2	–	–
5. 睡眠不深	0	1	2	–	–
6. 早醒	0	1	2	–	–
7. 工作无兴趣	0	1	2	3	4
8. 迟缓	0	1	2	3	4
9. 激越	0	1	2	3	4
10. 精神性焦虑	0	1	2	3	4
11. 躯体性焦虑	0	1	2	3	4
12. 胃肠道症状	0	1	2	–	–
13. 全身症状	0	1	2	–	–
14. 性症状	0	1	2	–	–
15. 疑病	0	1	2	3	4
16. 体重减轻	0	1	2	–	–
17. 自知力	0	1	2	–	–
18. 日夜变化　A　早	0	1	2	–	–
B　晚	0	1	2	–	–
19. 人格或现实解体	0	1	2	3	4
20. 偏执症状	0	1	2	3	4
21. 强迫症状	0	1	2	3	4
22. 能力减退感	0	1	2	3	4
23. 绝望感	0	1	2	3	4
24. 自卑感	0	1	2	3	4

项目中的第10~17项提示抑郁躯体化；第18项提示昼夜变化；第2、3、9、19、20、21项提示认知障碍；第1、7、8、14项提示迟缓；第4~6项提示睡眠障碍；第22~24项提示绝望感。②评分标准：0分表示无症状，1~4分表示症状从轻到重。1~4分的评分标准见表2。根据总分进行抑郁程度分级，见表3。

抑郁自评量表　是由张威廉（William W. K. Zung）于1965年编制而成，故又称Zung量表。①评测指导语：表4中有20条文字，请仔细阅读每一条，把意思弄明白，然后根据您近1周的实际情况在适当的位置划"√"，每一条文字后的字母分别表示A：没有或很少时间；B：小部分时间；C：相当多时间；D：绝大部分或全部时间。②评分标准：20个测试题分为正向计分和反向计分两种类型，其中正向计分题题号有：1、3、4、7、8、9、10、13、15、19，A、B、C、D分别按1、2、3、4计分；2、5、6、11、12、14、16、17、18、20为反向计分题，A、B、C、D分别

按4、3、2、1计分。所得总分乘以1.25取整数，即得标准分。分值越小越好，分界值为50，即50分以上为抑郁状态，需请医师进行进一步诊断并给予治疗。

焦虑量表　包括汉密尔顿焦虑量表（Hamilton anxiety scale, HAS）和焦虑自评量表（self-rating anxiety scale, SAS）。

汉密尔顿焦虑量表　最常用于对焦虑状态的评估，做1次评定需10~15分钟。评定内容见表5。评估项目中第1~6及第14项反映精神性焦虑，第7~13项则反映躯体性焦虑。对每一项症状的具体解释见表6。汉密尔顿焦虑量表无工作用评分标准，但一般可按照如下标准。1分：症状轻微；2分：有肯定的症状，但不影响生活与活动；3分：症状重，需加处理，或已影响生活和活动；4分：症状极重，严重影响其生活。最高总分为56分。根据总分可对患者的焦虑状态进行分级，详见表7。

焦虑自评量表　由张威廉于1971年编制而成，能准确而迅速地反映伴有焦虑倾向受试者的主观感受。使用方法与抑郁自评量表相同。①评测指导语：表8中有20条文字，请仔细阅读每一条，先明白意思，再根据您近1周的实际情况在适当的位置划"√"。每一条文字后的字母分别表示A：没有或很少时间；B：小部分时间；C：相当多的时间；D：绝大部分或全部时间。②评分标准：20道测试题分为正向计分和反向计分两种类型，其中正向计分题题号有：1、2、3、4、6、7、8、10、11、12、14、15、16、18、20，A、B、C、D分别按1、2、3、4计分；5、9、13、17、19为反向计分题，A、B、C、D分

表 2　HAMD 工作用评分标准

评价项目	1 分	2 分	3 分	4 分
1. 抑郁情绪	只在问到时才诉说	在访谈中自发地表达	不用言语也可以从表情、姿势、声音或欲哭中流露这种情绪	患者的自发言语和非言语表达（表情、动作）几乎全表现为这种情绪
2. 有罪感	责备自己，感到自己已连累到他人	认为自己犯了罪，或反复思考以往的过失和错误	认为目前的疾病是对自己错误的惩罚，或有罪恶妄想	罪恶妄想伴有指责或威胁性幻想
3. 自杀	觉得活着没有意义	希望自己已经死去，或常想到与死有关的事	消极观念（自杀念头）	有严重自杀行为
4. 入睡困难	主诉有入睡困难，上床半小时后仍不能入睡（要注意平时患者入睡的时间）	主诉每晚均有入睡困难		
5. 睡眠不深	睡眠浅，多噩梦	半夜（半夜 12 点以前）曾醒来（不包括如厕）		
6. 早醒	有早醒，比平时早醒 1 小时，但能重新入睡（应排除平时的习惯）	早醒后无法重新入睡		
7. 工作无兴趣	提问时才诉说	自发地直接或间接表达对活动、工作或学习失去兴趣，如感到无精打采，犹豫不决，不能坚持或需强迫自己去工作或活动	活动时间减少或成效下降，住院患者每天参加活动或娱乐不足 3 小时	因目前的疾病而停止工作，住院者不参加任何活动或没有他人帮助即不能完成病室日常事务
8. 迟缓（指言语和思维缓慢，注意力难以集中，主动性减退）	精神检查中发现轻度迟缓	精神检查中发现明显迟缓	精神检查进行困难	完全不能回答问题（木僵）
9. 激越	检查时有些心神不定	明显心神不定或小动作多	不能静坐，检查中曾起立	搓手、咬手指，扯头发，咬嘴唇
10. 精神性焦虑	问时可诉说	自发地表达	表情和言谈流露出明显忧虑	明显惊恐
11. 躯体性焦虑（指焦虑的生理症状，包括：口干、腹胀、腹泻、打呃、腹绞痛、心悸、头痛、过度换气和叹气以及尿频和出汗）	轻度	中度，有肯定的上述症状	重度，上述症状严重，影响生活或需要处理	重度，上述症状严重，影响生活或需要处理
12. 胃肠道症状	食欲减退，但不需他人鼓励就能自行进食	进食需他人催促或要求，需要应用泻药或助消化药		
13. 全身症状	四肢、背部或颈部沉重感，背痛、头痛、肌肉疼痛，全身乏力或疲倦	前述症状明显		
14. 性症状（指性欲减退，月经紊乱等）	轻度	重度		
	※不能肯定，或该项对被评者不适合（不计入总分）			
15. 疑病	对身体过分关注	反复考虑健康问题	有疑病妄想	伴幻觉的疑病妄想
16. 体重减轻　按病史评定	患者诉说可能有体重减轻	肯定体重减轻		
按体重记录评定	1 周内体重减轻超过 0.5kg	1 周内体重减轻超过 1kg		
17. 自知力（知道自己患病，表现为抑郁）	知道自己患病，但归咎于饮食太差、环境问题、工作过忙、病毒感染或需要休息	完全否认有病		
18. 日夜变化	※如果症状在早晨或傍晚加重，先指出是哪一种，然后按其变化程度评分，早上变化评早上，晚上变化评晚上			
早	轻度变化	重度变化		
晚	轻度变化	重度变化		

续　表

评价项目	1分	2分	3分	4分
19. 人格或现实解体（指非真实感或虚无妄想）	问及时才诉说	自然诉说	有虚无妄想	伴幻觉的虚无妄想
20. 偏执症状	有猜疑	有牵连观念	有关系妄想或被害妄想	伴有幻觉的关系妄想或被害妄想
21. 强迫症状（指强迫思维和强迫行为）	问及时才诉说	自发诉说		
22. 能力减退感	仅于提问时才引出主观体验	患者主动表示有能力减退感	需鼓励、指导和安慰才能完成病室日常事务或个人卫生	穿衣、梳洗、进食、铺床或个人卫生均需他人协助
23. 绝望感	有时怀疑"情况是否会好转"，解释后能接受	持续感到"没有希望"，但解释后能接受	对未来感到灰心、悲观和失望，解释后仍不能解除	自己反复诉说"我的病好不了啦"等诸如此类的情况
24. 自卑感	仅在询问时诉说有自卑感，如"我不如他人"	自动地诉说有自卑感	患者主动诉说"我一无是处"或"低人一等"。与评2分者只是程度上的差别	自卑感已达妄想的程度，例如，"我是废物"或类似情况

别按 4、3、2、1 计分。所得总分乘以 1.25 取整数，即得标准分。分值越小越好，分界值为 50。

临床应用　相当数量需要康复治疗的患者因为疾病"不能痊愈"会产生抑郁或焦虑状态。特别是有中枢神经系统损伤的患者，情感-情绪-精神-心理出现障碍十分常见。相应的功能评定应作为"常规"来进行。

适应证和禁忌证　适于对任何有中度和重度功能障碍的康复患者，特别是有"抑郁"或"焦虑"表现的患者应进行常规评定。禁用于精神病患者。

注意事项　因为人类脑功能过于复杂，用一种简单的评定方法就对患者情感-情绪-精神-心理功能做出结论是不现实的。无论哪一种评定，都必须与患者的行为观察、资料分析、多方晤谈、多种方法检测等结合起来考虑。还必须考虑患者的致残原因、方式、承受的压力、自我调控的能力、家庭和社会的支持等因素。切忌草率。

（宋为群）

表 3　HAMD 评定结果分级

总分	判定
<8 分	无抑郁
8~20 分	轻度抑郁
21~35 分	中度抑郁
>35 分	严重抑郁

表 4　抑郁自评量表

评价项目	A	B	C	D
1. 我觉得闷闷不乐，情绪低沉	□	□	□	□
2. 我觉得一天之中早晨最好	□	□	□	□
3. 我一阵阵地哭出来或自己想哭	□	□	□	□
4. 我晚上睡眠不好	□	□	□	□
5. 我吃得跟平常一样多	□	□	□	□
6. 我与异性亲密接触时和以往一样感觉愉快	□	□	□	□
7. 我发觉自己的体重在下降	□	□	□	□
8. 我有便秘的苦恼	□	□	□	□
9. 我心跳比平时快	□	□	□	□
10. 我无缘无故地感到疲乏	□	□	□	□
11. 我的头脑跟平常一样清楚	□	□	□	□
12. 我觉得经常做的事情并没有困难	□	□	□	□
13. 我觉得不安而平静不下来	□	□	□	□
14. 我对将来抱有希望	□	□	□	□
15. 我比以往容易生气激动	□	□	□	□
16. 我觉得做出决定是容易的	□	□	□	□
17. 我觉得自己是个有用的人，有人需要我	□	□	□	□
18. 我的生活过得很有意思	□	□	□	□
19. 我认为如果我死了别人会生活得好些	□	□	□	□
20. 平常感兴趣的事我仍然感兴趣	□	□	□	□

表5 汉密尔顿焦虑量表

评价项目	圈出最适合患者情况的分数				
1. 焦虑心境	0	1	2	3	4
2. 紧张	0	1	2	3	4
3. 害怕	0	1	2	3	4
4. 失眠	0	1	2	3	4
5. 认知功能	0	1	2	3	4
6. 抑郁心境	0	1	2	3	4
7. 躯体性症状：肌肉系统	0	1	2	3	4
8. 躯体性症状：感觉系统	0	1	2	3	4
9. 心血管系统症状	0	1	2	3	4
10. 呼吸系统症状	0	1	2	3	4
11. 胃肠道症状	0	1	2	3	4
12. 泌尿生殖系统症状	0	1	2	3	4
13. 自主神经症状	0	1	2	3	4
14. 会谈时行为表现	0	1	2	3	4

表6 汉密尔顿焦虑量表各项症状的具体表现

评价项目	具体症状
1. 焦虑心境	担心，担忧，感到有最坏的事情将要发生，易激惹
2. 紧张	紧张感，易疲劳，不能放松，情绪反应，易哭，颤抖，感到不安
3. 害怕	在黑暗、有陌生人、一人独处、有动物、乘车或旅行及人多的场合感到害怕
4. 失眠	难以入睡，易醒，睡眠不深，多梦，梦魇，夜惊，醒后感疲倦
5. 认知功能（或称记忆、注意力障碍）	注意力不能集中，记忆力差
6. 抑郁心境	丧失兴趣，对以往爱好缺乏快感，忧郁，早醒，昼重夜轻
7. 躯体性症状：肌肉系统	肌肉酸痛，活动不灵活，肌肉抽动，肢体抽动，牙齿打颤，声音发抖
8. 躯体性症状：感觉系统	视物模糊，发冷发热，软弱无力，浑身刺痛
9. 心血管系统症状	心动过速，心悸，胸痛，血管跳动感，昏倒感，早搏
10. 呼吸系统症状	胸闷，窒息感，叹息，呼吸困难
11. 胃肠道症状	吞咽困难，嗳气，消化不良，肠蠕动感，肠鸣，腹泻，体重减轻，便秘
12. 泌尿生殖系统症状	尿频，尿急，停经，性冷淡，过早射精，性欲缺乏，阳痿
13. 自主神经症状	口干，潮红，苍白，易出汗，起"鸡皮疙瘩"，紧张性头痛，毛发竖立
14. 会谈时行为表现	①一般表现：紧张，不能松弛，忐忑不安，咬手指，紧握拳，摸弄手帕，面肌抽动，不停顿足，手发抖，皱眉，表情僵硬，肌张力高，叹息样呼吸，面色苍白。②生理表现：吞咽，呃逆，安静时心率快，呼吸每分钟20次以上，腱反射亢进，震颤，瞳孔放大，眼睑跳动，易出汗，眼球突出

表 7 焦虑评定结果的分级

总分	判定
<7 分	无焦虑
7~14 分	可能有焦虑
15~21 分	肯定有焦虑
22~29 分	肯定有明显焦虑
>29 分	可能为严重焦虑

表 8 焦虑自评量表

评价项目	A	B	C	D
1. 我觉得比平时容易紧张或着急	☐	☐	☐	☐
2. 我无缘无故在感到害怕	☐	☐	☐	☐
3. 我容易心里烦乱或感到惊恐	☐	☐	☐	☐
4. 我觉得自己可能将要发疯	☐	☐	☐	☐
5. 我觉得一切都很好	☐	☐	☐	☐
6. 我手脚颤抖	☐	☐	☐	☐
7. 我因为头痛、颈痛和背痛而苦恼	☐	☐	☐	☐
8. 我觉得容易衰弱和疲乏	☐	☐	☐	☐
9. 我觉得心平气和,并容易安静坐着	☐	☐	☐	☐
10. 我觉得心跳得很快	☐	☐	☐	☐
11. 我因为一阵阵头晕而苦恼	☐	☐	☐	☐
12. 我有晕倒发作,或觉得要晕倒似的	☐	☐	☐	☐
13. 我吸气呼气都感到很容易	☐	☐	☐	☐
14. 我的手脚麻木和刺痛	☐	☐	☐	☐
15. 我因为胃痛和消化不良而苦恼	☐	☐	☐	☐
16. 我常要小便	☐	☐	☐	☐
17. 我的手脚常干燥温暖	☐	☐	☐	☐
18. 我脸红发热	☐	☐	☐	☐
19. 我容易入睡并且一夜睡得很好	☐	☐	☐	☐
20. 我常做噩梦	☐	☐	☐	☐

értóng kāngfù píngdìng

儿童康复评定(assessment of pediatric rehabilitation) 对不满 14 岁的儿童的康复情况所做的检测与评价。通过儿童康复评定可以全面了解患儿的生理功能、心理功能和社会功能,对于分析运动功能状况、潜在能力、障碍所在,为设计合理的康复治疗方案、判定康复治疗效果提供依据。

目的 ①对患儿的身体状况、家庭和社会环境相关信息进行收集,掌握患儿功能障碍的特点。②对患儿所具有的能力进行分析和量化,分析功能障碍程度与正常标准的差别,提出功能障碍的特点及关键因素,判断原发损伤与继发障碍。③在进行运动功能评定的同时,判定是否存在视觉、听觉、言语语言障碍,癫痫、智力落后、行为异常等。④为制订康复训练计划提供依据,对康复治疗效果提供客观指标。⑤为判定残疾等级提供依据。⑥为享有平等权利、义务及参与社会提供客观依据。评定程序一般应为收集资料、分析研究并做出判断,设定近期、中期和远期目标,制订治疗方案。

内容 包括儿童体格发育的评定(如体重、身高、头围、坐高、胸围、骨骼与牙齿发育等)和儿童心理-社会发育的评定(如新生儿的行为能力、婴幼儿的运动发育、儿童语言发育、儿童心理发育等)。由于年龄的不同、发育过程经历的疾病和损伤不同,所造成功能障碍的性质和程度各异,需要评定的内容也各不相同。因为儿童脑性瘫痪(简称脑瘫)最为多见,此处仅以脑瘫为代表进行综合性介绍。

肌力评定 一般应用徒手肌力测试(见肌力评定)。

肌张力评定 小儿肌张力表现形式有静止性肌张力、姿势性肌张力和运动性肌张力。只有这三种肌张力的有机结合、相互协调,才可维持和保证小儿的正常姿势与运动。肌张力的变化可反映神经系统的成熟程度和损伤程度,如脑瘫患儿均存在肌张力异常,主要表现如下。①肌张力低下时,可有蛙位姿势、W 形姿势、对折姿势、倒 U 形姿势、外翻或内翻扁平足、站立时腰椎前弯、骨盆固定差而走路左右摇摆似鸭步、翼状肩、膝反张等。②肌张力增高时,可有头背屈、角弓反张、下肢交叉、尖足、特殊的坐位姿势、非对称性姿势等。目前较为通用的评定标准为阿什沃思(Ashworth)痉挛量表或改良阿什沃思(Ashworth)痉挛量表。

肌张力评定的指标量化比较困难，评定多从以下几方面进行：静止性肌张力检查、姿势性肌张力检查、运动性肌张力检查、异常肌张力的判定。

关节活动度评定 关节活动度分为被动运动和主动运动的关节活动度，两者应相互比较。决定关节活动度的因素有：关节解剖结构的变化、产生关节运动的原动肌（收缩）的肌张力、与原动肌相对抗的拮抗肌（伸展）的肌张力。测量可采用目测，但准确的测量多使用量角器。脑瘫患儿易发生挛缩，容易出现关节变形，如斜颈、脊柱侧弯、骨盆前倾或侧倾、髋关节脱臼或半脱臼、膝关节屈曲或过伸展、足内翻或外翻等。变形后容易造成肢体的形态变化，因此，还要注意测量肢体的长度以及肢体的周径。

临床通常采用以下几种评定方法。①头部侧向转动试验：正常时下颌可达肩峰，左右对称。肌张力增高时阻力增大，下颌难以达到肩峰。②臂弹回试验：使小儿上肢伸展后，突然松手，正常时在伸展上肢时有抵抗，松手后马上恢复原来的屈曲位置。③围巾征：将小儿的手通过前胸拉向对侧肩部，使上臂围绕颈部，尽可能向后拉，观察肘关节是否过中线，新生儿不过中线，4~6个月小儿过中线。肌张力低下时，手臂会像围巾一样紧紧围在脖子上，无间隙；肌张力增高时，肘跨不过人体中线。④腘窝角：小儿仰卧位，屈曲大腿使其紧贴到胸腹部，然后伸直小腿，观察大腿与小腿之间的角度。正常4个月龄后应大于90°（1~3个月80°~100°、4~6个月90°~120°、7~9个月110°~160°、10~12个

月150°~170°），肌张力增高时角度减小，肌张力降低时角度增大。⑤足背屈角：小儿仰卧位，检查者一手固定小儿小腿远端，另一手托住足底向背推，观察足从中立位开始背屈的角度。正常小儿1~3个月60°、4~6个月30°~45°、7~12个月0°~20°，肌张力增高时足背屈角度减小，肌张力降低时足背屈角度增大。⑥跟耳试验：又称足跟触耳试验。小儿仰卧位，检查者牵拉小儿足部尽量靠向同侧耳部，骨盆不离开床面，观察足跟和髋关节的连线与桌面的角度。正常4个月龄后应大于90°，或足跟可触及耳垂。⑦股角：又称内收肌角，小儿仰卧位，检查者握住小儿膝部使下肢伸直并缓缓拉向两侧，尽可能达到最大角度，观察两大腿之间的角度，左右两侧不对称时应分别记录。正常4个月龄后应大于90°（1~3个月40°~80°、4~6个月70°~110°、7~9个月100°~140°、10~12个月130°~150°），肌张力增高时角度减小，肌张力降低时角度增大。⑧牵拉试验：小儿仰卧位，检查者握住小儿双手向小儿前上方牵拉，正常小儿5个月龄时头不再后垂，上肢主动屈肘用力。肌张力低时头后垂，不能主动屈肘。

反射发育评定 按神经系统发育的成熟度，反射可分为原始反射、姿势反射、平衡反应、背屈反射以及正常情况下诱导不出的病理反射和联合反应。反射发育评定可准确地反映中枢神经系统的发育情况，是脑瘫患儿诊断与评定的重要手段之一，评定内容如下。①原始反射：通常检测觅食反射、吸吮反射、握持反射、拥抱反射、放置反射、踏步反射、侧弯反射等。②姿势反射：

可反映小儿抗重力维持立位和立位移动的基本能力，临床主要检测非对称性及对称性紧张性颈反射、紧张性迷路反射、立直（矫正）反射、保护性伸展反射（降落伞反射）等。③平衡反应：是最高层次（皮质水平）的反应，从6个月到1岁逐渐完善，临床常检测卧位、坐位及立位平衡反应，脑瘫患儿平衡反应出现延迟或不能建立平衡反应。④背屈反射：与矫正反射、平衡反应相关，从背后拉立位小儿使之向后方倾斜，则踝关节和足趾出现背屈，对于无支持的站立和行走十分重要，正常小儿出生后15~18个月出现，脑瘫患儿出现延迟或不出现。⑤病理反射：锥体系受到损害时可出现病理反射、牵张反射亢进、踝阵挛和联合反应；痉挛型和不随意运动型脑瘫，都有可能出现联合反应，如主动用力时嘴张开，闭嘴时发生姿势的改变等。

姿势与运动发育评定 姿势是指身体各个部位之间所呈现的位置关系，即机体在相对静止时，克服地心引力所呈现的自然位置。只有保持正常的姿势，才能出现正常的运动。

脑瘫患儿由于神经系统发育受阻，神经系统调节障碍，必然出现姿势和运动发育异常，特点如下。①运动发育的未成熟性：脑瘫患儿均有不同程度的运动发育落后，既可表现为整体运动功能落后，也可表现为部分运动功能落后。②运动发育的不均衡性：运动发育与精神发育的不均衡性，粗大运动和精细运动发育过程中的分离现象，各种功能发育不能沿着正确的轨道平衡发展，对于外界刺激的异常反应而导致运动紊乱。③运动发育的异常性：运

动发育延迟的同时伴有异常姿势和运动模式，四肢和躯干的非对称性，固定的运动模式，抗重力运动困难，做分离运动困难的整体运动模式，运动与肌张力发育不均衡，原始反射残存，立直反射及平衡反应出现延迟或不出现；感觉运动发育落后及感觉"过敏"而导致运动失调，联合反应和代偿性运动，运动及姿势发育违背了运动姿势发育"抬头－翻身－坐－爬－站－走"的六大规律。④运动障碍的多样性：锥体系损伤呈痉挛性瘫痪，锥体外系损伤呈不自主运动、肌阵挛或强直，小脑损伤呈平衡障碍、共济失调、震颤等。⑤异常发育的顺应性：脑瘫患儿得不到正常运动、姿势、肌张力的感受，而不断体会和感受异常姿势和运动模式，形成异常的感觉神经通路和神经反馈；发育向异常方向发展、强化而固定下来，异常姿势和运动模式逐渐明显，症状逐渐加重。一般认为脑瘫患儿发育的主要特征是：运动发育延迟3个月以上，同时有异常姿势和运动模式。

通过评定小儿姿势与运动发育，可以早期发现异常，也可以作为康复效果评定的客观指标。小儿脑瘫的姿势与运动发育评定，应在俯卧位、仰卧位、坐位、立位时进行，也应根据患儿的年龄及临床特点，进行体位转换、翻身、四肢爬行、向高处爬、跪立位以及行走等不同体位时的评定。需评定姿势与运动发育是否有落后，是否有异常模式，还要动态观察这种状况是否改善或恶化。

感知、认知评定　在脑发育阶段，运动障碍往往与感知、认知障碍紧密相关。因此，掌握和评定婴幼儿感知、认知发育，可

以达到整体评定的目的。可以根据儿童发育不同阶段的关键年龄应该具备的感知、认知标准，参考和应用各类量表或自行编制量表进行评定。

其他评定　很多患儿伴有言语语言障碍、听力障碍、视觉障碍、智力障碍、心理行为异常等，因此应根据患儿临床表现和需求进行相关检测。可根据需求和不同目的采用如下检测方法。①加拿大学者罗素（Russell）于1989年制定的粗大运动功能评定（gross motor function measure，GMFM）量表88项或66项。②儿童日常生活活动能力评定的PAL-CI评定法。③美国物理医学与康复学会于1983年制定的功能独立性评定（functional independence measure，FIM）中的儿童用量表（WeeFIM）。④M.朗达·弗里欧（M. Rhonda Folio）于2006年编制的《Peabody运动发育量表（上下册）》（Peabody developmental motor scale，PDMS）。⑤步态分析，也可采用自制的量表或者工具进行评定，提倡社区康复工作者采用简易实用的评定方法。

临床应用　对于儿童来说，无论先天性还是后天性残疾，都需要及早发现和及早进行康复性处理。例如脑瘫，3~6个月发现，早期正确康复，大部分患儿功能改善较好，可以达到生活自理。因为儿童在发育时期，脑的可塑性较强。发育到成年人后，功能就难以改善了。

适应证和禁忌证　适用于各种先天性发育迟缓、脑部疾病、神经－肌肉疾病、骨骼－肌肉疾病、精神－智力疾病、感觉－知觉异常、遗传性疾病、先天性代谢异常、泌尿系统疾病、消化系统疾病、

心血管系统疾病等。禁用于患有急性期疾患和大于14岁的青年人（包括成人脑瘫患者）。

注意事项　儿童的功能评定不能像成年人一样，常需在玩耍中观察。而且往往是多种功能障碍并存，需要仔细辨别和选择适合的评定内容及评定方法。

（李晓捷）

gōngnéng dúlìxìng píngdìng
功能独立性评定（functional independence measure，FIM）

对人体各项意志功能不受他人影响可独自实施行为能力的检测与评价。从1983年起，美国和加拿大建立使用了统一的医学康复数据系统（uniform data system for medical rehabilitation，UDSMR），作为康复医学功能评定的主要工具。其主要部分是功能独立性评定量表，包括认知功能和社会功能的部分（表）。这种功能评定方法适用于所有疾病或损伤的患者，不仅用作功能评定，而且成为医疗支付体系的主要依据。但在北美地区，必须经过正规的培训才能取得其应用资格。FIM对脑卒中患者进行感觉运动功能的系统评定、确立康复目标、制订治疗计划及调整治疗方案，均起到了重要作用。

（励建安）

rìcháng shēnghuó huódòng nénglì
píngdìng
日常生活活动能力评定（assessment of activities of daily living）

对人们每日为照料自己的衣食住行、个人卫生以及在社区独立生活所具备的一系列活动能力的检测与评价。日常生活活动（activities of daily living，ADL）一般分类如下。①基本的日常生活活动（basic activities of daily living，BADL）：包括每天例行的

表 功能独立性评定量表

水平				入院	出院
	7	完全独立（适时，安全）		无需帮助者	
	6	有条件的独立（器械）			
		有条件的依赖		需要帮助者	
	5	监督			
	4	小量的帮助（患者的努力≥75%）			
	3	中等量的帮助（患者的努力为50%~74%）			
		完全依赖			
	2	大量的帮助（患者的努力25%~49%）			
	1	完全性的帮助（患者的努力<25%）			
I		自理能力		入院	出院
A		进食			
B		修饰			
C		洗澡			
D		穿上衣			
E		穿下衣			
F		如厕			
II		括约肌控制力			
G		膀胱管理			
H		直肠管理			
III		转移			
I		床、椅、轮椅间			
J		如厕			
K		浴盆或淋浴间			
IV		行走			
L		步行/轮椅	步行		
			轮椅		
			两者		
M		上下楼梯			
运动类总分					
V		交流			
N		理解	视		
			听		
			两者		
O		表达	言语		
			非言语		
			两者		
VI		社会认知			
P		社会交往			
Q		解决问题			
R		记忆			
认知类总分					
FIM总分					

自我照顾活动，是维持健康所必需从事的活动，如进食、穿衣、盥洗、卫浴及行动（翻身、坐起、移位、行走）等。②复杂的日常生活活动（instrumental activities of daily living，IADL）：是与环境互动、参与工作及社会角色所必需的较为复杂的活动，如家务处理（清洁、洗衣、照顾孩子）、小区生活技巧（金钱管理、乘车、购物）、健康护理（服药、了解健康状况、复诊）、安全处理（防火安全、辨识危险状况）以及使用家电（冰箱、微波炉）等。

在众多的ADL评定工具中，评定内容主要包括3个方面。①移动：床上的运动（如移动位置、翻身、坐起等）、转移、坐、站立、步行、与劳动有关的运动（如弯腰、跪、蹲、推拉、购物等）。②生活自理：进食、修饰、洗澡、穿衣、如厕、交流等。③家务：做饭、家庭卫生、理财、购物、使用电话、药品使用、洗衣服、时间安排和交通等。

临床工作中主要使用BADL评定量表。但它有很多种，其中原始的巴氏指数（Barthel index，BI）、改良的巴氏指数（modified Barthel index，MBI）和英国标准化的巴氏指数（standard Barthel index，SBI）被大多数研究者认为是较好的巴氏指数。BI评分和SBI评分见表。在应用巴氏指数时，应注明是哪种评分方法。关于IADL，没有比较统一的量表，一般认为功能活动问卷（functional activities questionnaire，FAQ）可能较好。

（励建安）

shēnghuó zhìliàng píngdìng

生活质量评定（assessment of quality of life） 对人们生存或生命质量优劣程度的评价。通常是社会政策和社会发展较为全面评定的结果。在康复临床上常称为生活质量（quality of life，QOL）。关于QOL的评定，国际上常用SF-36或世界卫生组织QOL100等量表。其中以SF-36量表使用较为普遍（表）。

（励建安）

表 BI 和 SBI 评分标准

评价项目	具体内容	BI 评分（分）	SBI 评分（分）
直肠控制	失禁或需要灌肠	0	0
	偶尔失禁或需要灌肠（每周1次）	5	1
	可以自己控制	10	2
膀胱控制	失禁，或需要导尿且不能自己完成导尿	0	0
	偶尔失禁或需要导尿（24小时不超过1次）	5	1
	自己控制	10	2
修饰	需要帮助	0	0
	在提供器具的情况下，可以独立完成面部/头发/牙齿/等的修饰	5	1
如厕	依赖他人	0	0
	需要一定程度的帮助，但可以独立做一些事情	5	1
	独立	10	2
进食	不能	0	0
	需要帮助切食物、涂黄油等	5	1
	独立	10	2
转移（床-椅子）	不能，不能保持坐位平衡	0	0
	大量帮助（一个或两个人，躯体上的帮助），能坐	5	1
	小量帮助（语言或躯体上的）	10	2
	独立完成	15	3
移动	不能移动	0	0
	独立轮椅移动，包括独立拐角	5	1
	在一个人的帮助下步行（语言或躯体上的帮助）	10	2
	独立（可以使用任何辅助器械，如拐杖）	15	3
穿衣	独立	0	0
	需要帮助，但在没有帮助的情况下，大约可以完成一半	5	1
	独立（包括扣扣子、拉拉链、系鞋带等）	10	2
登梯	不能	0	0
	需要帮助（语言、躯体、辅助器械）	5	1
	独立	10	2
洗澡	依赖	0	0
	独立（或淋浴独立）	5	1
总分		0～100	0～20

表 SF-36 生活质量量表

1. 总的说来，您认为自己的健康状况？
①极好；②很好；③好；④一般；⑤差

2. 与一年前相比，您如何评价自己目前总的健康状况？
①比一年前好得多；②比一年前好一些；③与一年前差不多；④比一年前差一些；⑤比一年前差得多

3. 下面是您可能要从事的日常活动，您的健康是否对这些活动有限制？
（1）一些运动量较大的运动，如跑步、举重物、参加剧烈活动
①极大限制；②有点限制；③无限制
（2）一些中等量的运动，如移动桌子、打扫房间、做体操

续　表

①极大限制；②有点限制；③无限制

（3）拎起或带走杂务（如买菜、购物）：①极大限制；②有点限制；③无限制

（4）登几层楼：①极大限制；②有点限制；③无限制

（5）登一层楼：①极大限制；②有点限制；③无限制

（6）弯腰、屈膝、下蹲：①极大限制；②有点限制；③无限制

（7）步行1000米以上：①极大限制；②有点限制；③无限制

（8）步行500米：①极大限制；②有点限制；③无限制

（9）步行100米：①极大限制；②有点限制；③无限制

（10）自己洗澡和穿衣：①极大限制；②有点限制；③无限制

4．您近一个月内的身体健康情况和日常活动的问题

（1）由于健康方面的原因，您不得不减少工作和日常活动的时间：①是；②否

（2）由于健康方面的原因，您无法完成您所希望完成的工作：①是；②否

（3）您所做的工作或其他活动是否因您身体健康方面的原因而受到限制？①是；②否

（4）在从事工作或日常活动中，您是否必须付出额外的努力？①是；②否

5．您近一个月内的情绪和日常活动的问题

（1）由于情绪问题（如沮丧或焦虑），您不得不减少工作或日常活动的时间：①是；②否

（2）由于情绪问题（如沮丧或焦虑），您无法完成自己所希望完成的工作：①是；②否

（3）由于情绪问题（如沮丧或焦虑），您不能像往常一样细致地完成工作和日常活动：①是；②否

6．近一个月内您的健康和情绪在多大程度上影响自己的社交活动，如探亲访友？

①一点也不；②有一点；③中等程度；④比较大；⑤极大

7．近一个月内您的身体疼痛的程度有多严重？

①完全不痛；②很轻微的疼痛；③轻微疼痛；④中等程度的疼痛；⑤严重疼痛；⑥极严重的疼痛

8．近一个月内疼痛在多大程度上妨碍您的户外工作和家务劳动？

①一点也不；②有一点；③中等程度；④比较大；⑤极大

9．近一个月内您有什么感觉和体验，请给一个最接近的答案

（1）有多少时间您感到生活充实？

①所有时间；②绝大部分时间；③较多时间；④有时；⑤很少；⑥没有

（2）有多少时间您感到神经紧张？

①所有时间；②绝大部分时间；③较多时间；④有时；⑤很少；⑥没有

（3）有多少时间您感到情绪极度低落，任何事都不能让您高兴？

①所有时间；②绝大部分时间；③较多时间；④有时；⑤很少；⑥没有

（4）有多少时间您感到平静、安宁？

①所有时间；②绝大部分时间；③较多时间；④有时；⑤很少；⑥没有

（5）有多少时间您感到精力充沛？

①所有时间；②绝大部分时间；③较多时间；④有时；⑤很少；⑥没有

（6）有多少时间您感到情绪低落？

①所有时间；②绝大部分时间；③较多时间；④有时；⑤很少；⑥没有

（7）有多少时间您感到精疲力竭？

①所有时间；②绝大部分时间；③较多时间；④有时；⑤很少；⑥没有

（8）有多少时间您是快乐的？

①所有时间；②绝大部分时间；③较多时间；④有时；⑤很少；⑥没有

（9）有多少时间您感到疲倦？

①所有时间；②绝大部分时间；③较多时间；④有时；⑤很少；⑥没有

10．近1个月内您有多少时间因健康和情绪问题妨碍了自己的社交活动？

①所有时间；②绝大部分时间；③较多时间；④有时；⑤很少；⑥没有

11．请根据您的情况回答（如不知如何回答，可说"不知道"）：

（1）我似乎比别人容易生病：①完全对；②不知道；③多半错；④完全错

（2）我同自己认识的人一样健康：①完全对；②不知道；③多半错；④完全错

（3）我预料自己的健康状况会变得更糟糕：①完全对；②不知道；③多半错；④完全错

（4）我的健康情况极好：①完全对；②不知道；③多半错；④完全错

tèshū gōngnéng píngdìng jìshù
特殊功能评定技术（special function assessment technique）

对人体功能进行检测与评价所需的特殊技术。如对神经肌肉传导反射、电生理活动、磁生理活动等进行测试评估的手段与技术，功能影像学检查技术，分子神经生物学技术等。康复医学中常用的有神经电生理学评定技术（如肌电图、神经传导速度测定、脑电图和诱发电位等技术）、脑磁图和功能性磁共振、正电子发射CT、超声技术等。

（王茂斌）

shénjīng diànshēnglǐxué píngdìng jìshù
神经电生理学评定技术（assessment technique for electro neuro physiology）

检测与评价神经肌肉等器官电生理活动的技术。它可同时应用电（磁）刺激神经和肌肉系统的各个不同部分，然后根据神经解剖学和神经电生理学理论，为神经肌肉相关疾病的诊断和功能水平评定提供依据。神经电生理学评定是神经系统检查的延续。其方法包括刺激式电诊断、肌电图、神经传导测定、各种反射检查、脑电图、诱发电位等。其为临床神经肌肉疾病功能障碍的评定提供了指标，且能对患者的功能预后进行评价。这种电生理学方法，可以适时观察到即刻的变化信息（可达毫秒级），因此也是康复医学（特别是神经康复专科）中十分重要的评定方法。

（王茂斌）

jīdiàntú
肌电图（electromyogram）

记录显示肌肉活动时产生的电位图形的检测技术。肌电图是检查周围神经和肌肉功能的重要手段。是专科康复医师需要掌握的基本技术之一。

检测方法　肌电图主要分针电极肌电图和表面肌电图两类。在具体操作时操作人员应示范和/或简要解释将做的动作也可被动地移动患者的肢体来示范测试的动作确定正常的力量测试和记录未影响肢体力量，从而确定受测试者的正常力量。

姿势位置　受测试者的正确姿势位置可确保身体得到支持，以使他们专注于受测试的肢体。

测试平面　一般对肢体开始进行测试时，选择抗重力位置（垂直平面），如果肌肉力量太弱，可转为在水平面上重新测试。

固定　可利用受测试者的正常肌肉、体重和姿势来固定受测试肌肉起点的一端，这样可减少代偿运动。

阻力方向　应直接对抗被测试肌肉的"运动路线"，如测试肘关节伸直时，可将阻力置于前臂对抗肘关节的伸直。

阻力方式　在测试中逐步给予阻力，动作不应太突然。外部阻力可来自物理治疗师或使用的仪器（如测力计）。

力臂　除非情况不允许，常通过长力臂给予阻力。

健侧优先测试　先测试未受影响的健侧，然后再测试受影响的另一侧（患侧）。双侧都要测试以便进行比较，特别是当一侧肢体受病理影响时。

临床应用　肌电图可用于研究神经有无损伤，用于神经病、肌肉病、诈病，或上运动神经元性疾病。肌电图可以区分神经源性异常与肌源性异常。神经源性异常的基本肌电图表现是：静息时有肌纤维颤动（纤颤）或正相电位，轻用力时有长时限高电压运动单位电位。多相电位增加，而且多长时限多相电值。用最大的力时干扰不完全。肌源性疾病的肌电图表现是：静息时少有纤颤电位，轻用力时为短时限运动单位电位，用大力时为过分干扰型电图。此外，还可通过肌电图确定神经损伤部位，根据异常肌肉的神经支配情况，可以推断为哪一条神经根、神经丛、神经干、神经支病变。其还可作为康复评定的指标：纤颤电位出现很早，可以作为神经早期损害的指标；神经外伤后，运动单位电位的恢复比临床恢复早3~6个月，因此可以作为治疗有效的指标。

肌肉紧张和松弛时表面肌电图的变化可以提供生物反馈。这是一种临床常用的将测定与治疗相结合的康复处理方法。电极放置在受测试的肌肉（肌群）上，检测到的电信号相当于受测试肌肉（肌群）的实际活动。这样，可以显示出肌肉的实际力量或肌无力。测量的电生理活动以微伏（μV）为单位表示，可进一步作为诊断和评定功能改变的依据。

正确的诊断可确保正确选用电刺激仪器中的神经肌肉刺激程序，进行有效的肌肉再训练和康复。通过肌电图生物反馈，患者可直接看到自己的表现状况，从而激励患者，构成其前进的动力。

适应证和禁忌证　主要适用于测试下运动神经元以下的电生理状态。常见的禁忌证如下。①认知水平受损的患者。②受测试区域存在急性难以控制的炎症。③收缩肌肉的急性深部固定疼痛，肌力测试可能导致进一步损伤。④严重的心血管和呼吸系统疾病（并有急性症状）的患者。⑤患者有近期发生的骨折、手术后及其他组织愈合等情况。⑥对患者有害或使病情加重。

注意事项 需充分了解受测试者的医疗情况。测试前严格掌握适应证和禁忌证。有些患者畏惧"扎针"，需对其做解释和安慰工作。对于坚决拒绝检测的患者不要勉强。同时需对测试肌肉周围起稳定作用的肌肉进行测试。极度虚弱的患者，如营养不良、恶性肿瘤或严重的慢性阻塞性肺部疾病患者，在测试中需要特别注意。

（王茂斌）

shénjīng chuándǎo sùdù cèdìng

神经传导速度测定 （assessment of nerve conduction velocity）

对人体周围神经的感觉或运动兴奋传导功能进行的检测与评价。神经传导研究一般用表面电极刺激和记录，其优点是方便、无痛、易被受试者接受（有时也用针电极，可以准确定位）。主要针对感觉神经传导速度和运动神经传导速度进行测定。

检查内容 具体如下。

F波或F反应 刺激神经干时，运动纤维的兴奋双向传导，向下传导引起肌肉兴奋，其电反应称为M波。向近心端的传导上达于运动神经元，激发运动神经元的兴奋，此兴奋再回返传导，引起同一肌肉的二次兴奋，为F波或F反应。F波几乎在任何神经上均可诱发，刺激阈值大于M波的刺激即可诱发，在超最大刺激时才能比较容易地出现，而且其出现率难以达到100%。F反应的波幅也小于M波，一般只及M波的10%左右。因为F波的发生有赖于脊髓前角运动神经元集合的兴奋性，主动用力时波幅增高，即为上级神经中枢影响的表现。

其特别适用于对脱髓鞘性多发性神经病的评价，通常F波明显延长。F波还可用于测定运动神经元的兴奋性，因为它反映的是不同轴突的回返反应。F波传导速度可测定肢体近心端的传导速度，而运动神经传导速度则可测定肢体远端的传导速度。两者正好起相互补充的作用。利用F波可方便测定患者近心端运动传导潜伏期，已成为常规检查之一。

H反射 刺激混合神经干而强度尚不足以刺激运动神经引起M反应时，即先刺激感觉神经，兴奋经后根至脊髓前角细胞，引起前角细胞兴奋，产生肌肉反应（M波），即为H反射。

随着刺激强度的增加，H反射的振幅亦增加。刺激强度增加到运动阈时，一方面兴奋下传引起M波，另一方面兴奋上传与H反射波冲突，使H反射的振幅下降。当刺激强度进一步增加时，H反射逐渐消失，M波增强。

胫神经H反射潜伏期正常为30~35毫秒，两侧之差为1.4毫秒。胫神经或正中神经的H反射潜伏期，反映了传入和传出通路全长的神经传导。H反射是检测多发性神经病的一种敏感性方法。如果是酒精中毒、肾衰竭以及其他多发性周围神经病，H反射潜伏期会延长。

H反射与F反应都是延迟反应，两者的潜伏期相近，但它们又有显著的差别：H反射涉及感觉与运动神经元的反射活动，而F反应是同一运动神经元的回返兴奋。H反射仅见于胫神经等少数神经，而F反应几乎可见于任何神经。在一定刺激强度时，H反射能恒定引出，而F反应则不然。H反射刺激阈低于M反应阈值。随着刺激强度的增加，H反射波幅开始渐增而后渐减，最强或超强刺激时H反射反而消失，而M反应及F反应波幅不断增高

以至最大。H反射的波幅可以等于M反应的振幅，而F波为M波的5%~10%。

眨眼反射 刺激一侧眶上切迹，在双侧下睑用表面电极记录，参考电极置于内眦，地电极置于颏。传入纤维是三叉神经的眶上神经，上达半月神经节，进入脑桥腹侧处，经三叉神经脊核和网状结构到达面神经核，由面神经传出。此反射有少突触同侧早期成分R1和多突触双侧延迟成分R2。R2的潜伏期不定，取多次记录中的最短者。三叉神经损害时，病侧诱发的所有成分潜伏期均延长；面神经损害时，任一侧刺激时损伤侧R2均延长；中枢神经损害时则可出现多种情况。因此，眨眼反射可用于诊断神经损害部位，证实脑干病变的存在，鉴别吉兰-巴雷综合征、糖尿病性神经病、进行性神经性肌萎缩、多发性硬化、癌症性三叉神经痛等。

阴部神经反射 阴部神经由骶2至骶4脊髓神经节段组成，分布于肛门外括约肌、肛提肌、会阴横肌、海绵体肌、阴囊与大阴唇的皮肤、龟头与阴蒂的皮肤，与排尿、排便、射精等有关。包含有输入和输出纤维。阴部神经反射又称球海绵体肌反射，在阴茎或阴蒂用表面电极刺激，在尿道括约肌或肛门括约肌用针电极记录。阴部神经反射的主要指标是潜伏期，正常潜伏期为30~40毫秒。阴部神经或相应的脊髓损害时，潜伏期延长，同时可以记录到自发性电活动和多相电位等异常肌电图表现。

检测阴部神经反射可以了解与排尿、排便、射精等有关的神经功能，常用于截瘫患者的排尿控制和性功能康复的研究，尤其是对于神经源性膀胱的研究。在

糖尿病性神经病，或继发于周围神经受损所致的阳痿，该反射潜伏期也延长。

临床应用 适用于髓鞘损害和轴突病变的测定。髓鞘损害主要表现为神经传导速度减慢，其中又有快纤维与慢纤维病变之分。慢纤维病变时可能反应波传导速度减慢不多，而主要表现为反应波的时限延长或相数增多，同时波幅减低。轴突病变主要表现为反应波的波幅下降。为了区别轴突减少和传导速度减慢导致的反应波波幅下降，可以计算反应波的面积〔以毫伏毫秒（mVms）或微伏毫秒（μVms）表示〕。轴突减少时，反应波面积减少，而传导速度减慢时，反应波面积变化甚微。

注意事项 见肌电图。

（麦洁仪 卓慧玲）

nǎodiàntú

脑电图（electroencephalogram）

通过电极记录脑皮质细胞群自发性、节律性电活动的图形的检测技术。其中，视频脑电图监测又称录像脑电图监测，是在脑电图设备的基础上增加了同步视频设备，可同步拍摄患者的临床病变情况。监测时间可根据设备条件和病情需要灵活掌握，从数小时至数天不等，但由于监测时间延长将导致费用增多、患者预约等候的时间过长等情况，一般监测数小时且记录到一个较为完整的清醒-睡眠-觉醒过程的脑电图，多已可满足临床诊治需要。对于疑难、重症患者（如昏迷、植物状态、低反应状态等），则常需要长期间断性的观察。近来开发的非线性脑电图，是利用近似熵和互近似熵来判断大脑皮质细胞活动的情况，可为患者的植物状态或微小智能状态的恢复，提供一种较为客观、可连续观察的指标。因这些电生理指标在脑损伤后处于动态恢复过程，重复观察脑细胞的毫秒级变化，已成为研究脑功能的重要评定方法。

（麦洁仪 卓慧玲）

yòufā diànwèi

诱发电位（evoked potentials）

将电、声、光或其他因子的刺激作用于特定部位，在神经的相应通路上或头皮相应区域或靶组织上记录到的特殊电位。广义的诱发电位是指一切可以通过刺激诱发的电位。

分类 主要包括躯体感觉诱发电位（somatosensory evoked potential，SEP）、视觉诱发电位（visual evoked potential，VEP）、脑干听觉诱发电位（brainstem auditory evoked potential，BAEP）、事件相关电位（event-related potential，ERP）和运动诱发电位（motor evoked potential，MEP），具体介绍如下。

躯体感觉诱发电位 是刺激躯体周围神经时在中枢记录的神经电位，通常是指从头顶记录到的头皮 SEP，也包括从脊髓记录的 SEP。

由于各峰潜伏期受周围神经传导速度的影响，故其峰间潜伏期更加重要，它反映兴奋在中枢的传导时间。SEP 波幅的意义比较差。除与记录方法有关外，SEP 在传导过程中经过各个神经元时，各神经元均可有信号放大作用。波幅差值需 50% 以上才有较为肯定的意义。周围神经损害表现为对腕刺激的 P9 或 P11 潜伏期延长，踝刺激的 P17 或 P24 潜伏期延长。中枢局限性损害表现为峰间期延长，或波幅明显降低。脊髓手术中波幅下降 50% 以上或潜伏期延长 2 毫秒以上，提示有神经损害，应及时停止手术并采取补救措施，以避免造成永久性损害。在大脑皮质如能记录到与外周刺激相关的电活动，则表明上行纤维和大脑皮质已经恢复"联系"活动。这对于神经系统功能的判断有一定价值。

视觉诱发电位 是用光刺激后在枕部记录的皮质电位。VEP 的传导径路为视网膜经视神经到外侧膝状体再到枕叶视皮质。潜伏期延长主要反映传导径路的脱髓鞘变化。波幅的下降主要反映视感觉输入下降或视觉传导径路的变性。在康复医学临床工作中，VEP 较少应用。

脑干听觉诱发电位 是声刺激后最早反应的 10 毫秒以内的一群电位，主要是脑干结构的听反应。它在康复医学临床中，可用于对昏迷的评价、多发性硬化的诊断、颅后窝脑损害的早期探测及定位。脑干功能障碍是由代谢性因素还是脑干结构的损害所致，通过 BAEP 亦可加以鉴别，并提供有价值的诊断或预后信息。BAEP 相对能耐受代谢损害，几乎不受大多数非特异性中枢神经系统抑制剂的影响。对脑干病变所致的昏迷，脑电图检测无评定价值，而对脑干结构性损害的性质和程度，BAEP 可以提供重要信息。植物状态的患者如果 BAEP 恢复或存在，则可以应用听觉刺激指证。

事件相关电位 从广义来讲，它是与某种事件有关的电位。ERP 有内外之分。目前研究得最多、使用最广的是潜伏期在 300 毫秒左右的正向 P300 电位。ERP 异常的主要指标是潜伏期延长或缺失。可用于预测和监测轻度脑损害患者的注意力、主动参加康复治疗的能力、康复的潜力，以及作为选择康复方法的根据。P300潜伏期能够反映个体智力损害的程度，可以作为智力康复过程的指标。其最大优点是不必受试者主观配合，客观性较好。

运动诱发电位 是应用电或磁刺激大脑皮质运动区或脊髓，产生兴奋，通过下行传导径路，使脊髓前角细胞或周围神经运动纤维兴奋，在相应肌肉表面记录到的电位。过去因为经脑电刺激需要较高的电压，患者难以接受，因此临床应用受到限制，随着技术、设备的改进，使用磁刺激，MEP得到了广泛的研究和应用。头颅MEP与脊髓MEP相结合，可以比较准确地评判中枢的运动传导功能：经颅刺激在肌肉处记录的MEP，与经椎间隙刺激在同一处记录的MEP的差值，即为中枢运动传导时间（包括脊髓前角细胞的轴突延迟和很小部分前根等周围成分）。运动诱发电位的左右潜伏期对比可靠，治疗前后对比可靠，电刺激与磁刺激均如此。

临床应用 主要用于大脑的功能评定。运动诱发电位检查可用于确定运动神经系统的功能状态，与躯体感觉诱发电位、视觉诱发电位、听觉诱发电位等方法共同构成传入、传出的全面检查，成为完整的功能评定系统。

注意事项 评定方法操作复杂、结果分析较为困难，需要由经过专业训练的康复医师进行。当肌肉表现可疑或受影响时，可先进行肌肉评估测试。肌肉功能受损的原因可为运动或肌肉骨骼、心血管、肺部、神经肌肉疾病。诱发电位检查主要涉及大脑功能的评定，但首先要除外下运动神经元的损害，才能为最佳治疗提供依据。

（麦洁仪 卓慧玲）

yǐngxiàngxué jìshù
影像学技术 （imaging technique） 包括计算机断层扫描（computed tomography，CT）、X线计算机断层扫描（X-ray computed tomography，X-CT）、磁共振成像（magnetic resonance imaging，MRI）、功能性磁共振成像（functional magnetic resonance imaging，fMRI）、正电子发射计算机断层显像（positron emission computed tomography，PET）、单光子发射计算机断层成像（single photon emission computed tomography，SPECT）等。其中，CT和MRI已经成为运动（骨骼-肌肉）系统和中枢神经系统精细的诊断和检查手段。例如，在骨关节疾患中，通过对骨骼的结构和形态的影像学检查，不仅可以明确诊断，确定骨科和康复医学科处理的方针与检查康复处理的效果，而且同骨关节的功能和预后判断有直接关系。例如，对于肩关节撞击综合征和冈上肌损伤、肌腱炎或断裂、肱骨头缺血坏死、腕管综合征、股骨头缺血坏死、股骨髋臼撞击、半月板损伤、各种韧带损伤、各种关节炎、脊柱与脊髓疾患、椎间盘病变、椎管狭窄或椎间孔狭窄、脊椎峡部裂和脊椎滑脱、寰枢椎不稳等，常可提供诊断的"金标准"和确定康复处理的基本原则。CT、MRI可观察到大脑和脊髓的形态学变化，血管造影可以观察到脑和脊髓内的血管情况，成为诊断和考虑康复处理的重要依据。对于脑卒中（出血性、缺血性）、蛛网膜下腔和脑室内出血、脑外伤、硬脑膜外或硬脑膜下血肿、弥漫性脑损伤、脑白质病、脑和脊髓血管瘤、血管畸形等也具有诊断性"金标准"的作用。特别是作为功能神经影

像学手段的fMRI、PET等，通过观察脑血流量、氧代谢、葡萄糖代谢和神经递质的代谢、弥散性张力显像（diffusion tensor imaging，DTI，主要观察神经元之间的纤维联系）等来判断神经系统疾病，尤其可据此判断中枢神经系统的功能情况，成为无创性脑功能研究不可缺少的重要手段。

在康复医学临床工作中，X线检查较为普及且价格较便宜，但它只适用于骨骼、心肺的初步检查，分辨率低。CT较MRI的费用便宜，但CT的对比度和分辨率较差。MRI有很高的空间分辨率和超强的组织对比度，并可直接在任何断面和维度上成像。PET、fMRI、DTI等则可在一定程度上反映出其功能状态，但它们的成本都较高，难以普及。但在未来神经康复学的研究上，这种无创性的功能影像学研究意义重大。

（王茂斌）

zhěnduànxìng chāoshēng
诊断性超声 （diagnostic ultrasound） 超声技术在康复医学中，特别是在运动（骨骼-肌肉）系统疾病的临床康复诊治方面应用范围明显扩大，它具有实时、方便、易两侧或前后对比、准确定位、动态观察，且能与注射疗法相配合等特点，因而不仅在疾病诊断，而且在康复治疗和判断功能预后方面，均可起到重要作用。特别是同其他影像学的一些检查方法（如CT、MRI、关节镜等）共同应用时，其作用越发突出。例如超声引导下的肉毒毒素注射解除肌肉痉挛，就是重要的康复医学治疗方法之一（见肉毒毒素注射技术）。操作者必须经过长时间的学习和具有较为丰富的临床经验。

（王茂斌）

tōngyòng Shìjiè Wèishēng Zǔzhī ICF
píngdìng liàngbiǎo

通用世界卫生组织 ICF 评定量表（World Health Organization generic ICF set）

根据世界卫生组织《国际功能、残疾和健康分类》（International Classification of Functioning, Disability and Health，ICF）的规定，人体功能分为身体功能与结构、个体活动和社会参与三个水平（见功能）。因此，功能评定需要从"三个水平"上进行。然而，即使按一级分类其评定项目也有 25 项，若按三级分类则可多达近千项，此处只进行简要叙述（表 1）。

2003 年世界卫生组织公布了 ICF 临床评定检查表。因这个检查表项目太多，不适宜临床应用。2010 年由世界卫生组织 ICF 专家组制定了《简化通用型世界卫生组织 ICF 评定量表》（generic ICF set）（表 2）。其中的项目被认为是最重要的功能，应当重点进行功能评定。但是对一些疾病或外伤，世界卫生组织也制定了相应的"简化核心项目"。根据世界卫生组织的规定，上述所有 ICF 项目均按通用尺度进行定量化评定（表 3）。按照世界卫生组织 ICF

表 1　《国际功能、残疾和健康分类》中的评定项目及分级

一级	二级	三级
身体功能		
精神功能	意识功能	昏迷 植物状态 意识模糊
	定向功能	时间定向 位置定向 人物定向
	智力功能（如智力发育障碍、智力低下、痴呆等）	
	心理-社会（如孤独症）	
	气质-人格（如外向、随和、审慎、精神稳定性、经验开放性、乐观、自信、可信赖性等）	
	能量-驱力（如能量水平、动机、食欲、成瘾、冲动控制等）	
	睡眠（如睡眠量、睡眠开始、睡眠维持、睡眠质量、睡眠周期等）	
	注意力（如保持注意力、转移注意力、分配注意力、共享注意力等）	
	记忆（如短时记忆、长时记忆、记忆检索等）	
	心理（如心理运动控制、心理运动质量等）	
	情感（如情感适度性、情感调节、情感范围等）	
	知觉（如视觉、嗅觉、味觉、触觉、视空间觉等）	
	思维（如思维步调、思维形式、思维内容、思维控制等）	
	认知（如抽象、组织和计划、时间管理、认知可塑性、洞察力、判断力、解决问题能力等）	
	言语精神（如语言接受能力、口语接受、书面语接受、手语接受、形体语言接受、言语表达等）	
	计算（如简单计算、复杂计算等）	
	序列复杂动作精神功能（如失用症等）	
	自身体验-时间体验功能	
感觉功能-疼痛	视功能	视野 视觉品质（如光感受、颜色、对比度、视觉图像品质等） 眼内-眼睑-眼外肌-泪腺功能
	听-前庭功能	与眼相关的感觉 听功能 前庭功能 与听相关的感觉（如耳鸣、头晕、跌倒感、恶心、耳压、耳内刺激等）

续　表

一级	二级	三级
	味觉功能	
	嗅觉功能	
	本体感觉	
	触觉功能	
	温度觉	
	压力觉	
	疼痛感觉	
发声-言语功能	发声功能	
	构音功能	
	言语流畅-节奏功能	
	替代性发声功能	
心肺功能	心脏功能（如心率、心律、心室肌收缩力、心脏的血液供应、动脉-毛细血管-静脉功能、血压功能等）	
	呼吸功能（如呼吸频率、节律、深度、呼吸肌功能、辅助呼吸功能、呼吸耐受功能以及相关的感觉等）	
消化-代谢功能	消化功能（如食物纳入、咬、咀嚼、食物控制、流涎、吞咽、反胃/呕吐等）	
	代谢功能（通过胃肠、接纳食物、分解食物、吸收营养、储存养分、排便、体重维持、基础代谢、糖类-蛋白质-脂肪代谢、水-盐-电解质平衡、体温调节、消化系统感觉等）	
泌尿-生殖功能	泌尿功能（如尿液形成、排尿、与泌尿相关的感觉等）	
	生殖-性功能（如性功能、月经功能、生殖功能、相关的感觉等）	
神经-肌肉-运动功能	关节活动/稳定功能	
	肌力	
	肌张力	
	肌肉耐力	
	运动反射功能	
	随意运动功能	
	不随意运动功能	
	步态功能	
	与运动相关的感觉	
皮肤功能	皮肤的保护功能	
	皮肤的修复功能	
	毛发/指甲功能	

身体结构

　神经系统的结构
　眼、耳等感觉器的结构
　发声和言语的相关结构
　心血管、免疫和呼吸系统的结构
　消化、代谢和内分泌系统的相关结构
　泌尿和生殖系统的相关结构
　运动系统相关结构
　皮肤和相关结构

活动

　学习和应用知识
　一般任务和要求
　交流（如听-说、读-写以及其他交流方式）
　活动（如改变和保持身体姿势、移动和操纵物体、步行和移动、利用交通工具等）
　自理

参与

续 表

一级	二级	三级
	家庭生活（如获得必需品、家务、照管居 　室物品和帮助别人等）	
	人际交往关系	
	主要生活领域（如接受教育、工作和就业、 　经济生活等）	
	社会、社区和公民生活	
环境因素		
	用品和技术	
	自然环境和对环境的人为改变	
	支持和相互联系	
	态度	
	服务、体制和政策	

表 2　简化通用型世界卫生组织 ICF 评定量表

姓名	性别	年龄	病案号		评定人		评定时间：		
			评估				评估		
总体目标：									
康复程序目标：									
周期目标1：									
周期目标2：									
周期目标3：									

ICF 条目		ICF 限定值						目标相关	目标值	ICF 限定值						达到目标
身体功能、身体结构、活动和参与			0	1	2	3	4				0	1	2	3	4	
d455	到处移动															
b780	与肌肉和运动有关的感觉功能															
d410	改变身体的基本姿势															
d415	保持一种身体姿势															
d445	手和手臂的使用															
d510	盥洗自身															
d540	穿着															
b280	痛觉															
b140	注意力功能															
b144	记忆力功能															
d710	基本人际交往															
b210	视功能															
b130	能量和驱力功能															
b134	睡眠功能															
b152	情感功能															
d230	进行日常事务															
d850	有报酬的就业															

续　表

姓名	性别	年龄		病案号					评定人		评定时间：									
环境因素			+4	+3	+2	+1	0	1	2	3	4		+4	+3	+2	+1	0	1	2	3	4
e225	气候																				
e110	个人消费的用品或物质																				
e120	个人室内外移动和运输用的用品和技术																				
e320	朋友																				
e155	私人建筑用的设计、建设及建筑用品和技术																				
e150	公共建筑物用的设计、建设及建筑用品和技术																				
e310	直系亲属关系																				
e450	卫生专业人员的个人态度																				
e135	就业用的用品和技术																				
e580	卫生的服务、体制和政策																				
个人因素			作用										作用								
			积极		无作用		消极					积极		无作用		消极					

表3　通用尺度

分级	严重程度	分级范围
0	没有问题（无，缺乏，微不足道……）	0~4%
1	轻度问题（略有一点，很低……）	5%~24%
2	中度问题（中等程度，一般……）	25%~49%
3	重度问题（很高，非常……）	50%~95%
4	完全问题（全部……）	96%~100%

专家组的解释，简化的世界卫生组织ICF通用量表已经可以减少到只有16项。在"身体功能、身体结构、活动和参与"中，d455、b280、b130、b152、d230和d850必须填写，其余项目在进行临床或科研工作时也必须填写（其中，认知功能评定可根据患者的具体情况选填"注意功能"或"记忆功能"）。"环境因素"只在必要时才填写。在必要时还可加"个人日常生活用的用品和技术"和"全社会支持的服务、体制和政策"两项。

因为ICF的应用还不十分成熟，在临床工作中，仍经常使用康复临床长期积累下来的一些功能评价手段或量表。评定手段包括临床的观察性评定（如临床评估、体格检查、肌肉功能评定、意识状态评定、情感-心理-精神评定、综合功能性评定、残疾评定等）和使用仪器设备的评定（如步态分析、神经-肌肉电诊断、影像学技术、诊断性超声、心肺功能评定）等。

（励建安）

yùfáng sǔnshāng

预防损伤（injury prevention）

预先防备和减少患者损伤的因素与措施。2008年，世界卫生组织提出：每年约有580万人死于受伤或与遭受损伤有关。更多的人因为各种损伤而需要医疗和康复。因此，预防损伤是公共卫生和临床的重要课题。在临床进行物理治疗的患者中，更常见的是跌倒受伤和运动损伤。

跌倒受伤　跌倒是损伤的常见原因，特别是老年人。由于随着年龄增长，骨质疏松、本体感觉减退、平衡能力下降等并发症越来越多，即使轻轻一跌都可能导致老年人严重受伤。跌倒的结果之一是骨折，对老年人的身体功能和生活质量、其照顾者以及医疗制度，都有相当不利的影响。对老年人，跌倒和骨折之间存在恶性循环：老年人在跌倒骨折后会因为害怕跌倒而不敢活动，这样更加重了其神经肌肉损害，进一步发生肌肉无力，后者反过来增加了跌倒以及跌倒后骨折的风险。预防跌倒是打断这个恶性循环的关键。

老年人跌倒的危险因素

2007年世界卫生组织指出老年人发生跌倒是以下多种危险因素综合作用的结果。

生物学危险因素 和个人的身体与功能相关。①年龄:如年长者,特别是年龄大于80岁的老年人。②性别:如年纪大的女性。③慢性疾病:如帕金森病、脑卒中。④身体:认知和情感能力下降、感觉缺失(包括视觉障碍)、直立性低血压、肌肉-关节活动度下降、神经肌肉不协调、平衡和/或步态等功能下降、认知损害、既往有跌倒史等。

行为危险因素 与人的行动、感情和日常选择有关。①服用多种药物,导致如头晕、视物模糊或行走不稳。②过量饮酒。③缺少运动。④不合适的衣物和鞋。⑤有危险的行动,如站在不稳的凳子或椅子上。⑥使用不恰当的助行器。

环境危险因素 指家里或社区内的环境危害:光滑的地面和楼梯、未固定的地毯、昏暗的光线、有裂缝或不平坦的人行道、杂乱的通道。

社会经济因素 和社会以及个人的经济条件有关:低经济收入和低教育水平;缺少社交互动,如独居;营养状况不良。

预防措施 2007年世界卫生组织规定了预防跌倒的措施,2011年中国卫生部发布了《老年人跌倒干预技术指南》,包括力量和平衡训练、改善环境和安全用药等内容。

跌倒风险的筛查和评估 2001年,美国老年病学会(American Geriatrics Society)等在《老年人预防跌倒的循证临床指南》内,建议所有老年人每年都应该被问及是否跌倒。如对过去一年有1次以上跌倒者,可用起立-行走测试来评估其活动能力。此测试中表现不稳或对完成测试有难度的老年人,应做进一步的评估,具体如下。①既往的跌倒情况、用药情况、有无急性或慢性疾病以及活动能力。②检查视力、步态、平衡和下肢关节活动能力。③检查基本的神经系统功能,包括精神状态、肌肉力量、下肢外周神经、本体感觉、反射、大脑皮质、锥体外系和小脑功能。④检查基本的心血管情况,包括心率和心律、不同体位的脉搏和血压情况。近来学者提倡对老年人做全面的跌倒风险评估,应包括心理学方面,如跌倒效能和家居环境安全等。

运动治疗 应特别强调给在社区居住的老年人的多因素治疗必须有运动部分,包括平衡、步态、力量训练和练习太极拳。对于居住在社区的老年人来说,能够有效减少跌倒风险所推荐的最少运动时间为50小时。其中中度至高难度的平衡训练是最有效的运动方式。

运动损伤 很常见,特别对专业运动员来说更是如此,表中列举了一些奥林匹克运动中运动损伤的患病率和发病率。而且,运动损伤有关的医疗费用十分昂贵,因此,进行参加运动前的筛查、采取有效的预防措施就显得十分必要(见运动损伤康复)。

(麦洁仪 曾志聪)

kāngfù zhìliáo

康复治疗(rehabilitation treatment) 康复医学所特有的、改善功能的方法。康复医学用于改善功能的方法,不像治疗医学一样依靠口服药物、注射、输液、手术等,而是主要依靠主动性的功能训练以及其他可以改善功能的技术手段,如物理治疗、作业治疗、言语治疗、假肢-矫形器、心理治疗等。但也不排除能够改善功能的特殊药物和手术,甚至包括改善环境和相关政策以适应残疾人的需求。也就是说,康复治疗需要采用可以预防残疾和改善功能以减轻残疾影响的一切手段。例如,作为一个整体,可能残留功能障碍的康复患者的心理治疗尤为重要;一些药物在康复医疗中经常使用,有些药物甚至主要用于康复医学,而在其他医疗临床科室却较少应用;有些特殊技术、手段和方法,几乎只(或主要)用于康复医学。这就产生了不同于一般临床医学的医师、护士和医疗技术人员的专业人员,即康复团队(组),也就产生了相

表 一些奥林匹克运动中运动损伤的患病率和发病率

运动种类	损伤的总患病率 (每1000名运动员的损伤数)	损伤的总发病率 (每1000名运动员的损伤数)
羽毛球	-	2.9
篮球	-	23.0~26.9
自行车	4.5	-
击剑	0.12	-
体操	-	0.5~5.3
足球	-	13~35
游泳	27	-
网球	-	0.11~0.5
排球	-	2

应的技术、手段和方法。

（王茂斌）

wùlǐ zhìliáo

物理治疗（physical therapy, PT）

以物理学手段作用于人体，通过神经、体液、内分泌和免疫等机制，改善患者功能的治疗方法。物理治疗基本由运动疗法、物理因子疗法组成。

运动疗法 建立在运动发育学、运动生理学、生物力学、神经科学、骨骼-肌肉系统功能学等理论基础上，通过主动性运动、被动性运动、代偿性活动和替代性活动等，改善或提高神经系统（包括中枢神经和周围神经系统）、骨-关节系统、肌肉-软组织系统和心-肺、内分泌器官系统等的功能，预防和减轻残疾的影响，从而达到提高患者生活自理能力、社会参与能力和生活质量的目的。运动功能不仅涉及中枢神经系统（脑和脊髓）、周围神经系统，而且涉及骨-关节-肌肉系统的形态与功能、心肺功能等，是保证人类生活质量最重要的功能之一。运动功能的改善和恢复，必须通过主动性的功能训练。被动性的运动活动则达不到主动性功能训练的效果。因此，主动性运动性康复训练（治疗性运动）已成为康复医学重要的治疗手段之一。

物理因子疗法 是利用各种物理因子（如机械力学、声、光、电、磁、冷、热、水等）进行的治疗。简称理疗。通常这些治疗方法可以通过温热效应（加热或降温）起到镇痛、促使肌肉收缩和组织愈合等作用。此外，手法牵引、推拿、按摩等手法治疗也属于物理因子疗法。物理因子疗法还包括利用天然物理因子的日光、空气浴、森林、海水浴和气候等疗法。由于其方法基本是被

动性的，物理因子疗法现已较少单独应用，而多与运动疗法、牵引疗法、教育-生活方式改变等方法相结合，进行综合性康复治疗。

（麦洁仪）

yùndòng zhìliáo

运动治疗（movement therapy）

以功能训练为主要手段，以手法和器具（器械）为载体，着眼于躯体功能的恢复、改善或重建的治疗方法。包括主动性运动训练和被动性运动训练。前者包括肌肉抗阻训练、有氧代谢能力训练、耐力调节训练等；后者包括关节活动技术、手法淋巴引流、人工脊柱牵引和手法矫治等。

（王茂斌）

zhǔdòngxìng yùndòng xùnliàn

主动性运动训练（active movement training）

肌肉主动收缩产生运动的训练。根据肌肉主动参与的程度不同，主动性运动可分为自由式主动运动、辅助性主动运动、抗阻性主动运动。自由式主动运动，是仅需对抗肢体自身重力的主动运动；辅助性主动运动，是肌肉的主动收缩不足以对抗重力，在外力协助下才可产生的主动运动；抗阻性主动运动，是在对抗外界阻力下，肌肉的主动收缩用力而产生的主动运动。按照身体部位参与的情况，主动性运动又可以分为全身性主动活动、局部性主动活动。①全身性主动活动：是指整个人体肌群参与的主动性运动。包括有氧耐力训练，身体平衡、协调、敏捷性训练，步态训练，功能训练等。②局部性主动活动：是指身体局部肌群参与的主动性运动。包括肌肉力量训练，呼吸功能训练，身体局部肌群参与的协调、灵敏性及功能训练等。

作用机制 ①自由式主动运

动：可以维持关节的正常活动范围，维持参与肌群的爆发力与耐力，维持神经肌肉的协调能力，改善心血管及呼吸系统功能。②辅助性主动运动：可以使肌力不足的肌群最大程度地参与用力产生关节运动，从而达到增强肌力的效果；随着肌力的增强，患者的自由式主动运动范围扩大。另外，通过正确的运动模式，患者可以保持对协调性运动模式的记忆。③抗阻性主动运动：可以增加肌肉的爆发力，使肌肉肥大。

训练方法 全身性主动活动与局部性主动活动，均可在自由式主动运动、辅助性主动运动、抗阻性主动运动三种运动模式下进行。

自由式主动运动 根据训练目的，物理治疗师需要为患者制订合适的运动处方，包括运动方式、运动强度和运动时间等。①如果患者需要提高心肺耐力，改善呼吸循环系统功能，建议患者进行全身性、大肌群参与的主动运动，如快走或慢跑等长时间训练。②如果脑卒中患者需要改善偏瘫步态，建议患者进行步态纠正性训练。③如果有呼吸功能障碍的患者需要改善呼吸功能，则建议其进行呼吸控制的自由式主动运动训练。近年来，主动式和被动式卧位床边踏车训练被广泛用于临床康复训练中。

辅助性主动运动 需要外力给予支持，以使患者可以完成整个范围的运动。根据训练目的及运动方式的不同，辅助力的给予也有所不同。①如只为增加股四头肌肌力而进行的辅助性主动伸膝运动，可利用悬吊系统支托住患者的大腿与小腿，使患者可在免抗重力的体位进行主动伸膝运动。②物理治疗师也可在患者伸

膝肌力不足时，在正常关节活动的范围内，徒手给予助力以协助患者完成伸膝运动。③对足下垂的患者需要进行步态训练，可使用功能性电刺激协助患者在步行时有足够的足背伸动作。

抗阻性主动运动　在患者完成整个范围运动的过程中给其施加外在阻力。根据训练目的及运动方式的不同，阻力施加的方式也有所不同。①如为增加肌肉的爆发力，建议患者在大阻力、少重复的运动模式下进行训练。②如为增加肌肉耐力，则建议在小阻力、多重复的运动模式下进行训练。阻力给予的方式包括施加重物、弹性治疗带、水、滑轮系统，或由物理治疗师（或患者）徒手施加阻力。③为了增加抗阻性主动运动的强度，可使用的方法包括增加阻力、增加抗阻性运动的速度、延长抗阻性运动的时间等。

临床应用　主要用于有运动功能障碍者。康复治疗临床工作中，凡是能够进行主动性运动训练的，都应当积极选用，而尽量不用（或少用）被动性运动训练。因为被动性训练即使有效，其效果也不如主动性运动训练好。

适应证和禁忌证　对于大多数可以进行主动性运动训练的各种疾病或损伤患者，经过认真的评估之后，都应进行主动性运动训练。有严重精神-认知功能障碍的患者（如昏迷、植物状态），完全不能进行言语交流的患者，或有严重合并症/并发症的患者（如急性心肌梗死等心功能严重障碍、新发的下肢深静脉血栓形成、发热、明显呼吸功能不全、严重骨折、大手术后病情不稳等），应禁止或减少主动性运动训练，而主要进行被动性运动活动。

注意事项　对每一位进行主动性运动训练的患者，都应当在认真进行康复评定的基础上，根据患者的实际情况，制订出个体化的康复性主动运动训练计划/方案。包括：患者疾病（损伤）的严重（危险）程度、主动性运动训练的种类-方式-方法（如热身运动、康复性运动、整理运动的时间、强度、运动方式/方法、器材-设备、陪同人员等）、中断或停止运动的指征、对意外情况的处理、预期达到的短期和长期目标等，并需根据实际情况适时进行调整或修改。切忌按照一种固定的模式应用于所有的患者。

（麦洁仪）

jīròu kàngzǔ xùnliàn
肌肉抗阻训练（muscle resistance training）

在完成运动过程中对相关肌肉施加外在阻力的训练。抗阻训练（resistance training, RT）通常采用的形式是举起或踩踏重物，也可使用运动设备。有许多类型的抗阻训练设备，包括自由重量（如哑铃）、固定器械和橡皮筋等，只要正确使用均可有效地锻炼肌肉达到健美或康复目的。该训练在物理治疗中主要用于以提高肌力为目的的患者。

正确的抗阻训练能从各方面增强肌肉功能，包括力量、耐力和爆发力。肌肉爆发力对体育竞赛如铅球或标枪等比较重要，而肌肉力量和耐力对以健康/健身为目的的一般训练者更为重要。在康复医学的临床治疗中，特别是对于下运动神经元和骨-关节系统损伤的患者，适当的肌肉抗阻训练有增强肌力的作用。与康复有关的抗阻训练目标是：①生理上减少日常生活中的压力。②有效控制、减弱、甚至预防慢性疾病，如骨质疏松症、2型糖尿病和肥胖等。随着年龄增长，肌肉抗阻训练变得更加重要。

训练前测试　具体如下。

肌肉力量测试　肌肉力量指的是由特定的肌肉（或肌群）收缩所产生的外力，通常用可以克服的阻力来表示。力量测试可采用静态（等长肌力测试）或动态（等张/等速肌力测试）的方法。

等长肌力测试　等长收缩时肌肉收缩而肌纤维不缩短，即肌张力增加而肌肉的长度不变，不产生关节活动。可使用各种仪器，包括拉力计和便携式测力计。但静态力量测试需对特定的肌群在具体的关节角度下进行，因此，它在整体描述肌肉力量时的作用有限。所测试到的最大力量通常被称为最大随意收缩。

等张肌力测试　等张收缩时肌张力不变而肌纤维缩短，即肌张力固定而肌肉的长度缩短，产生关节活动。临床常用的徒手肌力测试就基本是等张肌力测试。嘱患者在减重、抗重力和抗阻力条件下做规定的动作来对肌力进行分级。

一次最大负荷量（one repetition maximum, 1RM）　是指在规定的姿势和动作下，受测试的肌肉（或肌群）通过完整测试范围完成1次运动的最大重量。它是传统上进行等张肌力测试的标准。多次最大负荷量（如4次或8次）也可作为肌力测试的一种方法，它可将测试和训练过程结合起来。抗阻训练当1RM不适用时，可考虑使用多次最大负荷量，负荷-重复次数关系详见表1。

等速肌力测试　是在恒定的角速度（如60°/s）下完成规定关节活动范围所产生的最大肌肉力量的测试。等速收缩时，围绕关节的角速度不变，而肌肉以等长收缩和等张收缩混合的方式，牵动关节运动。市场上已有能在控制关节角速度的条件下测试各种关节运动（如膝、髋、肩、肘等）的设备。这种仪器能在控制关节旋转速度的同时进行肌力测试，可用于测量最大旋转力量或转矩。但是它比其他力量测试仪器价格昂贵。

表 1　阻力训练中的负荷-重复次数关系

1RM 的百分比（%）	重复次数（n）
60	17
70	12
80	8
90	5
100	1

肌肉耐力测试　肌肉耐力是指肌群能在一段时间内执行重复收缩直至肌肉疲劳的能力，或维持特定比例的最大随意收缩的能力。如果测量的是在具体给定阻力的条件下完成的重复次数，称为绝对肌肉耐力；如果测量的是在部分 1RM（如70% 1RM）的条件下完成的重复次数，则称为相对肌肉耐力。

适应性改变　可发生以下几种适应性改变。

神经适应性改变　抗阻训练的早期力量增加，主要是由于神经系统的调节而不是骨骼肌内收缩组织的改变。在长达 8 周的抗阻训练过程中，前 4 周的力量增加主要归功于"神经因素"。从第 4 至 6 周的训练起，肌肉肥厚（肌肉变得粗大）是肌力进一步增加的主要原因。

肌肉收缩适应性改变　对于以前未受过训练的人群，需要 4~8 周或更久的抗阻训练，肌肉收缩力增加才开始成为力量增加

的主要原因。造成肌肉收缩适应性延迟最可能的解释，是收缩蛋白（即肌球蛋白和肌动蛋白）合成速度减慢。一般来说，肌肉蛋白的合成组装是个周密的过程。这样造成的后果是在骨骼肌内收缩蛋白的合成增加速度落后于其他蛋白质，包括线粒体和肌质网。在抗阻训练中，合成和增加收缩蛋白是肌肉肥厚的主要原因。

肌纤维适应性改变　抗阻训练能导致锻炼肌肉的纤维类型发生转换。最常见的是 ⅡA 型肌纤维比例增加和 ⅡB 型肌纤维比例下降，这是在人类已经发现的 Ⅱx 肌球蛋白重链的主要表达产物。抗阻训练能使 3 种人类主要肌纤维（Ⅰ 型、ⅡA 型和 ⅡB 型）都发生肥大，但它们的肥大程度各异。在检查训练前后的肌肉样本中，发现 ⅡA 型肌纤维肥大最明显，其次是 ⅡB 型肌纤维，Ⅰ 型肌纤维通常最少。

神经内分泌适应性改变　抗阻训练能刺激并引起运动后的血源性激素水平即时升高，如长期的训练则能引起雄/雌激素基础浓度的升高。

心血管适应性改变　抗阻训练对每个肌纤维包含的毛细血管数量或毛细血管与纤维比例可具有利的影响。增多的毛细血管有助于清除在抗阻训练中产生的乳酸。大部分抗阻训练对全身最大耗氧量没有影响，唯一的例外是循环重复训练（即在完成一项训练后几乎没有休息时间，立即进行下一项训练）。以前未接受过训练的受试者经过这类训练后，最大氧耗量显示有所提高。

身体成分适应性改变　以前未接受过训练的人群经抗阻训练后，身体成分发生了温和却显著的积极变化，特别是采用包括大

量训练以及训练间短暂休息的训练方式（即健身锻炼）。这些变化包括身体非脂肪部分重量的增加、皮褶厚度或皮下脂肪的减少。这些适应性改变在男性、女性和老年人群体中均可观察到。

训练方法　成年人抗阻训练的"剂量"，包括频率、强度和训练量。应该指出的是，抗阻训练应该慎重选择并正确执行。刚参加抗阻训练的新手应接受专业人员（物理治疗师）的指导。在他们的帮助下，进行适当的器械调试，选择特定的练习、合适的初始"运动处方"以及随后的渐进式锻炼。

训练类型　抗阻训练方案应包括作用于多个肌群的多关节或复合练习。训练重点在胸部、肩部、上腰部、下腰部、腹部、臀部及腿部的主要肌群。多关节训练的包括推胸、肩部推举、曲臂伸直、下腰部伸展、仰卧起坐、腿部踢蹬等练习。单关节训练是主要针对大肌群的训练，如双臂屈伸、三头肌伸展、股四头肌伸展、屈腿训练、踮足尖等练习。为了避免产生肌肉失衡而导致受伤，要同时训练作用相反的肌群（即兴奋肌和拮抗肌），如同时训练下腰部和腹部的肌肉、股四头肌和腘绳肌。

训练频率　对于一般肌肉来说，每个主要肌群的抗阻训练频率为每周 2~3 次，或可将每个肌群的训练时间（至少间隔 48 小时）分布于各次锻炼中。根据训练者个人的日程安排，既可在同一次训练中进行所有的肌群训练（即全身锻炼），也可分开不同的身体部分进行选择性的肌群训练。后者在一次训练中仅会锻炼部分肌肉。只要每个肌群的训练次数是每周 2~3 次，两种方法则都

有效。

训练量（重复次数和组数） 每个肌群应该训练 2~4 组。可用相同的训练方法或作用于相同肌群的不同复合锻炼来分组。合理组间的间隔休息时间为 2~3 分钟。用不同的方法来训练相同的肌群，既增加了变化，也可防止过度单调产生的厌烦，还有助于坚持训练计划。以每个肌群做 4 组训练比 2 组更有效。然而，特别对新手来说，即使是每次训练每个肌群仅进行 1 组练习，都将大大改善肌肉力量。通过完成 1 组作用于同一肌群的 2 个不同种类的训练，这个肌群实际上已进行了 2 组训练。此外，复合运动，例如卧推和屈臂伸直都可以训练肱三头肌群。

每组肌肉抗阻训练的强度和重复次数呈负相关。也就是说，使用的阻力强度越大，需要完成的重复次数越少。若想改善肌肉大小、力量以及在某些程度上提高耐力，可采用每组重复 8~12 次的抗阻训练方案。若转化成阻力，就是 60%~80%1RM 或一次能提起的最大重量。如果在训练中进行多组练习，若第 1 组训练时重复 12 次动作后才感到疲劳的话，可能在最后 1 组训练时重复大约 8 次动作，就已经疲劳了。训练时只让肌肉疲劳即可，而不能出现肌力衰竭。特别对初学者，后者可能会增加肌腱损伤和延迟性肌肉酸痛的机会。

如果肌肉抗阻训练的主要目的是为了提高耐力而不是肌肉大小和力量，应将每组动作的重复次数增加至 15~25 次，同时减少间隔的休息时间以及训练的组数（每个肌群训练 1~2 组即可）。这类练习要求低强度或阻力，一般不超过 1RM 的 50%。同样，对年纪较大或体质虚弱的训练者，相对容易出现肌腱损伤，他们开始进行肌肉抗阻训练时，应增加重复次数（如 10~15 次）和降低强度（使用总分为 10 分的感觉尽力程度评级表评估，得分为 5~6 分）。当适应了训练且肌肉情况得到改善后，在接下来的练习中，可提高强度，每组重复 8~12 次。

训练技术 无论训练状况和年龄如何，每个抗阻训练都应该使用正确的技术来完成。正确的技术确保了最佳的康复/健身效果和减少受伤的机会。对抗阻训练不甚了解的人应该在物理治疗师指导下以正确的技术方法来进行抗阻训练。除了正确的身体姿势和呼吸（即在用力阶段呼气，放松阶段吸气）外，还应当强调包括整个关节活动范围在内的每次动作的"从容控制"。可通过向上用力提起重物来锻炼肌肉的向心收缩，向下放下重物来锻炼肌肉的离心收缩。不提倡在高强度（如大于 100%1RM）时进行肌肉离心收缩锻炼，因为在这种情况下可以增加损伤和肌肉严重酸痛的机会。

渐进式锻炼和保持 当肌肉适应了抗阻训练方案之后，训练者应增大对肌肉的刺激来继续增强肌肉力量和大小。这种"渐进式超负荷"的原则，可通过几个办法来实现：最常见的方法是增加训练中的阻力；其他方法包括增加每组肌群练习的肌肉组数，或增加肌肉在每周的锻炼次数。此外，如果训练者的肌肉力量和大小已经达到了预期水平，则只需维持，没有必要进一步增加训练强度。只要原来的训练强度或阻力保持不变，即使每周 1 天的练习都可以保持肌肉状态。

临床应用 有氧耐力和力量训练均可增加体能、改善与健康有关的一些测量数据，但两者在程度上大大不同（表 2）。抗阻训练能在更大程度上增强肌肉力量、肌肉持久力和肌肉大小。

适应证和禁忌证 主要适用于运动医学科患者（主要针对运动员在运动损伤后）和有运动功能障碍但肌力在三级以上的康复医学科患者（主要为有神经－骨骼－肌肉疾病患者）。有中度和重度肌肉－骨骼疾患、严重的关节疾患、严重的骨质疏松症和神经病变，或脑卒中后有神经系统后遗症的患者，参加抗阻训练时其发生身体并发症风险虽较普通人高，但适当的抗阻训练有时也能给他们带来实质性的好处。因此，不能将他们排除在抗阻训练之外。近期发作的心肌梗死患者、经皮或手术的冠状动脉重建患者，或其他类型的心脏外科手术患者，也可在危险分级监控的心脏康复计划下，适当进行抗阻训练。禁忌证见表 3。

注意事项 抗阻训练对于有心肺系统和运动系统疾患（或损伤）者是相对安全的。但类似于有氧运动的相关风险，抗阻训练在心血管方面的风险可能取决于参与训练者的年龄、平时的身体活动状态、健康水平、有无潜在的心血管疾病和抗阻训练的强度。尽管高强度的抗阻训练（如使用 80%~100% 的 1RM 锻炼至精疲力竭时）可导致血压过度升高，但在低至中等强度的肌肉抗阻训练中，如果配合正确的呼吸方法、避免瓦尔萨尔瓦（Valsalva）动作（即憋气用力），对于心肺系统和骨关节系统仍旧是安全的。

在参加抗阻训练前应进行医学筛查和评估，目的是发现不稳定疾病患者，降低意外事件的发

表 2　比较有氧耐力训练和抗阻训练对康复和健身的影响

变量	有氧训练	抗阻训练
身体成分		
骨密度	↑↑	↑↑
脂肪比例	↓↓	↓
去脂肪身体质量	0	↑↑
肌肉力量	0↑	↑↑↑
葡萄糖代谢		
对葡萄糖变化的胰岛素反应	↓↓	↓↓
基础胰岛素水平	↓	↓
胰岛素敏感度	↑↑	↑↑
血脂和脂蛋白		
高密度脂蛋白	↑0	↑0
低密度脂蛋白	↓0	↓0
三酰甘油	↓↓	↓0
血流动力学		
静止心率	↓↓	0
每搏输出量（静息和最大）	↑↑	0
心脏静息输出量	0	0
心脏最大输出量	↑↑	0
静息收缩压	↓0	0
静息舒张压	↓0	
最大耗氧量	↑↑↑	↑0
次极限和最大耐受时间	↑↑↑	↑↑
次极限运动心率收缩压乘积	↓↓↓	↓↓
基础代谢率	↑0	↑
健康相关的生活质量	↑0	↑0

注：1.↑表示升高；2.↓表示降低；3.0表示不变；4.1个箭头表示轻微影响；5.2个箭头表示中等影响；6.3个箭头表示强影响；7.此表修改经波洛克（Pollock）和文森特（Vincent）首肯

表 3　抗阻训练的绝对禁忌证和相对禁忌证

绝对禁忌证	相对禁忌证（参加前应咨询医师意见）
不稳定冠心病	冠心病的主要危险因素
失代偿的心力衰竭	各年龄段的糖尿病患者
未控制的心律不齐	未控制的高血压［收缩压＞160mmHg和/或舒张压＞100mmHg］
严重的肺动脉高压（平均肺动脉压＞55mmHg）	功能性体能评估得分低＜4代谢当量
主动脉剥离	肌肉骨骼系统方面限制
马-方综合征	装有心脏起搏器或除颤器的患者
高强度抗阻训练（80%~100%1RM）：禁用于活动期增生性视网膜病变或中度至重度非增生性糖尿病视网膜病变患者	

生率。无论在何种年龄、健康水平及身体状况下，以前没有接受过类似或更高强度训练的人群，不应该在肌肉抗阻训练的开始阶段就进行剧烈和高强度的训练。抗阻训练一般都从低强度开始，因此，一些健身机构所推荐的在剧烈运动前进行的运动等级测试其实并不需要。然而，对于诸如久坐的糖尿病患者，如果计划的训练强度高于快走，或冠心病的10年风险大于10%的患者，仍需进行运动等级测试。其他见主动性运动训练。

（麦洁仪　陈建铭）

yǒuyǎng dàixiè nénglì xùnliàn
有氧代谢能力训练 （aerobic capacity training）　针对人体从外界摄取氧气，氧化体内能源物质，从而生成三磷酸腺苷，以供生命活动所需能量的能力进行的训练。在运动过程中，身体营养素（如糖类）通过多个能量生产路径转化为腺苷三磷酸（adenosine triphosphate，ATP），提供运动所需燃料，即能量。但人体难以储存 ATP，仅有的 ATP 储存量在数秒内即可被用完，所以，人体必须不断产生能量，依靠循环系统和呼吸系统为参与做功的肌群供给能量，以满足耐力活动的能量需求。有氧运动训练的目的是提升能量路径。

运动中的能量供给　包括无氧能量路径和有氧能量路径。

无氧能量路径　①腺苷三磷酸-磷酸肌酸能量路径：有时也称为磷酸能量供给体系。其仅提供约10秒的能量，用于运动的短期爆发时所需。此能量路径生产 ATP 时不需要氧气参与。②糖酵解能量路径：产生的 ATP 能源完全来自糖类，同时产生乳酸（为副代谢产物）。此能量路径在不需要氧气的条件下部分分解糖原,为高强度活动供给能量。其供能最多持续数分钟,直至乳酸堆积至一定量(即达到"乳酸阈")。乳酸的堆积引发肌肉疼痛和疲劳,使机体不能继续维持高强度的运动。

有氧能量路径 包括克雷布斯(Krebs)循环,又称三羧酸循环及电子传递链。有氧能量路径利用血糖、肝糖原和脂肪作为燃料,配合氧气,在肌组织的线粒体中合成ATP。其能更有效地将糖类和脂肪转换为能量,比无氧能量路径产生ATP的量大得多。此能量路径依赖于循环系统将氧气运送至参与做功的肌肉内,以产生ATP。故此路径供给能量的速度相对较慢。

运动的强度及持续时间决定了能量供给路径的类型,在运动中最为常见的是多种能量路径共同参与能量供给。然而,对于长时间的耐力运动,有氧代谢提供大多数的所需能量。有氧运动的适应性如图所示。

训练原则 有氧训练有两个主要目标:提升循环系统运输氧气的能力、增强做功肌群消耗氧气的能力。有氧运动使机体更有效地利用ATP,循环和呼吸系统能更有效地把氧气输送到参与做功的肌群。为达到以上目的,应遵循下列原则。

超负荷原则 训练强度需要超过平时的运动强度。训练包括各种高特定性的适应过程,使机体更有效地发挥功能。

特定性原则 对于特定的超负荷运动,代谢体系及生理系统产生的适应性反应具有特定性,不会产生于其他形式的运动中。此原则被称为强制性需求的特定适应原则(specific adaptation to imposed demands,SAID)。

个体差异性原则 对同样给定的训练刺激,个体间产生的反应不完全相同。这是由于每个人起始的健康状况及训练状态不尽相同。训练方案的制订需要考虑个体需求及个体能力,因人而异。

可逆性原则 训练效果是可逆性的,即当停止运动训练后,训练时产生的效果会相对快速地减退。

训练方案 具体如下。

运动处方 运动量即运动的频率、强度及持续时间的总和。运动达到一定量是维持身体健康的一个必需条件。运动处方需遵循FITT原则,包括运动频率、运动强度、运动时间、运动类型。

运动频率 通常每周至少训练3天才能引起有氧代谢体系的适应性改变。美国运动医学大学(American college of sports medicine,ACSM)推荐的运动频率见表1。

运动强度 通常是指单位时间内活动的能量需求。对于成年人,建议保持身体健康的最小运动强度为中等(即运动时摄氧量储备为40%~60%,心率及呼吸明显加快),或中等以上强度。对于大多数成年人来说,改善性维持身体健康的最理想运动强度为中强度与高强度(即运动时摄氧量储备≥60%,心率及呼吸大幅度加快)相结合。运动强度制订方法总结见表2。

运动时间 连续性或密集的间歇性运动负荷均能提升有氧代谢能力。一般来讲,进行至少30分钟/次的低消耗性的、中等强度运动,是对于普通人比较实际的建议。ACSM推荐的运动时间见表1。

运动类型 大肌群参与的、节律性有氧运动是改善心血管健康的首要推荐的运动类型。ACSM推荐的改善身体健康的有氧运动类型见表3。

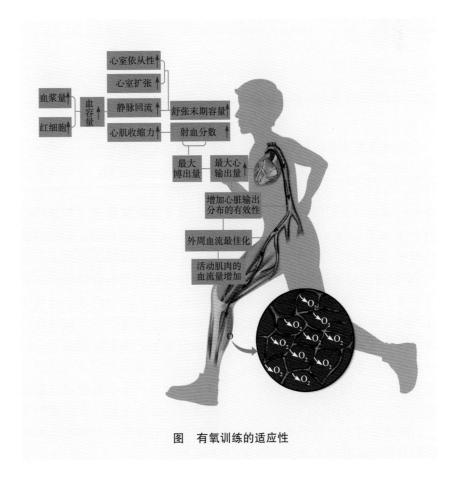

图 有氧训练的适应性

表1 美国运动医学大学推荐运动时间

运动方式	强度	每次时间	频率	每周时间
连续性	中等	≥30 分钟	每周≥5 天	≥150 分钟
	高等	≥20~25 分钟	每周≥3 天	≥75 分钟
	中等和高等	≥20~30 分钟	每周≥3~5 天	
间歇性	每次≥10 分钟，累积时间达到每日最低运动时间			

表2 运动强度总结

心率储备（HRR）	目标心率=（最大心率-静息心率）×% 预期运动强度+静息心率
摄氧量储备（VO₂R）	目标摄氧量=（最大摄氧量-静息摄氧量）×% 预期运动强度+静息摄氧量
最大心率（HRmax）	目标心率=（220-年龄）×% 预期运动强度
最大摄氧量（VO₂max）	目标摄氧量=最大摄氧量×% 预期运动强度
最大代谢当量（% MET）	目标代谢当量=［最大摄氧量/3.5 ml/（kg·min）］×% 预期运动强度

表3 运动类型

运动特点	适用人群	运动项目举例
需要较少技能或体能的耐力性活动	所有成年人	步行、休闲单车、水中健身操、慢舞
需要较少技能的高强度耐力性活动	规律运动和/或具有健康体质的成年人	慢跑、快跑、划艇、健身操、功率自行车、跑步机漫步运动、踏步运动、快舞
需要一定技能的耐力性活动	规律运动和/或具有健康体质的成年人	游泳、越野滑雪、滑冰
娱乐性体育运动	规律运动和具有健康体质的成年人	壁球、篮球、足球、速降滑雪、远足

运动进展速率 取决于个人的健康状况、运动耐受力和运动目标。可以在个体耐受范围内，增加运动处方中 FITT 架构下的任何一个元素的量。①初始阶段：在前 4~6 周内，每 1~2 周增加 5~10 分钟的每次运动持续时间。②频率、强度和/或持续时间，可在规律运动后 4~8 个月内逐渐达到所推荐的运动质量指标。③老年人或身体条件较差的个体可能需要更长的时间才能达到所推荐的运动质量指标。

临床应用 主要用于有心肺疾病及相关症状的患者，在临床检查病情稳定的前提下，可在监护下开展运动计划，以提高患者的运动能力。

适应证和禁忌证 主要用于心肺疾患的康复后期。如心肌梗死、心绞痛、冠脉扩张术后、冠脉搭桥术后以及有轻度阻塞性肺疾患的患者。这时患者心肺功能已较稳定，需要进一步提高有氧代谢的水平。在急性期或有一定运动风险（如高危层或中危层患者）以及有严重合并症或并发症的患者，应予禁忌。在运动中如监测指标出现异常则需要立即停止活动。

注意事项 为了确保运动计划的安全性及运动处方的可执行性，对参与者，无论是身体健康的人群，还是患有慢性病的人群（如冠心病患者），都需进行初步筛选。风险分层和体能活动适应能力问卷（physical activity readiness questionnaire，PAR-Q），已被推荐作为准入低-中等强度运动计划的最低筛选标准。此外，参与者需要进行心肺疾病的症状和体征与冠状动脉疾病危险因素的评估。这类强化运动的现场必须配备监护设备和心肺复苏设备。从事这项工作的医师必须具有相应的资质。

（麦洁仪 梁兆源）

nàilì tiáojié xùnliàn

耐力调节训练（endurance training）

提高人体运动耐受能力的训练。耐力与心-肺功能和肌肉的耐受能力直接相关。

训练方法 可采用有氧代谢能力训练和肌肉耐力训练方法。前者训练的是全身性耐受能力，而不仅是某一肌群、某一肌肉组的力量。后者需要患者在可承受的运动范围内进行持续的抗阻训练。要根据患者的具体情况，进行个体化的肌群抗阻训练。训练的时间和强度在很大程度上取决于该肌群的疲劳程度。不恰当的训练可能造成关节-肌肉或软组织损伤，而时间很短、力量很小的训练又很难达到理想效果。

临床应用 适用于疾病（或损伤）后缺乏运动耐力的患者。

适应证和禁忌证 适用于各种神经、肌肉疾患或损伤后、慢性疼痛、各种手术后功能恢复或感到虚弱的患者。禁用于有精神障碍、病情严重、生命体征不稳（如心绞痛、急性发热等）或病情进行性加重的患者。

注意事项　具体的训练计划需要维持多少时间和随时进行怎样的调整，都必须在康复训练计划中仔细列出，并对于耐力训练的后果进行很好的评估。

（麦洁仪　卢伟明）

jīzhānglì xùnliàn

肌张力训练（muscular tension training）

对于肌张力低下或过高肌群进行的训练。肌群只有在肌张力正常的情况下，才能完成随意运动。例如脑卒中偏瘫患者，早期瘫痪肢体的肌张力很低，呈现为软瘫。这时需要让瘫痪肌肉的肌张力增加、抗重力肌的肌张力出现，因为长期的软瘫状态会使患肢的运动功能难以恢复。但是如果抗重力肌的张力过高而其拮抗肌的张力很低，抗重力肌会产生痉挛，也会使患肢的运动功能难以恢复。

训练方法　可采用主动或被动的神经-肌肉的训练方法。持续性牵拉或持续的冷刺激可能会降低肌张力。这是恢复肢体肌力-分离运动能力-随意运动能力的基础。反之，快速牵拉或冷刺激、疼痛或针刺刺激可能会增加肌张力。

临床应用　主要用于肌张力异常患者。

适应证和禁忌证　适用于上运动神经元、下运动神经元、周围神经、肌肉-神经节点和肌肉本身的疾病或损伤。禁用于神经支配完全丧失或肌肉收缩能力完全丧失且不可恢复的患者。

注意事项　在康复医学临床上，常忽略肌张力问题而强调肌力训练。如上运动神经元损伤后，特别容易忽略抗重力肌的痉挛（早期表现为肌张力升高）而继续进行抗重力肌的肌力训练，致使产生误用状态（如在脑卒中偏瘫时产生的"拐篮、画圈"偏瘫步

态）。因此，需要注意肌张力的训练问题。

（麦洁仪）

pínghéng xùnliàn

平衡训练（balance training）

对人体平衡功能的训练。平衡是指将位于支撑面上的身体重心维持在稳定极限范围内的能力。分为静态平衡和动态平衡。前者指在无外力作用下维持某一姿势以保持身体稳定性的能力，如静态站立；后者指在原有的平衡状态因外力或自身运动而被破坏后，不断调整姿势以维持新的平衡状态的能力，如在平衡板上站立及步行。

理论机制　人体能够在任何体位下保持身体平衡，有赖于身体多个系统的复杂整合。平衡为肌肉-骨骼和神经系统间相互作用的结果。人体可根据周围的环境及所需完成的任务，进行调节以保持身体平衡。姿势控制系统中任何一个（或多个）元素发生故障或出现中断，都会导致平衡被破坏或姿势不稳定。另外，身体平衡需要通过感觉整合（包括自动姿势反应及姿势准备在内）与姿势控制体系相互作用来维持。平衡训练的机制就是有针对性地处理各平衡控制体系的功能障碍问题。

感觉整合　视觉、躯体感觉和前庭感觉在维持平衡的过程中起重要作用。

视觉系统获得的信息　包括环境中物体垂直方向的空间定位及物体在环境中的运动。这些信息可能比较模糊，需要与其他感觉信息进行比较以确定其精确度。

躯体感觉获得的信息　来自于足底的触觉和压觉感受器，以及下肢肌肉、关节内的本体感受器。这些信息有助于确定支撑面

的特点（如面积、硬度、稳定性等）以及了解身体与支撑面间的关系。躯体感觉的信息输入可能比较模糊，可以用其他感觉与之进行比较，以确定姿势的精确度。

前庭系统获得的信息　前庭系统包括及半规管及耳石。半规管可感受头部在三维空间中的角度加速及运动。半规管的信息输入，影响姿势反应并引起代偿性的眼部活动。耳石可感受到头部在线性平面运动或横向运动中位置的改变。耳石感觉的信息输入用以产生细微的眼球转动，使眼球在头侧倾时仍保持水平位，有助于姿势控制及空间垂直定向的维持。

视觉、躯体感觉和前庭感觉的信息，输入于中枢神经系统处汇合并进行评估。感觉信息评估也依赖于即将发生的动作策略。这样感觉信息与运动信息再整合，使中枢神经系统能够最高效地分析利用感觉信息，为计算所需的任务或达到预期目标而下达合理的运动指令输出。

"推-拉"外力干扰引发的姿势反应　人体的动态平衡能力不仅依靠对感觉输入的精确评估及应用，也需要执行有效的"动作策略"。即当受到外力推拉时，身体会自动产生协调的动作模式以便将身体重心维持在支撑面上。

踝调节策略　简称踝策略。是以踝关节为活动中心轴，将身体重心维持在支撑面上的动作策略。踝策略常用于静止站立时，通过较小且较慢的摆动动作以控制平衡。在此策略中，膝关节、髋关节以及躯干的稳定性，是保证策略有效性的必要条件。当支撑面坚固且支撑面的长度大于足长时，踝策略比较有效。踝策略启动时，下肢肌肉由远端向近端逐

渐被激活。肌肉收缩的时机非常重要，肌肉的适时收缩才能产生足够的踝关节力矩和维持髋关节、膝关节以及躯干足够的稳定性。

髋调节策略 简称髋策略。是用髋部活动来维持或恢复动态稳定性的动作策略。当支撑面的长度小于足长时，此策略能够最有效地保持稳定性。当踝策略不能有效地保持稳定性时，或当需要通过大幅度且快速的摆动动作维持稳定性时，就会调动髋策略。髋策略启动时，下肢肌肉由近端向远端逐渐被激活。当身体重心接近支撑面的外限时，髋策略比踝策略更常被使用。因为髋策略所产生的动作速度快且幅度大，故更能有效地保持稳定性。

跨步调节策略 简称跨步策略。是用跨步的方式将支撑面向身体重心移动的方向扩大的动作策略。人体将重心移出支撑面以外，迅速跨步可将身体的重心回复至新的支撑面上，以建立新的平衡状态。当踝策略和髋策略不能有效维持或恢复稳定性，或早就预知其无效性时，就会使用"跨步策略"。

预期性姿势调整 人体在自主动作之前做出准备性姿势调整，以降低预期动作对身体稳定性的影响。例如，在进行双臂向前提起重物的动作之前，背部肌肉会收缩以防止完成此动作时身体向前方跌倒。不同动作的预期性姿势调整亦不同，而并非单纯的身体肌肉收缩。预期性姿势调整依赖于前馈控制，即在自主动作之前，通过预估其动作对身体稳定性的影响，而启动姿势控制性肌肉的活动。小脑和大脑基底核损害的患者会表现为预期性姿势调整障碍。

训练方法 为了纠正各种原因导致的平衡障碍，如感觉（特别是视觉、躯体感觉、前庭感觉）、运动（如神经-肌肉-骨骼系统）或身体结构异常（如截肢等），需要不同的康复训练方法。在有协调障碍、共济障碍时，平衡障碍训练更为困难。

物理治疗师必须分析导致患者平衡障碍的姿势控制系统的功能障碍，并将此作为平衡康复治疗方案的制订依据。平衡训练原则是渐进式增加平衡控制的难度，即支撑面面积由大到少、稳定性由相对稳定至相对不稳定，平衡控制动作的速度由一般到快速，平衡训练的环境由安静到繁忙或嘈杂。

感觉整合训练 感觉整合能力既可因习惯形成，也可因为代偿性需要而形成。对视觉的过度依赖是最常见的感觉整合异常，其可能是习惯性也可能是代偿性的。对视觉的过度依赖会导致患者在视觉信息缺失或受到干扰时产生平衡控制障碍。通过加强关节肌肉的精确本体感觉，同时减少视觉信息的可用性（如佩戴太阳镜）可以降低对视觉的过度依赖。另一方面，如人体在平衡控制中过度依赖关节和肌肉感觉，通过在不同表面的地面上（如毛毯、砾石、沙及玻璃等）进行站立或行走，可降低对关节和肌肉感觉的过度依赖。现在有很多仪器可用于感觉信息的再训练，如平衡仪及虚拟现实软件。

姿势反应训练 改善对抗推-拉外力干扰的姿势反应有多种途径。不同的姿势反应训练对支撑面的要求不同。踝策略的姿势反应训练，需要在较宽且平的支撑面上进行。髋策略的姿势反应训练，需要在较窄的支撑面上进行，以减少踝关节肌肉收缩，易化髋关节肌肉动作。外力干扰的施加方式也多种多样。可以直接向不同方向推、拉力患者；也可让患者在不稳定的支撑面上保持平衡（泡沫垫、移动平板或突然启动关闭的跑步机），使其支撑面产生的不同方向的反作用力作用于患者以达到干扰效果。外力干扰可在患者站立或进行功能活动（行走、坐站体位转换）时施加。

利用平衡板进行站位平衡训练：患者站于平衡板上，平衡板底部的半球装置使支撑面不稳定，故患者需要通过髋部动作（髋策略）来尽可能长时间地维持站于平衡板上的身体平衡状态。此练习也可同时训练踝策略。此训练可以通过减少支撑面的面积来增加训练难度，即由双足并排站立改为双足前后站立。另外，也可要求患者在闭目（阖眼）的条件下进行训练以增加训练难度，即患者只能依靠前庭感觉以及关节肌肉本体感觉的信息输入来维持平衡。再者，让患者在平衡板上步行站立位下进行自主地前后摆动，以控制平衡板并同时保持身体平衡状态，此练习可训练患者自主的重心转移及摆动前期足蹬离地面的力量。

预期性姿势调整训练 重点在于体位转换时的姿势准备，如坐站体位转换、单腿站立、向多个方向跨步的启动（向前、后、左、右）。反复跨步训练可提高姿势稳定性及步行速度。其他较新颖的方法包括跳探戈舞、拳击沙包等。一些研究显示太极拳（剑）训练能提高平衡及姿势反应速度、步态稳定性、功能活动灵活性（如单腿跳）及提升平衡信心。

坐位平衡训练 患者坐位下将双臂抬高至肩水平位，然后尽量在不失平衡的前提下，将手向前方或侧方尽可能远地伸出去。

此运动可有助于训练坐位下翻正平衡反应。当手向前方伸出去时，患者需要将身体重心前移以达到最远距离。坐位下身体重心前移是坐站体位转移的准备动作，即预期性姿势调整。当患者的坐位平衡能力有所提升时，可通过改变支撑面的稳定性来增加训练难度以进一步强化训练，如坐在健身球上进行手臂向远方伸展时的平衡控制训练。

跨步训练　患者站立时反复练习向多方向（前、后、左、右）跨步的动作，并以稳健及快速的方式完成。跨步可以是普通的步行跨步方式，也可以是跨弓步。跨弓步的起始姿势同普通跨步，即与肩同宽站立，然后向前以弓箭步迈开。弓箭步迈开时迈步腿的足跟先着地，然后膝盖弯曲90°刚好至足趾的正上方，而站立腿也同时弯曲，可至几近接触地面。最后患者将迈步腿快速提起并收回至起始站立姿势。两侧腿可交替练习跨步，反复进行。跨弓步动作可以向前及侧向进行。

步行动态平衡训练　当站立平衡能力较差时，患者可先进行辅助下步行训练，如扶住平行杠或墙，或使用辅助步行器具如拐杖或助行架。随着站立平衡能力的改善，物理治疗师需要开始指导患者进行独立步行，然后逐渐减少步行时的支撑面积以增加动态站位平衡控制的难度，如前足挨后足步行，即患者沿一条直线步行，前足的足跟挨着后足的足尖进行迈步。由于其支撑面面积较正常步行时小，此步行方式下维持动态平衡的难度较大。前足挨后足步行可向前或向后进行。也可以利用减重步行或吊轨步行进行步行动态平衡训练。

患者也可练习向不同方向步行或步行时转身，或行走时跨过障碍物，或用足尖或足跟接触地面进行步行，或行走时接球等。这些练习可以训练更高水平的动态平衡能力。

适应证和禁忌证　脑损伤（脑卒中、脑外伤、脑手术后、帕金森病等）、脊髓损伤、周围神经损伤、长骨损伤、肌肉损伤等，只要伴有平衡障碍，均适合进行平衡训练。损伤过重，或有严重的精神-认知功能障碍及言语功能障碍（不能交流），或有严重的合并症或并发症，则不宜进行平衡训练。

注意事项　因为患者平衡能力差，极易跌倒，甚至产生股骨颈骨折、颅脑外伤、脊柱压缩骨折等意外，必须严密预防。

（麦洁仪　利美霞）

xiétiáo xùnliàn

协调训练（coordination training）　对人体产生平滑、准确、有控制力的运动的能力进行的训练。平稳、精准的运动需要由一系列动作共济-协调地结合在一起而产生。日常生活动作是感觉反馈与运动输出相互整合的结果。小脑及大脑基底核是主要进行感觉与运动信息整合的中枢神经系统。这些部位受损后，可使肢体的随意运动的幅度和协调活动产生障碍，以及不能维持躯体的姿势与平衡。临床上，多用睁眼或闭眼下的指鼻、指指、轮替、跟膝胫等试验，观察一些精细活动中主缩肌和拮抗肌的关系调整，对共济功能进行检查；用身体左侧-右侧和上肢-下肢有无协调活动困难，对协调功能进行检查。

理论机制　小脑是控制共济-协调功能最重要的中枢神经系统。它与大脑的运动皮质相互作用，规范运动输出，从而产生协调动作。小脑损伤会导致共济失调。共济失调表现为肌肉力量控制困难（启动或停止时），对运动的距离、方向、速度的控制困难。治疗的原则是在功能活动中（特别在站立、坐下、行走、伸手触物或取物时）训练肌肉控制和运动控制，以及在特定的练习环境中训练动作的精准度。同时，在协调训练中，应用运动技能学习的原则，如给予清晰指导与示范、优化患者操作的任务设计、反复进行练习、给予反馈。

训练方法　具体如下。

卧位下腿部活动的协调性训练　患者处于仰卧位，足前方放置一健身球。一侧腿伸直，其足跟放置于健身球上。另一侧腿髋、膝关节屈曲约90°，足放置于地面上。双臂伸直放松，手心向下，放于体侧。患者需将置于健身球上的一侧腿缓慢屈髋、屈膝并带动球向躯干方向靠近，另一侧腿同时缓慢向前、向上伸直。两侧腿交替地进行屈伸动作。此练习过程中，要求患者平稳控制健身球沿直线方向移动。换另一侧重复进行。此练习适用于步行时双侧下肢不协调的患者。

弗伦克（Frenkle）训练　患者处于卧位或半卧位，足前方放置一刻有4~5条间距为1英尺（1英尺＝0.3408米）的线条的平板。一侧腿髋、膝关节屈曲约70°，足放置于平板上。患者需通过伸展髋膝关节将足从近端一条刻度线移至远端的另一条刻度线。练习中，患者可同时数数以帮助其有节律性地完成动作。此练习稍作修改后也可以用于训练手臂的协调性。弗伦克训练适用于需要对功能活动如步行及伸手取物中手臂及腿的控制进行准备性训练的患者。

步行协调性训练 为了安全考虑，患者可在平行杠内或在安全吊带支撑保护下进行训练。为了改善步长的一致性，可将足印贴于地面上，让患者沿着足印做行走训练。也可让患者在两平行线内进行步行训练，以改善步宽。可让患者在跑步机上步行，以训练患者匀速步行。步行练习中，如果需要，可用拐杖或助行架，以保证步行时的稳定性。

站立时或行走中拍球训练 患者起始可用两手同时拍球，然后难度加强至两手交替拍球。练习中，可使用节拍器引导患者以一定速度及节律进行拍球。为了能成功拍球，患者每次需要对弹起的球做及时的拍打反应。此练习可训练患者的肌肉反应速度、多肌肉关节的协调工作。另外，行走中拍球还能训练上肢和下肢的协调性及身体的平衡控制能力。

踏自行车运动 踏自行车是一项节律性的运动。此运动中，下肢多个关节交替参与。此运动有利于训练双侧下肢不对称运动模式下的单一关节控制的反应速度及协调性。

增加协调活动复杂性的方法 ①去除外在的辅助或监督，如减少使用手臂助力。②鼓励患者加大动作的幅度。③增加一些需要变换速度，变换动作幅度、方向及力量的练习任务。④增加对平衡控制的要求。⑤需要在进行复杂功能活动时（如坐立体位转移、行走），按即时指令要求，立即进行踏步动作。

临床应用 适用于各种中枢性疾病或损伤导致的协调和共济障碍者。

适应证与禁忌证 适用于小脑性共济失调、脑卒中、颅脑损伤等中枢神经损伤的共济失协调患者。无特殊的禁忌人群。

中枢性协调和共济障碍需要与本体感觉障碍患者的行走不稳进行鉴别。后者没有中枢神经系统性损伤，且大多以单独下肢的"醉酒样"行走为主要症状。

(麦洁仪 利美霞)

mǐnjiéxìng xùnliàn

敏捷性训练（agility training）

对人体姿势转变能力的训练。敏捷、技巧、协调、精细等是随意运动最重要的表现。敏捷性是指身体对外界刺激反应出的快速改变位置的一种协调性。它结合加速、减速和改变方向的同时，还保持了对身体的控制和最小的速度损失。运动员和患者面对外界各种刺激的同时，还需要协调完成各种特定的动作任务。通常敏捷性训练用于运动员，敏捷性是一些体育运动成功的决定因素之一。敏捷性相当复杂，要想提高敏捷性，只能通过将相关的不同生理系统最好地结合起来。如跑步速度快是高敏捷性的一个有利因素，但如果肢体在改变方向时协调欠佳，仅跑步速度快也无法保证敏捷性高。运动员需要意识到刺激并迅速做出反应，调整身体姿势位置并高效地做出技术转换。当运动员受伤后，身体状态变差，敏捷性也会受到影响。因此，需要分析判断其受损害的方面并相应制订适当的康复方案。敏捷性不但能帮助提高体育运动方面的表现，还有助于减少再次发生运动损伤的风险。对于需要康复医学处理的患者来说，能达到恢复随意运动的水平是最重要的要求，而灵活、技巧、敏捷、平衡、协调、快速、精细等是随意运动的重要特征。

不同体能素质对敏捷性的影响 可分为身体和认知两部分。

身体部分 具体如下。

力量和功率 ①力量：是肌肉以指定速度收缩产生的力。腿部伸肌的力量和敏捷性正相关。②功率：是指做功的快慢（力×速度）。力越大、速度越快则功率越大。因此提高敏捷性的训练应包括抗阻训练和速度训练。

加速/减速 是指单位时间的速度变化。加速关注的是从静止状态到最高速度的爆发，以及急停转向后的加快速度。减速是快速减慢速度的能力，有助于转向并再次加速。肌肉离心收缩力在这个制动过程中至关重要。

体位 身体姿势是影响敏捷性的重要因素。在减速过程中，身体会由直立位置快速向前倾，以保持动态平衡。在加速过程中，身体前倾的角度会逐渐减少以达到最大速度。应该避免身体过多的前倾。良好的身体核心控制有助于姿势控制。

手臂动作 转变方向中需要有效的手臂动作。有力的手臂动作有利于腿部发力以达到高速度。不充分的手臂动作会导致速度和效率降低。

协调性 是指机体以最佳的顺序完成多个肌肉关节动作，并有效地完成任务动作的能力。人的大部分功能动作均需涉及多组肌肉和关节。要想完成加速、减速及转向，前提是不同肌肉之间的连贯协调动作。

平衡 指机体在静态或动态中保持平稳的能力。动态平衡对敏捷训练极其重要。平衡的保持需要视觉系统、前庭系统和本体感觉系统的综合反馈。当机体在运动过程中，综合反馈持续传至中枢神经系统，反应指令再传给相应的肌肉。敏捷性训练包括高速动作和动作的快速变化，需要较强的动态平衡能力以防止跌倒。

认知部分 具体如下。

预判 一些体育运动中的敏捷性需要具备相关的运动知识。具备足够的运动知识并能较好地理解运动，有助于更好地在运动中做出预判。此外，经验也有助于更好地预判。预判能帮助在运动中赢取更多的时间，以便计划下一个动作并有助于动作的协调。

反应时间/做出决定 当机体接收到视觉、听觉或神经肌肉系统的刺激后，其必须做出如何反应的决定。快速做出决定并快速执行，有助于提高敏捷性。

训练原则 "运动处方"的三个基本要素，即渐进性超负荷、针对性和可变性，同样适用于敏捷性训练。①渐进性超负荷：可使身体适应更高的体能需要。②针对性：要针对相应的肌肉和技术进行训练并取得进步。③可变性：提倡在训练过程中使用不同的锻炼方案来优化对锻炼肌肉的刺激效果，以提高锻炼的效果。

需进行一般技术和专项技术训练。一般的敏捷性训练针对基本的协调、加速和减速能力，专项技术训练则针对不同运动中需要的具体敏捷技能。训练要根据个人的不同水准，由一般训练逐渐发展至专项训练。还需提高神经肌肉适应性。敏捷性主要是由遗传决定的，然而，敏捷性可以随着时间通过重复训练来提高。通过设计的动作学习、训练有助于提高神经肌肉的适应性。

训练方法 有以下几种。

程序性训练 是指实现计划安排的练习。在进行练习前告诉受训者要做的动作以及动作的先后次序。例如，按顺序完成以下系列动作：向前冲刺-快速后退-侧向横移。

反应性训练 不遵循程序，受训者要对未曾预计的刺激和环境做出快速反应。例如，要求受训者能快速向前冲刺至标记处，在其快到标记处时，教练给出信号向何处快速转向。反应性训练可以和同伴一起进行或使用物品（如球等）。这种训练可以模仿比赛时的不可预测的真实情况。

快速训练 是指需要快速动作和步伐的练习。快速动作指快速体位变化，如尽可能快地跌落地面和起身。快速步伐练习中的移动较少但需要高速的足步移动，如步频加速器练习。

基于敏捷性训练的基本原则，有很多不同类型的敏捷性练习可供使用。应根据不同运动中所需要的具体技能，来创新设计不同的训练。

训练方案 设计个体化的敏捷性训练方案应考虑以下因素和变量。

基本情况 如病史、年龄、体格情况、训练经验、特殊运动技能等。

练习选择 选择何种练习应根据不同运动中包括的技能来决定，应分析运动中的动作模式来安排相应的练习。

顺序与次数 ①训练顺序：输出功率高的以及技术要求高的练习应在开始时进行，这样可以减少疲劳所致的练习失败率。②训练次数：是指进行完整练习动作的次数，可因人而定。

练习强度 训练的强度水平指运动需用的努力情况，一般可用速度、距离、重复次数等来评估。

休息与恢复 在重复训练之间需要休息间隔。间隔休息时间的长短，应由不同的运动和练习强度来决定。

总量与频率 ①训练的总量：是指每次训练的全部输出，一般指完成练习的次数和组数。②训练的频率：是在给定时间内完成的训练组数。

训练仪器 敏捷性训练可以简单进行而不需任何仪器。然而，使用某些设备可以增加练习种类的变化。教练和运动员也可参与演化不同的敏捷练习。

适应证和禁忌证 具体如下。

适应证 主要用于运动医学中。受伤的运动员在受伤期间可能在肌肉力量、速度、特殊运动技术等运动强度方面有所减退。同时也不应忽视敏捷性的下降。缺乏敏捷性会对运动员的表现造成不利影响。下肢受伤的运动员应进行敏捷性方面的评估。敏捷性不足的运动员应给予相应的锻炼。对于神经、骨骼、肌肉损伤但运动功能恢复较好的患者，为了获得最大程度的随意运动功能，也常需要进行灵活、技巧、平衡、协调、共济、精细等的功能训练。

禁忌证 应特别注意曾经（或目前）患有心脏病或慢性肺部疾病的人群。其他的疾病也应给予关注。

注意事项 在开始敏捷性训练之前，应充分了解运动员目前的身体状况。开始敏捷训练前应保证足够的关节活动度和肌肉力量。对于参加术后康复的人群，应参照相应的术后康复方案在适当的时间开始进行敏捷性训练。

（麦洁仪 黄心然）

zīshì wěndìngxìng xùnliàn

姿势稳定性训练（postural stability training） 对将重心恢复到支撑面以内的能力所进行的训练。其主要目的是在动态和静态情况下维持重心稳定，使稳定系统保持在中立区的生理范围内。稳定系统由3个不同的子系统组成（图1）。

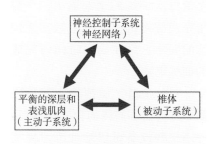

图1 核心稳定子系统

椎体（被动子系统）主要承担负荷和为脊柱提供运动及位置信息的功能。此信息转化为行动的神经网络（神经控制子系统），基于以上信息产生肌肉控制模式。平衡的深层和表浅肌肉（主动子系统）的主要功能是保持运动过程中躯干的稳定性，特别是腹部和背部的肌肉。这些重要肌肉协同收缩，为脊柱和骨盆运动提供有效的支持和保护功能。姿势的稳定及核心的稳定，在维持身体平衡方面起至关重要的作用。它们帮助保持一个特定的姿势、运动姿态和应对外部的扰动。

导致疼痛的不良姿势 目前认为慢性疼痛与刻板的、不正确的躯干模式有关，如上交叉综合征和下交叉综合征，这些症状主要与某些肌肉无力或过度紧张所导致的躯干不正确姿势有关。

上交叉综合征 是上斜方肌、肩胛提肌、胸大肌和胸小肌过度紧张，以及深层颈部屈肌和中下部斜方肌的肌肉力量不足所致。这一模式的不平衡造成关节功能障碍，特别是在寰枕关节、C4~C5脊髓节段部分、颈胸交界处、肩关节和T4~T5脊髓节段。上交叉综合征姿势的变化特点：头部过度向前；颈椎前凸增加；胸椎后凸畸形；肩关节上提和前屈；肩胛骨旋转，外展和翼状肩。

下交叉综合征 是背部胸腰伸肌群、髂腰肌和股直肌过度紧张，以及腹部肌群、臀大肌和臀小肌的肌肉力量不足所致。这一模式的不平衡造成关节功能障碍，特别是骶髂关节、L4~L5和L5~S1脊髓节段部分和髋关节。下交叉综合征也影响动态运动模式。如果代偿性增加骨盆前倾，腰椎过度伸展前凸，形成"前挺后撅"的姿势（如孕妇和经常穿高跟鞋的女性），就增加了L5和S1周围的软组织的压力，从而导致局部疼痛。下交叉综合征姿势的变化特点：骨盆前倾；腰椎前凸增加；腰椎侧移；膝关节过伸。

慢性颈部、背部和关节疼痛综合征 即出现颈部、肩部，以至臂、肘的肌肉和软组织并发酸软、疼痛、乏力感及功能障碍等临床表现。维持姿势与核心稳定性的上述条件可能恶化，如果不妥善处理，身体平衡系统会发生故障或失效。这可能导致慢性疼痛综合征。严重的还可发生肌肉-骨骼系统急性炎症、疼痛激惹性高（如急性肌腱炎或关节肿胀）、急性风湿性疾病、严重的骨质疏松或退行性疾病、急性骨折或扭伤和严重前庭平衡失调等。

训练方法 具体如下。

优化神经控制子系统 为保证中枢神经系统的优质输入，需要优化周围结构-环境。如提供最佳的愈合环境，减少炎症-肿胀，保护愈合组织（如支持保护），保持正确的人体姿势和进行人体工效学教育，矫正外周关节的生物力学作用（如徒手治疗或矫形）。

恢复肌肉平衡 根据主动肌和拮抗肌交互抑制的原理，高张力的拮抗肌会抑制其主动肌。因此，要恢复正常的肌张力或长度，必须加强肌肉或抑制肌肉，以便恢复肌肉平衡。

矫正肌肉紧张 减少肌肉紧张常用的方法包括：热或冷疗法，触发点或软组织松解，本体感受神经肌肉促进法，主动或被动牵拉运动。例如进行主动或被动牵拉运动，可以减少上斜方肌、肩胛提肌、胸大肌和胸小肌的紧张或疼痛（图2，图3）。

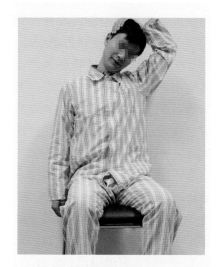

图2 牵拉斜方肌上部

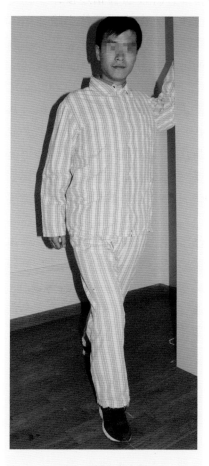

图3 牵拉胸大肌

训练慢缩肌纤维　深层姿势肌肉含有很大比例的慢缩肌纤维，其可以长期不停地收缩，以维持姿势稳定性。当人体处于不正确的姿势时，其主要靠快缩肌纤维维持。快缩肌纤维容易疲劳，导致肌肉疼痛。随着时间推移，过度使用快缩肌纤维可导致慢缩肌纤维失用性萎缩，造成关节稳定性下降和不正确的生物力学作用。慢缩肌纤维可以通过静态等长收缩进行训练。

训练腹横肌和多裂肌　脊柱的主动子系统主要用于保证脊柱的稳定性，包括局部肌肉系统和整体肌肉系统。在维持椎体间稳定性过程中，局部（深层）的肌肉力量和控制比整体（表浅）更重要。局部肌肉系统指深层肌肉的腰部支撑，有腹横肌、多裂肌、盆底肌和膈肌。其中，腹横肌和多裂肌通过筋膜相连接，其收缩可有效地支撑腰部使之稳定。可以在不同功能位置下进行腹横肌和多裂肌训练，如膝盖弯曲、四点跪位、坐或站立的位置。跪位下训练需要收紧下腹部，使肌肉收缩向内、朝向脊柱，而肋骨下肌肉没有收缩，同时，骨盆应保持中立位，运动中不应该有憋气和额外的动作（图4）。此外，腹横肌和多裂肌可以与盆底肌肉一起进行收缩训练。

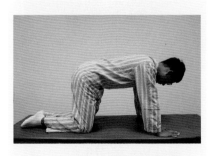

图4　跪位下训练腹横肌和多裂肌

训练颈部深层肌肉　维持颈

部姿势稳定的深层肌肉主要是颈部深层屈肌和斜方肌中下部肌肉。①激活颈部深层屈肌：采用仰卧位，胸部和颈部肌肉放松，下颌缓慢地向胸部低垂（图5）。②训练斜方肌中部和下部肌纤维：采用坐位或站位，肩胛骨完成内收、下降的动作，如将肩胛骨向脊柱中线靠拢（图6）。

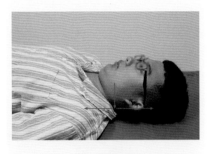

图5　颈部深层屈肌训练

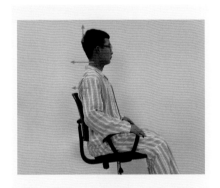

图6　斜方肌中部及下部肌纤维训练

进行腹横肌、多裂肌及颈部深层肌肉训练时，每次可以保持5~10秒，每天进行多次重复性训练。随着肌肉力量增加，肌肉可以在整个运动过程中持续缓慢地收缩，肌肉的收缩在20%~30%是最大随意收缩。

训练表浅肌肉和运动关节　"从内到外"训练肌肉是非常重要的。核心足够稳定时，可提高运动员的平衡性、稳定性和姿势协调性，使其更好、更有效地完成动作。更重要的是还可以预防关节损害。表浅肌肉主要覆盖关节

表面且负责关节整体运动，当深层肌肉未能有效发挥稳定脊柱的作用时，表浅肌肉就会起到稳定脊柱的作用，这样会导致外周表浅肌肉过度疲劳甚至劳损。因此，一旦提高了深层肌肉稳定控制和耐力，应将主要精力放在训练整体肌肉强度和耐力上。表浅肌肉主要包括颈部屈肌和伸肌群，腹直肌、腹外斜肌，竖脊肌，臀大肌，屈髋肌，股四头肌，腘绳肌。

"挑战"稳定性训练　在静止位置训练姿势核心稳定之后，需要逐步加强对不同身体部分的"挑战"。这种技术可以提高控制、位置感觉和促进反射反应。"挑战"的完成主要以核心稳定性测试为前提。应循序渐进，如"挑战"的难度应逐渐增加，身体的支撑面逐步变化，由稳定到不稳定（图7）；由睁眼到闭眼以及应用弹力带进行身体重心的转移训练（图8）。

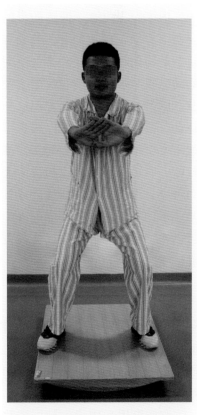

图7　平衡板上核心稳定性训练

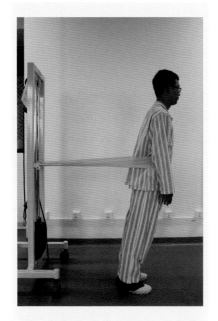

图8　应用弹力带训练身体重心转移

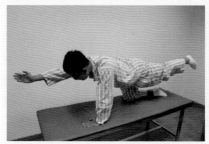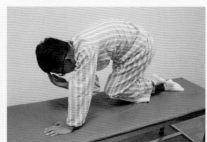

图9　跪位下训练动态核心稳定性

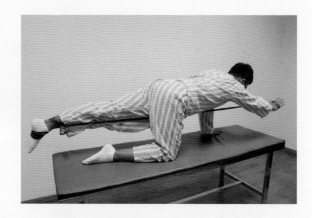

图10　应用弹力带训练动态核心稳定性

训练动态稳定　动态稳定建立在一个稳定的核心区域基础上，可通过运动上肢和下肢，使运动形式更具挑战性。最常用的动态稳定训练模式是四点跪位下训练（图9）。也可应用弹力带进行训练（图10）。

训练特定功能　训练的目的是增强自动化的、更复杂的和有目的的协同作用，需要通过空间运动完成。可以采用涉及多个关节、肌肉和运动平面的协调协作运动，如蹲、推或扭曲，或者可能需要增加沉重负荷的跨步、推拉等。训练躯干的旋转和扭曲能力可以采用拳击、球拍运动或日常要求的许多活动。训练过程中可以逐步增加外部阻力，使其更有挑战性（图11）。

一般来说，"挑战"稳定性训练应注重保持姿势稳定和动作质量，而不是根据疲劳或训练的时间。以上核心稳定训练的理念已经普遍应用于康复、休闲健身和职业运动员训练等方面。

临床应用　用于各种因姿势不稳定而影响个体活动能力和社

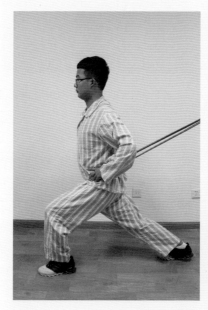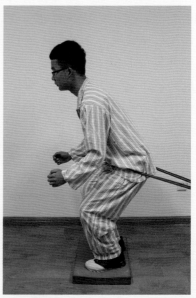

图11　阻力训练核心稳定性

会参与能力的患者。

适应证和禁忌证　适用于各种神经、肌肉、骨骼系统的疾病或损伤造成的姿势不稳定。脑卒中、脑外伤、脑手术后、小脑疾患、不完全性脊髓损伤、帕金森病、脊柱疾病、周围神经性疾病、肌肉疾患和进行性加重的疾患等属于禁忌。

注意事项　"个体化"是基本原则。姿态及核心稳定性训练系整合整个身体动作使其自动稳定，且是从静态到动态的功能活动。它的目的是通过感觉意识、协调性和运动控制质量以及运动计划，来改善中枢神经和训练肌肉-骨骼系统的功能。它应该是个人根据自己的需要而获得系统的进步。尤其要避免训练中跌倒，以免造成继发性损伤。

（麦洁仪　黄心然）

róurènxìng xùnliàn
柔韧性训练（flexibility training）

对人体柔韧性进行的训练。充分的柔韧性对于满足人们日常功能活动至关重要。进行柔韧性训练最常采用的方式是牵拉。牵拉是将外力作用于肌肉肌腱等结构，以改善关节活动度，缓解关节僵硬或肌肉酸痛。适度的牵拉可以预防疾病，改善运动功能，降低运动伤病风险，加速康复计划，改善姿势，缓解疼痛和放松身体。

训练原则　具体如下。

软组织柔韧　关节僵硬是多种软组织结构，如关节囊、筋膜、肌腱和皮肤等挛缩所致。其中，大约80%的关节僵硬，是关节囊、韧带和筋膜挛缩所致。筋膜通常为纤维状或片状的结缔组织，它主要功能是在体内蔓延添加结构，支持皮肤、骨骼、肌肉和其他器官。筋膜系统在人体组织可分为浅层和深层。浅层筋膜位于皮肤下方，一般涵盖整个身体。深层筋膜涵盖每块肌肉、肌腱，并作为软组织的其他组成部分。这种独特的解剖学筋膜系统，使其成为限制运动范围的广度和构成复杂"网络"的主要因素。在每次牵拉时，应牵拉到挛缩的组织上，以确保其牵拉效果。牵拉关节囊通常需要将特定的力量大致平行地作用于关节表面（剪切力）。通常由物理治疗师通过关节松动训练来完成。牵拉肌肉-筋膜组成部分，主要靠静态牵拉，即应用垂直于关节面的力（牵引力）。牵拉肌腱时，首先必须有足够的负荷消耗掉肌肉内在的弹性变化，才能达到牵拉肌腱的效果。

塑性变形　肌肉具有弹性、黏弹性和塑性，这些特性是影响肌肉伸展性的重要因素。当外部力量作用于肌肉时，其长度发生改变；当外力释放时，其将恢复到原始状态。在人体组织中，大多数生物组织具有黏性和弹性，即黏弹性。牵拉时，牵拉的力度应循序渐进，并长时间地作用于挛缩组织，才能达到效果。换句话说，只有达到足够的牵拉力度和充足的牵拉时间，才能使具有弹性或黏弹性的组织长度发生塑性改变。因此，牵拉的力度和频率、时间将成为安全、有效的重要因素。

除以上机制，其他机制也有助于解释牵拉的影响。①增加组织对牵拉耐受性，导致牵拉感受器的兴奋性降低，从而更大范围地增加实际长度。②肌肉僵硬度降低，是增加肌肉长度的因素之一。③肌张力降低，也是肌肉肌腱单位长度变化的重要因素，尤其是当肌肉处于休息（舒张）状态时，较强的肌张力可以限制关节活动度。

训练方法　牵拉的方法和"剂量"，主要由牵拉的最终目的所决定。牵拉技术包括：静态或动态牵拉，弹道式牵拉，被动牵拉（或称本体感觉神经肌肉促进法）等。牵拉的基本原则是牵拉需要足够力量拉伸肌肉-肌腱或保持和改善某个关节运动范围。

静态牵拉　为最广泛采用的牵拉方法，是最安全、简单和有效的方法。此法主要的目的是将肌肉拉伸至最长。牵拉力在某个时间点上维持一段时间，从而达到拉伸肌肉的效果。此法既可由受试者本人完成，也可由物理治疗师协助完成。在牵拉过程中应仔细观察牵拉的力度和肌肉的长度变化，以避免过度牵拉肌肉。姿势和张力的调整，应根据被牵拉个人的主观感受或物理治疗师对肌肉阻力的感觉而调整。

动态牵拉　是指牵拉的力量应于拮抗肌收缩之后，以相反的方向进行拉伸。这种类型的牵拉，能提供一个有效的完全拮抗控制的拉伸力，因此，它是能够减轻损伤的牵拉方法之一。

弹道式牵拉　是最古老的牵拉方式，它主要利用肌肉重复往返的运动，以达到牵拉的目的。为了避免肌肉损伤，如今已很少应用此法牵拉肌肉。

本体感觉神经肌肉促进法　属于易化技术牵拉。主要是综合使用神经反射来提高牵拉效率。一个反射松弛的肌肉导致拮抗肌收缩，从而达到牵拉肌肉的目的。因此，这种牵拉技术需要物理治疗师和患者配合才能有效地完成。理论上，肌肉最大收缩后引起的反射性放松能够更大程度地增加关节活动度，因此，这个牵拉方法可以更好地增加肌肉的伸展性。

牵拉处方　为确保安全、有效地实施牵拉，应在牵拉前仔细考虑，制订完整的牵拉处方（包括适应证、禁忌证及注意事项）。

强度　牵拉的强度是相当主观的感觉。牵拉时应引起肌肉强烈的牵拉感，而不是疼痛感觉。牵拉过程中应密切观察患者的主观感受，避免过度牵拉导致损伤。

张力频率 指反复牵拉-放松的次数，即牵拉频率，应当以循序渐进及合适负荷为原则，引起软组织塑性变化为目标。避免突然快速牵拉导致软组织阻力增加而引起损伤。每次牵拉维持 30 秒、重复 3 次，可以有效地改善软组织的柔韧性。

牵拉时间 仍没有定论，应最少维持 30 秒，可根据牵拉的目的而变化。

重复次数 健康人每天牵拉一次即可维持软组织的柔韧性。

适应证和禁忌证 适用于长期制动导致的关节活动受限，软组织粘连和挛缩导致的柔韧性下降。禁用于急性关节炎、肿瘤、骨骼疾病、血管疾病、骨与骨之间疾患导致的关节受限、急性炎症和血肿、急性栓塞、骨折未愈合、刚刚做完软组织手术（如肌肉、韧带和肌腱缝合术等）。

注意事项 为了安全和最大限度地牵拉软组织，应该密切观察牵拉时患者的反应和牵拉计划的进度，必要时需要对评估进度和牵拉目标加以调整。

（麦洁仪 曾敏霞）

bùtài-xíngzǒu xùnliàn

步态-行走训练 （gait-walking training）

步行周期可分为支撑和摆动相。物理治疗师需要观察受试者躯干、骨盆、髋、膝、踝和趾各个关节在步态周期不同阶段表现的位移和运动特点，以比较分析异常步态与正常步态的差异。步态训练以异常步态作为训练依据。

正常步态 见步态分析。

偏瘫步态 步态与多个系统的功能状态相关，如感觉运动功能、平衡能力、协调能力、知觉和视觉功能。偏瘫步态表现因人而异，如脑卒中患者的步态与脑损伤的部位有关，最常见的是大脑中动脉栓塞所致的偏瘫步态。

支撑相 具体如下。

初期 脑卒中患者在偏瘫步态支撑相中，患侧足在首次触地时不能充分背伸，而表现为"下垂足"。部分患者可能出现胫前肌过度活跃而趾长伸肌较弱，位于内侧的胫前肌肌腱向上提拉，导致足处于外翻状态。支撑相初期，患者首次触地时踝关节的跖屈且外旋，会增加足外侧缘的承重。

中期 ①正常膝关节在承重反应时，通常微屈 10°～15°，以吸收势能及身体重力给膝关节带来的冲力。脑卒中患者的膝关节，从承重反应时到站立中期，通常表现为屈曲减少、缺失，甚至呈过伸直状态。此时，当身体重心前移时，踝关节背伸缺失、膝关节屈曲缺失或过伸直状态使胫骨失去前移驱动力而不能前移过足。患侧下肢还表现为骨盆过度旋后、躯干及髋关节过度屈曲。然而，部分患者可能会表现为相反的异常，如膝关节过度屈曲，并伴有髋关节过度屈曲及踝关节背伸。②从额状面观察，偏瘫患者可能会表现为躯干向对侧过度倾斜甚至超过对侧腿，或表现为臀外展肌无力的阳性特征（本侧骨盆上升，对侧骨盆下降）。臀外展肌无力的特征出现表明骨盆过度向患侧支撑腿的方向侧移，从而对侧摆动腿的骨盆水平过低。

末期 髋关节表现为伸展不足，可能引起身体重心不能有效地前移至足前掌，因而引起足蹬离地面准备不足，进而导致足蹬离地面时，足跟提起不足（或不能）。足蹬离动作中，足跟提起不足（或不能），会影响到小腿肌肉的推进力，从而导致摆动前期小腿向前摆动不足。患侧下肢各关节不能有效地活动使身体重心不能正常前移，因此使对侧腿的摆动不充分进而步长减少。

摆动相 摆动相中，患侧肢体可能会呈现异常非连贯的屈曲运动，常见的表现为僵硬的屈曲运动，即髋屈曲减少、膝关节屈伸的速度减慢，反复屈伸频率降低。整个偏瘫肢体的摆动速度通常减慢。髋屈曲减少、膝屈曲不足、踝背伸不足，常可导致患侧下肢呈半圈摆动模式。患者利用髋外旋及外展将侧向抬高患侧腿，然后再利用髋内收及内旋将患腿收回。

初期 足下垂是脑卒中患者另一个常见的问题，它通常发生在摆动初期，并可能存在于整个摆动相。可能由于膝关节摆动减少，也可能是髋关节屈曲及踝关节背伸减少所致。部分患者可能出现胫前肌过度活跃而趾长伸肌较弱，从而使足呈现外旋状态。在摆动初期，患者可能利用代偿性髋关节过度抬高以协助前行时足趾蹬离地面。部分患者可能在摆动相增加髋膝关节屈曲来补偿足下垂的步态障碍，称为高踏步步态。

中期 髋关节在摆动中期的过度抬高也常见于偏瘫步态。这是腿摆动时骨盆后旋增加、膝关节屈曲及踝关节背伸减少所致。

末期 膝关节伸展不足导致在首次触地期膝关节呈屈曲状态。在摆动末期，骨盆后以及膝关节屈曲可能会导致患侧腿的步长减少。此外，摆动末期的最后阶段，踝背伸的缺失会导致踝关节在随后的足跟触地时准备不足。如果脑卒中患者在摆动相髋关节内收增加，伴有膝关节伸展，其患侧腿可能会在迈步时超过两足中线，落足点位于支撑足前方。这类患者较易绊倒自己，跌倒概率增加。

训练方法 步态再训练以观察到步态动作模式存在异常为依据。偏瘫步态动作异常的诱因来自多个方面，常见的因素包括稳定性差和运动功能障碍。由于姿势异常可导致运动模式异常，步态训练首先要改善患者的中心稳定性及姿势控制，通常由中心关键点到远端关键点，或由近端至远端进行治疗。另外，物理治疗师尚需处理引起异常步态的肌肉骨骼系统方面的功能障碍，如关节活动度减少（如挛缩）和力量减弱。常用的改善偏瘫步态治疗方法如下。

肌肉力量训练 以改善支撑相的稳定性，有以下几种训练法。

髋、膝和踝部肌群训练 髋、膝和踝部肌群在支撑相中承担基本的身体支撑、平衡的维持以及产生向前的推动力等重要作用，因此这些肌群为力量训练的重点。患者在早期进行肌力训练时可给予适当的助力，在肌力逐渐增强后进行主动运动和抗阻运动以进一步强化肌肉力量。

髋伸展-外展-内旋及膝伸展训练 采用本体感觉神经肌肉促进法。患者处于仰卧位，患侧腿起始时伸直抬高并保持髋外旋及踝背伸外翻位，然后听到物理治疗师开始用力的提示后，抵抗治疗师施加的阻力将此患腿向下压，以产生髋伸展、外展及踝跖屈、内翻的动作。此运动可强化髋伸展、外展及膝伸展肌群的力量。

下肢负重训练 患者背靠较高的基柱站立，缓慢弯曲膝盖至半蹲位，然后再缓慢恢复站立位，反复进行。当患侧下肢肌力有所提高，患者可站在平行杠内，将健侧腿置于前方6英寸（1英尺＝0.3048米）高的台阶上，然后进

行患侧腿屈伸动作以进一步强化患腿肌肉力量。在进行患腿肌力训练时，物理治疗师需要提醒患者，在伸展下肢时仍需将膝关节保持微屈状态以防膝过伸。

小腿肌肉训练 小腿肌肉在足蹬离地面、产生前行动能和保证步速方面起到重要作用。因此，小腿肌肉力量的训练也非常重要。可利用6英寸高的台阶进行训练。患者将足尖置于台阶边缘，足跟放于地面上，此起始体位可牵伸小腿肌群，然后保持足尖的位置不变、收缩小腿肌肉以将足跟提高至台阶的水平位，维持此动作3~5秒，再缓慢控制将足跟回复至地面水平，反复进行。

重心转移及骨盆稳定性训练 以改善偏瘫步态时重心的不正确转移以及提高骨盆稳定性，有以下几种训练法。

平行杠内重心转移训练 步行训练之前需确保患者能将重心侧向转移到患侧髋关节上方。对于有严重感觉缺失的患者，在训练重心转移时可使用一面镜子进行视觉信息反馈。物理治疗师站在患者的患侧后方，以便给患者一定的易化技术与支持。物理治疗师需要阻止患者通过双手拉住平行杠或身体依靠在平行杠上来保持站立平衡。重心转移训练的第一步需要确保患者双足摆放位置正确，特别是患足不能呈现踝跖屈及爪形趾。物理治疗师将手从后方置于患者骨盆的边缘，并轻柔地在髂嵴上施加压力，引导患者缓慢、节律性地侧身摆动身体重心。当身体重心转移到患侧腿时，可应用一些易化技术重点刺激髋及膝伸展肌群的主动收缩。重心转移训练也可在步行站位下进行。

利用健身球进行骨盆摆动训

练 如果患者的骨盆稳定性较弱，可能会在支撑相出现患侧骨盆水平位置下移，或呈现患侧髋外展肌无力的特征，即躯干向健侧过度侧屈，以提高患侧骨盆的水平位置。健身球是改善骨盆稳定性的有效训练工具。患者坐于健身球上，然后伴随双侧髋关节交替地内外旋转而侧向摆动骨盆。另外，患者可通过前后向滚动健身球进行骨盆的前倾后倾的控制训练。患者在健身球上保持坐位平衡以及向不同方向摆动健身球时，可以从中学习到如何稳定骨盆及恢复对骨盆的控制。

腿摆动训练 以改善摆动相腿部的不正确摆动，有以下几种训练法。

改善摆动相的"足下垂"训练 用本体感觉神经肌肉促进法训练髋屈曲-内收-外旋及膝屈曲功能。患者处于仰卧位，患侧腿起始时处于髋内收、内旋、膝伸展及踝跖屈位，然后抵抗治疗师施加的阻力将此患腿向上提，以产生膝屈曲及踝背伸外翻的动作。物理治疗师在此动作过程中可在踝关节处反复快速牵拉踝背伸肌以刺激出更强的踝背伸肌力量。

功能性电刺激 可作用于踝背伸及外翻肌群。功能性电刺激技术可与踝部矫形器一起使用。功能性电刺激的开关置于患侧足下。在摆动前期的足蹬离地面时，身体作用于患侧足的压力消除，功能电刺激即被启动，并刺激踝背伸肌及外翻肌群收缩。此技术能够帮助患者在摆动相上抬踝关节以改善此时相的足蹬离地面的状况。

步行训练 患者掌握了支撑相及摆动相的动作控制后，可开始进行步行训练。刚开始步行训练时，物理治疗师可对患者给予

一些身体上的支撑，如扶住患侧手臂、躯干或骨盆，以帮助患者进入较为正常的步态模式。近年来，在部分减重的情况下在跑步机和天轨上进行步行训练较常被应用。将背带马夹与悬吊系统相连接，以便维持平衡，减重设置能辅助力量较弱的肌群完成步行动作。一旦力量增加，减重的幅度需要逐渐降低或去除。

适应证和禁忌证 具体如下。

适应证 步态或行走训练是神经、肌肉、骨骼和发育异常等导致运动功能障碍的患者，主动性康复训练中最为重要的手段和方法。例如，中枢神经系统损伤的偏瘫步态、截瘫步态、小脑共济失调步态、帕金森步态、舞蹈病步态、张力障碍步态、小心步态、大脑皮质下失衡步态、前额叶下失衡步态、分离步态、额叶障碍步态等，周围感觉功能异常导致的感觉性共济失调步态、前庭共济失调步态、视觉性共济失调步态等；周围骨骼-肌肉功能异常导致的关节炎步态、肌病步态、周围神经病性步态等。

禁忌证 主动性康复训练的基础是患者必须有主动性康复训练的意识（意识清楚），身体有能进行步态或行走训练的基础（如有心-肺功能基础、可以恢复的中枢神经和周围神经系统的功能、有功能的骨骼-肌肉系统等）。这些方面有较为严重的问题，步态或行走训练就应当是禁忌或相对禁忌的。

注意事项 因为步行是人类生活自理为主的个体活动能力和社会参与能力的重要内容，所以康复医学将步行和步态训练作为重要内容。但是，这种训练涉及相当复杂和高级的理论和技术，绝不是通过简单的"拉着走"或"架着走"就可以解决的。训练"不得法"反而会使功能更差（如严重的误用状态），甚至出现更为严重的问题（如跌倒损伤、股骨颈骨折、颅脑损伤等）。因此，应当制订正规的康复训练计划/方案，并由康复治疗专业人员实施。

（麦洁仪 利美霞）

shénjīng yùndòng fāyù xùnliàn

神经运动发育训练（neuromotor development training） 依据人体神经运动发育规律进行的训练。大约 1 个世纪之前，科学家进行的实验表明，成年哺乳动物中枢神经系统不能继续生长发育。这使人们形成了"中枢神经系统是由不变的环路、专用的神经细胞以及既定的神经通路组成"的观点。然而，这种观念从 20 世纪 60 年代开始有所转变。研究人员开始探索中枢神经系统损伤后神经细胞的再生和重组。至此，人们认识到中枢神经系统可以产生动态变化，这些变化称为"可塑性"。中枢神经系统可塑性的变化有三种：轴突长芽、潜伏通路和突触的启用以及增加突触效率。轴突长芽是指在正常神经细胞与受损神经细胞之间形成新的联接。大脑中储备有大量未使用的突触，激发这些闲置的突触从而形成新的神经通路，称为"潜伏通路和突触的启用"。一旦新的神经通路形成，突触效率可通过重复的练习得以增加（见脑的可塑性-大脑功能重组理论）。

训练方法 有包巴斯（Bobath）技术、本体感觉神经肌肉促进法（proprioceptive neuromuscular facilitation，PNF）、鲁德（Rood）技术，布朗斯特鲁（Brunnstrom）疗法、运动再学习和引导式教育。这些治疗技术方法的目的，均是通过帮助患者发展或恢复最大可能的可塑性改变，促进患者的正常运动和功能。

包巴斯技术 是 19 世纪 40 年代英国包巴斯夫妇通过观察和治疗儿童脑瘫制定的一套技术。包巴斯技术通过促进运动学习得到在不同环境中的高效运动控制，从而使患者的能力得到提高。包巴斯技术通过对患者的特别处理，引导患者贯穿于预期动作的始终。对于一些有神经系统问题的患者，如脑卒中、脑瘫等和中枢神经系统的损伤导致高级整合能力的缺陷，致使出现异常的姿势反射和运动模式，包巴斯理论认为姿势控制是患者改善运动功能性能力的基础。使异常的姿势反射趋于正常化的机制是非常重要的，因为正常的姿势反射机制可以带来自主的姿势调节，随之而来的就是正常的主动运动和功能性活动。患者在接受这项技术时，最主要的是学习怎样控制姿势和运动，并逐渐增加动作难度。物理治疗师将分析患者的姿势和运动，找出患者活动中的异常成分。

在治疗过程中，要求患者全程主动参与。因为大脑的可塑性变化是主动参与的结果，而非被动的刺激。重复练习在学习的过程中十分重要，因此，必须强调长时间对神经系统给予刺激，才能提高可塑性的变化。

包巴斯技术包括治疗性处置、促进（易化）、抑制及控制关键点等。①治疗性处置：用于改善患者运动的质量和兴奋与抑制的不协调。②促进（易化）：是包巴斯用来促进运动学习的关键技术。这项技术是应用感觉信息（通过徒手接触的触觉信息和用语言说明）来增强弱的运动模式和抑制过度活跃的运动模式。适当的感觉对于抑制异常的反射性反应和正常运动模式的再教育非常重要。感觉传入的输入，可以辅助高级中枢调整肌张力并促进正常的运动。恰当的促进是在动作任务中提供有规律的实施时间、形式、强度和撤销，所有这些都影响运动学习的结果。③抑制：为减少运动-姿势中异常成分和干扰正常运动的因素。④控制关键点：是指控制身体的某一有利于促进和抑制运动或姿势的特殊部位。

本体感觉神经肌肉促进法是一种综合应用被动牵伸与等长收缩的方法。于 19 世纪 50 年代由玛格丽特·诺特（Margaret Knott）和桃乐西·沃斯（Dorothy Voss）开创。它用来改善神经肌肉功能障碍或其他需要加强患者肌肉力量的功能。①"放松-摆动"技术：在患者肌肉等长收缩后，再给予被动的牵伸。这种等长收缩后的快速牵伸能起到促进作用。因患者不得不启用一个比肌肉牵张反射更高水平的控制。②节律性启动技术：首先由物理治疗师被动运动患者的肢体来进行希望的运动；然后由患者在物理治疗师的辅助下进行主动运动；最后逐渐成为患者完全的主动运动和抗阻运动。这种技术对帕金森病患者运动僵硬及启动困难非常有效。③节律性稳定技术：用于稳定性训练。通常可在患者躯干、髋部以及肩胛带的稳定性练习中应用。在这种训练中，患者需要在物理治疗师徒手阻力下保持关节的稳定。

鲁德技术　1954 年，玛格丽特·鲁德（Margaret Rood）作为美国第一位物理治疗师，强调早期反射在运动控制再学习中的重要作用。她的方法在脑瘫儿童的治疗中显示了较好的效果。她相信婴儿开始的运动均为反射性活动，在不断地重复和修正下，这些反射性的活动才被自主运动所取代。鲁德技术中有 4 个基本原则：感觉的输入对于肌张力正常化和诱发希望的运动都是必需的；感觉运动控制是发育的基础；运动有目的性，是参与日常活动所产生的正常反应；不断重复是学习所必需的。鲁德方法中，运动促进的技术包括敲打、冰刺激、刷擦以及关节挤压；抑制的技术常用于抑制不希望的运动如痉挛等，包括关节轻压、中度温热刺激、肌腱止点按压以及慢性节律性运动等。在鲁德技术中，8 个"个体发育的运动模式"被用作运动分析，包括仰卧回撤、节段滚动翻转、支点俯卧（俯卧伸展）、颈肌协同收缩、肘卧位、四点跪位、站立和行走。"位置"是鲁德技术中最主要考虑的因素，特别是在患者自主运动较差时。垫子、垫枕、球以及其他特殊器械广泛用于鲁德技术中。应用鲁德技术时，运动模式可以融入游戏中，从而使这些运动模式更具有功能性，进而促进运动控制。

布朗斯特鲁疗法　19 世纪 50 年代由瑞典物理治疗师布朗斯特鲁（Brunnstrom）开创。此疗法主张利用原始反射来启动运动，并鼓励在脑卒中患者早期恢复中应用粗大的运动模式。这些协同运动模式，可以通过正确的练习转变为功能性的自主运动。布朗斯特鲁疗法将运动的恢复分为 6 个阶段：①迟缓期。②协同运动及痉挛出现，屈肌协同先于伸肌协同。③协同运动或其成分启动自主运动，肌肉痉挛明显。④痉挛及协同运动的影响开始减弱，患者的运动受限较少。⑤痉挛及协同运动的影响继续减弱，患者主动的自主运动及单关节的控制能力增强。⑥痉挛不再出现，患者的运动及协调基本正常。

福格-米勒（Fugl-Meyer）评分量表于 1975 年由瑞典康复医师福格-米勒创立。是布朗斯特鲁疗法常用的评估躯体表现的量表。此量表主要用于脑卒中偏瘫，它包含 5 个分量表（运动、平衡、感觉、关节活动度及疼痛），涉及对患者上肢和下肢功能不同方面的考量。福格-米勒量表总分 226 分，每个方面可以单独评分，也可计算 5 个分量表的总分，以此反映患者的恢复程度。

运动再学习　于 19 世纪 80 年代由澳大利亚物理治疗师卡尔（Carr）和谢泼德（Shepherd）开创并首次公布。这种方法具有明确的任务，鼓励患者主动参与康复治疗，从而改善患者的功能性能力。此疗法认为患者的康复是他们学习怎样运动以成功满足自我需要的过程。有障碍的或没障碍的个体，均可通过同样的方式学习。技巧性运动表现取决于预测性的模式而非反应性的模式。运动技巧的学习是学习怎样解决问题，在此过程可分为：认知阶段、联想阶段和自动阶段。在运动再学习疗法中，物理治疗师首先要确定治疗的目标并要求患者完成相关的任务，然后再分析患者的运动并找出其运动中缺失的运动成分以及神经运动进程。之后，患者在物理治疗师的引导、示范和反馈下，不断地练习这些任务。在此过程中，精神的练习是认知学习的一部分。最后，患者需要将这些学得的任务运用到不同环境中。

引导式教育　于 19 世纪 50 年代由匈牙利医师和神经心理学家皮托（Peto）开创。这种方法最早被经过特殊训练的实施者用于脑瘫儿童的教学和训练。引导式教育的目的在于鼓励有神经运动疾患的儿童（或成年人）学习生活、战胜残疾。引导式教育与其说是治疗方法，不如说是教学方法。它的教育原则是教导应用个体性的策略去处理残疾问题。因此，在强调患者主动学习之外，还提倡物理治疗师的徒手引导和患者高级认知功能的参与。在引导式教育中，对于强化一个新的技巧，连续性是必需的。同样非常重要的是：在不同的任务或情况中，可以有机会应用同一个技巧。在促进学习的过程中，这种方法鼓励患者不单在训练-学习的情况中练习技巧，而且要把技巧应用到其他的日常活动中去。因此，在日常照顾和多学科的方法中，应用引导式教育是较好的。引导式教育包括6个重要成分：团队、促进、日常事务、节律性意向、任务序列和实施者。实施者是患者在日常项目和学习团队中担任的协调者。实施者也负责设计序列任务和在团队中创造良好的氛围。引导式教育中的"促进"包含7个成分：即节律性意向、动机、连续性、自我促进、徒手促进、任务序列和日常计划。

适应证和禁忌证　神经运动发育学和神经运动生理学的康复方法，在过去半个世纪以来，一直是神经康复学的基础治疗-训练技术与方法之一。它广泛应用于儿童脑瘫、成年人偏瘫或其他以上运动神经元损伤为主的各种神经疾患的康复训练中，并且得到循证医学的证实。这些方法对于下运动神经元损伤导致的运动功能障碍基本无效。因此，并不适用于周围神经、骨骼-肌肉损伤患者运动功能的恢复。

注意事项　这些方法都有自己一整套的技术操作程式，或相当专业的名称，有自己的专著，因此过去大多自成体系。但是，循证医学研究认为，这些方法的有效性似乎没有差异。近年来，这些方法渐渐较少单独应用，而大多被融合或者综合性地应用于临床。

（麦洁仪　利美霞）

fàngsōng xùnliàn

放松训练（relaxation training）　对机体、精神等的控制或注意由紧变松所进行的训练。放松是感觉上的平静，是从紧张、焦虑和恐惧中解脱的一种思想状态。它包括身体和心理方面，可指肌肉紧张的放松或精神上的愉悦感。无论使用物理或心理的方法都可达到放松的目的，据此推测身体和心理方面存在联系。放松的目的有三方面。①作为预防措施，放松可保护身体器官，防止不必要的磨损，特别是与压力相关疾病有关的器官。②作为治疗手段，放松能使身体固有的愈合机制更加有效，可以缓解不同医疗状况下的压力。③作为应对技巧，放松使思想平静、思路更加清晰和有效。

生理学机制　包括自主神经系统、内分泌系统和肌肉-骨骼系统等。

自主神经系统　控制生理上的唤醒，包括交感和副交感神经系统两个分支。在面对挑战、危险的刺激情况下，交感神经系统激活，身体发生一系列生物化学和生理学变化，以应对威胁。这些变化包括心脏活动性增加、血流由内脏流向骨骼肌而重新分布、血压升高、呼吸加快、汗腺分泌增多、感觉更加灵敏、消化活动减少。如果这些变化比较剧烈或

经常发生，相应器官容易疲劳并患心身疾病。放松训练利用自主神经系统两部分的相互抑制关系，通过促进副交感神经兴奋来抑制交感神经活动。

内分泌系统　与自主神经系统关系紧密。它们的功能是产生激素、调节内脏对环境刺激的反应。在应激情况下，大脑刺激肾上腺髓质分泌儿茶酚胺，使身体提高警觉并使血液重新分配。脑垂体释放促肾上腺皮质激素，刺激肾上腺皮质分泌盐皮质激素和糖皮质激素。其中最重要的是皮质醇，它能协助儿茶酚胺保持对肌肉的能量供应。高浓度的皮质醇（如在长期压力的情况下）与免疫系统功能受抑制有关。当应激完毕，释放神经递质乙酰胆碱，重新回复自主神经系统的平衡状态。这时在上述应激反应中受刺激的器官处于虚弱状态，功能有所减弱。

肌肉-骨骼系统　肌张力受意识和思想状态的影响。神经肌肉系统被看作缓解紧张和焦虑的中介。因为释放肌张力可使思想平静，因此放松疗法就是培养肌肉有意识地放松。

训练理论　有认知、行为以及认知行为三种理论。

认知理论　认为思想控制感情，每个人都能控制自己的思想，因此也有能力控制调整其感情和行为。认知方法中大部分都涉及思想，比如，自我谈话和识别分心心理的主要目的是调整思想。

行为理论　关注的是可观察到的动作。它认为行为是受环境影响的，当出现不当行为时，可使用强化、分心和暴露等方法来进行调整。行为方法包括肌肉松弛、分心、逐级暴露（逐步把自己心里想的说出来或写出来，以

减轻压力的方法）和社交技巧训练（如情感表达训练）。

认知行为理论　是以认知理论和行为理论为基础的。它认为思想会对所学的内容进行处理并通过强化来维持。着重于思想、感情和行为之间的相互关系，它建立了重点强调社会心理作用的统一哲学原理。认知行为治疗试图培养更加具有适应性的思想和感情，从而使其行为更加有益，并促进其身心健康。

训练方法　不同的放松技术均帮助患者达到放松状态，如身体方式、认知方式、物理治疗方式或综合方式。

身体方式　具体如下。

呼吸锻炼　是基于和自主神经系统有关的生理学原理。缓慢呼吸时副交感神经系统占优势，并达到放松状态。

渐进式放松训练　是雅各布森（Jacobson）在20世纪30年代根据惊吓反应形成的。它的原理基础是放松的肌组织对思想有平静作用。在训练过程中，练习者交替紧张和放松肌肉，要求注意目标肌肉的感觉，特别是从紧张到放松的感觉。当练习者熟悉程序后，训练将集中于如何从紧张中放松。

被动肌肉放松　来自于雅各布森的渐进式放松，但不同的是它仅有放松部分而无紧张部分。不同方式的被动放松技术，对那些不能耐受紧张训练的人有不同作用。

实用性放松　于1987年提出，以渐进放松为基本技术，帮助练习者在日常生活中应用放松。此方法从多方面进行放松，如通过放松肌肉来达到生理学方面的放松，通过暗示帮助认识方面的放松，通过暴露在应激源下进行行为方面的放松。

行为放松训练　原理是放松身体的姿势和紧张时的身体姿势有所不同。要求练习者尽可能放松并记住在放松姿势下的感觉。训练过程主要对逐个肌群的放松情况进行检查并训练。

米切尔（Mitchell）方式　基本生理学原理是相互抑制，如当关节的一组收缩肌群在用力做功时，对应的拮抗肌群就必须放松。

亚历山大（Alexander）技术　是心理再学习的过程，包括去除不利的习惯姿势，学习有利于肌肉节约能量的姿势。在此技术中姿势至关重要，因为它认为在正确的姿势下，身体和思想比较容易放松。

牵伸　利用牵伸肌肉来达到放松目的。牵伸锻炼是一种有效的可替代的放松方法。

体育活动　虽然此方法本身是物理学途径，但也和神经生物学变化有关。有生理学原理支持此方法。运动有助于控制焦虑状态以及减少应激反应。它可单独作为一种治疗方法或作为其他治疗的辅助，如药物和/或认知行为治疗等。

生物反馈放松技术　允许练习者根据身体功能的外部反馈，来主动控制身体和情绪。外部反馈使用仪器来测量身体各项功能，如肌肉活动、血压、心率、心律、皮肤温度和汗腺活动等。练习者需清楚地知道各项测量结果，学会使用放松技术来有意识地控制身体功能。

认知方式　具体如下。

认知行为疗法　包括一系列的治疗措施，根据问题的不同性质使用相关的技术。它是使用得最广泛的心理疗法，并应用于身心健康方面。认知行为治疗的一些项目包括教育、设定目标和活动、激发技术、问题解决处理技术、健身训练、松弛、减少疼痛行为、等级暴露、复发的自我控制等。

自我认知　是一种认知方式，关注的是个人对自我的认识。它有助于挖掘练习者的内在力量，加强自信和思想的平静。①意象：是基于认知原理，能加强放松的经历体验。符号想象、隐喻、转化和远离是意象治疗中可使用的不同的方法。意象治疗应在专业的行为治疗师指导下进行。②目标导向可视化：是意象和自我暗示的一种形式，用于治疗特定的行为。它相信身体不能区分所想象和所经历的事件。想象过程中发生的生物化学改变类似并可用于模拟现实发生的情况。当可视化反复出现，可加强信息并给练习者更加深刻的印象。

自体锻炼　来自一些建议，并无任何理论支持。想象沉重和温暖的情形，可导致轻微的昼游症（白日梦游），有助于放松并让练习者更加容易接触自己的内心思想。

冥想　是一种认知活动，被认为可将大脑半球优势由左转至右，有助于降低觉醒状态。①本森（Benson）方法：有疾病一元论的支持。它认为所有形式的冥想都抑制了交感神经系统活性。此方法的诱导过程包括轻呼吸以及专注于某种"咒语"。②沉浸冥想：强调的是以接受的方式，不做任何判断地来进行冥想。

适应证　放松训练有助于治疗许多疾病。例如脑卒中偏瘫患者见到陌生人或医师后，肢体痉挛立即加重。医疗保健专业人员必须考虑疾病的性质以及如何与放松技术相配合，根据情况选择最佳的技术方法。例如，渐进式放松或呼吸锻炼等方法，可能对哮喘患者效果较好。以下是常见的一些物理治疗师使用放松疗法的适应证：关节炎、运动损伤、癌症、心血管疾病（如冠心病）、哮喘、慢性阻塞性肺疾病、分娩、慢性疲劳综合征、糖尿病、纤维肌痛、头痛和偏头痛、高血压、肌肉骨骼疾病（如腰背痛）、疼痛症、帕金森病、体重控制、术前和术后状态、工伤康复、药物成瘾、酒精成瘾、戒烟、慢性疼痛、抑郁、焦虑。

注意事项 某些放松疗法可能存在潜在风险。放松疗法不能替代医学治疗，当出现或怀疑患某种疾病时，应当进行精神医学治疗。一些技术如意象和冥想需由相关的精神医学专业人员来操作。如有任何疑问，应向精神医学专业人员咨询。

注意呼吸锻炼 ①如果呼吸锻炼过深过快，有可能过度通气而产生头晕。可以通过再学习正确的呼吸方式来纠正。②对有惊恐发作的患者，进行呼吸锻炼应格外小心，但大部分患者都能从放松中得到好处。

注意渐进式放松 ①在放松训练过程中可能出现血压变化。当肌肉紧张时血压可能升高，放松时可能降低。因此应给练习者足够时间进行调整练习，使他们能主动避免晕厥的风险。②分娩前和正在分娩的女性，禁止进行紧张-放松训练以避免干扰子宫收缩。可以使用单纯的放松练习（如被动放松）。③练习者进行紧张训练的时间不应太长，以防出现肌肉痉挛。④对特别紧张造成痛觉增加的练习者，肌肉放松不如认知方式有效。

注意认识方式 ①对想象有困难者，肌肉方法可能更有用。

②自身锻炼不适合年龄小于5岁的儿童。练习者的个人训练目标和方式应可行。③"冥想"不适合于急性精神病患者。

（麦洁仪　刘颖琳）

xīnzàng wùlǐ zhìliáo

心脏物理治疗（cardiac physiotherapy）

为将心脏功能提高至最大程度采用的非创性物理方法。改善心血管系统的功能、减少心脏事件的复发和降低死亡率、改善心脏病患者的生活质量，是心脏康复的主要目的。心脏物理治疗包括减少危险因素、主动性康复训练和改变生活方式等。其中，主动性康复训练占有重要地位。

主动性康复训练可有效地改善运动能力、减轻疲劳感和心理压力感、改善睡眠、减少心绞痛的发作和提高患者的自信心。这是心血管系统外周训练和心脏本身训练的主要效果。①外周性效果：主要表现为动脉和静脉氧含量差加大、组织氧化酶增多（特别是骨骼肌）和氧摄取增加、心率减慢和血压降低，使心肌对氧的需求降低。从而可以使患者能够用较少的氧供应，满足较多的日常生活活动。②心脏本身的训练效果：主要表现为减少心脏的失用性功能减退，或可有利于心肌侧支血管的形成和使冠状动脉扩张。这些均有利于心脏功能的保持和一定程度的改善。这些作用的总和可保持或提高患病心脏的功能，从而增加患者身体的活动能力、改善心理承受能力。

训练方法 首先对患者进行危险性分层，然后根据危险性分层和选定的运动心肺功能试验结果制订运动处方。因为对于心脏病患者来讲（特别是对高危层和中危层的患者），主动性运动有一定危险性，所以在开始主动性、

康复性训练时，必须在康复医师的指导下，严格按照运动处方在监护下进行。之后，再逐渐过渡到一般性康复机构和社区-家庭进行训练。

运动处方和训练 心脏康复运动处方是心脏康复处理的关键。物理治疗师需要对患者的运动耐受量进行评估。评估方法可以按照标准的分级功率自行车试验（或分级跑步平板试验）进行最大（或次大）运动耐量评估；也可用一些实地测试，如6分钟行走测试等常见的评估肺部疾病患者运动耐量的测试方法（见有氧能力-耐力评定）。根据评估结果拟定适当的训练强度，并制订适合患者的运动训练方案。运动处方的参数，包括运动类型、运动强度、持续时间、频率和进展。①运动类型的选择：按照患者的治疗目标拟定，如为了增加其步行耐力，可选择步行作为运动类型。②运动强度：根据患者运动耐受试验的结果确定，可用最大心率的百分比或最大做功的百分比来量化。③运动的持续时间、频率及进展：取决于患者的功能耐力和生理储备能力。功能耐力差但具有足够的生理储备能力的患者，对训练的反应较快，因此可按其反应而进展，需要较短的训练过程。对于功能耐力及生理储备能力均较差的患者，其适应训练方案的速度较慢，需要较长的训练过程。

通常，中度和重度心脏病患者，需要在运动心肺功能仪的监测下进行训练。这些仪器不仅能实时监测心率、心律、血压、心电图等心血管的功能，而且可以监测一系列呼吸功能指标，如通气量、耗氧量、二氧化碳排出量、呼吸商、无氧阈等，特别是在安

静和不同运动负荷下的心肺功能，如最大耗氧量、无氧阈、肺通气功能、心电变化特征等指标。这些设备有利用活动平板运动的、有利用踏车运动（卧位或坐位）的，也有下肢不能活动而利用手摇阻力车的等。在上述心肺指标未见异常的情况下，患者的主动性运动性康复训练就是安全的。目前，小型遥测运动心肺功能仪发展很快，患者携带一个很小型的装置，即可自由活动（其仍在被监测之中），这大大方便了患者的正常生活。对于病情较重的患者，物理治疗师应与心脏康复医师密切合作。

心脏康复计划　见心脏康复。

适应证和禁忌证　具体如下。

适应证　缺血性心脏病（心肌梗死、慢性冠状动脉性心脏病等）、冠状动脉搭桥术后、经皮冠状动脉血管成形术后、冠状动脉支架术后、心脏移植术后、心脏瓣膜修补或置换术后、稳定性心绞痛、控制后的充血性心力衰竭、室壁瘤切除术后，以及各种相对稳定的心脏病患者。

禁忌证　不稳定性心绞痛、中重度主动脉瓣狭窄、安静时收缩期血压大于 200mmHg、安静时舒张期血压大于 100mmHg、直立性低血压或运动过程中血压下降大于 20mmHg、急性系统性疾病或发热、未控制的房性和室性心律失常、未控制的窦性心动过速（大于 120 次/分）、未控制的充血性心力衰竭、三度房室传导阻滞、活动性心包炎和心肌炎、近期血管栓塞、血栓性静脉炎、安静时心电图 ST 段向下移位大于 3mm、未控制的糖尿病、禁止运动的神经系统和骨科疾患等。

注意事项　心脏康复有一定风险，所以刚患病（特别是中度-重度疾病）者，一定要在正规医院内经过正规心脏康复专科医师的严格功能评定后，再按照运动处方的规定谨慎地开始主动性心脏康复训练。在变更运动的类型、运动强度、持续时间和频率时，应得到康复医师的同意，康复医师在运动进展过程中，应十分熟悉停止运动的指征和熟练掌握心肺复苏技术。在运动试验的场地，必须配置有相应的抢救设备和药物。当已经十分安全地进行过一段主动性心脏康复训练之后，再过渡到社区和家庭中去训练，但仍然要与上级心脏康复医师保持联系。

（麦洁仪　魏佩菁）

fǔzhùxìng yòngjù xùnliàn

辅助性用具训练（auxiliary appliance training）　以辅导帮助性技术和器具对患者所做的训练。除了主动性康复训练之外，康复医学中还应用许多其他方面的技术和手段。如辅助性技术（assistive technology，AT）和适用性用具（applicable tools，AD），就是用来提高残疾人的生理功能、帮助其克服环境的障碍，以达到更高独立生活水平的技术与设备。根据《国际功能、残疾和健康分类》，AT 和 AD 是提供给（或被）残疾人使用的环境方面的因素，以克服其自身的健康损害、功能受限或参与活动受限，也就是在提高功能。①健康损害：是指身体某一部分（如结构）或身体功能（如生理功能）的缺失或异常。②活动受限：是指个体在执行活动时遇到困难。③参与活动受限：是指"在面对生活中的情况时，个人可能会经历到的问题。AT 和 AD 的作用就是取代（或增加，或代偿）某一身体结构或功能，使残疾个体的能力最优化。这部分的大量工作包含在物理治疗和作业治疗之中，成为康复性处理的重点之一。

AT 和 AD 分类　关于 AT 和 AD 有不同的分类，通常根据使用目的和功能加以区分。一些 AT 和 AD 通常按照日常生活、行动、交流、电脑、娱乐、环境的适应和控制等被界定出来，但这些分类都是折中发展而来，并没有参照某一理论框架。因此，这些分类既可能相互交叉又不够详尽。此外，根据个人使用的不同，很多 AT 和 AD 可以归到不止一种分类中。例如，当被用来和他人进行交流时，电脑可以划分到交流的种类中；而使用电脑中的游戏软件时，又可将其归为娱乐的范畴。一支口操纵杆可以用来进入交流系统（交流类别）、电脑（电脑类别）或成为日程活动的辅助器具（日常活动类别）。常见的四种分类方法见表。

2008 年，赫什（Hersh）和约翰逊（Johnson）提出了使用 AT 和 AD 作为可能辅助器具的方案，其包括两个类别，即基础活动类别和前后关联活动类别。前者包括交流和使用信息、身体移动和认知活动；后者涵盖日常活动、教育和工作以及娱乐活动。基础活动类别构成了每一个前后关联活动的基础，因为所有的前后关联活动类别都包括某些形式的交流和信息使用、身体移动以及认知活动。这一分类至今仍被广泛应用。

基础活动类别　包括以下几方面。

交流和使用信息　涵盖了所有与人际交往有关的活动，以及不同形式地使用信息，包括使用电脑和互联网。其使用的 AT 和 AD 如下。

表 辅助性技术和适应性用具的分类

罗比塔耶（2010 年） （Robitaille）	州范围辅助性技术（2012 年） （Statewide AT Act Data Collection Intrument）	残疾协会（2012 年） （Institute on Disabilities）	能力数据（2012 年） （abledata）
感觉要素	言语交流	交流	交流
	视觉	视觉辅助	盲和低视力
	听力		聋和听力困难
电脑	电脑及其相关		电脑
独立生活的辅助	日常生活	自我护理/日常活动	日常生活辅助
建筑要素	环境适应	家居改造	环境的适应
个体移动的辅助	移动、坐位和位置	行动辅助	步行
娱乐和体育的辅助	娱乐、体育和休闲	休闲和娱乐	娱乐
改良的家具	交通工具改造和运输工具	车辆改造	交通
	学习、认知和发展	学习辅助	教育
控制		环境控制	控制
假肢和矫形器		工作地点改造	假肢
服务			矫形器
		坐位和位置	坐位
		人工活动	家务
		机械活动	治疗的辅助
			安全和保安
			轮式（车辆）活动
			聋、盲
			工作场所

交流信息：视力、听力和语言是每个人和他人进行交流需要的基本身体功能。①视力：针对视力损害或盲人使用的视力辅助器具有角膜植入、电子放大器和屏幕阅读器等。②听力：针对听力损害或聋人使用的听力辅助器具有耳蜗植入、听觉放大设备、有放大功能的电话、闹钟信号装置和婴儿监控器等。③语言：针对说话和语言障碍者使用的说话辅助器具有加强语言流利性的设备、产生语言的设备和声音放大器等。

使用信息：涵盖了各种"信息中介"形式，例如打印、电脑和互联网信息。随着电脑和互联网的发展和流行，可以用来辅助使用电脑和互联网的设备变得越来越重要。帮助使用电脑和互联网的硬件和软件产品有改进过的键盘、触摸屏、用头操控的指向设备、凝眼指向设备、口/舌指向设备、语言-文字转化软件、声音识别软件和屏幕阅读软件等。

身体移动 是指所有包含身体动作和交通运输的活动。其使用的 AT 和 AD 如下。

假肢和矫形器：例如关节和肢体的假体可以取代关节和肢体，夹板或支具可以支持或增补关节和肢体。踝-足矫形器：常用于脑卒中患者，矫正步行过程中的"足下垂"。它被设计用来控制踝足运动，防止在摆动相过度跖屈和内翻；也可通过调整踝背屈的程度减少支撑相膝关节扣锁。通常用塑胶材料制成。因为塑胶的柔韧性，小腿部分在站立相移位，而在摆动相回复 90°。踝关节在摆动相被固定在 90°，以防止足下垂和足趾拖地。具体见假肢和矫形器。

行动和交通：包括行动辅助器具，如助行器或拐杖、人工或电动轮椅、斜坡、楼梯升降机和巴士升降机等。①步行辅具：肌肉无力或平衡障碍的患者可借助步行辅具行走。步行辅具可以给予外部的支持，以协助较弱的腿部肌肉，增加支撑基底可以获得稳定性，从而增强站立或步行时的平衡。患者常用的步行辅具包括手杖、四脚拐、步行架和助步器。对于那些只有单侧上肢控制的患者，手杖和四脚拐更加适合，而手杖只适合轻微平衡障碍的患者。手杖和四脚拐：可以减少健侧腿摆动相的特伦德伦伯征（又称单足站立试验）。这是因为它们有助于减少用来稳定骨盆，以及患侧下肢外展肌在支撑相骨盆下坠时所需的做功。手杖和四脚拐之间的区别在于，后者提供了一个更广泛的支撑基底和更好的外部稳定。但由于较宽的基底设计，使用它在楼梯上行走时，比用手杖不便。步行架和助步器：是在众多步行辅具中支撑基底最大的，所以它可以给患者提供最大的稳定性。步行架和助步器适合虚弱的患者，因为它们对患者的平衡和协调需求最小。但是，如果使用步行架和助步器，患者需要有较好的双上肢的控制和力量。因此，如脑卒中等一侧上肢不具有功能的患者，不能使用。助步器是一个有前轮和后压力敏感刹车的步行架，患者在步行中需要保持握住助步器并推向前。因此，它适合于没有足够的手臂和手部力量提起步行架的患者。物理治疗师需要注意当患者推动助步器向前时，防止助步器从患者手中滑脱。使用步行辅具时的步态：教给患者什么样的步态取决于许多因素，包括平衡、力量、协调、认知和知觉障碍。对于使用手杖和四脚拐，两点步是最常用的步态。步行辅具（手杖或四脚拐）和弱/患侧腿在一起先迈，然后健侧腿单独再迈。对于一些平衡能力尚可的患者，可以使用三点步。步行辅具先向前，然后患侧下肢向前迈，最后健侧下肢再向前迈。因为感觉、平衡、肌肉力量、协调能力的缺失以及患侧较差的控制能力，神经系统疾病或骨科的患者跌倒的风险较高。物理治疗师必须站在尽量接近患者的地方，以确保安全，将跌倒的风险减至最小。物理治疗师最好站在患者的患侧后方，以便更好地给予支撑。物理治疗师可以用手靠近患者的髋关节，或者骨盆以及肩部或躯干来控制患者。②轮椅：如果患者的能力缺失过于严重，如很差的上肢和下肢的控制和肌肉力量，可选择轮椅。轮椅的类型有两种，即手动轮椅和电动轮椅。手动轮椅：患者需要具有良好的上肢和躯干的控制能力与力量，以及较好的运动耐受性，可以在不同的地面及斜坡推动轮椅。电动轮椅：可由内置电池协助患者推动轮椅。患者可以通过手或下巴控制操纵杆来启动轮椅。一些配件可以帮助增加使用轮椅的稳定性，如头部支撑装置、躯干安全带或臂托。轮椅具有可以调节的下肢长度和不同的类型，以适应不同体型的患者。轮椅坐垫的选择也非常重要，因为很多使用轮椅的患者不能移动，正确地选择坐垫，可以帮助减少臀部压疮的发生。最常用的坐垫是胶质坐垫和气垫。从事体育运动的患者需要运动轮椅，其降低了椅子的高度，从而具有较好的稳定性和运动性。物理治疗师在选择适当类型的轮椅、配件、坐垫以及指导患者在不同的任务（如行进、转移等）中使用轮椅的过程中，起到非常大的作用。如果患者能力缺失严重，物理治疗师需要教会患者的照顾者怎样将患者转入转出轮椅。

辅助治疗用具：包括利用体重支撑的动作和行动训练的用具，如减重平板训练（body weight support treadmill training，BSWTT）和辅助治疗机器人等。①减重平板训练：Lite-步态机器帮助患者在减重情况下做步态训练。它用一个架空的悬吊系统和安全带支撑患者一定比重的体重，从而辅助患者在运动平板上步行。体重减轻的比例取决于患者在运动平板上有相对正常的步态时所需的支撑程度。这种步态训练的新方法是基于对成年"脊髓猫"的研究。在这些研究中，猫接受下胸段（T8~T12）脊髓离断处理，然后被放在运动平板上，在后腿支持的情况下进行训练。人们发现脊髓运动细胞池在步行训练期间，有"学习"的能力。在减重平板上的步态训练，属于特定任务的运动再学习训练。根据运动控制/运动学习的原则，这种方法可以取得比孤立的单个肢体控制，或单一成分的步态周期步态训练更好的步行训练效果。BWSTT首先应用在20世纪90年代脑卒中和脊髓损伤患者的康复中。与常规治疗相比，应用减重训练的脑卒中患者在不同步行指标上有更好地恢复，如平地行走速度、耐力和所需辅助的类型和程度等。减重平板训练的效果优于单纯的运动平板训练。在临床应用上，患者以40%的减重开始训练。头上的安全带给予支撑，从而增加患者姿势的稳定性。减重辅助患者用较弱的肌肉行走。有了这种支持，患者可以在脑卒中早期阶段开始步行训练。应用早期强化的步态训练，患者显示在平衡、运动恢复、步态速度和耐力方面有较大的改善。因此，建议脑卒中患者用接近正常的步行速度在BWSTT上进行训练。BWSTT与常规治疗的长期（3个月以上）效果比较，目前尚无结论。②机器人辅助步行训练：其概念基于任务导向学习原则的神经可塑性。这表明，日常生活活动可以通过大量的重复和强化训练得以改善。功能性活动和感觉刺激在脑卒中、脊髓损伤、脑外伤、多发性硬化症及其他神经系统疾患和损伤的患者康复中起重要作用。应用机器人辅助训练，脑卒中患者可以处于一种"类正常步行"的环境中，从而获得更正常的感觉-运动反馈以促进神经可塑性。他们可以通过大量的重复和任务导向训练的治疗方法，重新学习尽可能准确的步行动作。对于急性或严重的脑卒中患者，因为严重的能力缺失，应用徒手辅助的步行训练是非常困难的。机器人辅助训练，可以解除物理治疗师在运动平板训练中的徒手提举劳力，并为患者长时间在正常速度下的"类步态训练"提供所需的环境，更接近于运动学习的原则。拥有先进的控制策略、额外的自由度以及挑战性的训练计划的机器人治疗，在不太严重的脑卒中患者训练中是有效的。它有助于进一步改善他们的平衡、协调、姿势或远端控制，从而形成更接近正常的生理步态和更好的步行能力。运动改善可能取决于早期训练开始的时间以及大量的重复，这可以应用于机器人辅助运动训练中。综合常规治疗和机器人步态训练，可以得到更好的治疗效果。联合的治疗可促进独立步行的恢复，并增加最开始不能独立步行的脑卒中患者的步行距离。

认知活动　指精神活动，包括信息分析、逻辑性和创造性思考、决策、计算、经历和表达情感。认知辅助器具有认知软件、编程键盘和个人数字助理等。

前后关联活动类别　包括以下几方面。

日常生活　包括了人每日生活中要进行的所有活动，其使用的 AT 和 AD 如下。①个人护理：包括衣着和穿衣辅助器具，如尼龙服装扣件、胸罩扣紧辅具、纽扣勾、拉链拉头等；沐浴和如厕辅助器具：如浴缸椅、长柄刷、洗脸台、厕所转移板等；进食辅助器具：如舒适握柄的餐具、有隔板分区的盘子、有嘴杯等；烹饪辅助器具：有炊具、微波炉、搅拌机等。②环境控制和适应：环境控制是指对日常活动的电子辅助设备-控制家庭设备和装置的电开关或系统，如灯、电话和安保系统灯。环境适应是指对环境的改变和改良-自动房门开启、浴室改装、轮椅升降机、降低的台面、电梯、斜坡等。

教育和工作　包括在教育、学习和工作方面的活动，其使用的 AT 和 AD 如下。①教育：辅助器具用来帮助使用教学材料以及在学校或其他学习环境下的指引，如改造的课桌、可调节的座椅、桌面屏幕、盲文指令工具包和记录员、对视力损害者的感知训练、文档-语言转换软件等。②工作：辅助器具用以适应工作环境，如免提电话、电子订书机、用户化的工具、特定的计算机软件、可以调节的工作站、腕护、书写辅助用具等。

娱乐活动　包括体育和休闲活动，其使用的 AT 和 AD 如下。①体育：改良的体育器械，用于箭术、篮球、划船、脚踏车和跑步等。②音乐：盲人点字音乐手册、钢琴演奏的手指夹板、乐器架等。③艺术和手工：加大握柄的画刷、绘画辅助器具、电子画架等。④其他休闲活动：如改良的钓竿、单手相机等。

尽管 AT 和 AD 应用广泛和并有医师处方，然而可获得的关于其利弊的证据仍较稀少。因此，亟需关于 AT 和 AD 应用合理方法得到的实验结果，以帮助临床决策和患者选择。

辅助器材建议　对丧失某种活动能力的患者或不能完成角色功能的活动者用辅助器材或器具加以补偿的办法。任何器材或技术产品，无论是购买的、改装的或定制的，其目的都是增加、维持或提高残疾人的功能水平，帮助残疾人适应生活或改变活动的操作方式，采用新的途径完成所需的活动。辅助器材可对患者已经丧失或损伤的能力做出补偿，使作业活动能够完成，提高活动的独立性。辅助器材是影响残疾人日常生活活动众多环境因素的一种，它对残疾人的职业和社区生活活动表现的影响尤其显著。辅助器材能够帮助残疾人完成所需的作业活动和角色任务，可在自我维系、自我进步和自我提升等方面起到支撑作用。作业治疗师主要为患者提供能够改善生活自理能力的辅助器材，如种类繁多的自助器材（见康复辅具-工程技术和康复自助器）。作业治疗师和物理治疗师在辅助性技术和适应性用具上的合作具有重要意义。

适应证和禁忌证　具体如下。

适应证　合理使用辅助性技术和适应性用具作用是显著的。它需要娴熟与周密的评估。故在选择辅助器材之前，一套综合的评估，尤其是根据患者具体功能障碍的种类和程度，对使用者的目标、既往使用的经验、个人喜好以及其他因素的评估，是必不可少的。评估以患者及其家属的需要为导向，大体分为：了解患者及其家属的需要、患者现有能力、分析器材特点、患者和器材需要大致匹配、设备实验、设计完整的适用系统、系统试验、系统推荐试用、系统及个体化训练（训练患者掌握使用辅助器材）。经过对患者缜密的评估和严谨的训练，所选用的辅助器材可以在患者的日常生活中起到帮助支持作用，增强患者作业活动能力，提高患者生活独立性，达到患者及其家属的预期目的。例如假肢和矫形器主要适用于截肢和有畸形的患者，而不同类型的截肢和畸形，又必须选择不同的假肢和矫形器。

禁忌证 视患者的具体情况而定。

注意事项 ①选择辅助器材前的评估非常重要，对患者不正确的评估会选择不适合患者的辅助器材，从而达不到预期效果，且存在安全隐患。②个体化训练过程对患者能够接受并熟练使用辅助器材可起重要作用。而且，只有患者能够熟练使用辅助器材才能完成预期目标，并保证安全。③辅助器材是在不断变化的，提供辅助器材建议的物理（作业）治疗师必须不断学习新的知识，掌握新的信息，对患者才会有所帮助。④物理（作业）治疗师的丰富临床经验，对辅助器材评估队伍中的工程师和研究员是重要的补充。

（麦洁仪 曾志聪 利美霞）

shèqū kāngfù fāng'àn
社区康复方案（community based rehabilitation） 在社区为患者实施身心康复的方案。该方案可促进伤残者积极参与，既可使其身体和精神的康复达到最大化，又可让患者充分融入社区（社会），以获得定期服务和其他机会。询证医学已有证据表明，对于脑卒中偏瘫患者，良好的社区康复方案可以获得与在康复医疗机构中基本相同的功能后果。

社区康复原则 ①社区功能训练的原则是分散和就近，从而方便患者使用。②社区功能训练要以患者为中心，并由社区、患者及其家属共同参与。③这种训练模式有赖于社会资源的经营和运作。这里主要介绍脑卒中患者的活动训练，包括工具性日常生活活动训练。

活动训练 康复目的是帮助偏瘫患者尽可能恢复到身体对称状态，并从整体上取得自理能力。欲达到这个目的，患者必须避免仅用健侧肢体去完成各种任务。要鼓励患者使用双侧肢体，患侧和健侧下肢都应有身体承重。正确的训练方法可由床上活动度训练和转移训练开始，之后可进行工具性日常生活活动训练。

床上活动度训练 具体如下。

向患侧转身 ①患者平躺在床的中间位置。助手拉住患者患侧上肢向外伸直，使其掌心朝上。②患者将头转向患侧，健侧上肢也同时尽可能地伸向患侧。患者的健侧下肢然后屈曲并越过患侧下肢。如此开始转身动作。③助手轻扶患者健侧髋关节，帮助其向前转动以完成转身动作。④在转身过程中，患者的健侧下肢不可向下推床用力来启动转身动作，以免增加患侧身体和肢体痉挛。如图1所示。

向健侧转身 相对困难，患者可能在动作开始时需要帮助。①患者平躺在床的中间位置。②将头转向健侧，助手将其患侧上肢尽可能地伸向健侧。③助手的一只手置于患者患侧膝关节后，另一只手置于同侧踝关节处，帮助屈曲患侧髋关节和膝关节。④助手站在患者患侧，一只手保持患侧膝关节在屈曲状态，另一只手置于患侧髋关节处并使其朝健侧方向转动，以使患者处于健侧卧位，这时患侧下肢越过健侧下肢。如图2所示。

从患侧侧卧转至平躺 当患者处于患侧侧卧时，可先转头部，再转动健侧髋部和肩部即可回到平躺状态。

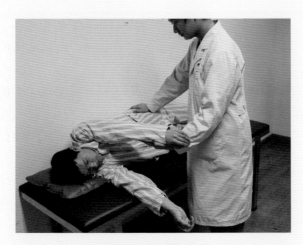

图1 向患侧转身

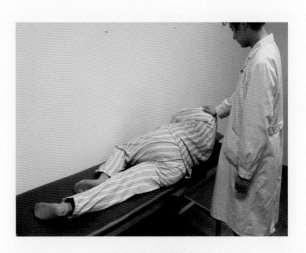

图2 向健侧转身

从健侧侧卧转至平躺 此动作较前一动作困难。①患者自己握住患肢肘部，并在转身过程中对患肢给予帮助。②助手站在患者背侧，轻拉患侧髋部和肩部，帮助患者开始向后转身。③助手需控制患侧髋部和肩部，这样在开始转身时，可防止患肢因为无力而向后跌落造成损伤。

提升髋部动作（桥式动作）是很有用的练习动作，因为患者在使用便盆和穿裤子时都需要用到。这个动作帮助患者建立并感受到身体重量对足底产生的压力，有助于今后站立和行走。①患者平躺，膝关节屈曲，双足平放足底贴紧床垫。助手可帮助其屈曲患侧下肢。②要求患者将髋部提升离开床铺。③助手最初可用一只手扶住患侧膝关节防止伸直，另一只手可帮助患者向上提升髋部，如图3所示。

向床头方向移动 第一次进行这个动作训练时，可能需要两位助手。①助手甲乙分别站在床的两侧，面对床头的方向，靠近床头侧的手臂穿过患者腋下，将手置于患者肩胛骨处；也可选择置于患者头部下方并给予特别支持，告知患者将要移到床头的位置以便坐起。②两位助手保持自身膝关节和髋关节屈曲，腰背部直立，双足分开足够的位置，远离床的足在前，足尖与移动方向一致。助手甲沉肩置于患者腋下，一只手在患者的大腿下穿过，并在中间与助手乙的腕部互相握住。③另一只手支持患者的背部。④当两位助手伸直膝关节和髋关节时，患者便可向床头方向移动。

当患者可参与向床头方向移动时，为了能够独立完成在床铺上向床头（或床尾）移动，患者应学会将自身的重量在双侧髋部间移动，类似用臀部向前（或向后）"行走"。这对已经长时间坐在床上（或椅子上）的患者来说，是个很有用的动作。①助手面对患者，站于患侧。②助手将双手置于患者双侧臀部并轻轻帮其向一边转动，这样患者的体重就移向一侧髋部。助手然后拉（或推）患者无承重侧的髋部，在床上向前（或向后）移动。③助手再将患者的重量转向另一侧髋部，同样帮助患者无承重侧的髋部在床上向上（或向下）移动。通过这种方法，实现连续的臀部的向前（或向后）"行走"，直至移动至床上正确的位置。④许多患者可

很快学会这种不需要帮助的"行走"方式。

转移训练 具体如下。

帮助下坐在床边 正常人起床时的动作次序：转向一侧，将腿摆出床外，然后坐起。这是助手要帮助患者今后需要做到的动作。在助手的帮助下，患者向患侧转身。助手将一只手穿过患者患侧腋窝并置于肩胛骨处，另一只手帮助患者摆动下肢离开床铺，这样可帮助患者坐起。助手然后分别从两侧轻轻摇动患者，向床边方向移出，使其双足能够平放在地上。如图4所示。

无帮助下坐在床边 患者将患侧上肢置于远离身体的位置，然后向患侧转身。将健侧手臂和手放在床垫上，并用力支撑身体离开床铺。如果可能，也可尝试用患侧肘部来支撑身体。当支撑身体离开时，患者将下肢移到床外，这时需要用健侧下肢推患侧下肢来完成动作。

从床转移到座椅（座椅放在患侧） 座椅（或马桶座椅）应放在床铺旁边，前部与床铺略成角度。①患者坐于床边。②助手站在患者面前，双侧手臂穿过患者腋下，双手置于双侧肩胛骨处。

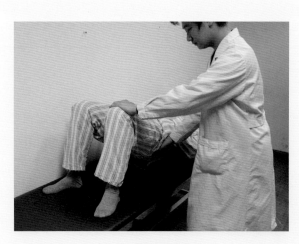

图3 提升髋部动作

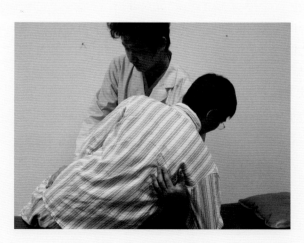

图4 帮助下坐在床边

患者将手臂放在助手的肩膀上无需用力，绝不可双手扣紧环绕助手的颈部。③助手保持自身腰背部直立，将膝关节屈曲并夹住患者的膝部。助手双足分别在患者双足的外侧，带动患者躯干向前，调整患者重心的位置在其双足上。这是准备站立前的正确位置。④助手必须确定患者的承重在其双足上。⑤助手然后用枢轴转动的方法，将患者移至椅子位置并坐下（图5）。

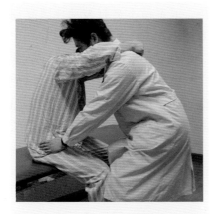

图5　由床转移到座椅

从座椅转移至床　从座椅（或马桶座椅）转移至床，程序与上述一致，但方向相反。从上述相同的位置，帮助患者处于站立姿势，然后用枢轴转动的方法将患者转移至床并坐下。

工具性日常生活活动训练　目的是让患者能够独立地进行社区生活，仅需要最少的家庭和社会帮助。工具性日常生活活动训练，要从了解患者在不同日常任务中的自理能力开始。与穿衣、梳洗、喂食、如厕等比较，这项训练更进一步，需要更复杂和全面的技术。对于一般老年人来说，1969年劳顿（Lawton）的《自我保养和工具性日常生活活动》可以作为参考。根据患者自身的不同能力表现进行分级，不同的分级可以作为一

种训练渐进式的方法（表）。

工具性日常生活活动训练包括的功能性活动如下。①使用药物：在正确的时间使用正确的剂量，必要时包括注射。②用餐准备：计划、准备并提供足够的食物。③与外部沟通（使用电话）：通过电话（查找号码、拨打电话、接电话等）或直接与房屋外的人进行交流沟通。④洗衣：洗和晾日常使用的个人衣物，用器械或手均可。⑤家务：做轻或重的家务，保持房屋清洁。轻家务指基本每天都要完成的家务（如倒垃圾、洗餐具、扫地等）。重家务指每周或每月做一次的家务（如清洗地板或地毯、洗厨房的排气扇等）。⑥进入社区（交通）：出门前往就近的环境，为了休闲、社交或生产活动目的使用交通工具前往自己所住的地段以外的区域。⑦处理经济：在"小"和"大"的方面管理金钱。"小"的方面指在日常买卖中处理金钱交易。"大"的方面指每个月仅需要1~2次的复杂任务，如领取抚恤金、每月补贴，付账单等。⑧杂货店购物：确定日常购物清单、购物地点，前往购物并带回家中。

补充训练：为了补充和拓展偏瘫患者的日常生活训练，1987年努里（Nouri）推荐的"工具性日常生活活动训练"，可作为训练的一部分。包括远足能力、高级

自理、沟通技巧、社会活动和自我娱乐等。①远足能力训练：着眼于患者是否能到屋外四周行走、爬楼梯、上车与下车、在不平坦的表（路）面行走、过马路和乘坐公交车等。②高级自理技巧训练：包括吃、喝、洗漱、刮胡须、梳头、穿衣和脱衣等。训练着重于以下方面：设法自主进食、设法自制热饮、能拿着热饮杯从一个房间到另一个房间、能完成洗涤工作、能自制热的小吃、出门能管理用钱。③沟通能力、社会生活和自我娱乐训练：包括阅读报纸和书籍、写信、出门应酬、打理花园和开车。

（麦洁仪　黄洁怡）

bèidòngxìng yùndòng xùnliàn
被动性运动训练（passive movement training）　对人体被动性运动进行的训练。当肌肉不参与运动，或肌肉功能下降至不能自主运动时，由外力作用产生的身体运动称为被动性运动。关节生理运动是个体能主动完成的关节运动。关节附属运动是伴随关节正常的生理运动产生的，个体不能主动完成，必须在他人辅助操作下完成的关节运动。被动性运动训练通常包括被动生理运动、被动牵伸及被动附属运动。被动生理运动是指完全借助外力完成的关节生理运动，又称关节被动运动。被动牵伸是对关节周围的软

表　日常生活能力分级

分级	表现
独立	对活动中患者的独立性和安全性满意
基本独立	需要改良的方法、辅助器具和/或改良的环境，通常需要使用更多的时间来完成
监督下或偶尔协助	需要监督/为了安全目的使用辅助器具，或偶尔需要协助（通常小于10%或1周仅1次）来完成活动中最复杂和困难的部分
需协助	可完成部分活动和指示助手完成
依赖他人	完全需人负责患者的需要，或在活动中一直都需他人一步步指导完成

组织进行牵伸的一项被动性运动训练。被动附属运动是在关节附属运动范围内由物理治疗师进行的关节活动技术。

作用机制 当肌肉功能失效，患者不能进行主动性运动时，采用被动性运动可以刺激运动感受器，使患者保留对运动模式的记忆。被动性运动可以预防粘连形成，维持关节自由活动度。持续、快速、节律性的关节被动活动，既可对关节产生节律性机械压力，还可对关节内的静脉壁产生一定的牵引力，从而在一定程度上协助静脉回流及淋巴引流。通常配合抬高患者肢体，以便减轻肿胀。然而，其消肿效果远不及主动性运动，只有在患者不能（或不愿）进行足够的主动活动时才使用。另外，持续关节被动活动流畅的节律，可让患者进一步放松身心并可能促进入眠。因此，关节被动活动也可用于放松性训练中。在关节被动活动使患者放松后，可逐渐减慢持续被动活动的节律。

被动牵伸可保留肌肉的延展性，防止肌肉挛缩。持续、稳定地被动牵伸，能克服已缩短的韧带、筋膜、肌肉纤维鞘的张力，达到延伸的效果。

训练方法 物理治疗师需要了解关节的解剖学知识，才能准确地为患者进行被动性运动。所有被动性运动，都需要在患者完全放松的情况下进行。为了让患者放松，物理治疗师需要向患者介绍即将进行的运动，取得患者的信任。另外，患者需选择舒适并可持久保持的起始体位。物理治疗师操作时需固定好患者肢体，手部作用力松紧得当，以免患者产生异常不适的感觉，需要使其一直处于信任、放松的状态。对于躯干或较重的肢体，可利用悬

吊系统进行支托固定，这样物理治疗师可以专注于远端被动性运动的徒手操作。

关节被动运动 指在患者完全放松的情况下，某个（或多个）关节在可自由活动的范围内（全范围或无痛的）进行的关节被动活动。任何关节的活动受限，都可能会导致其他关节的代偿性活动。所以，当某个特定关节活动受限时，为了确保此关节能够充分地被运动，此关节的近端肢体需被固定。关节被动运动可在一定的关节牵引力下进行。关节牵引力，即与关节长轴平行的牵引力，可将关节面分离开来，减少关节间的摩擦力，以易化关节活动。在关节运动范围末端，对于正常的关节，可以给予轻柔压力以维持关节的活动范围，但对于不稳定的关节，需要避免这种超过活动范围的运动。关节被动运动的速度需恒定，相对慢且有节律。被动性运动的时间根据治疗的目标而定。

被动牵伸 被动牵伸关节可以维持跨过此关节的肌肉的延展性。对于跨过多个关节的肌群，所有关节同时伸展才能被充分地牵伸。对于挛缩的软组织，需要施加稳定且持续的牵伸力，既可采用手法牵伸，也可利用辅助器具进行牵伸，如用夹板对马蹄足内翻进行持续外翻牵伸。

被动附属运动 适用于关节周围组织挛缩，或其他机械因素导致的关节活动障碍或关节疼痛的患者。对于每位患者，物理治疗师需要仔细检查，以确定适合于患者的关节松动术的参数，包括用力速度及松动幅度。缓慢、轻柔的被动附属运动，可以改善关节的血液循环，促进引起关节疼痛物质的消散，刺激关节的机

械感受器，使疼痛信号的传递受阻，最终减轻关节疼痛程度。松动手法相对迅猛的被动附属运动，能够松解开刚刚形成的粘连，从而扩大关节活动度。

还有一些康复处理方法，虽然不属于被动性训练，但属于被动性康复处理，如部分物理因子疗法、起立斜床训练、按摩、某些支具（如肩部吊带等），在康复临床上也常应用。

临床应用 主要用于各种原因所致的不能进行主动性康复训练，或不得不进行被动性康复训练的患者。

适应证和禁忌证 具体如下。

适应证 适用于各种中枢神经或周围神经-骨骼-肌肉疾病的急性期。如昏迷、植物状态、严重的周围神经损伤、严重的骨关节-肌肉、软组织病变急性期等，不能或者不宜进行主动性康复训练时。

禁忌证 在下肢深静脉血栓形成急性期、长骨骨折未固定、关节严重损伤（如骨折未固定、关节急性炎症未稳定或有积液等）、肌肉严重损伤急性期等情况下，应在评估后再决定是禁止被动性活动，还是在适当的时期或使用适当的方法开始进行。有些特殊性被动活动，如起立斜床训练，也要根据是否会产生直立性低血压而谨慎或有步骤地进行。

注意事项 一般说来，被动性康复训练的效果没有主动性康复训练的效果好。因此在能够进行主动性康复训练时，尽量少用被动性康复处理方法。这不仅涉及训练方法，也涉及许多被动性康复技术、手段，如一般的电疗、磁疗、水疗等。应当认识到，在能够进行主动性康复训练的情况下，被动性康复处理可能只是辅

助性手段。

（麦洁仪）

guānjié huódòng jìshù

关节活动技术 (joint motion technique)

通过主动或被动性训练，改善人体关节活动能力的技术。关节生理运动是人体可以自由主动完成的关节运动，如肘关节的屈曲和伸直。这种运动可以主动完成、协同完成或被动完成，可用于评估或治疗。关节附属运动是不能主动完成，需要由他人帮助完成的关节运动，如椎体间的前后移位。它对维持关节正常活动度是不可缺少的。

影响关节活动的因素 主要包括疼痛和肌肉保护性痉挛、关节僵硬、关节积液、关节囊和支持韧带的挛缩、关节结构异常或半脱位。

生理治疗原理 关节生理运动可以作为主动锻炼和被动手法，治疗疼痛和关节僵硬，其原理如下。

神经生理效应 手法镇痛效果的关键在于刺激中脑导水管周围灰质背侧部 (dorsal periaqueductal gray matter, dPAG)，并激活交感神经系统。dPAG 经下行通路在脊髓水平降低了抑制性中间神经元的活性，从而达到被动关节松动中的镇痛效果。被动关节松动刺激了关节和肌肉中低阈值的机械感受器，进一步激活了 dPAG 中的关键部位，从而产生非阿片类药物的镇痛效果。当疼痛水平降低后，它可进一步舒缓肌肉的保护性痉挛。

营养效应 关节生理运动能促进关节滑液的流动，从而加强关节内的营养交换。对创伤后肿胀或长期制动的患者，还能起到消除水肿的作用。

机械效应 关节生理运动能提高受限关节的活动度，维持关节组织的伸展性和拉伸强度。被动完成的关节生理运动，能分离、疏松因受伤或长期制动后关节形成的粘连和瘢痕。因此在活动僵硬的关节时，有时物理治疗师和患者能听到噼啪声。

生理治疗作用 ①防止关节变形。②预防肌肉萎缩。③促进血液循环。④增加关节活动度。

治疗方案 可从以下几方面进行选择。

关节位置 物理治疗师可将关节置于其关节活动范围的内侧、中间或外侧。

活动方向 根据关节僵硬的方向，物理治疗师可以将关节朝着压迫关节面的方向活动，或者相反。

持续或摆动 物理治疗师可在关节受限范围处进行持续性地牵伸，同时可加上轻微的摆动；也可在关节活动的任意范围内进行这种摆动的被动关节松动术（每秒 2~3 次，小幅度或大幅度）。与持续性牵伸的被动关节松动术比较，这种摆动的被动关节松动术，能使物理治疗师更准确地感受到患者关节活动的阻力。

关节活动分级 被动关节生理活动可根据需要达到的不同的临床效果来进行分级：Ⅰ级和Ⅱ级一般用于镇痛或急性期中的肌肉痉挛性保护；Ⅲ级或Ⅳ级一般用于关节僵硬的情况，以保持或提高关节活动度（如关节囊或韧带的紧张或粘连）。

关节松动的持续时间 物理治疗师进行持续性的关节松动术时，每组时间为 20~30 秒；若为摆动的关节松动术，每组的持续时间为 60~90 秒。以上方案仅供参考。有时物理治疗师会根据患者的耐受等情况来进行判断调整，但都必须正确地记录以便下一步治疗。

渐进式治疗 在急性期以Ⅰ~Ⅱ级被动关节松动术治疗疼痛，之后用Ⅲ~Ⅳ级手法治疗关节僵硬。也可通过结合主动-辅助关节活动度训练或主动关节活动度训练，促进患者的运动控制及维持和改善关节活动度。

物理治疗师可通过提高频次、持续时间和松动手法的级别来做进一步治疗。

治疗方法 包括主动关节活动度 (active range of motion, AROM) 训练、主动-辅助关节活动度 (active-assistive range of motion, AAROM) 训练、被动关节活动度 (passive range of motion, PROM) 训练和持续性关节被动活动 (continuous passive motion, CPM)。

主动关节活动度训练 AROM 是指无外力帮助下患者主动完成的关节活动。主动关节活动度或问题关节的功能活动，可作为检查患者在一般情况下自主使用这部分身体的情况和能力。但它不能真正反映被测关节和肌肉实际可以活动的范围和力量。除了测量记录关节可活动范围之外，物理治疗师还应该记录以下情况，以助于判断其病理情况：①在整个关节活动范围内，疼痛/僵硬开始出现或增加的位置。②在整个关节活动范围内，疼痛/僵硬开始消失或减少的位置（如肩关节的疼痛弧）。③有无关节锁住的情况发生（如膝关节的半月板损伤）。④有无捻发音或噼啪声（捻发音提示关节面比较粗糙或关节内软组织间的摩擦增大，如膝关节炎、肌腱摩擦或尺神经摩擦等）。

通常主动关节生理活动可用于关节被动松动后维持效果的一种自我治疗。主动关节活动练习可让患者参与到自我康复过程中，使其认识到自身能在病情好转中起到的积极作用，而不是仅依靠医护人员被动治疗。主动关节活动还可以促进受影响关节的运动控制。

有时可在随意关节活动中使用简单的设备，提高关节松动的治疗效果。如在主动肩关节钟摆练习中，手握一些固定重量能使肩关节分离，有助于治疗肩周炎（图1）。当关节僵硬比较严重或关节周围软组织比较紧张时，主动的关节生理活动的治疗效果多不理想。

主动-辅助关节活动度训练指在外力（物理治疗师或一些装置如绳索、悬吊装置或滑动板等）的辅助下，患者主动进行关节活动来完成的训练。当肌肉力量过弱不足以抵抗重力或阻力来活动关节时，物理治疗师会用一些装置来帮助患者进行关节活动（图2，图3），或在减少阻力的情况下帮助患者提高肌肉力量，如钟摆练习。AAROM有2种方法来设置悬吊装置以支持患者的肢体。物理治疗师可以将支持吊索直接置于目标关节的轴心上（减少阻力易于活动），或直接将吊索放在目标肢体的垂直上方（增加阻力起到锻炼肌力的效果）。使用滑轮进行肩关节锻炼也属于AAROM，在此锻炼中患者用自己的健手帮助另一侧僵硬的肩关节活动。

被动关节活动度训练 见被动性运动训练。

持续性关节被动活动 指使用器械在患者疼痛耐受范围内，持续被动地活动患者的身体部分（关节）（图4）。术后或受伤后容易出现关节僵硬，物理治疗师可

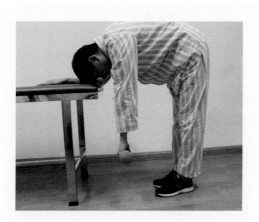

图1 主动肩关节钟摆训练

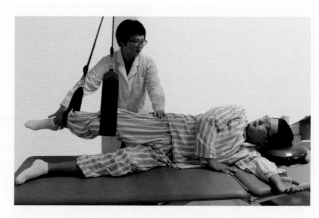

图2 使用悬吊装置进行髋关节活动训练

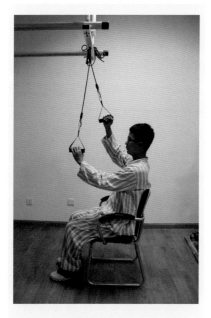

图3 使用滑轮进行肩关节活动训练

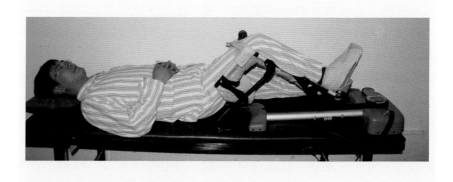

图4 持续性下肢关节被动活动

使用 CPM，其可促进关节处及周围组织血液和水肿液的回流，维持软组织的顺应性。方法如下：①在关节置换术后立即使用，可维持关节的活动范围，防止出现关节活动受限。②在固定范围内活动患者的关节，持续时间为数小时至 1 天。

在治疗中患者完全被动，无需参与活动，因此 CPM 虽然能防止关节僵硬，但不能提高患者的运动控制。

适应证和禁忌证 具体如下。

适应证 适用于瘫痪患者，长期卧床患者，关节炎、关节僵硬患者，活动性差的老年人，运动损伤和劳损患者。

禁忌证 ①AROM 和 AAROM 训练的禁忌证：松动训练将导致新的损伤、影响受伤部分或伤口愈合、明显提高患者的不适或增加炎症的迹象等。②被动关节松动术的禁忌证：恶性肿瘤、类风湿疾病中有胶原坏死、近期骨折或未愈合的骨折、关节强直、马尾神经损伤出现膀胱或肠道功能紊乱（不可进行腰椎关节松动术）、椎动脉供血不足（不可进行颈椎关节松动术）、急性炎症性或感染性关节炎。

注意事项 骨质疏松、孕妇、曾患有恶性肿瘤、眩晕、神经疾病方面的症状、脊椎前移或严重的脊椎侧弯、创伤或病源性关节积液，不宜进行关节松动。关节活动度过高：在一定范围内进行温和的关节松动对患者有帮助，但对可能有韧带或关节囊坏死的患者，则不应使用这种被动手法。

（麦洁仪　卢径远）

shǒufǎ línbā yǐnliú

手法淋巴引流（manual lymph drainage，MLD） 对患者施行引导淋巴流动的手法。根据淋巴系统的解剖结构，将皮肤移动到特定的方位，有利于通过适合的淋巴管道来促进淋巴液引流和排泄废物。一般由物理治疗师用作密集性治疗方案（例如降低充血淋巴治疗）之一。尽管具体的物理治疗方案不同，但都基于相同的解剖、生理和病理学基础。它们所遵循的原则是相同的，其不同方案间的手法技术有区别。

适当的淋巴流动力学对于正常的免疫系统是一项基本要素，也能促进细胞进程和去除代谢反应产生的废物。淋巴系统堵塞可能是多种内源性和外源性因素导致，如系统性疾病、外科手术、缺乏运动、组织损伤、过分暴露于有害化学物质、服饰过紧、血液循环障碍、食物过敏和敏感，以及精神压力等。为了处理淤滞的淋巴液以及受损的淋巴动力系统，可用 MLD 来辅助淋巴液从肢体末端向心脏方向运转。MLD 技术中运用的特殊手部运动，在一定范围内有不同顺序，可以在不增加渗透作用的情况下，增加淋巴液流动和重新吸收。轻柔的皮肤按摩有助于浅表的淋巴收缩，从而增强淋巴引流。MLD 也有助于软化组织和淋巴水肿并发的纤维化组织。

治疗目的 刺激淋巴系统以产生治疗效应，具体内容如下。①通过增加淋巴循环来刺激淋巴系统。②加快人体组织内生物化学反应代谢废物的清除。③加强体液动力学，帮助减轻水肿。④抑制交感神经系统、增强副交感神经系统，从而产生非应激性的人体组织环境。⑤减轻肌肉痉挛和疼痛。

治疗方法 具体如下。

由物理治疗师进行的 MLD 以特定的压力（<0.39N/cm²）和节律性的循环动作来刺激淋巴流动，该疗法需由物理治疗师来完成。通过血管移动淋巴时需要非常轻柔的压力，以免引起红肿或疼痛。当运动淋巴通过分界点（区分不同淋巴引流区域的界点）时，压力应稍重并缓慢地移动，以扩张旁侧的淋巴管。当以稍重的指尖压力通过淋巴结时，压力移动方向需顺应淋巴液的流向。为达到较好的治疗效果，务必进行顺序性按摩。物理治疗师的一只手位于另一手之后，以确保正确的淋巴流向。近端区域优先于远端区域进行引流。此外，为了达到以新的路线来运送淋巴流，清理分界点沿线连接毗邻躯干象限的吻合处，促进淋巴引流至未受影响区域，有必要花费一些时间。治疗时间从 45~60 分钟不等，取决于接受治疗的区域和情况的严重性。在初级阶段往往需要一个强化的治疗过程。初始每周 4~5 次，至少持续 2~4 周。随后可进行常规的 MLD 治疗，每周 1~2 次。在 6~12 个月的间隔后，可再进行强化治疗。若患者在家进行自我治疗，则需教会患者自我 MLD 治疗的方法。MLD 治疗也可配合其他治疗，例如皮肤护理、抬高肢体、运动、穿着压力衣、连续性充气挤压和使用多层绷带等，以达到治疗效果。

家庭护理 可教患者简化的淋巴引流（simplified lymphatic drainage，SLD）以便回家之后做家庭护理。SLD 仍基于 MLD 原则，是简化的、运用顺序性简单手部运动的淋巴引流技术。可由患者自己或护理人员实施，无需经过专业训练。在进行淋巴按摩后至下次治疗前，患者必须全天穿戴压力性绷带。同时他们也会在皮肤护理、运动、自我按摩和运用绷带等方面，接受物理治疗师相关的指导。这些辅助治疗在每周末以及家庭护理的第二阶段进行，即在强化治疗阶段结束后开始。患者需连续监测病情并进行不间断的治疗、护理，以防止患肢水肿复发。

适应证和禁忌证 适用于淋巴动力性水肿、淋巴静力性水肿、慢性静脉功能不全、烧伤/外科手术瘢痕、手术前后、伤口愈合、骨折、交感神经失调综合征、关节炎性疾病、皮肤色泽/皱纹、慢性感染、精神紧张、慢性头痛、偏头痛、慢性痛症、纤维肌痛、慢性疲劳综合征、妊娠纹和组织解毒等。禁用于急性或未治愈的患肢感染/炎症、严重的心脏疾病（如严重的充血性心力衰竭）、血栓或静脉栓塞、出血、急性尿失禁和恶性肿瘤等。

注意事项 手法淋巴引流的治疗时间和频率因人而异，需进行个体化评估。预后也取决于不同的适应证以及患者的治疗反应。患肢出现水肿即开始治疗，常较容易达到较好的治疗效果。在这一阶段，组织柔软、皮肤和筋膜未被过分牵拉、未形成过分纤维化组织、弹性组织功能尚可。水肿或淋巴水肿的时间越长，治疗难度越大，治疗需重复的频率也越高。

（麦洁仪 刘颖琳）

réngōng jǐzhù qiānyǐn

人工脊柱牵引（artificial spinal traction）

物理治疗师徒手或利用重物，以患者自身体重或牵引器械施加牵引力，将患者的椎间隙分离的治疗技术。属于脊柱被动松动技术之一。其目的是为了持续或间歇地将椎间关节分离。这种治疗技术仅适用于有特定需求的患者。因此，牵引前需要对患者是否适合此项治疗进行评估。

牵引目的 脊柱牵引既可用作评估手段，也可作为治疗方法。可用于分离相邻椎体、松动椎间关节、增大椎间隙、促进椎间盘之间组织液的流通、牵伸椎间肌群、刺激椎间关节内的机械力感受器促进其信号输入，以减轻对椎间盘的压力、促进椎间盘的组织液流通，以及扩大椎间孔间隙，最终减轻椎间盘病变引起的疼痛以及神经根激惹性疼痛。对椎间关节进行分离及滑动松动，可以帮助松动退变的僵硬关节。

牵引也可刺激较粗大的非痛觉神经纤维，从而阻断较细的痛觉神经纤维传递信号，达到减轻疼痛的作用。还可牵伸痉挛的椎间小肌群。

治疗方法 牵引可以持续24小时进行，一般为住院治疗。对于门诊患者，通常每天进行5~30分钟牵引。牵引时间根据患者对牵引治疗的反应来决定。如果患者经过5~10分钟间歇性牵引已经足够减轻疼痛，就没有必要住院进行持续牵引治疗。

颈椎牵引 物理治疗师可以徒手、利用颈托或使用操作带，托住患者的头部或颈椎的某个特定节段，并施力以达到分离椎体的效果。颈托可通过绳索与牵引机器相连，这样，牵引器械可通过绳索传递牵引力于颈托固定下的颈椎。

牵引模式 可分为持续型和间歇型。对于症状较严重或激惹性症状较明显的患者，用持续型牵引或持续牵引时间及休息时间均较长的间歇型牵引较为合适，以防症状加剧。相反，对于伴有中度或轻微症状的患者，用间歇型模式中的持续牵引时间及间歇时间可以适当缩短。

牵引力量 需根据患者对治疗的反应，或物理治疗师在牵引目标椎体节段间的触摸感觉来决定。开始牵引时，牵引力量需要柔和。为了确保牵引力有效地传递至目标椎体处，物理治疗师需要将手指置于患者的目标椎体间，以感受椎体间的张力，从而调整牵引力的大小。牵引力量可慢慢增大，直到物理治疗师开始感觉到目标椎体间的间隙正在增大。

牵引体位 患者可在坐位或仰卧位下接受牵引治疗。体位的选择，以易于开展牵引治疗及患者感觉舒适为前提。有些患者在卧位下可感觉疼痛减轻，另有些患者却因为太痛而不能躺下。

另外，为了使目标牵引的椎间关节在其全屈伸活动范围的中间位置，患者头与颈的位置必须进行调整。其原则是：牵引下位颈椎时，需要患者稍许屈颈；牵引上位颈椎时，患者保持颈椎中位即可。

腰椎牵引 物理治疗师可托住患者的踝关节并施力传递至腰椎；或利用操作带将患者的大腿绑住，然后施力传递至腰椎。除徒手操作外，也可用器械牵引，即利用器械施加牵引力传递至腰椎。专门的牵引器械中，无摩擦的牵引床可以更好地传递牵引力至腰椎。

牵引模式 分为持续型及间歇型，选择的原则同颈椎牵引。

牵引力量 开始牵引时，牵引力需轻且施加时间短（小于13kg，小于10分钟），然后根据患者的反应来调整。如果症状已完全消除，牵引力可以略微减少。如果症状仅少许减轻，牵引力可增至20kg，观察10分钟后再进行调整。如症状加重，牵引力必须减少直至症状恢复至正常。

牵引体位　通常为仰卧位，患者可将双腿抬高或保持伸直。除仰卧位，患者偶尔也可选择俯卧位。体位的选择是为了让患者所需要治疗的目标椎间关节处于全屈伸活动范围的中间位置。

临床应用　主要应用于颈、肩、腰、腿的慢性疼痛。

适应证和禁忌证　适用于颈部和腰部椎间盘突出症、椎间孔狭窄、退变性钩椎关节僵硬等导致的慢性颈部和下腰部疼痛，以及长骨或脊柱骨折和脊柱侧弯等患者。禁用于韧带不稳定、骨折、骨髓炎、原发性或转移性肿瘤、脊髓肿瘤、严重的骨质疏松、骨髓病变引发的临床体征、急性炎症、感染、严重焦虑症、怀孕、心源性疼痛，以及非机械力引起的问题。故物理治疗师在进行手法治疗前，必须详细了解患者的病史。

注意事项　方法应用不当（如角度和牵引力、持续时间等），可使疼痛加剧、产生治疗性肿胀。如果物理治疗师在进行牵引治疗前进行全面评估，可以有效减少这些情况的发生。在治疗开始时，先以最小牵引力进行短时间牵引，再根据患者的反应逐渐调节牵引力及牵引时间，也可有效避免出现以上并发症。

此外，颈椎牵引力量过大时，可能会导致颞下颌关节不适或疼痛。为避免这种情况，可选用只有枕部支托的颈托，或在颞下颌关节处放置衬垫以减少对颞下颌关节的压力。

（麦洁仪　魏志荣）

shǒufǎ jiǎozhì

手法矫治（manipulation treatment）
以双手通过指令或手法对肌肉-骨骼系统的病症实施矫正治疗的方法。以达到最大程度的无痛性活动和姿势平衡的目的。

主要应用于脊柱（包括骶髂区和胸廓），将力作用于脊柱、关节-关节囊、骨骼肌、肌腱、韧带。该疗法既不包括主动性运动训练，也不包括软组织治疗。通常与物理因子治疗、辅助器具（如支具）和其他物理治疗相配合，常可取得较好的效果。中国和外国的"正脊"技术（如推拿、按摩等）已有很长历史，技术娴熟者很少出现并发症。但若未经严格正规的培训，仍然可能出现较为严重的并发症，如骨折、症状加重，甚至导致截瘫。这些均需要应用现代医学技术手段，进一步进行循证医学的验证。

理论基础　①被动牵拉，甚至轻微损伤一些收缩能力较弱的组织，如韧带、关节囊、肌腱、肌膜等，即可松解其挛缩限制的活动。②使骨骼肌放松，重新建立运动的平衡点，减少肌梭的传入信息。③应用本体感觉和肌肉运动的知觉信号，以关闭脊髓的疼痛"闸门"。④可以刺激产生内啡肽类物质。⑤接触或触摸可有一定的安慰效果。

治疗方法　有以下几种。

低幅闪推法　即快速-小幅的手法用力，来源于"正脊疗法"。将疼痛部位的脊柱节段快速-小幅度旋转、侧弯、前屈或后伸，以使"锁定"的椎间关节放松。有时会听到"呼"或"咔哒"声。

关节松动术　详见关节活动技术。

抗拉紧法　将关节或体位置于自然、放松的位置上，自然或稍用力将肌筋膜、韧带拉松1~2分钟。

等长收缩法　使用牵张反射和等长收缩来放松肌肉。一般要坚持5~10秒。

关节内附属运动　用力将关

节"缝隙"拉开，小心地进行关节活动度活动。

临床应用　主要用于慢性疼痛患者。

适应证和禁忌证　具体如下。

适应证　腰背痛，骨盆部、颈部和肌肉-骨骼疼痛，影响运动或局部压痛，腕管综合征和胸廓出口综合征，肩胛带疾病。

禁忌证　①一般禁忌证：脊柱肿瘤、发热、马尾神经综合征、脊髓病、神经根病变、骨折或关节脱位、类风湿关节炎等。②低幅闪推法的禁忌证：严重的系统性疾患、脊柱关节病、先天性韧带松弛、局部动脉瘤、骨软化症、骨质疏松症、急性椎间盘脱出等。

注意事项　推拿是将力作用于脊柱或相关的肌肉、肌腱、韧带、关节、软骨，以恢复脊柱的正常活动和消除生物力学紊乱的手法；按摩是为软组织功能恢复正常而进行的手法。它们虽然已应用多年，但由于较少进行"循证医学"研究，因此现代康复医学对其"有效性"一直存在争论。特别是推拿的具体技术，缺乏统一规范的手法。有患者经过"推拿"，的确出现过严重的并发症。

（麦洁仪　刘颖琳）

wùlǐ yīnzǐ zhìliáo

物理因子治疗（physical factor treatment）
利用物理因子手段对人体实施治疗，以改善患者功能的方法。包括以下疗法。①电学治疗方式：有肌电生物反馈疗法、功能性电刺激等。②其他物理因子疗法：有热疗、冷疗、水疗、磁疗、光疗和超声疗法。③机械力疗法。

（燕铁斌）

diànliáo

电疗（electrotherapy）
应用电学因子治疗疾病的方法。根据所

采用电流频率的不同，电疗法通常分为直流电疗法、低频电疗法（$0<f<1000Hz$）、中频电疗法（$1kHz<f<100kHz$）和高频电疗法（$100kHz<f<300GHz$）等。加之电流的波形、波宽、波幅以及波长或频率、载波等物理参数不同，其产生的生物物理学效应各有特点；再结合使用不同的电极（包括体表、体腔、组织内电极和特殊部位的专用电极，以及高频电疗的电容电极、电缆电极、电感电极以及各种形状的微波辐射器等），导致电疗的方法很多，分类也极其复杂。虽有不同的临床用途，但康复效果大同小异。在消炎、镇痛和一些关节-肌肉损伤的处理中比较有效。

目前，在康复医学中比较常用的有功能性电刺激、经皮神经电刺激和神经肌肉电刺激等。

基本技术　常用的电疗法有以下几种。①直流电疗法：包括直流电疗法、直流电离子导入疗法。②低频电疗法：包括神经肌肉电刺激疗法、经皮电神经刺激疗法、功能性电刺激疗法、感应电疗法、电兴奋疗法、间动电疗法、超刺激电疗法、脊髓电刺激疗法和超低频电疗法等。③中频和高频电疗法：包括等幅正弦中频电疗法、正弦调制中频电疗法、脉冲调制中频电疗法、干扰电疗法、音乐电疗法等。④高频电疗法包括：短波疗法、超短波疗法、分米波疗法、厘米波疗法和毫米波疗法等。⑤其他电疗法：包括静电疗法、高压交变电场疗法和空气离子疗法等。

直流电疗法与直流电离子导入疗法　直流电是电流方向不随时间而变化的电流。以直流电治疗疾病的方法称为直流电疗法。借助直流电将药物离子导入人体

以治疗疾病的方法，称为直流电药物离子导入疗法，或称直流电离子导入疗法。

低频电流疗法　具体如下。

感应电疗法　曾称法拉第电疗法，是应用感应电流治疗疾病的方法。感应电疗仪采用双相不对称低频脉冲电流，其峰值电压$40\sim60V$，频率$60\sim80Hz$，周期$12.5\sim15.7$毫秒，波形尖峰部分为高尖三角形，有效波宽$1.57\sim2.50$毫秒，并有低平的负波；或能输出仅有高尖三角形的正波，频率$50\sim100Hz$，有效波宽$0.1\sim1$毫秒。

电兴奋疗法　使用直流-感应电疗仪或电兴奋治疗仪治疗疾病的方法。

间动电疗法　用间动电流治疗疾病的方法。用$50Hz$正弦交流电整流后叠加在直流电上所构成的低频脉冲电流，即间动电流，其波形有6种：疏波、密波、疏密波、间升波、断续波、起伏波。

经皮电神经刺激疗法　通过皮肤将特定的低频脉冲电流输入人体刺激神经，以达到镇痛、治病目的的方法。治疗作用：①镇痛：是其主要治疗作用。②增加作用部位血液循环。③加速骨折愈合。④降低偏瘫患者的肌张力，缓解痉挛。

神经肌肉电刺激疗法　以低频脉冲电流刺激神经或肌肉以促进功能恢复的方法。治疗作用：用于各种上/下神经元性瘫痪、神经失用症、失用性肌肉萎缩、内脏平滑肌无力（如胃下垂、习惯性便秘、尿潴留）等。具体方法应参考该设备的使用说明书。

中频电流疗法　种类很多，主要包括以下几种。

等幅中频电疗法　应用频率为$1\sim20kHz$等幅正弦电流治疗疾

病的方法，习惯称为"音频电"疗法。治疗作用主要是神经痛、神经炎、慢性疼痛等。

调制中频电疗法　应用调制中频电流治疗疾病的方法，又称脉冲中频电疗法。由低频电流调制的中频电流，称为调制中频电流。以低频正弦波调制的中频电流，称为正弦调制中频电流。以低频脉冲电流调制的中频电流，称为脉冲调制中频电流。其低频调制波频率多为$1\sim150Hz$，波形有正弦波、方波、三角波、梯形波等，中频载波频率多为$2\sim8kHz$，电流的波形、幅度、频率、调制方式变化多样。"调制中频电流"因调制方式的不同可分为4类。①连续调制波：简称连调波，调幅波连续出现。②间歇调制波：简称间调波，调幅波与等幅波交替出现。③断续调制波：简称断调波，调幅波与断电交替出现，断续出现调幅波。④变频调制波：简称变调波，两种不同频率的调幅波交替出现。各种调制电流可以全波、正半波或负半波的形式出现。各种调制电流有不同的调幅度，范围$0\sim100\%$的调幅度，一般有25%、50%、75%、100%4种。调幅度为0时，中频电流没有调制，为等幅中频电流，没有低频成分，刺激作用不明显；调幅度逐渐增加，调制中频电流的低频电成分逐渐增大，刺激作用逐渐增强。

干扰电疗法　以干扰电流治疗疾病的方法。干扰电流是两路频率分别为$4000Hz$与$4000\pm100Hz$的正弦交流电通过两组电极交叉输入人体，在电力线交叉处形成干扰场，产生的差频为$0\sim100Hz$的低频调制中频电流。这两路电流被三角波调制，交叉作用于人体时称为动态干扰电疗

法。三路5000Hz交流电交叉作用于人体时，干扰电流受第三电场调制，称为立体动态干扰电疗法。

中频电疗法在中国应用较广。主要治疗作用是消炎、镇痛、刺激神经-肌肉活动等。

高频电流疗法 具体如下。

短波疗法与超短波疗法 短波波长10～100m，频率3～30MHz，应用短波治疗疾病的方法称为短波疗法。超短波波长1～10m，频率30～300MHz，应用超短波治疗疾病的方法称为超短波疗法。超短波疗法在中国应用较广泛。

分米波疗法 应用分米波治疗疾病的方法。分米波波长0.1～1m，频率300～3000MHz。

厘米波疗法 应用厘米波治疗疾病的方法。厘米波波长为0.01～0.1m，频率为3000～30 000MHz。国内常用的厘米波治疗仪能输出波长0.122 4m、频率2450MHz的厘米波，功率200W。

毫米波疗法 应用毫米波治疗疾病的方法。毫米波波长为0.001～0.01mm，频率为30～300GHz，为微波的高频段。

（燕铁斌）

gōngnéngxìng diàncìjī

功能性电刺激（functional electrical stimulation，FES） 利用一定强度的低频脉冲电流，通过预先设定的程序刺激肌肉，诱发肌肉收缩或模拟正常自主运动，以达到改善或恢复被刺激肌肉功能的方法。

分类 FES属于神经肌肉电刺激的范畴。根据FES设备接触人体的方式分为两类：①植入式FES：通过手术的方式将FES的设备植入人体，使用时通过预先设定的程序或体外控制器启动设备。如用于改善心脏功能的心脏起搏器、改善呼吸功能的膈肌刺激器、改善膀胱功能的骶神经刺激器。②非植入式FES：采用表面（体表）电极的方式，治疗时将电极放在患者治疗部位的身体表面，通过有线（或无线）连接实施治疗。如改善吞咽功能时电极放在咽喉部位、改善肢体功能时电极放在需要刺激的肌肉或肌群表面、改善膀胱功能时电极放在骶尾部。

理论基础 FES通过刺激支配肌肉的神经使肌肉收缩，模拟被刺激器官的功能，改善或替代受损器官（或丧失功能器官）的功能，因此，要求所刺激的肌肉在解剖学上具备完整的神经支配，但失去了应有的收缩功能或失去了中枢神经的支配（如脊髓或脑损伤）。类似于一种医疗矫正器或功能辅助器具，治疗时可以产生即刻的功能性活动，如上肢瘫痪可产生即刻的抓握动作、下肢瘫痪可产生功能性行走、吞咽障碍可产生吞咽动作、尿失禁可产生膀胱收缩。目前临床应用证明FES具有增强肌肉收缩能力、缓解肌肉痉挛、改善吞咽功能、改善关节活动功能、提高行走能力、改善膀胱功能以及提高日常生活活动能力等作用。

基本技术 需要专业的治疗仪，在医疗机构使用的FES设备体积较大，治疗通道较多；在社区或家庭中使用的治疗仪多为便携式，单通道或双通道输出，患者可以戴着仪器回家治疗或在生活与工作中使用。刺激电极可分为表面电极、肌肉内电极和植入电极（如心脏起搏器、膈肌起搏器）。

治疗参数如下。①频率：20～50 Hz。频率<20 Hz刺激所产生的效应较小，肌肉不易疲劳；频率>50 Hz容易产生肌肉强直收缩，肌肉易疲劳。②脉宽：200～300μs。③通电/断电比：肌肉在通电时收缩，断电时放松。为使肌肉有适当的收缩和放松，一般通/断比在1∶（1～3）。④波升/波降：波升是指达到最大电流所需的时间，波降是指从最大电流回落到断电时所需的时间。通常取1～2秒。⑤电流强度：使用表面电极的电流强度在0～100mA；使用肌肉内电极的电流强度在0～20mA。具体使用时需要根据刺激目的及患者的耐受程度来调节。

临床应用 以脑卒中的康复为例介绍。

在改善吞咽障碍中的应用 舌骨和喉结的抬高是在吞咽过程中保护气道和对口咽部刺激时的保护性反射，对目标肌肉进行功能性电刺激能提高静止时的位置，如这种刺激应用于吞咽过程中，即可对舌（喉）运动功能障碍引起吞咽障碍患者的气道起到保护作用，这种刺激必须与患者的吞咽动作同步。在静止期，FES的双极电极可分时段放在下颏部位用于增加颏舌肌的收缩，增加吞咽时舌骨的抬高。然后再把双极电极置于甲状软骨上极的两侧，这样可增加甲状舌骨肌的作用，使吞咽启动时喉的位置升高，有利于吞咽的进行。最好的FES还是患者自己触发式的，与患者的吞咽同步。

在改善肩关节半脱位中的应用 功能性电刺激患侧冈上肌和三角肌后部，患者三角肌的电活动、上肢功能的恢复、肩关节的活动范围和肩关节的半脱位可得到改善。FES对提高肩关节在无痛范围内的被动内旋和外旋运动有显著的治疗效果。FES可以减轻偏瘫肩的肩关节半脱位及疼痛，因此可以促进上肢功能的恢复。

在改善感觉-认知障碍中的应用 对偏瘫患者手（或足）部进行电刺激，除提高患者的手（或足）功能外，对患侧肢体感觉的改善也有效。大脑半球受损伴空间忽略的脑卒中患者感觉运动功能严重受损，认知障碍的发生率也较高，推测 FES 改善偏侧空间忽略是通过增加损伤大脑半球的皮质觉醒。FES 治疗模拟正常的步行和手的抓握动作，在治疗中可使患侧肢体反复运动，具有强制性使用的作用，进而促进大脑相应区域的功能重组。FES 刺激脑卒中患者偏瘫侧肢体，可以增加大脑局部的血流量，这些区域包括同侧感觉运动皮质、对侧运动代偿区、岛叶及顶叶等区域，对偏瘫患者感觉-认知障碍的康复有促进作用。

在改善偏瘫患者上肢功能中的应用 用 FES 刺激患者的桡侧腕长伸肌、桡侧腕短伸肌、指总伸肌和示指伸肌，患者的主动关节活动度、伸腕能力、抓握的速度等均有提高，本体感觉的反馈可能是 FES 产生作用的关键因素之一。应用 FES 训练可以在日常功能性活动中得到运动、本体感觉和认知的输入，这些感觉的综合输入，会使患者的自主性活动和使用患手进行功能性活动的能力得到提高。传入纤维感觉成分的激活、本体感觉的输入和知觉感觉注意力增加，均可促进自发运动和功能的提高。应用上肢肌电触发式的 FES，患者可以根据肌电图的声音大小来控制 FES 的刺激参数，对患者的柱状抓握和患侧提肌能力的恢复有明显效果。用福格-米勒量表、抓握能力、向前到达距离、腕关节伸展的活动范围、运动功能的独立性量表、改良的阿什沃思痉挛评价 FES 对偏瘫上肢功能的改善情况，结果都有明显提高。功能性磁共振检查证实，用 FES 刺激屈腕（和伸腕）肌可以评价大脑皮质和皮质下的可塑性。可见 FES 改善上肢功能的基础是大脑的可塑性。一个闭环 FES 控制系统，能够有效地提高手腕和手指延伸以及肩关节屈曲，本体感觉的反馈在这个肌电触发式 FES 系统中扮演重要的角色。手功能重建的目标主要是实现手的抓物和放开功能。手功能重建系统由控制命令发生器、控制器、刺激器、电极和传感器等几部分组成。FES 手功能重建系统中的控制命令是由患者身体其他部位残存功能发出的，如肩部的上下及前后运动、吸气呼气、语音、肌电活动等。刺激参数的调整可以用开环或闭环的控制方法。闭环控制具有线性度好、响应快、输出稳定等特点，是今后发展的一种趋势。另外，从肌电图信号中提取力和力矩等参数，以替代相应的传感器也是一种可行的闭环控制方法。

在改善偏瘫患者下肢功能中的应用 FES 电极的一端置于患侧下肢腓骨头下端的腓神经，另一端置于患者的腰部，电极开关通过摆放在患足鞋内的电极感应器来控制，患足抬离地面时，开关处于开的位置，产生电流；患足的足跟落地时，开关处于关的位置，电流被阻断。患者在步行的摆动期内，患侧踝关节有明显足背屈及外翻动作出现；或通过先进的步态传感器，检测追踪患者步行时小腿前后摆动的位置和速度来启动装置，适时精确地控制电脉冲传送到腓神经，从而控制足部运动（足内外翻、背屈运动），达到矫正足下垂的目的。FES 有步行模式和训练模式：①步行模式下，仪器能够按照设定好的程序工作，患者在使用一段时间后，行走能力、步行速度、步态逐步得到矫正。②训练模式下，可以防止肌肉萎缩，促进局部肌肉的血液循环。除应用单组 FES 帮助偏瘫患者康复外，多组电极刺激的应用也逐步被采纳。多组 FES 纠正步态的能力更强，治疗效果维持较长时间。为减少皮肤对电流传导的阻碍及治疗后皮肤的不良反应，可采用内置电极的方法治疗后期偏瘫患者。但患者需接受外科手术，把电极植入体内，因植入电极位置的准确与否，以及电极使用寿命的长短等问题，内置电极 FES 在临床应用范围较小。

适应证和禁忌证 具体如下。

适应证 ①植入式 FES：心脏起搏器辅助心肌收缩，适用于心脏病需要安装起搏器的患者；膈肌刺激器辅助膈肌运动，适用于需要辅助呼吸的患者；骶神经刺激器辅助膀胱平滑肌收缩，适用于排尿功能障碍的患者。②非植入式 FES：适用于中枢神经损伤导致的吞咽障碍、肢体瘫痪、排尿障碍，包括脑卒中、脑外伤、脊髓损伤、脑性瘫痪、多发性硬化等。也适用于特发性脊柱侧弯、产后或老年性尿失禁等。

禁忌证 已经安装心脏起搏器的患者禁用其他部位的功能性电刺激，有深静脉血栓形成的部位、治疗部位皮肤有感染不能使用表面电极，意识不清、治疗局部皮肤感觉减退等不能反馈治疗感觉的患者也禁用。

注意事项 ①治疗前：了解患者的诊断和存在问题，掌握好适应证，熟悉仪器的操作规程。

②治疗中：找准治疗部位，熟悉局部解剖，根据患者反馈及时调整刺激强度。③治疗后：观察治疗反应，注意表面电极的局部有无过敏等现象。

（黄东锋）

rèliáo

热疗（heat therapy） 将热能传给机体以治疗疾病的方法。可分为石蜡疗法、温热敷疗法、蒸汽疗法、泥疗、地蜡疗法、砂疗等。

理论基础 传导热的刺激是传导热疗法最重要的作用因素，此外，某些介体（如蜡、泥、砂等）尚有机械和化学刺激的治疗作用。

对神经系统的影响 包括①降低肌张力：当皮肤局部受到热刺激时，会影响脊髓信号的上下传导，引起脊髓相应节段和全身反应，降低肌张力。②镇痛：热刺激会提高周围神经的疼痛阈值，减轻因肌紧张而致的疼痛。

对血液循环的影响 包括①改善组织营养：热刺激通过局部皮肤温热感受器释放组胺和前列腺素、血管舒缓素，使毛细血管扩张、血流加快，促进局部血液及淋巴循环，改善组织营养，加强组织再生过程。②促进水肿吸收：热能防止组织内淋巴液和血液的渗出，减轻表层组织肿胀，防止出血和促进渗出液的吸收，有助于水肿消散，因而可治疗扭伤初期的局部软组织肿胀。③增强心功能：当身体大范围皮肤受到温热作用时，外周血管扩张，除心、肾血管以外的内脏血管收缩，使心率增快、心脏功能加强、全身血液循环加速，但对血压无明显影响。

对皮肤及软组织的影响
①软化瘢痕：一些油质的传热介体经温热后冷却凝固时，可对皮肤产生压力、润滑作用，使皮肤保持柔软及弹性，防止皮肤过度松弛而形成皱褶；并可软化松解瘢痕、挛缩的肌腱，缓解瘢痕挛缩所致的疼痛。②促进创面修复：热刺激可影响上皮组织的再生过程，改善皮肤营养，刺激上皮生长；热作用于体表创口时，大量浆液性渗出物增多能协助清除病理产物及清洗创口，并可防止细菌繁殖，促进创面的愈合。③松解挛缩关节：热刺激配合牵拉可使结缔组织弹性、塑性增加。如使局部组织温度升高到 40~45℃ 时，进行按摩和适当的牵拉，可改善挛缩关节的活动度，促进关节功能的恢复。

对组织代谢和炎症的影响
①促进组织代谢：热刺激能加强组织代谢过程，使皮肤、体温及深部组织温度升高，从而增加组织摄氧量，改善组织营养，促进组织代谢和愈合。②影响炎症反应：热刺激可加剧急性炎症反应，对慢性炎症则有明显的治疗作用。这是因为热刺激能增强组胺、缓激肽、前列腺素、白细胞趋化因子等化学介质对炎症反应的作用，并使周围血液中的白细胞总数增高及核左移，促进单核巨噬细胞系统的吞噬功能。此外，由于热刺激使血管扩张、血管通透性增强，有利于组织代谢产物的排除和对营养物质的吸收，从而起到抑制炎症发展、促进组织愈合的作用。

基本技术 根据具体方法需要不同的设备，包括传递热的特殊介体（如蜡、砂、泥等）和产生热源的设备（如熔蜡槽、湿热袋、恒温水箱等）。

适应证和禁忌证 具体如下。

适应证 ①软组织损伤：如器官扭挫伤、腱鞘炎、滑囊炎、腰背肌筋膜炎、肩周炎。②软组织粘连：烧伤或术后瘢痕及关节挛缩。③骨关节疾患：颈椎病、腰椎间盘突出症、慢性关节炎、外伤性关节疾病。④周围神经病损：周围神经损伤、神经炎、神经痛、神经性皮炎。⑤内脏疾患：慢性肝炎、慢性胆囊炎、慢性胃肠炎、胃-十二指肠溃疡、慢性盆腔炎。

禁忌证 ①对各种传导热的介体过敏：如皮肤对蜡过敏者，或感觉障碍者。②炎症的急性期：如高热、急性化脓性炎症、厌氧菌感染。③内脏疾患：如肿瘤、结核病、出血倾向、严重心血管疾病、恶性贫血、活动性肺结核、肾功能衰竭。④身体的特殊情况：如 1 岁以下的婴儿，女性妊娠、月经期，年老、体弱者。

注意事项 ①治疗前：检查热疗的设备是否符合要求，正常运作；严格按其要求进行操作。严格掌握治疗适应证和禁忌证，治疗室应备有急救药品以备急需。②治疗中：随时观察询问患者反应，如有心悸、头昏、恶心等不适者，应立即停止治疗，并给予对症处理。③治疗后：注意保温，以防身体过热后引起感冒。

对老年人及局部有感觉障碍、血液循环障碍的患者，不宜使用温度过高的热疗；对意识不清的患者慎用热疗。

（燕铁斌）

lěngliáo

冷疗（cold therapy） 应用人体温度以下低温治疗疾病的方法。

作用机制 冷疗对人体产生的生物作用可分为瞬间冷作用和持续冷作用。

瞬间冷作用 在瞬间的冷刺激下，组织的兴奋性增高，如提高神经兴奋性、收缩外周血管、加快静脉回流以及促进骨骼肌收缩等。

持续冷作用 在持续、长时间的低温作用下，组织的兴奋性降低。如降低神经兴奋性、扩张血管、降低肌张力、肌肉收缩减弱、降低组织代谢、抑制血管炎性渗出和出血、缓解疼痛。

基本技术 冷疗需要的设备简单，如浴桶、浴盆、毛巾、水袋、冰水、冰块、冰敷袋等，以及进行冷疗所需要的冷疗仪器和冷疗制剂。常用方法如下。①冷敷法：包括冰敷袋法、冷湿敷布法、冰贴法（又分为间接冰贴、直接冰贴、冰块按摩）、循环冷敷法。②浸泡法：包括局部冷水浴和全身冷水浴。③喷射法：常用间隔喷射法。④灌注法和饮服法。

适应证和禁忌证 具体如下。

适应证 ①疼痛和痉挛性疾病：如落枕、急性腰扭伤、肩痛、颈椎病、残肢痛、瘢痕痛、痛经、偏头痛等，以及偏瘫或截瘫后肌肉痉挛。②软组织损伤：如运动损伤早期血肿、水肿的急救处理和恢复期的消肿镇痛，韧带、肌肉、关节的扭挫伤、撕裂伤，以及纤维织炎、肌腱炎、滑囊炎等。③内脏出血：肺出血、食管出血、胃-十二指肠出血等，用体腔循环冷敷法对出血部位进行局部冷疗，可以有效地控制出血；脑卒中的患者在急性期对头部进行冷敷，也可减少颅脑损伤。④烧、烫伤的急救治疗：适用于面积在20%以下、1~3度热烧伤，四肢部位的烧伤、烫伤应用冷疗治疗效果更好，可在损伤早期以冰水浸泡损伤部位直至疼痛消失。⑤其他：如早期蛇咬伤的辅助治疗，高热、中暑的物理降温，扁桃体术后喉部出血水肿，类风湿关节炎，由寒冷引起的支气管哮喘、寒冷性荨麻疹等，可用冷疗行脱敏治疗。

禁忌证 禁用于血栓闭塞性脉管炎，雷诺病，严重高血压病，心、肺、肾功能不全，动脉硬化，对冷过度敏感者，以及致冷血红蛋白尿患者。此外，局部血液循环障碍，皮肤感觉障碍，言语、认知功能障碍者慎用。喷射法禁用于头面部，以免造成眼、鼻、呼吸道损伤。

注意事项 ①治疗前，需对患者说明治疗的正常感觉和可能出现的不良反应；治疗时应防止过冷引起冻伤，注意非治疗部位的保暖；出现冷过敏反应，需立即停止冷疗，并在身体其他部位加以温热治疗，喝热饮。②冷疗有时会引起局部疼痛，一般不需特别处理；但对反应强烈，甚至由于疼痛而休克的患者，需立即停止冷疗，予以卧床休息及全身复温。另外，在患者治疗前一定要对其说明治疗的方法，以尽量解除患者的疑惑和紧张情绪。③治疗过度或时间过长时，局部组织可能出现水疱、渗出和水肿，甚至导致皮肤、皮下组织坏死。对轻度冻伤处，需要注意预防感染；对严重冻伤的部位，应该严格进行无菌穿刺抽液，并进行无菌换药。

(燕铁斌)

shuǐliáo

水疗（hydrotherapy） 利用不同温度、压力、成分的水，以不同的形式作用于人体，预防和治疗疾病的方法。

分类 具体如下。

按照作用部位 ①局部水疗法：包括局部擦浴、局部冲洗浴、手浴、足浴、坐浴、半身浴等。②全身水疗法：包括全身擦浴、全身冲洗浴、全身浸浴、全身淋浴、全身湿布包裹疗法等。

按照温度 ①冷水浴：水温低于25℃（感觉冰冷）。②低温水浴：水温25~32℃（感觉凉）。③不感温水浴：水温33~35℃（感觉适中）。④温水浴：水温36~38℃（感觉温热）。⑤热水浴：水温高于38℃（感觉烫热）。

按照水的压力 ①低压淋浴：水压在1个大气压（1atm = 101.325kPa）以下。②中压淋浴：水压在1~2个大气压。③高压淋浴：水压在2~4个大气压。

按照水的成分 分为海水浴、淡水浴、温泉浴、药物浴、矿泉浴、气水浴。

按照水疗的方法 ①温热疗法：包括温敷布、湿布包裹浴、渐温部分浴、交替浴、全身浴。②机械疗法：包括涡流浴、气泡沸腾浴、水中按摩、水中冲洗。③化学水疗法：包括各种温泉浴、药物浴等。④其他水疗法：包括喷淋、冲洗、气泡浴、人工碳酸浴、沙浴、药浴、肠洗浴、刷洗浴、电水浴、蒸汽浴以及蒸气喷淋等。

作用机制 通过水的生理效应而表现出来，主要为镇静、兴奋、退热、发汗、强烈刺激、柔和刺激及锻炼等作用。

对皮肤的影响 冷水刺激皮肤使血管收缩，局部缺血。热水刺激后，皮肤血管扩张，促进皮肤伤愈合，软化瘢痕；热水浴时汗腺分泌增加，促进有害代谢产物及毒素排出。

对肌肉的影响 冷水短时间可提高肌肉应激能力，减少疲劳；长时间可引起肌肉僵直，活动困难。热水可以改善肌肉血液循环、促进疲劳恢复、缓解肌紧张和痉挛。温水短时间可使胃肠道平滑肌的蠕动增强；长时间可使蠕动减弱、肌张力下降、缓解和消除痉挛。

对循环系统的影响　增加血液中氧气和营养成分的含量，减少血液内毒素的含量。在心脏部位施行冷敷时，心搏次数减少，但收缩力量增强、血压下降。

对泌尿系统的影响　温热刺激能使肾脏血管扩张而增加利尿，冷刺激则使尿量减少。热水浴时由于大量出汗，排尿量减少，冷水浴相反。

对呼吸系统的影响　瞬间冷水刺激使吸气加深，甚至有短暂的呼吸停止；热刺激使呼吸变快、浅表；长时间温水沐浴可使呼吸减慢。

对新陈代谢的影响　冷水浴影响脂肪和气体代谢以及血液循环，促进营养物质的吸收。

对神经系统的影响　适当的冷水沐浴能兴奋神经。冷水喷洒头面部可以促进昏迷患者苏醒。

基本技术　水疗操作简便、甚至患者能自己操作，简单的水疗可以在一些基层医疗单位甚至患者的家中进行；复杂的水疗法需要专门的设备和专业培训人员。设备较完善的水疗室包括：更衣室、淋浴室、盆浴室、湿布包裹疗法室以及治疗后休息室等。

适应证和禁忌证　具体如下。

适应证　①水中运动：适用于骨折后遗症、骨关节炎、强直性脊柱炎、类风湿关节炎、不完全性脊髓损伤、肌营养不良、脑卒中偏瘫、颅脑外伤偏瘫、肩手综合征、小儿脑瘫、共济失调、帕金森病等。②浴疗：适用于肢体运动障碍、血液循环障碍、糖尿病足、上肢和下肢慢性溃疡、截肢残端痛、关节扭挫伤、创伤后手足肿痛、周围性神经痛、神经炎、雷诺病、骨关节和肌肉风

湿疾患、疲劳综合征等。②局部浸浴：冷水浴适用于神经症，热水浴适用于多发性关节炎、肌炎等。③全身浸浴：热水浴适用于多发性关节炎、肌炎等；温水浴与不感温水浴适用于兴奋过程占优势的神经症、痉挛性瘫痪等；冷水浴适用于抑制过程占优势的神经症。④不感温水浴：适用于失眠、焦虑、神经激惹或衰弱、慢性疼痛。⑤热水坐浴：适用于子宫或输尿管的痛性痉挛、痔疮痛、卵巢或睾丸痛、坐骨神经痛、尿潴留、痔疮切除手术后。

禁忌证　禁用于精神意识紊乱或失定向力、皮肤传染性疾病、频发癫痫、严重心功能不全、严重的动脉硬化、心肾功能代偿不全、活动性肺结核、癌瘤及恶病质、身体极度衰弱及各种出血倾向者。此外，妊娠、月经期、二便失禁、过度疲劳者等禁忌全身浸浴，月经期的骨盆区热敷也属禁忌。

注意事项　具体如下。

水中运动　①严格掌握应用指征。②注意患者的一般状况、心肺功能、运动功能、感觉功能、并发症、皮肤是否损伤，以及是否有二便失禁、传染病等。③治疗时间：应在餐后 1~2 小时进行，每次 10~15 分钟，也可分为 3 个 5 分钟时段训练，每周最少 1 次。③运动强度：水中靶心率＝陆地靶心率－12（年轻者）或 15（年长者）。④调节水温：以 36~38℃ 为宜。⑤浴后休息：最好在池旁休息室内卧位休息 30~60 分钟，以利于体力恢复。

浴疗　①热水盆浴：高龄老年人或幼儿、衰弱或贫血、有严重器质性疾病或有出血倾向的患者，不适于长时间的热水盆浴。②不感温水浴：治疗后应特别注

意保温。③交替坐浴：热水浴缸中的水面应高于冷水浴缸水面约 30cm，以交替坐浴实施治疗，以冷水浴结束。

（燕铁斌）

cíliáo

磁疗（magnetic therapy）　将磁场作用于人体以治疗疾病的方法。

分类　具体如下。

恒定磁场　磁场的大小和方向不随时间的变化而变化，如磁铁、电磁铁通直流电产生的磁场。

交变磁场　磁场的大小和方向随时间而发生变化，如异名极旋转磁疗器产生的磁场。

脉动磁场　磁场的强度随时间而变化，而方向不随时间发生变化，如同名极旋转磁疗器产生的磁场。

脉冲磁场　用脉冲电流通入电磁铁线圈产生各种形状的磁场，如各种磁疗机产生的磁场，其频率、波形和峰值可根据需要进行调节。

作用机制　磁场可以通过对神经的刺激反射作用于全身，或作用于人体一定的经络穴位出现类似针刺穴位样的感传效应。磁场作用于人体时，可以改变人体生物电流的大小和方向，并可产生感应微弱的涡电流，影响体内电子运动的方向和细胞内外离子的分布、浓度和运动速度，改变细胞膜电位，影响神经的兴奋性。磁场可以改善血流，促进致痛物质的迅速清除，有激活内分泌素、微量元素的作用。磁场的方向还可以影响体内的类脂质、肌质球蛋白、线粒体等大分子的取向，从而影响酶的活性和生物化学反应。磁场还具有清除体内自由基的作用。磁场可改变细胞膜的通透性、细胞内外的物质交换和生物化学过程，影响膜受体和膜蛋

白分子的取向。

治疗作用 具体如下。

镇痛 磁场可抑制神经的生物电活动，降低末梢神经的兴奋性，阻滞感觉神经的传导，提高痛阈，并可加强血液循环，缓解因缺氧、缺血、水肿和致癌物质积聚所引起的疼痛，还可提高某些致痛物质水解酶的活性，使致痛物质分解转化而镇痛。

消肿 磁场可改善血液循环，加速红细胞在血管中的运动，解除毛细血管静脉端的淤滞，促进出血和渗出的吸收，使组织的胶体渗透压正常化，因而消除水肿。

消炎 磁场可改善组织的血液循环，使血管通透性增高，促进炎性产物的排除，并能提高机体免疫功能，增强白细胞吞噬功能，改变组织的理化过程，提高组织的 pH 值，对致病菌有抑制作用，有利于浅层组织炎症的消散。

镇静 磁场可加强大脑皮质的抑制过程，改善睡眠，调整自主神经功能，缓解肌肉痉挛。

降压 磁场影响大脑皮质的兴奋与抑制过程，加强其对皮质下中枢的调控，并有调节血管舒缩功能，使血管扩张，微循环改善，降低血管平滑肌的紧张度，减少外周阻力，从而使血压下降。

软化瘢痕与松解粘连 磁场可使瘢痕由硬变软，颜色变浅，并可使粘连松解。

促进骨痂生长 磁场作用于骨折部位可引起机体生物电变化，促进成软骨细胞、软骨细胞与骨细胞释放大量的钙，从而加快了骨折区域的钙沉积，有利于骨痂的生长。

治疗良性肿瘤 磁疗对良性肿瘤也有一定的治疗作用，某些良性肿瘤在磁场作用下逐渐缩小或消失。

治疗技术 具体如下。

治疗剂量 按磁场强度分为3级。①小剂量：磁场强度 0.1 特斯拉（T）以下，适用于头、颈、胸部及年老人、幼儿、体弱者。②中剂量：磁场强度 0.1~0.3T，适用于四肢、背、腰、腹部。③大剂量：大于 0.3T，适用于肌肉丰满部位及良性肿瘤患者。

康复处理方法 具体如下。

静磁场法 属于恒定磁场。多采用磁片法。可直接将磁片敷贴于体表病变部位或穴位，一般采用持续贴敷 3~5 天。磁场强度为 0.05~0.3T。治疗时可采用单磁片、双磁片或多磁片。磁片放置可采用并置法或对置法。①单磁片法：应用 1 片磁片，将磁片的任一极置于病患部位或穴位上。此法多用于病患范围较小、较浅时。②双磁片法：应用 2 片磁片。病患范围较大、较浅时，将两磁片的异名极并置敷贴；病患范围较大、较深时，将两磁片的同名极并置；病患范围较小、较深时，将两磁片的异名极相对敷贴于病患部位的上下、左右或前后。③多磁片法：应用多片磁片，一般不超过 6 片，参考双磁片法贴于病患部位，贴的范围应稍大于病患部位。

动磁场法 常用方法如下。①旋磁疗法：用微电机带动机头固定板上的 2~6 块磁片旋转产生旋磁场，对局部进行治疗。包括脉动磁场法和交变磁场法。由于微电机旋转时有振动，对局部有按摩和磁场的双重作用。②电磁疗法：用电流通过感应线圈使铁心产生磁场进行治疗的方法。常用的有低频交变磁疗法、脉动磁疗法和脉冲磁疗法等。动磁场法常用的磁场强度为 0.2~0.3T，局部治疗时间 20~30 分钟，每日 1

次，10~20 次为 1 个疗程。

适应证和禁忌证 具体如下。

适应证 软组织扭挫伤、血肿、注射后硬结、浅表性毛细血管瘤、乳腺小叶增生、耳郭浆液性软骨膜炎、关节炎、肌筋膜炎、肱骨外上髁炎、肩关节周围炎、骨折延迟愈合、肋软骨炎、颞下颌关节功能紊乱、单纯性腹泻、婴儿腹泻、毛细血管瘤等。

禁忌证 高热、出血倾向、孕妇下腹部、心力衰竭、极度虚弱、皮肤溃疡、恶性肿瘤晚期、带有心脏起搏器者。

注意事项 少数患者进行磁疗后可出现恶心、头昏、无力、失眠、心悸、血压波动等反应，停止治疗后即可消失。

（燕铁斌）

guāngliáo

光疗（phototherapy） 以光学因子治疗疾病的方法。

分类 光疗法所采用的人工光源有红外线、可见光、紫外线和激光 4 种。应用红外线、紫外线、可见光、激光治疗疾病的方法分别称为红外线疗法、紫外线疗法、可见光疗法、激光疗法。

红外线疗法 红外线波长 0.76~1000μm，分为短波红外线（波长 0.76~1.5μm）、中波红外线（波长 1.5~3μm）和长波红外线（波长大于 3μm）。医用红外线的波长为 0.76~400μm。临床应用时根据波长将红外线分为近红外线与远红外线。①近红外线：或称短波红外线，波长 0.76~1.5μm，穿入人体组织较深，可达 50~80mm，能直接作用到皮肤的血管、淋巴管、神经末梢及其皮下组织。②远红外线：或称长波红外线，波长 1.5~400μm，穿透能力弱，约为 5mm，大部分被表层皮肤吸收。

可见光疗法　可见光波长为400～760nm，分为红、橙、黄、绿、蓝、靛、紫7种颜色的光线。可见光对组织的穿透能力以红光最强（波长640～760nm）、蓝紫光最弱（波长450～490nm）。可见光具有红外线和紫外线的作用，即温热作用和光化学作用。其中以蓝紫光治疗疾病的方法，又称为蓝紫光疗法。

紫外线疗法　紫外线波长为180～400nm，分类如下。①长波紫外线：亦称A段紫外线，波长320～400nm，有明显的色素沉着及荧光作用，红斑反应弱，用于治疗某些皮肤病等。②中波紫外线：亦称B段紫外线，波长280～320nm；红斑反应强，使维生素D原转化为维生素D，用于抗佝偻病、调节机体代谢、增强免疫力、刺激组织再生和促进上皮愈合过程。③短波紫外线：亦称C段紫外线，波长180～280nm，红斑反应明显，对病毒和细菌具有强烈的杀灭和抑制作用。

激光疗法　激光是指受激辐射放大的光。激光与普通光一样，具有波动性和微粒性，也受光的反射、折射、吸收、透射等物理规律的制约。低强度激光对组织产生刺激、激活、光化作用，可改善组织血液循环，加快代谢产物和致痛物质的排除，抑制痛觉，有镇痛效应。高强度激光对组织有高热、压强、高电磁场作用。

作用机制　红外线疗法基本属于"表面热疗"，紫外线疗法有杀菌和促进血管新生而使伤口愈合的作用，激光疗法有减少疼痛和加速伤口愈合的作用。

康复处理方法　除日光辐射采用自然光外，其他的光疗都需要特定的设备。例如，红外线疗法需要红外线辐射器，紫外线疗法需要紫外线灯管，激光疗法需要激光器。

适应证和禁忌证　光疗法的治疗作用主要是消炎、消肿、镇痛、调节神经及免疫功能。

适应证　①各种慢性损伤：肌肉劳损、牵拉伤、扭伤、挫伤等。②各类慢性无菌性炎症：腱鞘炎、滑囊炎、慢性静脉炎、肌纤维组织炎、慢性淋巴结炎、关节纤维性挛缩、注射后硬结、术后粘连、瘢痕挛缩、肌痉挛、冻疮、压疮、各种关节炎、支气管炎、肺炎、支气管哮喘、慢性胃炎、慢性肠炎、神经炎、末梢神经炎、神经痛等。③各种亚急性、慢性感染性软组织炎症：如蜂窝织炎、丹毒、疖、痈、烧伤创面、乳腺炎、外阴炎、慢性盆腔炎等，以及延迟愈合的伤口。④其他：如佝偻病、骨软化症、老年骨质疏松症、免疫功能减退、银屑病、白癜风、肿瘤等。

禁忌证　急性损伤（24小时内）、急性感染性炎症的早期、恶性肿瘤局部、有出血倾向、高热、活动性肺结核、闭塞性脉管炎、重度动脉硬化、局部皮肤感觉障碍、认知功能障碍等。

注意事项　包括以下几方面。

治疗前　了解患者的诊断和存在问题；掌握适应证，熟悉操作规程。对新鲜瘢痕、植皮术后部位因局部散热功能不良，易造成烫伤，应慎用红外线照射。皮炎患者慎用红外线，以免加重某些皮肤病。急性创伤24～48小时内局部不宜用红外线照射，以免加剧肿痛和渗血。熟悉设备的性能和操作手册；对将要治疗的部位做好准备，如暴露照射部位、保护非照射部位的皮肤（特别是紫外线治疗时）和敏感部位（如眼、生殖器官）等。接受紫外线治疗时，需要先计算好"生物剂量"。紫外线照射的剂量以最小红斑量（minimal erythema dose, MED）表示，即某一紫外线灯管在一定的距离下，垂直照射人体一定部位皮肤，引起最弱红斑反应所需要的时间。MED反映机体对紫外线的敏感性，故又称紫外线照射生物剂量。其计量单位为秒。治疗时以曾对多人测得的对该灯管的平均MED，或以对患者本人所测得对该灯管的MED来计算照射剂量。红斑反应是紫外线照射引起的一种可见的反应。一定剂量的紫外线照射皮肤或黏膜，经过一定的潜伏期，被照射区的皮肤会出现均匀的、边界清楚的红斑，称为紫外线红斑。红斑反应与紫外线的治疗作用关系密切，如消炎、镇痛、增强机体免疫功能，增强钙磷代谢和治疗皮肤病等。紫外线红斑与红外线红斑不同，不是照射后立即出现，而有一定的潜伏期。长波紫外线的潜伏期一般为4～6小时，短波紫外线一般为1.5～2小时，12～24小时达到高峰。红斑持续的时间通常为数小时至数日不等。对红斑较强的治疗持续时间亦长，红斑弱持续时间则短。

治疗中　严格按照指南规范化操作；对有局部感觉障碍的患者，应增加治疗中的巡视次数；随时询问患者感觉，以舒适温度为宜，并根据患者感觉随时调整照射距离。治疗中不随意变换患者体位或移动治疗设备。治疗时间个体化，特别对紫外线治疗，需注意红斑反应；避免直接照射眼部；注意患者反应，根据照射部位随时调整照射强度。

治疗后　初次接受光疗治疗者，应向其说明照射后可能出现的一些反应，特别是紫外线治疗后出现的红斑反应和注意事项，如红、肿、痛等。

（燕铁斌）

chāoshēngbō liáofǎ

超声波疗法 （ultrasound therapy）

以超声波技术治疗疾病的方法。人耳能听到声音频率为 16～20kHz 的声波。频率高于 20kHz 的声波已超过人耳的听阈，称为超声波。超声波是一种机械振动波，在介质中传播时在不同介质的分界面上发生反射与折射，强度随传播距离而剧减（衰减）。造成衰减的主要原因有：介质对声波的吸收、散射衰减和声束扩散。超声频率越高，在生物组织中传播时的超声衰减（吸收）越多、穿透能力（半价层或半吸收层）越小；反之亦然。

作用机制 超声波的机械振动作用于人体时引起微细按摩效应、温热效应、空化效应以及多种理化效应，连续式超声波的温热作用较明显，脉冲式超声波的非热效应较明显。其治疗作用如下。①神经兴奋性降低，神经传导速度减慢，有较好的镇痛、解痉作用。②加快组织的血液循环，提高细胞通透性，改善组织营养，促进水肿吸收。③使胶原纤维分解，松解粘连，软化瘢痕。④低强度或脉冲式超声波，可刺激组织的生物合成及再生修复，加速骨痂的生长愈合。⑤低强度超声波作用于神经节段，可调节其支配区神经血管和内脏器官的功能。

康复处理方法 传统的超声波疗法多采用 800kHz 的连续超声波，近年也使用 1～3MHz 较高频超声波、30～50kHz 较低频超声波以及脉冲超声波（有通断比，即有/无超声波的时间比值，有 1/2、1/5、1/10、1/20 等）。治疗仪有不同直径的超声波声头（1cm、2cm、5cm 等多种）和声头耦合剂（接触剂）。耦合剂的成分主要为液态石蜡、甘油、凡士林等。常用的治疗操作方法如下。

接触法 在治疗部位上均匀涂布耦合剂后，将超声波的头部（声头）紧压其上，开机后即开始治疗，"声头"固定不动（固定法）或做螺旋形、直线形缓慢移动（移动法），适用于表面较平坦部位的治疗。辐射面较小的声头，可用于穴位超声治疗、小部位（如面部）治疗等；多个"声头"同时应用，可用于心脑血管性疾病的治疗（如心脑血管超声治疗仪等）。

超声综合治疗法 是指将超声治疗技术与其他治疗方法（包括其他物理因子和化学治疗等）结合作用于机体以治疗疾病的方法，可以取得较单一治疗更好的疗效。包括超声雾化吸入疗法、超声-电疗法（低中频电疗）、超声药物透入疗法等。

水囊（袋）法 将不含气体的水袋置于体表不平的治疗部位，水袋与皮肤及声头之间均涂耦合剂，以适量压力将"声头"压在水袋上，一般按直接接触的固定法进行治疗。

水下法 将患者手足等凹凸不平的部位（如手指、足趾、腕、踝关节）与声头同时放入 37～38℃的去气水盆中，声头对准治疗部位，距离皮肤 1～2cm。

进行以上各种操作时，避免声头与皮肤之间有任何空气间隙，以免超声波全反射而不能进入人体。固定法治疗时连续式超声波强度 0.1～0.5W/cm²，治疗 3～5 分钟；移动法治疗时连续式超声波强度 0.6～1.5W/cm²，治疗 5～10 分钟；脉冲式超声波强度可达 1.0～2.0W/cm²，治疗 3～5 分钟。骨表面治疗时因超声波引起骨膜振动易致疼痛或热损伤，超声波的强度不宜超过 0.5W/cm²。超声波治疗每日或隔日 1 次，10～15 次为 1 个疗程。

适应证和禁忌证 具体如下。

适应证 软组织扭（挫）伤、皮肤皮下粘连、关节纤维性挛缩、注射后硬结、血肿机化、狭窄性腱鞘炎、瘢痕增生、骨关节炎、肩关节周围炎、肱骨外上髁炎、骨折延迟愈合、压疮、颞下颌关节功能紊乱症、坐骨神经痛、三叉神经痛、肋间神经痛、烧灼性神经痛、幻肢痛等。

禁忌证 禁用于活动性肺结核、严重支气管扩张、恶性肿瘤（超声波抗癌药物透入时例外）、急性炎症、出血倾向、血栓性静脉炎、孕妇腰腹部、小儿骨骺部、持续性高热、安装心脏起搏器和心脏支架的患者；眼部与睾丸部慎用。

注意事项 超声波有强的热效应和非热效应（如振荡波、成腔性和介质运动），因此需要注意一般的热疗反应，并避免用于充满液体的空腔器官，有金属存在的组织也禁止进行超声治疗。

（燕铁斌）

lìxué liáofǎ

力学疗法 （mechanicotherapy）

以牵引力、压力、折力、扭力、撞击力和摩擦力等治疗疾病的方法。如常见的颈椎牵引、腰椎牵引、肢体压力治疗、冲击波治疗等。仅以牵引疗法为例，介绍力学疗法。牵引疗法是应用外力对身体某一部位或关节施加牵拉力，使其发生一定的分离，周围软组织得到适当的牵伸，从而达到治疗目的的方法。脊椎牵引疗法，通常是指使用外力牵拉颈椎或腰椎-骨盆以达到治疗目的方法，前者称为颈椎牵引，后者称为腰椎牵引。脊椎牵引方法多种多样。根据治疗时患者体位不同，分为卧位牵引、坐位牵引、斜位牵引或直立位牵引；根据牵引力来源不同，分为用患者自身重量牵引、手法牵引、机械牵引、电动牵引；根据牵引持续时间不同，分为持续牵引与间歇牵引。

作用机制 ①解除肌肉痉挛，使肌肉放松，缓解疼痛。②改善局部血液循环，促进水肿的吸收和炎症的消退，有利于损伤的软组织修复。③松解软组织粘连，牵伸挛缩的关节囊和韧带。④调整脊柱后关节的微细异常改变，使脊柱后关节嵌顿的滑膜或关节突关节的错位得到复位。⑤改善或恢复脊柱的正常生理弯曲。⑥使椎间孔增大，解除神经根的刺激和压迫。⑦拉大椎间隙，减轻椎间盘内压力，有利于膨出的椎间盘回缩以及外突的椎间盘回纳。

治疗方法 应根据患者病情、体质、治疗条件选用等具体情况，选用合适的牵引方法。

颈椎牵引方法 通常采用坐位牵引，但病情较重或不能采用坐位牵引时可用卧式牵引。牵引效果主要由牵引的角度、时间和重量等因素决定。①角度：如主要作用于下颈段，牵引角度应稍前倾，可在 15°~30°；如主要作用于上颈段或寰枢关节，则前倾角度应更小或垂直牵引，同时注意结合患者舒适情况来调整角度。②重量：间歇牵引的重量可以为其自身体重的 10%~20%，持续牵引则应适当减轻。以初始重量较轻，以后逐渐增加为好。③时间：牵引时间以连续牵引 20 分钟、间歇牵引 20~30 分钟为宜，每天 1 次，10~15 天为 1 个疗程。

④方式：多采用连续牵引，也可用间歇牵引或两者相结合。

腰椎牵引方法 一般采用仰卧屈髋屈膝体位，可尽量减小脊柱应力。牵引力通常以自身体重的一半作为起始牵引重量，根据情况逐步增加，最多可加至相当于患者体重的重量。以间断性牵引为主，每次牵引持续 20~30 分钟，每日牵引 1~2 次，15~20 天为 1 个疗程。

适应证和禁忌证 具体如下。

适应证 颈椎牵引适用于颈椎间盘疾患（如退行性病变、椎间盘突出等）、颈椎间盘关节囊炎、前后韧带病变等；腰椎牵引适用于腰椎间盘疾患（如椎间盘突出、退行性病变、腰椎肌肉痉挛等）。

禁忌证 局部有肿瘤、结核、血管损伤性疾患、失稳定性骨折、脊髓压迫、急性损伤、急性炎症、骨质疏松、局部术后等。

注意事项 牵引的力量可逐渐加大，不宜开始就过大；患者需将手机、眼镜等可能影响治疗的物品去除；嘱患者尽量放松；牵引过程中如有不适、疼痛等要及时告知；治疗人员要密切观察患者的反应，发现异常要及时停止操作。

（燕铁斌）

shēngwù fǎnkuì liáofǎ
生物反馈疗法（biofeedback therapy，BFT） 将人体的生理信息通过一些仪器–设备反映出来，使患者在控制性训练中直接观察到有关信息的改善，从而达到功能康复的方法。如肌电、脑电、皮电、皮肤温度、血压、心率、心律，关节角度和压力等，都可以通过现代的仪器–设备转化为视觉（数字或图形）、听觉等信息，成为反馈的方法。在康复医学中应用最多的是肌电生物反馈疗法。

肌电生物反馈疗法是利用肌电生物反馈仪将人体活动时产生的肌电信号实时地转换成视觉、听觉信号，反馈到大脑皮质，使人能及时了解神经系统对肌肉运动的控制情况，并将意向性运动输出与运动方案进行比较，对运动进行指导或改正，从而逐步学会对其进行随意控制与调节。它利用操作性条件化的学习程序原理，从肌肉处接收的信号不完全是肌电信号，主要是来自大脑中枢神经元的驱动信号。人体要完成一个功能性运动，该信号就按一定的顺序和比例发放（即运动程序），同时反馈系统进行调节。脑卒中常导致本体感觉损害或丧失，使运动产生和内在反馈调节受到影响，从而出现运动功能障碍。肌电生物反馈疗法从外部帮助患者建立反馈通路，在一定程度上替代本体感受器的内在反馈作用。在治疗中，要求患者进行有意识活动，通过表面电极接收到相应肌肉的电信号（肌电图），以光滑曲线显示在监视器上，为患者提供支配肌肉神经信号的视觉反馈，指导训练患者根据外部视觉信号调节自身运动，通过视觉传入通路反馈到中枢神经系统并整合。患者通过反复尝试"寻找"一条可将信号传导至肌肉的神经通路，找到之后鼓励患者使肌电图曲线"增幅"。由患者主动参与引发的肌电信号，经反馈对大脑皮质形成一种条件性重复刺激，经长期反复训练形成相应条件反射，并在大脑皮质相应部位形成兴奋灶。最终患者不需借助外部设备就能正确完成动作，实现对正确运动程序的强化学习。在此过程中，外部视觉信号有助于潜伏神经传导通路和突触的启动及功能发挥，重新建立神经元之间的联系，弥补受损传导通路和突触，完成脑的结构和功能重组，促进肢体运动功能改善和恢复。治疗时先对患者进行某一动作时大脑发出的信号进行分析，了解信号错误情况，找出问题，在信号监测下针对性地采用不同方法指导患者进行训练，使动作的完成更准确，减少错误学习导致的错误运动模式形成，有助于重新建立正确的运动模式。肌电图振幅、频率等的特异性变化，可反映运动单位募集和同步化及肌肉兴奋传导速度等因素的作用。脑卒中患者肢体瘫痪，与主动肌运动单位募集模式异常有一定关系。肌电生物反馈疗法能使患者有意识增加主动运动神经元放电频率、改善运动单位募集模式、增加运动单位参加数量，使神经肌肉活动出现最佳募集状况，促进运动功能恢复。脑卒中患者不同阶段运动功能障碍的表现不同，有肌无力、肌张力增高、协同收缩、痉挛等。生物反馈训练具有双向性特点，既可通过使肌电图曲线"增幅"提高肌肉紧张度、增强肌力，也可通过使肌电图曲线"降幅"降低肌肉紧张度、缓解痉挛，有利于其在脑卒中偏瘫患者运动功能康复中的应用。有研究表明，使用激励措施可以提高肌电生物反馈训练的效果。肌电生物反馈疗法更强调对患者的鼓励和激励，将肌电信号通过显示屏直接反馈给患者，使其即时、直观地看到自己功能变化和出现的任何进步。物理治疗师根据患者的功能变化，不断设定新目标，最大程度地鼓励患者不断地进行定向诱导及强化，充分调动患者的主观能动性，使患者的心理状态达到最佳水平，更有利于功能恢复。

临床应用　训练可分为自主支配信号建立阶段、肌力增强阶段和功能转变阶段。注意对功能的转变训练，养成用正确方式来完成日常生活活动动作的习惯，成功地实现运动的再学习，使康复治疗的效果在停止治疗后仍可保持，在治疗2个月和3个月后随访时仍能保持明显的优势。以在脑卒中偏瘫康复中的应用为例。

在改善偏瘫患者上肢功能中的应用　对偏瘫侧腕屈肌进行肌电生物反馈治疗，治疗前后采用阿什沃思量表、布朗斯特鲁分期、上肢功能测试、福格-米勒量表、腕背伸角度测量、表面肌电电位测量和巴氏指数进行评估。结果发现，各项指标均比治疗前有显著改善，且在福格-米勒量表评分和巴氏指数显示出更大改善。对患者偏瘫侧手伸腕肌进行训练，结果显示腕关节、指间关节肌力以及手的精细和复杂功能均有非常显著的改善。对晚期病情不重或病情严重但在发病3个月之内及早治疗的患者，肌电生物反馈治疗对改善偏瘫患者痉挛、关节活动度及上肢功能均有良好效果。

在改善偏瘫患者下肢功能中的应用　对偏瘫患者胫前肌进行肌电反馈治疗后，患者胫前肌肌力明显增强，踝关节活动范围和步态摆动期足下垂均有所改善。视觉肌电生物反馈技术与跑步机相结合，可观察踝关节功能活动，以及步行活动时胫前肌和腓肠肌外侧的肌电活动，通过反复纠正学习，协调各肌肉活动，有助于增强肌肉调节能力而改善步态。为分析肌电生物反馈对偏瘫患者小腿三头肌活动的影响，记录定量步态，结果显示在幅度、时间、踝关节力量及关节活动度上，有相当大程度改善，可显著增加步速、步长、步幅和步频。任务导向的肌电生物反馈治疗进行步态训练，结果表明偏瘫患者的步态得到有效改善，步行中踝关节峰值功率及步行速度和步幅明显提高。偏瘫患者膝关节控制也是下肢功能障碍的主要问题，主要表现为膝关节过伸，影响患者步行效率和稳定性。肌电生物反馈治疗能显著提高常规物理治疗对膝关节过伸的治疗效果。对患者屈髋肌和髋外展肌进行肌电生物反馈治疗后，其肌力和自主肌电信号明显增强，有效改善了偏瘫患者的髋关节功能。

在矫正偏瘫患者异常运动模式中的应用　肌电生物反馈治疗，除通过增强肌力促进肢体功能恢复外，还可减少异常运动模式，促进分离运动出现，改善患者运动功能。肌电生物反馈治疗可使受训练肌肉的异常协同收缩减少，产生的效果能持续到训练终止后数日，而未受训练的肌肉或经传统物理治疗的肌肉均无此表现。当患者出现协同收缩共同运动模式时，结合肌电生物反馈治疗进行手腕和手指运动的再训练，患者共同运动模式有所改善，手腕及手指随意运动相应的肌电图表现有改善，中度瘫痪患者及在脑卒中早期应用的疗效最好。脑卒中后异常运动模式的腕关节和踝关节进行肌电生物反馈治疗，腕关节背伸与掌屈及踝关节背屈与跖屈的肌电信号、肌力和关节异常运动模式均得到明显改善。分析肌电生物反馈疗法对踝背屈的治疗效果，显示治疗后患者最大自主收缩电位、胫前肌肌力、主动踝背屈角度，以及下肢运动功能评分均有较大改善，其针对性诱发患者踝背屈功能，促进分离运动产生，使异常运动模式得到改善。

适应证和禁忌证 具体如下。

适应证 适用于各种功能障碍的康复处理，如心理治疗、慢性疼痛、雷诺病、二便失禁、脑卒中、脑外伤、脑手术后、脊髓损伤、脑瘫、多发性硬化、运动障碍、周围神经损伤、骨关节疾患等。

禁忌证 大多数肌电生物反馈装置需要使用皮肤表面电极获取电信号，因此在皮肤表面有破溃、严重的炎症等情况下，禁忌使用皮肤电极。

注意事项 一般生物反馈仪器设备都是整装的，设备内部损坏较为少见。但电极移动、主缩肌以外的肌电信号、心电信号、电极接触、仪器接地不良以及周围环境的干扰等，可使反馈信号出现各种异常。常需要认真检查，仪器才能较为有效地工作。

（黄东锋）

zuòyè zhìliáo

作业治疗 （occupational therapy，OT） 通过作业性主动活动、适应作用或辅助器具来改善患者功能，为其重新规划日常生活，以实现作业平衡的治疗方法。

基本理论 主要如下。

作业领域 ①基本日常生活活动：指自我照顾活动，如进食、更衣等。②工具性日常生活活动：指非必需性的日常生活活动，但可促使个人在社会中独立生活。③工作活动：包括有报酬或义务劳动（工作）。④教育：参与学习性的活动。⑤玩乐：自愿参加的娱乐活动。⑥休闲：不定期、非必需的休闲活动。⑦社会参与：参加各种类型的社交活动。⑧休息与睡眠。

作业平衡 可通过作业性活动进行主动性训练来改善或恢复患者功能，也可通过适应性训练（包括改变环境、改变身体的功能和适应职能角色的转变等）或使用辅助器具帮助患者与社会或环境达到平衡。

作业失衡 指日常生活中的作业安排失当，以致不能满足个人及其角色（如学生、工人、照顾者等）的需求。学生沉迷于游戏机以致荒废学业；成年人长期通宵工作以致缺乏休息，影响健康甚至"过劳死"等，都是作业失衡的例子。根据个人的能力、角色需求、身体状况等各方面的差异，每个人都有其独特的作业平衡模式。作业失衡会导致生活质量降低、损害健康，以及不能满足其角色需求等问题。

准备及程序 长期住院后重返社区，或长期作业失衡者，均需要作业治疗师协助重新规划其日常生活的安排。作业治疗师在规划前，应与患者有良好的沟通。作业治疗师可要求患者填写作业问卷、活动记录表或以面谈等方法了解患者既往的生活习惯与安排，识别患者作业失衡的原因。另外，作业治疗师提出的作业安排还应与患者个人的价值观、目标及兴趣相符。故除既往生活的时间安排外，作业治疗师亦应了解患者对各项活动的满意程度以及作业活动对他的重要性。综合患者的个人需要、能力、角色需求等各方面的数据后，作业治疗师可引导患者重新规划生活。拟定出新的作业安排后，作业治疗师可以通过与患者建立长期（或短期）目标、探讨重新规划生活后对患者的正面影响等方法，协助患者逐渐适应新的生活安排及习惯。

预计结果 重新规划患者的生活，以达到作业平衡，提升其生活质量。

研究限制 个人的长期生活习惯可能难以改变，要为患者重新构建新的生活安排，可能需要很长的时间才可成功。

作业治疗师特殊训练 作业治疗师应能够了解和分析每个患者在能力及角色需求等方面的差异，以引导患者规划出合适的作业安排。

（陈志轩）

rìcháng shēnghuó huódòng xùnliàn

日常生活活动训练 （training of activities of daily living） 为提升患者自我照顾的能力所进行日常生活活动能力的训练。日常生活活动是作业治疗所关注的功能表现领域（日常生活活动、工作、休闲）之一。可分为基本的日常生活活动和复杂的日常生活活动。不同疾病可能导致不同种类及程度的日常生活活动缺损，影响患者的独立性（见日常生活活动能力评定）。

日常生活活动训练是针对日常生活活动的缺损而提供的训练。这种自我照顾训练是一系列为人们提高独立生活技巧的治疗计划，主要帮助有运动功能障碍或认知障碍的患者，学习适合个人能力的自理技巧。该技巧将有效地应用于日常生活当中，赋予患者最大限度的独立生活能力及尊严。

自我照顾训练是最常用的康复治疗计划之一，可培养患者的自理习惯及提高信心，支持患者重新管理个人生活。作业治疗师既会为患者安排渐进式的自我照顾训练计划，也会考虑其能力而选择合适的辅助工具，进行家居改装，教会患者掌握正确的使用方式，以提高其管理日常生活的独立性。

训练内容 包括穿衣技巧、进食技巧、如厕技巧、沐浴技巧、个人卫生技巧、转移技巧等。考虑到患者将来独立生活，作业治疗师也会安排渐进的自我照顾技巧训练，包括预备膳食、家务清洁、金钱使用、时间管理、利用交通、小区购物与活动、危机处理等。

准备及程序 作业治疗师首先要了解患者的背景、感官功能、活动功能、认知功能等情况，以观察及面谈方式，评估患者的自我照顾表现以及预期能力。然后根据患者的实际需要、现时（或将来）生活情况，拟定针对性的自我照顾训练目标及内容。训练一般会在作业治疗室的"模拟家居室"或患者家中进行，治疗师给患者口头指导及亲身示范，并从旁观察，注意他们的实时反馈。

以脑卒中偏瘫患者穿/脱衣服及上/下楼梯的基本日常生活活动的训练为例，简单介绍如下。

穿衣服和脱衣服 上衣的穿脱方法和步骤如下。①前开衫的穿法：取坐位，将衣服铺于双膝上，用健手抓住衣领及肩部，将患侧上肢自袖口穿过；健手沿衣领将衣服从体后绕过，自袖口穿过；最后用健手将衣服各部整理平整。②前开衫的脱法：以健手抓紧健侧衣服的前领（缘）并脱下袖子，然后再脱患侧袖子。穿裤子的方法如下。①取坐位：用健手将裤腿自患侧下肢穿过，并拉至膝部上方；健侧下肢自裤腿穿出。②取仰卧位：用健手拉起裤子，在双侧骨盆交替抬离床面时，逐渐将裤子提至腰部。这种方法可用于立位平衡能力较差的患者。裤子的脱法采取与穿法相反的动作步骤。

上楼梯和下楼梯 ①上楼梯：患者用健手扶住扶手，健侧足先踏上一层台阶，然后患侧足再迈上健侧足的那一层台阶。②下楼梯：患者用健手扶住扶手，患侧足先踏下一层台阶，然后健侧足再迈下患侧足的那一层台阶。

预计结果 经过训练，患者将能够掌握自我照顾技巧，应用于现实生活环境当中，同时可以改善效率，减少意外，避免受伤。连续训练可强化患者的自理能力，培养自我照顾的习惯，提升对自我照顾的信心。个人日常生活的独立性有所提高，患者就更能够有尊严地生活，从而提升其独立性及生活质量。

研究限制 需要清楚了解患者的能力，适当调整训练的难度及短期目标，使之积累成功的经验，增加自我效能及推动力，逐步掌握技巧。训练期间，必须考虑患者的安全及体能限制，避免意外或体力透支。

作业治疗师特殊训练 作业治疗师需要掌握患者基本的自我照顾技能，学习专为其局部活动功能受限所改良的自理技巧，认识各类辅助器具及家居改装的原理。有作业治疗训练基础的治疗师一般均能胜任这一工作。

（陈志轩）

zhíyèxìng huódòng xùnliàn

职业性活动训练（vocational activity training） 对患者进行个人在社会中所从事的作为主要生活来源工作活动的训练。对于大多数患者来讲，希望通过康复医疗能够恢复到正常的职业性生活中去：儿童要去上学；中青年人要去上班；老年人要生活自理。这对于一位因伤/病已经产生了功能障碍（残疾）的患者来说，只能（或者）采取各种手段改善功能，才可满足其职业的要求；或是改变自己去适应较为简单要求的相应职业。无论哪一种手段，都需要由具有专业知识的作业治疗师在专业的作业治疗环境中加以训练，才有可能达到既与患者的功能水平相当，又与患者的期望和计划一致，最终恢复到正常的社会生活之中。由于每个患者的情况（性别、年龄、受教育的类别和水平、损伤或疾病的种类和功能障碍的种类与程度、个人的特质、家庭的状况以及社会的支持力度等）千差万别，康复性职业活动训练只能是个体化的管理，即个案管理。它是以一对一的形式进行的照护，即"个案管理方案"。是一个包含评估、计划、提供服务和提出不同的选择，给予患者的照护系统。其方法是通过沟通和可用资源去满足个案（个别患者）的全面需要，继而达到高质量、符合成本效益的效果。

个案管理手法 以提供服务为目的，被广泛应用在不同的"以人为本的服务"和医护单位中。个案管理的最佳实行方法，需要有系统的安排、配备受过有关训练的"个案管理人员"，以及容许有系统的（或国家相关职能部门）政策上的相应规定以配合提供服务。

个案管理设计 基于对个案管理患者的个体化提供的服务，以综合性评估来设计一个"个案服务"计划。患者全程参与在服务设计的过程中，反映他们的意愿及对如何编排服务的倾向。这个过程旨在授予个案权力，使他们能够参与在服务设计过程的各个方面，以确保个案能在一个互动的形式中参与计划的编排。个案管理的实行则旨在提供给予个别客户的无缝服务，个案管理可从同一个组织（或多个不同的组织）寻找资源以提供患者所需的服务。

个案管理工作 包括医疗保健和各种在个人生活上互相联系和影响的事物。个案管理需要了解每种事物如何与其他事物相互影响，以及明白准确了解事物与事物之间互动的重要性。

个案管理准备及程序 个案管理将以一对一的形式照顾护理有需要的患者，它所承担的职能如下。①全面的需求评估：与患者及其家属/照顾者合作，识别患者的需求和功能水平。②护理和服务规划：通过咨询患者来设计个人的护理计划。③寻找资源：个案管理可以从各种途径为护理计划寻找资源，如咨询费、相关计划提供的服务、照顾者提供的支持、患者的训练费用，如其他来源的资金。个案管理需清楚了解所有可用的服务和支持（特别是资金的来源），并通过与患者及其照顾者的沟通来决定服务计划。④实施：促进小区的支持和联系，并在患者需要时能提供服务。⑤监控：确保患者所接受的服务，是最能满足他们所需求的服务。⑥提倡：支持患者使用可满足个人需求和目标的服务。⑦评估：确保提供的服务在符合成本效益的体系下，已经满足患者及其照顾者的需求。⑧结束：当个案管理不需再与患者及其照顾者展开讨论、提供服务或开发另一个服务计划时，便可退出。

个案管理预计结果 个案管理可满足个案患者的各种需要、优化照护质量和达到成本控制，其家属和社会亦会得益。

研究限制 如何稳定地提供服务、训练一个合格的个案管理治疗师，让患者及其照顾者积极参与，有效地订立一个具体目标去监察患者的表现，都是在实行个案管理上遇到的挑战和限制。

个案管理治疗师特殊训练 人力资源服务单位、健康及专职医疗人员以及有相关的经验的人，均可成为"个案管理师"。

（陈志轩）

jiàoyùxìng zuòyè xùnliàn

教育性作业训练（training of educational occupation） 对患者进行的教化培育性作业训练。重新学习各种丧失或减弱的功能，是一个作业性训练过程。为了完成重新学习，不仅要有对患者的教育，还需对照顾者进行教育。以"引导式教育"为例：它是由匈牙利人彼图教授于1945年创立的一个综合教育学、康复学、神经学、心理学的综合训练系统。是一种康复模式，教育对象为中枢神经系统受损所致的功能失调的患者，如脑性瘫痪、帕金森病、脑卒中患者等。引导式教育相信通过系统的学习，可以帮助患者克服肢体的功能残疾，从而增加个人自理能力，融入社区生活。

三个引导式教育 具体如下。

三个理念 ①"全人"教育：不仅着重患者的功能问题，而且强调患者是一个"完整的个体"，通过整合式的教育方法，发展患者的身体功能、智能、社交等各方面的能力。②患者为本：根据患者的需要设计及施行训练。③自觉主动：利用诱发性的环境，诱发患者自觉自主地学习。

准备及程序 具体如下。

基本元素 ①小组学习：成员之间可以互相鼓励、学习，同时促进患者的社交能力。②节律式学习：配合学习内容，利用有节奏的音乐或口诀来表达，加深记忆。③结合生活：提供生活化的情境，协助患者将学习内容融入真实生活。④基本动作：将功能活动分拆成各个基本动作（如重心转移、屈曲关节等），让患者循序渐进地学习。

引导员 作业治疗师应于训练之前首先评估患者的能力，了解其困难，以提供合适、全面的训练计划。作业治疗师可安排辅助引导员配合其工作，辅助引导员必须清晰了解训练的目标及要求，并定期交换信息，确保康复团队（组）可互相支持，有效、一致地运作。最后，作业治疗师应定期检查讨论训练的进度，按患者的进展情况调节训练的内容、难度及要求。

引导式教育 强调自发性学习，故作业治疗师应配合不同的教学方法，强化患者的学习动机。常用的方法包括：①前馈及示范：让患者明白每次活动或训练的目标及要求，可提供具体示范使患者易于模仿。②反馈及鼓励：让患者知道自己的表现，肯定患者做出的努力。③多感官教学：可运用不同的教材提供触觉、听觉等的感官刺激，加强趣味性。

预计结果 全面提升患者在身体功能、沟通、情绪控制等各方面的能力；克服日常生活遇到的问题。

研究限制 ①由于身体功能障碍，患者需要肢体协助，故实行"引导式教育"需要投入大量的人力。目前很多有需要的患者，并未能接受引导式教育法的支持。②引导式教育本身并不能改善患者中枢神经系统受损的情况，患者仍需接受药物等治疗。

作业治疗师特殊训练 作业治疗师要理解患者各方面的困难，包括身体功能、沟通、性格、家庭等方面，并应根据患者个别的

差异编订训练内容。另外，作业治疗师需配合不同的教学方法，诱发患者的学习动机。

照顾者教育训练 应该使患者的照顾者加强对病理的认识，学习照顾患者的技巧。

作业治疗师或护理人员担当教育者 ①为照顾者提供适当的支持，从而提高照顾者的照顾能力，协助其履行照顾者的责任。②舒缓照顾者的压力及无助感。③使患者出院后可以得到适当的照顾及护理。

教育计划对象 照顾者教育计划的对象十分广泛，包括精神病患者或伤残者及其照顾者。照顾者教育计划旨在促进照顾者对病理的认识，使照顾者可以在作业治疗师或专业护理员的协助下提高照顾能力，以确保患者在出院后可以得到适当的照顾及护理。照顾者教育计划的内容应按照对象的需要及情况而调节。教育计划可以个别面谈或小组讲座的形式进行。

教育计划和内容 具体如下。

对一般伤残者及其照顾者教育计划的内容如下。①扶抱技巧：安全扶抱和转移患者的正确方法、技巧与注意事项。②辅助器具的使用及保养：如何正确、安全地使用患者所需的辅助器具，如轮椅、步行架或四轮保养车等，以及有关工具的保养及维修方法。③乘搭交通工具及外出技巧：患者出外的注意事项及准备。④介绍小区资源及支持服务：认识不同的支持服务，包括：暂时托管服务、社区康复训练及患者互助组织等。

对精神病患者及其照顾者教育计划的内容如下。①认识病理：认识个别精神病（如精神分裂、抑郁症等）的病理及潜在的复发诱因，以防复发，并使照顾者对患者的情况有更深入的了解。②认识病征：使照顾者认识患者的复发征兆，当察觉患者有复发可能时，尽快联系有关人员（如个案管理者或相关医护人员）参与。③突发情况处理和紧急支持：遇到突发情况时（如攻击或自残行为）的处理，并掌握紧急联络电话。④介绍社区资源及支持服务：认识不同的支持服务，包括辅助就业、个人发展课程等。

准备及程序 作业治疗师应先拟定计划的对象，并了解其需要，计划合适的教育内容及准备所需物资（包括讲义、辅助器具等）。课程中，作业治疗师首先简单介绍病理及病患可能给患者带来的影响，让照顾者对患者的状况有更深入的了解。其后，作业治疗师可按各次教育计划的目的、需要及情况安排讲解的内容。最后，若计划是以团队（组）的形式进行，作业治疗师可加入康复团队（组）分享环节，让患者家属/照顾者之间可以抒发感受、交流心得或经验，并在患者和照顾者之间得到支持。

预计结果 提高照顾者的照顾能力，使患者得到更佳的训练和护理。

研究限制 照顾者在照顾患者时往往要面对多方面的问题，如经济问题、与患者的沟通问题等，故需要多方面的全面支持（如社会经济援助、心理辅导等）才可更有效地舒缓照顾者的压力及负担。

作业治疗师特殊训练 作业治疗师应了解照顾者在照顾患者时可能会遇到的问题，并给予照顾者充分的支持。同时，作业治疗师需对计划对象的病理等情况有深入的认识，以便为照顾者提供准确及充足的信息。

(陈志轩)

zhìliáoxìng yúlè-xiūxián huódòng xùnliàn

治疗性娱乐–休闲活动训练

（training of therapeutic recreation activities） 通过娱乐–休闲活动提高或改善患者身心功能的方法。在儿童更多的是娱乐活动，在成年人更多的则是休闲。

发展式游戏活动 按照儿童身心成长发展而订制的游戏活动。其目的是促进儿童身心成长发展，为未来生活奠定基础。

儿童身心成长特点 脑部自胎儿期已开始迅速发展，出生后数年的幼儿学习进步特别快。他们会由事事依赖别人照顾，逐渐成长到能基本思考、应变以及解决问题。先天因素决定幼儿的能力及质量，后天环境则会影响他们的学习、社交和情绪发展。不论先天或后天因素，对儿童的发展均十分重要。儿童的发展是持续的，有既定先后次序。然而，每个儿童都是独特的，他们到某个年龄会有相应的态度、行为和发展上的转变，但个别的发展进度却因人而异。提供有趣而安全的环境给儿童从探索中学习，有助于对他们后天的培育。订制适合年龄又有利于他们身心发展的玩具或活动，是其中一个有效的方法。

以 2~3 岁小儿各方面的发展水平为例。①体能：能堆砌积木，能用绳穿大珠。②认知：开始表现记忆力，例如记起冰柜里的糖果，也会找寻心爱的玩具。③语言：能模仿较长的句子，会唱儿歌。④情意和群体性：与其他儿童相处时，只能个别玩玩具，还不懂得分享。

准备及程序 幼儿教育是

"全人"发展和终生学习的基础，其宗旨包括培育德-智-体-群-美全面发展和养成良好的生活习惯，为未来生活做准备，同时也激发他们的学习兴趣和培养其积极的学习态度，为未来学习奠定基础。游戏在儿童成长生活中不可或缺，随着思考能力、肌肉操控能力和社交能力的发展，他们能参与比较复杂的多种类游戏。例如随着社交能力的发展，他们可由最初只参与"单独游戏"，到参与"平行游戏""联合游戏"及"合作游戏"；随着认知能力的发展，儿童能参与的游戏种类可由"功能性游戏"，逐渐发展到"建构性游戏（如用各种建筑材料搭建不同建筑的游戏）""戏剧游戏"和"规则性游戏"等。合适的游戏不但可以抒发儿童的情绪而令其愉快，更可促进他们的学习和成长。

预计结果 在接受按照身心成长发展而订制的游戏活动后，儿童的身心成长能得到促进。

研究限制 必须按部就班，不要拔苗助长。

作业治疗师特殊训练 最好由熟悉儿童发展历程及富有创意的作业治疗师担任。

治疗性休闲活动 依据成年参加者的个体需求，系统化地运用休闲活动（自由的、自愿的以及表达性的活动，包括肢体、感官或心智的活动），以促进其身心健康的过程。

准备及程序 以园艺治疗为例。园艺治疗着重考虑参加者（不同年龄、背景及能力的人，包括老年人、青少年、儿童、认知或身体障碍患者、精神病患者等）的需要及能力，重点在于参与过程。园艺（作业）治疗师会先评估参加者的能力和需要，之后根据个别情况，订立目标以及设计合适的园艺活动。参加者需在园艺（作业）治疗师的指导下进行园艺活动，务求得到治疗效果。

预计结果 经过系统训练后，参加者的身心健康能够得到促进，从而提升整体的生活质量。举例如下。①骑马：能得到动物陪伴，会使其较积极参与，有助于自我效能的提升。②绘画：能提升慢性精神分裂症患者的自我概念、自信心，并改善其退缩行为（不愿或不敢）。③戏剧：能提升听力障碍者与他人沟通的能力。④园艺活动：可加强智力障碍者的自我概念及生活适应能力，包括认知、社交、情绪、身体、精神以及创意等方面，具体介绍如下。认知方面：提升精神集中力、注意力、记忆力、逻辑思考、抽象思维等认知能力，跟从指示和步骤，学习新的知识和技能。社交方面：轻松自然，得到共同的话题，改善沟通和与他人相处以及合作的技巧，提供机会与人、大自然和环境融合。情绪方面：可以增强自信心，提升自我形象以及成就感，减轻压力、改善负面情绪和行为。身体方面：提供不同程度的运动机会，在轻松自然的环境下提升运动以及活动的动机。精神以及创意方面：提供发挥创意机会，与大自然融合，反思人生哲理。

基于休闲活动容易接触的特点，除患者外，休闲治疗也适用于社会大众。美术、音乐、舞蹈等艺术，结合心理分析、游戏也早被应用在儿童心理治疗方面。当今在美国，休闲治疗已发展成艺术治疗、游戏治疗、园艺治疗及运动治疗等类型。

研究限制 应多设立休闲治疗的机构，并加强相关工作人员的培训以及国际学术和实践的交流。当今有关休闲治疗的研究仍不足，今后应促进这方面的探究，以增进其发展。

作业治疗师特殊训练 作业治疗师最好接受过休闲治疗的训练及实习。作业治疗师亦需要对社会上休闲治疗的资源及设施有一定的了解，才能指导及介绍给服务使用者。

（陈志轩　何成奇）

rènzhī-xíngwéi gōngnéng zuòyè zhìliáo
认知-行为功能作业治疗

（cognitive behavioral therapy, CBT） 为认知障碍患者提供的复康治疗。任何介入策略或技术，其宗旨都在于为患者及其家属提高对应能力，处理、避免、减少或面对脑损伤所致的认知缺陷。认知是指个人接收、处理、应用通讯信息的能力。适应环境需要人们运用过去曾经接收的通讯信息，计划及执行有目的的动作指令。认知康复的对象为有认知障碍的患者，包括脑卒中、（老年）痴呆症、脑创伤、脑炎、脑肿瘤、精神分裂症等患者和学习障碍者。他们有不同的认知功能受损，如注意力、记忆力、解难能力、感官信息处理、视觉空间感、定向感、言语表达等。

治疗方法有环境介入法，执行代偿性工具和策略，复原技术，特定指导技术，对认知限制的情绪反应处理，对当事人、家属及照顾者的教育，认知行为法等。

准备及程序 作业治疗师首先对患者进行初步综合认知功能评估，然后依据患者的认知能力，评估其特定的认知功能。评估有助于作业治疗师明晰患者的认知能力及其限制，详细分析认知功能缺失对日常生活构成的障碍，然后根据评估结果及患者的病情进展，调整治疗计划和认知训练。另外，作业治疗师还应针对患者的社交角色及日常自理活动，进行活动分析，识别可变更的环境因素，使患者能够投入符合个人社交角色的活动。

预计结果 患者的认知能力及活动能力得以改善，完成认知训练任务的成功经验使患者感到能力被认可，从而提升其自我效能，相信自己可以胜任去追求有价值的目标。

研究限制 由于认知障碍的患者在日常生活中需要合适的辅助器具及他人的照顾，作业治疗师需要与患者家属及照顾者建立互信关系，密切注意患者的表现，并适时调整治疗方针，从而促进治疗成效，稳定患者的认知状态。

作业治疗师特殊训练 作业治疗师需要接受专业的认知复康培训，掌握各类认知评估工具的基本原理，为患者及其家人决定合适的认知训练及营造有利强化认知能力的环境。作业治疗师必须具有认知心理学和神经科学的基本认识。

（陈志轩）

jiātíng shēnghuó xùnliàn

家庭生活训练 (family living training)

以家庭为治疗单位，为解决个人因家庭所致心理或生理问题进行的训练。该训练认为家庭能在很大程度上影响个人的生活，故家庭治疗以家庭为单位，希望借此改变个别家庭成员的生活，并解决个人因家庭而引起的心理或生理问题。

目的 ①改善家庭成员间的关系。②协助家庭寻找解决问题的方法。③使家庭成员了解个人在家庭中扮演的角色。家庭治疗认为个人问题与家庭有密切的关系，家庭成员之间的关系、家庭

结构状况及责任分配等，都会影响个人的成长及生活；家庭成员本身的问题也会对家庭的动力造成影响，形成一种密不可分的互动关系。故家庭治疗认为患者的个人问题属于整个家庭的问题，并以家庭作为治疗的中心。与传统的个人治疗相比，一般家庭治疗的作用较为持久。因家庭治疗需要全体家庭成员的介入，因此每个成员除了自身的改变也会继续与其他成员互相影响，延续家庭治疗的成效。

学派 主要有以下几个派别。

隔代家庭治疗学派 认为一个家庭的行为模式乃承袭自上一代。此学派关注上一代对个别家庭成员产生的影响，并帮助个人将自己的思想及情感从家庭中脱离出来。

解决问题家庭治疗学派 主要协助解决个别家庭成员的问题，认为个人的改变可以带动整个家庭的改变。

结构性家庭治疗学派 重整家庭成员之间的互动关系。

策略性家庭治疗学派 为家庭提供更有效的解决问题的方法，改变家庭固有的行为模式。

家庭沟通学派 以促进家庭成员之间的有效沟通为目标，认为大部分家庭问题皆为沟通不足所致。

对于哪种家庭治疗学派较为适合中国家庭，并没有确定的答案。作业治疗师可以根据个别家庭的需要，灵活运用不同学派的治疗手法，也可将不同学派的理念结合运用。

治疗形式 包括以下几种。

合作式家庭治疗 作业治疗师以团队（组）形式进行治疗；每个家庭成员由不同的治疗师参与，康复团队（组）会定期汇报

各成员的情况。

联合家庭治疗 作业治疗师同时会见所有家庭成员。

同时家庭治疗 作业治疗师主要针对个别有需要的家庭成员进行治疗，并在需要时接触其他家庭成员。

准备及程序 进行治疗前，作业治疗师应先了解患者的家庭状况，包括家庭结构、沟通模式、责任与权力分配及家庭文化等，并判断患者所属家庭的问题所在以及有无不良互动（如互相指责、欠缺凝聚力、责任分配失衡等），可通过治疗过程改善家庭成员之间的互动，最终达到治疗效果。

预计结果 改善家庭动力及成员间的关系，使个人因家庭所引起的心理或生理问题得以解决。

研究限制 由于治疗过程要求所有核心家庭成员的共同参与，实行治疗时可能会遇到一定困难。

作业治疗师特殊训练 作业治疗师需要了解患者家庭中不同的角色及岗位，清楚其所负责之家庭独特的文化；以整个家庭的利益为依据，而不能只倾向个别的家庭成员。随着社会的改变和家庭问题的复杂化，作业治疗师需要学习研究有关家庭治疗培训课程，以更深入地掌握有关家庭治疗的技巧。

（陈志轩）

rénjì jiāowǎng xùnliàn

人际交往训练 (interpersonal interaction training)

对患者进行人与人之间相互来往技巧的训练。目的是让患者学会人际交往中所涉及的语言和非语言行为。主要进行的是社交技巧训练。社交技巧训练可教授患者某种特定的社交技能，不同训练的共同点都是沟通技巧，因此训练的重点是提高人们在这方面的技能。除

此之外，社交技巧训练还可能包括求职面试、非正式聚会和约会的谈话技巧，可再进一步分为不同的主题。社交技巧训练的另一个重点，是改善患者对社会信息的感知和行动的能力。很多人在与他人沟通时存在问题，都是源于他们不能够察觉或不明白他人语言（或非语言）中的信息。学习了解他人的语言或非语言的信息，与学习谈话技巧同样重要，因此，社交技巧训练可能也包括教给患者如何理解与他人交谈的技能。社交技巧训练不是单一的训练，可结合其他疗法对有心理障碍的人进行治疗。例如，在对酒精依赖的治疗中，社交技巧训练将与"认知结构重组"和"应对技能训练"一起进行。家庭治疗本身已包含了社交技巧训练，它正用于处理婚姻和家庭纠纷的个案。

准备及程序 社交技巧训练可以小组或个别的形式进行，1周1~2次（或更多次），可视患者的病情和社交技能而定。训练小组通常由10个患者和2个作业治疗师组成。作业治疗师首先将复杂的社会行为分解成一些小部分，之后将这些小部分按难度排序，并逐步把它们介绍给患者。例如解决人在聚会中感到不自在的治疗，作业治疗师会列出一系列属于"在聚会中的正确行为"的题目，例如：如何自我介绍、在聚会中怎样同时与几个人谈话、如何良好地保持与别人的交谈、在离开前怎样与主人道谢等。然后，患者可逐一学习每个行为，而不是同一时间去学习所有"在聚会中的正确行为"，这样，可使患者更容易地学会各种技巧。用于"社交技巧训练"的技巧多样化，包括讲解、示范、角色扮演、

回应和奖励等。例如，作业治疗师可通过讲解来直接告知患者自信、被动和积极沟通风格的差异。患者也可通过参与角色扮演去模仿生活上各种不同的社交情况，而其他患者也可有机会去提供意见和互相学习。待患者进行社交技巧训练后，让他们参与服务，以获得更大的裨益。

预计结果 患者的社交技巧得以提升，从而提升个人自信心和改善人际关系。

研究限制 作业治疗师需要注意训练的进度是否合适，会否使患者因在同一时间改变过多的行为而感觉压力过大。此外，治疗师还需注意避免在训练过程中放大患者的社交自卑感。

作业治疗师特殊训练 作业治疗师需要懂得如何舒缓患者对于缺乏社交技巧的意识和尴尬，避免在训练过程中触发患者的社交自卑感。作业治疗师还需清楚了解患者的用药情况和相关的不良反应。

（陈志轩）

zhǔyào shēnghuó lǐngyù xùnliàn

主要生活领域训练（major life areas training） 对患者主要社会生活活动范畴所进行的训练。主要生活领域包括教育、工作和就业、经济生活等，但对成年人来说，工作和就业是主要部分，因此此处主要介绍工作和就业相关训练。训练目的是为精神病、发育异常和肢体功能障碍者安排合适的长期支持服务，使他们获得平等的公开就业机会，最终获得稳定的工作与生活。为此，需要"获取工作小组计划"。获取工作小组计划是帮助患者重返工作的治疗计划。通过有组织的就业课程、辅导及参与追踪，患者获得一定的工作能力，可投入就业市

场，发挥其工作潜能。该计划的最终目的是帮助患者找到合适的工作，提高其生活水平和个人成就感，进而提高生活质量。获取工作小组计划就是一个系统的工作康复计划，它主要包括三大部分内容：评估、介入、再评估。例如：许多精神病康复者都渴望获得工作机会，但这些患者的就业率向来偏低。辅助就业计划是通过常用的方法协助患者重新进入劳务市场。辅助就业计划融合精神康复治疗，为患者提供个体化及不受时间限制的就业支持。服务一般为期半年至一年，就业辅导人员参与追踪公开就业的个案约需6个月，直到患者工作稳定后才能结束服务。经过医疗诊治和急性期的康复处理之后，如果患者仍不能达到回归工作的功能水平，作业治疗师之后的工作重点，就应该放在患者的"工作康复"上。

准备及程序 具体如下。

准备 ①作业治疗师首先为患者进行工作能力评估，通过面谈了解其工作历史及个人就业意向。②作业治疗师安排就业培训，教授社交技巧、职业安全知识等。③辅助就业服务团队（组），如为"表现良好"的精神病康复者提供短期实习，常见的工作类别有：清洁、洗烫、印刷、零售、厨艺、文职等，借以协助患者养成工作习惯及提高工作效率。④作业治疗师指导患者寻找职位。⑤患者获得工作机会后，作业治疗师将个案参与追踪，提供在职辅导服务及在职业务训练。

程序 获取工作小组计划的细则如下。

评估 ①评估患者能力：包括肢体功能、认知水平、工作技能等全方面的评估。②评估工作

要求：包括对工作环境的分析，工作在体力、认知、社会心理等方面的要求，工作制度等多方面的评估，然后根据分析结果和患者的意愿为患者选择一定的就业方向。③制订工作前的训练方案。

介入 根据第一步的评估结果，对患者进行训练，目的是提高患者的工作能力，达到工作要求。同时，作业治疗师可以根据需要进行工作环境的改造，以适应患者的特殊情况。

再评估 在训练一定时间后，对患者的能力进行再次评估，分析患者是否达到工作要求。达到要求者可以进行模拟面试等再推荐工作；未达到要求者可适当调整训练方案继续训练，或调整工作意向选择，以适应患者的功能水平。

预计结果 患者通过工作培训，学习社交技巧及改善工作技能，有信心去投入公开就业市场，并在追踪性支持服务下，成功获得稳定工作。

研究限制 参与辅助就业计划的患者，需要由医师、社会工作者或作业治疗师等转介服务。此外，患者需要有工作动机、基本的自我照顾以及工作能力，而且需要精神状况稳定。但在执行获取工作小组计划的过程中，作业治疗师要注意防止二次损伤，同时还应关注患者的心理状态和个人意愿。

作业治疗师特殊训练 获取工作小组计划是一个多领域合作的康复计划，作业治疗师要和患者、雇佣单位、医师、物理治疗师、社会工作者以及社会保障机构等沟通合作。所以作业治疗师在掌握专业知识之余，参与获取工作小组计划时还应当提高合作与沟通能力。作业治疗师不必接受特别培训，但要清楚患者的就职困难以及就业市场的发展，以便为患者设计合适的就业训练。

（陈志轩）

shèhuì-shèqū-gōngmín shēnghuó xùnliàn
社会–社区–公民生活训练
（social community and civic life training） 对患者进行的提高社会–社区–公民生活参与能力的训练。在社会、社区和公民生活中，较重要的是社区生活、娱乐和休闲，因此，训练应以"小区融合"为核心。在"以人为本"的服务中，小区融合是希望患者重返家庭以及小区的主流生活，作为在个人社交网络及社会层面上做出贡献的一员。积极性小区治疗，又称为主动式小区治疗，是以服务团队（组）为核心的治疗方法。该疗法尤其适用于患有严重或长期精神疾病和身体残疾的患者，因为它可以提供全面的、小区之内的康复服务。

小区融合理念 小区融合不是脱离医院或医疗机构的服务，而是一个多重含义的理念，涉及一个过程、状态、个人目标、社会原则或策略意向。通过重新负责过去所担任的个人角色，或重新建立符合文化和发展的社会角色及其人际关系，促进患者重返小区生活。另外，协助患者做出所需要的改变及适应（包括权利、活动及责任等），以使其生活转变为正常的方向。

可应用于不同层面及不同需要者，如老年人、慢性病患者、精神病患者以及儿童和青少年需要全面康复处理的患者等。因为个人的年龄、性别、意愿、需要以及身处小区文化背景的不同，患者需要重新学习或恢复独立、相互依靠和支持、做出决策、提高工作能力，以便与家人、朋友或其他人在自然的小区环境内融洽相处。

训练目的 小区融合旨在使患者的行为与周围环境建立和谐的关系。提高他们的日常工作、起居及独立的能力，鼓励他们参与为小区做贡献，最终改善其整体的生活质量。

准备及程序 为达到小区融合的目标，不可或缺的是个人的动力与性格。适当的心理辅导可使患者明白：能够完全融入小区，实是一种内在的奖励；而且通过其他的日常活动（如工作），他们既可得到经济收入，又是一种外在的奖励。这些都是加强他们再次融入小区的动力来源。

客观的环境因素和具体的技能，在小区融合的过程中也起重要作用。为能更确切地了解患者的需要，事先需要进行多个不同范畴的评估以得到全面的数据，如个人、环境及职业活动等。评估的结果有助于作业治疗师根据患者所面对的具体问题设计不同的方案，如家居训练（设计日常生活及休闲活动）、小区训练（熟悉小区资源及认识小区的无障碍设施）、改变家居环境（加装扶手），或提供照顾者的训练等。另外，获取社团组织的支持及协助，也会对增加患者的小区融合程度有很大帮助。

预计结果 经过环境改造及训练后，患者能掌握在小区的生活当中所需要的技能及资源，并能在日常生活中学以致用，使他们在身心健康、个体活动及社会参与上都得以维持，最终提高整体的生活质量。

研究限制 小区融合是一个很大的研究课题，跨越了多个不同的领域。如个人生活满意度、小区适应程度等，致使在测定融合程度上会遇到一定的困难。小区融合程序也会因时间及社会特性而异。因此，需要研究一些能够量度小区融合程度的工具。

作业治疗师特殊训练 ①作业治疗师必须接受过全面康复和家居小区生活技巧训练和职业、社会、心理康复的训练以及实践的检验。②作业治疗师需要对社会资源有一定了解，才能指导及介绍给患者、家属或陪同人员。③作业治疗师还应接受进行相关评估的训练，以获得准确的数据帮助患者再次融入小区。

（陈志轩）

shìyìng zuòyòng xùnliàn

适应作用训练（adaptation training） 对患者为适应客观条件或需要所做的训练。该训练为个人能力与表现要求相互一致的广泛概念。

训练目的 让患者从"三方面职能适应力"得到转变：①适应物理环境的转变：通过家居改装和使用辅助器具，减少环境障碍，允许患者处理自我照顾活动。②适应身体功能的转变：学习补偿策略，替代因残疾而失去的作业技巧。③适应作业角色的转变：个人在处理作业角色，面对挑战时的心理应对，得到从作业环境的调节到个人的感官、运动、认知及心理社交技巧的改善，增加个人能力以达到预期要求。

影响因素 个人的功能表现受内在和外在因素的影响。①内在因素：包括能力、技巧、人格、价值观及动机。②外在因素：包括建筑环境、社交网络、文化传统、社会规范以及对患者训练后果的期望。人们需要掌控这些因素及功能的复杂关系，这种掌控可视为个人适应的过程。

准备及程序 ①资料搜集及评估：作业治疗师要清楚患者的作业环境及角色，确认对患者及其家属首要的角色和预期的作业表现；评估患者的感官、运动、认知及心理社交状态，估计影响作业表现的物质、社交及文化因素。②计划治疗方案及介入：作业治疗师在确认限制及促进适应能力的因素后，思考患者的适应过程，决定可以推动适应的作业预备以及作业活动的组合。③评估介入作业治疗的成效：评估治疗活动对于感官运动、认知及心理社交技巧的影响；对于"三方面职能适应力"的影响，包括自发适应作用、相对的技巧掌握、在新的活动中应用一般化技巧。然后再继续治疗计划或调整介入方案。

预计结果 通过作业环境的改变及合适的作业活动，从掌控环境的正面经验，获取满足感，增加患者的技巧掌控，提升适应能力，改善作业表现，能够投入作业角色的活动。

研究限制 作业治疗师要协助患者提升自信及自我效能，避免患者因缺乏克服障碍的能力，产生绝望感。同时，作业治疗师还需要"赋予患者创造适应作用"和"提供解决方法"，使两者之间取得平衡。

作业治疗师特殊训练 作业治疗师需要明白作业适应理论及其他相关的理论，如人类作业模式，并掌握一系列感官运动、认知及心理社交技巧评估工具。

（陈志轩）

gǎibiàn huánjìngxìng shìyìng xùnliàn

改变环境性适应训练（adaptation training by environmental change） 改变周围情况和条件以使患者适应而进行的训练。包

括使用一些产品、用品和技术，对自然环境的改造，人员的支持和相互关系，社会的态度和服务、体制、策略等。如通过家居改装和使用辅助器具，减少环境障碍，允许患者处理自我照顾性活动。以家居重置为例进行介绍。家居重置的主要目的是满足患者回归家庭生活后的需要，帮助其更好地完成日常生活活动，提高活动的独立性以及生活质量（见家居改造）。

（陈志轩）

gǎishàn zìshēnxìng shìyìng xùnliàn

改善自身性适应训练（adaptation training by self-Tmprovement） 为使患者自身适应客观条件的需要所进行的训练。生活方式重组是预防性作业治疗过程中的一环。在此过程中，作业治疗师将独立指导患者通过"职业自我分析"提高其在日常生活中对他们有意义的活动能力。生活方式重组亦指调整患者参与职业模式的过程，以尽可能地提高患者的生活质量和健康水平，并让患者体验到更健康、更令人满意的生活模式。训练目的是帮助患者发挥各种功能的潜力，并提升他们自主管理的能力，以将疾病对其日常生活的影响降到最低。作业治疗师帮助患者订立不同的目标，例如饮食控制、压力管理等，以使其养成健康的生活习惯，对他们融入每天的生活具有特殊意义，最终目的是提高患者的身心健康与快乐程度。具体见生活方式重组。

（陈志轩）

gǎibiàn juésèxìng shìyìng xùnliàn

改变角色性适应训练（adaptation training by role change） 患者为应付日常生活需求和挑战而改变角色进行的训练。很多慢

性病患者都要面对疾病所带来的身体及生活角色的改变，不但令其感到前途彷徨，更妨碍他们重新投入正常的生活。健康不只是没有疾病，能随着患者合理的意愿去追求有意义的生活，才是保持健康的重要环节。然而，健康与生活模式息息相关，维持身体、心理及社会平衡，才是维系优良生活品质的关键。

训练目的　让患者掌握正面、积极生活的技能，有效地应付所面对的生活需求及挑战，从而提高生活质量。作业治疗师的重要使命是协助患者重返正常愉快的生活。"生活重整"在康复进程中是十分重要的，它旨在强化患者面对未来生活的信心，让其重建生活。训练重点是让患者勇敢地面对和解决困难及挑战，从而减轻生活压力。"虽然我不能控制环境的顺逆，但我可以掌管自己；虽然我不能改变过去，但我可以笑对明天。"这句看似简单的话，言简意赅地道出了应对技巧和策略训练的精髓。

准备及程序　以一所医院作业治疗科（部）的训练为例。训练鼓励有意义的生活模式，包括面对疾病与压力，因此，患者可尽量按照自己的喜好和才能去参与不同的活动，从而提升其生活的意义。患者可按照自己的进度，以自学的形式，了解及改变自己过去的生活模式，并建构健康而有意义的生活，同时学会面对生活中的压力。①"生活透视"：了解自己现有的生活模式和分析问题的根源，并发掘潜能及兴趣，使之成为生活中的一部分。②"活学减压"：认识压力的来源及影响，并尝试各种调适压力的方法。③"活力增值"：认识生命及感受欢乐，促进有意义、有价值的生活，并发掘更多、更长久的快乐。④"活出未来"：利用周围的资源去掌握自己的生活，并学习自我管理病情的"诀窍"。

预计结果　经过训练后，患者应能掌握应付日常生活的需求与挑战所需要的技能及资源，并能在日常生活中学以致用，使他们重获信心及自主力，最终能提高整体的生活质量。

研究限制　需根据参加者的实际生活所需而提供协助，并需顾及患者的接受程度。

作业治疗师特殊训练　作业治疗师需要具有生活技巧训练以及心理康复的实践经验。治疗师还需对社会资源有一定了解，才能指导并介绍给患者。

（陈志轩）

shēnghuó fāngshì chóngzǔ

生活方式重组（life style reorganization）　发生严重功能障碍后的患者对原来的生活方式进行改变的过程。目的是控制疾病的危险因素、合并症和并发症，以预防疾病加重和复发，使患者适应功能障碍后的日常生活活动。患者要保持健康或加速康复的进度，就需要保持生活上的平衡和参与有意义的活动。作业治疗师需要先分析患者的活动耐力水平，并提供技能教育，将有关的日常生活技巧传授给患者，达到康复目标。作业治疗师一般使用的技巧包括：步速调整、生活规划、功能恢复优先排序、身体能量管理、日常活动分析、生活任务简化、时间管理、各种补偿技巧、人体工程学原理，以及生活日程的重组等，用以提供给患者重组他们生活方式的技能，减少残疾对其生活的影响。其中的"环境补偿技巧"是指环境的改造，利用相应的设备和工具，配制专业的假肢-矫形器和进行适当干预性活动以提高患者的独立性，尽力减少残疾带来的不便与不适，使患者有意义的活动得以持续下去。

准备及程序　在生活方式重组的初步阶段，作业治疗师需要先通过评估确认患者剩余的活动能力和独立生活的水平，并以此确定将需要集中处理的康复问题和不再可能恢复的日常活动。在这个过程中，作业治疗师需要听取患者的自我叙述，并开始确定以下几方面：①加重和缓解的因素。②患者对于残疾的态度。③患者及其家属的作用。④患者在病患中如何管理对他们有意义（或有价值）的活动。作业治疗师将与患者一起确定其需要做、想要做并期望他人辅助做的一项或多项活动。确定目标之后，作业治疗师和患者需共同设置一个详细的实施行动计划，以逐步实现这些目标。而后，为了让患者有能力实行行动计划，作业治疗师需要教给患者一系列个体化的干预措施。譬如，当患者是大学生，作业治疗师在与他设计重组生活的方式时，应集中找出他在学习习惯、压力管理、金钱管理、饮食营养与运动等方面存在的问题，并在这些方面加以干预和调整。虽然有了目标、行动计划和改变技巧，作业治疗师仍需继续密切追踪患者的情况，并得到相应的反馈，不断地评估和修改重组生活的方式，以达到最理想的康复效果。

预计结果　患者的生活方式将面临正面的改变，包括在环境、个人动机和作业能力等方面都能达到令人满意的改善。除使患者能够最大限度地独立进行日常活动之外，还能提高生活质量。适当的生活重组也能增加患者在执行有意义活动时的自主性，更能推动社会融合，提升患者的自尊和自我能力的评估。

研究限制 作业治疗师必须注意使用可靠和有效的工具去评估治疗效果，这些工具必须在临床实践中是可行的，即符合实用、价格低廉和易于使用等原则。可靠和有效的评估工具（日常生活活动能力评定、功能独立性评定、生活质量评定或《国际功能、残疾和健康分类》等）能提供宝贵的临床资料，并随时让作业治疗师测量到患者在生活方式重组中的变化，这对于患者的康复进度有决定性的影响。

作业治疗师特殊训练 作业治疗师虽然不需特殊的培训，但他们需要注意在生活方式重组的过程中必须与患者紧密合作。这样，作业治疗师才能了解患者的康复动力、期望和患者个人认为有意义的日常活动，进而"对症下药"。更重要的是，一个密切的合作关系能加强患者对作业治疗师的信任并遵从干预计划的实施，这将会直接影响整个生活方式重组的效果。

（黄文生　陈志轩）

jiājū gǎizào
家居改造（home improvement）

根据患者的需要，作业治疗师对其家居环境进行适当改造的过程。此为提高患者生活质量的补偿策略，即家居重置。目的是满足每一个患者回归家庭生活后的需要，帮助其更好地完成日常生活活动，提高活动独立性和生活质量。作业治疗师要考虑患者出院后在家庭、社区的作业活动表现，而家居重置就是一种针对患者的生活环境、间接地使患者功能水平"最高化"、帮助患者主动适应日常生活的治疗手段。家居

重置所包含的内容非常丰富，可以是改造居室的内环境，以便轮椅可以自由通过；也包括一些低成本的方法，如移动一些物件，使活动不便或视力较差的老年人的日常生活更安全；或者是同患者及其家属商讨改变一些生活习惯，来帮助维持他们的生活质量。

准备及程序 家居重置是对患者的生活环境进行评估、设计、改造以及使用其他辅助手段，旨在最大限度地提升患者生活质量的一个过程，包括以下几个步骤。

环境评估 在患者出院之前或在家庭生活期间，作业治疗师需要到患者的家里进行探访，除了观察其家居环境外，还应在实际情景中观察患者的日常生活活动（如进食、洗澡等）情况，在实际操作中发现存在的问题。作业治疗师还应对患者及其家属进行访问，了解他们的意愿和亟待解决的问题。

重置方案设计 包括对房屋和家具的重置、患者及其家属生活习惯的调整。对房屋和家具的重置，主要考虑患者自身的身体功能和日常需要的环境空间等，以能无障碍、方便使用住宅中的设施为标准，把握可及性、安全性、舒适度，提升独立生活能力，避免二次伤害等综合因素；患者及其家人主要根据患者的需要对生活习惯做出适当调整，以提高生活质量。

其他辅助手段 根据患者需要，作业治疗师可以提供并指导患者使用适当的辅助器具和设施来帮助其完成、简化日常生活活动，提高生活独立性。

预计结果 经过家居重置，患者回归家庭生活后可以更好地适应生活、完成日常生活活动，日常生活的独立性会有所提高，

其家人的照顾负担会减轻，生活质量提高。

研究限制 在家居重置中，患者家居生活的安全性应被放在首位。

作业治疗师特殊训练 实施家居重置的作业治疗师除具备相关的专业知识外，还应了解相应的建筑构造知识，以确保所做出的设计安全有效。

（黄文生）

yányǔ zhìliáo
言语治疗（speech therapy）

对有言语障碍的患者进行的、以改善其言语功能的针对性治疗方法。言语是指人们掌握和使用语言的活动，具有交流功能、符号功能、概括功能，是音声语言（口语）形成的机械过程，即说话的能力。语言是以语音为物质外壳，由词汇和语法两部分组成，并能表达出人类思想的符号系统。通过运用这些符号达到交流的目的，是人类区别于其他动物的重要特征之一。其表现形式有口语、书面语和姿势语（如手势、表情及手语），但在与"文字"并举时只指口语。

关于言语-语言的形成过程，自从皮埃尔·保尔·布罗卡（Pierre Paul Broca）1861 年证明大脑和语言的联系以后，即产生了言语定位学派，认为每一种语言行为模式都可以在大脑皮质定位于特定的区域，不同大脑部位的病变是产生不同言语-语言障碍的基础。现代功能影像技术的发展，已经探明大脑皮质中一些与言语-语言有关的区域（表）。虽然定位理论很重要，但不可绝对化，人类通过言语-语言完成交流、认识和学习等重要功能，不仅涉及大脑皮质（特别是言语中枢），还必须有呼吸、发声、共鸣、发音

等器官和系统的参与。言语和呼吸、吞咽使用共同的解剖结构和生理反射，与认知功能、感觉功能等关系密切。在康复医学中，它主要涉及失语症、构音障碍、言语失用、言语相关的智力障碍、吞咽障碍、听觉障碍、喉切除后的发声障碍等问题。了解人类言语-语言的正常和异常的功能状态，针对成年人后天性的言语交流障碍、吞咽障碍、听觉障碍等进行治疗，即是言语治疗的主要内容。在发达国家，言语治疗师/言语-语言病理学家已经成为一个独立的专业职称。在中国，从事言语-语言治疗的专业人员称为言语治疗师。

(李胜利)

shīyǔzhèng kāngfù

失语症康复（rehabilitation of aphasia）

失语症乃大脑皮质言语-语言中枢损伤致使患者听、说、读、写等交流功能丧失。言语-语言中枢是人类大脑皮质所特有的，右利手者言语-语言中枢多在大脑皮质的左侧，一般言语-语言皮质区所在的半球称为优势半球，言语-语言中枢负责控制人类的思维和意识等高级活动，包括语言的理解与表达。因为神经细胞凋（死）亡后并不能再生，因此失语症的康复治疗训练实际上是大脑皮质言语-语言中枢的重建过程。

治疗过程 可分为3个时期。

开始期 原发疾病不再进展，生命体征稳定。此期应尽早开始训练，并使患者及其家属充分了解该障碍和训练的有关情况。

进行期 在康复训练室训练的频度和时间有限，患者应在家中或病房配合训练。此时也可能发现初期评定存在的问题，有时需要修改最初制订的计划。

结束期 当经过一段时间的训练，患者的改善达到一定程度，几乎不再进展或进展很缓慢时，可以看做是平台（结束）期，此时要把以前掌握的内容或再获得的能力进行适应性训练。结束期

可向患者的家属介绍训练的情况，并设法进行一定的指导和帮助。

训练方法 具体如下。

一对一训练 是一名言语治疗师对一名患者进行训练的方式。环境要安静、稳定，以刺激为中心内容。其优点是患者注意力集中，情绪稳定，刺激条件容易控制，训练课题针对性强，并可及时调整。

自主训练 患者经过一对一训练后，在充分理解了语言训练的方法和要求，具备了独立练习的基础之后，即可将部分需要反复联系的内容让患者进行自主训练，言语治疗师定期检查。可选择图片或字卡来进行命名训练和书写训练，也可用录音机进行复述，做听理解和听写练习。

小组训练 又称集体训练。可逐步接近日常交流的真实情景，通过相互接触，减少孤独感，学会将个人训练的成果在实际中有效地应用。

家庭训练 言语治疗师将评

表　言语-语言功能相关的脑皮质区域、定位和功能

区域	定位	功能
初级运动皮质	中央前回，布罗德曼皮质区4区	将从布罗卡区获得的信息转变成运动活动以产生言语
布罗卡区	左侧第三额回下部	面、舌、唇、腭、咽和呼吸的运动联合皮质，此区包含产生言语所必需的运动模式
弓状纤维	一束将韦尼克区和布罗卡区相连的白色纤维	将信息从韦尼克区传向布罗卡区
初级听觉皮质	41和42区：颞上横回	接收和分析听觉信息
韦尼克区	颞上回后部	听联合皮质，分析从初级听觉来的输入信号，将这些信号与贮存在记忆库中的信息进行匹配，并翻译它们的意义，该区对复述和理解都很重要
外侧裂周区	环绕外侧裂周围的区域	包括布罗卡区、弓状纤维和韦尼克区
交界区或分水岭区	大脑中动脉与大脑后动脉分布交界区	因为韦尼克区仍然与布罗卡区保持联系，此区受损可引起经皮质性失语，特点是复述不受损害
角回和缘上回	构成顶叶的前下部，位于听觉、躯体感觉和视觉联合皮质的交界区	使三个区域的联合皮质相互联系。当给予视觉信号时，角回和缘上回能够扫描韦尼克区，且能激发与视觉资料相匹配的听觉信息；同样，当给患者提供听觉信息的时候，它们也可以扫描视觉联合皮质
视觉联合皮质	位于初级视觉皮质前，枕叶和顶叶的18和19区	对初级视觉信号进行分析
胼胝体	连接两个半球的纤维	联系每一半球的同一区域

价及制订的治疗计划介绍和示范给家属，并可通过观摩、阅读"指导手册"等方法教会家属训练技术，再逐步过渡到回家进行训练。言语治疗师定期检查和评估并调整训练课题及告知注意事项。

许尔刺激疗法 以听觉刺激为基础，最大程度地促进失语症患者语言功能的恢复。包括6个原则：适当的语言刺激、多种途径的语言刺激、反复刺激提高其反应性、刺激引起患者某些反应、对患者正反应的强化、矫正刺激。通过刺激→产生反应→进一步刺激，形成反馈回路。但不应过分强调矫正，避免患者的抵触情绪和加重心理负担（见失语症刺激疗法）。

阻断去除法 患者有部分保留的语言功能，但大脑损伤导致这部分功能阻断，通过刺激患者残存的功能将阻断去除并恢复语言功能，通过训练使患者重新获得语言运用能力。强调在无意识状态下逐渐进行具体内容的训练。

功能重组法 通过对语言功能系统残存成分的重新组织或加上新的成分，训练被抑制的通路（和其他通路），使功能重新组合、开发，以达到语言运用的目的。是强调高度意识化的一般策略的训练，其利用外部手段功能代替受损功能，使意识化的手段在反复运用中渐渐内在化、自动化。

脱抑制法 利用患者本身可能保留的功能，如唱歌等来解除功能的抑制，包括功能性交际治疗及交流板的应用。

语言训练内容 具体如下。

语音训练 ①口腔动作：患者通过镜子观察自己的口腔动作是否与言语治疗师做的各种口腔动作一致，反复模仿。②口腔动作+发音：患者模仿言语治疗师发音，包括汉语拼音的声母、韵母和四声。言语治疗师还可以画口型图，告诉患者舌、唇和齿的位置以及气流的方向和大小。

听理解训练 ①单词的认知和辨别：每次出示一到几个常用物品的图片，言语治疗师说出一个物品名称让患者指出相应的物品图片，逐渐增加。②语句理解：每次出示常用物品图片，言语治疗师说出其中一个物品的功能或所属范畴，患者指出相应图片，或用情景画进行。

口语表达训练 ①起始训练：从最简单的数字、诗词、儿歌或歌曲开始，让患者自动地、机械地从嘴里发出。因为这些是记忆深刻且能部分保留的部分。②词句的完成练习：可以用反义词、关联词、惯用词的方法，鼓励患者进行口语表达。③单词复述先进行听觉训练，以图片与文字卡片相配，然后让患者一边看图与字，一边注意听，然后让患者跟着复述，逐渐增加复述的长度。④句子、短文复述 利用复述练习中的单词，同其他词语组合成简单的句子或短文反复练习。⑤实用化练习：将练习的单词、句子应用于实际生活。⑥自发口语练习：看着动作画，让患者用口语说明，或看情景画，鼓励患者自由叙述，或进行某件事情的叙述等。

阅读理解及朗读训练 ①视觉认知训练：摆出几张图片，并将相应的文字让患者看过，进行组合练习，逐步增加。②听觉认知训练：单词的文字卡片按组摆出，患者听言语治疗师读一个词后指出相应的文字卡，用文字卡进行2个以上单词的保持练习。③单词朗读：出示单词卡，反复读给患者听，然后鼓励一起朗读，最后让其自己朗读。④句子、短文理解和朗读：出示句子或短文的卡片，让患者指出相应内容；用"是""不是"回答提问；利用"句篇卡"，按单词朗读的要领练习，由慢速逐渐接近正常。反复练习逐渐增加难度。⑤篇章朗读：从报纸的记事、小说、故事中选出患者感兴趣的内容，同声朗读，开始就以接近普通的速度进行，即使跟不上也不必等待，不去纠正，朗读数次后鼓励其自己读。尽量选择有趣的读物反复练习，每日坚持，以提高朗读的流畅性。

书写训练 ①单词听写：先出示单词文字卡片让患者书写文字卡上的单词，再让患者看相应的图片同时听写单词，最后不看卡片，练习听写该单词。②句子、短文听写：使用句子、短文的文字卡片，练习从简单的短句逐渐进展到复杂的长句。③自发书写练习：患者看物品图片，写出单词；看动作图片，写叙述短句；看情景图片，写记叙文，写日记，给朋友写信。

适应证和禁忌证 适用于各种失语症的治疗性训练。禁用于有明显意识障碍，情感、行为异常和精神病的患者及抗拒治疗者，也不适用于其他言语交流障碍（如构音障碍、言语失用、木讷口吃等）。

注意事项 应由具有资质的言语治疗师进行训练。

（李胜利）

shīyǔzhèng cìjī liáofǎ

失语症刺激疗法（stimulation approach of aphasia） 对失语症患者的感官施加声、光等影响，引起其活动或变化，使之语言再建（恢复）的治疗方法。是由美国言语病理学家希尔德雷德·许尔

（Hildred Schuell）在 20 世纪 50 年代主持开发的失语症治疗方法，故又称为许尔刺激疗法。其为多种失语症治疗方法的基础，应用最为广泛。

主要原理　详见表1。

效果评定　因失语症的类型和严重程度不同，患者可能会做出各种反应，正确反应除按设定时间做出的确切回答外，还包括延迟反应和自我更正，均以（+）表示；不符合设定标准的反应为误答，以（-）表示。无反应时要按规定的方法提示，连续无反应或误答，要考虑预先设定的课题难度是否适合患者的水平，是否应降低一个等级进行治疗。经过治疗，患者回答的正确率逐渐增加，提示减少，当连续 3 次正确回答率大于 80% 以上时，即可进行下一课题的治疗。训练评定的记录方式如表 2 所示。

临床应用　用于失语症患者的康复训练。治疗课题可按语言模式和失语程度、失语症类型进行选择，见表3、表4。

适应证和禁忌证　主要适用于脑卒中、脑外伤、脑手术后等涉及言语中枢损伤的患者。通常右利手患者的言语中枢在大脑左侧颞部皮质，左利手患者的言语中枢多在两侧或右侧皮质。对于严重的完全性失语症患者，这些训练很难起到作用，故为禁忌。

注意事项　需与构音障碍、言语失用等进行鉴别。

（李胜利）

shīyǔzhèng jiāoliú xiàoguǒ cùjìnfǎ
失语症交流效果促进法（promoting aphasic's communicative effectiveness，PACE）　利用失语症患者残存的交流能力，使其有效地完成日常生活交流的方法。是 20 世纪 80 年代由美国言语病

表 1　失语症刺激疗法的主要原理

原理	说明
利用强听觉刺激	是刺激疗法的基础，因为听觉模式在言语过程中居于首位，而且听觉模式的障碍在失语症中也很突出
适当的语言刺激	采用的刺激必须能输入大脑，因此，要根据失语症的类型和程度，选用适当控制下的刺激，以使患者感到有一定难度但尚能完成为宜
多途径的语言刺激	多途径输入，如给予听刺激的同时给予视觉、触觉和嗅觉等刺激（如实物），可以相互促进效果
反复利用感觉刺激	一次刺激得不到正确反应时，反复刺激可能会提高其反应性
刺激应该引出反应	一项刺激引出一个反应，这是评价刺激是否恰当的唯一方法，它能提供重要的反馈使言语治疗师能调整下一步的刺激
正确反应要强化以及矫正刺激	当患者对刺激反应正确时，要给予鼓励和肯定（正强化）；得不到正确反应的原因，多是刺激方式不当或不充分，要修正刺激

表 2　失语症训练评定记录表

	SP：P	P：SP	（P：W）/（W：P）	（P：WR）/（SP：W）
西瓜				
橘子				
桃				
梨				
香蕉				
菠萝				
苹果				
葡萄				
海棠				
柿子				

注：每一项共三次，均以+或-来标明每次正确回答的程度；SP：P 代表听理解；P：SP 代表言语表达；（P：W）/（W：P）代表阅读-朗读；（P：WR）/（SP：W）代表书写

表 3　不同语言模式和严重程度失语症的训练课题

语言模式	程度	训练课题
听理解障碍	重度	单词与画、文字匹配，是或非反应
	中度	听短文做是或非反应，正误判断，口头命令
	轻度	在中度基础上，文章更长，内容更复杂（新闻理解等）
阅读理解障碍	重度	画和文字匹配（日常物品、简单动作）
	中度	情景画、动作、句子、文章配合，执行简单书写命令，读短文回答问题
	轻度	执行较长文字命令，读长篇文章（故事等）提问
说话障碍	重度	复述（音节、单词、系列语、问候语），称呼（日用词、动词命名、读单音节词）
	中度	复述（短文），读短文，称呼、动作描述（动词的表现，情景画、漫画说明）
	轻度	事物描述，日常生活话题的交谈
书写障碍	重度	姓名、听写（日常生活物品单词）
	中度	听写（单词-短文）、书写说明
	轻度	听写（长文章）、描述性书写、日记
其他障碍	-	计算练习、钱的计算、写字、绘画、写信、查字典、写作、利用趣味活动等，均按相应程度进行

理学家戴维斯（Davis）和威尔科克斯（Wilcox）创立的失语症康复训练方法。

原则 见表1。

方法 将一叠图片正面向下放在桌上，训练者与患者交替摸取，不让对方看见自己手中图片的内容，利用各种表达方式（如呼唤姓名、描述语、手势等）将信息传递给对方。接受者通过重复确认、猜测、质问等方式进行适当反馈。

效果评定 见表2。

适应证 适用于各种类型和程度的失语症，尤其是重症失语症患者。

（李胜利）

gòuyīn zhàng'ài kāngfù

构音障碍康复（rehabilitation of dysarthria） 构音障碍包括构音器官先天性或后天性的结构异常，神经、肌肉功能障碍所致的发音障碍，以及未见任何结构、神经、肌肉、听力异常而存在的言语障碍。其主要表现为完全不能说话、发声异常、构音异常、音调和音量异常以及吐字不清，但不包括失语症、儿童语言发育迟缓、听力障碍所致的发音异常。构音障碍可分3种类型：运动性构音障碍、功能性构音障碍、器质性构音障碍。一般构音障碍常用的康复处理方法有：感觉刺激法、口语肌肉训练法、呼吸训练法、音节模式和表情相关的再训练法等。但每种构音障碍类型有其各自的特点，因此，不同类型的构音障碍各有不同的康复处理方法。如痉挛型构音障碍（以口语肌肉痉挛为主的运动性构音障碍）需进行松弛训练、发音训练、呼吸训练等，一般的构音障碍需要进行口面与发音器官的运动训练、语音训练、语速训练等，

表4 不同类型失语症训练重点

失语症类型	训练重点
命名性失语	口语命令、文字称呼
布罗卡失语	构音训练、文字表达
韦尼克失语	听理解、会话、复述
经皮质感觉性失语	听理解（以韦尼克失语为基础）
经皮质运动性失语	以布罗卡失语课题为基础

表1 交流效果促进法的原则

原则	交流内容
交换新的未知信息	表达者将对方不知道的信息传递给对方
自由选择交往手段	利用多张信息卡，患者和治疗者随机抽卡，不限于口语，还可用书面语、手势、绘画等手段
平等分担会话责任	表达者与接收者在交流时处于同等地位，会话任务应来回交替进行
根据信息传递的成功度进行反馈	患者作为表达者、治疗者作为接受者时，治疗者要给予适当的反馈，促进患者表达方法的修正和发展

表2 交流效果评定

评价分	内容
5	首次即将信息传递成功
4	首次传递信息未能令接受者理解，再次传递获得成功
3	通过多次发问或借助手势、书写等代偿手段将信息传递成功
2	通过多种发问等方法，可将不完整的信息传出来
1	虽经多方努力，但信息传递仍完全错误
0	不能传递信息
U	不能评价

注：U（unable）表示不能评价

软腭严重瘫痪的患者可能需要进行推撑疗法、气流引导和替代性使用腭托等。

（李胜利）

tuīchēng liáofǎ

推撑疗法（push support therapy） 突然用力使腭及咽喉部肌肉收缩，增强相关肌肉力量，改善腭肌功能的方法。具体方法：患者将两只手放在桌面上向下推，或两手掌由下向上推，或两手掌相互对推或同时向下推并发出"au"的声音。随着一组肌肉（如面部肌肉）的突然收缩，其他肌肉（如软腭肌肉）也趋向收缩，从而增加了腭肌的功能。这种疗法可以与打哈欠和叹息疗法结合应用，效果更好。另外，训练发舌后部音如"ka""kei""k'a""k'ei"等也可用来加强软腭肌力。推撑疗法可用于构音障碍中改善软腭肌力，纠正鼻音化，改善无力音及无声化；亦可用于吞咽障碍中改善声门闭合。

（李胜利）

yǐndǎo qìliúfǎ

引导气流法（airflow guide method） 将气流引导进入并通过口腔，以减少鼻漏气的方法。基本方法：吹吸管、吹乒乓球、吹喇叭、吹哨子、吹奏乐器、吹蜡烛、吹羽毛和吹纸张等，均可用来集

中和引导气流。如用一张中心有洞或画有靶心的纸，用手拿着接近患者的嘴唇，让其通过发"u"声去吹洞或靶心，当患者持续发音时，把纸慢慢向远处移，既可引导气流，还可训练患者延长吹气。引导气流法可用于纠正鼻音化，改善软腭肌力。

（李胜利）

etuōfǎ

腭托法（palatal plate method）

抬高软腭，缩短其与咽后壁之间的距离，改善腭咽闭合不全的鼻音化现象的方法。当软腭下垂导致重度鼻音化构音，且训练无效时，可使用腭托法来改善。

（李胜利）

fǔzhù-tìdài jiāoliúfǎ

辅助-替代交流法（alternative and augmentative communication，AAC）

以手势、照片、图形符号，以及他人能够了解含义的动作、行为或表情，或"交流册"、主题交流板或发声装置等，与他人进行交流的方法。需要完全用其他交流方式代替言语的交流方法，称为替代交流；现存言语不清晰或发音力量较弱的患者，需要以其他交流方式作为补充，称为辅助交流。

基本技术 包括以下内容。

沟通技术 交谈是沟通的基本方式，但有人不能接受较长时间的训练，即不能用口语进行交流。AAC是一系列的工具与策略，可以帮助个体解决日常生活中需要沟通的问题。沟通有多种方式，如言语、目光交流、文字、手势、面部表情、触觉、信号语、符号、图片和言语产生装置等。最简单的是用图片或文字构成的"交流板"，通过交流板上的内容来表达各种意愿。随着电子科学技术的高速发展和广泛应用，许多发达

国家已研制出了多种体积小、便于携带和操作的交流仪器，具有专门软件系统的计算机也逐步用于构音障碍患者的交流。为患者设计交流板并不是一件简单的工作，言语治疗师需有多方面的知识，必要时还要请其他专业人员参与设计和制作。一般设计交流板需注意以下几点。①内容：交流板上的内容应适合患者的水平。②操作：首先需要与其他专业人员配合对患者的运动功能、智力、语言进行全面评定，再决定如何使用，即利用身体的哪一部分操作，尽量充分利用患者的残余功能。例如，患者为四肢瘫合并重度构音障碍，只有头和眼可以活动，便可用"眼球指示"或"头棒"来选择交流板上的内容。③训练和调整：言语治疗师应就如何使用交流系统对患者进行训练，且需随着患者交流水平的提高，调整和增加交流板上的内容。

交流伙伴技术 交流伙伴是一个学习对象，同样需要交流工具才能与患者进行交流。交流时伙伴必须积极应对，需要尽量做到以下几点：可以猜出患者想表达的意思；对患者来说，交谈需要更长的时间；给患者反应的时间，更长时间的等待可以得到更好的结果；尝试问一些开放性的问题，如五个"W"：when（时间）、where（在哪儿）、who（谁）、what（是什么）、why（为什么），尽量避免过多的"是/否"等过于简单的问题，这点对于沟通早期的患者特别重要；如果必要，需确认每个患者交流的新单词。

临床应用 适用于各种原因（包括先天或后天因素）导致的完全或部分不能用口语进行交流的患者，可以是儿童、少年以及成

年人。

（李胜利）

yǔyán fāyù chíhuǎn xùnliàn

语言发育迟缓训练（delayed language development training）

语言发育迟缓是指儿童语言发育未达到与其年龄相应的水平。不包括听力障碍所致的语言发育迟缓及构音障碍等语言障碍类型。

语言发育迟缓发生机制 导致儿童大脑功能发育障碍的疾病，都可能引起语言发育迟缓。

听觉障碍 听觉对儿童的语言发育非常重要，如果在语言发育期间长期存在对口语的输入障碍，如中度以上的听觉障碍，则患儿语言信息的接受（理解）和信息发出（表达）等会受其影响，导致语言发育迟缓。这种情况下其语言障碍程度与听觉障碍程度呈正相关。

儿童自闭症 如果对语言交流对象以及对语言刺激本身的关心不够，其语言发育必然会受到影响。患有自闭症的儿童就是这种情况的典型病例，其行为特征是：①视线不合，即使与他打招呼也无反应；专注于某一事物及保持某种行为（保持同一行为的欲望）等。②在语言症状的方面，有反响语言（模仿语言）以及与其所处场合不符的自言自语，人称代词的混乱使用，没有抑扬顿挫的单调说话方式等。

智力发育迟缓 在语言发育迟缓的病因中所占的比例最大，其定义为：在发育期间整体智能较正常平均水平显著降低，并伴有适应性行为障碍。如21-三体综合征（又称唐氏综合征）。

受语言学习限定的特异性障碍 可分为发育性运动性失语和发育性感觉性失语。①发育性运动失语：即语言的接收（理解）

能力与年龄相符但有语言表达的障碍。其预后良好，如在 3 周岁时完全没有自发言语的幼儿，在 6 岁时多能达到正常儿童的发育水平。②发育性感觉性失语：与成年人和后天语言障碍所致的儿童失语不同，是指历来对语言的接受（理解）和发出（表达）能力同时极度迟缓的病例。其语言发育的预后不理想。在局限于颞叶的颅内感染及抽搐性疾病中可产生这样的语言症状

语言环境脱离 ①构音器官异常：是指以脑性瘫痪为代表的运动障碍、以腭裂为代表的构音器官结构的异常等，这些因素单独或同时存在会引起语言发育迟缓。②脱离语言环境：在儿童发育的早期，被剥夺或脱离语言环境，可以导致语言发育障碍。如长期完全被隔离的儿童脱离语言环境而致语言发育迟缓。缺乏适宜的语言环境将影响正常的语言发育过程。

语言发育迟缓临床表现
①"到了或过了"儿童"说话的年龄"仍然不会说话。②说话晚或很晚。③开始说话后，比正常儿童发展慢或出现停滞。④虽会说话，但语言技能较低。⑤语言应用、词汇和语法应用均差于同龄儿童。⑥只会用单词交流，不会用句子表达。⑦交流技能低。⑧回答问题反应差。⑨语言理解和遵循指令困难。语言发育迟缓大多为大脑功能发育不全或功能障碍所致，所以，除语言问题之外，还多伴有其他问题，如不愿与他人交流、智力低下，部分患儿还存在注意力不集中，乱扔东西，与别人缺少目光接触、烦躁、多动、不合群，甚至自伤（和他伤）等异常行为。

语言能力评定 既往临床上了解儿童的语言能力，常通过对儿童的智商检查来获得，无专门用于儿童语言障碍的综合评价方法，所以在对儿童进行语言康复治疗训练时，往往缺乏针对性。"S-S 语言发育迟缓评价法"是日本音声言语医学会语言发育迟缓委员会以语言障碍儿童为对象，于 1977 年开始研制试用，1989 年正式更名为"S-S 语言发育迟缓评定法（sign-significate relations，S-S）"，简称"S-S 法"。检查法由三个侧面组成：即符号形式-指示内容的关系、交流态度、基础过程。此评价法能比较全面地对各种儿童语言障碍进行评价，并可对与语言障碍密切相关的交流态度和非言语功能进行评价，在日本广泛应用，效果很好。按照汉语的语言特点和文化习惯，中国也研制了"汉语版 S-S 评价法"试用于临床。2001 年经过对 298 名正常儿童的测试，取得正常儿童的数据，现已正式应用于临床。

训练原则 以所评定的语言发育状况为训练的出发点，根据患儿的语言发育评定结果，制订相应的训练目标、方法和训练内容。在同一阶段内横向扩展，向下一阶段水平纵向上升。训练是一个动态、持续进行的过程：训练并不限于在治疗室或教室内进行，只要有人际互动时，与任何人、在任何时间和任何地点均可进行。假如只局限在训练场所，训练效果得不到保持。训练是双向的过程：言语治疗师通过示范及扩展儿童的反应，促发儿童学习；还应创造条件让儿童在开放而包容的环境中主动使用、练习新的言语形式。家庭在言语训练过程中占有重要的地位：父母在儿童言语训练过程中应是主要的参与者，言语治疗师应鼓励指导其把言语训练结合到儿童的日常生活活动中，使患儿能在日常生活中应用。训练应因人而异，没有一套适合所有患儿的训练方法，语言异常的患儿有各自的优点和缺点，训练计划与方法也有所不同。

转归 儿童语言发育迟缓最佳的康复目标，是患儿语言发育达到正常水平，但通常因儿童的情况不同而预后各异。部分儿童改变或消除了基本缺陷，可以达到正常水平；另一部分儿童根据其语言学上的基本缺陷，教会其特别的语言行为，使其尽量正常化，即根据儿童的能力，提供补偿性的策略来学习语言和沟通技能。

语言发育迟缓预防 预防所有可能导致儿童大脑发育障碍的疾病，都可以有效地预防儿童语言发育迟缓的发生。

（李胜利）

kǒuchī yǔyán xùnliàn

口吃语言训练（language training for stuttering） 口吃是一种言语流畅性障碍，俗称结巴。世界卫生组织对口吃的定义为："是一种言语节奏的紊乱，即口吃者因为不自主的声音重复、延长或中断，无法清楚表达自己所想表达的内容。"

口吃发生机制 传统观点认为，口吃是儿童在语言发展过程中学习口吃者说话所致，即口吃的习得理论。近年来，开始从医学角度寻找口吃的原因，一种是探索口吃的遗传起源，一些重要的现象表明遗传因素参与发展性口吃的发生，如口吃集中于某些家庭中，口吃者一级亲属口吃的发生率是普通人群的 3 倍以上，单合子双胎比杂合子双胎更容易同时发生口吃，领养儿童口吃与

其亲生父母口吃密切相关；另一种是探询口吃的神经学起源，研究口吃的脑功能影像。这种研究可以追溯到 20 世纪 30 年代，美国学者塞缪尔·奥顿（Samuel Orton）和 L·E·特拉维斯（L. E. Travis）提出了口吃的大脑优势理论。他们认为正常人的双侧大脑半球在语言的产生中需互相协作，其中一侧半球起主导作用（一般是左半球），而口吃者缺乏这种大脑优势，造成激活语言肌肉的双侧神经冲动不合拍。近年来，应用阳离子发射断层摄影术和功能性磁共振研究表明，在从事一些语言活动时，口吃者的脑功能和正常人脑功能存在差别。这表明口吃的确存在神经因素。

口吃临床表现 包括言语症状和其他一些伴随症状。

言语症状 A 群：①音、音节的重复。②词的部分重复。③辅音延长。④元音延长。⑤在不自然的位置当中出现重音或爆发式发音。⑥歪曲或紧张（努力发声结果出现歪曲音，或由于器官的过度紧张而出现紧张性发音）。⑦中断（构音运动停止）。B 群：①准备（在说话前构音器官的准备性运动）。②异常呼吸（在说话前的急速呼吸）。C 群：①词句的重复。②说错话（言语上的失误，包括朗读错误）。③自我修正（包括语法、句子成分的修正，反复）。④插入（在整个句子中插入无意义的语音、词和短句等）。⑤中止（在词、词组或句子未完时停止）。⑥暂停（词句中不自然的停顿）。D 群：①速度变化（说话速度突然变化）。②声音大小、高低和音质的变化（由于紧张在说话途中突然变化）。③用残留的呼气说话（用残留的呼气继续发音）。E 群：其他（不属于 A 群至 D 群的症状）。

伴随症状 包括为克服口吃而产生的身体某一部位或全身紧张以及不必要的运动，见表1。

努力性表现 努力避免口吃或努力从口吃状态中解脱出来，常有以下表现。①解除反应：出现口吃时努力从口吃中解脱出来，如用力、加进节拍、再试试等。②"助跑"现象：韵律方面出现问题时有目的地使用再插入、加速，重复延长开始的语句。③拖音：想办法将难发的音延长，前面有婉转表现，或貌似思考，空出间隔，最终目标是将目的音发出来。④回避现象：尽量避开该发的音，尽量不发目的音，放弃说话或用别的词代替，或用不知道回答，或使用言语以外的方法（如手势语）等。

情绪性反应 可在预感口吃、形成口吃时或口吃后出现，详见表2。

口吃评定 根据年龄不同，评定的方法略有不同。

学龄前儿童口吃评定 ①向口吃儿童的父母询问：适用于年龄较小的幼儿和不配合检查的儿童，有时也适合怀疑孩子口吃而非常紧张的家长（担心孩子到医院心理门诊就诊会受到影响）。②会话：可以由言语治疗师和儿童进行会话，也可观察其和父母的会话。目的是了解口吃儿童在实际生活当中的说话情况，还可了解其是否有回避现象。对幼儿园的儿童，可以问其喜欢什么小动物，或幼儿园的情况。最好选用能让儿童多说话的问题来交谈。③图片单词命名：可以根据儿童的年龄选用 10～20 张名词和动词图片，在命名和动作描述中了解在词头音出现口吃的情况和特征。④句子描述：选用简单和较复杂的情景画图片，可以了解在不同句子长度及不同句型当中口吃的状况。这项检查要注意给儿童一定的时间来反应，必要时可以用一两句引导语诱导儿童描述。

学生期及成人期口吃评定 在评价方面与学龄前儿童有所不同，一是增加难度，二是增加朗读的内容。①自由会话：以了解日常生活中患者说话的状态。根

表 1　口吃伴随症状

部位	表现
构音器官、呼吸系统	喘气、嘴歪、张嘴、下颌开合、伸舌、弹舌
颜面部位	鼓腮、睁大眼、眨眼、闭眼、抽噎、张鼻孔
头颈	颈部向前面、后面和侧面等乱动
四肢	四肢僵硬、手舞足蹈、用手拍打脸或身体、用足踢地、握拳
躯干	前屈、后仰、坐不稳

表 2　情绪性反应

态度	表情	视线	说话方式	行为
故作镇静	脸色发红	视线转移	开始很急	羞涩地笑
虚张声势	表情紧张	视线不定	语量急剧变化	手足乱动
攻击态度	表情为难	偷看对方	语言单调	焦躁
做怪相	睁大眼	盯着对方	声音变小	假装咳嗽
害羞样		盯着对方	欲言又止	抽动样
心神不定				

据语音的种类了解口吃的特点。②单词命名和句子描述：用名词、动词和情景画图片，了解不同层级语句中口吃的表现和数量。③单词朗读：用单词字卡了解单词朗读时口吃的状态，尤其根据词头音不同口吃表现的差别，将检查结果与口语命名结果相比较。④朗读句子：用句子卡片了解句子朗读时口吃的状态，可以了解口吃在句子内的位置和不同语法难度对口吃的影响，还可以了解口吃一致性和适应性效果。⑤回答提问：以了解回答问题时说话的状态及口吃的状态。

口吃康复处理 针对儿童和成年人的康复处理存在一定差别。

儿童口吃 主要是教会父母如何鼓励患儿在放松的语言环境下说话，言语治疗师和患儿的父母要共同努力实施治疗方案，尽可能解决口吃问题。包括减慢言语速度，减少提问，随时随地谈论当时发生的事情，尽量多给予患儿倾听与关注等。经过咨询和言语治疗师的指导后，有些患儿可以治愈，有些得到改善，也有一些改善不明显，可能是环境的干扰和交往方式的改变等原因，增加知识对患儿口吃的疗效不明显。为此，直接改变患儿说话的行为就显得很有必要。对口吃患儿的干预，传统的方法是不进行直接训练，但对一些患儿也需要进行直接的干预或训练。言语治疗师根据 2.5~4.5 岁患儿运动协调、理解、构思不成熟的特点，设计合适的治疗方案。治疗重点不在口吃本身，而应尽可能地应用合适的指导性技巧，教会口吃患儿如何发起始音（或词）而口唇处于放松状态。

成年人口吃 上述方法也适合成人，可采用强化的形式，用

1~2 周时间对口吃者进行集体强化训练，也可到医院接受言语治疗师训练，每次训练时间为 30~60 分钟，但后者治疗需要的时间较长。训练内容包括控制言语节律与速度、韵律训练、齐声朗读等。

转归 至今还没有找到造成口吃的确切原因，而且导致口吃波动和加重的因素也很多，因此，口吃矫治很不容易，经过治疗约有 1/3 的患儿可以治愈，2/3 的患儿症状得到改善。当口吃完全形成后，其治疗会更加困难。

口吃预防 开始口吃的年龄大多为 3~5 岁，正是儿童语言发育的重要时期。因此，在儿童语言发育过程中培养他们良好的语言习惯，对于口吃的预防具有至关重要的意义。

(李胜利)

yányǔ shīyòng xùnliàn
言语失用训练 (training for verbal apraxia) 言语失用可分为两种：一种是不能执行自主运动进行发音和言语活动的障碍，而且这种障碍无法用言语肌肉麻痹、减弱或不协调来解释；另一种是运动性言语障碍或运动程序障碍，如言语时音节错误、口语起始运动障碍、说话速度很慢、音节连续性受损等。但患者无理解障碍，自行言语时也能流畅表达，即言语失用并不是 Broca 区和 Wernicke 区言语皮质

的障碍。需要注意，后者的功能障碍是失语症，不是失用症。

言语失用病因 大部分患者涉及大脑左半球第三额回的损害。言语失用既可单独发生，也可伴随其他语言障碍，如常伴运动性失语。

言语失用的言语特征 随着发音器官运动调节复杂性的增加，发音错误亦增加；辅音在词的开头比在其他位置发音错误多；模仿回答比自发性言语发音错误多；在元音顺序模仿时出现困难，并常出现探索现象（反复试图模仿发出正确的元音，做口型，但总是发不出声或发音错误）。

言语失用评定 详见表1。
言语失用康复处理 具体内容如下。

原则 由于言语失用与失语症和构音障碍的语言刺激、听觉刺激不同，其治疗原则为纠正异常发音。视觉刺激模式是指导发音的关键，建立或强化视觉记忆对成年人言语失用的成功治疗是最重要的。另外，言语治疗师也要向患者介绍发音音位和机制，以指导其发音，可以按照以下步骤进行。①掌握每个辅音发音的音位。②迅速重复每个辅音加"啊"，以每秒 3~4 次为标准。③用辅音加元音方式建立音节，如"fa，fa，fa，fa……"④一旦掌握了稳定的自主发音基础和基

表 1 言语失用的评定方法

元音顺序（1、2、3要说5遍）	
1. a-u-i	3. 词序（复述"爸爸、妈妈、弟弟"）
正常顺序	正常顺序
元音错误	元音错误
探索现象	探索现象
2. i-u-a	4. 词（复述"啪嗒洗手、你们打球、不吐葡萄皮"）
正常顺序	正常顺序
元音错误	元音错误
探索现象	探索现象

本词汇，便可尝试说较为复杂的词，原则上应先学会发词中的每个音、音节，最后才是词。

方法 采用1973年由美国言语-语言病理学家若森博克（Rosenbeke）等创立的成年人言语失用八步治疗法，见表2。

（李胜利）

kǒushīyòng xùnliàn

口失用训练（training for oral apraxia） 口失用特点为在非言语状态下，和言语产生活动有关的肌肉自发活动虽仍存在，但舌、唇、喉、咽、颊等肌肉执行自主运动困难。在临床上，一些言语失用并不存在口失用，但多数口失用伴有言语失用。

口失用言语特征 1980年，阿罗森（Arosen）的研究通过以下表现证实了口失用的存在：①患者无发音或喉发声运动。②有非发声气流所产生的发音，如耳语。③不伴有呼气运动的发音运动。这些患者为维持生命虽能反射性地呼气、吸气，但是却不能按指令自主地呼气、吸气或模仿声音。

口失用评定 见表。

口失用康复处理 具体如下。

喉活动技巧训练 言语治疗师与患者面对镜子而坐，言语治疗师发"澳"让患者边听边看，然后模仿。如患者不能模仿又试图发声时，言语治疗师应把患者的手放在自己的喉部让其感觉到振动。有时需要言语治疗师用手帮助患者张口形成发声的口型，此过程应多次重复。由言语治疗师产生的和来自患者本人的听觉反馈系统，再加触摸喉的触觉刺激可以促进发声控制。也可以由一个反射性的声音来建立发声，例如咳嗽、叹气、哼哼声、大笑、哼曲子等都可以促进"澳"的发声，这种声音也可通过患者自己

用手使双唇形成口型得到促进。当患者可以成功地发"澳"时，下一步可以练习发其他声调，同时加大音量。随后可以训练其他音，如"衣""屋"等，可以用同样的方法训练。另外，唱歌和完成句子也可以训练初始音，如一杯"水、茶、酒"，草是"绿的、黄的"等。

舌活动技巧训练 言语治疗师过用单音节"la"唱一支流行歌曲展示舌如何活动，患者以同样方法唱，并对着镜子看舌是如何运动的。言语治疗师还可用压舌板帮助训练患者伸舌、缩舌、向侧方及上下运动。

促进完整言语活动训练 在患者掌握言语活动技巧、能控制发声和双唇运动之后，便可训练其产生完整词语并使其在言语中意识到听、视、触觉的作用。口颜面失用和言语失用的共同特点是自主性言语困难，不是处于自发的言语状态。但是，可以利用

表2 若森博克成年人言语失用八步治疗法

步骤	具体操作
1. 联合刺激	"请看着我"［视觉（V1）］，"请听我说"［听觉（a）］，同时发音（患者和治疗师同时发音或词语）。当一起发音时，言语治疗师要提醒患者注意听准确，特别是正确发音（词语）时的视觉提示
2. 联合刺激（V1、a）和延迟发音	言语治疗师先示范说出一个音（词），然后，言语治疗师重复这个音或词的口型但不发音，患者试图大声地说出这个音（词），此时只有视觉提示而减弱了听觉刺激
3. 联合刺激（V1、a）和不伴视觉刺激（V1）的延迟发音	是传统的"我先说一个音（词），随后你说"，此时言语治疗师没有提示
4. 联合刺激和不提供任何刺激状态下正确发音（词）	言语治疗师发音（词）一次，患者在无任何提示状态下连续发这个音（词）几次
5. 书写刺激（V2），同时发音（词）	书写同时发音
6. 书写刺激（V2），延迟发音（词）	先书写，再发音
7. 回答提问	由言语治疗师提出适宜问题以便患者能回答相应的靶音（词），提问以求适宜回答，放弃模仿
8. 角色扮演	言语治疗师、工作人员或朋友被假定为靶词语角色，患者做恰当回答

表 口失用评定方法

评定方法			
1. 鼓腮		4. 缩拢嘴唇	
正常		正常	
探索现象		探索现象	
2. 吹气		5. 摆舌	
正常		正常	
探索现象		探索现象	
3. 咂唇		6. 吹口哨	
正常		正常	
探索现象		探索现象	

自发性言语来改善自主性言语：言语治疗师可以让患者唱熟悉的歌曲或戏曲，如《祝你生日快乐》《洪湖水浪打浪》《好汉歌》等；也可以利用戏曲中熟知的唱段如《红灯记》《沙家浜》或《梁祝》等，促进患者的自主言语。另外，让患者从 1 数到 10，从周一说到周日等，作为自发性言语来促进完整的言语活动。在言语治疗师与患者一起说话时，开始时的声音应小于患者，然后再慢慢降低，最后在没有帮助的状态下由患者自己说，最好选用较强的听觉模式、节律或生活中常用的词语，如"你好""谢谢""再见"以及广告词等作为引出完整言语活动技巧用词。

（李胜利）

kāngfù fǔjù-gōngchéng jìshù

康复辅具-工程技术（rehabilitation assistant devices and engineering technology）

供残疾人使用，能够补偿、减轻（或抵消）残疾造成的身体功能缺失（或障碍）的产品器械。

功能 根据残疾人用品-用具不同的种类和使用部位，它们的作用也有所区别（见辅助性用具训练）。

分类 依据功能和适用的残疾人类别可分为以下几类。

依据功能 在临床康复医学中，物理治疗师、作业治疗师、言语治疗师和假肢矫形器师常用的康复辅具按功能作用主要分为代偿功能类、辅助生活类、康复训练器具类等。

代偿功能类 主要包括假肢、矫形器、各类轮椅、助听器等，例如小腿截肢的残疾人安装假肢后，既能步行、骑车，还能负重劳动，完全能够代偿小腿的功能；助听器能够有效地放大声音，具

有残余听力的残疾人可以借助助听器学习语言，与正常人交往，像正常人一样生活；各类轮椅是肢体残疾人的代步工具，借助轮椅他们可以走出家门，参与社会生活。

辅助生活类 主要有各类助行器具、生活自助具和残疾人专用的学习器具等，例如各类拐杖、助行架，能够帮助肢体残疾人支撑和步行；生活自助具包括防撒碗、拾物器、残疾人专用刀和勺等，帮助残疾人最大限度地实现生活自理；学习器具包括盲人写字板和笔，盲人电脑、打字机，聋人可视语音系统，以及供高位截瘫患者专用的电脑操作系统等。

康复训练器具类 可以帮助残疾人锻炼和恢复部分功能，例如站立架，帮助截瘫患者站立；各类训练肌力的器具，帮助偏瘫、脑瘫残疾人训练体能；各类智力玩具，帮助智力残疾人训练基本生活技能等。

国际标准化组织（International Organization for Standardization, ISO）于 2007 年发布的第四版国标准化 ISO-9999《残疾人辅助产品-分类和术语》（assistive products for persons with disability-classification and terminology），将 725 种辅助产品按功能差异分为 11 个大类（这些分类以综合性康复为中心）。①个人医疗辅助器具。②技能训练辅助器具。③矫形器和假肢。④生活自理和防护辅助器具。⑤个人移动辅助器具。⑥家务辅助器具。⑦家庭和其他场所的家具及其适配件。⑧通讯、信息和讯号辅助器具。⑨产品和物理管理辅助器具。⑩用于环境改善辅助器具、工具和机器。⑪休闲娱乐辅助器具。这种分类涉及残疾人生活和工作的各个方面。

依据适用的残疾人类别 以其适用残疾人类别为主，结合产品使用功能，将残疾人用品-用具分为 5 类。①肢体残疾人用品：可细分为代步、助行、假肢和矫形器、轮椅、生活自助具和卫生用品等。②听力残疾人用品：如助听器、人工耳蜗、可视语音系统等。③视力残疾人用品：如各种眼镜、盲杖、导向铃、盲人写字板和笔、电脑、打字机等。④智力残疾人用品：如各类智力玩具等。⑤康复训练及教育用品：如各种残疾人专用的学习用品等。这种分类方法明晰直观，易于理解，也是中国目前较为常用的分类方法。

第二次世界大战后遗留了大量的残疾人，从而促进了残疾人康复事业的快速发展。首先是假肢矫形学的发展，工程师、医师、假肢矫形器师、物理/作业治疗师等协助解决患者的康复问题。在内容上，康复辅具及工程技术不仅包括假肢-矫形器，还包括感应装置、环境控制、康复护理、神经康复、功能评价等方面。从 20 世纪 60 年代开始，康复辅具及工程技术日趋科学化、现代化。在人机环境一体化和工程仿生学的基础上，形成了服务于各种康复目的的设施与装置，发展成为康复辅具及工程技术的产业。20 世纪后半期以来，特别是近 20 年，为康复辅具及工程技术向现代化迅速发展的时期，采用先进的科学技术来替代或补偿已经减退或缺失的功能。其中，假肢矫形学从内容上属于康复辅具及工程技术的一个极其重要的组成部分。中国香港特别行政区义肢矫形师学会和国际义肢及矫形学会-香港分会一直保持与内地各高等院校和医疗机构的紧密合作，致力于

促进假肢矫形行业和教育事业的发展，协助建立和规范世界范围的假肢矫形行业标准，为康复专业人员提供高质量的服务，积极推动康复辅具及工程技术行业的发展。在临床医学性康复中，假肢-矫形器与骨科和临床康复医学科关系密切。此外，轮椅、自助器具等辅助性器具-用具近年来的发展也十分迅速。这些都大大地改善了残疾人/功能障碍者的功能状态，提高了患者的生活质量。

（黄文生）

jiǎzhī

假肢（prosthesis）可用来弥补肢体的功能障碍（不论暂时性或永久性），或用来掩饰肢体伤残的人造肢体。又称义肢。可分为上肢假肢和下肢假肢。多用铝板、木材、皮革、塑料等材料制作，其关节采用金属部件，现在假肢界主流是用钛合金和碳素纤维材料。假肢与"义体"（如义乳、假鼻、假发等）最大的不同，在于假肢的功能性较强，且仅指上肢和下肢而言。近期也把人造阴茎或人造阴道等包括在"义（假）体"范畴之内。

功能 ①美化装饰：以恢复肢体外观为主，恢复肢体功能为辅，如假手指、假手掌、假足趾等。②劳作工具：辅助劳动作业，以结实、耐用为主，外观为辅，如万能工具手等。③代偿功能：既注重良好的替代功能，又具有良好的外在装饰效果，如自身或体外力源假肢。大多数截肢者仍希望通过装配假肢恢复已丧失的肢体功能。

分类 可按部位、功能、动力及控制方法分类。

依据部位 有以下几类。

上肢假肢 ①肩离断假肢：指截肢部位达到部分肩胛骨者使用的假肢，较常见于电击伤患者，已经是很重的伤残。②上臂假肢：指截肢部位达到肘关节以上患者使用的假肢。③肘离断假肢：指整个前臂缺失的患者使用的假肢。④前臂假肢：指截肢部位在肘关节以下患者使用的假肢。⑤腕离断假肢：指截肢部位位于腕关节处，整个手掌缺失的患者使用的假肢。⑥手部假肢：可能是单指，也可能是多指或部分掌缺失的患者使用的假肢。

下肢假肢 ①髋离断假肢：适合髋离断截肢术或大腿极短残肢的患者使用。②大腿假肢：供大腿部位截肢且残肢长度合适的患者使用。③膝离断假肢：可供膝关节离断术截肢或大腿超长残肢或小腿极短残肢患者使用。④小腿假肢：供小腿部位截肢且残肢长度合适的患者使用。⑤足部补缺假肢：供足部部分或全部缺失的患者使用。

依据功能 有以下几类。

功能假肢 ①无机关功能性假肢：如单纯的勾子形手假肢，功能很单纯。许多上肢假肢利用一些模组化套件，在不同状况下换装不同假肢。②有机关功能性假肢：如大多数下肢假肢都会装有关节及相应的运动辅助装置（液压、气压、弹簧），甚至有电子动力回馈系统等；上肢假肢则有不同控制源（肌电、索控）。

美容假肢 为了美观而制作，如美容假手，有助于截肢者建立自信和自尊。许多假肢制作师也兼从事这类假肢的"化妆"工作。

依据动力 一般假肢依靠患者自身的力量来驱动，但多个关节或复杂的肢体损伤，仅靠自身的力量很难较好的恢复运动功能。为此，一些智能假肢通过微处理器，协助机械关节做出更恰当的细微动作，保证假肢在支撑相和摆动相表现得更为优异。依靠电力驱动的智能化外骨骼机器人，已经可以模仿人类的许多运动功能。医学工程界已积极开展人造神经或人造肌肉的研究，希望将来截肢者可以通过这些新科技手段完全恢复肢体功能。

依据控制方法 假肢研究的重点是对仿生手控制源的选择。用于假肢控制的仿生控制信号，主要有人体自身的肌电信号、脑电信号、神经电信号和声音等，但还处于实验室研究阶段。假肢关节的控制技术有以下几种。

简单机械装置 在组件式假肢出现的早期，膝关节一般以单轴为主。这种关节结构简单、制造容易、成本低廉。但是人体生理膝关节是一个复合关节，其转动的同时还具有水平运动，所以这种关节已经逐步被多轴膝关节所取代。

连杆结构 这种关节是在研究人体生理关节复合运动的基础上设计出来的。这种设计使得患者在足跟着地时能保持稳定，在离地时残肢较小的力量就能使关节屈曲，坐下时也不会影响外观。通常在膝关节中应用最多的是四连杆结构，随着科学技术的发展，五连杆结构和七连杆结构关节相继问世，它们更好地模仿了人体的膝关节功能。

摆动相控制装置 有液压控制装置、气压控制装置、机械控制装置、自动锁定装置（如直立自锁装置、承重自锁装置等）。

支撑相控制装置 除了自动锁定装置外，基本利用肌力进行随意控制。

选择 肢残患者要在技术人员的指导下选择假肢。通常，技术人员要根据肢残患者的具体情况为其提供 2～3 种装配组合方案，并详细讲解各种方案的特点，供患者及其家属选择。在确定了假肢装配方案后，还需精湛的制作技术来保证设计方案的落实，特别是接受腔的制作、关节及连接件的质量、假肢和身体的对线调整等，都是技术含量较高的工艺。因此，建议肢残患者选择技术力量雄厚、信誉度高、售后服务好的厂家装配假肢。

装配　实际装配假肢时需要考虑各方面的问题，具体如下。

经济状况　根据患者经济状况决定应该安装什么价位的假肢，然后在合适的产品中选择。

运动量　需要从事体力劳动的患者，应该选择放入寿命长的耐用型产品；喜欢运动经常在不平整路面行走的患者，需要选择万向踝等。

体重和身高　每种关节都有其适合的人群。如体重大的患者选择的假肢要与其适合，否则假肢的寿命会很短；体重轻的患者如果选择适合大体重的假肢将会很沉重，走路费力，也不会有好的步态。

年龄　年轻、运动量大的患者，要选择灵活的假肢；老年人运动量少，则需选择安全性高的假肢。

性别　女性不适合选择体积较大的假肢；男性一般可选择体积强度大的假肢。

价格　机电上臂假肢可分为国产和进口的两种。根据肘关节的能动性，其价格也有很大区别。

使用　无论装配哪种假肢，并非装上之后就会恢复功能和加以使用。虽然不同部位假肢的制作过程有不同步骤，但任何部位的假肢制作完成后，都要经过十分精细的调配和训练，才能较好地恢复丧失的运动功能。特别是下肢假肢装配时一定要配合假肢步态训练，才能将假肢的性能完全发挥出来。

假肢行业有很多品牌，也有很多装配单位。建议到经过国家民政部门审核的正规单位装配，并且选择一个适合患者本人的假肢。还应"货比三家"，在确保质量的前提下，比较价格之后再决定制作。

应用　利用假肢，丧失肢体的大部分运动功能得以恢复。随着科学技术的发展，最现代的假肢甚至可"以假乱真"。例如一种新技术将假肢中的钛合金棒直接穿过皮肤，使之与人体骨骼连系，然后皮肤在金属植入物周围慢慢生长，两者紧紧黏合在一起。研究人员相信新技术可以解决移植部分的细菌感染问题。这种技术不仅在外观上比以往的假肢更好看，实际上也会令假肢更强壮、有用和更有真实感。把人造肢体跟人体骨骼连接，令假肢中的金属植入物与皮肤互相黏合，相比仅将假肢用带子固定在残肢上，患者的感觉会更加舒服自然，还可大大减少疼痛和发炎等问题。一名失去手指的患者参与新技术的试验后，终于能提笔写字。

另外，在假肢中加入电子装置，连接患者的神经系统，利用仿生学增强假肢的生物功能，让患者能更有效地进行控制。美国及欧洲等地每年约有 25 万人接受截肢手术，预计新技术可帮助 30% 的患者，尤其是一些没有其他并发症的年轻人。据早期临床测试的结果显示，接受试验的患者对新技术相当满意。

注意事项　良好的残肢是装配假肢的先决条件，不仅在手术前要考虑截肢部位和截肢方式，手术后的残肢训练同样非常重要。首先，在医护人员的指导下，要掌握残肢的护理，保持残肢的卫生和预防并发症。其次，要注意保持良好的体位，在假肢专业技术人员的指导下，进行增强肌力、加强关节活动度的训练，防止残肢关节挛缩与畸形。尽早配制临时假肢，可加快残肢萎缩定型，早期活动可以减少并发症，有助于改善截肢者的一般身体状况和精神状况，为使用永久假肢、早日获得满意的步态打下基础。

发展　在中国，假肢的研究、生产和管理均归国家民政部门而非卫生部门主管。但是，在康复医院或较大的康复医学科（部）中，应设置假肢/矫形器的服务部门。现在，一些基本问题已经解决。如假肢主要由接受腔、连接件、关节、手-足板、假肌肉（外包装）组成。接受腔材料主要为医用 pp（一种半结晶材料）板材，连接件材料可为合金钢、铝合金、钛合金等，足板有普通足板、储能足板、运动足板等。现代假肢中目前有硅胶套工艺，主要适用于残肢端皮肤条件较差、糖尿病或肿瘤截肢的患者使用。

假肢可以分为普通型、标准型、舒适型等。由于不同类型假肢的价格各异，患者根据自己的实际情况和经济承受能力加以选择。一般进口的假肢比国产的价格高。近年来，相关部门的发展已经基本与国际接轨。一些更为高级和现代化的假肢正在中国发展起来。

（黄文生）

xiàzhī jiǎzhī
下肢假肢（lower limb prosthesis）　安装在截肢患者从骨盆以下到趾关节以上的人造肢体。用于弥补截肢患者下肢残缺，代偿其失去的下肢部分功能，以辅助人体恢复支撑和行走功能。下肢假肢的基本结构包括接受腔、人工关节、连接件（固定、悬吊装置）和假足。

原理 下肢假肢的人工膝关节控制技术的工作原理，包括：通过单轴或多轴结构的简单机械装置，残肢用较小的力量即可使关节屈曲；在步行摆动时，通过液压（或气压）控制装置，当患者调整步态时，想加快行走，用力迈出大腿，膝关节的屈曲速度增加，液体（或气体）反向运动的速度增加；摆动结束后，膝关节完全伸直自动锁定，支撑期结束后关节锁定自动解除，使整个行走过程流畅。

功能 主要是重建已经失去的站立和行走等功能。术后即装下肢假肢的主要功能是促进截肢部位伤口尽快愈合，减轻截肢者的幻肢痛。①临时下肢假肢的主要功能是减轻残肢水肿、减少术后并发症、促使残肢早日定型和康复。②正式下肢假肢的主要功能是辅助截肢者恢复日常生活、工作和社会活动。要求假肢设计者和制作者能从解剖、生理、生物力学角度分析人体平衡条件和步态周期规律，正确设计和制作，精确对线，实现人体体重舒适地移至接受腔内，模拟正常运动。

分类 具体如下。

按照截肢部位 可分为足部假肢、小腿假肢、膝离断假肢、大腿假肢和髋离断假肢。

按照装配假肢的时间 可分为术后即装下肢假肢、临时下肢假肢和正式下肢假肢。

按照假肢的结构 可分为壳式下肢假肢和骨骼式下肢假肢。

按照制作工艺水平 可分为传统下肢假肢和现代下肢假肢。

按照接受腔的制作材料 可分为木制下肢假肢、皮制下肢假肢、塑料下肢假肢、树脂下肢假肢、硅胶下肢假肢和碳纤维下肢假肢等。

应用 下肢残疾患者在选择安装假肢时还需要考虑自身的经济状况、运动量、性别、年龄、身高和体重等因素。对下肢假肢的基本要求是安全、稳定、省力、步行节律正常，做到在穿戴假肢行走时，站立期稳定，摆动相自然。下肢截肢者需要经常穿用假肢，为了保持假肢的正常功能、使用灵便和延长使用寿命，日常应该注意接受腔、结构件以及装饰外套的维护与清洁。

缺点 下肢假肢的合理性依赖于假肢师的个人经验和技能；下肢假肢和残肢接触部分容易发生感染等。

（黄文生）

kuānlíduàn jiǎzhī

髋离断假肢（hip disarticulation prosthesis） 用于髋关节离断、转子间截肢、半骨盆切除以及大腿残肢过短（残肢长度小于30%，常指坐骨结节下5cm以内）截肢患者的人造肢体。其中，为半骨盆切除安装的髋离断假肢，称为半骨盆切除假肢。这是一种装配工艺比较复杂的假肢，基本组成主要有骨盆接受腔、髋关节、膝关节、连接件、踝关节和假足等。

原理 通过控制髋关节的上锁或开锁功能，辅助恢复步态和稳定功能；通过调整髋关节内收、外展和内旋、外旋的角度，从而调整人体的生理对线和大腿连接部件在矢状面上的倾斜度（图1，图2）。

功能 旧式的单侧髋离断假肢和半骨盆切除截肢患者安装的假肢，在截肢患者步行时通常需要借助于手杖辅助，随着组件式

髋关节、膝关节性能的提高和装配工艺的改进，安装假肢后经过适当的训练，即使是半骨盆切除假肢也可以实现徒手步行的功能。髋离断假肢用于髋离断或大腿极短残肢患者的肢体补偿，可装饰和代替髋、膝、踝、足等部位的部分功能。

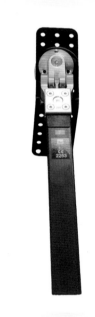

图1　碳纤髋部假肢

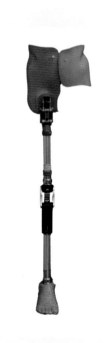

图2　髋离断假肢

分类 按照假肢结构可分为壳式髋离断假肢和骨骼式髋离断假肢。

壳式髋离断假肢 其接受腔采用合成树脂抽真空工艺制作；接受腔的前下方装有髋关节铰链；接受腔底部装有髋伸展辅助弹性带，一直延伸到膝部，并有限制屈髋的作用；膝关节采用壳式结构的组合件。

骨骼式髋离断假肢 其接受腔采用软／硬树脂复合材料制作；髋关节采用带伸展辅助装置的组件式结构；膝关节采用高稳定性的组件式结构。优点：①接受腔的承重部分采用硬树脂材料制作，腰带部分采用软树脂材料制作，故其承重性能好，且容易穿戴。②髋和膝关节都采用标准的组件式结构，便于对线调整，且稳定性高。③髋关节固定在接受腔的前面，当患者坐位时可达到最大的屈曲状态，且能避免骨盆倾斜。④髋关节带有伸展辅助装置，用于限制髋关节的运动范围。

（黄文生）

dàtuǐ jiǎzhī

大腿假肢（above-knee prosthesis）

用于残肢的长度为 30%～80%，即坐骨结节下 10cm 至膝间隙上 8cm 范围内的大腿截肢患者的人造肢体。一般由假足、踝关节、小腿、膝关节、接受腔和悬吊装置等组成（图）。

原理 大腿假肢利用吊带或负力吸附原理，悬吊于残肢上。配戴者站立时，接受腔承受人体重力，并且通过假肢的膝关节传递。

功能 装饰和代替膝、踝、足等的部分功能。

分类 由于大腿假肢的结构比较复杂，可采用不同的接受腔、膝关节和踝关节等组件，故大腿假肢的种类也较多。

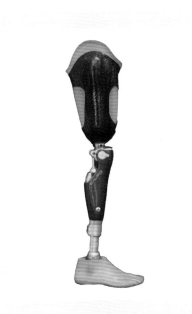

图　大腿假肢

按照整体结构 可分为传统式大腿假肢和现代式大腿假肢。①传统式大腿假肢：一般采用外壳式结构，其接受腔为开放插入式，需要肩吊带和腰带悬吊。②现代式大腿假肢：一般是组件化的类型，接受腔为封闭的全接触式结构，包括外壳式组件化大腿假肢和骨骼式组件化大腿假肢两个类别。

按照接受腔的形式 可分为插入式接受腔大腿假肢、四边形全接触式接受腔大腿假肢、框架式软接受腔大腿假肢、坐骨包容式接受腔大腿假肢和坐骨支包容式接受腔大腿假肢等。

插入式接受腔大腿假肢 其接受腔为开放插入式，配有肩吊带和腰带通过髋铰链进行假肢悬吊，属于传统式大腿假肢。优点是：悬吊性能好，适合残肢过短、软组织过少、不能使用全接触吸附式大腿假肢的截肢者。缺点是：不能保证坐骨承重，常通过加橡胶圈的方法减轻耻骨联合部位的压迫，但仍然容易引起该处皮肤损伤。

四边形全接触式接受腔大腿假肢 又称横向椭圆形接受腔大腿假肢（因其接受腔内外径比前后径大）。它是一种早期常规的吸附全接触式大腿假肢，采用全面接触的四边形接受腔，坐骨结节承重，其承重点在接受腔后上缘的坐骨平台处。一般在接受腔的内前下侧装有排气孔和气阀，利用接受腔和残肢之间的负压吸附悬吊假肢。

框架式软接受腔大腿假肢 也采用四边形全接触接受腔技术，但接受腔结构分内外两层，内层由透明柔软的聚乙烯制作，外层是由碳纤维复合材料制作的承重框架。其特点是内层接受腔柔软、富有弹性且不妨碍肌肉运动，但同时具备支撑体重传递力的要求。

坐骨包容式接受腔大腿假肢 又称纵向椭圆形接受腔大腿假肢（因接受腔内外径比前后径小）。这类大腿假肢接受腔通过股骨内收和适当压迫残肢软组织并将其包容在接受腔内，增加软组织（臀肌）和股骨的承重分量，克服了四边形全接触式接受腔大腿假肢的部分缺点，如承重时，残肢外展的力量使坐骨承重点外移；当屈髋位足跟着地时，坐骨结节又不能坐在坐骨平台承重等。

坐骨支包容式接受腔大腿假肢 其接受腔综合采用坐骨包容式接受腔大腿假肢口型与框架式软接受腔大腿假肢框架结构特点而制作。设计特点是：①没有明显的坐骨平台。②接受腔的内外径窄、前后径长，呈纵向椭圆形设计，可使股三角处的血管和神经免受压力。③接受腔外侧缘高于大转子，使股骨保持内收位，增加接受腔的横向稳定性。④接受腔不仅利用坐骨包容和外侧大转子下部支撑，还利用软组织和股骨承重，将压力分布于整个残肢表面。⑤接受腔受到的合力作用点趋近于髋关节中心，更接近于正常生理状态。

（黄文生）

膝离断假肢 xīlíduàn jiǎzhī

膝离断假肢 （knee-disarticulation prosthesis） 用于膝关节离断、大腿长残肢（残肢长度大于80%，距膝间隙上8cm以内）和小腿短残肢（残肢长度小于30%，距膝间隙下5cm以内）截肢患者的人造肢体。基本组成一般包括假足、踝关节、小腿部分、膝铰链或膝关节、接受腔等（图）。

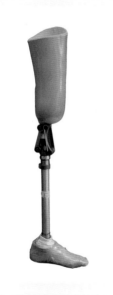

图　膝部假肢

原理 基于其重要组成部件膝关节的控制作用：①通过膝关节手动锁或承重自锁的功能，稳定人体，实现承重和站立。②通过液压、气压或智能控制的原理，提供伸展压力，在人体步行时代偿股四头肌带动小腿向前摆动，尽量恢复残肢的正常步态。

功能 用于下肢膝关节离断或改进型踝部截肢后的补偿，可

装饰和代替膝、踝、足等部位的部分功能。

分类 因为人在行走及其他活动中对膝关节运动性能的要求是多方面且十分复杂，故膝关节是人造关节结构品种最多的。可分为传统膝离断假肢和现代膝离断假肢。

传统膝离断假肢 一般采用皮革制作接受腔，前面开口系带子，膝关节为侧方膝关节铰链，该假肢悬吊性能良好，但外观不佳，而且笨重。

现代膝离断假肢 按照结构可分为壳式膝离断假肢和骨骼式膝离断假肢。优点是：①采用残肢末端承重，这样的设计比采用坐骨结承重（大腿假肢）更符合人体的生理特点。②因髋部肌肉较完整，具有较长的力臂，故残肢支配假肢的功能较好。

壳式膝离断假肢 接受腔一般采用木材制作，膝关节一般采用带横轴式膝关节铰链结构。

骨骼式膝离断假肢 接受腔一般采用双层全接触式结构设计，膝关节一般采用四连杆结构，并具有自身悬吊功能。

（黄文生）

小腿假肢 xiǎotuǐ jiǎzhī

小腿假肢 （below-knee prosthesis） 用于残肢长度为30%～80%，即膝关节间隙下8cm至内踝上5cm范围内的小腿截肢患者的人造肢体。组成部分一般有假足、踝关节、小腿连接部分、接受腔及悬吊装置等（图）。

原理 通过悬吊装置将假肢悬吊于残肢部位；通过包容残肢的接受腔传递人体重力。

功能 适用于下肢膝关节和踝关节之间部分截肢后或天生肢体缺失的患者，用于装饰和代替小腿及足的部分功能作用。

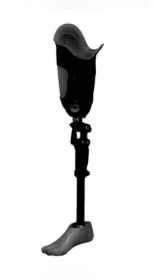

图　小腿假肢

分类 具体如下。

按照结构 可分为壳式小腿假肢和骨骼式小腿假肢。

壳式小腿假肢 通过壳体来承受载荷，且将壳的外形制成人体肢体的外形，其制作材料通常是玻璃增强材料、碳纤维增强材料或聚乙烯板材等。

骨骼式小腿假肢 通过金属管或塑料管制作的连接管传递身体重力，为使假肢更加美观，一般还采用柔软的海绵制作外套进行装饰。

按照假肢技术的发展历史 可分为传统小腿假肢和现代小腿假肢。

传统小腿假肢 一般采用插入式接受腔和外壳式结构，带有金属膝关节铰链和皮革制作的大腿上鞘（靴筒）。包括铝制小腿假肢、皮革制小腿假肢和木制小腿假肢等。优点是：①两侧的小腿铰链稳固膝关节，负重能力较强。②对假肢的要求不高，适用范围较广。③价格低廉，经久耐用。缺点是：①穿戴时通过大腿上鞘固定小腿假肢，易影响血液循环，引起大腿肌肉萎缩。②接受腔的

设计属于非全面接触式承重，不易让残肢均匀承重。

现代小腿假肢　①髌韧带承重式小腿假肢：以髌韧带为主要承重部位，按照接受腔的悬吊方式不同，又分为：环带式小腿假肢、包膝式（prosthese tibiale emboitage supracondylie，PTES）小腿假肢和楔子式（kondylen bettung munster，KBM）小腿假肢。②全接触式（total-surface-bearing，TSB）小腿假肢：主要特点是在专门的承重取型架上残肢承重状态下取型，故其接受腔与残肢全表面接触、全面承重。全接触式小腿假肢的接受腔两侧面向上适当延伸，依靠股骨内外髁进行悬吊，适用于各部位小腿截肢患者。③髌韧带承重全接触式（prosthese tibiale kegel，PTK）小腿假肢：综合了 TSB 小腿假肢和髌韧带承重式小腿假肢的特点，再进行改良发展而来。PTK 小腿假肢的接受腔取石膏模型时，要用专门的压块紧紧地压住股骨内上髁。其接受腔的内衬套做成类似 PTES 小腿假肢的整体包膝式。PTK 小腿假肢的接受腔形式与 KMB 小腿假肢类似，前壁向上延伸到髌骨上缘，在髌骨处开槽；两侧壁向上延伸到股骨内上髁且有一定的弹性，在股骨内上髁上缘有一向内凸起楔状凸起，起悬吊作用。

（黄文生）

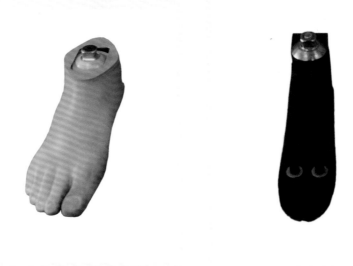

图1　动态足　　　　　　　图2　碳纤储能足

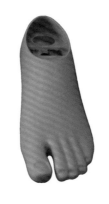
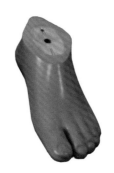

图3　定踝软跟足　　　　　图4　静踝足板（有足趾）

zúbù jiǎzhī

足部假肢（foot prosthesis）

用于部分或全部足趾截肢、跖部截肢、跖跗关节离断、中跗关节离断和后足截肢等患者的人造肢体（图1~图4）。

原理　在行走时，足部假肢在足跟着地时吸收和缓冲跖屈力，防止膝猝屈（俗称打软腿），产生前进的驱动力。

功能　适用下肢踝关节部位或其远端部分截肢患者。足部假肢的使用目的和主要功能是：为身体提供支撑、平衡和维持步态稳定；对不平整路面的适应作用。

分类　按照截肢范围可分为假足趾、假半足和塞姆（Syme）假7肢。

假足趾　一般采用硅橡胶或聚氯乙烯树脂模塑成型，也可用皮革缝制成假足趾套，套于残足上，属于一种装饰性的足趾套。适用于部分或全部足趾截肢患者，尤其是拇趾截肢患者。足底没有疼痛感的足趾截肢患者可以在配戴假足趾后穿普通鞋步行。

假半足　适用于跖部截肢、跖跗关节离断、中跗关节离断等截肢患者。典型的类别包括：足套式假半足、拖鞋式假半足、靴形式假半足和小腿式假半足。

塞姆假肢　适用于踝关节离断、塞姆截肢、Pirogoff 截肢、小腿长残肢的截肢（残肢长度大于 80%，即踝关节上 5cm 以内）等截肢患者。常见的类型有：长筒靴式塞姆假肢、内侧开窗式塞姆假肢、后侧开窗式塞姆假肢、小腿假肢式塞姆假肢、后开口式塞姆假肢和插入式塞姆假肢。塞姆假肢必须配备专用的塞姆假足。高性能的塞姆假足一般采用弹性高、强度高、重量轻的碳纤维板制作，具有高储能和运动的功能，足跟在触地和跖屈运动时有良好的缓冲作用，足趾和足跟具有动态性能，踝部有一定的万向功能，适宜在各种路面行走。

假足　是小腿假肢、膝部假肢、大腿假肢和髋部假肢等所共有的基本组成部件，种类繁多。按照踝关节轴的结构不同，假足可以分为单轴足、多轴足和静踝足。其中静踝足没有踝关节，假肢的小腿部分和假足直接连接，具备一定的弹性，可做轻微的跖屈背伸和内外翻等动作，主要的类别有木质静踝足、静踝软后跟足，储能足和塞姆假肢专用足。

（黄文生）

shàngzhī jiǎzhī

上肢假肢（upper limb prosthesis）

全部或部分替代人体上肢功能的人造肢体。制作材料一般包括铝板、木材、皮革、塑料和金属机械部件等。安装上肢假肢的主要目的包括：装饰美容；恢复或补偿部分肢体功能；保持人体生理结构平衡，防止躯体倾斜畸形。

原理　具体如下。

自身力源上肢假肢　通过装有一弹簧缓冲系统的屈肘辅助装置，平衡抵消重力在手臂上产生的杠杆作用，从而控制肘关节的屈伸及锁定功能。

体外力源上肢假肢　①开关控制电动式上肢假肢：通过身体关节的微小动作，按压微动开关或牵引拉线开关控制假手的开合。②肌电控制上肢假肢：利用残肢肌肉收缩时产生的复杂生理反应，在皮肤表面测取微小的电位差，这种肌电电位差信号传递到微感器，经过放大器进行放大，称为控制信号，输入微电脑，再由微电脑发出活动指令，通过微型马达等驱动系统带动假肢指骨关节张合。③气动上肢假肢：以压缩气体作为动力，利用关节运动控制微动的气体阀门，推动假手的动作。

功能　①装饰性上肢假肢：弥补上肢残肢的外观和维持肢体平衡。②工具性上肢假肢：辅助截肢者恢复一定程度的工作和生活自理能力。③功能性上肢假肢：辅助截肢者恢复部分手部功能且具备美容的效果。

分类　具体如下。

按照截肢部位　可分为手部假肢、腕离断假肢、前臂假肢、肘离断假肢、上臂假肢、肩离断假肢。

按照功能　可分为装饰性上肢假肢、工具性上肢假肢、功能性上肢假肢。

装饰性上肢假肢　为弥补上肢外观缺陷设计，主要用于装饰和平衡身体，属于被动型假肢。其特点是穿戴舒适、重量轻、外观逼真、操作简便、具备简单的上肢基本功能（如被动开闭手、被动屈伸肘等）。

工具性上肢假肢　又称工具手。用于从事专业性劳动。没有手的外形，由残肢接受腔、悬吊装置、工具连接器和专用工具构成，假肢装配者可以根据需要换用各种工具。其特点是结构简单，坚固实用，动作灵巧。专用工具的力源可以是自身动力或外部动力。

功能性上肢假肢　既有手的一些基本功能，又有手外观的假肢。按照动力来源分类，功能性上肢假肢可以分为自身力源（如索控式）假肢、体外力源（如肌电控制假肢、开关控制、气动控制）假肢和混合力源假肢等。①自身力源（索控式）上肢假肢：属于主动型上肢假肢。其活动功能是通过残肢运动及肩带控制系统来完成的。包括随意开手（常态处于拇指、示指、中指捏取物体的功能位）和随意闭手（常态处于较自然的张开位）两种。为了使此类上肢假肢的功能协同一致，要求患者进行大量的训练。②体外力源（肌电控制）上肢假肢：属于主动型上肢假肢。这种假肢的装配效果取决于假肢结构以及“人-机连接”的效果。当残肢的肌肉收缩时，在皮肤表面检测到的肌电信号被放大后用于控制电机运动，再通过特殊的机械减速装置将肌电的转动能量转化为抓握和旋腕运动等。③混合力源上肢假肢：将索控、电动、肌电等控制方式集于一体，再运用体内外动力源共同发挥作用。主要适用于肘关节离断以上平面的高位上肢截肢患者，假手由肌电控制，肘关节用背带控制。

应用　根据不同截肢平面，使用不同截断的上肢假肢；根据截肢者的生活或工作需求，使用实现不同功能的上肢假肢；根据截肢者残肢的活动程度，使用合适控制力源的上肢假肢。

选择装配合适的上肢假肢后，还需要经过测量、制作、组装、试样、初检、终检后才能开始对截肢者进行功能训练，以便患者掌握正确的穿戴方法，有效地发挥假肢的功能。

缺点 由于上肢有 20 多个自由度，其运动形式较为复杂，而且制作上肢假肢还要受体积的限制，故目前上肢假肢只能做到外观、局部自由度和控制仿生。总之，上肢假肢的功能仍比较简单，截肢康复者装配上肢假肢后，经过一定的康复训练和适应，才能够满足其基本的日常生活和职业劳动等方面的需要。

（黄文生）

jiānlíduàn jiǎzhī

肩离断假肢（shoulder disarticulation prosthesis） 用于肩关节离断、肩胛骨和锁骨截肢以及上臂高位截肢（残肢长度小于 30%，一般为肩峰下 8cm 以内）或先天性上肢肢体残缺患者的人造肢体。主要部件有手部装置、腕关节、前臂、肘关节、上臂部分、接受腔、悬吊装置和控制系统等，各个关节的活动都是被动的，受健侧支配（图）。

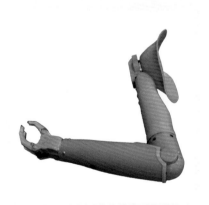

图 肩离断假肢

原理 使用肩离断假肢的截肢患者，因为整个上肢功能缺失，难以利用肩部的肌肉运动来拉动牵引索控制的机械手，故通常选择装配装饰手或电动手（肩关节离断者对电动手的控制有一定困难）。肩离断假肢的动力源不仅来自残侧肩，还来自健侧肩，即肩离断假肢多由健侧肌肉的肌电来控制。

功能 主要是补偿上肢肢体的功能，代替手、肘、肩的部分功能，以及平衡肢体的功能。

分类 按照功能可分为美容手、机械手、电动手和混合手。肩离断假肢的一个十分重要的结构是肩关节，主要用于代偿肩部的屈曲、外展功能；肩关节类别主要有装饰性肩离断假肢的肩关节（包括普通型、万向型和外展型）和索控型肩离断假肢的肩关节（包括隔板式和万向球式）。

（黄文生）

shàngbì jiǎzhī

上臂假肢（upper arm prosthesis） 用于上臂残肢长度保留 30%～90%（一般为肩峰下 9～24 cm）截肢患者的人造肢体。其中，上臂残肢的长度仅为肩峰下 9～16cm 者，需要安装上臂短残肢假肢。主要部件有手部装置、腕关节、前臂、肘关节和上臂接受腔等。

原理 上臂假肢根据动力源可分为索控机械牵引控制和肌电信号控制。前者的牵引装置一般为三重牵引索控制，用通过肩部、不同运动控制的 3 根牵引索，分别实现开手、屈肘、锁肘功能。后者通过电极将不同的肌电信号转换成控制信号，控制手部装置和肘关节。

功能 上臂假肢虽具有能动的肘关节，但很难准确地实现肘的屈伸与假手开闭配合功能。因此上臂假肢的代偿功能远不及前臂假肢，且对上臂假肢使用者的操作训练也更为重要。安装上臂假肢的目的是补偿上臂缺失，使截肢患者恢复残侧进行握取、提取物品和协助健侧手完成一些日常生活动作的功能，同时还有平衡肢体的功能。

分类 可分为装饰性上臂假肢、功能性上臂假肢和混合型上臂假肢等。

装饰性上臂假肢 其结构包括被动的肘、腕关节和装饰假手，适合只注重轻便、美观而放弃功能代偿的患者。

功能性上臂假肢 分为以下几种。

索控式上臂假肢 其组成部分的手部、腕关节与前臂假肢相同。一般采用塑料制作前臂筒，设有带锁的屈肘结构（机械肘关节），使得患者可以主动屈肘。索控式上臂假肢的手部装置必须锁住肘关节时才能做开手动作。故假肢操作训练时，要注意其屈肘、锁肘、开肘锁等功能动作的训练。

肌电控制/开关控制的电动手 利用肌电控制（甚至脑电控制）的假肢（包括上臂假肢）仍在研究中。已有多个产品可供购置，但其价格偏高。如上臂三自由度肌电控制假肢：①肌电控制手动作、腕 360°左右旋转、肘伸屈。②如果肌电不能切换，可增加被动开关切换。③如需要可改为内置电池。④适用于上臂中、短残肢，肩关节离断。

混合型上臂假肢 是指采用肌电信号控制和牵引索控制两种控制方式相结合的上肢假肢，又称为混合型电动手。通过自身力源和体外电动力源共同发挥作用。通常，混合型上肢假肢适用于上臂截肢、肘关节离断及其他上肢高位截肢患者，利用肌电信号控制假手的开闭，利用肩背带拉动牵引索控制肘关节的屈伸。这种假肢的特点如下。① 假手的开闭能像肌电手一样自如。② 肘关节采用牵引索控制大大节省了电能，也增加了肘关节的机械强度。③ 较之完全由肌电信号控制的假肢，减少了一对控制肘关节的电极，更便于操纵。④ 简化了结构，降低了成本。

（黄文生）

zhǒulíduàn jiǎzhī

肘离断假肢 （elbow disarticulation prosthesis）

用于肘关节离断或上臂残肢长度保留 85% 以上（一般为距离肱骨外上髁 5cm 以内）截肢患者的人造肢体。组成结构为手部、腕关节部分与前臂筒。传统肘离断假肢的接受腔一般采用皮革或塑料制作，设有前方开口或开窗，便于膨大的肘离断残肢球根部的穿脱；现代肘离断假肢的接受腔一般采用合成树脂抽真空成形制作的全接触式接受腔。

原理 肘离断假肢一般采用侧面带锁的肘关节铰链设计，被动屈肘后，可使肘关节在几种屈肘位固定；松锁时可利用牵引索主动松锁，或利用肘关节铰链的特性，被动过屈位松锁。肘离断假肢利用截肢者上臂屈曲的惯性力带动前臂的屈曲，再依靠肘铰链锁定在一定的位置。其特点是可以主动开锁，但是缺点是不能主动屈肘。

功能 补偿截肢患者的肘离断肢体功能，可代替手、肘的部分功能作用。

分类 根据功能可分为装饰性肘离断假肢、索控式肘离断假肢和混合型肘离断假肢。

装饰性肘离断假肢 没有实际功能、仅起装饰作用的肘离断假肢。

索控式肘离断假肢 又可分为一根牵引索控制和双重牵引索控制两种。

一根牵引索控制 即只利用牵引索控制手的开闭，肘关节的屈伸是被动的。

双重牵引索控制 即一根牵引索控制手的开闭，另一根牵引索控制肘关节的开锁。

混合型肘离断假肢 采用肌电控制假手的开闭，采用牵引索控制肘关节的松锁。

（黄文生）

qiánbì jiǎzhī

前臂假肢 （forearm prosthesis）

用于前臂残肢长度为 0 ~ 35%（一般为肘下 8 ~ 18 cm）的前臂截肢患者或先天性前臂缺失者的人造肢体。是一种装配数量最多并且代偿功能较好的上肢假肢。

原理 主要基于腕关节的工作原理：通过主动或被动的动力源，控制假手做旋前、旋后运动。

功能 补偿截肢者或缺失者的前臂缺失，替代手的部分功能。

分类 按照功能可分为装饰性前臂假肢、索控式前臂假肢和电动式前臂假肢。

装饰性前臂假肢 采用的腕关节种类较多，主要有带螺栓的连接器、带内螺栓的连接器、屈曲连接器、滚花旋盘以及木制腕接头。

索控式前臂假肢 其主要组成部件包括机械手、腕关节结构、接受腔、悬吊装置和控制系统等。这类假肢的腕关节结构可以是被动的屈伸和旋转，腕关节类别主要有摩擦式腕关节、快换式腕关节、屈腕式腕关节和万向腕关节等。其接受腔采用合成树脂抽吸真空成形制作的全接触式设计，采用明斯特式口型，利用肱骨髁和尺骨鹰嘴悬吊。该类假肢机械手的控制系统通常采用 8 字形牵引带拉动牵引索。

电动式前臂假肢 利用内置电源和微型电机驱动。由于去掉了机械牵引装置，假手动作不受体位影响，使其操纵的灵活性和应用范围远超过机械手。采用肌电信号控制的肌电手，信号源来自大脑，具有控制灵活的优点。残肢保留越长，杠杆能力越大，旋转功能保留越多。保留残肢足够的肌肉，可提供良好的肌电信号，有助于安装肌电手。所以，其是代偿功能最好的上肢假肢（图）。

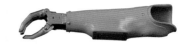

图　电动式前臂假肢

（黄文生）

wànlíduàn jiǎzhī

腕离断假肢 （wrist disarticulation prosthesis）

用于腕关节离断及残肢长度保留前臂 80% 以上（一般距尺骨茎突 5 cm 以内）截肢患者的人造肢体。由于腕离断截肢患者的残肢过长，不适合安装屈腕结构，故一般安装机械手、肌电手、电动手或美容手。

原理 腕离断假肢通常采用皮革制的插入式接受腔、肘关节铰链设计，利用残肢保留的前臂范围可达各 90° 的旋前、旋后动作带动假手旋前、旋后。

功能 补偿截肢患者腕关节缺失，可代替手的部分功能。

分类 按照动力源可分为索控式腕离断假肢和电动式（肌电控制或开关控制）腕离断假肢。

索控式腕离断假肢 其组成

部件有机械假手、皮制的前臂接受腔和开手的牵引装置等。

电动式腕离断假肢 一般采用合成树脂制作的接受腔和专用的电动手部结构（图）。

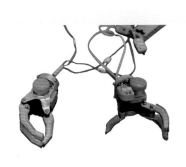

图 电动式腕离断假肢

（黄文生）

shǒubù jiǎzhī

手部假肢（hand prosthesis）

用于腕关节的远端、掌指关节、指间关节部分截肢患者的人造肢体。主要代偿手部的外观和功能，种类较多。

原理 主要通过自身动力源或体外力源控制假手的张开和闭合，以恢复手部简单的提取物件的功能。

功能 补偿截肢患者腕关节远端、掌指关节或指间关节之间缺失的肢体，装饰和代替手的部分功能。

分类 按照截肢平面可分为假手指、假手掌和假手。

假手指 由于手指70%的运动功能都是由拇指与示指、中指共同完成，故缺失了小指和环指后一般只影响某些抓握动作，对全手的功能影响不大。因此手部截肢时，应极力保住拇指、示指、中指；在截肢后，应通过锻炼尽量恢复这三指的功能后，再装配装饰性假手指。一根或数根手指不同部位的缺损，因装配空间所限，大多只能装配用橡胶皮革或塑料等材料制作的装饰性假手指，没有功能，有的患者还会因配戴了假手指后失去残手的感觉，妨碍功能。如失去拇指或4根手指，应装配四指对掌物或拇指对掌物，辅助恢复对掌取物功能，也可装配带有一些对掌功能的装饰性假手指；若缺失的为示指和中指，应先锻炼拇指与环指、小指相对夹取物体的功能，后装配装饰性假手指；若截去的是拇指、示指、中指前一节或二节手指，则应训练使用残手，促使其尽早恢复感觉和运动功能。

假手掌 是一种特殊的功能手。适用于第一腕掌关节离断合并掌骨远侧截肢，腕关节屈伸功能良好的截肢者。这种假肢的手部一般采用多轴连杆结构，依靠患者的伸腕、屈腕运动产生的动力来完成开手、闭手的功能动作。

假手 作为腕离断假肢、前臂假肢、肘离断假肢、上臂假肢和肩部假肢等各种上肢假肢共有的组件。按照使用功能，假手可以分为装饰性假手、工具性假手和功能性假手（索控手、电动手、气动手和肌电手）。

（黄文生）

jiǎoxíngqì

矫形器（orthosis）

装配于人体四肢、躯干等部位用于矫正畸形的体外器具的总称。其目的是预防或矫正四肢、躯干的畸形，或治疗骨关节及神经肌肉疾病并补偿其功能。用于制作矫形器的材料一般有金属、皮革、橡胶、塑料和各种纤维。

原理 任何矫形器均由一个或几个"三点力（重力、摩擦力和弹性力）系统"参与，以起到矫正、固定或牵引的作用。在一件矫形器中，往往有一个或几个原理同时作用。①矫正原理："三点力系统"为需要矫形部位提供一个以改善功能为目的额外矫形力矩。②固定原理：通过对躯干或肢体的包容限制其活动。③限制原理：通过机械结构将关节运动限制在一定的范围内。④牵引原理：通过对躯干或肢体进行牵引达到矫正畸形、减轻负荷、保持功能。

功能 包括以下几方面。

支持-稳定功能 通过限制肢体或躯干的异常运动来保持关节的稳定性，恢复其承重或运动的能力。

矫正-固定功能 通过固定已经出现畸形的肢体或躯干，来矫正畸形或防止畸形加重。

免荷-保护功能 通过固定病变的肢体或关节，限制其异常活动，保持肢体、关节的正常对线关系，以减轻下肢关节的承重或免除长轴承重。

助动-代偿功能 通过某些装置（如橡皮筋、弹簧等）来提供动力或储能，代偿已经失去的肌肉功能，或对肌肉较弱部分给予一定的助力来辅助肢体活动或使瘫痪的肢体产生运动。

分类 具体如下。

根据安装部位 分为脊柱矫形器、上肢矫形器和下肢矫形器（表）。

根据用途 分类如下。①脊柱矫形器：主要用于固定和保护脊柱，矫正脊柱的异常力学关系，减轻躯干的局部疼痛，保护病变部位免受进一步损伤，支持麻痹的肌肉，预防、矫正畸形，通过对躯干的支持、运动限制和对脊柱对线的再调整达到矫治脊柱疾患的目的。②下肢矫形器：主要作用是支撑体重，辅助或替代肢体功能，限制下肢关节不必要的活动，保持下肢稳定，改善站立和步行时姿态，预防和矫正畸形。选用下肢矫形器必须注意穿戴后对肢体没有明显的压迫，如用膝-踝-足矫形器屈膝90°时不能压迫腘窝，内侧会阴处无压迫；对有下肢水肿的患者矫形器不宜紧贴皮肤。③上肢矫形器：根据功能分为固定性（静止性）和功能性（可动性）两大类。前者没有运动装置，用于固定、支持、制动；后者有运动装置，可允许肢体活动或控制，帮助肢体运动。上肢矫形器的使用目的是保持肢体于功能位，提供牵引力以防止关节挛缩，预防或矫正上肢畸形，补偿上肢肌肉失去的力量以及辅助无力肢体运动或替代手的功能等。

表 依据部位矫形器分类

脊柱矫形器
  颈部矫形器
  颈椎-胸椎矫形器
  胸椎-腰椎-骶椎矫形器
  腰椎-骶椎矫形器
下肢矫形器
  髋-膝-踝-足矫形器
  膝-踝-足矫形器
  膝部矫形器
  踝-足矫形器
  足部矫形器
上肢矫形器
  肩部矫形器
  上臂矫形器
  前臂矫形器
  腕手矫形器
  手矫形器

按照矫形器的作用 分为固定式、矫正式、牵引式、免荷式和补偿式五大类。

应用 对某个或数个关节加以固定，对某畸形进行矫正或预防畸形进一步加重，代偿丧失的步行功能，改善步行功能，减轻或免除肢体承重，促进骨折愈合，用于手术后对肢体的保护，用于改善肢体外观。

选择 矫形治疗师首先需要检查患者的一般情况，询问病史（是否使用过矫形器及其使用情况），进行体格检查、肢体形态评定、日常生活能力评定等，然后检查拟制作或穿戴矫形器部位的关节活动范围和肌力情况。开出矫形器处方时要注明治疗目的、要求、品种、材料、固定范围、体位、作用力的分布以及使用时间等。

装配 制作矫形器的过程包括设计（依据治疗目的）、测量（如肢体的长度、肢体的周径、关节的活动范围等）、绘图、取模、制造、装配程序等。在患者正式使用矫形器前，还需要进行试穿（初检），了解矫形器是否达到处方的要求，舒适性及对线是否正确，动力装置是否可靠，并进行相应的调整。然后，教会患者如何穿脱矫形器，如何在穿上矫形器的时候进行一些功能活动。训练后，再检查矫形器的装配是否符合生物力学原理，是否达到预期的目的和效果，了解患者使用矫形器后的感觉和反应，这一过程称为"终检"。终检合格后才可交付患者正式使用。对需要长期使用矫形器的患者，应每3个月或半年随访一次，以了解矫形器的使用效果和病情变化，必要时进行修改和调整。

使用 患者在接受矫形器装配前，需要配合相应的物理治疗，主要是增强肌力，改善关节活动范围，提高协调能力，为使用矫形器创造条件。在使用矫形器时，患者需要积极配合矫形师的培训，以尽早适应在穿戴矫形器的状态下进行生活、工作等相关的活动。

发展 早期的矫形器主要用于固定、治疗肢体的骨折，材料主要是木材、皮革、金属等。随

着高分子材料学、生物力学等科技的迅速发展，矫形器的制作引进了塑料和各种纤维等新型材料，其应用范围也由传统的单一功能扩展到多重功能同时作用。除此之外，一些现代科学技术也进入矫形器领域，出现了如电动矫形器、气动矫形器、功能性电刺激矫形器、生物反馈矫形器等。

（黄文生）

jǐzhù jiǎoxíngqì

脊柱矫形器（spinal orthosis）

用于头、颈、躯干部位的矫形器。主要用于固定和保护脊柱，矫正脊柱的异常力学关系，减轻躯干局部疼痛，保护病变部位免受进一步损伤，支持麻痹的肌肉，预防、矫正畸形。它可通过减轻脊柱负荷、运动限制和维持脊柱生理对线，达到治疗脊柱疾患的目的。

原理 脊柱矫形器主要通过对躯干提供支撑力和控制脊柱运动两种方式起到治疗作用。①为躯体提供支撑力：对躯干前方、后方和两侧的压力与限制作用，使腹腔内压力增加，减少脊柱及其肌肉、韧带的纵向负荷。②对脊柱运动的控制作用：主要依靠三点力系统和心理上的运动限制作用。脊柱矫形器产生的被动和主动的矫正力，有助于改变脊柱的对线关系。被动矫正力即外在压力，通过矫形器上的各个压力垫，在人体的某个部位施加作用力。主动矫正力，是指矫形器在人体的各个压力垫相对应的区域应有的压力释放区。人体的呼吸运动使胸腔和腹腔容积增大，但由于一侧受压，脊柱只能向有空间的释放区域偏移，一般在矫形器的释放区域设置窗口。因此，人体可以通过自身的呼吸运动产生矫正力。

功能　①固定和支撑功能：使得损伤部位固定或维持在其容易发挥功能而且舒适的位置，防止脊柱不稳定，减少并发症，促进韧带和骨骼愈合。②保护和矫正功能：预防和矫正肌肉不平衡、重力或引起组织挛缩变形的异常力，导致的进行性脊柱变形，以达到改善姿势、矫正脊柱畸形的目的。③牵引和免荷功能：通过胸部和腹部的压力作用以及呼吸运动，产生对椎体纵向牵引和免荷功能，从而减轻椎体间局部承重，促使炎症消退、病变或骨折愈合，缓解神经压迫，解除肌肉痉挛，增加力量。④消除或减轻疼痛功能：限制脊柱运动，稳定病变关节，从而减轻局部疼痛，便于站立与步行。

分类　具体如下。

按功能　①固定式：用于限制脊柱的运动。②矫正式：用于矫正脊柱畸形，维持脊柱对线。③免荷式：用于减轻脊柱载荷。

按部位　①颈部矫形器：用于固定颈椎部位，限制颈椎活动，减轻颈椎压力。②骶髂矫形器：用于稳定骶髂关节及耻骨联合。③腰椎-骶椎矫形器：用于减轻脊柱负担，稳定腰骶椎，限制腰椎过度活动，减轻腰椎承重。④胸椎-腰椎-骶椎矫形器：用于稳定胸椎、腰椎和骶髂，矫正腰椎前凸、驼背、腰椎脊柱侧弯、胸椎脊柱侧弯等畸形。⑤颈椎-胸椎-腰椎-骶椎矫形器：用于整个脊柱或部分颈椎、胸椎、腰椎及骶髂区域的固定和矫正。

按材料与结构　①硬式脊柱矫形器：使用塑料和金属框架等硬性材料制作，对脊柱起固定、支撑、免荷和牵引等作用。②半硬式脊柱矫形器：制作时在软性材料内增加塑料和金属等硬性材料，可加强对脊柱的固定和矫正作用。③软式脊柱矫形器：使用软性或弹性材料制作，用于支撑和固定腹部柔软的肌肉。

应用　适用于疼痛（如腰部疼痛、腰椎间盘突出症、坐骨神经痛等）、脊柱关节病（如脊柱软骨病、类风湿脊柱炎等）、脊柱外伤（如颈椎扭伤、脊柱骨折或脱位等）、脊柱畸形（如脊柱侧弯、脊柱前凸或后凸等）等病症或脊柱手术前后的患者。

缺点　配戴后可造成行动不便、肌肉局部疼痛、皮肤磨损，长期配戴还会造成肌无力、局部肌肉萎缩，肺活量减小，运动中能量消耗大，阻碍脊柱运动、引起关节挛缩，还有心理依赖等风险、外观较差等。

（黄文生）

jǐngbù jiǎoxíngqì

颈部矫形器（cervical orthosis）　用于限制颈椎部分运动从而治疗颈椎疾病的矫形器。又称颈托。其围绕在颈部，支撑部分头部重量，主要用于治疗轻度的颈椎疾病。

原理　主要通过固定、限制、支撑、牵引等减少部分头颈部的载荷和运动，固定骨骼，从而保护、预防和治疗头颈部的各种颈椎疾病。

功能　①维持颈椎与枕骨良好的生理对线，以稳定骨骼。②支撑头部重量，以减轻脊柱负荷，预防变形。③使颈部肌肉松弛，消除疼痛。④牵引骨骼，免除对神经的压迫。⑤限制颈部运动，促进软组织愈合。

分类　具体如下。

按制作工艺　可分为预制式颈部矫形器（可以快速装配）和模塑式颈部矫形器（需要定制）。

按常用类型　有软式颈部矫形器、硬式颈部矫形器、费城颈部矫形器、钢丝颈部矫形器和充气式颈部矫形器等。各种颈部矫形器的制作材料和结构不同，对颈椎功能的控制能力和适用的病症也不同。

软式颈部矫形器　通常以软性泡沫海绵或橡胶制作，后侧的闭合处一般为自粘式的结构设计。特点是重量轻、穿戴舒适、容易清洗、有轻度限制作用，适用于颈部肌肉扭伤或轻度骨性损伤等病症。

硬式颈部矫形器　其结构为软硬双层设计，内层一般采用软性泡沫海绵或硅胶材料制作，外层用硬性的塑料板材或铝合金材料制作，起到加固作用，后侧闭合处采用尼龙搭扣或皮带固定（图）。此类颈部矫形器比软式颈部矫形器可起到更大的颈椎运动限制作用，提供支撑，从而减轻颈椎压力、矫正变形颈椎，适用于颈部退行性病变、颈椎骨折等病症。

费城颈部矫形器　采用聚乙烯泡沫板材和塑料板材制作，带通气孔，前后方各有一块增强板材，围长可调节。此类颈部矫形器包围头部和颈部的范围比其他颈部矫形器更大，适用于手术后颈部固定、颈椎间盘突出等（图）。

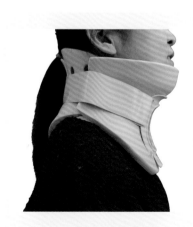

图　费城颈部矫形器

钢丝颈部矫形器 采用软性材料内衬包裹钢丝制作，根据需要在颈后添加不同形式的枕托，适用于预防挛缩、颈部软组织损伤等。

充气式颈部矫形器 采用充气式结构，对颈椎起固定和牵引双重作用。特点是舒适性强、携带方便（重量轻、可折叠）、不妨碍患者正常活动等，适用于轻度的颈椎病患者。

（黄文生）

jǐngzhuī-xiōngzhuī jiǎoxíngqì

颈椎-胸椎矫形器 （cervico-thoracic orthosis） 用于限制颈椎及较高位的胸椎运动的矫形器。主要用于颈椎手术后或颈椎骨折患者，限制颈椎部分或较高位的胸椎运动，同时起到减免负荷的作用。

原理 主要通过固定和支撑头部，限制颈椎和高位胸椎的运动，牵引颈椎等，达到治疗颈椎和高位胸椎损伤的效果。

功能 ①维持颈椎-胸椎良好的生理对线。②支撑头部重量，减轻颈椎负荷，预防变形。③放松颈部肌肉，消除疼痛。④通过牵引颈椎，免除对神经的压迫。⑤限制颈椎-胸椎运动。

分类 常用的有索米矫形器、杠式颈-胸矫形器、模塑式颈-胸矫形器和头环式颈-胸矫形器等。

索米矫形器 又称胸-枕-颌矫形器。一般由胸骨支撑板、前侧下颌支撑板和枕骨支撑板三部分组成（图1）。其中下颌支撑板和枕骨支撑板的高度可随意调节，以限制和固定头部和颈椎的屈伸、侧屈和旋转运动。前侧采用的是杠式结构，而背部采用带子固定，因此卧床患者使用时较为方便和舒适。该矫形器适用于治疗颈椎关节炎、颈椎融合术后和颈椎稳

定性骨折等。

杆式颈-胸矫形器 多采用金属杆加塑料板制成，其下颌托、胸托、枕托与后背托之间的连接为金属杆（图2）。这类颈部矫形器可以通过调节高度，调节颈托对颈椎的牵引力，同时具有较好的限制颈屈伸、侧屈功能，并可轻度限制颈部旋转功能。适用于颈椎骨折、固定颈椎或T1~T2椎体等。

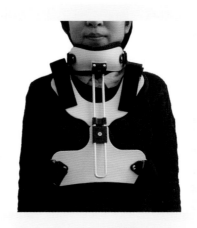

图1 索米矫形器

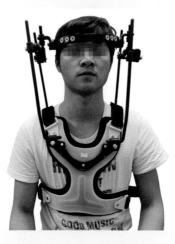

图2 杆式颈胸矫形器

模塑式颈-胸矫形器 采用热塑板材在阳模上模塑成型制作，分为前后两片，用带子固定，能较好地固定和限制各个方向的颈部运动，适用于颈椎骨折、脱位、颈椎韧带损伤等。

头环式颈-胸矫形器 由上下两部分组成，上部是一个带4个不锈钢顶尖螺丝的颅骨环，颅骨钉尖端穿透颅骨的外板，用于固定头颅；下部则是一个热塑材料模塑的胸托板和背托板，中间以4条带螺纹的立杆相连，长度可调节。这类矫形器可有效限制颈椎的前屈、后伸、侧屈以及回旋等运动。它是所有颈椎-胸椎矫形器中固定性能最强的，其对颈椎的活动具有良好的限制作用，保持良好的对线，减轻头颈部轴向负荷。适用于创伤后、手术后、颈椎骨折、C1~T3高度的不稳定性骨折、颈椎融合术后和颈部脊髓损伤后的固定等。

（黄文生）

xiōngzhuī-yāozhuī-dǐzhuī jiǎoxíngqì

胸椎-腰椎-骶椎矫形器 （thoraco-lumbo-sacral orthosis） 对胸椎、腰椎和骶椎起固定支撑、限制运动、矫正畸形和保持生理对线作用的矫形器。

原理 主要通过一个或多个"三点力系统"直接作用或通过增加腹部压力间接作用于胸-腰部位，维持相应部位的稳定性、矫正畸形，从而达到治疗效果（图1）。

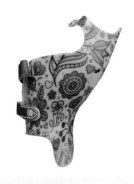

图1 胸椎-腰椎-骶椎矫形器矫形器

功能 用于胸椎、腰椎和骶椎等部位。其功能有：矫正腰椎

前凸、驼背，矫正腰椎（胸椎）脊柱侧弯等畸形，为脊柱提供免荷支撑以及使胸椎伸展，从而达到治疗脊柱疾病的效果。

分类 按照材质可以分为软式和硬式胸椎-腰椎-骶椎矫形器以及脊柱侧弯矫形器。

软式胸椎-腰椎-骶椎矫形器 一般采用高弹性材料制作，主要包括约翰（Johan）式胸椎-腰椎-骶椎矫形器和脊柱侧弯矫正带。前者主要是在腰-骶围腰的基础上增加了背肩带，适用于老年骨质疏松、老年性驼背和第9胸椎以下的退行性病变；后者主要由肩袖、强力弹性带、胸托和髋托4个部分组成，"三点力系统"由前后呈"Z"形的拉力带构成，适用于儿童、青少年特发性轻中度脊柱侧弯的辅助治疗（即胸椎至腰椎段20°左右的单向脊柱侧弯）。

硬式胸椎-腰椎-骶椎矫形器 按照功能特性可分为以下几种。

屈伸控制式胸椎-腰椎-骶椎矫形器 通过"三点力系统"促进胸椎伸展和减少腰椎前凸，适用于老年性骨质疏松引起的驼背、类风湿脊柱炎等。例如泰勒（Taylor）式胸椎-腰椎-骶椎矫形器等。

屈曲控制式胸椎-腰椎-骶椎矫形器 用于控制脊柱胸-腰段和骶椎的前屈动作，促使胸椎后伸，增加腰椎前凸，并对脊柱侧弯和旋转有一定的控制作用，适用于不稳定性骨折等。如朱厄特（Jewett）式胸椎-腰椎-骶椎矫形器、卡什（Cash）胸椎-腰椎-骶椎矫形器和贝勒尔（Bainer）式三点矫形器等。

屈曲侧屈旋转控制式胸椎-腰椎-骶椎矫形器 用于固定脊柱、限制胸椎、腰椎和骶椎的屈伸、侧屈以及旋转等运动，用于辅助治疗胸、腰椎骨折。如斯坦德勒式胸椎-腰椎-骶椎矫形器等。

屈伸侧屈旋转控制式胸椎-腰椎-骶椎矫形器 用于限制胸椎、腰椎和骶椎的屈伸、侧屈以及旋转等运动，对脊柱的固定支撑、限制运动和保持对线的效果明显，适用于脊柱前凸、脊柱后凸、脊柱侧弯、脊柱术后固定、脊柱不稳定性骨折等。如奈特-泰勒（Knight-Taylor）式胸椎-腰椎-骶椎矫形器、模塑式胸椎-腰椎-骶椎矫形和香港式腋下矫形器等。

脊柱侧弯矫形器 主要用于治疗胸椎、腰椎和骶椎等部位的疾病，其中比较重要和广泛的一个应用就是治疗脊柱侧弯。脊柱侧弯被国际脊柱侧弯研究协会定义为：脊柱向左或向右偏离了人体的中轴线（即从枕骨结节到骶骨棘的连线），并且超过10°。用于治疗脊柱侧弯并且伴有矫正旋转作用的胸椎-腰椎-骶椎矫形器即称为脊柱侧弯矫形器（图2）。

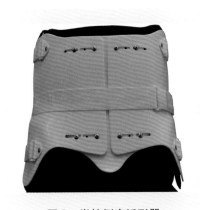

图2 脊柱侧弯矫形器

原理 ①通过冠状面上的"三点力系统"对侧弯进行固定和矫正。②通过放置于压力区的压力垫减少水平面的扭转，同时在压力垫对侧留有压力释放区。③通过增加腹压产生对脊柱纵向牵引力。④通过固定骨盆、稳定脊柱及限制其活动，维持良好的生理对线。⑤通过施力于肋骨产生杠杆作用，作用于侧弯和旋转的椎体。⑥借助使用者自身的呼吸运动产生主动的纵向运动，达到牵引脊柱的效果等。

分类 包括密尔沃基（Milwaukee）式脊柱侧弯矫形器、波士顿（Boston）式脊柱侧弯矫形器、大阪医科大学式脊柱侧弯矫形器、查尔斯顿（Charleston）式脊柱侧弯矫形器、色奴（Cheneau）式脊柱侧弯矫形器、威尔明顿（Wilmington）式脊柱侧弯矫形器、迈阿密（Miami）脊柱侧弯矫形器、纽约（New York）骨科医院矫形器、吉列（Gillette）脊柱侧弯矫形器等。不同的脊柱侧弯矫形器作用力点的位置和方式不同，故应针对不同位置、度数和形状的脊柱侧弯选择合适的矫形器进行治疗。以下介绍前5种常用的矫形器。①密尔沃基式脊柱侧弯矫形器：是第一款用于治疗脊柱侧弯的现代矫形器，由美国布朗特（Blount）和梅奥（Meo）于1945年开发。其工作原理是对脊柱产生被动（即纵向的牵引力和侧向的压力）和主动（即患者穿戴后主动进行伸长和离垫的动作产生的牵引力）两种矫正力。这类矫形器属于颈椎-胸椎-腰骶椎矫形器，对胸椎特别是高位胸椎的脊柱侧弯有良好的疗效，但是对患者的日常生活活动限制较大且外观显眼，故患者（特别是青春期少女患者）对此类矫形器治疗的接受力较低。②波士顿式脊柱侧弯矫形器：是一种腋下型脊柱侧弯矫形器。它可以根据患者的需要增加压力垫等附件。其矫正原理是在冠状面上利用"三点力系统"固定进行矫正，利用压力垫减少水平面上的扭转，利用腹托减少腰椎前凸和提高腹腔内压以产生对脊柱的牵引力。③大阪医科大学式脊柱侧弯矫形器：在胸椎主弯曲对面的外侧安装高位胸椎垫，对高位的胸椎弯曲进行矫正，也属于腋下型脊柱侧弯矫形器。其矫正作用的特点是以骨盆托为基础，保证了对胸椎主弯曲以下部位的矫正。④查尔斯顿式脊柱侧弯矫形器：是一种夜用的模塑型矫形器。其工作原理是在患者夜间睡眠时对侧弯部位进行矫正。⑤色奴式脊柱侧弯矫形器：特点是具有系列的针对脊柱侧弯弯曲和扭转的三维压力垫和较大的释放空间。作用原理与波士顿式脊柱侧弯矫形器相似，在其基础上增加了腋下向上的支撑力和矫正的旋转力。

(黄文生)

yāozhuī-dǐzhuī jiǎoxíngqì

腰椎-骶椎矫形器（lumbo-sacral orthosis）

用于固定腰骶椎部分，限制其运动，并且提供免荷支撑作用的矫形器。主要用于治疗腰椎和骶椎部位疾病。

原理 主要通过"三点力系统"作用以及感觉反馈作用限制脊柱运动，从而达到矫正腰椎-骶椎畸形、消除患者腰部疼痛感的目的。

功能 可限制腰椎的伸展、屈曲、侧屈及旋转，利用增加腹压和矫正腰椎前凸，减轻腰椎负荷。

分类 按照材质可分为软式和硬式腰椎-骶椎矫形器。

软式腰椎-骶椎矫形器 主要采用结实耐磨的弹性材料、半弹性材料、非弹性的软性材料（如帆布、皮革等）制作，内置钢性支条或压力垫，以施加压力于腹部和软组织，从而提高腹内压，减轻腰椎-骶椎及其周围肌肉的体重负荷（图）。软式腰椎-骶椎矫形器的主要特点是穿戴舒适、耐用、透气性好、重量轻等，可以部分限制腰骶部的屈曲、伸展和旋转运动，但是不能阻止其运动。适用于各种腰椎综合征、腹肌功能不全、腹部手术后固定等。

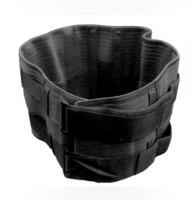

图 软式腰椎-骶椎矫形器

硬式腰椎-骶椎矫形器 按照功能特性可分为框架式和模塑式腰椎-骶椎矫形器。

框架式腰椎-骶椎矫形器 通过一个或多个"三点力系统"，限制腰段躯干的相关运动，增加腹内压支撑体重，减少腰椎、腰骶关节的承重，治疗腰椎疾病。包括以下三种。①屈伸控制式腰椎-骶椎矫形器：如椅背式腰椎-骶椎矫形器，适用于下腰痛、腰部运动损伤、腰椎不稳定、腰椎间盘突出症等。②屈伸侧屈控制式腰椎-骶椎矫形器：如奈特式腰椎-骶椎矫形器，适用于腰椎间盘突出症、非压缩性骨折、腰椎骨性关节炎等。③后伸侧屈控制式腰椎-骶椎矫形器：如威廉姆斯式腰椎-骶椎矫形器，适用于腰椎前凸、腰椎滑脱等。

模塑式腰椎-骶椎矫形器 典型类别有波士顿（Boston）式、抗腰椎前凸式和贝克（Becker）式腰椎-骶椎矫形器。①波士顿式腰椎矫形器：采用低温热塑板材制作，与人体接触的面积较大，通过提高腹部压力对脊柱起到固定、支撑和牵引的作用，还可以根据患者病情增加相应位置的胸部压力垫。适用于急性腰痛症、腰部的术后固定等。②抗腰椎前凸式腰椎-骶椎矫形器：采用前后两块塑料板材制作，前面为腹部压力板，后面开有窗口，上到胸腰过渡段，下到骶骨位置。此类矫形器通过"三点力系统"产生的强大腹内压和背后臀大肌及胸椎和腰椎过渡段的反作用力进行腰椎前凸的矫正。适用于腰椎间盘突出、腹肌功能不全、腰椎关节退化等。③贝克式腰椎-骶椎矫形器：外形结构和抗腰椎前凸式类似，不同之处在于其上到肩胛下角，下到臀沟。其背部和腹部的压力板用带子连接，调节方便。如果患者的前凸位置过高，还可以增加胸部的压力垫。适用于腰椎前凸、腰椎间盘突出症、青少年驼背等。

(黄文生)

xiàzhī jiǎoxíngqì

下肢矫形器（lower limb orthosis）

用于整体或部分下肢的矫形器。是应用最早、最广泛的矫形器。使用下肢矫形器的目的是：保护肌肉衰弱或疼痛的骨骼段；固定患有疾病的下肢关节，预防和矫正畸形；代偿麻痹肌肉的功能，部分改善患者的行走步态；减轻患者肢体承重负荷，促进骨折部位的骨痂形成，加快骨折愈合；手术前后准备治疗以及巩固手术效果等。

原理 所有的下肢矫形器都需要通过对肢体施加力的作用来达到治疗目的，一般采用的方法是根据力的大小、方向和作用"三点力系统"进行描述，所有的动作都是转动、移动或两者的结合。转动造成角度的变化，移动不改变高度的方向，力牵动关节的有效程度决定着力点（或与转轴间的）以及力的大小。因此，下肢矫形器对肢体施力主要是通过杠杆原理来达到最佳的固定与支持、矫正畸形、免荷及补偿功能效果。

功能　①稳定与支持：限制关节、肢体的异常活动，稳定过超关节，恢复肢体承重功能。②固定：对病变肢体或关节完全限制活动，加以保护，促进痊愈。③预防、矫正畸形：用于肌力不平衡或非生理状态的静力作用引起的骨与关节畸形。④免荷：减轻肢体轴向负荷。⑤抑制站立、步行中的肌肉反射性痉挛：通过控制关节的运动，减缓、抑制肌肉的反射性痉挛。⑥长度补偿：对双下肢长度不一进行补偿，达到双下肢等长，骨盆呈水平位。⑦改进身体系统：改善患者日常生活质量与工作能力，促进心血管系统等身体功能。

分类　具体如下。

按照安装部位　可分为足部矫形器、踝-足部矫形器、膝部矫形器、髋-膝-踝-足矫形器。

按照主要功能　可分为固定矫形器、矫正矫形器、免荷矫形器、补高矫形器等。

按照制作材料　可分为塑料矫形器、金属矫形器、碳纤矫形器、软式矫形器、金属框架式矫形器等。

按照矫形器所应用的疾病　可分为小儿麻痹症矫形器、骨折矫形器、马蹄内翻矫形器、先天性髋脱位矫形器、偏瘫踝-足矫形器、脑瘫矫形器、截瘫矫形器和髋关节免荷矫形器等。

应用　①固定矫形器：适用于关节内外侧不稳定（如软组织损伤、关节骨折或脱位等）、关节疾病、神经麻痹（上/下运动神经元麻痹）、畸形（先天或后天骨骼畸形）等。②矫正矫形器：适用于足部畸形（外翻足、内翻足、扁平足等）、膝关节畸形（膝外翻、膝内翻、膝过伸等）。③免荷矫形器：适用于关节疾患（关节脱位、坏死、炎症、假关节等）和骨骼疾患（骨折、坏死、炎症等）。④补偿矫形器：适用于长度补偿（下肢不等长的补偿）、体积补偿（如假臀）和缺损肢体补偿（如补缺鞋）。

缺点　穿戴后可能不适应，肌肉局部疼痛、皮肤磨损，长期配戴还会造成肌无力、局部肌肉萎缩，固定矫形器还会引起关节挛缩，还有心理依赖等风险、外观较差等。

（黄文生）

kuān-xī-huái-zú jiǎoxíngqì
髋-膝-踝-足矫形器（hip-knee-ankle-foot orthosis）

用于髋关节、膝关节、踝关节及足部的矫形器。俗称髋-大腿矫形器。矫形器固定于骨盆部位，适用于整个下肢包括髋部肌肉麻痹、髋关节不稳定或伴有内（外）旋畸形的患者，主要用于截瘫、偏瘫、脑瘫及下肢无力等站立行走及康复训练（图）。

原理　通过不同功能的髋、膝、踝铰链及利用对下肢各个关节支撑的控制，协助下肢支撑体重，来满足不同患者的治疗需要，特别是对于完全失去下肢功能的患者，其重力由臀部、坐骨到矫形器，直接传递到地面，由矫形器代替下肢的支撑作用。

功能　为患者提供支撑、免荷，从而稳定其下肢关节、防止肌肉萎缩、矫正畸形、辅助其站立和行走的功能，促进康复。

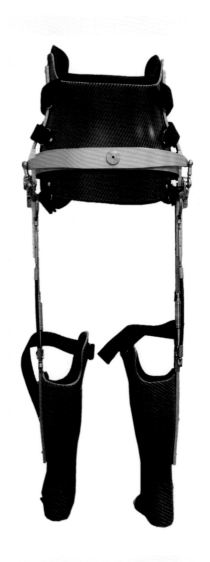

图　髋-膝-踝-足矫形器

分类　具体如下。

按照结构形式　可以分为壳式、支条式、软式和混合式髋-膝-踝-足矫形器。

按照功能　可以分为固定式、矫正式和交替迈步式髋-膝-踝-足矫形器。

固定式髋-膝-踝-足矫形器　是在膝-踝-足矫形器的基础上增加了髋关节铰链、铰链锁和骨盆固定装置制成。髋关节铰链有单轴和双轴两种设计，其中单轴结构允许髋关节屈伸，限制其内收、外展与旋转活动；双轴结构只控制髋关节的旋转活动，但允许其进行屈伸、内收和外展运动。骨盆固定装置有骨盆带、骨盆架和模塑骨盆座三种类型。

矫正式髋-膝-踝-足矫形器　主要功能是矫正下肢的内旋或外旋畸形。按照制作材料又可以分为软性和钢性两种。①软性矫正式髋-膝-踝-足矫形器：一般利用弹力带或钢丝软轴传动轴锁的弹力达到矫正的效果，适用于痉挛型脑瘫引起的髋关节内收、内旋及剪刀步态。②钢性矫正式髋-膝-踝-足矫形器：在骨盆带和足部之间安装内加钢索的扭转支，并且将扭转支条固定在小腿部位，根据患者病情适当地将内旋的下肢向外旋方向矫正。如需使髋关节能屈曲、伸展，踝关节能背屈、跖屈，可以增加髋铰链和踝铰链等结构。

交替迈步式髋-膝-踝-足矫形器　工作原理是通过髋关节后方的导锁在一侧髋关节做过伸运动时等长移动，带动另一侧的髋关节做屈曲运动，从而达到带动下肢向前移动的目的，帮助截瘫、脑瘫患者"重新行走"。典型的交替迈步式髋-膝-踝-足矫形器有路易斯安那州大学交替迈步矫形器、高级交替迈步矫形器和奥托博克交替迈步矫形器等。

(黄文生)

xībù jiǎoxíngqì

膝部矫形器（knee orthosis）

用于膝关节或大腿部到足底部的矫形器。通过控制膝或踝关节的运动，患者站立时能达到稳定、免荷、预防和矫正畸形的治疗效果。膝部矫形器使用的主要目的是矫正膝关节屈曲挛缩、膝内翻（X形腿）、膝外翻（O形腿）以及膝过伸（膝反屈）等。

原理　主要通过"三点力系统"限制关节屈曲、过伸与水平运动，从而固定膝关节及踝关节。

分类　按照使用范围可分为膝关节矫形器和膝-踝-足矫形器。

膝关节矫形器　只用于膝关节部位，限制膝关节运动但不限制踝-足运动（图1）。适用于膝关节骨折、炎症及韧带损伤后的固定和矫正膝关节畸形。膝关节矫形器按照功能可分为固定式膝关节矫形器和矫正式膝关节矫形器；按照制作材料可分为软式膝关节矫形器、塑料式膝关节矫形器、金属支条式膝关节矫形器等。①软式膝关节矫形器：又称护膝，一般由强力弹性织物制作，有时配合硬支条增加膝关节的稳定性（图2）。②塑料式膝关节矫形器：结构中一般带有多轴铰链和大腿、小腿模塑料壳形，再以弹力布、尼龙搭扣固定于大腿、小腿。③金属支条式膝关节矫形器：由双侧膝关节铰链，金属支条，大腿、小腿半月箍和膝压力垫组成。

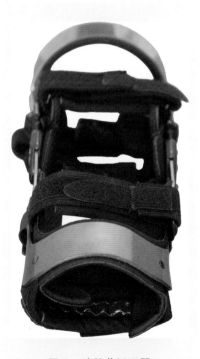

图1　膝关节矫形器

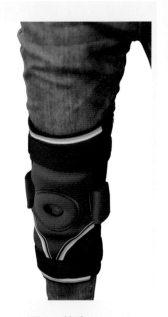

图2　护膝

膝-踝-足矫形器　可用于膝关节、踝关节以及足的矫形器，固定范围包括从大腿上段到足底，又称为大腿矫形器。按照功能可分为固定式、矫正式和免荷式膝-踝-足矫形器；按照结构形式可分为：金属支条式、塑料式、塑料金属混合式和坐骨承重式（免荷式）膝-踝-足矫形器等。①金属支条式膝-踝-足矫形器：是在踝-足矫形器的基础上增加膝关节铰链和大腿部分的支条、皮箍制成，故又称长下肢矫形器。②塑料式膝-踝-足矫形器：比金属支条式膝-踝-足矫形器重量轻、能更好地控制压力分布、容易清洁、穿戴舒适、外观较好、没有零部件等。③坐骨承重式膝-踝-足矫形器：主要特点是大腿的上部设有类似大腿假肢的接受腔或坐骨圈的结构，主要作用是使步行中身体的重力通过坐骨传至矫形器，再传至地面，减轻髋关节、下肢的承重，包括全免荷式和部分免荷式两种类型。这种免荷式的矫形器主要适用于坐骨结节以下的骨折或坐骨结节以下的关节脱位（图3）。

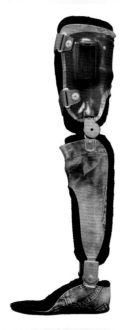

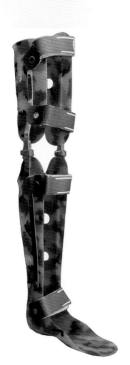

图3 膝-踝-足矫形器

（黄文生）

huái-zúbù jiǎoxíngqì

踝-足部矫形器（ ankle-foot orthosis） 覆盖膝关节以下的小腿部分、踝关节及全部或部分足的矫形器。俗称小腿矫形器。用

于固定从小腿上部到足底的范围。

原理 一般采用"三点力系统"，根据患者病情，其功能作用主要可以设置为固定静态踝（踝部固定、无膝关节活动，但可行走）、动态踝（有踝关节的活动）、自由运动、跖曲助动、背屈助动、跖曲制动、背屈制动等。

功能 可为踝关节和足部提供固定支持、运动限制、矫正畸形、功能改善和免荷保护等功能。

分类 具体如下。

按照踝关节活动形式 可分为静态踝-足部矫形器和动态踝-足部矫形器（图）。

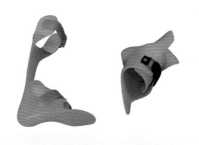

图 动态踝-足矫形器

按照制作材料 可分为弹性踝-足部矫形器、塑料踝-足部矫形器、金属支条踝-足部矫形器和髌韧带承重矫形器等。

弹性踝-足部矫形器 又称软性踝-足部矫形器。一般采用特殊的弹性纤维编织制作，特点是轻便、透气、舒适度高，还可配合普通鞋使用，且不影响患者的行走步态。用于保护经常扭伤或韧带受伤的足踝，通过限制足踝左右活动，防止足踝内外翻引起的扭伤，减轻踝关节受伤部位的压力，固定踝关节和促进已损伤的软组织痊愈。

塑料踝-足部矫形器 通常采用聚乙烯板、聚丙烯板等材料制作。制作时以患侧小腿、足部石

膏阳型为模具，应用真空模塑工艺制作，选择性配以踝铰链。特点是塑形好、穿戴和使用方便、容易清洁、外观较好、重量轻等，但是其耐用性能和强度较金属类踝-足部矫形器差。适用于痉挛和畸形不太严重的下垂内翻足。

金属支条踝-足部矫形器 通常由皮革后箍、支条、踝关节铰链和足套组成。一般有单支条和双支条两种设计，单支条可置于内侧、外侧或后侧，用于少数轻度垂足；双支条配以踝铰链的设计使用更广泛，适用于偏瘫时的严重痉挛性足内翻下垂畸形和腓总神经麻痹的足下垂。

髌韧带承重矫形器 又称免荷踝-足部矫形器。可以采用金属条材料或全塑料制作。其结构特征包括：①髌韧带承重，接受腔前倾10°。②固定式足蹬，双向止动，固定踝铰链于背屈7°位置。使用此类矫形器时应适当垫高健肢，使训练步行中足尖不蹬地面，肢体承重可减少40%～70%。适用于踝关节融合术后、促进骨折愈合、距骨缺血性坏死、踝关节炎等。

（黄文生）

zúbù jiǎoxíngqì

足部矫形器（ foot orthosis） 用于全部（或部分）足的矫形器。是治疗足部疾病的矫形鞋垫、矫形足托、矫形鞋、矫形靴的总称。

原理 利用较软和缓冲的材料性质吸收部分振动；利用"三点力系统"矫正畸形的足部结构；利用承托结构支撑纵向与横向的足弓，控制足部行走时内转的角度，以改善足部的运动功能。

功能 协调足部结构、改善足压、控制和矫正步态，从而达到减轻疼痛、辅助步行的治疗效果。

分类 可分为矫形足托、矫

形鞋垫、矫形鞋等。

矫形足托　一般采用钢板、铝合金板、聚丙烯酸树脂、聚乙烯塑料板材、软木等坚硬材料制作（图）。主要用于治疗与矫正足部骨骼畸形与变异。按功能可分为练习足托（即锻炼肌肉运动的练习垫）、支撑足托（即带跖支撑面的支撑垫）和矫正足托（即带跖、内外侧支撑面的矫正垫）。

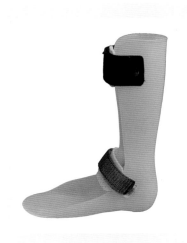

图　矫形足托

矫形鞋垫　根据足印、足模或按鞋大小和人体生物力学原理经高温真空成型制作。其主要功能为矫正足部偏移及改善足部的生物力学。适用于扁平足、高弓足、内外翻足、糖尿病足、足跟疼痛、跟腱痛及前足趾疼痛等患者。按照制作材料可分为塑料式、皮革式、聚氨酯式、泡沫海绵式、硅胶式、充气式、充水式矫形鞋垫等；按照功能可分为矫正鞋垫、增高鞋垫和保健鞋垫。①矫正鞋垫：通过改善足部的受力分布，达到矫正足部畸形和减轻疼痛的治疗效果。②增高鞋垫：放入鞋内，可弥补患者左右腿的长度差，从而维持身体平衡，防止体形改变和骨盆倾斜，一般采用皮革和硬质海绵制作。③保健鞋垫：通过缓冲人体对足部的压力，合理

调配足部的受力分配，能消除疲劳、防止足部皮肤老化、预防各种足部疾病。

矫形鞋　俗称病理鞋、畸形鞋。主要用于治疗足部疾病、减轻足部疼痛、维持身体平衡以及在站立和行走时改善足的功能。按照功能可分为补高矫形鞋、补缺矫形鞋和矫正矫形鞋。①补高矫形鞋：用于补偿下肢不等长。根据下肢不等长的程度需要补的长度差不同，补高矫形鞋还可分为内补高矫形鞋、外补高矫形鞋、内外补高矫形鞋和假肢补高矫形鞋等。精确测量所需补高高度的方法是：首先让患者处于站立位，用木板一块一块地逐渐垫高短侧下肢，直到两侧髂前上棘处于水平位和两侧下肢能均匀承重时（如髋关节存在内收或外展畸形，只要求补高至双下肢能均匀承重即可），所垫高度即为所需补高高度。②补缺矫形鞋：主要用于补偿足部缺损、补偿残足的负重功能。如从跖趾关节远侧1/2及其远端部位的足部截肢者适合装配补缺垫或补缺矫形鞋以弥补缺损，辅助恢复功能。③矫正矫形鞋：主要用于改善足底负重功能，矫正足内翻、外翻、扁平以及高弓足。

（黄文生）

shàngzhī jiǎoxíngqì
上肢矫形器（upper limb orthosis）
用于恢复或改善上肢肌肉、骨骼和神经系统功能与结构特点的矫形器。使用上肢矫形器的主要目的有：限制肢体和关节的异常活动，促进骨折愈合；矫正和预防畸形的发生；代偿麻痹肌肉，提高自理能力。上肢运动依靠众多肌肉控制（包括协同运动和拮抗运动），各关节（包括肩关节、肘关节、腕关节、指间关节等）

所处的位置不同，使上肢的功能及其发挥的程度也不尽相同。

原理　上肢运动依靠众多的肌肉控制，它们的联合作用使上肢既能快速、灵活、多方向地运动，又能在运动中保持良好的稳定性。各关节处于什么位置，决定了上肢能完成什么样的功能活动。因此上肢矫形器的生物力学原理是保持肩、肘、腕、手、指等关节处于功能位；其中上肢的功能位是指能充分发挥上肢功能作用的关节固定位置。在保证固定效果的前提下，尽可能不限制非病变部位的关节活动范围，从而能够最大化地恢复上肢形态和运动功能。

功能　①固定性功能：也称静态功能，通过固定肢体或限制肢体的异常活动，达到减轻疼痛、促进病变部位痊愈的治疗效果。②助动性功能：也称动态功能，用于预防和矫正上肢关节挛缩，改善关节运动范围，增强肌力。③矫正性功能：又称矫形性功能，通过"三点力系统"矫正原理，控制上肢畸形的发展。④降低肌张力功能：通过矫形器对于关节某一方向的运动限制，减少因某一方向运动对肌肉的牵拉，减少肌肉的牵张反射，降低肌张力。⑤补偿性功能：又称增强性功能，采用弹簧、橡胶、塑料弹性体或通过气动、电动或索控等方式强化手指的运动。⑥保护性功能：对易于受伤和病变的上肢部位进行保护，防止关节、肌腱的拉伸和拉伤，从而促进病变痊愈，还用于保护手术瘢痕部位，防止瘢痕挛缩。

分类　具体如下。

按照部位　可分为手部矫形器、腕-手矫形器、前臂矫形器、上臂矫形器和肩部矫形器。

按照功能 分为对上肢关节或软组织的挛缩畸形等的外形矫正，和通过功能性上肢矫形器的内设运动装置，控制、协助肢体的活动，促进运动功能的恢复。如适用于稳定上肢关节松弛等进行的畸形矫正和适用于手部关节或软组织的挛缩畸形等的矫正。

应用 适用于神经系统损伤（包括中枢神经系统损伤和周围神经系统损伤）、炎症（如类风湿关节炎、肩周炎等）、关节损伤（如上肢的骨折、脱位及其术后固定等）和外伤（如烧伤、深度烧伤致瘢痕挛缩）等。

缺点 配戴后可能造成肌肉局部疼痛、皮肤磨损，长期配戴还会造成肌无力、局部肌肉萎缩，引起关节挛缩，还有心理依赖等风险、外观较差等。

（黄文生）

jiānbù jiǎoxíngqì

肩部矫形器（shoulder orthosis）

用于固定及稳定肩关节的矫形器。一般用于肩关节脱位及骨折后的固定。

原理 主要通过"三点力系统"对肩关节、肩胛及上臂的肌腱进行支持、稳定，通过牵引作用减免负荷、免除疼痛。

功能 固定或限制肩关节运动，以利于损伤组织的愈合和功能的发挥，辅助患者恢复部分生活自理和劳动功能。

分类 常用的肩部矫形器有肩外展矫形器（图）、肩固定矫形器、翼状肩矫形器、软性肩矫形器和上肢吊带。

肩外展矫形器 可分为固定式和可动式两种。①固定式：一般采用塑料板材或合成树脂加上金属支条制作而成；②可动式：常在肩关节和肘关节处安装有关节铰链，限制或调节关节的运动。

肩外展矫形器使上肢保持在其功能位。适用于肩部肌腱撕裂、肩关节骨折、肩关节脱位整复后固定、肩部及上臂损伤，肩关节术后固定等。

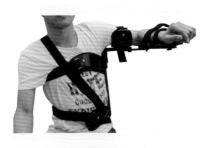

图　肩外展矫形器

肩固定矫形器 主要采用塑料板材或合成树脂制作而成，完全包裹肩关节至肘上方。适用于肩关节骨折、肱骨骨折等。

翼状肩矫形器 又称压肩支架。由金属条、肩胛压力垫、胸部压力垫和一些带子组成。翼状肩胛畸形是前锯肌麻痹所致，此矫形器可压住肩胛骨，防止其后移，辅助恢复肩关节外展功能，减轻患者肩部的疲劳。

软性肩矫形器 多采用弹性柔软材料制作，典型类别有护肩和肩锁带。①护肩：对肩关节、肩胛及上臂的肌腱起支持、稳定、减免负荷，保暖，解除疼痛等作用。适用于肩部肌肉扭伤、撕裂，肩关节周围肌腱炎等症。②肩锁带：主要用于固定和稳定锁骨部分，增强扩胸，维持正确的姿势，保持肩部的伸展状态、消除肩部的紧张和疲劳、防止肩关节的不良姿势。

上肢吊带 是一种吊带式肩部矫形器，主要治疗上肢损伤。主要组成部分有肩部吊带、肘部托套、腕部托套、调节扣及肘部固定托等。能预防和治疗肩关节脱位和半脱位，也适用于臂丛损伤、肩部损伤性疼痛、脊髓损伤、

脊髓炎、偏瘫等。其形式多种多样，最常见的是上臂吊带和肩吊带，其大部分是颈后承重。常用的有肘屈曲式和伸展式两种，肘屈曲式使肩关节保持在内收、内旋位，而伸展式对肩关节的运动没有限制。

（黄文生）

shàngbì jiǎoxíngqì

上臂矫形器（upper arm orthosis）

用于固定肩及肩锁关节、肘关节、腕关节以及手部的矫形器。

原理 固定性上臂矫形器主要通过"三点力系统"将肩关节、肘关节、腕关节和手固定在良好的体位并保持稳定；功能性上臂矫形器主要通过机件的辅助作用代偿肩关节、肘关节、腕关节以及手的功能。

功能 通过固定肩关节、肘关节于功能位，减轻肩关节周围肌肉韧带负荷，达到保护肩关节的治疗效果（图）。

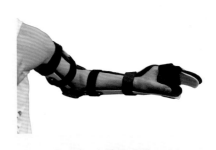

图　上臂矫形器

分类 按照功能可分为静态上臂矫形器和动态上臂矫形器。

静态上臂矫形器 又称肩关节外展矫形器，属于固定式矫形器。主要作用是固定上肢于其功能位，即：肩关节外展45°（儿童根据适应证可能为60°～80°）、前屈15°～30°、内旋15°；肘关节于90°屈曲；腕关节背伸30°；拇指对掌位，掌指关节、近端指间

关节、远端指间关节各屈曲20°。用以减轻肩关节周围肌肉、韧带的负荷，适用于肩棘上肌腱断裂、臂丛麻痹、肩关节术后固定、臂部或上臂骨折等。典型类别有塑料式肩关节外展矫形器、组件式肩关节外展矫形器和金属架式肩关节外展矫形器。

动态上臂矫形器　也称功能性上臂矫形器。对于单侧上肢麻痹且可以步行的患者，使用橡胶带、棘轮机件以及夹持矫形器来代偿肩关节功能（锁定及屈曲45°）、肘关节功能（锁定及屈曲135°）、前臂旋转功能（固定在中立位）以及手指的夹持功能。适用于臂丛损伤（上肢性或完全性麻痹）、颈髓不全损伤等。

（黄文生）

qiánbì jiǎoxíngqì

前臂矫形器（forearm orthosis）

用于肘关节、腕关节和手部的矫形器。

原理　主要通过"三点力系统"作用将肘关节固定在90°屈曲位；利用动力装置，限制肘关节的异常运动。

功能　可将肘关节固定于某个特定的姿势，固定或限制肘、腕关节的运动，促使病变痊愈；借用外力作用，限制肘关节的运动。可将肘、腕关节和手部固定在功能位。

分类　按照功能可分为静态前臂矫形器（限制和减少关节活动，将肘关节固定于90°的功能位）和动态前臂矫形器（用于关节活动，结构一般采用运动铰链式）。

静态前臂矫形器　通常采用热塑板材或树脂材料制作腔体，再用环带固定于前臂和上臂。固定式前臂矫形器一般安装在手的背侧或者采用前后呈管状包容，

包容的部分一般覆盖上臂远端2/3至前臂近端2/3处。适用于肘关节的骨折复位和脱位复位后的固定、保护和功能位的维持。如用于术后固定，一般将肘关节固定于90°，前臂旋前、旋后中立位。

动态前臂矫形器　传统的动态前臂矫形器一般采用金属支条、皮革等材料制作；而现代的动态前臂矫形器多采用塑料板材和肘关节铰链制作，其包容性能好、悬吊性能好、轻便和易清洁，适用于矫正肘关节畸形（图）。按照肘关节的结构形式可分为自由式、棘轮式、带锁式、助屈式和定位盘锁定式；按照肘关节铰链的轴数量多少可分为单轴式和双轴式。常见的动态前臂矫形器有支条式动态前臂矫形器、组件式动态前臂矫形器、软性动态前臂矫形器等。其中最为典型的是平衡式前臂矫形器，也称为轴承式前臂矫形器，还称为可动的臂托。其工作原理主要是利用滚珠轴承和轴，依靠肩胛带的上举或抑制来代替肩、肘及前臂的功能，适用于肩、肘关节肌肉中度无力或麻痹而同时使用轮椅的患者。

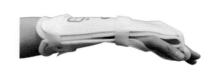

图　前臂骨折矫形器

（黄文生）

wàn-shǒu jiǎoxíngqì

腕-手矫形器（wrist-hand orthosis）

用于支持、固定、稳定腕关节和手部的矫形器。为使腕关节和手的功能康复，可将腕关节保持在20°~30°背伸、尺侧偏

10°的功能位。适用于腕骨骨折及术后固定、臂丛麻痹和偏瘫引起的腕部下垂等。

原理　主要通过"三点力系统"作用，将腕关节固定在合适的伸展位；利用动力牵引，提高受损部位的肌力，增加相关关节的活动范围。

功能　可将腕-手部固定于某种特定的姿势，以利于损伤组织愈合与功能的发挥；利用弹簧、橡皮筋的弹力牵引作用，可使受损部位的肌力提高，以增加相关关节的活动范围。

分类　具体如下。

按照腕关节功能受损情况　可分为腕手手指矫形器、掌指屈曲/伸展辅助矫形器、长对掌矫形器、腕背屈矫形器等。

按照功能　可分为固定型（静态）和功能型（动态）两种。

静态腕-手矫形器　一般采用热塑板材和固定带制作，主要用于固定腕关节于功能位，但允许手指活动（图）。其长度一般覆盖远端掌横纹到前臂近2/3的位置。适用于伸腕肌群麻痹或肌力低下导致的腕关节不能保持背伸功能位。典型的类型有护腕、上翘式静态矫形器、手休息位矫形器、卡普兰（Kaplan）式矫形器、背侧腕手固定矫形器等。

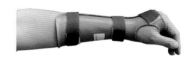

图　静态腕-手矫形器

动态腕-手矫形器　通常采用

钢丝绳、橡皮筋或弹簧的弹力装置，辅助腕关节、手指伸展；同时允许腕关节和手指屈曲。适用于腕伸肌和指伸肌麻痹症。典型的类型有上翘式动态矫形器、托马斯（Thomas）式悬吊矫形器、奥本海默（Oppenheimer）式矫形器（又称活动上翘式矫形器）、克伦扎克铰链上翘式矫形器、恩根（Engen）型系列矫形器、组件式腕-手动态矫形器等。

（黄文生）

shǒubù jiǎoxíngqì

手部矫形器（hand orthosis）

用于全部或部分手和手指的矫形器。一般采用热塑性塑料板制作。

原理　主要通过"三点力系统"作用原理，固定指间关节，使其保持屈曲或伸直；或利用弹簧类弹性装置，辅助指间关节伸展；或者将全部手指固定在特定肢体位，使手能够发挥最大功能。

功能　可固定指间关节，辅助指间关节伸展，将全部手指固定在特定肢体位，使其能够发挥最大功能。

分类　常用的有手指矫形器和手矫形器两大类。

手指矫形器　可以分为手指静态矫形器和手指动态矫形器。

手指静态矫形器　也称手指固定矫形器。用于指间关节的固定，使其保持屈曲或伸直。适用于偏瘫痉挛、上肢神经损伤。包括如下几种。①锤状指矫形器：利用"三点力系统"作用原理，将远端指间关节固定在小于15°的轻度过伸位，近端指间关节固定在小于15°的轻度屈曲位。②鹅颈指矫形器：利用"三点力系统"作用，将患指的近端指间关节固定在轻度的屈曲位，远端指间关节固定在伸展位，同时允许远端指间关节有轻度的运动。③纽扣指矫形器：与矫正鹅颈指相反，利用"三点力系统"作用，将患指近端指间关节固定在伸展位，远端指间关节固定在屈曲位。④手指指间关节矫正矫形器：多采用塑料或铝合金材料制作，用于矫正指间关节的屈曲或伸展痉挛。⑤拇指外展矫形器：多采用塑料板材制作，用于固定大鱼际肌位置，维持拇指的功能位。

手指动态矫形器　①指间关节伸展辅助矫形器：用弹簧或橡皮筋等弹性装置，采用"三点力系统"作用原理，辅助指间关节伸展，适用于主动或被动的近端指间关节伸展功能障碍、指韧带损伤、外伤性指间关节纤维化和近端指间关节屈曲挛缩等。②指间关节助屈矫形器：用橡皮筋或圈簧等弹性装置，辅助指间关节屈曲，适用于近端指间关节伸展挛缩或屈肌变弱造成的近端指间关节屈曲受限。

手矫形器　可分为手静态矫形器和手动态矫形器。

手静态矫形器　也称手固定矫形器。用于将全部手指固定在一定肢体位。适用于爪状指畸形、偏瘫、烧伤瘢痕挛缩等，可分为台板式、三明治式、片簧式。此外，还有拇指-腕-掌固定矫形器，将拇指固定于掌位（图）。适用于轻度痉挛患者拇指内收畸形、正中神经损伤、风湿病引起的疼痛和肌力变弱等。

手动态矫形器　按照治疗功能，可分为以下几类。①掌指关节助伸矫形器：利用橡皮筋的弹性，矫正掌指关节的屈曲挛缩，适用于尺神经、正中神经麻痹引起的手指内在肌麻痹。②掌指关节助屈矫形器：利用橡皮筋的弹性，矫正掌指关节的伸展痉挛。③尺神经麻痹用矫形器：使第4指、第5指的张开关节过伸，矫正指间关节屈曲，适用于尺神经损伤时出现的手内肌麻痹。④手掌虎口撑开矫形器：适用于烧伤、正中神经损伤引起的手掌虎口挛缩。⑤掌腱膜挛缩症用矫形器：适用于治疗掌腱膜挛缩症，应昼夜使用。

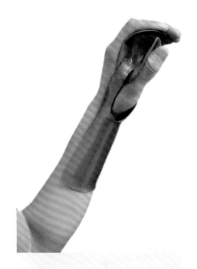

图　拇指-腕-掌固定矫形器

（黄文生）

lúnyǐ

轮椅（wheel chair）　供下肢残疾者或其他行走有困难者代步之用、带有行走轮子的座椅。

原理　长期卧床会使患者身体的各种功能逐渐下降，甚至完全丧失，对于病情稳定的患者，应及早考虑康复训练。首先让患者从床上坐起来，然后让患者坐着轮椅进行活动，最后脱离卧床生活。使用轮椅活动还可锻炼患者的心肺功能，增加肺活量，改善呼吸功能。

功能　实现患者的移动功能。如果患者能够实现自己乘驾轮椅自由活动，就可以大大提高患者的生活质量。即使患者自己不能乘驾轮椅，也可以通过乘坐电动轮椅被动地移动，增加其活动能力和社会参与能力。

分类 可分为普通轮椅、电动轮椅和特形轮椅三大类。

普通轮椅 又称手动轮椅。其动力来自人力推动，需要患者自己用力或依靠他人推动轮椅前进，比较费力。截瘫患者常用的有轻型轮椅（图）和手动自行车轮椅。基本结构包括轮椅车架、身体支撑系统、驱动转向系统、制动系统。

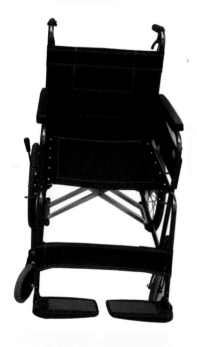

图　轻型轮椅

轮椅车架 为金属框架，一般由薄壁钢管或合金材料制成。有固定式和折叠式两种。固定式车架结构简单，强度和刚度较好；折叠式车架可以折叠，折后体积较小、便于携带。

身体支撑系统 包括坐椅、靠背、扶手、足托板、腿托及一些附件。①坐椅：直接承托使用者的臀部，故其深、宽、高均需要根据患者体形设计。②座椅靠背：有高低之分，高靠背适合高位截瘫患者及躯干平衡控制能力较差的患者；低靠背适合对躯干平衡控制能力较好的患者，允许他们有较大的活动度。③轮椅扶手：供使用者支托其手臂部位，一般有固定式和可拆卸式。④轮椅足托板和轮椅腿托：为承受使用者足和小腿重量的部位。

驱动转向系统 包括大车轮、小车轮、手轮圈、手推把。①轮椅大车轮：是驱动轮，承载主要的重量并通过自身的转动转移患者。②轮椅小车轮：又称轮椅转向轮，主要作用是便于调整轮椅的行驶方向，也可承载较少的重量。一般来说，小车轮在大车轮之前，但在下肢截肢者用的轮椅设计中，常将小车轮放在大车轮之后，这样患者更容易维持重心平衡。③轮椅手轮圈：是使用者用手进行驱动的部分，若为上肢功能欠佳者使用，需要通过在手轮圈表面加橡皮等设计以增加摩擦力或沿手轮圈四周增加推动用的短把手。④轮椅手推把：一般安装在轮椅后面，是他人在身后推动轮椅时握持的部位，一般由粗糙的硬橡胶材料制作。

轮椅制动系统 又称轮椅刹车装置，是使大车轮完全停止运动的制动装置。每侧大车轮都应装有刹车，如果刹车性能不佳，该轮椅不得在户外使用。

电动轮椅 除了具备普通轮椅的基本组成外，还增加了电机驱动装置。这种轮椅最大的优点是节省体力，患者只需通过操作一些控制按钮即可轻松前进，速度可以调节，为使用者提供了较大的活动范围。其不足之处是：体积、重量较大，不易搬动；需要定期充电；购置、维护的费用也较昂贵。

随着科学技术的发展，近几年还出现了一些新型的智能轮椅，如靠语音驱动前进的电动轮椅；能自动避开障碍物的电动轮椅；能上下楼梯的电动轮椅；可用下颌进行操控的电动轮椅等。

特形轮椅 根据患者的身体状况，按照其特殊的需求，设计的具有特殊功能的轮椅。其中常用的有站立轮椅、坐便（坐厕）轮椅、洗浴轮椅、可躺式轮椅、竞技用轮椅等。

选择 恰当选择和正确使用轮椅，可以有效地减少使用者的体力消耗，更重要的是能使他们借助轮椅进行身体锻炼和参与社会活动，有利于他们的就业和全面康复。康复治疗师在制订轮椅处方时，应全面考虑患者的年龄、疾病情况、移动能力、功能障碍、操作能力、居住环境、生活方式、经济条件和自身要求等多方面情况。轮椅处方内应详细描述轮椅的尺寸大小，特别是座位宽窄、长短、高低与靠背的高度，以及从足托板到坐垫的距离等。

使用 轮椅制作好之后，还需要通过国家安全标准测试，包括车轮着地性能、静态稳定性、轮椅驻坡性能（在有坡度的地面上轮椅的稳定功能）、滑行偏移量、最小回转半径、最小换回宽度、座椅垂直静载荷、靠背垂直静载荷、整车耐冲击、小车轮耐冲击、座椅耐冲击、整车强度耐疲劳性等，才能交予患者正式使用。轮椅常需要根据患者的具体情况和用途进行设计和改造。

（黄文生）

kāngfù zìzhùqì

康复自助器（self-help device） 为帮助残疾者独立进行日常生活活动而量身设计的专业器具。

原理 患者通过某些适合自

己的特殊装置，完成一定程度生活自理性活动，最大程度地提高自己的生活质量，减少对他人的依赖。但每个人功能障碍的种类和程度相差甚远，康复自助器具种类繁多，因此常需要由物理治疗师、作业治疗师、矫形支具师与患者和照顾者共同研究，进行个体化制作。即使是通用的市售自助器有时也必须经过改造和适应性训练，才可能真正发挥作用。康复自助器属于辅助性技术和适应性用具，仅限于"自助性"用具，不包括假肢、矫形器、轮椅、环境改造、计算机辅助的评定或康复训练设备、机器人等。

功能 ①代偿关节活动受限、肌肉无力或瘫痪导致的部分运动功能障碍。②代偿不自主运动导致的运动功能障碍。③代偿部分感觉功能障碍。④增加物体或器皿的稳定性以便于使用。⑤在各种不同的体位对患者的身体给予支持。⑥帮助患者进行信息交流及社会交往。⑦帮助患者完成各种生活自理性活动等。

分类 可分为生活活动类、文娱休闲活动类、社会活动类、职业活动类。

生活活动类康复自助器 适用于辅助活动不便者进行的生活技能训练、生活自理和防护、个人移动、家务活动、家庭和其他场所的家具适配等。

进食类自助器 如弹簧筷子，粗柄和弯柄勺、叉，掌套式和掌持式勺、叉，双柄杯子、带双环形把的杯子、带吸管夹及吸管的杯子，带 C 形把的碗、带单环形把的碗，带碟档的碟子等。

梳洗修饰类自助器 如延长和加粗把手的梳子、镜子、牙刷，有吸附盘的刷子，带有 C 形把的电动剃须刀等。

穿着类自助器 如穿脱衣棒、系扣钩、魔术扣、拉锁环、穿袜辅助器、穿鞋辅助器。

沐浴类自助器 如双环毛巾、长臂洗澡刷、肥皂网袋、壁挂浴椅凳、沐浴坐椅、沐浴轮椅等。

如厕类自助器 如坐便椅、便盆、集尿器等。

烹饪炊事类自助器 如 L 形厨刀、反 L 形厨刀、带环厨刀，带钉砧板等。

休闲娱乐活动类康复自助器 是将生活中的一般物品加以改造而成，如加牌夹的扑克牌等。

社会活动类康复自助器 常用的有：步行自助器，如手杖、拐杖、固定助行器、带轮助行器、交替式助行器、后拉式助行器、三轮刹车式助行器、前臂支撑式助行器等；通讯交流自助器，如增加了挂钩的电话、打字辅助器、鼠标辅助器、手抓式手控电脑操作自助器等；盲人个人医疗自助器，如盲人写字板、盲人电脑、触摸式手表等。

职业活动类康复自助器 用于辅助残疾人进行学习工作的活动，典型的类别有书写自助器，如免握笔、握笔夹/套/球、加粗笔等。

选择 原则是经济、可靠、实用，尽量采用现有的成品或在普通用品的基础上加以改造或自制。其制作的三大原则是：性能可靠、物美价廉、使用方便。

使用 适用于生活自理和日常生活活动有一定困难，但使用相应的康复自助器能够克服困难的患者。但是，使用康复自助器不能代替患者的全面康复，故无论暂时还是长期使用，都应配合其他康复治疗才能达到最佳的康复效果。

（黄文生）

jìsuànjī fǔzhù xùnliàn zhuāngzhì

计算机辅助训练装置（computed-aided rehab training device） 以计算机技术将传感、控制、信息反馈、康复医学、生物力学、机械学等融为一体的协助患者进行康复训练的装置。可协助患者主动恢复丧失的功能。随着高性能计算机技术的发展，现代康复训练设备或装置已经可以将上述学科的理论和技术统合于一体，形成一个复杂的、统一训练装置。例如将减重步行系统（包括下肢步行机器人系统）、虚拟-现实系统、肌电生物反馈系统、功能性电刺激系统等，用一台计算机统一控制，形成下肢综合训练装置（图）。近来计算机辅助训练装置已经广泛进入市场，一些计算机辅助上肢训练系统也早已市化。它们不仅可以大大减轻康复治疗人员的工作量，降低高额的医疗费用，而且可以根据患者的具体功能障碍，自行设计较长时间的康复训练方案，往往会取得较好的功能后果，提高患者的满意度。因此，在现代大型康复医疗机构中，计算机辅助的康复训练装置已经成为康复医疗的重要手段。

依据康复训练的部位、模式、个体化要求、特殊训练方法等不同情况，这些装置大体可分为被动性训练、主动性训练、主动和被动性结合训练等不同训练模式，穿戴式或非穿戴式使用方法，上肢或下肢等不同部位应用的计算机辅助训练装置。所涉及的功能障碍种类也不仅是感觉-运动功能，还广泛涉及言语功能、认知功能、吞咽功能、精神-心理功能、二便功能等。

这类计算机辅助康复训练系统发展很快，正在向高度智能化、

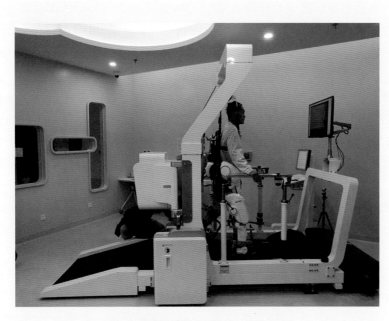

图 计算机辅助的下肢综合训练装置

小型化、轻型化、模块化、网络化、家庭化的方向高速进展。新品种如雨后春笋般不断涌现，成为康复医疗产业的重要方向。

这些装置尚存售价高、技术要求高、维修难度大等问题，但随着计算机技术的快速发展，今后在康复医疗机构中，甚至社区-家庭中，将会得到广泛应用。

（黄文生　王茂斌）

jìsuànjī fǔzhù huánjìng kòngzhì-hùlǐ xìtǒng

计算机辅助环境控制-护理系统 （computed-aided environmental control-care system）

在患者不能自理时，依靠计算机辅助装置控制环境和进行生活护理，以提高其生存质量的系统。主要用于生活不能自理或不能完全自理者，因此，它们主要用于护理院和社区-家庭中的康复性处理。目的是被动替代患者丧失的功能。

无障碍环境交互系统是一种供重度功能障碍患者使用的、计算机控制的电子机械辅助装置。它能使患者对居室环境中的各种电器设备或护理器材进行控制，以达到或接近正常人控制环境设备的能力。如利用机械开关、头操纵杆、吹/吸气、嘴叼棒、眨眼、语音，以及一些生理电信号作为输入信号，控制家中的电器设备，如开关电灯、饮水进食、打电话、看电视、开关门、拉窗帘、操作轮椅、移动身体、紧急呼叫、操作计算机等，甚至完全瘫痪的患者都可以达到在家中基本生活自理（包括上楼和下楼）。因此，近年来研制"助老、助残"的无障碍居家环境交互设备，帮助老年人和重度功能障碍者不同程度的恢复生活自理能力，为他们提供一个方便的居家生活环境，已经成为康复医疗-护理产业发展的重要方向。市场上已经出售专供长期卧床患者大便和小便收集、局部冲洗、清洁护理的计算机辅助床位单元。这大大减轻了长期照顾单位（如老年病房、临终照顾、养老院等）和家庭护理照顾人员的工作量。

虽然目前这些装置设计还较为复杂、售价也很高，但随着计算机技术、控制技术、微电机技术以及新材料的发展，复杂的环境控制和护理系统将会逐渐进入康复医学的领域中。

（黄文生　王茂斌）

kāngfù jīqìrén

康复机器人 （rehabilitation robot）

结合康复医学和人体工程学制造的、可以替代丧失功能的机器人系统。为一种可编程的多功能操作机，或为执行不同任务而具有可用电脑改变和编程动作的专门系统。对于供患者使用的康复机器人而言，除以上要求外，还需有以下结构：①具有生物力学特性的机械部分。②通过人-机界面实现的辅助控制系统。③以脑可塑理论为基础的任务导向性康复训练。④可观测患者变化的客观评定工具。

近年来，主要应用的有可配戴型运动型康复机器人，如外骨骼式康复机器人和脑-机接口外骨骼式康复机器人。随着材料学、微电子学、控制学、人体工程学等的迅速发展，已经可以通过外骨骼机器人实现瘫痪患者的独立站立和行走。依靠脑-机接口，通过大脑思维支配外骨骼运动型机器人也已经成为可能。中国也在研发康复机器人。

虽然目前这种外骨骼机器人系统仍在研究之中，但随着科学技术的进步，小型化、集成化、模块化、实用化、廉价的新型智能康复机器人系统一定会以较快的速度出现。这是康复医学和人体工程学发展的必然结果。

（黄文生　王茂斌）

bǔchōng-tìdài yīxué

补充-替代医学 （complementary and alternative medicine, CAM）

随着疾病谱的改变，以"生物医学"为主体的医学模式，已经逐渐向"生物-心理-社会"

医学模式转变，出现了多元化的医疗保健形式，人们重新开始关注传统医疗保健方法，并将它们作为既往"主流医学"的补充、替代或综合治疗的一部分。1999年美国国会采用"补充-替代医学"一词，其逐渐成为西方国家对全球多种传统医疗保健体系、方法和产品的统称。补充医学是指与常规医学同时使用的医疗保健手段；替代医学是指代替常规医学方法用于临床诊疗的方法。国外将中药、针灸、推拿等传统中医治疗手段，视为 CAM 的主要内容和常用方法。CAM 的目的在于实施全面的诊断和治疗；提高人体自身的自然治愈能力和自我康复能力；调整身心健康，增强免疫力。CAM 在北美和欧洲都很流行，美国国立卫生研究院在1998年建立了"国立补充-替代医学中心"，以促进其研究与发展。补充-替代医学注重个性化和整体性治疗，促进自我保健和自我痊愈以及承认个体的精神特征。

治疗方法　在许多国家都有不同类型的非西医传统或民间广泛流传的治疗方法。①替代医疗体系：印度吠陀医学、脊椎按摩疗法、顺势医学、美国土著医学、自然疗法、传统中医药（如中药、针灸、按摩）。②心身医学：冥想法、催眠术、引导意象法、舞蹈疗法、音乐疗法、艺术疗法，以及心理治疗。③以生物学为基础的疗法：草药疗法、特殊饮食、正分子医学疗法、个体生物疗法。④躯体运动疗法：太极拳、八段锦、五行戏、瑜伽和费尔登克拉斯疗法、亚历山大疗法（后两种均为西方的身体活动性训练方法）。⑤能量疗法：Reiki（西方的一种手法治疗方法）等。⑥生物电磁疗法：磁疗法等。上述所

有疗法，均属于不同国家和地区的人们为了防病治病、强身健体而采取的方法之一。

适应证和禁忌证　肿瘤（乳腺癌）、慢性疾病（脑卒中、糖尿病、高血压）、心身疾病（心理应激、焦虑、抑郁、精神障碍）、疼痛（下腰背痛、颈痛）等是采用 CAM 疗法进行干预的主要病症。另外，针对亚健康状态的治疗，补充和替代医学可以发挥明显作用。禁忌证多为相对性的。也有因为不当操作而发生比较严重后果的，例如按摩用力不当造成骨折等。

注意事项　最好由有经验的医务工作者进行指导。

（杨远滨）

kāngfù zhìliáo yòngyào
康复治疗用药（drugs for rehabilitation）　临床康复医学常应用某些药物对功能障碍者（残疾人）进行康复治疗，包括镇痛药、抗抑郁药、麻醉药、肌松类药物、N-甲基-D-天冬氨酸受体拮抗剂、非甾体抗炎药、环氧化酶-2 抑制剂、抗凝剂、降血脂药、作用于心血管系统的药物、抗心律失常药、作用于消化系统的药物、镇静催眠药、降糖药、作用于呼吸系统的药物、治疗创伤性脑外伤的药物等。

（杨远滨）

zhèntòngyào
镇痛药（analgesic drugs）　是一类选择性作用于中枢神经系统特定部位，能消除或减轻疼痛，并同时缓解疼痛引起的不愉快情绪的药物。属于中枢神经系统药物。广义的镇痛药包括麻醉性镇痛药和非麻醉性镇痛药，但因绝大多数镇痛药均通过激动阿片受体而起作用，故通常所说的镇痛药又称为阿片类镇痛药（opioid

analgesics）。具体内容见慢性疼痛康复。

（杨远滨）

kàngyìyùyào
抗抑郁药（antidepressant）　治疗抑郁症的药物。临床常用的有三环类抗抑郁药、选择性 5-羟色胺再摄取抑制剂、单胺氧化酶抑制剂、去甲肾上腺素重摄取抑制剂以及非典型抗抑郁药。①三环类抗抑郁药：包括丙米嗪、阿米替林、氯米帕明、多塞平等。②选择性 5-羟色胺再摄取抑制剂：包括西酞普兰、氟西汀、氟伏沙明、帕罗西汀、舍曲林等。③单胺氧化酶抑制剂：代表药物为吗氯贝胺。④去甲肾上腺素重摄取抑制剂：包括地昔帕明、马普替林、去甲替林。⑤其他抗抑郁药：包括曲唑酮、米安色林、米塔扎平等。

作用机制　①三环类抗抑郁药：属于非选择性单胺摄取抑制剂，主要抑制去甲肾上腺素（noradrenaline，NA）和 5-羟色胺（5-hydroxytryptamine，5-HT）的再摄取，从而增加突触间隙 NA 和 5-HT 的浓度。②去甲肾上腺素重摄取抑制剂：选择性抑制 NA 的再摄取，用于以脑内 NA 缺乏为主的抑郁症，尤其适用于尿液检查 NA 的代谢物 3-甲基-4 羟基苯乙二醇（3-methoxy-4-hydroxyphenylglycol，MH-PG）显著减少的患者。该类药物起效快，镇静作用、抗胆碱作用和降压作用均比三环类抗抑郁药弱。③选择性5-羟色胺再摄取抑制剂：对 5-HT 再摄取的抑制作用，较三环类抗抑郁药选择性更强，对其他递质和受体作用甚微，既保留了与三环类抗抑郁药相似的疗效，也克服了三环类抗抑郁药的诸多不良反应。这类药物很少引起镇静作

用，也不损害精神运动功能，对心血管和自主神经系统功能影响很小。

临床应用 这类药物具有抗抑郁和抗焦虑双重作用，其抗抑郁效果需要2~3周才能显现。

适应证 主要用于治疗情绪低落、悲观绝望、自责自罪等症状，以及思考能力下降、各种躯体不适等。严重的甚至可有木僵状态、妄想、幻觉等精神症状。各种抗抑郁药均可使约70%的抑郁症患者病情显著改善，长期治疗可使反复发作的抑郁减少复发。抗抑郁药对焦虑性障碍、惊恐发作、强迫症障碍及恐惧症也有效。丙米嗪和选择性5-HT再摄取抑制剂还可有效地治疗非情感性障碍如遗尿症、贪食症等。个别患者焦虑和运动性激越比抑郁更为明显，也可试用这类药物。对于严重的心理-精神异常患者，则需要转到精神科进行专科治疗。

不良反应 增加5-HT和阻断α受体可引起睡眠障碍和高血压，阻断M受体可引起口干、便秘、视物模糊，增加NA和阻断M受体可致心律失常，中枢和周围神经以及自主神经功能失衡会诱发惊厥、性功能障碍和摄食、体重的改变（增加或减少）等。

（杨远滨）

júbù mázuìyào

局部麻醉药（local anesthetics） 以适当的浓度应用于局部神经末梢或神经干周围，在患者意识清醒的条件下可使局部痛觉暂时消失的药物。简称局麻药。能暂时、完全和可逆性地阻断神经冲动的产生和传导，局麻作用消失后，神经功能可以完全恢复，对各类组织器官无损伤。常用局麻药包括：酯类，如普鲁卡因、丁卡因；酰胺类，如利多卡因、布比卡因等。

理论基础 局麻药可作用于神经，提高产生神经冲动所需的阈电位，抑制动作电位去极化上升的速度，延长动作电位的不应期，甚至使神经细胞（神经元）丧失兴奋性及传导性。局麻药的作用与神经细胞或神经纤维的直径大小和神经组织的解剖特点有关。一般规律是：①神经纤维末梢、神经节及中枢神经系统的突触部位对局麻药最为敏感。②细神经纤维比粗神经纤维更易被阻断。③对无髓鞘的交感（副交感）神经节后纤维在低浓度时可显效。④对有髓鞘的感觉和运动神经纤维，则需高浓度局麻药才能产生作用。⑤对混合神经产生作用时，首先消失的是持续性钝痛（如压痛），其次是短暂性锐痛，继而依次为冷觉、温觉、触觉、压觉消失，最后发生运动麻痹。进行蛛网膜下腔麻醉时，首先阻断自主神经，继而按上述顺序产生麻痹作用。神经冲动传导的恢复则按相反的顺序进行。

神经动作电位的产生是由于神经受刺激时神经细胞膜通透性改变，产生Na^+内流和K^+外流。局麻药的作用是阻止这种通透性的改变，使Na^+在其作用期间内不能进入细胞。局麻药作用机制的学说较多，目前公认的是局麻药阻断神经细胞膜的电压门控性Na^+通道，使传导阻滞，产生局部麻醉作用。用4种局麻药对乌贼巨大神经轴索内灌流给药时，可产生传导阻滞，而轴索外灌流则不引起明显作用。这类药物不是作用于细胞膜的外表面，而是以其非解离型进入神经细胞内，以解离型作用在神经细胞膜的内表面，与Na^+通道的一种或多种特异性结合位点相结合，产生Na^+通道阻断作用。因此，局麻药具有的亲脂性、非解离型是透入神经的必要条件，而透入神经后则需转变为解离型带电的阳离子才能发挥作用。局麻药的作用又具有频率和电压依赖性。频率依赖性即使用依赖性，在静息状态及静息膜电位增加的情况下，局麻药的作用较弱，增加电刺激频率则使局麻作用明显加强，这可能是由于在细胞内解离型的局麻药只有在Na^+通道处于开放状态才能进入其结合位点而产生Na^+通道阻断作用，开放的Na^+通道数目越多，其受阻滞作用越大，因此，处于兴奋状态的神经较静息状态的神经对局麻药敏感。除阻断Na^+通道外，局麻药还能与细胞膜蛋白结合阻断K^+通道，产生这种作用常需高浓度，对静息膜电位无明显和持续性影响。

临床应用 ①表面麻醉：将穿透性强的局麻药根据需要涂于黏膜表面，使黏膜下神经末梢麻醉。②浸润麻醉：将局麻药溶液注入皮下或手术视野附近的组织器官，使局部神经末梢麻醉。③传导麻醉：将局麻药注射到周围神经干附近，阻断神经冲动传导，使该神经所分布的区域麻醉。④蛛网膜下腔麻醉：又称脊髓麻醉或腰麻，是将麻醉药注入腰椎蛛网膜下腔，麻醉该部位的脊神经根。⑤硬膜外麻醉：将药液注入硬膜外隙，麻醉药沿着神经鞘扩散，穿过椎间孔阻断神经根。⑥区域镇痛：局麻药与阿片类药物联合应用，可减少阿片类药物的用量。酰胺类局麻药如布比卡因、左旋布比卡因及罗哌卡因在区域镇痛中应用最为广泛，尤其是罗哌卡因，具有感觉和运动阻滞分离的特点，使其成为区域镇痛的首选药。

适应证 主要用于一般口服镇痛药物达不到镇痛效果的各种疼痛症状。在康复医学中，主要是针对慢性疼痛的处理，但在急性疼痛或麻醉处理时也应用。

不良反应 ①中枢神经系统：局麻药对中枢神经系统的作用是先兴奋后抑制。初级表现为眩晕、惊恐、不安、多言、震颤和焦虑，重者发生神志错乱和阵挛性惊厥。中枢神经系统过度兴奋可转为抑制，之后患者可进入昏迷和呼吸衰竭状态。②心血管系统：局麻药对心肌细胞膜具有膜稳定作用，吸收后可降低心肌兴奋性，使心肌收缩力减弱，传导减慢，不应期延长。因此，应严格掌握药物浓度和一次允许的极量，采用分次小剂量注射的方法。小儿、孕妇、肾功能不全患者应适当减量。应用局麻药还可能出现荨麻疹、支气管痉挛及喉头水肿等过敏症状，但极为少见。酯类局麻药较酰胺类局麻药发生过敏反应多。

（杨远滨）

jīsōnglèi yàowù

肌松类药物（muscle relaxants） 用于解除肌肉痉挛，恢复其舒缩功能的药物。特别是上运动神经元损伤时，在病情稳定期，抗重力肌大多会出现肌张力增高，成为影响运动功能恢复的重要原因。如不及时解除痉挛，会发生肌肉变性硬化和关节挛缩，导致运动功能损伤不可逆，故肌松类药物在康复医学较为常用。

理论基础：肌张力增高机制复杂，可以涉及从大脑皮质到肌组织的各个环节。对于上运动神经元损伤（主要是脑损伤）后发生的肌痉挛，最好不用大脑皮质抑制性药物，因为大多数情况下（如脑卒中、脑外伤、脑手术后等），此时的脑功能处于抑制状

态。改用直接抑制肌组织的药物（如丹曲林）或 α_2-肾上腺素受体激动剂（如替扎尼定）、脊髓 γ 神经元 GABA-β 受体的激动剂（如巴氯芬）等较为合理。

康复医学临床常用的肌松类药物见表。

（杨远滨）

N-jiǎjī-D-tiāndōng'ānsuānshòutǐ jiékàngjì

N-甲基-D-天冬氨酸受体拮抗剂（N-methyl-D-aspartate receptor antagonists） 改善智能的药物。主要有美金刚等。

美金刚是 N-甲基-D-天冬氨酸受体非竞争性拮抗药。当谷氨酸以病理量释放时，美金刚可减少谷氨酸的神经毒性作用；当谷氨酸释放过少时，美金刚可改善记忆过程所需谷氨酸的传递。

临床应用该药能显著改善轻度到中度血管性痴呆症患者的认知能力，而且对较严重的患者效果较好；对中度至重度的老年痴呆症患者，还可显著改善其动作能力、认知障碍和社会行为。

适应证：各种痴呆或有明显认知功能障碍的患者。

不良反应：①服后有轻微眩晕、不安、头重、口干等。饮酒可能加重不良反应。②肝功能不良、意识紊乱患者以及孕妇、哺乳期妇女禁用。③肾功能不良时减量。

（杨远滨）

fēizāitǐ kàngyányào

非甾体抗炎药（non steroidal anti-inflammatory drugs，NSAIDs） 具有解热、镇痛，多数还有抗炎、抗风湿作用的药物。鉴于其化学结构与糖皮质激素的甾体结构不同，抗炎作用特点也不同，因此称为非甾体抗炎药。阿司匹林是 NSAIDs 的代表药，所以 NSAIDs 也称为阿司匹林类药物。根据

NSAIDs 化学结构的不同，通常可分为水杨酸类、苯胺类、吲哚类、芳基乙酸类、芳基丙酸类、烯醇酸类、吡唑酮类、烷酮类、异丁芬酸类等。

理论基础 在炎性反应中，细胞膜磷脂在磷脂酶 A_2（phospholipase A_2，PLA_2）的作用下释放花生四烯酸（arochidonic acid，AA）。AA 经过环氧化酶（cyclooxygenase，COX）作用生成前列腺素（prostaglandin，PG）和血栓素（thromboxaneA_2，TXA_2）；经脂氧化酶（linoleate，LO）作用产生白三烯（leukotriene，LT）、脂氧素和羟基环氧素（hepoxilins，HX）。

地诺前列酮，又称前列腺素，是炎症反应中一类活性较强的炎症介质，纳克级水平的前列前素 E_2 即能引起炎症反应。可扩张小血管，增加微血管通透性，还有致热、募集中性粒细胞及与其他炎症介质的协同作用。LT 是花生四烯酸 5-LO 代谢途径中具有生物活性的产物，是一类重要的炎症介质。在各种诱发因素作用下，体内多种炎症细胞产生并释放 LT B_4、LT C_4、LT D_4 和 LT E_4，对嗜酸性粒细胞、中性粒细胞、单核细胞具有极强的趋化作用，使这些炎细胞聚集在炎症局部，释放炎症介质，诱导免疫系统产生瀑布式连锁反应，收缩支气管，增加血管通透性。HX 除了诱导炎症细胞聚集外，可能还具有信使样作用。细胞膜磷脂代谢的各种产物均参与了细胞的炎症反应，抗炎药物通过抑制膜磷脂代谢的各个环节发挥抗炎作用。

NSAIDs 具有相似的药理作用、作用机制和不良反应。其主要的作用机制是抑制体内环氧化酶活性而减少局部组织前列腺素

的生物合成。根据其对 COX 作用的选择性可分为非选择性 COX 抑制药和选择性的 COX-2 抑制药。

临床应用 多用于慢性炎症或疼痛的处理。阿司匹林类药物也常用于抗血小板聚集以预防脑梗死。

适应证 风湿和类风湿病、各种炎性或慢性疼痛、多发性脑梗死等。

不良反应 多为相对性的。

经典的 NSAIDs 可诱发消化道溃疡和出血及肝肾损害等，对老年人群更为明显。新型 NSAIDs 对消化道的不良反应较轻微，但长期应用仍有增加心血管系统不良反应的隐患。

（杨远滨）

huányǎnghuàméi-2 yìzhìjì

环氧化酶-2抑制剂（cyclooxy-genase-2 inhibitor） 具有消炎、镇痛作用的药物。包括赛来昔布、罗非昔布、尼美舒利等。此处主要介绍赛来昔布。该药是选择性环氧化酶-2（COX-2）抑制药，抑制 COX-2 的作用较环氧化酶-1（COX-1）高 375 倍。治疗剂量对人体内 COX-1 无明显影响，也不影响血栓素的合成，但可抑制前列环素合成。具有抗炎、镇痛和解热作用。

适应证：多用于慢性炎症或慢性疼痛的处理。既可用于风湿

表　康复医学临床常用的肌松类药物

药名	机制	用药途径	适应证、禁忌证及不良反应
丹曲林	直接的骨骼肌松弛药。机制尚不明，可能干扰钙从肌质网的释放。口服从胃肠道吸收不完全。口服后达血峰浓度时间为 4~6 小时，半衰期约 9 小时。血内此药与血浆蛋白结合。此药在肝内羟基化，其乙酰氨基代谢物有松弛骨骼肌的作用。约 25% 代谢物和小量原形物从尿液排出。有 45%~50% 出现在胆汁内	口服；儿童减量	适应证：用于改善锥体损害造成的痉挛症状、不同原因造成的痉挛性偏瘫和截肢。用于多发性硬化、脑血管病、脊髓损伤和脊髓炎后遗症等 禁忌证：严重肝病或肝功能不全者禁用或慎用，应用此药时应严密随访肝功能，严重心肺功能不良者慎用 不良反应：疲劳、嗜睡和头昏乏力、眩晕、全身不适、恶心、呕吐、食欲缺乏、便秘或腹泻、腹部痉挛感、胃肠道出血、皮疹、发热、头痛、视物模糊、抑郁、言语不清、惊厥、尿中偶有血尿和管型出血、肝脏损害、呼吸抑制、癫痫发作、胸膜心包反应，以致致死。长期应用也可发生淋巴瘤。服药期间禁酒、禁止与中枢神经系统抑制药合用
巴氯芬	作为脊髓 γ 神经元 γ-氨基丁酸-β 受体的激动剂，可能干扰兴奋性神经递质释放，抑制脊髓突触间的信号传导	口服或植入鞘内药物泵；儿童减量	适应证：用于改善锥体束损害造成肌张力增高的痉挛症状、不同原因造成的痉挛性偏瘫和截瘫；改善杜氏肌营养不良症患者中十二指肠梗阻出现的反复呕吐；缓解三叉神经痛、带状疱疹后神经痛，改善锥体外系损害后造成的肌强直。静脉注射后减少截瘫患者的残余尿 禁忌证：妊娠、癫痫、脑卒中、精神障碍、肺或肾功能不全者慎用。有镇静作用，用药后驾车需注意。停药前应逐渐减量。对本品过敏者禁用
盐酸替扎尼定	作为中枢性 α_2-肾上腺素受体激动剂，可能通过增强运动神经元的突触前抑制作用而改善强直性痉挛状态	口服；儿童减量	适应证：脊髓损伤、脑外伤、脑出血、脑炎 禁忌证：对盐酸替扎尼定及其他组分过敏者禁用。禁止替尼扎定与氟伏沙明或环丙沙星同时使用
卡立普多（肌安宁）	动物实验表明此药能够改变脑干网状结构对脊髓内中间神经元的作用，或直接改变脊髓中间神经元的活性	口服	适应证：可用于急性肌肉痉挛及扭伤和急性骨骼肌疼痛，抗焦虑、肌肉松弛、镇静、失眠等，不推荐长期使用。 禁忌证：过敏禁用。肝肾功能不全、孕妇、哺乳期妇女、老年人、儿童慎用。在脑损伤时建议慎用
地西泮	与中枢苯二氮䓬类受体结合而促进 γ-氨基丁酸的释放，或与促进突触传递功能有关。作用于 γ-氨基丁酸依赖性受体，通过刺激上行网状激活系统内的 γ-氨基丁酸受体，加强 γ-氨基丁酸在中枢神经系统的抑制作用	口服	适应证：适用于焦虑症及各种功能性神经症、癫痫、失眠、惊厥、肌肉痉挛、麻醉前给药等。 禁忌证：过敏者、新生儿、孕妇、哺乳期妇女禁用，在脑损伤时建议慎用
美索巴莫	中枢性肌肉松弛药	肌内注射	适应证：适用于腰及关节韧带急性扭伤、坐骨神经痛、增生性脊柱炎、风湿性关节炎、类风湿关节炎、肌肉劳损等 禁忌证：肝、肾功能障碍者禁用。脑损伤时建议慎用

性关节炎、类风湿关节炎和骨关节炎的治疗，也可用于手术后镇痛、牙痛、痛经，还可以用来治疗家族性腺瘤性息肉。

不良反应：胃肠道不良反应、出血和溃疡发生率均较其他非选择性非甾体抗炎药低。但仍有可能有其他非甾体抗炎药引起的水肿、多尿和肾损害，对有血栓形成倾向的患者需慎用，磺胺类过敏的患者禁用。

（杨远滨）

kàngníngxuèyào

抗凝血药（anticoagulant） 能通过干扰机体生理性凝血的某些环节而阻止血液凝固的药物。临床主要用于防止血栓形成和/或已形成血栓的进一步发展，属血液系统药物中的抗血栓药。包括肝素、低分子量肝素、香豆素、华法林等。参见药理学卷。

（杨远滨）

gānsù

肝素（heparin） 因最初得自肝，故名。目前肝素多由猪肠黏膜、牛肺中提取。其分子量为 5～30kD，平均分子量为 12kD。肝素存在于肥大细胞、血浆及血管内皮细胞中，具有强酸性。

理论基础 肝素的抗凝作用主要依赖于抗凝血酶 III（antithrombin，AT-III）。AT-III 是凝血酶及因子 XII_a、XI_a、X_a 等含丝氨酸残基蛋白酶的抑制剂。通过精氨酸-丝氨酸肽键与凝血酶结合，形成 AT-III-凝血酶复合物而使酶灭活。肝素可加速这一反应 1000 倍以上。肝素分子与 AT-III 结合后，使 AT-III 构型改变，活性部位充分暴露，并迅速与因子 II_a、X_a、IX_a、XI_a、K_a、纤溶酶等结合，并抑制这些因子。

肝素除抗凝作用外，还有以下作用：①使血管内皮细胞释放

脂蛋白酯酶，水解血中乳糜微粒和极低密度脂蛋白发挥调血脂作用。②抑制炎症介质活性和炎细胞活动，呈现抗炎作用。③抑制血管平滑肌细胞增殖，抗血管内膜增生。④抑制血小板聚集（可能通过抑制凝血酶）等。

临床应用 主要用于各种可能引发血栓性疾患的康复二级预防和早期治疗。在使用过程中，应做血液中药物浓度的监测。

适应证和禁忌证 主要如下。

适应证 血栓栓塞性疾病、弥散性血管内凝血，还可用于防治心肌梗死、脑梗死、心血管手术及外周静脉术后血栓形成，体外抗凝等。

禁忌证 对肝素过敏、有出血倾向、血友病、血小板功能不全和血小板减少症、紫癜、严重高血压、细菌性心内膜炎、肝肾功能不全、溃疡病、颅内出血、活动性肺结核、孕妇、先兆流产、产后、内脏肿瘤、外伤及术后等禁用。

不良反应 有出血、血小板减少症、过敏。长期应用可致骨质疏松和骨折。孕妇应用可致早产及死胎。

注意事项 肝素为酸性药物，不能与碱性药物合用；与阿司匹林等非甾体抗炎药、右旋糖酐、双嘧达莫等合用，可增加出血危险；与糖皮质激素类、依他尼酸合用，可致胃肠道出血；与胰岛素或磺酰脲类药物合用可致低血糖；与硝酸甘油同时静脉给药，可降低肝素活性；与血管紧张素转化酶抑制剂合用可以引起高钾血症。

（杨远滨）

dīfēnzǐliàng gānsù

低分子量肝素（low-molecular-weight heparin） 分子量低于 6.5kD 的肝素。可由普通肝素直

接分离或由普通肝素降解后再分离而得。临床常用制剂有依诺肝素、替地肝素、弗希肝素、洛吉肝素及洛莫肝素等。

理论基础：具有选择性抗凝血因子 X_a 的活性，对凝血酶及其他凝血因子影响较小。低分子量肝素保持了肝素的抗血栓作用而降低了出血的危险。低分子量肝素抗凝血因子 X_a 活性的半衰期长，因而静脉注射活性可维持 12 小时，皮下注射每日 1 次即可。

临床应用：主要用于各种可能引发血栓性疾患的二级预防和早期治疗。在使用过程中，应做血液中药物浓度的监测。

适应证和禁忌证：①适应证：同肝素。② 禁忌证：与肝素相似。

不良反应：有出血、血小板减少症、低醛固酮血症伴高钾血症、皮肤坏死、变态反应和暂时性转氨酶升高等。

（杨远滨）

xiāngdòusùlèi

香豆素类（coumarins） 口服抗凝药。是一类含有 4-羟基香豆素基本结构的物质，口服吸收后参与体内代谢，发挥抗凝作用。常用制剂有双香豆素、华法林和醋硝香豆素。

理论基础 香豆素类是维生素 K 拮抗剂，抑制维生素 K 在肝由环氧化酶向氢醌型转化，从而阻止维生素 K 的反复利用。维生素 K 是 γ-羧化酶的辅酶，其循环受阻则影响含有谷氨酸残基的凝血因子 II、VII、IX、X 的前体、抗凝血蛋白 C 和抗凝血蛋白 S 的 γ-羧化作用，使这些因子停留于无凝血活性的前体阶段，从而影响凝血。对已经 γ-羧化的上述因子无抑制作用。因此，香豆素类体外无效，在体内也须在原有凝

血因子Ⅱ、Ⅶ、Ⅸ、Ⅹ的前体、抗凝血蛋白C和抗凝血蛋白S耗竭后才发挥抗凝作用。

临床应用　主要用于防治血栓栓塞性疾病。在使用过程中，应做血液中药物浓度的监测。

适应证和禁忌证　主要如下。

适应证　心房纤维颤动和心脏瓣膜病所致血栓栓塞，常规应用华法林，接受心脏瓣膜修复手术的患者需长期服用华法林；髋关节手术患者应用华法林可降低静脉血栓形成的发病率。此类药物作用时间较长，但显效较慢，作用过于持久，不易控制。防治静脉血栓和肺栓塞，一般先采用肝素后再用香豆素类维持序贯疗法。与抗血小板药合用，可减少外科大手术、风湿性心脏病以及人工瓣膜置换术后的静脉血栓发生率。

禁忌证　用药过量易致自发性出血，最严重的是颅内出血，应密切观察。有出血倾向、高血压、肝功能不全、肿瘤、痴呆症、精神病的患者禁用。华法林能透过胎盘屏障，可引起出血性疾病。华法林还可影响胎儿骨骼和血液蛋白质的γ-羧化作用，影响胎儿骨骼正常发育，孕妇禁用。应用这类药物期间必须测定凝血酶原时间，一般控制在 18～24 秒较好。如果药量过大引起出血时，应立即停药并缓慢静脉注射大量维生素K或输新鲜血。罕见"华法林诱导的皮肤坏死"，通常发生在用药后 3～7 天内。需注意：①服用华法林的剂量具有明显的"个体性"，即不同患者的用药量各异；有些患者尚需做 DNA 测试，根据有无基因变异确定用药剂量。②服用此药期间，切忌进食动物肝脏、鱼肝油等含有维生素K的食物，尽量少吃西兰花等绿叶蔬菜。③心房纤颤的患者服用华法林期间，需要定期检查静脉血的凝血酶原时间和国际标准化比值，以此决定华法林的服用剂量。

（杨远滨）

huáfǎlín

华法林（warfarin）　维生素K拮抗药。是一类含有 4-羟基香豆素基本结构的物质，为口服抗凝血药。参见药理学卷。

（杨远滨）

jǐzhù zhùshè jìshù

脊柱注射技术（spinal injection techniques）　在脊髓硬膜外隙或脊柱周围注射药物的技术。以脊柱为中心的疼痛很常见，约 25% 的人在过去 3 个月内至少有 1 天发生腰痛，14% 的人发生颈部疼痛。"下腰痛"是青年人（<45 岁）活动受限的主要原因，尽管 96% 的患者下腰痛可在 6 周内缓解，但在 2 年内有多达 60%～80% 的人复发。下腰痛的治疗费用在迅速上升，因此，侵入性干预治疗近年来有较大的上升空间。随着人口老龄化和寿命延长，这些治疗将应用得越来越多。脊柱注射技术包括椎骨关节突关节注射、骶髂关节注射、冷冻-射频热凝神经阻滞、腰椎造影术、鞘内置管、脊髓电刺激、交感神经阻断技术等。近年来，疼痛的神经阻滞疗法、微创性神经破坏性阻滞术，以及脊柱周围其他疼痛的手术性处理等发展迅速，已经不限于脊柱的注射范围。

适用于各种以脊柱相应阶段的慢性疼痛为主要症状的患者，但要除外炎症（如结核等）、肿瘤、外伤等。绝对禁忌证为患者不配合、局部感染、皮肤病、注射部位皮肤肿瘤、药物过敏等。使用肾上腺皮质激素还要注意胃十二指肠溃疡、高血压、感染性疾病等不良反应。注意事项：严格遵守适应证和禁忌证。属于有创操作，最好由疼痛康复医师进行。

（杨远滨）

yìngmówài zhùshè jìshù

硬膜外注射技术（epidural injection techniques）　向硬脊膜与椎管骨膜之间的腔隙内（硬膜外隙）注射药物以达到镇痛效果的技术。该术起源于 20 世纪中期，最初用于坐骨神经痛的注射治疗。到 20 世纪 70～80 年代，出现神经根注射以治疗神经根性疼痛。近十年，经椎间孔的药物治疗技术应用较为广泛。荧光成像检查法的出现，极大地促进了该技术的发展。过去十年的研究集中于硬膜外类固醇药物注射的有效性。颈椎、胸椎和腰椎硬膜外注射治疗的有效性仍存在争议。

脊神经根性疼痛的主要病因是附近脊椎椎间盘突出对脊神经的炎性刺激。手术和脊髓造影术发现神经根病变患者的脊神经根有肿胀。髓核突出可导致神经根、脊髓的明显炎症反应，伴随磷脂酶 A_2 水平明显增高（超出正常水平 20～10000 倍），髓核突出也可使基质金属蛋白酶活性增高，NO、前列腺素 E_2、白介素-6 水平增高。糖皮质激素在慢性疼痛治疗中主要起抗炎和镇痛作用，通过抑制炎细胞趋化聚集，减弱白细胞黏附，减少组胺和激肽释放，减轻组织炎性反应；抑制磷脂酶A的活性，减少前列腺素、血小板活化因子的合成释放等，起到抗炎、镇痛效果。

治疗方法　包括胸椎节段硬膜外激素注射，层间硬膜外激素注射，经椎间孔硬膜外激素注射，以及马尾神经硬膜外激素注射治疗等。但是，临床上采用没有X线透视的"腰穿阻力消失法"，到达硬膜外隙的失败率高达 30%。

因此，建议采用 X 线透视下硬膜外隙侧隐窝穿刺术，以便明确穿刺针的位置及深度。

适应证和禁忌证 适用于脊髓功能障碍，特别是脊髓疾患导致的疼痛，以及神经根疾病。禁用于妊娠、注射部位感染、患者不配合等情况。

注意事项 属于有创操作。应严格执行适应证和禁忌证。应由麻醉科、神经内科或疼痛康复科医师操作。

（杨远滨）

zhuīgǔ guānjiétū guānjié zhùshè jìshù

椎骨关节突关节注射技术

（zygapophysial joint injections）

在椎骨关节突关节周围进行药物注射的技术。椎骨关节是滑液关节，由上椎骨的下关节突和下椎骨的上关节突组成，含有关节软骨和包囊，颈椎关节突关节还包含半月板。关节突关节受背根神经分支支配。关节突关节疼痛有明显的分布区域，不同脊柱区域关节突间关节疼痛发病率不同。关节突关节注射可减轻关节周围炎症性反应从而缓解疼痛。治疗时，在荧光检查法的辅助下确定目标注射点，针头到达目标注射点后，注入麻醉药和皮质激素混合药物。

适用于椎骨关节突关节炎在药物治疗、物理治疗、健康教育无效时。

禁用于妊娠、注射部位感染、患者不配合等情况。注意事项：属于有创操作。应严格执行适应证和禁忌证。应由麻醉科、神经内科或疼痛康复科医师操作。

（杨远滨）

dǐqiàguānjié zhùshè jìshù

骶髂关节注射技术（sacroiliac joint injections）

在骶髂关节处注射药物的技术。骶髂关节炎是一个或两个骶髂关节的炎性病变，是所有脊柱关节病的主要临床特点之一。它是脊柱骨盆疼痛的主要病因，但发病率低于神经根性疼痛和关节突关节疼痛。外伤、围生期可使其发病率增加。骶髂关节炎的治疗包括非甾体抗炎药和物理治疗。然而，对于严重的病例，这些疗法仅有部分效果。骶髂关节腔内注射皮质类固醇激素能明显提高临床疗效。荧光透视法可用来确定骶髂关节的下界，提高穿刺成功率。

适用于骶髂关节疼痛。禁用于妊娠、注射部位感染、患者不配合等情况。注意事项：属于有创操作。应严格执行适应证和禁忌证。应由麻醉科、神经内科或疼痛康复科医师操作。

（杨远滨）

qiàonèi zhìguǎn

鞘内置管（sheath built-in tube）

在髓鞘内放置导管，通过导管注射药物，以缓解症状的技术。通过导管注射的药物有鸦片类、局部麻醉类、非阿片类药物（如肾上腺素能受体激动剂或 N-甲基-D-天冬氨酸受体拮抗剂）等。用于慢性疼痛患者口服或注射给药无效时；康复医学中常用巴氯芬泵做髓鞘内置管以解除比较严重的肢体痉挛。

因鞘内置管花费较高，目前在中国应用较少，在发达国家应用较多。

（杨远滨）

shénjīng zǔzhì jìshù

神经阻滞技术（nerve block technique）

在脑神经和脊神经或神经节的末梢、交感神经节等神经内或神经附近注入药物，以此阻断神经传导功能的技术。神经阻滞技术若应用于诊疗，即称为神经阻滞疗法。该疗法在一定程度上克服了全身药物治疗所致的不良反应、手术治疗可出现某些并发症因而患者不易接受的缺点，成为现代疼痛治疗中的一个重要手段。周围神经阻滞术能放松肌肉、缓解疼痛，使患者提高生活质量、更好地参与康复治疗项目。神经阻滞疗法的特点：镇痛效果可靠，对疾病的诊断具有重要意义，治疗范围选择性强，治疗作用迅速，不良反应小。神经阻滞包括：枕神经阻滞、星状神经节阻滞、肩胛上神经阻滞、肋间神经阻滞、脊神经根阻滞、内脏神经阻滞、腰交感神经阻滞、骶管注射阻滞、股外侧皮神经阻滞、股神经阻滞、闭孔神经阻滞、坐骨神经阻滞、膝关节神经阻滞、踝关节神经阻滞等。

作用机制 阻断痛觉的神经传导通路，调理引起疼痛的局部组织环境，改善血液循环，消除炎症，疗效和操作技巧关系密切。

治疗方法 疼痛患者在确定注射点后，先标记注射点，再进行无菌消毒。整个操作过程都要保持无菌。可先用1%利多卡因等局麻药（不含肾上腺素），或用汽化冷却喷雾，进行皮肤表面麻醉。注射麻醉药物前，应回抽注射器以免药物注入血管，确保针头在正确位置后，药物注射应缓慢、平稳地进行。回抽针尖时，应压迫以减少出血。复杂的操作可在超声或 CT 定位下进行。

适应证和禁忌证 主要如下。

适应证 可用于疼痛的诊断和治疗。包括手术后急性期疼痛、创伤后疼痛以及自限性疼痛。①三叉神经阻滞术：适用于三叉神经痛的诊断、治疗，带状疱疹后遗神经痛的治疗。②舌咽神经痛阻滞术：适用于咽喉部神经痛的诊断和治疗。③面神经阻滞术：

适用于面肌痉挛的治疗。④颈丛阻滞术：适用于枕后神经痛。⑤臂丛阻滞术：适用于颈部软组织痛、颈部"鞭打痛"、颈肩综合征及肩周炎。⑥肩周炎周围痛点阻滞术：适用于肩周炎的治疗。⑦胸部神经阻滞术：包括肋间神经阻滞术和胸椎旁脊神经根阻滞术。⑧腰-骶神经阻滞：适用于坐骨神经痛、股神经痛、隐神经痛、股外侧皮神经痛、急性腰肌损伤和腰椎骨质增生。⑨硬膜外神经阻滞术。⑩骶管疗法。⑪星状神经节阻滞术。

禁忌证 ①绝对禁忌证：包括患者不配合、局部感染、皮肤病、注射部位皮肤肿瘤、麻醉药物过敏、血容量明显减少、凝血障碍、败血症和颅内高压等。丙胺卡因剂量过大可能导致高铁血红蛋白血症，故不能超过600mg。不能使用含防腐剂的皮质激素类药物，以免防腐剂导致癫痫和永久性中枢神经系统损伤。②相对禁忌证：包括主动脉狭窄、严重肺部疾病、镰状细胞贫血、多发性硬化、肌萎缩侧索硬化等。

注意事项 严格掌握适应证和禁忌证。准确的定位和穿刺技术需要经过严格的训练。避免将药物误注入血管和其他组织中。

（杨远滨）

lěngdòng-shèpín rènníng shénjīng zǔzhì jìshù

冷冻-射频热凝神经阻滞技术

（frozen-radio frequency thermocoagulation nerve block techniques） 冷冻神经阻滞是利用冷冻探头产生极低温度（−100～−80℃），使相应部位的神经末梢髓鞘变性而失去传导功能，达到镇痛目的的技术。射频（radio frequency，RF）是高频交流变化电磁波的简称，射频热凝神经阻滞是利用RF可控温度作用于神经节、神经干和神经根等部位，使其蛋白质凝固变性，从而阻滞神经冲动的传导而发挥镇痛作用。

与药物性神经阻滞相比，冷冻神经阻滞很少发生神经炎，但产生的神经阻滞时间短，需反复进行。射频热凝神经阻滞可使传导痛觉的无髓鞘细纤维（Aδ、C）发生变性，而传导触觉的有髓鞘粗纤维（Aβ）能耐受更高的温度。温控射频仪利用不同神经纤维对温度耐受的差异性，选择性地阻断传导痛觉的Aδ纤维和C纤维，达到既缓解疼痛又保留局部触觉的目的。与药物性神经阻滞相比，射频热凝神经阻滞的优点突出：借助电刺激试验和阻抗监测，可准确放置射频针；调节射频输出功率的大小，设置作用温度，精确控制损伤灶的范围；正确操作下其并发症和副作用发生率低，尤其脉冲射频，因其产生的温度不超过42℃，安全性更强。

此技术对腰肌劳损和小关节紊乱症的疗效最好。射频热凝半月神经节、颈腰脊神经后支、肋间神经分别适于治疗三叉神经痛、颈性头痛、腰背痛、肋间神经痛。射频热凝小关节神经切断术用于颈、腰疼痛治疗亦取得较好效果。一些顽固性疼痛的患者，可采用脊神经背根节或背根入髓区射频热凝，但对操作者的技术要求较高。禁用于妊娠、注射部位感染、患者不配合等情况。注意事项：属于有创操作。应严格执行适应证和禁忌证。应由麻醉科、神经内科或疼痛康复科医师操作。

（杨远滨）

jiāogǎnshénjīng zǔzhì jìshù

交感神经阻滞技术

（sympathetic nerve block） 通过使用麻醉药物和/或神经系统药物，阻断交感神经，以对疼痛进行诊断、预后评价及治疗的技术。它可确定特定痛觉传导通路，帮助寻找慢性疼痛机制，对导致疼痛的疾病进行鉴别诊断，预测神经阻滞或手术后交感神经长时间中断的治疗效果，还可治疗交感神经介导的疼痛。

交感维持性疼痛（sympathetic maintained pain，SMP）是神经源性疼痛的一种。神经源性疼痛是指中枢或周围神经系统损伤或疾病所致的疼痛综合征，以自发性疼痛、痛觉过敏和痛觉超敏为特征。用局麻药阻滞支配疼痛区域的交感神经节所能缓解的疼痛，即属于SMP。其发生机制主要是周围神经损伤后交感神经节后纤维与周围传入神经之间发生偶联，这种偶联既可形成于神经损伤处，也可形成于背神经根节（dorsal root gangtion，DRG）。去甲肾上腺素介导了SMP的产生和维持。SMP的一个突出特征是大多数SMP患者经广泛交感神经阻滞后，可长期甚至永久缓解疼痛症状。因此，交感神经阻滞成为治疗SMP的主要方法。

治疗方法 交感神经阻滞包括星状神经节阻滞、胸交感神经阻滞、腰交感神经阻滞等。交感神经阻滞的原则是，反复使用局麻药，疼痛逐渐减轻者，持续进行阻滞；疼痛症状仅临时改善者，可考虑使用神经破坏药物或射频热凝神经损毁或交感神经切除；应用药物强调单一、以局麻药为主。方法可以是徒手的，也可在超声或其他影像学介导下实施。

适应证和禁忌证 主要如下。

适应证 主要适用于复杂区域疼痛综合征（complex regional pain syndrome，CRPS）、带状疱疹

后神经痛（post-herpetic neuralgia, PHN）以及周围血管性疼痛性疾病等。

复杂性区域疼痛综合征 继发于意外损伤、医源性损伤或全身性疾病之后，出现的以严重顽固性、多变性疼痛，营养不良和功能障碍为特征的临床综合征。分Ⅰ型和Ⅱ型。①反射性交感神经萎缩症（reflex sympathetic dystrophy, RSD）：属于 CRPS Ⅰ型，有神经损伤的可能性，但不能明确是何神经受损。②灼性神经痛：属于 CRPS Ⅱ型，明确有神经损伤。绝大多数 CRPS 为 SMP，传统镇痛药对其无效，交感神经阻滞对其最为有效。目前认为，应用交感神经节局部阿片类药物镇痛或局部麻醉药交感神经阻滞效果最好。

急性带状疱疹 最常见的并发症是带状疱疹后神经痛，其发病率与患者年龄和急性疼痛的严重程度有关。患者年龄越大（尤其在 65 岁以上），急性期疼痛越剧烈，PHN 发病率越高。带状疱疹急性期疼痛与神经节和周围神经的炎症以及局部组织损伤有关；疱疹愈合后遗疼痛则为中枢敏化所致。在 PHN 形成过程中交感神经节的纤维与初级传入神经形成偶联。交感神经阻滞可以有效地缓解急性带状疱疹性疼痛，对 PHN 患者仅有短期镇痛效果，能否预防 PHN 的发生尚无定论，但临床上仍主张早期应用交感神经阻滞方法。

周围血管性疼痛性疾病 包括周围血管收缩功能失调、血管栓塞、血管硬化等病变引起的疼痛。这些疾病大多存在交感神经功能失调。腰交感神经阻滞或破坏对下肢缺血性疾病的治疗可有满意效果，除了达到镇痛目的外，

更重要的是通过去交感神经缩血管作用，扩张血管、改善下肢血供并促进侧支循环建立，从而大大地降低了患者的截肢率。

禁忌证 妊娠、注射部位感染、患者不配合。

注意事项 属于有创性操作，应由麻醉科、神经内科或康复疼痛科医师进行。

（杨远滨）

guānjié-ruǎnzǔzhī zhùshè jìshù

关节-软组织注射技术

（joint/soft tissue injections） 向关节或软组织内注射药物的治疗方法。20 世纪中期，人们已经发现关节炎患者在注射氢化可的松后临床症状可以得到改善。但应用关节内皮质激素注射可发生不良反应，主要包括注射后症状反弹、负重关节无菌性坏死以及感染（1/15000）。之后，皮质激素被广泛应用于其他部位的注射治疗，包括肌腱附着端和关节周围结构的注射，但这些注射技术也有不良反应，包括局部脂肪萎缩和肌腱断裂。尽管如此，医师们仍广泛使用关节内和软组织内注射皮质激素以治疗疼痛。当皮质激素不适用或无治疗作用时，也可用其他药物（如局部麻醉药和透明质酸衍生物）注射缓解神经肌肉疼痛。这些注射技术可以减少对口服药物的需要、改善功能、减少残疾。药物注射应和物理治疗、运动训练相结合，以达到最佳治疗效果。

关节或软组织内注射药物也可用于疾病的诊断。如通过关节、黏液囊和包囊结构处液体的性质可明确疼痛的病因，细胞分析可将液体性质分为炎性、非炎性、感染性、脓毒性等；组织培养和药敏试验可明确感染细菌和敏感抗生素；双折射实验能区分结晶

体类型等。另外，组织内注射镇痛药可帮助确认或证实该组织结构是否为致痛源。

治疗方法 常用注射药物包括皮质激素、透明质酸衍生物、麻醉药等。

常用注射方法如下。①徒手注射法：大多数周围关节注射不需要影像介导即可进行。徒手注射法的精确度依赖于注射关节、注射途径以及注射者的经验。一般认为，与超声介导注射法和荧光成像介导注射法相比，徒手注射法有 10%～40% 的错误率。②影像介导注射法：可避免针头进入血管，从而避免发生不良事件。③超声介导注射法：可见软组织和骨性标志，也可进行动态注射观察。超声无辐射，对软组织分辨率高、超过 MRI，因此可避免针头注入血管神经结构。多普勒超声不仅可以区分正常组织结构，还可以发现病理性新生血管（如跟腱炎）。尽管超声介导注射法和荧光镜介导注射法精确度较高，但无确切证据显示其精确度与疗效相关，且其花费较高，有些还具有放射性。

适应证和禁忌证 适用于骨关节炎、外伤、骨软骨炎、镰状细胞贫血、系统性红斑狼疮、类风湿关节炎、强直性脊柱炎、溃疡性结肠炎、银屑病、细菌感染、真菌感染、外伤、血友病、血管瘤、肿瘤、痛风、假性痛风等。绝对禁忌证为患者不配合、局部感染、皮肤病、注射部位皮肤肿瘤、药物过敏等。使用肾上腺皮质激素还要注意胃十二指肠溃疡、高血压、感染性疾病等不良反应。

注意事项 严格遵守适应证和禁忌证。属于有创操作，最好由骨科、康复科医师进行。

（杨远滨）

yāozhuījiānpán wēichuāng shǒushù
腰椎间盘微创手术 （minimally invasive surgery of lumbar intervertebral disc）

通过腰椎椎间隙进行的微创手术。椎间盘造影术作为一项有创性诊断技术，临床应用始终存在争议，随着CT、MRI等无创性影学诊断技术的广泛应用，腰椎椎间盘造影术已基本弃用。但腰椎间盘微创手术却逐渐成为治疗腰痛症状的重要手段之一。其治疗腰腿痛、一侧或双侧下肢放射性疼痛、麻木、间歇性跛行等各类腰椎病症状效果良好。

理论基础　通过高清成像、对腰部病变进行探查，并利用成套的微型器械部分摘除突出的髓核或肥厚的黄韧带，对破裂的纤维环进行修复，深入解决各类腰椎疾病。

临床应用　适用于腰椎间盘突出、髓核脱出、游离盘源性腰痛黄韧带肥厚等拟行化学髓核溶解术或经皮椎间盘微创手术的患者。其优点是：①创口小，不足1cm，无须缝合。②仅需住院3~7天，术后即可下床行走。③安全性高，几乎无并发症。④治疗费用低，减轻患者经济压力。

适应证和禁忌证　适应证如下。①伴有明显腰痛症状且存在椎间盘手术治疗史或椎间盘突出症的患者。②长期伴有明显腰痛症状，且其他辅助检查不能明确椎间盘病变是否为其疼痛来源的患者，但在向椎间注射造影剂或药物时疼痛加重者。③对腰椎后外侧融合术后临床效果不佳的患者需做进一步评估，以判断其疼痛是源于假关节形成抑或椎间盘退变，并协助判断潜在的复发性椎间盘突出。④对拟行腰椎融合术的患者，术前行进一步评估以确定"责任椎间盘"以及邻近节段椎间盘退变情况。禁用于合并严重内科疾患、不能耐受手术者，合并严重骨质疏松等代谢性骨病者，存在明显心理问题或交流障碍者。

注意事项　中国近年来多由疼痛科或神经外科实施这类手术，但术后多还需要康复性训练。

（杨远滨）

nǎo-jǐsuǐ diàn-cí cìjī
脑-脊髓电-磁刺激 （brain-spinal cord electromagnetic stimulation）

以电或磁等物理因子刺激脑或脊髓，治疗慢性顽固性疼痛或促使中枢神经功能恢复的方法。如经颅磁刺激（transcranial magnetic stimulation，TMS）、经颅直接电刺激（transcranial direct current stimulation，TDCS）、深部脑电刺激（deep brain stimulation，DBS）、脊髓电刺激等。这些方法有些由康复医学科实施，有些在功能神经外科手术后交由康复医学科处理。

脑的磁电刺激　有以下几种。

经颅磁刺激　是应用非创性、无痛性的聚焦磁场对神经系统进行检测和治疗的技术。它通过瞬间放电产生的高度聚焦的磁力线来达到一定距离的磁刺激。根据刺激的模式，又分单脉冲TMS（sTMS）、双脉冲TMS（pTMS）和重复性脉冲TMS（rTMS）。但目前对于相关的参数（如刺激频率、刺激强度、刺激间歇、持续时间等）还没有取得共识，仍处在基础和临床研究之中。但极有可能发展成为有效的中枢神经基础研究和临床手段。

经颅直接电刺激　是应用非创性的直流弱电流刺激，以调节大脑皮质神经元活动的技术。但它并不导致神经元自发放电，而是利用适当的参数选择性地兴奋或抑制神经元的活动。目前在适当的参数方面还没有取得共识。但因其比较安全、经济、无痛苦、简单易行，在缓解慢性疼痛、抑郁症、脑卒中慢性期及癫痫等方面有一定作用。

深部脑电刺激　通过立体定向精确定位后，在脑内特定靶点植入刺激电极进行高频电刺激，从而改变相应核团兴奋性以控制帕金森病症状、控制癫痫发作、缓解疼痛的一种功能神经外科方法。系统由三部分组成：植入患者脊髓硬膜外隙的电极、植入腹部或臀部皮下的发放电脉冲的刺激器，以及连接两者的延伸导线。现在已经公认这是治疗运动障碍疾病（如帕金森病、原发性震颤、肌张力障碍等）、癫痫、顽固性疼痛的重要手段之一。近年来又进行了协助促醒的研究。

脊髓的电刺激　电刺激系统由三部分组成：植入患者脊髓硬膜外隙的电极。植入腹部或臀部皮下的发放电脉冲的刺激器，以及连接两者的延伸导线。脊髓外周电刺激系统植入术是微创手术。这里仅介绍常用的通过植入脊髓硬膜外隙的植入电极术。通过植入脊髓硬膜外隙电极传递的电刺激可阻断疼痛信号通过脊髓向大脑传递，使疼痛信号无法到达大脑皮质，从而控制疼痛。

康复医师借助影像学设备的引导，通过穿刺或在脊柱上开一个小骨窗，将电极放到脊髓硬膜外隙的特定节段，然后通过体外的临时刺激器，观察刺激其覆盖的位置以及疼痛改善的程度，并根据测试的情况调整电极的位置，以达到最佳的刺激状态。患者在此过程中保持清醒状态以配合测试。测试成功后患者会带着临时刺激器回病房，接受 2~7 天的测试期，观察疼痛和日常生活（如睡眠、行走等）的改善情况。若疼痛缓解明显且患者对治疗效果较满意，则植入整个刺激系统（延伸导线和刺激器）。术后康复医师和其他专业技术人员会用体外程控仪对脊髓电刺激系统进行无创性的设置和调整，患者也可用配置的程控器，在医师设定的范围内自己进行调节，操作方便灵活。

适于交感神经功能失调和周围血管性病变引起的顽固性疼痛，范围较大的肩背痛、腰背痛和周围神经性疼痛，残肢痛、幻肢痛和脊髓损伤后疼痛，臂丛和腰丛撕脱伤后疼痛，复杂性局部疼痛综合征，带状疱疹后遗神经痛等。

一般状况较差，存在严重的呼吸、循环功能障碍以及有肝、肾或凝血功能障碍而不能耐受手术者，手术部位或其附近存在感染灶、血管畸形或其他性质难以明确的病变，疼痛范围、性质和程度等经常变化不定者等属于禁忌，急性疼痛不首选脊髓电刺激镇痛。

注意事项 经颅磁刺激和经颅直接电刺激目前多由康复医学科医师操作，因为属于无创性脑科学技术。而深部脑电刺激为有创性脑科学技术，则应由神经外科进行手术和参数调整。

（杨远滨）

ròudúdúsù zhùshè jìshù
肉毒毒素注射技术 （botulinum toxin injection） 肌内注射肉毒毒素以解除肌肉痉挛的技术。肉毒毒素是厌氧肉毒梭菌产生的一种细菌外毒素，是已知最毒的微生物毒素之一。它能阻断运动神经的信息传递，而感觉神经的信息传递不受损害。因肉毒毒素注射

不良反应小，疗效明显，逐渐有取代口服肌松类药物的趋势。根据肉毒毒素抗原的不同，可分为A、B、C、D、E、F、G7 型。因A 型肉毒毒素容易结晶极为稳定，故对其结构和机制的研究已较为清楚，临床应用最多。

理论基础 肉毒杆菌神经毒素是神经毒素相关蛋白分离出的30~150kD 单链蛋白，其组合成一个双链结构（包括重链和轻链），由二硫键连接。当其被注入肌肉内时，重链吸附胆碱能神经终端，它在运动神经终板处通过受体介导的内吞作用进入细胞并形成包囊，轻链再通过包囊膜进入胞质。该过程中，二硫键断裂。肉毒毒素 A 的轻链裂解突触体相关蛋白（synaptosomal associated protein with a molecular mass of 25kD, SNAP-25），肉毒毒素 B 裂解囊泡相关膜蛋白（vesicle-associated membrane protein, VAMP）。两种机制都可通过影响可溶性 N-乙基马来酰亚胺敏感因子附着受体（soluable N-ethyl-maleimide sensitive factor attachment receptor, SNARE），分裂 SNARE 蛋白，干扰乙酰胆碱囊泡与终板膜的结合，阻止乙酰胆碱释放。神经肌肉阻断导致肌纤维化学性失神经支配，从而使肌肉失去收缩能力。梭内肌可同样失去收缩能力，导致肌梭传入放电减少和反射活动下降。不同型（A~G）肉毒毒素，通过损害 SNARE 蛋白的不同结构而发生阻断作用。

治疗方法 肉毒毒素 A 和 B 目前在临床上广泛使用。肉毒毒素 A 阻断神经肌肉接头处后，运动神经轴突在几天之内开始发芽并在随后的 5~10 周内形成新的突触联系。之后，主干轴突逐渐恢复与肌肉的联系，芽生轴突开

始退化，作用减少。肉毒毒素 A 的临床效果一般持续 2~4 个月。

剂量 目前只有 3 种肉毒毒素制剂，分别由英国、美国及中国生产。它们的推荐剂量分别是20~25U/kg、8~10U/kg 及 3~5U/kg。其中中国生产的注射用 A 型肉毒毒素最大剂量不超过200U，浓度一般为 100U/5ml。

注射方法 注射部位依瘫痪类型、瘫痪严重程度及个体差异等决定。目前主张多点注射。靶肌的准确定位非常重要：将肉毒毒素注射在运动终板分布密度高的部位无疑是最理想的；在带探针的肌电图或局部肌肉超声图引导下进行注射可准确定位，但前者其费用较高、操作麻烦、痛苦较大，不易推广。下肢大块、浅表的肌肉（如内收肌、腓肠肌等）容易触摸，可徒手操作，经验丰富的康复医师一般不必用肌电图或肌肉超声图定位。肉毒毒素治疗效果与药物剂量呈正相关。然而，药物剂量过大将会使肌无力更加明显。因此，应改根据患者体重、肌肉大小、部位和痉挛程度等以个体化方式进行治疗。肉毒毒素的类型、浓度、体积可影响其扩散而导致不同的治疗效果。

适应证和禁忌证 主要如下。

适应证 肉毒毒素 A 被美国食品和药物管理局（food and drug administration, FDA）批准用于治疗斜视、眼睑痉挛、原发性腋下多汗症。肉毒毒素 B 可用于颈部肌张力障碍治疗。肉毒毒素 A-B 还可用于面部肌张力障碍（如痉挛性发音困难）、痉挛的治疗。

禁忌证 肉毒毒素注射可能影响或加重神经肌肉接头异常，诱发肌无力，如患者合并重症肌无力、运动神经元病、兰伯特-伊顿（Lambert-Eaton）综合征等神

经肌肉疾病应禁用。氨基糖苷类抗生素、奎宁、吗啡等药物具有损害神经肌肉接头的作用，不能与肉毒毒素同时应用。肉毒毒素A属热敏性毒素，凡有发热或患急性传染性疾病者应暂缓应用。另外，凝血性疾病或同时接受抗凝治疗者（肉毒毒素A结晶中含有血凝素）、孕妇、乳母应慎用。

注意事项 免疫原性肉毒毒素的本质为蛋白质，具有免疫原性，而且在冻干过程中会有不同程度的毒性损失，使部分肉毒毒素变为类毒素，故反复使用，特别是大剂量、短间隔注射，容易引起抗体产生，诱发免疫抵抗。一般认为，注射间隔以3~6个月效果较好。

（杨远滨）

jíbìng kāngfù

疾病康复（diseases rehabilitation） 在患者进入医疗机构时，虽然可能涉及多种功能障碍，但仍以疾病或损伤的分类而收住院，在相应临床科室给予治疗。例如脑卒中（脑出血、脑梗死、脑栓塞等）收住神经内科，各种截肢、骨折-脱位收住临床骨科等。不同的疾病或损伤所涉及的功能障碍有较大的区别，即使在专业的康复医院中，也常按疾病或损伤设置不同"病区"。这样，从临床的角度看，实施"四位一体"的临床综合性处理，是比较理想的方式，因为康复处理能够早期介入临床工作，通过二级预防和早期康复处理可获得更好的功能后果，而不是形成了严重的"残疾状态"后再进行康复处理。

（王茂斌）

xīnlǐ kāngfù

心理康复（psychological rehabilitation） 应用心理学理论和方法对患者实施的康复治疗。心理康复以医患关系为桥梁，通过心理治疗师的语言、表情、姿势、态度和人格特点，影响或改善患者的认知、情感与行为，消除或缓解患者的心理问题，促进患者人格向着健康、协调的方向发展。

心理康复是心理学的一个特殊领域，它主要研究残疾人和慢性疾病患者的心理知识与康复技巧，以改善他们的身心健康，提高日常生活及社会参与能力。临床心理康复治疗中，治疗人员针对患者的不同心理问题，采用不同的治疗方法和技术，这种治疗方法和技术的顺利实施，必须建立在良好的医患关系基础之上。这种医患关系对治疗的成败具有决定性的作用。心理康复治疗需要有三个条件才能取得良好的效果，即：患者自愿配合的程度、充分的环境支持以及较小的心理阻抗。

作用机制 主要如下。

心理治疗的作用机制 ①基本机制：各种心理治疗均可协助患者改善原有的心理障碍。这种治疗机制包括心理治疗师对患者所表示的关心，患者对心理治疗师的信任，心理治疗师帮助患者培养对"治愈"的期待等。②特殊机制：心理治疗师使用心理治疗原理，选择执行某种治疗策略技巧，以期产生治疗作用。根据治疗模式的不同，各种治疗方式有其特殊的"治愈机制"。如采用精神分析疗法，对患者潜意识中的压抑进行调节；采用认知疗法，改变患者对疾病的认知方式和认知角度。

心理功能恢复的作用机制 残疾人由于某些功能的丧失或减退，加之来自其个人、家庭、社会和生活中的种种不利因素，大多会产生心理压力或负面情绪。

通过心理康复处理，多数患者会树立"有残疾并非等于人生不幸"的积极观点，从而可以面对现实，积极参与到正常的社会生活中。现代医学强调"生物-心理-社会"模式，它完全不同于既往单纯的生物医学模式。其中，心理康复占有重要地位。没有良好的心理康复，即使单纯的"生理性康复"有效，也不可能最大程度地提高患者的生活质量。

治疗方法 主要如下。

分析性心理治疗 以精神分析为理论基础，探讨患者的深层次心理，了解患者潜意识的动机、欲望和精神动态，协助患者增进对自己心理的了解，进一步改善患者适应困难，提高面对和接受现实的能力。这种治疗方式一般不用于患者住院早期，大多用于患者康复的中后期。针对具有一定文化知识，对心理治疗有相当接受能力，对自己的心理问题有一定自知力，有强烈求治动机，治疗中能与心理治疗师发生"心理互动"的患者。这种治疗大多需要多次进行，常可延续到患者回归社会之后，对提高患者生活质量可有相当的帮助。

认知性心理治疗 又称认知治疗。主要利用情绪或行为反应均与认知有连带关系这一原理进行治疗。通过对患者认知上的纠正或更正，改善患者的情绪与行为，治疗的重点是对患者认知的修正。这种疗法不适用于情绪不稳定，如急躁易怒的脑卒中患者。

支持性心理治疗 主要运用心理治疗师与患者之间的良好关系，以心理治疗师的权威、知识与关心来支持患者发挥其潜能，从而提高患者处理其心理问题的能力，渡过心理应激或危机，避免向严重方向发展。支持性心理

治疗多用于急性期患者的康复过程之中。患者（特别是有残疾的患者）在各种康复治疗中经常心理波动较大，容易影响其对康复治疗的依从性和主动性。该疗法对这种心理的疏导有效。

行为性心理治疗 其原理为学习理论，认为任何行为均由学习而来，行为是可以操作和培养的。这种疗法对纠正患者诸多病后的不适行为有不可替代的作用。患者的行为改变将对其心理问题产生治疗效果。该疗法建议从患者入院就开始应用，有利于缓解患者的住院情绪障碍。

人际性心理治疗 包括团体治疗、家庭治疗和婚姻治疗等。如对脑卒中患者进行团体性心理治疗，可以使其在患有相同疾病的群体中得到心理支持。家庭治疗可以帮助患者增加或完善家庭支持系统，从而减少患者因患病后缺乏家庭支持出现继发心因性心理问题。婚姻治疗是针对有婚姻问题并对康复有严重影响的患者所选择的一种方法。

适应证和禁忌证 适用于伴有心理功能障碍、情绪情感障碍，伴有神经症特质的焦虑症、（老年）抑郁症、癔症、神经衰弱、抑郁性神经症，以及其他心因性心理障碍、行为障碍，家庭关系问题、人际关系问题、意志薄弱、性格不健全等的患者。禁用于不配合、有明显交流或学习障碍的患者。

注意事项 应当由具有专业资格的心理治疗师进行专科性处理。所有康复医疗的从业人员、家属和照顾者及相关的社会关系（上级领导、同事、亲戚、朋友、志愿者等），最好能了解或具备相应的心理康复知识。

（杨远滨）

nǎocùzhòng kāngfù

脑卒中康复（rehabilitation of stroke） 脑卒中是不同病因导致脑血管循环障碍（痉挛、闭塞或破裂）引起的起病急促且症状持续超过24小时（或死亡）、以局灶性神经功能缺损为特点的临床综合征。又称脑血管意外，俗称脑中风。高血压、高脂血症、心脏病、糖尿病、吸烟、过度饮酒等是脑卒中的重要危险因素，也与同型半胱氨酸血症、年龄、性别、家族史、地理环境、过度疲劳、情绪紧张等因素有关。按脑卒中病理机制和过程可分为两大类。①出血性脑卒中：包括脑出血和蛛网膜下腔出血，约占总发病率的20%。②缺血性脑卒中：亦称脑梗死，包括短暂脑缺血发作、脑血栓形成和脑栓塞，约占总发病率的80%。大脑不同部位血管出血（或梗死）造成的功能障碍各异，康复处理亦有所差别，因此要了解脑的动脉血管分布，为脑卒中功能评定和康复治疗提供理论基础。

原来建立在中枢神经的神经生理学-神经发育学理论基础上的脑卒中康复方法，已经流行了数十年，如布朗斯特鲁方法、包巴斯方法、多重感觉刺激技术、本体感觉神经肌肉促进技术等，形成了一系列的有关偏瘫的康复训练方法。并且将"一对一"的接触性康复处理逐渐转化为非接触性、综合主动性的康复训练，取得了较好的康复效果，打破了脑卒中后不能恢复的"宿命论"观点，并得到循证医学的支持。这些技术为现代脑卒中康复处理开辟出一条宽阔的道路。

近20年来发展了许多康复治疗的新技术和新方法，如建立在脑的可塑性-大脑功能重组理论基础上的偏瘫康复的运动再学习方法、强迫性训练、功能性电刺激、部分减重步行、主动性操作性肌电生物反馈疗法、虚拟-现实系统、运动想象疗法、经颅磁刺激和经颅直接电刺激等。一些建立在临床药理学基础上的方法，如口服巴氯芬、替扎尼定、丹曲林等，使用巴氯芬泵以及进行肉毒毒素注射，应用运动兴奋剂右旋安非他命等，得到了广泛的发展和循证医学的青睐。一些替代医学（如康复机器人、康复辅具-工程技术等和再生医学等）也得到了快速发展。

临床常用康复治疗如下。①强迫性运动训练：应用于偏瘫患者，其限制非受累侧肢体的活动，强制性使用瘫痪侧肢体，克服习得性失用，从而改善偏瘫侧的肢体功能。很多国家的"脑卒中康复指南"都将其列为有循证医学证据。且双侧训练可取得更好效果。②虚拟-现实系统、运动空间想象疗法：运动活动在内心反复地模拟、排练，而不伴有明显的身体运动的治疗方法。③经颅磁刺激：1985年由巴克（Barker）及其助手首先创立，通过头皮刺激大脑皮质运动区、脊髓神经根或周围神经，在相应的肌肉上记录复合肌肉动作电位。该技术因具有无创、无痛、操作简便及安全可靠等优点以及功能方面的独特性，对于脑卒中后抑郁及神经功能缺损有一定治疗作用。此外，还有经颅直接电刺激，但它们对脑代谢、脑血流量的影响、脑组织的病理生理改变及安全性仍需大量的动物实验进行研究。

国际上正在大力推进创新神经技术脑研究计划。这对于推动深入研究和治疗与大脑有关的疾病将会产生重大的影响，也必将极大地促进脑卒中康复技术和手段的发展。

（黄东锋）

nǎocùzhòng gōngnéng zhàng'ài

脑卒中功能障碍 （dysfunction of stroke）

脑卒中患者由于病变性质、部位和严重程度等的不同，可能单独发生某一种（或同时发生几种）功能障碍。其中以运动和感觉功能障碍、言语功能障碍等最为常见，简述如下。

原发性功能障碍 主要有以下几种。

运动功能障碍 是最常见的功能障碍之一，约占脑卒中患者的 80% 以上。多表现为一侧肢体瘫痪，伴有一侧中枢性面瘫，即偏瘫。脑卒中偏瘫患者运动功能的恢复，一般经过弛缓期、痉挛期和恢复期 3 个阶段（见偏瘫康复）。

平衡-协调-共济障碍 是指身体发生平衡障碍、四肢动作不协调和共济失调。患者常见的平衡-协调-共济障碍有大脑或小脑性的。肢体或躯干的这种失调在小脑损害的患者较为常见。常为小脑与大脑基底核异常、反射异常、本体感觉丧失、运动无力、肌张力过高、视野缺损等所致。

感觉功能障碍 偏瘫侧半身感觉常受损但很少缺失。脑卒中患者既有不同程度和不同类型的感觉障碍，主要表现为痛觉、温度觉、触觉、本体觉和视觉的减退或丧失；也可有显著的本体感觉障碍。感觉障碍的类型和范围与血管损害的部位和范围有关，局限性的感觉障碍常提示皮质受累；弥漫至整个一侧的感觉障碍则包括丘脑及邻近结构的大脑深部损害；交叉性感觉障碍则为典型的脑干受损表现。

认知功能障碍 主要包括意识障碍、智力障碍、记忆力障碍、注意力障碍、执行力障碍、失认症和失用症等高级神经功能障碍。

精神-情感-情绪功能障碍 如精神抑郁、焦虑、强哭-强笑、精神异常等。

言语功能障碍 发生率高达 40%～50%。包括失语症和构音障碍。失语症是大脑的优势半球（通常为左半球）言语区损伤所致，表现为听、说、读、写的功能障碍。构音障碍是脑损害引起发音器官的肌力减退、协调不良或肌张力改变而导致语音形成的障碍。

吞咽功能障碍 有 29%～60% 的脑卒中患者伴有吞咽功能障碍。多为延髓（如第 9 和第 10 对脑神经核团）损害（延髓麻痹）或双侧大脑基底核损害（假性延髓麻痹）所致。临床表现为进食呛咳、摄食困难、哽咽、喘鸣、食物通过咽喉部受阻而由鼻腔反流，可有口臭、流涎、声音嘶哑、吸入性肺炎、营养不良、脱水和面部表情肌不对称等症状和体征。部分患者可能需要通过鼻饲管或胃造瘘管进食。

排泄功能障碍 二便潴留或失禁等。

心-肺功能障碍 特别是有心肌缺血或心房纤颤的患者，其心肺功能容量明显下降。

其他 如自主性功能障碍、性功能障碍等。

继发性功能障碍 主要有以下几种。

心理功能障碍 是指人的内心、思想、精神和感情等心理活动发生障碍。脑卒中患者常产生变态心理反应，一般要经历震惊、否定、抑郁反应、对抗独立、适应等几个阶段。

下肢深静脉血栓形成 主要症状包括小腿疼痛或触痛、肿胀和变色。约 50% 的患者可无典型的临床症状，可通过静脉超声检查或者其他一些无创性技术进行诊断。

骨质疏松 脑卒中患者继发性骨质疏松是影响其运动功能恢复和日常生活活动能力的一个重要因素。

中枢性疼痛 丘脑腹后外侧核受损的患者，最初可表现为对侧半身感觉丧失，数周或数月后感觉丧失可能被一种严重的烧灼样疼痛代替，称为丘脑综合征。疼痛可因刺激或触摸患侧肢体而加重。疼痛常使患者功能降低，注意力难以集中，发生抑郁并影响康复疗效。

肩部功能障碍 多为肩痛、半脱位和复杂性区域疼痛综合征（肩手综合征）所致。①肩关节疼痛：多在发生脑卒中很长时间后出现，发生率约为 72%，疼痛非常剧烈，拒绝接触患肢，完全回避治疗，成为治疗中的主要障碍。肩痛的原因很多，一般认为与肩关节半脱位、复杂性区域疼痛综合征、不恰当地活动患肩造成局部损伤和炎症反应，以及痉挛所致肩关节正常活动机制被破坏等有关。②肩关节半脱位：在偏瘫患者很常见，其发生率在患侧上肢弛缓性麻痹时为 60%～80%。③复杂性区域疼痛综合征：常见于脑卒中发病后 1～3 个月，表现为肩部疼痛、手部肿胀、皮温上升、关节畸形。真正的病因尚不清楚，可能与反射性交感神经营养不良有关，也可能与机械作用致静脉回流障碍有关。

关节挛缩 运动丧失与制动导致关节活动度降低，进而发生挛缩与变形，相关组织弹性消失从而导致关节活动障碍。当挛缩进行性发展时，运动会加重关节疼痛，并出现水肿与疼痛，最终进一步限制运动。在上肢，活动受限常见于肩部，包括肘、腕、指屈肌和前臂旋前肌的挛缩；在下肢则以小腿三头肌和跖屈肌挛缩为常见。

压疮　长期卧床且较少翻身变换体位，使患者的骨突出部位（如尾骨、大转子等处）出现压疮（褥疮）。因体质虚弱、活动不足，加之尿液和粪便污染，创面极易扩大、加深，很难愈合。

面神经功能障碍　主要表现为口角歪斜及鼻唇沟变浅等眼裂以下表情肌的运动障碍，可影响发音和饮食。

失用综合征　长期卧床，活动量明显不足，可引起肌肉萎缩、压疮、肺感染、尿路感染、直立性低血压、心肺功能下降、异位骨化等失用综合征。

误用综合征　病后治疗或护理方法不当可引起关节肌肉损伤、骨折、肩髋疼痛、痉挛加重、异常痉挛模式和异常步态、尖足内翻等。

日常生活活动能力障碍和社会参与能力障碍　日常生活活动是指一个人为独立生活必须每天反复进行、最基本、一系列的身体动作或活动，即衣、食、住、行、个人卫生等的基本动作和技巧。脑卒中患者由于运动、感觉、认知等多种功能障碍并存，多数会发生严重的日常生活活动能力障碍，社会参与能力降低，生活质量低下。

（黄东锋）

nǎocùzhòng huīfù lǐlùn jīchǔ

脑卒中恢复理论基础（theoretical basis of stroke recovery）

过去认为神经元（神经细胞）不能再生，故其破坏-凋（死）亡之后，神经的功能障碍是不可能恢复的。因此，长期以来有关脑卒中的治疗处于一种无所作为的状态。从20世纪后期开始，人们发现经过适当、正确的康复性训练，大部分丧失功能的患者仍可在相当程度得到恢复，如80%偏瘫患者可有不同程度的站立和行走能力，部分失语的患者也可以得到一定程度的语言-交流能力等，从而大大提高了脑卒中患者的生存质量。这在一定程度上得益于神经康复学的理论和技术的发展（见脑的可塑性-大脑功能重组理论）。

（黄东峰）

zhōngshūshénjīng de shénjīng shēnglǐxué-shénjīng fāyùxué lǐlùn

中枢神经的神经生理学-神经发育学理论（neurophysiology and neural development theory of central nervous）　脑卒中引起的运动功能障碍以偏瘫为主，主要表现为上运动神经元性瘫痪，临床表现为运动模式的改变而非单纯的肌力改变。因此，有必要了解中枢神经损伤后异常的运动模式。异常运动模式是指一侧椎体束以上部位的中枢损伤后，引起对侧上肢和下肢瘫痪的同时，伴随出现的一些异常的运动形式。

常见的异常运动模式　有以下几种。

联合反应　指用力收缩身体某一部分肌肉时，可以诱发其他部位的肌肉收缩。特点：按照固定模式出现。如上肢几乎是左右对称的，称对称性联合反应；下肢屈曲时大多是相反的，称相反性联合反应；上肢和下肢之间存在联合反应，称同侧联合反应。

共同运动　又称协同运动或联带运动。是指偏瘫侧做某项活动时，引发一种近似定型的、多个肌群以相同反应强度（失去交互抑制）共同参与的非正常随意运动。特点：运动的发生是随意的，但运动的固定模式是不随意的。因此也称为"原始的或异常的"共同运动。即在进行任何活动时，均不能随意地有选择地控制所需的肌群。共同运动依所参与的肌群反应程度，分为屈肌共同运动和伸肌共同运动。共同运动的本质是当高位中枢神经损伤后，失去了对脊髓的调控，出现了脊髓水平控制下的原始运动，故也见于刚出生的婴儿。

反射异常　当脑部损伤后，高级与低级中枢之间的相互调节、制约功能受到破坏，损伤平面以下的各级中枢失去了上一级中枢的控制，使正常的反射活动丧失。特点：原始的、异常的反射活动被释放，引起反射性肌张力异常，表现为平衡反射、调整反射能力减弱，一些原始的脊髓反射和脑干调控的姿势反射却明显亢进，造成肢体协调、控制、平衡功能异常。

肌张力异常　偏瘫患者出现肌纤维持续异常收缩，即肌痉挛。主要表现为上肢屈肌痉挛模式和下肢抗重力肌痉挛模式。特点：这种痉挛模式使患者发生异常的运动姿势。上肢呈挎篮状，即肩下沉后缩、臂内旋、屈肘、腕掌屈、指屈曲；下肢僵硬如柱，行走时呈划圈步态，即患侧骨盆上抬、下肢外旋、髋膝关节伸直、足内翻、趾跖屈。

运动协调控制异常　因高位中枢对低位中枢的调控受损，低位中枢的各种反射释放并亢进，使肌张力过度增高，主缩肌与拮抗肌的交互抑制障碍，致使各肌群之间相互协调控制失调。特点：正常的精细、协调、分离动作被粗大的共同运动模式或痉挛模式所取代，尽管偏瘫侧肢体有随意运动，但却不能随意地予以控制，更难做精细的分离动作。

偏瘫恢复的过程 1956年，布朗斯特鲁（Brunnstrom）以偏瘫恢复六阶段理论为基础，设计了布朗斯特鲁六级评定法（见脑卒中功能评定）。

这些神经生理学和神经发育学理论成为20世纪末神经康复方法的指导性理论，如包巴斯方法、布朗斯特鲁方法、鲁德方法、本体感觉神经肌肉促进法等，大多以这些理论为指导。

（黄东峰）

nǎo de kěsùxìng-dànǎo gōngnéng chóngzǔ lǐlùn

脑的可塑性–大脑功能重组理论（brain plasticity-brain functional reorganization）

大脑结构和功能具有修饰和重组能力的基础理论。有以下几种。

中枢神经损伤的可修复性 大脑损伤后早期，随着水肿出血的逐步吸收，脑缺血半暗区损伤的神经元修复好转，受损的神经功能也会迅速好转。

中枢神经系统的可塑性 中枢神经的再生问题，一直是神经科学界和医学界致力探索，至今尚未找到解决办法的重大课题。中枢神经元损伤变性后，尚未发现通过细胞分裂的形式产生新的神经元。中枢神经系统是机体的重要调整体系，其自身的结构和功能具有随着内外环境变化不断进行修饰和重组的能力，称为中枢神经系统的可塑性。如脑血管病意外后出现偏瘫，经过康复训练，偏瘫症状得到改善甚至消失。脑损伤后功能恢复和代偿的机制，是脑可塑性的一个典型表现。可从神经解剖学、生理学、分子生物学的角度，了解这种机制和影响可塑性的因素（图）。近来发现，脑损伤后立即会"动员出"脑内存在的内源性神经干细胞，完成增殖与迁移去补充部分损伤的神经元。

机制 脑损伤后功能的修复涉及相关脑区域或神经核团，神经元内结构和突触水平的改变。"功能修复"主要表现为神经功能的"替代"和"重获"。①"替代"：是指神经系统利用剩余的或其他的感觉传入/运动模式替换已

损坏的部分神经结构，从而使功能得到恢复。②"重获"：是指通过启用解剖学上多余的神经结构，再次获得已丧失的神经功能。

神经发芽 包括再生发芽和侧支发芽。①再生发芽：是消失的神经突触本身，出现真正的再生或形成，在中枢神经系统中较少见。②侧支发芽：主要是从未受损伤的神经元树突（或轴突）中向受损伤的神经元生长新芽，构成了中枢性损伤功能恢复的形态学变化，反映了功能代偿或再建的解剖学基础。发芽的类型可有三种。旁侧发芽：在神经纤维上生成新的轴索支，其末端与另外的神经元（或鞘组织）形成新的突触。终端发芽：现存突触的终末端某部分膨出，又形成新的突触。突触性发芽：仅出现突触终末的接触面扩大，突触的接触点增多。

突触的可塑性 建立在分子水平可塑性的基础上，涉及神经末梢去极化、突触的运动频率、突触前膜内 Ca^{2+} 浓度以及外在因素的调节等。突触可塑性包括两种类型：突触后结构上的突触接触位点数量的改变、已有突触的

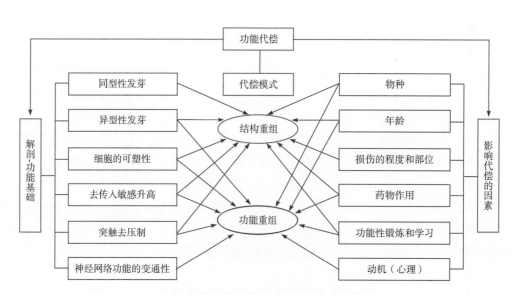

图 中枢神经系统可塑性的代偿机制和影响因素

功能活性变化。后者在电生理学上表现为长时程增强（long-term potentiation，LTP）和长时程压抑（long-term depression，LTD）现象、失神经过敏（denervated supersensitivity，DS）以及部分"沉默"的突触再次出现功能活跃。①长时程增强：是指中枢神经受到一定条件刺激后，可引发兴奋性突触后电位（excitatory postsynaptic potential，EPSP）叠加，幅度增大，保持长时间的兴奋状态现象。它可保持十余小时，甚至数天。当突触后膜上的 N-甲基-D-天冬氨酸（N-methyl-D-aspartic acid，NMDA）通道受刺激或与神经递质结合时，平时阻挡 Ca^{2+} 内流的 Mg^{2+} 让位，Ca^{2+} 内流的浓度增加，导致 LTP。LTP 在正常生理状况下，与学习、记忆相关。动物训练发现：动作技能获得程度与 LTP 呈正相关，影响 LTP 的因素也影响运动的学习和记忆。②长时程压抑：是指突触传递效率（兴奋性）的长时间降低。这种现象存在于脑的许多部位，最早是在小脑内发现的。小脑浦肯野细胞接受的两种兴奋性突触，分别来自苔藓纤维和攀缘纤维。如果二者同时重复受到刺激，则可在平行纤维与浦肯野细胞间的突触上，观测到浦肯野细胞放电率下降或 EPSP 降低，可长达1小时。目前认为 LTD 产生，与 Ca^{2+} 内流导致谷氨酸的谷氨酸使君子酸性受体失敏有关。低频电刺激可使突触后膜的 NMDA 通道受到抑制，Ca^{2+} 内流减少，形成 LTD。一般认为小脑突触的 LTD 效应关系到精细运动的学习和记忆。③失神经过敏：这一现象首先在周围神经系统的神经肌肉接头中发现，后来在脑内也有发现。失去神经支配的肌肉兴奋性异常增

高，或失去传入神经结构后，突触后膜对特定的神经递质反应敏感性增强，都可使细胞膜上的受体增多。它可保持失去神经支配的组织器官的兴奋性，减少变性。与将来重新接受新的前神经纤维的支配，形成新的突触有关。④"沉默"突触变活：在海马区内，神经元之间的连接突触有两类。第一类突触表达有 NMDA 和氨基甲基膦酸（aminomethyl phosphonic acid，AMPA）受体，具有正常的信息处理功能；另一类只表达有 NMDA 受体，在正常的信息处理中没有活性，故称为"沉默"突触。但是，高频刺激（模仿学习过程）突触前神经元释放的谷氨酸，能打开与 NMDA 相关的 Ca^{2+} 通道，使 Ca^{2+} 得以进入突触后神经元。进入的 Ca^{2+} 能激活一种钙调蛋白激酶，以产生磷酸化反应，从而引起一连串的生物化学调控，导致贮藏在细胞内的 AMPA 受体进入或表达在"沉默"突触，使其转变成具有正常信号传递与处理功能的突触。这样，两个神经元之间的关联得到加强而表现为 LTP。

神经网络功能的变通性　指神经系统利用新的功能模式替代已经损失的神经功能，使整个运作程序仍处于有效的状态。包括潜在通路的启用、古旧脑的代偿、对侧或同侧周边的代偿、不同感觉神经之间的功能替代等。①潜在通路的启用：中枢神经系统中每个神经元通过突触与其他众多神经细胞连接起来，但平时多数连接通路处于被抑制或"休眠状态"。当主要神经通路受损后，信息传达网络在数小时内出现抑制状态，感觉传入被阻断，大脑感觉区的抑制性神经递质如 γ-氨基丁酸（gamma-aminobutyric acid，

GABA）出现一过性减少，之后旁侧神经通路被激活启用，发挥主通路作用。②古旧脑的代偿：哺乳动物脑的最外侧皮质为新脑，当其损伤时脑的功能发生丧失或降低，由脑内层的古旧脑部分承担起新脑的功能，但大多只能学会执行粗糙运动，仍缺乏进行精细动作的能力。解剖学专家柏树令教授（《中华医学百科全书·人体解剖学》主编）认为："古旧脑"是来自脑发育过程中尚待推敲的"复合概念"。③对侧或同侧周边代偿：大脑双侧半球对应部位的功能具有相互代偿的能力。如：皮质某部位兴奋一定时间后，对侧相应部位的核糖核酸合成明显增加。猴进行整个大脑半球的切除术后，运动功能能够大部分恢复，证实其每侧大脑半球均有双侧传出、维持身体两侧的功能。说明双侧大脑半球相应部位之间存在着联系，有利于损伤后运动功能的重组和支配，如语言功能的互相转移、运动能力的互相替代等。上述同侧半球内代偿和对侧半球间代偿应是同时存在的，并非相互排斥，只不过是哪一方处于优势位。一侧皮质病灶大时，同侧残存皮质代偿作用减弱，而对侧性代偿作用增强，显然病变程度可能影响功能恢复途径的选择。近年来，用现代功能神经影像学方法、大脑神经电生理方法、分子神经生物学方法等无创性现代大脑神经研究的技术，可以很好地证实双侧大脑半球相互代偿的能力。④感觉神经之间的功能替代：利用脑皮质内不相干的神经区域替代丧失的功能，使未受损区域输出的突触效应被调整。如盲人利用触觉代替视觉做空间定位。

体内生物因子作用　生物体

内存在促进神经生长和抑制神经生长的类生物因子，这两类物质对神经生长的作用截然不同，对神经系统产生综合性效应。①促进神经生长的因子：具有保护、促进神经正常生长发育作用的生物因子。包括以下几种。神经生长因子在神经元靶组织产生，被神经元轴突末梢摄入，逆行运输到胞体，维持神经元的存活，对损伤后的轴突有促进生长作用；胶质细胞源性生长因子对脊髓损伤的恢复具有重要作用，它从胶质细胞系分离出来，可以在运动神经损伤时保护神经元的存活；神经营养因子、睫状神经节神经营养因子、神经营养因子-3；也具有一定的类似保护神经元存活、防止神经细胞凋亡的作用。但是生长和再生的涵义不同，迄今仍未发现确实有效的直接帮助中枢神经再生的因子。人们已经开发出许多生物制剂，但其在临床治疗中枢神经损伤方面的作用还有待进一步证实。②抑制神经生长的因子：成年动物中枢神经的轴突只能在周围神经移植物中再生，提示中枢神经系统的内环境中可能含有某种抑制轴突再生能力的物质。

主要影响因素　对于中枢神经可塑性的影响作用，主要表现在脑损伤的功能修复程度、速度和最后的质量上。

损伤的性质　神经组织受损的数量（单发或多发）、部位、起因（创伤和疾病）、进展速度（快/慢）等，是决定机体预后的重大因素。如脑手术时，脑组织切除区域越大、功能恢复越差，大面积脑梗死的患者亦如此。重复损伤比一次性伤害更难恢复，可能原因是一个多次不固定的错误信息既难以被中枢神经系统准确调节，也不利于相应代偿机制的形成。临床早已发现：损伤大不一定引起重度功能障碍，因其与损伤部位有关（内囊后肢的损害对于偏瘫来说最为重要）。

可塑性临界期　在脑损伤后功能的修复过程中，功能训练和药物治疗存在一个"时间窗"的问题。损伤的早期是代偿的"敏感期"，学习训练的效果明显。另外，长期卧床制动、对高张力肌肉缺乏抑制、采用不正确的动作模式训练或缺少正确的对策（如长期放置不管、单纯依赖药物或期待自然恢复、畏惧运动而静养等）都会延误脑的最佳可塑期，导致异常运动定型。一般认为脑卒中发病 1 个月内为脑损伤的恢复期，其中也出现神经的可塑性变化；发病 1 个月后为脑功能重塑期，该期可塑性变化尤为显著，但其中也有损伤恢复。

大脑重组理论　大脑是由约 10^{12} 个神经元和约 10^{14} 个突触形成的一个极其复杂的"网络系统"。在发育过程中，不同的脑区承担不同的任务，即执行不同的功能。当某个局部脑区病损后，可能会造成局灶性中枢神经元被破坏甚至凋（死）亡，而凋亡的神经元基本不能再生，因此希望通过少量神经干细胞的再生来弥补较大的"集团性凋亡"所造成的功能障碍是不可能的。但是，通过适当的手段，大脑原来丧失的功能可以得到适当的代偿或补偿。大脑可以通过神经元的重新组合与"赋能"而使局灶性的功能局部、甚至全部恢复。这就是大脑功能重组的理论，已经得到循证医学的证实。

再学习及训练的作用　脑损伤后功能的修复是中枢神经系统的再学习、再适应的过程。如运动训练作为一种外界刺激，可向损伤的中枢神经系统定向提供具体的修正方案和相关信息，各种信息经过相关中枢的重组，形成一个新的行为模式。无论是感觉替代，还是神经网络功能的变通，都要经过"实践"来学习和建立。例如，将两组猴的大脑损伤后，次日一组开始积极的关节活动和移动训练，它们很快改善了运动功能；另一组猴仅饲养放置并不训练，它们多数死于肌肉挛缩和压疮。在神经出芽和潜在通路启用的神经网络重组活跃期，给予大量的位置觉和运动觉刺激（称多重感觉刺激），如让患者注视患肢、主动感知运动，体会运动中的差异变化，有助于正确模式的建立。有时可用语言提示或矫正动作，增强记忆。

突触的效率　取决于使用的频率，运用得越多，突触效率越高，所以反复训练、学习才能形成突触记忆，或使具有某种功能的神经网络结构承担新的功能。脑血管病的恢复期（发病 3 个月后），虽然功能恢复不如早期敏感，但中枢神经仍存在可塑性，可见反复训练十分重要。

环境及效果　良好的康复治疗环境，包括医疗、家庭及社会条件和支持氛围，有助于患者身心障碍的康复。如对坐轮椅的患者进行复杂环境、社会交往、身体活动等方面比较，发现社会交往多者恢复较好。若在复杂环境中允许身体自由活动，加之良好的社会交往，其效果更好。

心理素质　患者的乐观、勇于面对现实，具有战胜残疾、争取自立的良好心理素质，也可能产生惊人的治疗效果。

年龄　同样部位的损伤，成年人的症状重于年轻的个体，患者的年龄越小可塑性越好。如将幼猫和成年猫的胸段脊髓切断，前者在以后的发育中，其后肢仍有较好的运动协调能力；而后者行走困难。所以，越是成熟的个体，完成的"投射量"（突触的数量）越多，生长能力相对越差。

物种 在物种的进化过程中，越是低等的物种，结构的重组性越占优势，也越容易形成神经联系。

药物 临床急性中枢性神经损伤使用的药物，能改善神经的营养状态，减少其变性，具有保护脑细胞的作用。前述各种营养因子生物制剂的应用，也能促进神经的生长，有利于受损神经纤维的修复。体外各种实验研究证据显示，外源性注入单唾液酸神经节苷脂-1可以促进生物实验中的神经元生长和发育，但外源性注入单唾液酸神经节苷脂-1对人体损伤的中枢神经系统组织的促进恢复作用还有待证实。

物理因子 某些物理因子可能具有加速轴突生长的作用。例如30~100mV/mm梯度的恒定磁场可能促进周围神经再生，经颅体外磁刺激可能促进中枢神经恢复。

神经移植和基因治疗 1个世纪之前人们已开始了脑组织的移植研究，但是移植的神经组织是否发挥其原有的功能及长期存活的问题仍未解决。近年来，脑组织中神经干细胞移植的研究倍受重视，它有可能影响神经系统的可塑性，但尚未到临床应用阶段。如将酪氨酸羟化酶目的基因的重组病毒移植到帕金森病鼠的脑中，发现可使震颤缓解，提示基因治疗神经系统病变可能有较好的前景。

20世纪末至今，一些新的神经康复方法大多建立在脑的可塑性和大脑功能重组的理论基础之上。如运动再学习法、强制性运动疗法、减重步行训练、功能性电刺激疗法等，均在一定程度上得到了循证医学的支持。

（黄东锋）

nǎocùzhòng gōngnéng píngdìng

脑卒中功能评定（function assessment of stroke） 对脑卒中患者功能障碍进行的检测与评价。其常见的功能障碍见脑卒中功能障碍。在对脑卒中进行康复治疗之前、治疗期间和治疗结束时，均需进行必要的康复功能评定，即对脑卒中患者各种障碍的性质、部位、范围、程度做出准确的评定。脑卒中患者功能评定涉及患者的运动功能、日常生活活动能力、心理以及职业评定。对于老年患者，还要注意心肺功能的评定，以便为制订合适的运动处方提供依据。

原发性功能障碍评定 主要如下。

运动功能评定 与下运动神经元损伤性瘫痪引起的肌肉力量减退（或消失）不同，上运动神经元损伤性瘫痪主要是运动模式（质量）的异常。脑卒中引起的运动功能障碍，主要表现为上运动神经元性瘫痪，其主要临床表现为运动模式的改变而非肌力的改变。因此，运动功能的评估包括对姿态机制、肌张力、平衡与协调、步态分析、自动反射、共同运动模式、动态肌电图以及临床评估等，而不仅是对肌力、关节活动度等的评定。其评定重点首先在于运动模式和肌张力，其次才是对平衡与协调功能、临床步态和反射等的评估。然而，对于瘫痪与制动导致关节活动度降低、挛缩与变形、相关组织弹性消失、

肌肉失用性萎缩进而导致的关节活动受限、运动障碍及恢复期患者，也需要对其关节活动度、肌力进行评定。这样评价的结果可帮助康复治疗师选择恰当的治疗措施，制订运动处方等。因为单纯的痉挛肌的肌力训练可能会导致痉挛加重，使运动功能的恢复更加困难。

布朗斯特鲁偏瘫运动功能评定法 为以往最常用的、以运动模式为基础的脑卒中偏瘫的评定方法。1956年，布朗斯特鲁（Brunnstrom）对大量的偏瘫患者进行观察，注意到偏瘫的恢复几乎是一个定型的连续过程，提出了著名的功能恢复"六阶段理论"，即：弛缓状态（阶段Ⅰ），出现肌张力、联合运动（阶段Ⅱ），进入肌痉挛、共同运动、原始姿势反射状态（阶段Ⅲ），继而出现分离运动（阶段Ⅳ、Ⅴ），最后协调运动、运动速度大致正常（阶段Ⅵ）6个阶段。以此理论为基础设计了布朗斯特鲁六级评定法。该法简便易行，应用较广泛，但其分级较粗、欠敏感（表1）。

上田敏偏瘫运动功能评价法 在布朗斯特鲁评定法的基础上，上田敏将偏瘫运动功能评定分为12级，并进行了肢位、姿势、检查种类和检查动作的标准化判定。此法也是一种半定量的方法。

简化福格-米勒评定法 是由福格-米勒等在评定法的基础上，制定的偏瘫综合躯体功能的定量评定法。其内容包括上肢、下肢、平衡、四肢感觉功能和关节活动度的评测，科学性比较强，因而在有关科研中多采用此法。简化福格-米勒评定法的评测项目，由原来的62项减少到27项，总分由原来的226分减至100分，评测时间由原来的30分钟减少到

10分钟以内，具有省时、简便的优点（表2）。其运动积分的临床意义见表3。

注意事项：①患者应在完全清醒、安静的环境中进行评定。②康复治疗师用言语或示范，给予患者清晰简洁的指导。③评定前先指导患者用健侧完成所要求的动作。④每个动作重复做3次，给最好的一次打分。⑤在评定患者时不易化其动作，但可用言语鼓励。⑥独立评定患肢腕和手的功能。在评定时，如果需要肘部要支撑在90°。

上肢屈肌协同动作：患者坐位，让其前臂旋后，屈肘并移动前臂至患侧耳部。肩关节至少外展90°。

表1　布朗斯特鲁偏瘫运动功能六级评定

阶段	上肢	手	下肢	功能评级
1（Ⅰ）	无任何运动	无任何运动	无任何运动	Ⅰ
2（Ⅱ）	仅出现协（共）同运动模式	仅有极细微屈曲	仅有极少的随意运动	Ⅱ
3（Ⅲ）	可随意发起协（共）同运动	可做钩状抓握，但不能伸指	于坐和站立位，有髋、膝、踝协同性屈曲	Ⅲ
4（Ⅳ）	出现脱离协（共）同运动的活动：在肩0°、肘屈90°的条件下前臂可旋前旋后；肘伸直肩可屈90°；手背可触及腰骶部	能侧捏及松开拇指，手指有半随意的小范围伸展活动	坐位屈膝90°以上，可使足后滑到椅子下方，在足跟不离地的情况下能使踝背屈	Ⅳ
5（Ⅴ）	出现相对独立的分离运动活动：肘伸直时肩可外展90°；肘伸直肩前屈30°~90°时，前臂旋前和旋后；肘伸直前臂取中立位，上肢上举过头	可做球状和圆柱状抓握，手指同时伸展，但不能单独伸展	健腿站立，患腿可先屈膝后伸髋，在伸膝下做踝背屈（重心落在健腿上）	Ⅴ
6（Ⅵ）	运动协调近于正常，手指指鼻无明显辨距不良，但速度比健侧慢（<5秒）	所有抓握均能完成，但速度和准确性比健侧差	在站立位可使髋外展到超出抬起该侧骨盆所达到的范围；坐位下伸直膝可内旋与外旋下肢，能同时完成足的内外翻	Ⅵ

表2　简化福格-米勒运动功能评分法

	0分	1分	2分	月　日
Ⅰ 上肢				
坐位或仰卧位				
1. 有无反射活动				
（1）肱二头肌	不引起反射活动		能引起反射活动	
（2）肱三头肌	不引起反射活动		能引起反射活动	
2. 屈肌协同运动				
（3）肩关节上提	完全不能进行	部分完成	无停顿充分完成	
（4）肩关节后缩	完全不能进行	部分完成	无停顿充分完成	
（5）肩关节外展≥90°	完全不能进行	部分完成	无停顿充分完成	
（6）肩关节外旋	完全不能进行	部分完成	无停顿充分完成	
（7）肘关节屈曲	完全不能进行	部分完成	无停顿充分完成	
（8）前臂旋后	完全不能进行	部分完成	无停顿充分完成	
3. 伸肌协同运动				
（9）肩关节内收、内旋	完全不能进行	部分完成	无停顿充分完成	
（10）肘关节伸展	完全不能进行	部分完成	无停顿充分完成	
（11）前臂旋前	完全不能进行	部分完成	无停顿充分完成	
4. 伴有协同运动的活动				
（12）手触腰椎	没有明显活动	手仅可向后越过髂前上棘	能顺利进行	
（13）肩关节屈曲90°，肘关节伸直	开始时手臂立即外展或肘关节屈曲	在接近规定位置时，肩关节外展或肘关节屈曲	能顺利充分完成	

续　表

	0 分	1 分	2 分	月　日
（14）肩关节 0°，肘关节屈 90°，前臂旋前、旋后	不能屈肘或前臂不能旋前	肩、肘位正确，基本上能旋前、旋后	顺利完成	
5. 脱离协同运动的活动				
（15）肩关节外展 90°，肘伸直，前臂旋前	开始时肘即屈曲，前臂偏离方向，不能旋前	可部分完成此动作，或在活动时肘关节屈曲或前臂不能旋前	顺利完成	
（16）肩关节前屈举臂过头，肘伸直，前臂中立位	开始时肘关节屈曲或肩关节发生外展	肩关节屈曲中途、肘关节屈曲、肩关节外展	顺利完成	
（17）肩关节屈曲 30°~90°，肘伸直，前臂旋前旋后	前臂旋前旋后完全不能进行，或肩肘位不正确	肩肘位置正确，基本能完成旋前旋后	顺利完成	
6. 反射亢进				
（18）检查肱二头肌、肱三头肌和指屈肌三种反射	至少 2~3 个反射明显亢进	1 个反射明显亢进或至少 2 个反射活跃	活跃反射≤1 个，且无反射亢进	
7. 腕关节稳定性				
（19）肩 0°，肘关节屈 90°时，腕关节背屈	不能背屈腕关节达 15°	可完成腕关节背屈，但不能抗拒阻力	施加轻微阻力仍可保持腕关节背屈	
（20）肩 0°，肘关节屈 90°，腕屈伸	不能随意屈伸	不能在全关节范围内主动活动腕关节	能平滑地、不停顿地进行	
8. 肘关节伸直，肩前屈 30°时				
（21）腕关节背屈	不能背屈腕关节达 15°	可完成腕关节背屈，但不能抗拒阻力	施加轻微阻力仍可保持腕关节背屈	
（22）腕关节屈伸	不能随意屈伸	不能在全关节范围内主动活动腕关节	能平滑地、不停顿地进行	
（23）腕关节环形运动	不能进行	活动费力或不完全	正常完成	
9. 手指				
（24）集团屈曲（手指一起屈伸）	不能屈曲	能屈曲但不充分	能完全主动屈曲	
（25）集团伸展	不能伸展	能放松主动屈曲的手指	能完全主动伸展	
（26）钩状抓握	不能保持要求位置	握力微弱	能抵抗相当大的阻力	
（27）手指侧捏	不能进行	能用拇指捏住一张纸，但不能抵抗拉力	可牢牢捏住纸	
（28）手指对捏（拇指和示指可挟住一根铅笔）	完全不能	捏力微弱	能抵抗相当的阻力	
（29）圆柱状抓握	不能保持要求位置	不能保持要求位置	不能保持要求位置	
（30）球形抓握	不能保持要求位置	不能保持要求位置	不能保持要求位置	
10. 协调能力与速度（手指连续 5 次作指鼻试验）				
（31）震颤	明显震颤	轻度震颤	无震颤	
（32）"辨距"障碍	明显的或不规则的辨距障碍	轻度的或规则的辨距障碍	无辨距障碍	
（33）速度	较健侧长 6 秒	较健侧长 2~5 秒	两侧差别<2 秒	
Ⅱ下肢				
仰卧位				
1. 有无反射活动				
（1）跟腱反射	无反射活动		有反射活动	
（2）膝腱反射	无反射活动		有反射活动	
2. 屈肌协同运动				

续　表

	0分	1分	2分	月　日
（3）髋关节屈曲	不能进行	部分进行	充分进行	
（4）膝关节屈曲	不能进行	部分进行	充分进行	
（5）踝关节背屈	不能进行	部分进行	充分进行	
3. 伸肌协同运动				
（6）髋关节伸展	没有运动	微弱运动	几乎与对侧相同	
（7）髋关节内收	没有运动	微弱运动	几乎与对侧相同	
（8）膝关节伸展	没有运动	微弱运动	几乎与对侧相同	
（9）踝关节跖屈	没有运动	微弱运动	几乎与对侧相同	
坐位				
4. 伴有协同运动的活动				
（10）膝关节屈曲	无主动运动	膝关节能从微伸位屈曲，但屈曲<90°	屈曲>90°	
（11）踝关节背屈	不能主动背屈	主动背屈不完全	正常背屈	
站位				
5. 脱离协同运动的活动				
（12）膝关节屈曲	在髋关节伸展位时不能屈膝	髋关节 0° 时膝关节能屈曲，但<90°，或行走时髋关节屈曲	能自如运动	
（13）踝关节背屈	不能主动活动	能部分背屈	能充分背屈	
仰卧				
6. 反射亢进				
（14）查跟腱、膝和膝屈肌三种反射	2～3 个明显亢进	1 个反射亢进或至少 2 个反射活跃	活跃的反射≤1 个且无反射亢进	
7. 协调能力和速度（快速连续作 5 次跟-膝-胫试验）				
（15）震颤	明显震颤	轻度震颤	无震颤	
（16）辨距障碍	明显不规则的辨距障碍	轻度规则的辨距障碍	无辨距障碍	
（17）速度	比健侧长 6 秒	比健侧长 2～5 秒	比健侧长 2 秒	
总　分				

表 3　运动积分的临床意义

运动积分	分级	临床意义
<50 分	I	患肢严重运动障碍
50～84 分	II	患肢明显运动障碍
85～95 分	III	患肢中度运动障碍
96～99 分	IV	患肢轻度运动障碍

上肢伸肌协同动作：患者坐位，让其内收、内旋肩关节，并向健膝伸展上肢。开始姿势应是完全的屈肌协同动作。

下肢屈肌协同动作：患者仰卧位，让其充分屈髋、屈膝及背屈踝关节。

下肢伸肌协同动作：开始完全屈髋、屈膝-踝关节，让患者做肌肉抗阻训练，伸和内收下肢。

肌张力评定　采用改良阿什沃思评定法（见肌张力评定）。

平衡与协调功能评定　见平衡功能评定。

步态分析　见步态分析。

感觉功能评定　感觉障碍可导致患者触摸困难、持物不稳、站立和行走困难、灵活及协调性运动不协调等。脑卒中后感觉障碍致残的严重性依次为本体感觉、触觉、痛觉和温度觉。临床知觉检查一般与感觉检查同时进行，故也称为感知觉（简称知觉）功能评定。感知觉功能的评定内容包括精细运动、感觉区分、运动速度与耐力、双侧感官同时接受刺激时的双侧触觉、听觉、视觉等。感知觉障碍常表现为失认症和失用症（见失认症评定和失用症评定）。

认知功能评定 见认知功能评定、认知功能筛查、注意力功能评定、记忆功能评定以及视觉空间忽略评定。

情感-心理-情绪评定 见情感-心理功能评定。

言语功能评定 见失语症评定、构音障碍定性评定和言语失用训练。

吞咽障碍评定 见吞咽功能评定。

排泄功能障碍评定 见神经源性膀胱康复和神经源性直肠康复。

心肺功能评定 见有氧能力-耐力评定。

继发性功能障碍评定 包括对下肢深静脉血栓形成和肺栓塞、骨质疏松、压疮、中枢性疼痛、关节挛缩等的诊断和评定。

中枢性疼痛评定 见疼痛评定。

肩关节半脱位评定 患者坐位，如有肩关节半脱位，则肩峰下可触及凹陷。肩关节 X 线片显示病侧肩峰与肱骨头之间的间隙>14mm，或病侧（上述）间隙较健侧宽≥10mm 者，也可诊断为肩关节半脱位。

复杂性区域疼痛综合征评定 根据临床表现，将复杂性区域疼痛综合征分为 3 期。①Ⅰ期：肩痛，活动受限，同侧手腕、指肿痛，出现皮肤发红、皮温上升等血管运动性反应。X 线检查可见手与肩部骨骼有脱钙表现。手指多呈伸直位，屈曲受限，被动屈曲可引起剧痛。此期可持续 3~6 个月，之后或治愈或进入第Ⅱ期。②Ⅱ期：肩手肿胀和自发痛消失，皮肤和手内肌肉有日益显著的萎缩。有时可引起掌腱膜

挛缩症。手指活动范围日益受限。此期可持续 3~6 个月，如治疗不当将进入Ⅲ期。③Ⅲ期：手部皮肤肌肉萎缩显著，手指完全挛缩，X 线检查可见广泛的骨侵蚀，已无恢复希望。

关节挛缩评定 见关节活动度评定。

日常生活活动能力评定 见日常生活活动能力评定。

功能独立性评定 见功能独立性评定。

生活质量评定 见生活质量评定。

世界卫生组织制定了与脑卒中相关的评定量表。综合性功能评定可选用通用世界卫生组织 ICF 评定量表；脑卒中专病量表为世界卫生组织 ICF 核心组合脑卒中评定量表（表4）。

使用这个量表的"应用指南"还在进一步制定中，因此尚未用于临床。

在脑卒中综合性评定中，急性期大多应用美国国立卫生研究院卒中量表。它涉及意识状态、凝视、视野、面瘫、上肢运动、下肢运动、共济失调、感觉、语言、构音障碍、忽略等多种功能的评定。但它对于每种功能障碍后果改善的定量评定敏感度较差。

（黄东锋）

nǎocùzhòng kāngfù mùbiāo

脑卒中康复目标（rehabilitation goal of stroke） 脑卒中患者发病 1 个月内为恢复早期阶段，发病后 2~3 个月为恢复中期阶段，4~6 个月为恢复后期阶段，超过 6 个月为后遗症期。脑卒中的康复应从早期开始，一般在患者生命体征稳定、神经功能缺损症状不再发展后 48~72 小时即可开始康复介入。在发病早期，以挽救生命为目的，康复治疗应以不影

响临床抢救为前提。对蛛网膜下腔出血（尤其是未行手术治疗者）和脑栓塞患者，由于近期再发的可能性大，应注意观察，谨慎康复训练。在康复治疗的同时应对高血压、心脏病、高血脂、糖尿病等原发病症进行治疗。在脑栓塞患者康复训练前，须查明栓子来源并给予相应处理，较稳妥的做法是向患者及家属交代有关事宜，特别是可能发生的意外情况并签署知情同意书后再开始康复治疗。

脑卒中的康复目标具体如下。①身体（器官-系统）方面最大程度地恢复感觉功能、运动系统功能、发声-言语器官功能、吞咽功能、二便控制功能等。②活动和参与方面最大程度地恢复学习和运用知识的能力、完成一般任务和要求的能力、交流的能力、生活自理的能力、实现家庭生活和人际间交往的能力和恢复主要生活领域的活动（如上学或职业活动）的能力。即最大程度地提高患者的生活质量，减轻给家庭和社会带来的压力和负担。但是，在脑卒中的不同阶段，康复的短期目标也各不相同。

（黄东锋）

nǎocùzhòng kāngfù yuánzé

脑卒中康复原则（rehabilitation principle of stroke） 脑卒中不同阶段的生理-病理学基础不同，不能用相同的技术和方法处理不同阶段的患者（见中枢神经的神经生理学-神经发育学理论）。

开始康复处理 在病情稳定后 48~72 小时（患者还在急诊或神经内科、神经外科就诊）即应开始康复介入，应在 8~14 天根据病情转到综合医院康复医学科、康复医疗机构或社区-家庭中。早期正确的进行康复处理，可以避

表 4　世界卫生组织 ICF 核心组合脑卒中评定量表

姓名	性别　年龄	病案号	评定人	评定时间：
	评估			评估

	评估			评估
总体目标：				
康复服务程序目标				
周期目标 1：				
周期目标 2：				
周期目标 3：				

ICF 条目		ICF 限定值	目标相关	目标值	ICF 限定值	达到目标
身体功能		0　1　2　3　4			0　1　2　3　4	
b110	意识功能					
b114	定向功能					
b167	语言精神功能					
b730	肌肉力量功能					
身体结构		0　1　2　3　4			0　1　2　3　4	
s110	脑的结构					
活动和参与		0　1　2　3　4			0　1　2　3　4	
d330	说					
d450	步行					
d530	如厕					
d550	吃					
环境因素		+4　+3　+2　+1　0　1　2　3　4			+4　+3　+2　+1　0　1　2　3　4	
e310	直系亲属关系					
个人因素		作用			作用	
		积极　无作用　消极			积极　无作用　消极	

免失用或误用，有利于患者的功能恢复。有条件的应尽快进入卒中单元。

预防性康复　早期长期卧床和不正确的处理，不仅会造成严重的失用和误用（如肌肉萎缩、骨质疏松、关节挛缩、神经-肌肉退化等），还会产生一系列合并症，如吸入性肺炎、下肢深静脉血栓形成、癫痫发作、脑积水、压疮、异位性骨化、直立性低血压等。意识到这些问题的严重性并及早采取措施，预防其出现和进行性加重，即"二级预防"，远比问题出现之后再"康复"要有效、重要。

主动性康复　脑卒中康复建立在脑的可塑性-大脑功能重组理论基础之上。在正规康复医疗单位进行主动性康复是最有效的。只有患者积极、主动、多次重复地进行再学习性的康复训练，才有可能重新获得丧失的功能。一些被动性康复措施即使有效也效果一般。

康复处理程序　某些功能的重新建立有一定的程序和规律，在各阶段进行何种训练，需要依据规律具体实施，不能只凭主观臆断。经过多年循证医学的研究，学术界已经掌握了一定的规律或程序。按照规定的康复指南可以使患者少走弯路。

强化康复处理　康复后果的实践依赖性、时间依赖性和剂量依赖性，使得康复性训练一定要有足够的训练时间和训练强度。例如一天超过 3 小时适当强度的康复性训练（不一定是连续的），可能效果要明显优于隔日训练 30 分钟的低强度训练。但前提是患者有足够的承受能力和医疗经济支付能力。

器官系统功能障碍康复　脑卒中引发的功能障碍不仅是偏瘫和失语，患者的基础疾患、合并症与并发症也极其复杂。任何忽略都可能影响"全局"，对于老年、重症患者尤需注意。在专门康复医院（中心）康复，可取得较好效果。

身体-活动-参与"三个水平"全面康复 按《国际功能、残疾和健康分类》的要求和规定，康复的效果不仅依据身体器官和系统的功能是否改善，还必须依据"活动"和"参与"功能是否改善（见脑卒中康复目标）。

康复处理长期性和管理的三级网络 脑卒中的康复过程是患者功能重建的过程，因此，是长期甚至终生的过程。不能期望在急性期的医院中通过较短时间的住院治疗就解决所有问题。应当按照"康复医疗体系"的要求及时转诊，最后回到社区和家庭。因此，不但要发展"机构的康复"，还要发展"社区-家庭的康复"。

适应证和禁忌证 主要如下。

适应证 适用于确有可能恢复或改善的功能障碍。因此，发病入院后应用美国国立卫生研究院卒中量表对脑卒中患者进行功能缺损评估，然后给予康复处理。

禁忌证 对于病情极其严重或病情不稳定（包括基础疾患、原发疾患、合并症与并发症）的患者，如重度心衰、严重痴呆、丧失交流能力的严重失语症患者等，不能接受康复性训练，也不可能从康复训练中获益，不要勉强进行康复处理，以防意外和不能取得"进步"。这些患者可能需要其他更为专业的临床处理或进入长期照顾单位进行生活护理而不是功能性康复。

（黄东锋）

cùzhòng dānyuán

卒中单元（stroke unit） 集中处理脑血管意外患者的医疗模式。又称急性卒中的医疗流程。是近年来欧美等国家和地区对于脑血管意外患者进行有效治疗的一种医疗模式。它不是一个特殊病房或机构。一个卒中单元不能简单地等同于过去医院所提倡的绿色通道，它涉及整体医疗流程的转变：从院前急救系统、急诊诊断和分流到早期治疗和康复的多学科综合处理。由治疗团队（组）负责，医院内主要对急性期脑血管意外患者进行治疗。这个团队（组）由急诊室医师、神经科医师、专科康复医师、各种康复治疗师（语言、心理及肢体康复等）、康复护士及社会工作者等组成，为脑血管病特别是急性期患者提供治疗。在美国，急性脑血管病患者如病情稳定3~7天就转到康复病房治疗，但这一治疗团队（组）仍定期讨论病情和治疗方案。在西方国家，每个医院的模式也不尽相同，经过临床实践和研究已经充分证实，卒中单元的模式与常规神经科病房的模式，在对急性脑卒中患者病死率、致残率、感染发生率、生活能力恢复，以及住院时间、降低医药费用等方面，有显著差异。中国仍处于探索研究阶段。

（黄东锋）

piāntān kāngfù

偏瘫康复（rehabilitation of hemiplegia） 一些建立在中枢神经生理学-神经发育学理论基础上的康复训练方法，在20世纪50~80年代成为偏瘫康复训练的主要方法，并得到了循证医学证据的支持。如布朗斯特鲁方法、包巴斯方法、鲁德技术（多重刺激技术）、本体感觉神经肌肉促进技术等，但上述各种方法与技术并无明显优劣之分。大多数康复治疗师将这些方法相互结合应用（见物理治疗）。

近年来，在脑的可塑性-大脑功能重组理论的指导下，又产生了一批新的偏瘫康复疗法，如运动再学习方法、强迫性运动疗法、部分减重步行训练、虚拟-现实训练、生物反馈（特别是肌电生物反馈）训练、功能性神经-肌肉电刺激、康复机器人训练等，这些疗法得到了迅速发展，也获得了询证医学的支持。

（黄东锋）

piāntān zǎoqī kāngfù

偏瘫早期康复（early rehabilitation of hemiplegia） 偏瘫发生后48~72小时的康复。一旦病情稳定，应从床边训练开始，训练时间持续2~4周。相当于布朗斯特鲁分期Ⅰ~Ⅱ期，即从发病到满1个月。由于局部脑血流障碍机制的复杂性、在时间和空间上高度的变异性，目前中国和外国一些医院组织相关的专业人员，成立了紧密配合的卒中单元，致力于患者的救治，提高了生存率，保证了早期康复的介入，减少了功能障碍，缩短了住院时间。

康复目标 此期患者的偏瘫侧肢体主要表现为弛缓性麻痹，没有随意的肌肉收缩，或仅出现细微的联合反应。早期康复的基本目的是防止日后出现严重影响康复进程的并发症，如肿胀、肌肉挛缩、关节活动受限等，争取运动功能得到尽早的改善，具体包括：防治并发症（如压疮、肺炎、泌尿道感染、肩手综合征等）、失用综合征（如骨质疏松、肌肉萎缩、关节挛缩等）和误用综合征（如关节肌肉损伤和痉挛加重等）；从床上被动活动尽快过渡到主动运动；独立完成仰卧位到床边坐位转换；初步达到Ⅰ~Ⅱ级坐位平衡；调控心理状态，争取患者配合治疗；开始床上生活自理训练，改善床上生活自理能力。

此期康复治疗的重点是通过联合反应、原始反射、共同运动、姿势反射等手段，促进"肩胛带"（由锁骨及肩胛骨组成）和"骨盆带"（由一对髋骨构成）的运动功能部分恢复。此阶段主要在医院急诊科或神经内科进行常规临床药物治疗和早期康复治疗。

康复治疗　主要采用神经促进技术、物理治疗、作业治疗技术及心理疏导等。

正确摆放的肢位　是指为防止或对抗痉挛姿势（下肢伸肌和上肢屈肌痉挛）的出现，保护肩关节及早期诱发分离运动而设计的一种治疗体位。早期注意并保持床上的正确体位，有助于预防上述痉挛姿势的出现和加重。通常无论健侧卧位、患侧卧位、仰卧位还是半卧位，都应使瘫痪侧下肢各关节屈曲而上肢各关节伸展，以对抗抗重力肌的优势或痉挛。如图1、图2所示。

肢体被动运动　既可预防关节活动受限、促进肢体血液循环和增强感觉输入，还能预防压疮、肌肉萎缩、关节挛缩、关节疼痛和心肺、泌尿系以及胃肠道合并症的发生，还可为即将开始的主动功能训练做准备。对于存在严重肌无力的偏瘫患者，正确体位和被动关节活动训练尤为重要。脑卒中后患者卧床时期的康复治疗并非消极的、被动的患者管理，而是以积极的预防继发性损害为主，并逐步帮助患者恢复主动训练，争取早日下床活动。

肢体被动运动应从健侧开始，然后参照健侧关节活动范围活动患侧。被动运动应尽早进行，如无禁忌证应每天进行。一般按肢体近端到远端的顺序进行，训练动作要轻柔缓慢。重点进行肩关节外旋、外展和屈曲，肘关节伸展，腕和手指伸展，髋关节外展、内收和屈伸，膝关节伸展，足背屈和外翻训练。在急性期每天做2次，以后每天做3次，每个关节需要活动10~20遍。患者意识清醒后尽早开始做自助被动运动。

在开始被动活动之前，首先注意：多数脑卒中患者有不同程度的感觉功能障碍及认知功能障碍，患者甚至可能感觉不到患侧肢体的存在，或出现"患侧忽略"现象；也有可能因为患侧肢体的肌张力过低、本体感觉缺失，患者会感觉患侧肢体沉重无力。帮助患者活动患侧肢体关节时，要避免过度牵拉患侧肩部。另外，可用其他方法来刺激患侧（如用冷毛巾或软牙刷轻轻擦拭患侧肢体）。在帮助患者进行患侧肢体的被动活动时，只需要维持患者的正常关节活动范围，但要遵循一定原则，具体如下。①针对四肢所有关节进行训练（包括患侧和健侧），维持关节活动度非常重要。②在不产生疼痛的情况下，在各个关节正常生理活动的范围内，慢慢扩大各关节活动范围。③尽量诱导患者做主动运动。④各关节每次运动10~20次，每天2~3次。⑤如果出现疼痛或痉挛严重时，可用热水袋或冰水浴等做镇痛治疗和放松活动，疼痛或痉挛减轻后，再进行各关节的被动活动训练。⑥对已经出现肌肉缩短的患者，可以轻柔牵伸肌肉。⑦患侧肩出现半脱位时，要注意保护患肩，避免损伤，然后再进行训练。

体位变换　目的是预防压疮和肺部感染。另外，由于仰卧位强化伸肌优势，健侧卧位强化患侧屈肌优势，患侧卧位强化患侧伸肌优势，不断变换体位可使肢体的伸肌与屈肌的张力达到平衡，预防痉挛出现。一般1~2小时变换体位1次。体位变换包括被动和主动向健侧及患侧翻身、主动和被动向健侧及患侧横向移动。

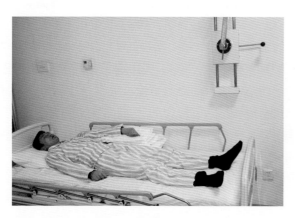

图1　平卧位

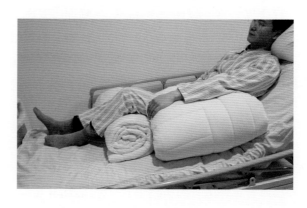

图2　半卧位

当主动变换体位时，体位变换的训练开始为进一步坐起打下基础。如早期以躯干肌为主的翻身、夹腿、摆髋、自助的上肢伸肌训练、卧-坐转移训练等主动性活动。①从仰卧位到床边坐起训练：采用仰卧位经侧卧位起坐训练法（图3）。②坐位平衡训练：包括前、后、左、右各个方向转移训练；还可练习坐位操以加强平衡训练。③床到轮椅（或椅）转移和站立训练：可酌情进行。

神经促进技术　可酌情选用包巴斯技术、布朗斯特鲁技术、鲁德技术和本体感觉神经肌肉促进技术中的一些方法以诱发粗大运动、抑制异常运动。功能性电刺激与生物反馈疗法：对防止肌肉萎缩、维持关节活动度、促进正常运动模式形成都有一定的康复治疗效果，可酌情应用。

言语治疗　有言语障碍者应进行评估和治疗（见言语治疗、失语症康复和构音障碍康复）。

日常生活活动能力训练　主要对患者在床上进食、穿衣和保持个人卫生进行评估和训练。

心理疗法　患者发病后时间较短，一时不能接受现实，所以常有否认、拒绝、恐惧、焦虑、抑郁等多种心理障碍。为使患者认清现实，能接受治疗，必须对患者进行心理治疗。首先评定患者现存的心理障碍，再根据患者的心理障碍情况进行心理治疗，必要时可适当配合药物治疗，如口服抗抑郁药氟西汀（百忧解）、抗焦虑药多虑平等。还可用以下方法治疗。①举例法：一般脑卒中后偏瘫患者经过一段时间的正规康复治疗后，大部分功能都能较快恢复，家属在陪同患者到医院随访时可以看到这样的例子，可增强患者康复的信心，缓解和消除一些负面影响。②表扬法：患者在训练过程中，只要有进步，就应该给予充分肯定，并及时鼓励患者，这种做法可以起到鼓舞人心的作用，以此赢得患者的信任，建立良好的医患关系。③制订适当的作息计划表：以使患者感到生活充实。④娱乐：进行适当的娱乐。⑤参加"中风后俱乐部"：有些地区组织"中风后俱乐部"，患者定时聚会，鼓励和指导患者表达自己的情感，与他人相互交流学习各自的康复治疗经验，对于患者可以起到心理疏导作用。

康复护理　对于不得不较长时间卧床的患者，护理者务必重视对其皮肤的保护，预防压疮。因为患者长时间卧床会使血液循环变得异常缓慢，皮肤血供较差，抵抗力减弱，容易压伤皮肤；加之在搬动或转移患者时，常会因为牵拉不慎而导致皮肤受损，出现伤口；有时，由于患者在轮椅上不正确的坐姿，患侧手会被轮椅的辐条擦伤。因此，患者皮肤损伤的机会很多，应从多方面给予帮助。患者能坐轮椅的应该尽量少卧床，卧床时也应保持正确的体位，并保证每2小时翻身1次，以改变皮肤的接触应力方向；床垫与被褥应该保持干燥、清洁；每天至少用热毛巾给患者擦洗全身一次；在搬动患者时，尽量不要使患者在床单上摩擦；坐在椅子上时，不管是轮椅还是靠背椅，均应该每隔半小时帮助患者分别抬高两侧臀部，以减轻对躯体和臀部的压力；对容易压伤的骨性标志的皮肤区域（如骶尾部、髂后上棘等），要经常用毛巾温热敷，有助于改善皮区血液循环。一旦发现皮肤出现红肿、硬结或擦伤，应该及时进行相应处

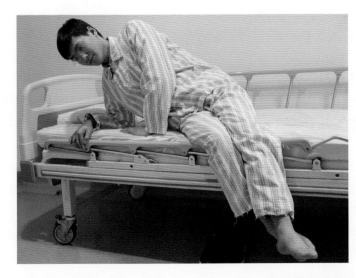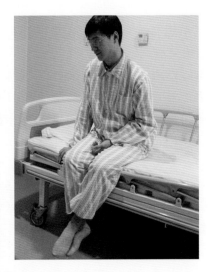

图3　仰卧位经侧卧位起坐训练法

理，但"不得按摩"，以免诱发压疮。

（黄东锋）

piāntān zhōngqī kāngfù

偏瘫中期康复（medium-term rehabilitation of hemiplegia）

偏瘫发生后2~3个月的康复。相当于布朗斯特鲁分期Ⅲ～Ⅳ期、包巴斯分期痉挛阶段、中国"十五"攻关项目急性脑血管病三级康复方案的中期。中期康复治疗一般在康复中心完成。在临床上，此期的肌痉挛在软瘫期即已出现并逐步形成，通常痉挛发生缓慢，甚至一直停留在此期，也有短期内就由软瘫发展为硬瘫者。应进行综合康复治疗，物理疗法和作业治疗相结合，同时应用言语治疗、支具、高压氧等康复手段，最大程度地帮助患者恢复。中期患者可明显表现出上肢屈肌的协同运动和下肢抗重力肌的协同运动，并可逐渐做到某些肌肉关节的独立运动。此期大部分患者已经从急诊或神经内科病房转至康复科病房（或康复中心）继续进行稳定期的康复治疗。

康复目标 主要是抑制协同运动模式，尽可能训练肌肉与关节，能够随意、独立的运动，提高各个关节的协调性，逐渐恢复患者的运动能力。抑制痉挛与共同运动模式、诱发分离运动模式、促进正常运动模式形成；促进和改善偏瘫肢体运动的独立性、协调性；达到Ⅲ级坐位平衡；初步达到Ⅲ级站位平衡；达到治疗性步行能力；提高床椅转移、如厕转移、室内步行、保持个人卫生等日常生活能力。

康复治疗 主要采用神经促进技术、物理治疗、作业治疗、言语治疗、支具、矫形器及心理疏导等。

上肢功能训练 重点是抑制由共同运动与联合反应等构成的异常运动模式，诱发上肢，特别是手的分离运动。

下肢功能训练 重点是抑制由共同运动与联合反应等构成的异常运动模式，诱发下肢，特别是足的分离运动，必要时安装下肢足内翻矫正支具。

平衡训练 重点进行Ⅲ级坐位平衡训练和Ⅰ、Ⅱ、Ⅲ级站位平衡训练。对躯干肌和臀肌恢复比较差的患者增加跪位和爬行位训练。

作业治疗 重点是对患者进行感觉运动功能、认知综合功能、日常生活活动、娱乐活动以及就业前的训练，从而达到身体功能、心理社会功能和生活能力的康复，以便重返社会。作业治疗师设计的模仿现实生活中具体工作活动，目的是通过对某种特殊运动模式的反复练习，提高患者在真实生活中的运动、认知等功能。①应用斜面砂磨板：在一倾斜平面内模仿打磨木板的动作。主要训练肩和肘部的关节与肌肉。②在桌面上堆积木：可训练协调性、抓握、伸指及消除共同运动的组合运动模式。③应用桌面训练板：用于训练视觉、认知、记忆、解决问题的能力，如拼图、拼板、匹配、游戏板等。④练习生活、工作中各种精细运动：如拉拉链、扣纽扣、转动门把手和水龙头、插电源插座、按电灯按钮等，这些练习主要是为患者回归家庭及社会做准备。⑤进行高级技能训练活动：如计算机操作等。模拟性活动为患者进行实用性活动提供了可能性。这种活动需每天练习，并要纠正其错误，以便患者掌握正确的运动模式。

日常生活活动能力训练是以提高日常生活活动能力为主，主要进行个人卫生处理、穿脱衣服、二便处理、坐位与站位转换、步行等训练及掌握支具、矫形器的使用。

在各个阶段均应鼓励患者主动完成能够做的日常活动，如进食、洗脸、梳头等。①以进食为例，在患手完全不能动时，将患手伸展放置在餐桌上，掌心向上，用健手进食。原则上所有动作都应该以双手共同完成，或将双手交叉后共同完成。切忌将患手置于视线以外，或仅用健手单独完成动作，这不仅不利于患手的恢复，还可能导致单侧忽略和失用等加重。根据患手恢复的情况，计划和引导患手完成一些难度适中的动作。②患者能坐稳后即可进行穿脱衣服的训练：一般原则为先穿患侧衣服，后穿健侧衣服；先脱健侧衣服，后脱患侧衣服。③回到家后，如患侧上肢仍然没有功能，可继续训练前述的动作；并维持双手交叉姿势，以抹桌子、推木块等方法进行锻炼。如果患手有明显的痉挛，可在患侧下肢负重的情况下，以患侧上肢支撑体侧做健手活动，即患侧手放在体侧，掌心向下，支撑肘关节伸展，身体重心向患侧倾斜使手掌根着力；或可在此位置下做转体运动，即用健手将身体一侧的物件拿到另一侧。患手痉挛减轻后再进行患手日常活动动作的强化训练，即将健手固定而单独以患手完成能够完成的动作。④当患者整个患侧或瘫痪的上肢功能已不可能恢复时，为了尽可能实现生活自理，必须尽最大可能发挥健侧的"代偿机制"，此时需强化训练以健手独立完成动作的能力，如单手做移动动作，包括床上翻身、起坐、下床、床和轮椅转移，站立、室内外步行、上下楼梯以及轮椅和拐杖的使用等；还有进食、穿脱衣裤及保持个人卫生、进行家务劳动等。

作业治疗师可对患者的娱乐功能进行评定，提供指导和教育，并可配置一些辅助具，提供木工、纺织等手工模拟操作和套环、拼图等文体娱乐方面的训练，使患者在娱乐活动中达到治疗疾病、提高生活质量的目的。工作训练以真实的或模拟的工作活动作为手段，是为最大程度地使患者重返工作而专门设计的有目标的个体化治疗。

使用自助器具　自助器具包括：拾物器、加柄或加粗的餐具、固定器、改装后的指甲钳、扣扣器、穿袜穿鞋器等，可根据患者患手残存的功能进行适当的选择运用。

使用辅助器具　辅助器具包括：足下垂支具、腕下垂支具、助行器、拐杖、轮椅等。

言语治疗　有言语障碍者应进行评估和治疗（见言语治疗）。

认知功能训练　有认知功能障碍者应进行评估和治疗（见颅脑损伤功能评定和颅脑损伤后康复计划与方法）。

（黄东锋）

piāntān hòuqī kāngfù
偏瘫后期康复（late rehabilitation of hemiplegia）
偏瘫发生后4~6个月的康复。相当于布朗斯特鲁分期Ⅴ~Ⅵ期、包巴斯分期相对恢复阶段、中国"十五"攻关项目急性脑血管病的三级康复方案的后期。此期是由前期（部分分离运动阶段）过渡而来，一些患者仍有痉挛与共同运动，所以部分治疗方法与前期相同。

应进行综合康复训练，由社区家庭病床医师及康复治疗师上门指导并帮助患者进行必要的功能训练，包括辅助支具训练，同时加强康复护理，预防并发症的发生。此期患者可以在很大程度上使用患侧肢体。康复训练的主要目的在于如何使患者更加自如地使用患侧，如何更好地在日常生活中应用通过训练掌握的技能，提高各种家庭日常生活能力，在保证运动质量的基础上提高速度，最大限度地提高生活质量。此期一般患者已经回到社区和家中。

康复目标　①抑制痉挛与共同运动模式。修正错误运动模式，改善和促进精细与技巧运动。②改善和提高速度运动。③提高实用性步行能力。④熟练掌握日常生活活动能力技能，提高生活质量。

康复治疗　主要采用神经促进技术、作业治疗、物理治疗、言语治疗、支具、矫形器及心理疏导等。

上肢功能训练　重点是改善和促进手的精细和技巧运动；改善和提高速度运动；对于仍然有痉挛与共同运动模式的患者，继续采用抑制共同运动、促进分离运动的方法。对手功能恢复较差者，应进行利手交换训练。

下肢功能训练　重点进行改善步态、步态协调性和复杂步行训练，提高实用性步行能力。对于仍然有痉挛与共同运动模式的患者，应采用抑制共同运动、促进分离运动的方法。

日常生活活动能力训练　目的是争取生活自理，重点进行必要的家务、修饰动作（洗脸、刷牙、剃须、梳头、化装、剪指甲等）、户外活动、入浴和上下楼梯训练等。

言语治疗　有言语障碍者应进行评估和治疗（见言语治疗）。

认知功能训练　有认知功能障碍者应进行评估和治疗（见颅脑损伤功能评定和颅脑损伤后康复计划与方法）。

心理治疗　由于病程延长，病员对康复训练及治疗效果会出现疑问，应加强患者对治疗的信心，以保证治疗顺利进行。

（黄东锋）

piāntān hòuyízhèngqī kāngfù
偏瘫后遗症期康复（rehabilitation of hemiplegia in sequelae stage）
经过前中后三期康复治疗之后对偏瘫遗留的一些症状所做的康复。大多数患者在6个月之内神经功能已恢复至较高水平，但仍程度不等地留有各种后遗症，如瘫痪、痉挛、挛缩畸形、姿势异常等，还有极少部分患者呈持续软瘫状态。一般认为在病后6个月至1年为后遗症期，但言语和认知功能在发病后1~2年还会有不同程度的恢复。对后遗症期患者除继续进行提高肢体功能的康复治疗，对手功能恢复较差者继续进行利手交换训练外，还应将重点放在整体日常生活活动能力的改善上，通过使用"代偿性技术"、环境改造和职业治疗尽可能使患者回归家庭、社会或工作岗位。

综合康复治疗的主要方法如下。①使用手杖和步行器：不要过早地使用，以免患者产生依赖，妨碍其恢复潜能的发挥。可恰当地使用手杖和步行器，把它们作为步行训练的一种过渡。必须注意不得妨碍患侧下肢潜在功能的发挥，并争取逐渐撤掉手杖和步行器。②使用轮椅：可使患者尽早脱离病床，获得坐位的安全感和手的合适支撑；可使患者的移动简单化；患者可获更大的独立性。③使用支具、自助具：支具能支持体重、预防挛缩畸形、控制不随意运动；使站立相对稳定、摆动相容易控制，得到接近正常的步行模式。使用自助具器可帮助患者改善日常生活活动能力。④环境改造：为使后遗症期患者更容易完成日常生活活动，需对其家庭中的某些设置做必要的和可能的改造，如去除门槛、改用坐式便器、将床高降至 40cm 左右、增加必要的室内扶手以防摔跤等，对患者生活自理有很大的帮助。⑤保障家居安全：脑卒中患者因行动不便极易发生跌倒造成骨折、脑外伤等意外情况，家人必须为其做好必要的防范措施，如保持室内地面干燥，通畅无杂物，光线充足，并在适当的地方安装扶手等。对于有认知障碍的患者，应尽量避免将其独自留在家中，并在有监督的情况下使用厨房和家用电器。妥善保管家庭危险用品，如火柴、刀具、有毒的杀虫剂等。密切注意患者的情绪变化，积极防止自杀行为的发生。⑥职业训练或指导：对功能恢复较好、又正值工作年龄的患者，应根据其具体情况进行就业指导和职业训练。⑦照顾长期卧床者：有 10%～20% 的患者最终不得不长期卧床，特别是年龄较高、体质虚弱和病情严重者，因此应在家人的帮助下，对患者进行精心的护理，如经常进行床上或椅上（包括轮椅）的活动。家庭康复照顾不仅费用低、效果好，更能使患者在心理上得到康复和平衡。

（黄东锋）

nǎocùzhòng èrjí yùfáng

脑卒中二级预防（secondary prevention of stroke）

为避免脑卒中患者现有功能障碍进一步加重而采取的预防措施。包括减少危险因素、改善生活方式（如戒烟、进行有氧运动、调整饮食、控制高血压和糖尿病等）。主要针对既往有脑卒中和短暂性脑缺血发作的患者，以及有脑血管病史者（也是脑卒中复发的高危人群）。缺血性脑卒中患者再次发生脑卒中的风险比普通人高得多，据原卫生部统计：中国脑卒中的年发病率高达 8%，而缺血性脑卒中患者 1 年内复发率达 16%，5 年内复发率高达 50%。

脑卒中有许多危险因素如高血压、糖尿病、心脏病、高脂血症、动脉硬化、血液流变学指标异常、同型半胱氨酸过高、吸烟、饮烈性酒、精神压力过大等，且因人而异，防控必须针对个体差异。①"三高症"：高血压、高胆固醇、高血糖（糖尿病）是主要的危险因素。收缩压在 150mmHg 以上的患者，与收缩压在 130mmHg 以下的患者相比，前者脑卒中发生率可为后者的 10 倍。可见，血压控制对脑卒中的影响非常明显。②心房纤颤：其治疗的目的就是预防脑卒中。现在全国有近 800 万"房颤"患者，但采取适当抗凝治疗（如服用华法林）的只有 2%，很多脑卒中是"房颤"引起的。所以"房颤控制"在中国是重大问题，但抗凝治疗并没有得到应有的重视。③吸烟：也是引起脑卒中的明确因素。④牙周炎：也是心脑血管病的独立危险因素。牙周炎可以使牙齿松动，在咬合过程中，直接把细菌和毒素"压进"血管，毒素破坏血管内膜，使胆固醇、脂肪等更容易沉积在血管内膜中。因此，要尽早治愈牙齿疾病、经常清洗牙结石、饭后漱口、清理牙缝、保持良好的卫生习惯，可以减少心脑血管疾病的危险。

脑卒中绝大部分的危险因素都是可防可控的。正确控制这些危险因素，可以减少脑卒中的复发，或即使复发症状也较轻，但目前不能完全控制复发。

（黄东锋）

lúnǎo sǔnshāng kāngfù

颅脑损伤康复（rehabilitation of brain injury）

颅脑损伤是头部因外界暴力所遭受的伤害。交通事故、运动、工伤以及暴力等可使颅脑发生直接撞击性损伤；也可由于躯干受到暴力撞击，因惯性作用而使颅脑发生间接性损伤。颅脑损伤常为全身复合性伤的一部分。

根据损伤的类型，颅脑损伤可大致分为脑震荡（称脑震荡后综合征）、脑挫裂伤、弥漫（或局限）性轴索损伤、脑干损伤，还有较少见的脑神经剪切伤和脑垂体柄撕裂伤。根据有无颅骨骨折，颅脑损伤可分为开放性颅脑损伤和闭合性颅脑损伤。根据损伤程度的不同，临床上通常又将颅脑损伤分为轻型、中型、重型和极重型四种。

颅脑损伤康复包括颅脑损伤导致的功能障碍的康复、昏迷-植物状态康复以及颅脑损伤并发症处理，具体见颅脑损伤后康复计划与方法、颅脑损伤后昏迷-植物状态康复和颅脑损伤并发症处理。

（王茂斌）

lúnǎo sǔnshāng gōngnéng zhàng'ài

颅脑损伤功能障碍（dysfunction of brain injury）

颅脑损伤由于损伤的类型、程度、部位等不同，其功能障碍表现各异。对于中度和重度损伤来讲，意识障碍是最为常见的问题。

意识障碍　脑损伤后意识状态的发展大体分为四个阶段：昏迷、植物状态、微小意识状态

（低反应状态）、清醒状态。根据病情严重程度，患者的意识状态可以停留在任何一种状态之下（表）。

脑外伤清醒后的认知功能障碍和言语功能障碍十分常见，如注意力障碍、记忆障碍、知觉障碍、思维运作能力障碍、失语症、构音障碍、言语失用等。

认知功能、言语功能等涉及的主要是大脑皮质的功能，由于研究水平所限，许多问题还不很清楚。随着神经科学的发展，涌现出许多新的研究方法，已经兴起一个世界范围的对脑功能，特别是运动、认知和言语功能障碍的研究高潮。

运动功能障碍　单纯脑外伤引发的运动功能障碍与脑卒中一样，都属于上运动神经元损伤。

锥体系症状　早期表现为弛缓性瘫痪（又称软瘫，表现为肌张力消失或低下，腱反射消失或低下），之后表现为痉挛性瘫痪（又称硬瘫，表现为抗重力肌肌张力增高，出现痉挛、腱反射亢进、病理反射阳性、阵挛等）。由于脑损伤的部位不同，可以表现为四肢瘫、偏瘫或单肢瘫，造成严重的运动功能障碍。

锥体外系症状　表现为在运动过程中不能随意进行肌肉紧张度的调节、运动幅度的调节、精细和灵活性的调节等。当颅脑损伤涉及脑的基底核区、丘脑底核、红核、黑质、脑干网状结构、小脑齿状核、下橄榄核等区域时，表现为肌张力升高而运动减少，或肌张力降低而不自主运动增多的综合征，而且这些症状不能由患者随意进行控制。实际上，前庭核团与小脑也属于"锥体外系"，由于传统习惯，学术界将其独立出来。

小脑症状　表现为小脑在中枢神经系统的所有水平上，对运动活动协调功能的异常。颅脑损伤如果涉及小脑或脑干，如小脑红核束、小脑丘脑束、橄榄核小脑束，会产生小脑性共济失调、协调运动困难、步态不稳、辨距（辨别距离）功能不良、平衡障碍、意向震颤、肌张力低下等症。上述这些平衡-协调-共济等功能障碍，依据脑损伤的部位，既可单独出现，也可混合出现，使其临床表现较为复杂、多变。

患者大多长期卧床、制动，常引起失用综合征（如肌肉萎缩、骨质疏松、心肺功能退化、神经-肌肉功能退化、坠积性肺炎、压疮等）、下肢深静脉血栓形成、肌痉挛和挛缩、异位性骨化等，其后果也比较严重，即使脑和神经功能恢复，运动功能仍然不能恢复。

感觉、认知和精神-情感障碍　十分常见，包括临床心理学（如感知、记忆、思维、言语、智力、个性-性格等）、变态心理学（如焦虑、抑郁、情感障碍、强迫症、违拗、冲动-躁狂、疾病否认、人格等）和神经心理学（如知觉功能障碍、失认、失用、注意力障碍、学习-记忆障碍等）等方面的问题（见认知功能评定和认知功能筛查）。

言语功能障碍　颅脑损伤患者可以出现多种不同的言语功能障碍，如失语症、构音障碍、言语失用等（见言语治疗）。

吞咽功能障碍　在颅脑损伤急性期（特别是昏迷或处于植物状态时），患者需要依靠胃造瘘、保留鼻-胃管或留置静脉导管等来维持营养的补充。当意识恢复后，患者大多会出现咀嚼和吞咽功能障碍。它们可以是长期昏迷或植物状态所产生的失用状态，但更多的是双侧脑或脑干损伤造成中枢性损害的结果。患者由于反复误吸，会多次出现吸入性肺炎，体质每况愈下。因为不得不集中力量"控制感染"，在病情不稳定的情况下康复性活动也被迫停止。长期保留鼻-胃管，不仅仍可能发生"误吸"，还会因长期的异物刺激和压迫造成鼻腔、食管、胃的黏膜发炎、糜烂，甚至出血。而且，单纯依靠保留鼻-胃管或留置静脉导管来补充营养，并不能满足身体营养的需要。所以，处理吞咽功能障碍在颅脑损伤恢复期十分重要（见吞咽功能评定和吞

表　意识障碍的表现

伤员反应	昏迷	植物状态	微小意识状态	清醒
睁眼反应	无自发或对刺激的反应性睁眼	自发睁眼、有睡眠-觉醒周期、觉醒常迟滞、难维持或正常	自发睁眼、有睡眠-觉醒周期、觉醒从迟滞到正常	自发或对刺激有正常而灵敏的眼睛反应、正常的睡眠-清醒周期
运动反应	无知觉、无交流能力和有目的的运动活动（如听指令）	无知觉、无交流能力和有目的的运动活动（如听指令）	可重现但不连续的知觉、交流能力和有目的运动活动、有视觉追踪或情感反应	正常感觉和知觉自主的随意运动、交流、认知、情感、心理、精神均正常
言语反应	无是或非的言语或形体反应	无是或非的言语或形体反应	从无反应到不确切的、不持续的是/非言语或形体反应	确切而持续性的是/非言语或形体反应

咽障碍康复)。

排泄功能障碍 常见的有尿失禁和尿潴留(后者较少见)。尿失禁通常继发于认知功能或行为功能障碍之后,有些患者的脑可能没有明显的影像学损害。较轻的患者一般急性期会发生尿控制障碍,大多数可能在数月后重新恢复控制;中度/重度患者(多有较严重的脑器质性损害或严重的心理性损害)往往在亚急性期和恢复期后仍然不能恢复控制能力,这表明其整体预后较差。

心肺功能障碍 见心脏康复和肺康复。

外伤后癫痫 由于颅脑外伤后在脑内会形成瘢痕组织,刺激大脑产生癫痫,其发生率约为10%。多数癫痫发生在外伤后第一年。最常见的外伤后癫痫为强直-阵挛发作(大发作),也有的是单纯性身体某一部分发作(小发作)或精神运动性发作。按照血药检查结果,调整应用抗痉挛药,可达到较好的预防和治疗作用。这些药物共同的不良反应是患者精神状态变差和嗜睡。

继发性脑积水 在颅脑外伤后虽并不常见,但却是影响功能恢复的重要原因之一。一般以慢性(1个月以上)脑积水多见。根据梗阻部位的不同,可分为梗阻性脑积水和交通性脑积水,前者梗阻发生在第四脑室出口以上,即脑室系统;后者梗阻发生在第四脑室出口以后;即蛛网膜下腔。发生慢性脑积水的原因主要为蛛网膜下腔出血、颅内感染和脑损伤后颅内压增高(如脑出血破入脑室或脑出血血肿清除术后)。蛛网膜下腔内的血性脑脊液可阻塞蛛网膜颗粒,还可引起无菌性炎症反应,使软脑膜和蛛网膜发生粘连,从而使脑脊液循环和吸收

发生障碍。颅内感染后可引起广泛的蛛网膜下腔粘连,也可产生脑脊液循环障碍而形成脑积水。颅脑损伤后,颅内压增高可使第四脑室导水管内粘连和引起上矢状窦压力增高,导致脑脊液回流受阻和吸收减少。此外,重度颅脑损伤还可直接造成脉络丛和室管膜的损害,干扰血-脑屏障和血-脑脊液屏障,促进脑积水的产生和发展。脑积水后导致颅内压持续增高,使原本意识清楚的患者逐渐出现意识障碍、嗜睡、昏睡以致昏迷,或原有的昏迷患者持续昏迷或保持植物状态。侧脑室扩大程度大于第三脑室和第四脑室,尤以前额角最易扩大,导致额叶受压,并使大脑前动脉及其分支在胼胝体上方受到牵拉导致该血管支配的额区和旁中央小叶的血液供应障碍,而这些区域正是管辖精神、肢体运动、排尿功能的高级中枢所在,故可引起相应症状。

颅脑损伤后综合征 一些颅脑损伤的患者,除可能遗留一定程度的运动功能、认知功能、言语功能、情感-心理-精神功能、视觉-听觉功能、吞咽功能、二便功能、癫痫发作等器质性后遗症外,还常见头痛(以持续性或搏动性胀痛多见,脑力或体力疲劳、听到噪声、闻到异味、情绪波动等时加重)、头昏、耳鸣、眩晕、乏力、多汗、失眠、记忆力和注意力减退、胸闷、心悸、情绪不稳、食欲缺乏、月经不调、性功能障碍等多种表现,但症状难以集中在一定的器官、系统。神经系统常规检查、神经生理学检查(如脑电图、神经诱发电位、肌电图等)、神经影像学检查(如CT、MRI、SPECT等),有时可发现局部脑血流异常或脑血流减少,但

无确定意义。一般这类患者并无客观、肯定的体征或阳性发现。这可能与脑的器质性或功能性损伤有关,但可能主要是脑的功能性紊乱或心身因素影响(如社会-家庭因素、事故纠纷、法律责任、赔偿问题等)的结果。临床上,过去通常诊断为脑震荡后综合征,认为很难治愈,以致大部分患者思想压力很大。适当的药物处理、心理疏导、放松疗养、心身医疗、康复性处理等可能有效,但常不能使症状消除。

颅脑损伤常为多发性损伤,如多发性骨损伤可能涉及上肢和下肢的长骨和肋骨、脊柱和骨盆,也可以涉及臂丛、正中神经、尺神经、桡神经和下肢的相关神经;血气胸、肺感染、泌尿系感染、下肢深静脉血栓、肺栓塞、骨质疏松及压疮,以及肌萎缩、挛缩、直立性低血压、异位性骨化、便秘、二便失禁、口腔功能低下、肥胖、体力低下、精神功能低下、腰痛等也较常见。

(王茂斌)

lúnǎo sǔnshāng gōngnéng píngdìng
颅脑损伤功能评定(functional assessment of brain injury) 对颅脑损伤患者功能障碍进行的检测与评价。颅脑损伤所致的脑功能障碍种类繁多,有意识障碍、感觉-运动功能障碍、认识-知觉功能障碍、情感-心理-精神功能障碍、言语-交流功能障碍、吞咽功能障碍、排泄功能障碍、心肺功能障碍、二便功能障碍、性功能障碍、交感-副交感神经障碍、活动和参与功能障碍等。颅脑损伤功能评定包括以下方面。①脑的结构状况:可依赖CT、MRI、fMRI、SPECT、PET等医学影像学检查加以检测与评价。②脑的生理功能评定:可应用脑电图、

诱发电位等电学和磁学技术检查。③脑的康复临床功能评定：主要依靠各种"量表"进行评定。④综合性功能评定可选用通用世界卫生组织 ICF 评定量表和/或世界卫生组织 ICF 脑外伤核心组合评定量表（表）。

（王茂斌）

lúnǎo sǔnshāng kāngfù mùbiāo

颅脑损伤康复目标（rehabilitation goal of brain injury） 颅脑损伤后经过康复处理希望和可能达

表　世界卫生组织 ICF 脑外伤核心组合评定量表

姓名	性别	年龄	病案号		评定人	评定时间：		

	评估						评估	
总体目标：								
康复服务程序目标：								
周期目标1：								
周期目标2：								
周期目标3：								

ICF 条目		ICF 限定值					目标相关	目标值	ICF 限定值					达到目标
身体功能		0	1	2	3	4			0	1	2	3	4	
b164	高水平认知功能													
b152	情感功能													
b130	能量和驱力功能													
b760	随意运动控制功能													
b144	记忆功能													
b280	痛觉													
b140	注意力功能													
b110	意识功能													
身体结构		0	1	2	3	4			0	1	2	3	4	
s110	脑的结构													
活动和参与		0	1	2	3	4			0	1	2	3	4	
d230	进行日常事务													
d350	交谈													
d450	步行													
d720	复杂人际交往													
d845	得到、保持或终止一份工作													
d5	自理													
d920	娱乐和休闲													
d760	家庭人际关系													

环境因素		+4	+3	+2	+1	0	1	2	3	4	+4	+3	+2	+1	0	1	2	3	4
e310	直系亲属关系																		
e580	卫生的服务、体制和政策																		
e115	个人日常生活用的用品和技术																		
e320	朋友																		
e570	社会保障的服务、体制和政策																		
e120	个人室内外移动和运输用的用品和技术																		

个人因素		作用						作用		
		积极	无作用	消极				积极	无作用	消极

到的功能后果。颅脑损伤后临床康复的目的是最快、最大程度地恢复脑功能。因颅脑损伤常为多器官复合伤，故这类患者的康复需要在身体、个体活动和社会参与"三个水平"上都达到最佳状态，即患者要尽快清醒，如果可能，身体各器官的损害（形态和功能）要减轻到最低程度、生活争取完全（或基本）自理、能够最大程度地参与正常的社会生活。也就是说，最大程度地提高患者的生活质量，以达到个人最大的生活满意度。

(王茂斌)

lúnǎo sǔnshāng kāngfù yuánzé

颅脑损伤康复原则 (rehabilitation principle of brain injury)　颅脑损伤后康复的基本原则与脑卒中基本一致（见脑卒中康复原则），但需注意颅脑损伤与脑卒中有不同之处，具体如下。①脑外伤多见于年轻人，而脑卒中多见于老年人。②脑外伤的大脑皮质损伤往往重于脑实质内的损伤。③脑外伤多有意识障碍，还多见脑震荡、脑挫裂伤、弥漫性轴索损伤、原发性脑干损伤、硬膜外-硬膜下-脑实质内多发血肿或蛛网膜内出血、视神经及其他脑神经损伤、脑脂肪栓塞等，这些在脑卒中较为少见。④脑外伤多为复合伤，如同时有脊柱-脊髓损伤、肋骨骨折及血气胸、上肢和下肢长骨骨折、内脏损伤等，而脑卒中很少为"复合伤"。⑤继发问题，如持续植物状态、外伤性癫痫、慢性脑积水、低颅压综合征、下丘脑和内分泌功能紊乱等亦较脑卒中多见。在脑外伤康复处理时，对这些问题的考虑需要加强，有些康复原则也不尽相同。

(王茂斌)

lúnǎo sǔnshānghòu kāngfù jìhuà yǔ fāngfǎ

颅脑损伤后康复计划与方法

(rehabilitation program and method of brain injury)　可分为长期、短期和轻型脑损伤康复计划与方法。

长期计划　主要包括以下几方面。①大约在多长时间内，各种功能可望恢复到什么程度？②主要通过什么手段、技术、方法达到目的？③参加康复处理主要人员的分工。如专科康复医师、康复治疗师、康复护士、物理治疗师、作业治疗师、言语治疗师、心理治疗师、假肢矫形器师、家属-陪员、志愿者和社会工作者等（见康复团队）。④二级预防的主要内容和采取的主要手段、技术、方法。⑤患者的危险性分层和容易出现的风险、安全性问题以及一旦出现意外应当采取的措施（见有氧能力-耐力评定）。⑥康复系统的组织管理问题，不仅包括医疗机构内，也应考虑长期照顾单位和社区-家庭内的组织管理。⑦必要的网络-转诊系统。

短期计划　实际是把长期计划分成一个个的阶段性计划，并列出具体的实施方案。需注意以下几方面。①康复计划应当在康复功能评定的基础上进行。②计划要明确由谁来实施。③在哪里实施。④实施的种类、强度、时间、频度和设施。⑤意外事件的处理。⑥具体的实施计划。⑦定期的功能评测和汇报制度。⑧计划的修订。⑨计划的延续。

有关某种功能障碍具体的康复方法，大体与脑卒中相同。只是脑外伤在大脑皮质的损伤方面较脑卒中更为见，且常为全身性的复合伤。

轻型颅脑损伤康复治疗　轻型颅脑损伤 (minor traumatic brain injury, MTBI) 是格拉斯哥昏迷积分 (Glasgow coma scale, GCS) 为 13～15 分，伤后遗忘 (post-traumatic amnesia, PTA) 少于 0.5～1 小时的损伤，多无严重后遗症，一般伴有下列特征：意识丧失只有 30 分钟（或更少）；创伤后健忘 24 小时（或更少）；最初 GCS 积分为 13～15 分；无局部的神经缺陷；CT 和/或 MRI 检查未见异常。排除严重的颅脑外伤之后，大多数患者的这些症状在伤后最初的几周或几个月内可以消失。在 MTBI 患者与无损伤害对照比较的神经心理学评定中，一般显示没有减退，或仅轻度或短暂的减退。可是，对有些患者，困难持续存在，并且伴有社会以及职业障碍，似与神经学伤害的严重性不相称。这些长期主诉（常称为脑震荡后综合征，postconcussion syndrome, PCS）的病因不能确定，而且存在争论。病前因素（如药物滥用、精神紊乱以及年龄）可能会有影响，但不能解释全部病例。在近来的 SPECT 研究中，发现有显著持续残疾的 MTBI 患者在大脑额叶的前中央区血流灌注不足。或许 PCS 没有单一的因素，病前因素、特异的神经学易损性，以及对急性综合征的心理反应可能都发挥作用。

病因　涉及任何直接机械性或加速度-减速度力量（如头部猛然前后运动）损伤。颅脑外伤最初的症状可能难以与同时发生的头皮、颈部以及外周前庭组织的外伤相区分。

急性主诉　包括以下内容。①认知：注意力和集中力困难，记忆残损；②情感：兴奋、忧郁、焦虑等；③躯体：头痛、头晕、失眠、乏力、感觉残损等。

住院标准 伤后不久意识即完全恢复者常不需住院，有些情况则必须住院检查和治疗。住院标准如下：①任何包括神智错乱在内的意识水平的下降（GCS<15分）。②神经功能不全的体征。③有颅骨骨折的证据。④有癫痫、严重头痛、反复呕吐。⑤判断一时有困难，如饮酒后、服药后等。⑥有糖尿病、血友病等伴发病。⑦儿童和老年人。注意，出现短暂的意识丧失继而完全恢复，不是住院的指征。

影像学检查 如有下述病症，必须做影像学检查：任何时间的丧失意识或遗忘、有神经学症状或体征、耳鼻溢出脑脊液（或血）、怀疑有颅脑穿透伤、头颅有挫伤或水肿。

治疗方法 ①康复教育：应向患者及其家属进行教育，包括MTBI典型症状及其发展的时间过程，以及指导如何和何时恢复伤前活动等。症状持续患者可应用精神疗法、疼痛管理方案，或与教育、职业咨询、团体支持配合提供整体重归社会计划。②物理治疗配合药物治疗：能改善多种躯体症状，包括适应性训练、肌筋膜放松、扳机点注射、应用非甾体抗炎药和肌松类药物。创伤后头痛、脑创伤后头痛、脑震荡后综合征、意外后头痛等，常用镇痛、溶血药物治疗，如对乙酰氨基酚合并可待因。③针灸和生物反馈疗法：对重症亦有一定疗效。④对其他症状的治疗：如头晕、记忆力障碍、睡眠障碍、疲劳等可进行对症治疗和心理疏导，治疗效果不佳者可试用小剂量的抗抑郁药。

MTBI住院时间长者多为有其他合并症所致。MTBI占全部颅脑外伤患者（住院者）的70%~84%。死亡率仅为0.4%，后遗症状虽不甚严重，但多种多样而难于处理。伤后2个月重残者只有2%，而且多为合并症引起；3个月后仍有1/3的患者不能恢复原工作，要完全恢复伤前工作并重返社会，有时需要数年，因此积极地进行康复治疗是十分必要的。

（王茂斌）

lú nǎo sǔnshānghòu hūnmí-zhíwù zhuàngtài kāngfù

颅脑损伤后昏迷-植物状态康复 （rehabilitation of coma-vegetative state after brain injury）

针对颅脑外伤中度或重度患者昏迷和植物状态的康复处理。大约有50%的患者要持续3~6个月才能进入低反应状态。在这段较长的时间里，初期患者在神经重症监护室和神经内科或神经外科进行被动性的康复处理，协助"促醒"和"二级预防"丝毫不能放松。

以主播人刘海若的康复治疗为例：2002年5月10日，刘海若在伦敦火车脱轨事故中全身多处重伤，脑部外伤陷入深度昏迷，经伦敦当地医院四次手术，以及各种抢救手段后仍未苏醒，甚至被怀疑可能会脑死亡。2002年6月8日，刘海若被送回中国，呈持续的植物状态，进入北京宣武医院神经外科重症特护病房。经过精心治疗和康复处理（促醒和二级预防为主），昏迷3个月后的刘海若终于脱离植物状态和微小意识状态，意识、运动、言语、二便等功能逐步恢复。经该院康复团队（组）坚持康复治疗后，刘海若于2003年1月30日顺利出院，逐渐转为门诊或复诊性康复治疗并坚持近2年。此后多年在中国香港和英国进行以认知功能康复为主的康复处理。目前，她生活自理，可参加一定的职业性活动（如2008年在某电视台主持一档栏目）。但其高级认知功能仍有一定障碍。

主要处理 包括以下内容。

稳定病情 任何不稳定的病情，都可能进一步加重脑组织缺血和缺氧，故对基础疾患、原发疾患、合并症以及并发症均需及时做康复处理。实际上，各种药物和医疗手段（如促醒药物、各种神经生长因子、神经营养因子、高压氧、物理因子治疗以及被动性康复处理等），都尚缺乏"循证医学"的证据，甚至可以理解为"基本是自然恢复过程"。因此，针对可能加重的病情的预防和处理十分重要。此时，专科康复医师必须与其他临床专科医师密切配合。

"促醒"处理 适当增加有利刺激（包括运动性刺激，声、光、温度、嗅觉、味觉等，以及针灸、按摩等外周性刺激，和经颅磁/电刺激等中枢性刺激），避免不利刺激（如过度的关节活动度被动活动，噪声，过高或过低的温度等外周性刺激，以及不恰当的中枢性刺激），适量应用兴奋性药物和神经营养性药物等，但目前这些处理还需要更多的循证医学证据。

二级预防 见颅脑损伤预防。

病情判断 在上述处理的基础上，密切观察脑部电生理学指标（如脑电图、诱发电位等）、功能神经影像学指标（如PET、fMRI等）和临床指标（如视觉追踪、听指令、言语反应、情感反应、精确的定位动作等）的变化，由此可能判断出患者是否能清醒、何时清醒、清醒的程度以及康复介入的时机、方法和疗效性等。这对于医疗工作、医疗保险、理赔工作、家庭安排等都十分重要。

康复护理 在昏迷-植物状态阶段，能稳定病情的护理工作十分重要，具体如下。

一般护理 包括以下内容。①采取适当卧位：依据外伤情况给予适当的卧位，如颅内压高者采取头高位 15°～30°以降低颅内压；患者发生休克时，应平卧位，头偏向一侧，防止呕吐后误吸。②保持呼吸道通畅：吸氧昏迷患者，有舌后坠者，应放置口咽通气道；昏迷且不能排痰者，应做气管切开，并做好气管切开术后护理，必要时应用呼吸机辅助呼吸。③观察生命体征：重症患者常伴呕吐应每 30～60 分钟测量血压、脉搏、呼吸、体温各 1 次。注意意识改变，如意识障碍逐渐加深，可能出现颅内血肿或脑水肿加重。注意瞳孔大小变化和对光反应，发现异常立即处理。④保护角膜：昏迷患者应注意角膜保护，一般可戴眼罩或眼部涂眼药膏，避免角膜、结膜暴露引起充血。⑤护理口腔及皮肤：不能进食和昏迷高热患者，每日做口腔护理 2 次；昏迷患者每 2 小时翻身拍背 1 次；高热患者用温水擦浴；腹泻患者应做肛门周围皮肤护理。⑥注意营养与水电解质平衡：可给予鼻饲，逐渐给予高蛋白、高热量、高维生素饮食，也可给予要素饮食。

针对应激性胃肠出血患者，应给予冷盐水洗胃和相应的止血药物，注意观察出血量、血压变化，防止休克。针对留置尿管患者应做好清洁护理，每日尿道护理 1 次，防止泌尿系感染。针对躁动、癫痫患者，应注意预防坠床，加以适当约束，并向家属讲明病情，以得到理解。针对长期卧床昏迷患者，应保持关节功能位及适当被动活动，防止足下垂和髋关节外旋，应给予适当的体位摆放和支具。针对高热患者应查明原因，采取降温措施，头枕冰袋，温水擦浴或适当药物治疗。

特殊护理 包括鼻饲的护理、皮肤的护理、二便的护理、癫痫的护理、五官的护理、气管切开术后护理等。

总之，临床康复医师和康复护士需尽量保持患者病情稳定（包括基础疾病、原发疾病、合并症及并发症等），至关重要的是保证生命体征和内环境正常。在药物、现有处理缺少循证医学证据的情况下，确保"自然恢复"和"二级预防"具有重要意义。

（王茂斌）

lúnǎo sǔnshāng bìngfāzhèng chǔlǐ
颅脑损伤并发症处理
颅脑损伤的常见并发症有颅内血肿、慢性硬脑膜外血肿、慢性硬脑膜下血肿等。针对不同的并发症，处理方法亦不同，具体如下。

颅内血肿处理 指对创伤等造成脑内（或脑组织和颅骨之间）血管破裂，致使血液集聚脑内（或脑与颅骨之间）的康复处理。颅内血肿主要临床表现为外伤后病情逐渐加重，出现昏迷，或患者清醒后再次昏迷。分类如下。①根据血肿的部位：可分为硬脑膜外血肿、硬脑膜下血肿和脑内血肿。②根据血肿形成时间和临床表现：可分为急性（3 天之内）、亚急性（4～21 天）和慢性（超过 21 天）血肿。③根据血肿在颅内的单侧或双侧：一般以单侧颅内血肿多见，也可为双侧多发血肿和混合性血肿。康复治疗过程中，康复科医师主要针对的是亚急性和慢性颅内血肿，尤其是慢性硬脑膜外血肿、慢性硬脑膜下血肿临床较为常见。

慢性硬脑膜外血肿处理 指对颅脑损伤后颅内出血聚集在硬脑膜外腔与颅骨内板之间而形成血肿的康复处理。此类血肿大多数为单发。

病因和出血部位 硬脑膜外血肿皆为外伤所致，只是血肿大小、出血速度、血肿部位和患者颅腔的代偿能力有所不同。在广泛应用 CT 和 MRI 等影像学检查后，硬脑膜外血肿很容易确诊。硬脑膜外血肿的部位与出血来源有直接关系。颞骨鳞部或额骨骨折，刺破硬脑膜中动脉及其分支导致出血，血肿位于颞部或以颞部为主，波及额顶部。脑膜中静脉和板障静脉及静脉窦的损伤出血，也可在相应部位发生硬脑膜外血肿，如上矢状窦损伤造成单侧或双侧额顶部矢状窦旁的硬脑膜外血肿，横窦、乙状窦损伤可产生枕部或颅后窝的硬脑膜外血肿。血肿早期呈血凝块状，后期则在硬脑膜局部形成一层肉芽组织，甚至发生钙化，少数慢性血肿形成包膜及中心液化。

临床表现 此病以青年男性多见，好发于额区、顶区和枕区。主要特点是头痛呕吐、视神经盘水肿，后期可出现意识障碍、偏瘫、失语及瞳孔对光反射异常等。

诊断 主要依靠 CT 或 MRI 等影像学检查，大部分患者有穿过硬脑膜血管沟或静脉窦的颅骨骨折。CT 的典型表现是位于脑表面的梭形高密度影，边界光滑，边缘可增强，偶有钙化；MRI 检查血肿呈梭形，边缘锐利，在 T_1 和 T_2 加权图像上呈边缘清楚的高信号区。

治疗 对有临床症状、体征或病情明显恶化的患者，无论急性或慢性，均应及时手术治疗。除少数血肿发生液化而包膜尚未液化者，施行钻孔引流外，绝大多数患者均需做去骨瓣开颅、血肿清除术；对个别神志清楚、症状轻微、没有明显脑功能损害的患者，可采用非手术治疗，在 CT 的监测下，任其自行吸收或机化。

慢性硬脑膜下血肿处理 指对颅脑损伤后颅内出血积聚于硬脑膜下腔而形成血肿的康复处理。是小儿和老年颅内血肿中最常见的一种。目前认为，慢性硬脑膜下血肿（伤后 3 周以上）多数是轻微颅脑外伤造成桥静脉撕裂，血液缓慢溢入硬脑膜下腔所致。男性患者明显多于女性，男女之比为 5 : 1。

病因和发病机制 这类血肿来自轻微头部损伤，有的外伤史不清楚。临床上常见慢性硬脑膜下血肿患者年龄较大。多为头部受伤使引流至上矢状窦的桥静脉撕裂出血所致，由脑表面其他小静脉或小动脉破裂出血引起者少见。其发病机制认识尚不一致，一般认为由于出血缓慢，在伤后较长时间才形成血肿。在包膜的外层有新生而粗大的毛细血管，有血浆由血管壁渗出或毛细血管破裂出血到囊腔内，这是血肿体积不断增大，晚期出现局灶症状和颅内压增高的原因。这类血肿通常覆盖在大脑半球额叶、顶叶和颞叶的表面甚至更广泛，一般为单侧，少数为双侧。慢性硬脑膜下血肿除占位作用导致颅内压增高外，还可使脑组织长期受压，引起显著脑萎缩，故这类患者颅内压增高的程度，常不与血肿体积呈正相关关系。

临床表现 可以归纳为颅内压增高症状，智力障碍、精神症状，局灶性症状，如偏瘫、失语、偏侧感觉障碍等，癫痫、帕金森病等。

诊断 无论急性或慢性硬脑膜下血肿的患者，在有明确头部外伤史，出现颅内压增高及局限性体征时，临床诊断并不困难。如患者不能提供外伤史，则只有依靠辅助检查来明确诊断。如 CT 表现为等密度的慢性硬脑膜下血肿；MRI 更具优越性，易于诊断。

治疗 治疗原则视患者的年龄和血肿结构的不同而异，临床上有高颅内压症状或有局限性脑压迫症状时，必须手术清除血肿，使受压下陷的脑组织膨起恢复原位。少数年老体弱、伴有严重其他系统疾病者，或血肿量小、对脑组织没有构成明显的压迫、临床症状轻微者，可应用渗透性利尿剂及皮质激素等非手术方法治疗，同样能收到较好的疗效。在治疗期间应严密观察，注意临床体征的变化，定期复查头颅 CT。但非手术治疗易引起肾功能损伤、消化道溃疡、酮症酸中毒等并发症，延长住院时间，增加费用，故临床上已很少采用。无论急性或慢性患者，如发生神经系统功能障碍，则无论手术与否，均应及早进行康复性处理。

外伤后癫痫处理 指对颅脑损伤后发生癫痫患者的康复处理。颅脑损伤后（尤其是重型损伤）任何时期均可发生癫痫，以伤后 3~6 个月发病率最高。早期发作与脑挫伤、脑水肿、血肿及凹陷型骨折有关，晚期发作多为脑脓肿、脑瘢痕和脑萎缩等所致。临床以局限性发作为主，亦可呈大发作。脑外伤后癫痫发生率的高低与多种因素有关，脑损伤的部位、类型和严重程度，是早期癫痫发生的重要预测指标。一般以大脑皮质运动区、海马及杏仁核的损伤最常发生癫痫，其中运动区的损伤尤易发生癫痫，潜伏期短；其次是颞叶内侧损伤所致的精神运动型发作。脑损伤的程度愈重，发生癫痫的可能性就愈大。开放性脑损伤后发生癫痫的概率较闭合性者为高。

临床表现 局限性发作比全身性发作更为多见。不同类型的癫痫发作，可以发生在同一患者。局限性癫痫的特点和先兆，依病灶部位的不同而异：额极部瘢痕周围起源的癫痫常无先兆，并为大发作型；中央-顶区病灶常引起对侧肢体运动或感觉性局限发作；内侧颞叶病灶常引起精神运动性发作；枕叶病灶常出现视觉先兆。

外伤后癫痫患者脑电图可出现慢波、棘波、棘慢波等局限性异常，有时脑电图正常。一般认为，有 60% 的患者脑电图为局限性病灶异常。外伤后脑电图异常有预测意义，脑电图上的棘波、棘慢波、局限性慢波或阵发性慢波长期不消失，预示将发生癫痫。

治疗 外伤后晚期癫痫有自然痊愈趋势，约有 50% 的外伤后癫痫在 3~5 年内发作频率进行性减少或趋于消失，但其过程相当缓慢，部分患者处于不稳定状态。

内科治疗 一般以药物治疗为主，可选用苯巴比妥、苯妥英钠、扑米酮等。

手术治疗 针对病因进行相应的手术治疗，癫痫病灶应切除，术前需脑电图筛选。手术指征：①经多次脑电图检查证实一侧大脑半球有固定局限的癫痫灶。②病灶一般应在非功能区。③符合上述条件的病例经正规抗癫痫药物治疗无效。由于外伤后晚期癫痫有自然痊愈趋势，手术不要在癫痫初发后 3~4 年内进行，除非有持续性局灶性癫痫，或在药物治疗下发作程度和频率仍在增加的患者，才考虑提前手术。手术疗效与病例选择是否严格以及癫痫病灶定位是否准确、切除是否彻底有关。通常手术的总有效率约85%。

值得注意的是，部分患者术后仍需服药，但癫痫发作次数显著减少；患者及其家属还应考虑到手术治疗可能出现的并发症；术后如有功能障碍表现，还需要进行功能恢复的康复性处理。

外伤性脑梗死处理 指对颅脑外伤后发生脑梗死患者的康复处理。外伤性脑梗死可发生于任何年龄组，但多见于儿童，CT和MRI表现与一般缺血性脑梗死相似。外伤后脑梗死的出现直接影响颅脑损伤患者的预后。

临床表现 可分为两种类型。①以微循环障碍为主的脑梗死：发病时间多在1周之内，梗死范围小，呈局灶性，常位于中线附近的脑白质或基底核区，为动脉深穿支供血区梗死，脑血管造影不易发现。临床诊断主要依据神经系统缺失症状和CT及MRI检查，治疗及时效果较好。如伤情未能控制，1周之后出现的脑梗死，疗效较差。②以主要供血动脉血栓形成为主的皮质性脑梗死：CT及MRI检查梗死范围较大，中线结构移位明显。脑血管造影可发现闭塞部位，多为颈内动脉及其分支主干闭塞，发病时间与创伤机制和程度有关，也与治疗过程是否顺利有关。颅脑外伤后1周内出现的脑梗死，多与创伤机制和程度有关，称为外伤后急性脑梗死；1周后由于伤情未能控制或其他原因发生的脑梗死，称为外伤后迟发性脑梗死。应及时行CT或MRI检查，也可行FLAIR检查。

治疗 灶状梗死以常规药物治疗为主，早期给予钙通道阻滞剂和神经营养药物治疗，对范围稍大、病情较重的患者，可予小剂量脱水剂和激素治疗，恢复期应重点加强功能锻炼。对梗死面积较大者应积极行抗脑水肿和改善微循环治疗，提高局部脑血流量，防止脑软化。近年来，对颅脑外伤患者早期（伤后12小时以内）应用尼莫地平治疗，可有效地预防外伤性脑梗死，明显降低其缺血性神经损伤和死亡率。治疗时机宜在发病后3~6小时内。采用溶栓治疗外伤性脑梗死应十分慎重，特别是溶栓过程中必须动态监测患者的凝血机制，观察意识状态、颅内压和神经系统症状体征变化，及时发现出血倾向，同时要维持内环境稳定。有关脑外伤脑梗死时产生的功能障碍，可参考脑卒中进行康复处理。

颅脑损伤后慢性脑积水处理 指针对颅脑损伤引起脑脊液产生和吸收不平衡，导致过量脑脊液在一个（或多个）脑室和蛛网膜下腔内积聚的康复处理。①按发病时间，可分为急性（1周）、亚急性（1周至1个月）和慢性（1个月以上）脑积水。②多种脑部疾病均可导致脑积水，颅脑外伤后蛛网膜下腔出血、脑疝、脑室出血等所致慢性脑积水较为多见。由于急性期后患者多转入康复科，早期发现慢性脑积水具有重要意义，这样可以及时发现病因并积极进行外科治疗，之后开展积极全面的康复治疗，可能会更好地改善患者预后。③根据梗阻部位的不同，可分为梗阻性脑积水和交通性脑积水，前者梗阻发生在第四脑室出口以上，即脑室系统；后者梗阻发生在第四脑室出口以后，即蛛网膜下腔。

临床表现 脑积水后导致颅内压的持续增高，使病初意识清楚的患者逐渐出现意识障碍，嗜睡、昏睡以致昏迷，或原有的昏迷患者持续昏迷。慢性脑积水起病隐匿呈渐进式，患者反应迟钝、表情淡漠、智能及精神障碍、行走不稳、尿失禁，随病程的推移而进行性加重，个别出现严重精神失常伴攻击行为、哭闹无常、锥体束损害等。

诊断 慢性脑积水诊断并不困难，重要的是应该考虑到脑积水的可能性，CT、MRI是诊断该病的首选方法。严重的脑积水可导致脑室旁白质渗出水肿，MRI显示脑室旁白质水肿较CT更清楚。值得注意的是，实际应用中必须将影像学表现与患者的临床情况相结合，进行综合分析。

治疗 患者诊断为脑积水后，应及时行脑室-腹腔分流术治疗。术后开展积极的康复治疗。值得注意的是，即使通过影像学资料早期确诊为脑积水，但此时伴随脑室的扩大，脑组织已经受到损伤，手术后功能虽明显改善，仍可能留有轻度或中度的功能障碍。因此，如果在颅脑外伤初期尽早预测到脑积水的发生并早期处理，将进一步改善患者的预后。术后早期开始预防性、从被动性逐渐转为主动性康复为主的治疗措施，可明显改善患者的康复预后。若单纯进行康复治疗而不解决脑积水，轻则影响脑功能的恢复，重则丧失脑功能恢复的机会。

植入分流泵后，康复医师必须注意观察分流的效果，包括以下几方面。①压力是否合适？必要时需反复调整压力，以满足个体化的要求，确保脑室回缩至正常大小。②整个"管道系统"是否通畅？如调节泵不工作、腹腔大网膜包裹下段管道等。③发现不通畅，与相应科室会诊确定解决方法。④密切观察患者，确保临床情况稳步好转。

脑神经损伤处理　指对颅脑损伤后发生脑神经伤害患者的康复处理。脑神经损伤多系颅底骨折所致，或因脑干损伤累及脑神经核，或继发于颅内高压、脑膜炎及血供障碍。症状显著的脑神经损伤，几乎都是在通过颅底孔道出颅的部位受到损伤。对于脑外伤患者，临床医师应考虑到脑神经损伤的可能性而注意观察和检查，避免漏诊。

视神经损伤处理　闭合性颅脑损伤伴有视神经损伤的发生率为 $0.5\% \sim 4.0\%$，且大多数为单侧损伤。通常不完全性视神经损伤，于伤后数日或数周视力即有所改善，如果超过 1 个月没有改进，则往往残留永久性失明或弱视。一般伤后 $3 \sim 6$ 周，眼底检查即可看到下行性原发性视神经萎缩，视网膜动脉变细，视神经盘苍白，边缘清晰。

视神经损伤治疗较为困难，对于已经离断的视神经尚无良策。若为部分性损伤或继发性损害，应在有效解除颅内高压的基础上，给予神经营养药物及血管扩张药，必要时可行血液稀释疗法等。视神经管减压手术，仅适用于伤后早期视力进行性障碍，并伴有视神经管骨折变形、狭窄的患者。对于伤后视力立即丧失且有恢复趋势的患者，手术不但无益反而有加重损伤的可能，应视为禁忌。

面神经损伤处理　颅脑损伤伴有面神经损伤的发生率约为3%，伤后有外耳道溢血或溢（脑脊）液的患者，约有20%可出现同侧面肌无力。面神经损伤的常见原因是颅中窝岩骨部及乳突部骨折。面神经损伤的程度可根据伤后发生麻痹的早晚和程度、电

兴奋和肌电图检查加以判断。一般恢复良好的患者，大多数于伤后数日至 3 周即有电反应阳性表现，如果伤后 6 周仍未出现恢复迹象则预后较差。

面神经损伤早期以非手术治疗为主，可用地塞米松及适量脱水剂以减轻创伤反应及局部水肿，给予神经营养药物及钙通道阻滞剂可改善神经代谢及血管供血状况，常能促进神经功能恢复。

后组脑神经损伤处理　舌咽神经、迷走神经、副神经及舌下神经属于"后组脑神经"，位于颅后窝，多因骨折线波及颈静脉孔及舌下神经孔致伤，严重时可伴发面神经和听神经损伤。舌咽神经损伤后，患者吞咽困难，患侧咽反射消失或减退，舌后 1/3 味觉丧失；迷走神经损伤表现为伤侧声带麻痹而声嘶；副神经损伤可见患侧胸锁乳突肌和斜方肌瘫痪，患者出现肩关节下垂；舌下神经损伤则半侧舌肌萎缩。

针对后组脑神经损伤的治疗，可进行吞咽及肢体的康复训练，同时配合神经营养药物与血管扩张药，以及针灸、理疗等方法。

外伤后低颅压综合征处理　指对颅脑损伤后侧卧腰椎穿刺压力在 0.784kPa（$80\text{mmH}_2\text{O}$；$1\text{mmH}_2\text{O} = 9.80\text{Pa}$）以下产生的低颅压综合征的康复处理。其发生率约为 5%。

病因病理　颅内低压既可能原发于伤后脑血管痉挛，使脉络丛分泌脑脊液功能受到抑制，也可能继发于脑脊液漏、休克、严重脱水、低钠血症、过度换气以及手术或腰穿放出过多脑脊液。

诊断　主要依靠临床特征和腰椎穿刺测压确诊。临床上有脑外伤后较重的头晕、头痛、乏力、食欲缺乏等症状，与脑损伤的轻

重程度不符，特别是具有"抬高头位时头痛加剧、放低头位时疼痛减轻"的规律时，即应想到颅内低压的可能性。如果腰椎穿刺侧位测压在 0.784kPa 以下即可明确诊断，若压力低于 0.392kPa 则属于重度低颅压，常伴有严重的失水及电解质紊乱。

治疗　可因不同的病因而略有差异，但基本原则相同，常用方法有：去枕平卧休息，必要时采用足高头低位；必要时可经脑室内或腰椎穿刺鞘内注入生理盐水，不仅能直接填充蛛网膜下腔容积，同时有刺激脑脊液分泌的作用。但需注意腰椎穿刺后残留穿刺孔有漏液的可能。其他有利于改善颅内低压的药物如罂粟碱、麻黄素、肾上腺素等也可适量应用以促进其恢复。

外伤后脑脂肪栓塞处理　指对颅脑损伤后发生脑脂肪栓塞患者的康复处理。

病因病理　颅脑损伤患者合并全身多发性损伤或长骨骨折时，脂肪颗粒游离入血成为脂肪栓子，造成体内多个器官的脂肪栓塞，其中大部分脂肪栓停留在肺部，引起肺部脂肪栓塞，另有一些脂肪颗粒通过肺-支气管前毛细血管交通支或经右心房未闭的卵圆孔逸入体循环，导致脑、肾、心、肝等重要器官发生脂肪栓塞。一般脂肪栓首先引起肺部血管的机械性阻塞，而后因酯酶的作用分解为游离脂肪酸，后者对血管内皮细胞造成损害，使血管壁的通透性异常增加，引起出血性间质肺炎及急性肺水肿，进入脑血管的脂肪栓子常使脑内多数小血管栓塞，在大脑白质及小脑半球造成广泛的点状淤斑和出血性梗死灶，脑水肿反应也较一般为重，故患者常有病情加重或有新的神

经功能损害。

临床表现 脑脂肪栓塞的症状常在外伤后 1~2 天出现，其特点是发热、脉速、焦躁及意识障碍进行性加重，同时伴有呼吸急促、咳嗽、发绀、痰中带血、血压下降及颈、肩、胸前、腹壁等处出现皮下淤点。由于脑水肿的发生和发展，患者常有癫痫及颅内压增高表现，但局限性神经缺损体征并不多见，视血管受累的部位和程度而异。轻型病例可以只有几天暂时性抑制，头痛、嗜睡，其后多能完全恢复，这种一过性意识变化，常归因于脑损伤的反应而未加注意。重型者脑脂肪栓塞严重，发病急骤，患者于伤后数小时即可由清醒转为昏迷，呼吸窘迫，脉搏细弱，血压下降，静脉压升高，咳血性痰。若未及时合理的治疗，患者常于短期内死亡。

诊断 早期诊断常较困难，特别是合并有严重脑外伤的患者。因此，凡脑外伤后损伤引起的意识障碍已经有所好转，病情又再次恶化，伴有明显的呼吸道症状、皮肤出血点及不易解释的心率增快、血压下降时，即应想到此症。一般眼底检查多可发现淤血，偶可见血管内的脂肪栓子，同时在患者的痰、尿、脑脊液中也可发现脂肪颗粒。患者动脉血氧饱和度降低（60mmHg），血红蛋白下降（< 100g/L），血小板减少（< 100×10^9/L），血沉增快（> 20mm/h），血清脂肪酶增高（伤后 3~4 天升高，7~8 天达高峰）。肺部 X 线片显示独特的"暴风雪"样改变。脑 MRI 在 T_1 和 T_2 加权图像上均可见脑白质中多数高信号病灶。

治疗 必须针对延及全身的脂肪栓塞病变，尤其是对间质性肺炎、急性肺水肿和脑水肿进行处理，应尽早采取有力措施改善呼吸功能、纠正低氧血症，以控制肺、脑、心等重要器官的一系列病理生理改变。与此同时，应妥善固定骨折以防脂肪栓子再进入静脉血流，必要时可使用止血带。如果伴有失血性休克则应补足血容量。给予大剂量激素治疗，以保护毛细血管的完整性，减少渗出，防止血管痉挛和血小板聚集，有助于控制肺水肿和脑水肿的发展。另外，进行必要的脱水、利尿、抗癫痫、降温、抗感染治疗，同时静脉给予低分子右旋糖酐以降低血液的黏滞度，改善末梢循环，也不可忽视。但后者不宜连续使用，以免影响凝血机制，必要时须监测血小板比值，以防出血倾向。一旦病情稳定，应及早开始康复性处理。

脑室–腹腔分流术后分流管堵塞处理 脑损伤后的并发症之一，其临床表现和诊断治疗等（见脑卒中功能障碍和脑卒中功能评定）。

情感–心理–精神障碍处理 脑损伤后的并发症之一，其临床表现和诊断治疗等，（见情感–心理功能评定和心理康复）。

（王茂斌）

lúnǎo sǔnshāng zhuǎnguī

颅脑损伤转归 （prognosis of brain injury）

一般轻度脑损伤无明显的意识障碍，除有局灶性脑损害产生相应的功能障碍外，各种功能大多恢复良好。可能有相当比例的患者留有脑震荡后综合征。在只有一侧性局部损伤而无对冲伤和脑干损伤的患者中，多数（约80%）可能达到基本生活自理以上的恢复，但左颞顶叶损伤可能造成不同程度的言语功能障碍，而右顶枕叶损伤可能造成不同程度的认知功能障碍等。发生较长时间意识障碍（1~2 个月或更久）的患者中，约有50%需要经过"昏迷—植物状态—低反应状态—清醒"的过程，最终的功能后果因人而异。这不仅取决于脑损伤的程度和范围，还取决于早期临床抢救性处理和促醒措施是否及时、正确，二级预防是否到位，各种合并症与并发症处理是否及时、正确，康复处理是否及时、到位等因素。一般来说，随意运动功能（特别是下肢）较易恢复，而情感–心理–精神、言语、认知、吞咽、二便控制等的功能恢复则比较困难，需要更长时间。通常中度和重度脑损伤的功能恢复过程几乎是终生性的，即随着时间推移和康复性处理，功能缓慢地改善。但中度和重度脑损伤（特别是伴有严重全身性复合伤）的患者，几乎不可能"痊愈"，而仅是最大程度地获得生活自理能力和社会参与能力。对于轻度脑损伤的患者来说，约80%可能恢复工作；对中度和重度脑损伤的患者来说，这可能相当困难。

（王茂斌）

lúnǎo sǔnshāng yùfáng

颅脑损伤预防 （prevention of brain injury）

包括脑外伤的一级和二级预防。①一级预防：是采用一切方法预防脑外伤。如骑摩托车戴头盔、驾车系安全带、高空作业防跌落、在建筑工地戴安全帽等。②二级预防：是康复医师极其重视的预防阶段，即患者发生脑外伤后，特别是较长时间昏迷或处于植物状态时，必须设法预防基础疾患、原发疾患、合并症和并发症的出现和加重，稳定病情。尚无治疗脑外伤的特效药，在很大程度上是大脑自发性的功能恢复。病情不稳定会使脑组织加重缺血-缺氧性改变；或病情虽已稳定，但却产生了严重的失用和误用状态（如严重的肌肉萎缩、痉挛、关节挛缩、异位性骨化、大面积压疮、下肢深静脉血栓形成等），即使脑和神经系统等功能有所恢复，患者仍然不可能提高其身体各个器官的功能、个体活动能力和社会参与能力，患者的生存质量也不可能得到提高。

要想做好"二级预防"，首先要有预防意识，其次是坚持不懈地采取合理的预防性措施。例如，为预防肢体肌肉痉挛，需要早期摆放适当的"拮抗性"肢体位置，并随时检查抗重力肌及其拮抗肌的肌张力，一旦发现产生肌痉挛，可能需要适当地使用抗痉挛药。为避免失用性肌肉萎缩，需要保证足够的蛋白质入量，患者即使昏迷也要使其肢体的肌肉做被动性活动（如被动踏车，对肌群做电刺激性收缩、按摩等），必要时可能还需使用某些康复治疗的药物。又如，康复医师必须时刻提防脑积水的发生，并及时与神经外科医师会诊，确定是否需要进行脑室-腹腔分流手术。手术前和手术后的被动性与主动性康复处理至关重要。

（王茂斌）

jǐsuǐ sǔnshāng kāng fù

脊髓损伤康复（rehiblitation of spinal cord injury）

脊髓损伤是各种原因（外伤性或非外伤性）引起的脊髓结构、功能损害，造成损伤水平以下运动、感觉和自主神经功能的障碍。脊髓损伤常会造成不同程度的四肢瘫或截瘫等。发病高峰在 16～21 岁。目前，在脊髓损伤后临床治疗（治愈）和脊髓功能恢复方面尚未取得显著成果。因此，脊髓损伤的康复显得尤为重要，它能使患者在尽可能短的时间内，以较少的治疗费用，得到最大限度的功能性恢复，提高患者的生活质量，减轻家庭、社会负担，为患者回归社会奠定基础。

诊断与分类　主要如下。

感觉和运动检查　可根据感觉或运动功能的特征评分，确定损伤是否完全。当感觉关键点或运动关键肌（表 1）因某种原因无法检查时，检查者将记录"无法检查"来代替神经评分。

感觉必查项目　检查身体两侧 28 个皮节关键点。每个关键点要检查 2 种感觉，即针刺觉和轻触觉，并按 3 个等级分别评分（表 2）。针刺觉检查时常用一次性安全针，轻触觉检查时则用棉花。在针刺觉检查时，不能区别钝性和锐性刺激的感觉，评为 0 级。在脊髓损伤的评定中，建议将位置觉和深压觉（或深痛觉）列入选择性检查。检查时建议用缺失、障碍和正常来分级，同时建议每一肢体只查 1 个关节，即左右侧的示指和足趾。

运动必查项目　检查身体两侧 10 个肌节中的关键肌。检查顺序为从上自下。各肌肉的肌力均分为 6 级。选择这些肌肉是因为它们与相应节段的神经支配相一致，且便于临床做仰卧位检查（脊髓损伤时，其他体位常禁忌检查）。徒手肌力测试见肌力评定。

表 1　运动关键肌和感觉关键点

运动关键肌	感觉关键点
C5　屈肘肌（肱二头肌、肱肌）	C2　枕骨粗隆
C6　伸腕肌（桡侧伸腕长肌和短肌）	C3　锁骨上窝
C7　伸肘肌（肱三头肌）	C4　肩锁关节的顶部
C8　中指屈指肌（指深屈肌）	C5　肘前窝的外侧面
T1　小指外展肌（小指外展肌）	C6　拇指近节背侧皮肤
L2　屈髋肌（髂腰肌）	C7　中指近节背侧皮肤
L3　伸膝肌（股四头肌）	C8　小指近节背侧皮肤
L4　踝背伸肌（胫前肌）	T1　肘前窝的内侧面
L5　趾长伸肌（踇长伸肌）	T2　腋窝的顶部
S1　踝跖屈肌（腓肠肌和比目鱼肌）	T3　第 3 肋间 *
	T4　第 4 肋间（乳线）*
	T5　第 5 肋间（在 T5～T6 的中点）*
	T6　第 6 肋间（剑突水平）*
	T7　第 7 肋间（在 T6～T8 的中点）*
	T8　第 8 肋间（在 T6～T10 的中点）*
	T9　第 9 肋间（在 T8～T10 的中点）*
	T10　第 10 肋间（脐）*
	T11　第 11 肋间（在 T10～T12 的中点）*
	T12　腹股沟韧带中点
	L1　T12 与 L2 之间的 1/2 处
	L2　大腿前中部
	L3　股骨内髁
	L4　内踝
	L5　足背第 3 跖趾关节
	S1　足跟外侧
	S2　腘窝中点
	S3　坐骨结节
	S4～S5　肛门周围（作为 1 个平面）

注：＊指与锁骨中线的交叉点

表2 感觉分级评价标准

感觉分级	感觉评价标准
0	缺失
1	障碍（部分障碍或感觉改变，包括感觉过敏）
2	正常
NT	无法检查

肛门括约肌检查 以肛门指检感觉括约肌收缩，评定分级为"存在或缺失"（即在患者总表上填"有或无"）。如果肛门括约肌存在自主收缩，则患者的运动损伤为不完全性。

脊髓损伤平面检查 指对脊髓神经平面的检查。神经平面是指在身体两侧有正常的感觉和运动功能的最低脊髓节段。但实际上，身体两侧正常的感觉、运动脊髓神经节段常不一致。因此，在确定神经平面时，应当用右侧感觉和左侧感觉平面，及右侧运动和左侧运动平面来区分，以免造成误解。脊髓损伤平面通过以下检查来确定：检查身体两侧各28个皮节的感觉关键点、检查身体两侧各10个肌节的运动关键肌。

脊髓损伤感觉平面 指身体两侧具有正常感觉功能的最低脊髓节段。必查项目为每个皮节感觉检查项目，包括右侧针刺觉、右侧轻触觉、左侧针刺觉和左侧轻触觉。把身体每侧的皮区评分相加，即产生2个总的感觉评分，即针刺觉评分和轻触觉评分，并用感觉评分表示感觉功能的变化。此外，通过必查项目的检查，可以判断神经平面（感觉平面）、部分保留带和障碍分级的感觉部分。

脊髓损伤运动平面 指身体两侧具有正常运动功能的最低脊髓节段。必查项目为各肌节按左右两侧做运动评分，按总表所示，将两侧肌节得分相加，得出总的运动评分，并用这一评分表示运动功能的变化。此外，通过必查项目的检查，可以判断神经平面（运动平面）、部分保留带和障碍分级的运动部分。①脊髓损伤运动平面的确定：每个节段的神经可支配1块以上的肌肉，同样，大多数肌肉接受1个以上的脊髓神经节段支配（常为2个节段），某一块肌肉在丧失一个脊髓神经节段支配，但仍有另一脊髓神经节段支配时，其肌力减弱。因此，用1块肌肉或1组肌肉（即运动关键肌）代表1个脊神经节段支配，旨在简化检查。按常规，如果1块肌肉的肌力在3级以上，则该肌节的上一个肌节存在完整的神经支配。在确定运动平面时，相邻的上一个运动关键肌的肌力必定是5级，因为这块肌肉受2个完整的脊髓神经节段支配。例如，颈7脊髓神经节段支配的运动关键肌无任何活动，颈6脊髓神经节段支配的肌肉的肌力为3级，若颈5神经节段支配的肌肉之肌力为5级，那么，该侧的运动平面在颈6脊髓神经节段。检查者的判断，依赖于确定其所检查的肌力小于5级的肌肉是否有完整的神经支配。②肌力评级的确定：许多因素可以阻碍患者充分用力，如疼痛、体位、肌张力过高或失用等。如果任何因素妨碍了肌力检查，则该肌肉的肌力应被认为是无法检查。然而，排除这些因素后检查者的最佳判断为肌力正常（5级），那么，该肌肉肌力评级为5级。

总之，运动平面（最低正常运动平面在身体的两侧可以不同）应根据肌力至少为3级的关键肌来确定，要求该平面以上的脊髓神经节段支配的关键肌肌力必须正常（5级）。对于临床无法应用徒手肌力测试检查的肌节，如C1~C4、T2~L1、S2~S5等脊髓神经节段，运动平面可参考感觉平面来确定。如果这些脊髓神经节段的感觉是正常的，则认为该脊髓节段的运动功能亦正常；反之亦然。

脊髓损伤程度检查 根据检查结果，分类具体如下。

脊髓不完全性损伤 如果在神经平面以下包括最低位的骶髓神经节段（S4~S5）保留部分感觉或运动，则为不完全性损伤。骶部感觉包括肛门黏膜皮肤交界处和肛门深部的感觉。骶部运动功能检查是通过肛门指检确定肛门外括约肌有无自主收缩。

脊髓完全性损伤 指最低骶髓神经节段（S4~S5）的感觉和运动功能完全消失。

脊髓部分保留带 仅用于完全性损伤，指在神经平面以下一些皮节和肌节保留部分神经支配。有部分感觉和运动功能的节段范围称为"部分保留带"，应按照身体两侧感觉和运动功能分别记录。例如，右侧感觉平面是C5，C5~C8脊髓神经节段存在部分感觉，那么C8脊髓神经节段应被记录为右侧感觉部分保留带。

美国脊柱损伤协会残损分级见表3。

临床综合征 具体如下。

表3　美国脊柱损伤协会残损分级

级别	程度	临床表现
A级	完全损伤	在骶髓神经节段 S4～S5 无任何感觉或运动功能保留
B级	不完全感觉损伤	在神经平面以下包括骶髓神经节段 S4～S5 存在感觉功能，但无运动功能
C级	不完全运动损伤	在神经平面以下存在运动功能，且平面以下一半以上的运动关键肌肌力<3级（0～2级）
D级	不完全运动损伤	在神经平面以下存在运动功能，且平面以下至少一半的运动关键肌肌力≥3级
E级	正常	感觉和运动功能正常

注：当一个患者被分级为 C 或 D 级时，其必须是不完全性伤，即在骶髓神经节段 S4～S5 有感觉或运动功能存留。此外，该患者必须具备如下两点之一。①肛门括约肌有自主收缩。②运动平面以下有 3 个脊髓神经节段以上的运动功能保留

中央束综合征　病变几乎只发生于颈髓神经节段，尚存骶部感觉，上肢肌力减弱重于下肢。

脊髓半切综合征　病变造成较为明显的同侧本体感觉和运动丧失，对侧痛温觉丧失。

前束综合征　病变造成不同程度的运动和痛温觉丧失，而本体感觉存在。

圆锥综合征　骶髓神经节段的圆锥损伤和椎管内的腰神经根损伤，常可引起膀胱、肠道和下肢反射消失。

马尾综合征　椎管内的腰骶神经根损伤，引起膀胱、肠道及下肢反射消失。

（李建军）

jǐsuǐ sǔnshāng zhǔyào gōngnéng zhàng'ài

脊髓损伤主要功能障碍（dysfunction of spinal cord injury）

脊髓损伤可造成如下功能障碍。①感觉-运动功能障碍：即损伤平面以下的阶段性感觉和运动功能丧失或减退，如四肢瘫、截瘫、平衡障碍等；还可能有异常疼痛、肌肉痉挛、关节挛缩等。②消化道及二便控制功能障碍：因括约肌失控可产生尿潴留、尿失禁、大便秘结或失禁等。③交感-副交感神经功能障碍：属于自主神经反射亢进，如血压升高、直立性低血压、体温调节障碍等。④心血管及呼吸系统功能障碍：如急性或慢性呼吸衰竭、睡眠呼吸暂停等，常会出现心血管疾患、肥胖、糖尿病等。⑤合并症或并发症引起的功能障碍：如压疮、下肢深静脉血栓形成、骨质疏松、高血钙症、多发骨折、异位骨化、贫血等。⑥性功能障碍：如男性勃起和生殖功能障碍。⑦心理功能障碍。⑧日常生活活动能力和生活质量低下。

（李建军）

jǐsuǐ sǔnshāng gōngnéng píngdìng

脊髓损伤功能评定（functional assessment of spinal cord injury）

对脊髓损伤患者功能障碍进行的检测与评价。包括以下几方面。①体格检查：身高、体重、脉搏的测定与记录，可了解患者身体的一般状况。②肌力评定。③关节活动度评定。④感觉测定：见脊髓损伤康复。⑤平衡功能评定。⑥呼吸测定：脊髓损伤（特别是颈髓损伤）的患者，由于贮备肺活量低下发生咳痰能力及耐久性减退，对功能训练的内容或量将产生较大影响。因此，有必要全面地对呼吸型和咳嗽力量、最大呼气及吸气时胸廓扩张以及肺活量等进行测定。⑦日常生活活动能力评定。⑧功能独立性评定。⑨综合性功能评定：可选用通用型 WHO-ICF 核心组合评定量表（见通用世界卫生组织 ICF 评定量表）和/或世界卫生组织 ICF 亚急性期脊髓损伤简要核心组合项目组成量表（表1）。脊髓损伤感觉-运动平面评估可选用国际标准脊髓损伤评估表（表2）。

（李建军）

jǐsuǐ sǔnshāng kāngfù mùbiāo

脊髓损伤康复目标（rehabilitation goal of spinal cord injury）

完全性损伤及不完全性损伤的功能预后大不相同，在制订康复目标时要注意损伤水平（平面）以功能下限的水平（平面）为准。在不完全性损伤中，由于作用于脊髓外力大小、方向的不同，同一类型的不完全性损伤，根据不同病例以及脊髓器质性损伤情况，其症状亦不尽相同。因此，其恢复过程或最终的功能预后因人而异，很难一致。不完全性损伤病例中以中央损伤型最为多见，而且 X 线检查脊柱损伤多不明显，在受伤机制中多为较轻微的外力所致。根据临床统计，不完全性损伤中，中央损伤型及半侧损伤型的功能恢复较其他不全损伤型为好，中央损伤型的功能有效恢复最多，虽然有的病例有痉挛后遗症，但均能步行，通常下肢功能的恢复普遍较上肢的好。关于恢复的经过与最终获得功能之间的关系，一般是越早期恢复者，其最终的恢复越好。高龄颈髓节段损伤者有增多趋势。在对患者的功能障碍做出正确评价基础上，再进行有效的康复训练，最大限度地发挥患者的残存功能，于半年内（颈髓等高位损伤者需要 10～12 个月）即可能使患者回归

表 1　世界卫生组织 ICF 亚急性期脊髓损伤简要核心组合项目（2011 年）

ICF 组成成分	排序	ICF 编码	内容
身体功能	1	B730	肌肉力量功能
	2	B620	排尿功能
	3	B525	排便功能
	4	B280	痛觉
	5	B440	呼吸功能
	6	B735	肌张力功能
	7	B152	情感功能
	8	B810	皮肤的保护功能
身体结构	1	S120	脊髓和相关结构
	2	S430	呼吸系统结构
	3	S610	泌尿系统结构
活动和参与	1	D420	移动自身
	2	D410	改变身体的基本姿势
	3	D445	手和手臂的使用
	4	D530	如厕
	5	D550	吃
	6	D450	步行
	7	D510	盥洗自身
	8	D540	穿衣
	9	D560	喝
环境因素	1	E310	直系亲属家庭
	2	E355	卫生专业人员
	3	E115	个人日常生活用品和技术
	4	E120	个人室内外移动、运输用品和技术
	5	E340	个人护理提供者和个人助手

家庭并重返社会。可能达到如下的目标（表）。

阶段性恢复指标　脊髓损伤者从受伤当时到回归社会，各个时期均有明确的恢复指标，每一个指标与下一步都有关联。脊髓损伤急性期为 4 周，主要进行骨折和脊髓损伤的处理与并发症的防治。急性期后的 4~10 周为离床期，鼓励患者早期离床、早期康复。

急性期　指受伤后前 4 周。此期第一指标是使受伤部位安静固定，防止压疮、尿路感染、呼吸系疾病和关节挛缩等并发症。

功能训练要点如下。①关节活动范围的训练：对于下肢关节，以维持正常活动范围为目标。急剧而过度的被动运动易导致软组织损伤，可引起异位骨化或疼痛。还必须考虑到髋关节的被动运动通过骨盆对脊柱的影响。如髋关

表 2　脊髓损伤评估表（经美国脊柱损伤协会批准转载）

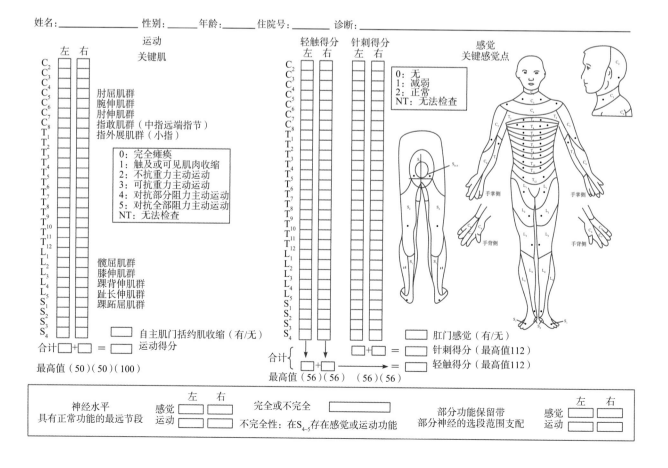

表 脊髓损伤康复的基本目标

脊髓损伤水平	基本康复目标	需用支具及轮椅种类
C5	桌上动作自理，其他依靠帮助	电动轮椅，平地可用手动轮椅
C6	日常生活活动可自理，可进行床上翻身起坐手动	电动轮椅，可用多种自助具
C7	日常生活活动可自理，可进行起坐及移乘、轮椅活动	手动轮椅，残疾人专用汽车
C8~T4	日常生活活动可自理，可进行起坐及移乘、轮椅活动，应用骨盆长支具站立	手动轮椅，残疾人专用汽车，骨盆长支具，双拐
T5~T8	日常生活活动可自理，可进行起坐及移乘、轮椅活动，骨盆支具治疗性步行	手动轮椅，残疾人专用汽车，骨盆长支具，双拐
T9~T12	日常生活活动可自理，可进行起坐及移乘、轮椅活动，长下肢支具治疗性步行	轮椅、长下肢支具，双拐
L1	日常生活活动可自理，可进行起坐及移乘、轮椅活动，长下肢支具功能性步行	轮椅、长下肢支具，双拐
L2	日常生活活动可自理，可进行起坐及移乘、轮椅活动，下肢支具功能性步行	轮椅、长下肢支具，双拐
L3	日常生活活动可自理，可进行起坐及移乘、轮椅活动，肘拐，短下肢支具功能性步行	轮椅、下肢支具，双拐
L4	日常生活活动可自理，可进行起坐及移乘、可驾驶汽车，可不需轮椅	短下肢支具，洛夫斯特德拐（一种支具）
L5~S1	可进行无拐、足托功能性步行及驾驶汽车	短下肢支具，洛夫斯特德拐（一种支具）

节屈曲直腿抬高试验限于45°左右。②增强肌力：从这一时期开始，要强化残存上肢和躯干肌的肌力，但切勿影响脊柱的受伤部位。例如，肩部负重时的屈曲运动能迫使腰椎前弯，非对称性运动能导致旋转，因而，这种运动在急性期应该避免。应基本上做等长运动和对称性运动，并注意需限于不引起骨折部疼痛的强度和关节角度。

离床期 指受伤后5~10周。瘫痪者日常动作的基础是坐位，白天的所有活动都以这种姿势进行。轮椅是其新的"腿和足"，同时也是保持这种坐位的姿势装置。已渡过急性期的患者应尽早重新获得坐位功能，争取动作的自立，并做好下一步回归社会的准备。即使是最后能恢复步行的病例，若不能获得稳定的坐位，也不能

过渡到下一期。

以此观点，在离床期运动功能方面的恢复目标可归纳为：患者不依靠他人可做好身体准备，能够移坐到轮椅上，独立在医院内移动，进行减压动作以预防压疮，白天大部分时间能在轮椅上渡过。

为了达到上述目标，在训练室进行集中训练很有效。训练的主要目的是：通过积极地增强肌肉残存功能和进行关节活动范围的训练，促进残存部位的活动性。使瘫痪部位的躯干和下肢获得适当的柔软性也很重要。在基本条件具备之后，即可在轮椅或坐垫上开始各种动作的训练。

开始指导动作时，从安全管理方面考虑，物理治疗师不应离开患者。①起身动作：健康人能用腹肌和髋关节屈肌的力量立起

上身。肌肉瘫痪的脊髓损伤者，则需利用上肢部分肌肉的功能做动作。最重要的肌肉是使肩关节伸展、内旋和肘关节伸展与颈部屈曲的肌肉。躯干柔软性受损时，此动作完成困难。②坐位平衡：不仅在躯干肌瘫痪的高位胸髓神经节段损伤会发生坐位不平衡，即使低位胸髓-腰髓神经损伤，因髋关节周围肌肉麻痹，患者也不易保持坐位。若患者上身的重心离开髋关节轴，则易向前后方向跌倒，故上肢的支持很必要。坐位时为使上肢自由，必须训练患者将重心的位置保持在支持面上。③用支撑动作移动身体：在保持坐位成功之后，下一个目标是移动身体。胸髓-腰髓神经损伤者移动动作的基础，是两手按在床上而抬起臀部的支撑动作。

为了充分地完成此动作，须加强肩胛下肌和肩关节屈肌等的力量，直腿抬高试验的可动范围在90°以上等也是重要因素。

回归社会准备期 指受伤后11~16周。此期患者能从病床自由地移坐到轮椅上，身边动作可以自主完成，患者在医院内的动作随之增多。从这一期开始应积极地鼓励其外出和外宿。接触了社会环境后，患者可明确今后的目标。在此基础上，针对其回归社会的准备，应规定一些具体的目标。

如患者年轻，或无重大阻碍因素时，应能达到下列指标。①应用性的轮椅操作：每段10~15cm的升降；8°~10°左右的登坡能力；抬高前轮使之达到平衡。②应用性的转移动作：如轮椅与平常坐处之间；轮椅与汽车之间；轮椅与病床之间；轮椅与轮椅之间，均需要应用型的转移动作。③在轮椅上能持续耐久地

进行各种活动。

应用性的转移动作及轮椅操作训练，须在离床期后立即进行面对面的指导。除此以外，可以集体形式进行活动性高的运动训练以及在室外进行有效的步行训练。篮球、网球、乒乓球等球类运动，能使平衡能力和轮椅操作能力得到极大增强。通过以回归社会为目标的室外步行训练，能取得上肢肌力持久力的提高。

上述集体活动使被动训练转变为患者积极参加的主动训练。这种积极性是患者回归社会的第一步，可以认为其心理的巨大成就超过功能训练效果。在出院后继续进行运动活动，不仅利于保持体力，而且在脊髓损伤者的生存质量方面的意义也很大。

步行能力恢复　按照美国脊柱损伤协会的分类，脊髓损伤分完全性损伤和不完全性损伤；沃特斯（Waters）则依据骶部的感觉残留与否，也分为完全损伤与不完全损伤。①完全脊髓损伤者，经 2 年随访，发现其下肢肌力几乎毫无改善。②不完全脊髓损伤者，根据其下肢肌力不全的程度，改善程度亦不同。伤后 1 个月属弗兰克尔（Frankel）分类 B 级的患者中的 33%，及下肢肌力得分在 10 分以上者，均在 1 年后以某种形式达到交替步行。

不完全脊髓损伤而残存下肢功能者，根据下肢的肌力和随意性的程度，可用短（或长）下肢支具。完全脊髓损伤其残存功能于受伤时已确定，其康复目的是：预防压疮、尿路感染等并发症，力争最大限度地恢复患者的日常生活代偿功能。

颈髓损伤上肢残留部分功能者，只要无并发症，依靠轮椅即可进行日常生活。通常下肢无肌力、躯干不稳定的病例，其步行并无实用性。髂腰肌、股四头肌肌力残存者，其步行速度能够加快。住院时用长下肢支具充分进行步行训练者，出院回家之后，很少有人继续使用支具，这样的情况应该尽量避免。

脊髓损伤后经常使用轮椅者易出现下肢挛缩、骨质疏松、下肢血液循环减慢、挛缩致痉挛加重等。如能站立、步行、上下阶梯等，对树立自己形象很有帮助，其带来的精神效果将是巨大的。因此，对不完全脊髓损伤者应加强实用性步行训练。但是，对脊髓损伤者来说，轮椅较步行的能量消耗少而合理，加之使用长下肢支具，在步行时体重的移动使上肢的负荷过重，静止站立时的稳定性也不够，且两手作业困难。同时，有些脊髓损伤者希望在长距离的移动中使用轮椅，也有人希望在情况允许时步行。鉴于上述两种情况，可因人而异，对其分别加强站立及步行的康复训练。

（李建军）

脊髓损伤康复原则　（rehabilitation principle of spinal cord injury）　在治疗方面，应掌握急性期康复和心理康复的原则，同时应掌握一些康复策略。

急性期康复　①在急性期的抢救、医疗和康复过程中，避免脊柱由于折力或扭力产生新的继发性损害。②在允许的范围内，及早进行手术减压和脊柱固定，以解除损伤脊髓神经局部的压力，利于神经功能恢复。③稳定病情，处理合并症和并发症，做好二级预防。④根据具体病情，制订个体化的康复方案。

心理康复原则　①加强脊髓损伤患者的心理康复，对患者产生的各种心理问题，运用支持、认知和行为等心理学方法，帮助患者尽早渡过心理危机期，树立康复的信心，使其顺利回归家庭和社会。②在心理咨询和治疗过程中，还要针对脊髓损伤患者的病情和心理特点，注重心理康复策略。③良好的医患关系是心理治疗的基础，专科康复医师和各类康复治疗师要以诚信的态度和行动对待每一位患者，否则可能会严重影响治疗效果，甚至使治疗前功尽弃。④心理干预过程中虽然要与患者做到感同身受，但康复治疗师既不可使自己的情绪受到患者所述事件的影响，更不能随患者情绪的变化而变化，要始终保持客观中立的立场和清醒的头脑。

康复策略　包括以下几方面。

把握介绍病情的时机　在介绍病情时，一定要把握好时机，当患者病情比较稳定，且有一定的心理承受能力时，可逐步向其透露真实情况。康复治疗师开始向患者介绍病情和预后时，一定要注意说话的分寸和技巧，不能直接告知患者会终生残疾或功能不可改善等过于真实的情况，应该告知患者神经功能恢复的特点，使其了解恢复过程较慢，需要时间较长等，给患者一个自己认识残疾、接受残疾的缓冲时间，从而有利于患者心理的稳定和康复。

明确康复训练的价值和意义　帮助脊髓损伤患者正确认识康复训练的重要性，引导其将注意力集中于康复训练，是患者康复的关键，也利于患者心理情绪的释放，缓解心理压力。一般情况下，对康复训练意义的评价要切合实际，既不能夸大康复训练的功效，给患者造成"只要积极训练即可完全康复"的错误印象，

也不能认为康复训练无足轻重，"练和不练一个样"。这会影响患者的康复进程和康复效果。

重建患者的价值取向　严重的脊髓损伤会导致终生残疾，但这既不等于失去一切，也不等于没有作为和价值。许多患者受到不合理认知观念的困扰，认为残疾等于失去了一切和做人的尊严、无法享受生活、不能参加工作、不能进行社会交往，以致家人、社会和朋友不会再接纳自己等。对于这些患者进行心理干预的一个主要任务，就是重新建立患者的价值取向，使其正确认识残疾和残疾后的人生，树立正确的价值观，重新找回人生的幸福感，坦然面对残疾和未来。

（李建军）

jiétān kāngfù
截瘫康复（rehabilitation of paraplegia）

脊髓损伤涉及的功能障碍种类众多（见脊髓损伤主要功能障碍），其中最重要的是脊髓损伤所致的截瘫。截瘫患者的各种功能与动作训练，以及康复效果评定，见脊髓损伤功能训练、脊髓损伤动作训练和脊髓损伤转归。

（李建军）

jǐsuǐ sǔnshāng gōngnéng xùnliàn
脊髓损伤功能训练（functional training of spinal cord injury）

对脊髓损伤导致截瘫的患者所做的康复功能训练。该训练应尽早开始，伤后来训练室之前，即应在病床边开始动作训练。不同时期的训练目标、内容和方法各异（见脊髓损伤康复目标）。

关节活动度训练　依据以下三期进行训练。

急性期　以维持伤前正常的关节活动范围为目标，此期表现为弛缓性瘫痪，暴力操作易引起软组织损伤，可能形成异位骨化，缓慢活动关节，如感觉有阻力则小心活动。

离床期　由患者自己做动作，以扩大关节活动范围。训练目的在于动作能顺利进行，如有关节挛缩阻碍动作训练时，则应由康复（物理）治疗师采取对策。当关节活动较为充分时，即不再进行被动训练。离床期也是出现痉挛的时期，为对抗痉挛而伸展肌肉时偶尔会发生肌断裂，尤其是髋关节周围的肌肉。软组织损伤可导致异位骨化。髋关节周围是异位骨化的多发部位，一旦髋关节部位异位骨化形成，则关节活动范围受限，对日常生活活动能力影响甚大。髋关节屈曲受限，会妨碍坐位的保持；外旋受限，则穿脱鞋困难。

回归社会准备期　患者即将出院，其健康管理将由患者自己完成，康复治疗师需指导患者如何进行训练。

肌力强化训练　依据三期进行训练。

急性期　训练目的是预防卧床期间发生肌力下降。超负荷训练会引起骨折部位不稳定而产生疼痛，如胸髓神经节段损伤，左右不对称的上肢肌力强化训练，会导致胸椎旋转；肩关节过度屈曲，会引起胸椎伸展。因而训练时以不引起疼痛为准，行等长运动及左右对称性运动。

离床期　目的是获得各种动作，脊髓损伤者要想用上肢支撑身体，需要有足够的肌力以使肩和肘关节保持稳定。胸髓-腰髓神经节段损伤者，用哑铃等进行逐渐增强肌力的训练；颈髓神经节段损伤者，用重锤、滑轮、橡皮带或康复治疗师以徒手阻力法帮助训练；还有坐位训练及支撑动作，或驾驶增加负荷的轮椅，反复地进行动作训练以增强肌力。上述动作训练可强化动作中所需肌力，各动作中以肌力来固定肩肘，有难易之分，可依据患者个人的能力制订阶段性计划。

回归社会准备期　包括一对一动作训练及进行各种运动提高肌力与耐力，应积极参与集体训练并鼓励与其他患者进行竞争。

（李建军）

jǐsuǐ sǔnshāng dòngzuò xùnliàn
脊髓损伤动作训练（movement training of spinal cord injury）

对脊髓损伤导致瘫痪的患者所做的康复动作训练。脊髓损伤者在翻身、起坐、坐位移动时，首先要学习活动瘫痪部位的方法。为活动失去肌肉活动能力的关节，采取借用外力传递的方法，如完全性脊髓损伤者想要屈曲髋关节时，用上肢抬起大腿而使髋关节屈曲；C5脊髓神经节段功能残存者，肱三头肌瘫痪后肘不能伸展，但摆动上肢使肩强力伸展时，则肘亦可伸展；脊髓损伤者在翻身时，上肢及躯干上部的旋转运动通过软组织的张力传递给骨盆及下肢，使二者伴随躯干的活动而旋转。观察以上脊髓损伤患者的动作，发现残存部位力量向瘫痪部位传递的途径有以下两种。①身体外部途径：直接将力加于瘫痪的节段，产生关节运动力的传递，如截瘫患者用手抬起下肢，四肢瘫者用手按在脸上以伸展手指。②身体内部途径：功能部位的运动通过骨骼及软组织传递到瘫痪部位。例如翻身时，继上半身之后旋转下半身，再用支撑动作抬起臀部，通过斜方肌和背阔肌以"架桥肌"的作用间接传递力量。

康复治疗师需分析脊髓损伤

者的动作，对其每个动作中的必要因素进行整理。动作分析是推测每个动作中必要肌肉的活动，如上述使用残存的肌力活动瘫痪部位的动作，对此机制应把身体的运动理解为"连环式"的模式。该模式将身体分为几个体节，这些体节由单一旋转中心的轴连接在一起，用这一模式将身体的运动归于力学模式。

保持坐位姿势训练 具体如下。

保持坐位的必要条件 日常生活几乎在轮椅上度过的脊髓损伤者，坐位保持是保证日常生活活动能力的基础，但对于颈髓或胸髓神经节段损伤者较困难，这是由于其髋关节周围肌肉瘫痪，中心位置离开骨盆支持的基底面导致平衡丧失。骨盆支持的基底面左右坐骨结节之间有 10cm 以上的距离，易于保持稳定，但由于前后距离狭窄，不够稳定，为保持平衡，骨盆后倾，多与骶骨呈三点支持。取得稳定性坐位的条件之一是保持躯干有屈曲活动，如躯干的屈曲活动范围受限，则骨盆倾斜而不能保持平衡。长期卧床者由于躯干的伸展性挛缩，坐位保持困难。脊髓损伤者在轮椅上后背有倚靠相对易于稳定，但在无靠背的床及垫上则不稳定。此时，为了保持坐位的稳定，需上肢有充分的支持功能。支持体重的臀部及髋关节有感觉障碍，也是坐位难以保持平衡的因素之一。对此感觉障碍，可动员视觉及迷路功能发挥代偿作用。导致坐位保持困难的另一个要素是直立性低血压，尤其是颈髓神经节段损伤在训练开始时期。

截瘫者坐位训练 具体如下。

开始轮椅坐位 一定要穿鞋，座面上放 10cm 厚的坐垫，并且选择易于稳定姿势的高靠背轮椅。

长坐位平衡训练 获得稳定的轮椅坐位后，即可开始无靠背状态下的坐位训练。患者首先在座垫上进行伸膝"长坐位"的坐位保持训练。最初将手放在床或下肢上以取得平衡，重心向前后、左右移动，并恢复原坐位训练；然后不用手支持练习平衡；最后由物理治疗师有意推其身体使之失去平衡，然后再恢复平衡。在无靠背的长坐位下练习篮球的传球，也是很好的平衡训练方法。长坐位平衡的保持是起坐和转移动作的基础，应熟练掌握。

轮椅坐位训练 床边坐位保持平衡，是横向转移动作的重要基础。训练中，为了安全可在前方放一张床，物理治疗师在后方，按长坐位顺序进行训练。

四肢瘫者坐位训练 具体如下。

床上被动坐位训练 颈髓神经节段损伤者，坐位训练开始时多出现直立性低血压，此时患者可站在斜台上，慢慢增加对直立性低血压的耐受，亦可在病房内多次进行被动训练。从将头上抬30°开始，如有不适立即回到仰卧位。反复进行训练，不适感可逐渐减少，头部上抬的角度也可逐渐增加，保持坐位的时间延长。注意减轻对尾骨部皮肤的摩擦应力及压迫力，以免发生压疮：①病房内开始坐位训练时，颈髓神经节段损伤者尾骨部易发生压疮，可被动坐起后使躯干前倾，后背离开床，以去除对皮肤的部分摩擦及压力。②采用"抓捕位"坐起后从靠背抬起一次后背再返回原位。

开始轮椅坐位 颈髓神经节段损伤者在坐位训练的早期，为达到稳定、应对直立性低血压，多使用高靠背轮椅。向轮椅转移时，需 3 人帮助。预防压疮的动作患者多不能自己完成，因此需要选择压力分散性能好的坐垫。坐位稳定、低血压症状减轻后再由高靠背轮椅换至普通型轮椅。如在普通型轮椅上发生低血压，可由辅助人员抬起轮椅的前轮。

长坐位与轮椅坐位训练 训练顺序与截瘫相同。由于障碍水平在颈 6 脊髓节段功能残存以上，肱三头肌无功能，需练习在伸展位下锁住肘关节以支撑体重，利用重心移动。

翻身动作训练 具体如下。

翻身动作的必要条件 脊髓损伤者的翻身动作，常由上肢与头颈部的旋转开始，顺次向尾部传递，最后旋转下肢，故损伤水平越高，能产生活动的动力源部位越少，动作也越困难，尤其颈 6 脊髓神经节段功能残存的高位颈髓损伤者，上肢不能自由旋转，翻身困难。胸髓和腰髓神经节段损伤时，为辅助下肢旋转，必须按压地面，故上半身旋转运动量小的时候，难以完成翻身动作。为完成翻身，许多患者利用上肢的反作用力来加大上半身的旋转运动量，如抓住床挡和床单使上半身强力旋转。实现翻身的条件是：颈部屈肌的肌力和使肩关节水平内收的胸大肌、三角肌前部等肌力增强、瘫痪部位保持一定柔软性，以及避免引起脊柱骨折部位周围的疼痛。瘫痪部位躯干旋转受限、髋关节活动范围受限则翻身动作困难。躯干痉挛使旋转运动发生障碍，髋关节伸肌痉挛也会增加阻力。髋关节屈肌痉挛则有利于侧卧位。胸髓和腰髓神经节段损伤训练开始时，常有脊柱骨折部位周围的疼痛，妨碍翻身动作。应用按摩、关节松动等手法常可使翻身动作易于完成。

截瘫者翻身训练　不抓物品的翻身方法：为使翻身动作易于完成，先交叉两下肢，施行反作用，肘伸展，双上肢向与翻身相反的方向水平旋转；肘伸展，双下肢努力向翻身的方向摆动，旋转；上肢拿重量较轻的哑铃更易完成旋转。此法可用于训练早期；继而旋转骨盆，以达到侧卧位时用上侧上肢止住旋转运动；变为腹卧位时，先旋转上身，用双肘撑住，然后再旋转骨盆及下肢，即可完成到腹卧位的翻身动作。

四肢瘫者翻身训练　基本方法与截瘫者相同，但四肢瘫患者学会翻身动作需要很长时间。训练中康复治疗师给予的辅助力量可以增减，开始的体位是半侧卧位，可分阶段进行。在翻身训练前，先被动改善患者躯干的旋转活动范围，使其动作易于完成。四肢瘫者因手的握力弱，不能用哑铃增加旋转运动量的方法，可改为将铁沙袋固定于腕关节部位来增加旋转运动量。利用床挡时要将前臂钩住，依此来调整床挡位置。

起坐动作训练　具体如下。

起坐动作的必要条件　脊髓损伤者由上肢及颈部肌力来进行此项动作，故其肩伸展肌、水平外展肌、伸肘肌需强而有力。动作中要掌握时机，保证移动重心位置而不失去平衡，要确实快速地完成动作，反复练习。起坐动作也是决定脊髓损伤者日常生活活动能力的基本动作，起坐动作若不能完成，患者就不能离开床边，因而这个动作训练的目的必须达到。

截瘫患者起坐动作训练　为完成起坐动作，需要足够力量将接近水平的躯干立起到接近于坐位的姿势，起坐后再训练返回水平位的姿势，逐渐减少倾斜的角度。最后由患者自己完成由水平仰卧位变换到坐位，需要反复分阶段训练。

用肘起坐　患者仰卧位将头抬起；头颈部屈曲的同时，肩部伸展与内收，使肘呈支撑位；用单侧肘移动身体并伸展对侧肘；手撑在后方承重；另一侧肘亦伸展，用两手支撑。以上为截瘫患者一般所采用的起坐方法。躯干屈肌残存时则动作容易。

翻身起坐　用于上肢肌力弱及训练开始时。抓床挡或上肢努力摆动而翻身；翻身侧肘支起，然后转动躯干，对侧手再支撑于床面；体重过渡到支撑于床面的手上，用另一侧肘伸展坐起。

四肢瘫者起坐动作训练　方法有数种，根据瘫痪水平、残存肌和关节活动范围等，选择合适的方法进行训练。为了能够在任何情况下都能坐起，要学会多种方法。

抓绳起坐　在床脚将结实的绳子做成环套扎牢；左腕背屈手钩住床挡，肘支撑于床上强力屈曲，在此连续动作中，躯干向侧方旋转；右前臂拉住绳套，强力拉起躯干，此时绳的长度与捆绑的位置较为重要，经过几次动作以调整绳的长度与位置，利用右前臂将绳卷起 2~3 次，拉起时能更有力；拉起躯干的同时，左肘靠近躯干并拉起身体；右上肢牵拉绳子进一步拉起躯干，用连续动作伸开左肘并将手掌撑于床面；一次动作左手在拉向躯干时难以支撑，反复做同样动作，手移向躯干近处，上半身拉成直角；放下绳套，手撑于床面，双手支撑躯干。

抓床挡起坐　先用翻向右侧的前臂拉住床挡；翻身到半侧卧位，左手背屈钩住床挡；双上肢用力拉起上身，屈伸头颈部，利用反作用力将右肘的位置慢慢地移向下肢侧。

翻身双肘支撑　按前述翻身动作的方法，翻成侧卧位；将在上面的左上肢转向背后，返回仰卧位，单肘支撑；躯干向左倾斜，体重加在左肘上，然后对侧肘亦撑在背后，呈双肘支撑的姿势，用单肘支撑身体；此时对侧肘抬起，肘伸展，手掌撑在后方；肱三头肌瘫肘不能伸展时，利用反作用力伸展肩并将前臂向后摆将肘伸开；伸肘侧的肩关节要尽可能伸展并水平内收，手掌移向躯干后方正中；利用头颈部屈曲的反作用力，使体重加在已伸展的上肢上，对侧屈曲的肘抬起并伸开；左右两上肢交替移动以支持体重，手掌向腰部靠近，使上半身接近直立位。

用双上肢撑起上身　将双手放入裤兜内或放在臀部下，在屈曲双肘的同时，屈曲头颈部抬起上半身，左右肘边移动体重，边移向后方，以双肘支撑的位置完成起坐。

支撑动作训练　需要患者上肢有充分的能力，具体介绍如下。

支撑动作的必要条件　上肢需有充分的肌力，尤其肩胛带周围的肌肉。四肢瘫者的斜方肌在躯干上提时起重要作用，三角肌等肩关节屈肌群在躯干前倾时起重要作用。颈 6 脊髓神经节段残存水平中，肱三头肌几乎不起作用，此时为使肘关节锁住在伸展位，以完成支撑动作，肩关节外旋肌的肌力和外旋的活动范围必须充分。颈 7 脊髓神经节段残存水平中，肱三头肌、胸大肌、胸小肌、前锯肌都有力量，使肩胛骨外展作用增强，从而使支撑动作易于完成。支撑动作中躯干与下肢的柔软性影响很大，截瘫患者残存有背阔肌与躯干肌群，故臀部可向后上方抬起，此时腘绳肌紧张有时会成为障碍，故要早期伸展腘绳肌。四肢瘫时臀部不能向后上方抬起，腘绳肌紧张对增加坐位姿势稳定性是必要的，此时腘绳肌伸展、膝关节伸展、髋关节屈曲约90°。腘绳肌紧张使骨盆稍后倾，躯干呈宽松的C形弯曲，脊柱的这种形态对四肢瘫而言，可使上肢的有效长度加长，易于完成支撑动作。支撑动作是预防压疮和患者自行变换姿势与位置的基本动作。

截瘫者支撑动作训练　手撑在大粗隆侧方，肘伸展，肩胛带下掣，抬起臀部。开始训练时用支撑台，使有效上肢长度加长，易于完成上提动作。在抬起状态下，臀部向左右前后活动，在抬臀动作练习中，由康复治疗师在患者足跟与坐垫之间铺上易滑动板以减轻摩擦。臀部能高抬后即可练习向高处转移，此时为保护臀部皮肤，要把坐垫铺在台上。此外，采用膝手位（即匍匐爬行位）进行骨盆控制的练习等，有助于上肢肌力及平衡能力的改善。

四肢瘫者支撑动作训练　抬起动作对四肢瘫者姿势会恢复到何种程度较为重要。观察个别姿势复原的能力，是指导、选择适合患者动作的指标。脊髓损伤者因肌力和本体感觉低下，难以学习运动感觉。运动开始时患者仅能做残存能力小的动作，为提高姿势复原的能力，在坐垫和轮椅上向前后左右破坏平衡，然后做恢复姿势的训练。为扩大此能力，可行更大的动作。四肢瘫患者在开始训练时，易向前方倾倒，可在膝上放枕头练习。为使有效上

肢长度加长，可使用支撑台。通常支撑台不能握持使用时可以不用。向前方倾倒时屈曲、内收肩关节而伸展肘关节，用此动作使姿势复原。肱三头肌瘫痪时肘也可伸展，此动作利用闭式链条运动的机制。姿势动作不仅只向上方，也可向后方进行，手越撑在前方越容易伸肘，但身体抬起却更加困难，故可将手撑在膝关节附近。四肢瘫者不能充分抬起臀部时，可在屈膝状态下练习抬起动作。

移动与转移动作训练　移动动作是患者在床上等改变自己的位置；转移动作是患者从床上向轮椅等转移的动作。

移动与转移动作的必要条件　为各个动作中的基本动作，特别是支撑动作，要充分练习。转移动作与支撑动作的必要条件相同。四肢瘫者利用扶手及绳子，当残余腕关节背屈肌群等的钩拉功能与手的握持功能时，动作易于完成。适当程度的痉挛可增加下肢及躯干的支撑性。对床及轮椅形状等环境因素的考虑也非常重要。

截瘫者移动与转移动作训练　具体如下。

坐位移动　在支撑状态下，上抬臀部，向前后左右移动；也有人用此方法上下阶梯；还可利用保持臀部稳定舒适的坐垫行坐位移动。

轮椅与床间的转移（横向转移）　①轮椅与床斜对着放，不使用碍事的扶手，向轮椅坐垫的前方移动。②在轮椅坐位上横向移动，为避免轮椅扶手碰到臀部，要选用穿脱型或台型扶手，但穿脱型扶手摘取动作稍繁琐。③臀部旋转向床上移动，康复治疗士站在患者的前方辅助及指导。对

肌力弱的患者和四肢瘫者，可指导其进行直角转移的方法。同样进行反向训练。

轮椅与垫子（地面）间的转移　①从轮椅转移到垫子（地面）：轮椅与垫子（地面）成直角，尽可能接近。转移动作中，由于重量加于前方而后轮抬起，轮椅易向前跌倒，为尽量避免此现象，小车轮应置于前方；双手放在扶手上或单手及肘放在坐垫上，向前方移动下降。足板为帆布时，用其来下降，但此法更易使后轮抬起。②从垫子（地面）转移到轮椅：首先，患者的上肢及背肌的肌力要强，才可能将臀部向后上方抬起。患者与轮椅呈向后并稍斜向接近。尽可能把扶手压在坐垫（地面）下，臀部上抬并转移。也有些患者采用先坐到帆布上再转移的方法。训练早期，跨越垫子前缘难度很大。也可事前先将坐垫蹭到后方，转移结束后再回到正确的位置上。对腘绳肌张力高、残存肌力不充分、臀部无法上提者，与轮椅要呈横向接近，双下肢或轮椅侧单侧下肢屈曲，轮椅侧患者的手放在扶手上，另一侧手放在坐垫（地面）上，与臀部上抬的同时，旋转并做转移活动。此动作拉起下肢的力量小，易失去平衡，屈曲的下肢易倒，可用轮椅支撑。

四肢瘫者转移动作训练　肱三头肌肌力残存者，臀部上提动作不充分时，可参照截瘫者将轮椅斜向接近，也可指导其在下肢屈曲位完成转移动作。

轮椅驱动训练　需要患者具有一定的肌力、关节活动度等，具体介绍如下。

驱动轮椅的必要条件　包括以下内容。

肌力　为驱动轮椅，患者握

扶轮的手指屈肌和伸腕肌甚为重要，在平坦地面向前方行驶时，主要驱动力源为三角肌的前部与中部、胸大肌、前锯肌以及肱二头肌。肱三头肌在剧烈驱动时有重要作用。为使上肢和肩胛带肌肉有效发挥功能，颈部与躯干肌也发挥重要作用。颈部及躯干肌发挥作用后，重心前后移动易于完成，为跨越坡道和台阶需快速驱动。

关节活动度　四肢瘫者的上肢、肩胛带发生关节活动度受限的危险性高，易发生关节挛缩而致肩胛骨上举、内收，肩关节屈曲、外展、内旋以及肘关节屈曲与前臂旋后。关节挛缩后，轮椅驱动能力明显下降。从急性期开始要防止关节挛缩发生，四肢瘫者中上肢残存肌力有一定的限度，由于损伤水平的不同，驱动的模式也不同，故用适合这些模式的轮椅，也是驱动的必要条件。

坐位平衡　①截瘫者在无靠背的情况下能保持轮椅坐位，是由于背阔肌和残存骶棘肌的作用，躯干从前倾位回到站立位，动作易于完成，为有效使用上肢肌力，可加大旋转扶手轮（扶轮）。②四肢瘫者，躯干的动态平衡难以维持，因而需调整轮椅坐垫及靠背的角度与高度，以得到稳定姿势的坐位。对轮椅的改善，在某种程度上可补充四肢瘫者平衡能力的不足。

截瘫者轮椅驱动训练　分为以下几种。

抬前轮动作　是利用轮椅将重心移向后方，此动作可用于跨越小的台阶，如走在恶劣路面时。开始训练时，康复治疗士站在轮椅后方，抓住横梁防止轮椅倒向后方。

拖拉重物训练　在下面贴有毡子等易滑动材料的箱子上装铁哑铃及沙袋，用绳系在轮椅横杠上。在走廊等平坦地面上进行拖拉重物的训练，能改善患者的心肺功能并强化肌力，此训练即使室外及训练室内没有充分的空间也可进行。拖拉的重量根据患者的体力增减，定期检查走一定距离所需的时间，用于评定功能改善的程度。

四肢瘫者轮椅驱动训练　四肢瘫者不能用手握扶手轮时，可用手掌压扶手轮和轮胎，以驱动轮椅。为避免手掌滑动，可使用特殊加工的橡胶手套，切掉橡胶手套的指尖，在手背部装有纵向切割的扣带。驱动练习轮椅的扶手轮上，装有卷在轮胎上的防滑垫。制作个人用轮椅时，采用聚乙烯涂层的扶圈。颈 5 脊髓神经节段残存者，使用这种方法可自行在医院平坦的地面上移动。指尖可碰到轮椅的辐条时，要安装轮椅辐条罩。开始轮椅训练时，为保证躯体后方的稳定性，使用高靠背轮椅，或在普通轮椅后背上贴硬质海绵板。如需临时性加高，可安装一可拆式短托加高架。使用辅助性腰带，可增加前方与侧方的稳定性，胸部利用靠背保持稳定，是轮椅开始训练时保持良好坐位姿势最好的办法。四肢瘫者需要较长时间的训练，自己才能驱动轮椅，驱动的速度比截瘫者慢，即轮椅的驱动效率差，且常需较多的帮助。要尽可能将训练时间和距离移动延长，但要顾及安全。扣带上要有精细加工的橡皮手套，扣带有环，以便于穿脱。

步行训练　具体如下。

意义　脊髓损伤者刚受伤时被告之不能步行，会发生"精神休克"。不能行走的人在利用公共建筑、交通工具时，会遇到台阶等许多障碍。脊髓损伤者用支具获得的步行与正常人有很大区别。使用腋杖和长下肢支具行"摆过步"步行时，其身体负担大，且腋杖步行不适于繁忙的现代社会。使用轮椅移动则更为有利，但轮椅只能部分代偿脊髓损伤者的移动能力，这是由于人际关系、使用目的、使用环境等的社会限制仍难以完全消除。评价脊髓损伤者的残存功能时，要判定其能否站立及步行，进而考虑其出院后的生活条件对站立与步行的要求，在这种情况下，患者本人如有步行训练的要求与愿望，可在住院期间进行步行训练。出院后患者需要选择步行或轮椅，且以哪个为主要移动手段。

难度　双下肢全瘫时，需要强有力的上肢和躯干肌力，才有可能发挥抓握时的敏捷性及良好的平衡感，进而才能期待有实用性的步行，其必须做到能跨过用轮椅过不去的台阶。为获得这一水平的功能，需有充分的练习时间。因此，希望获得实用性步行时，在住院期间就要进行基本训练，出院后继续进行应用步行训练。下肢瘫痪的程度有左右差时，一侧用长下肢支具，另一侧用短下肢支具，有望短时间内获得实用步态，即使是双下肢瘫合并骨盆失去控制，利用痉挛固定躯干与骨盆，仍有可能保持立位、腋杖步行及上下楼梯。

步行训练与站立　站立对于心理、生理、职业、休闲等均有益。站立可使患者的心脏得到强化，改善周围血液循环；可使内脏保持适当的位置关系，改善呼吸及消化功能；有利于尿从膀胱排出（坐位则不能），有利于尿路感染的预防；可使下肢及背部肌肉伸展，减少坐位时承重部位的压力；还有预防骨质疏松及肾结石的作用，对脊髓损伤者最好的预防骨质疏松的办法，就是每天站立及行走 2 小时以上。站立训练首先由斜台（即起立台）站立开始，逐渐达到站立位，这样可避免起立时低血压引起的眩晕或晕厥。

站立在心理上亦有重要地位。利用站立轮椅可与其他人在同一高度接触或接近环境。站立可增加社交、休闲和劳动的机会（如做饭等），有人使用站立轮椅后又回到原工作岗位，甚至有的外科医师又能做手术。利用站立轮椅可随时站立，提高了患者在家庭环境中的活动性。

（李建军）

jǐsuǐ sǔnshāng bìngfāzhèng chǔlǐ

脊髓损伤并发症处理 （complication treat ment of spinal cord injury）

脊髓损伤患者可出现多种并发症，其具有易发性、难治性、易严重化，甚至变为致命性的特点。预防脊髓损伤并发症对患者日后回归社会生活具有重要意义见脊髓损伤转归和脊髓损伤二级预防。

（李建军）

jǐsuǐ sǔnshāng zhuǎnguī

脊髓损伤转归 （prognosis of spinal cord injury）

脊髓损伤患者的平均预期寿命较正常人短。这与脊髓损伤的严重程度、医疗和康复水平、社会保障水平（财务支付水平、教育-就业情况、社会福利保障水平等）、社区-家庭支持水平等许多因素密切相关。在脊髓损伤的合并症中，许多是相当严重的。如果早期医学处理和其后的长期康复处理到位，患者的预期寿命可能与正常人接近。在患者生存的较长岁月里，需要整个社会加强福利保障事业，特别是社区和家庭需要全力支持患者的生活，以确保脊髓损伤患者参与到正常的社会活动中来。患者本人也必须力争提高自己的功能水平，争取获得最大程度的个体活动能力，尤其是生活自理能力，尽可能地减少对社会-家庭的依赖，实现脊髓损伤康复目标。事实上，许多严重的脊髓损伤患者，不仅可以达到基本生活自理，而且还能承担与其残疾状态相适应的社会责任。

随着科学技术的发展，特别是神经科学理论和技术的进步，如康复工程技术、替代或辅助性技术和器具、计算机机器人辅助技术、神经干细胞-神经生长因子-神经营养因子等生物工程技术的突破性进展，脊髓损伤患者获得较高的日常生活活动能力和生活质量将逐渐成为可能。

（李建军）

jǐsuǐ sǔnshāng èrjí yùfáng

脊髓损伤二级预防 （secondary prevention of spinal cord injury）

脊髓损伤的一级预防可以明显降低合并症的发生率，二级预防则可大大减少或减轻继发性损伤造成的功能障碍。例如早期正确的活动，可以减少由于卧床制动产生的失用状态（肌肉萎缩、骨质疏松、下肢深静脉血栓形成、异位骨化、压疮等）；正确的自我定期导尿，可以减少泌尿系感染的机会；适当的关节活动度训练（即使是被动性的），可以预防肌肉痉挛、萎缩和硬化。这些都可以提高患者的生存质量和延长预期寿命。

（李建军）

duōfāxìng yìnghuà kāngfù

多发性硬化康复 （rehabilitation of multiple sclerosis）

多发性硬化（multiple sclerosis，MS）是中枢神经系统免疫性、炎性脱髓鞘疾病，可侵犯大脑和脊髓白质、大脑皮质下结构、脑干、小脑与视神经等。临床以多部位、多发、易复发缓解为特点；以髓鞘脱失、神经胶质细胞增生、不同程度的轴索病变和进行性神经细胞受损为病理改变。此病主要发生于青壮年，发病率随纬度增加而增高，女性患病风险是男性的 1.5～2.0 倍。发作类型有复发-缓解型、继发进展型、原发进展型、进展复发型和良性型。临床最多见的是复发-缓解型，约占85%，疾病早期出现多次复发和缓解，两次发作之间病情稳定，可急性发病或发生病情恶化。

功能障碍 具体如下。

运动障碍 大脑、脑干、脊髓受损均可引起痉挛性瘫痪，表现为单瘫、偏瘫、截瘫、四肢瘫等；小脑病变表现为共济失调，患者行走不稳，动作不协调。因病变部位不同，可先后出现各种功能障碍或多种运动障碍的组合。易疲劳是很多患者共同的主诉。

感觉障碍 常由于脊髓丘脑束受损，患者出现束带感、麻刺感、烧灼感、痛觉异常、感觉异常等。脊髓后索病变时表现为深感觉障碍，患者行走时有踩棉花样感觉。颈部脊髓受损时可以出现低头触电感。

眼部症状 表现为视力下降、复视、眼球震颤。临床还可以检测到瞳孔大小的改变和霍纳征（患侧眼球略下陷、瞳孔缩小、对光反应正常、上睑下垂、同侧面部少汗等）。

认知障碍 发生率为45%～65%，主要表现为注意力不集中，记忆力、定向力下降，反应迟钝，执行能力和信息处理速度下降。

构音和吞咽障碍 双侧大脑、

脑干、小脑病变的患者，可能出现构音和吞咽功能障碍，表现为构音不清，饮水呛咳、误咽、咀嚼困难，严重者出现声带麻痹而失音。

二便障碍 部分患者会出现，可表现为尿频、尿急、尿不尽，大便失禁，也可表现为尿潴留、便秘。

精神障碍 可表现为欣快、易激动，强哭强笑，也可表现为焦虑、抑郁，少数有躁狂症状。

功能评定 ①病变结构评定：可依据 CT、MRI、fMRI、SPECT、PET 等医学影像学和功能神经影像学检查，亚临床病灶检查一般可应用脑电图学、诱发电位等电学和磁学手段。②临床常用的 MS 功能评定量表：有扩大的残疾状态量表（expended disability status scale，EDSS），它按照锥体束、小脑、脑干、感觉系统、直肠膀胱、视觉系统、大脑系统和其他系统等 8 种器官系统的受损程度进行评分。对 MS 社会能力障碍的评定，可以使用环境状态量表和社会经济学量表（如《国际功能、残疾与健康分类》、生活质量相关评定量表、功能独立性评定量表等）。认知、生活能力等方面评定可以选取简易精神状态量表、日常生活能力评定量表等。

康复目标 预防疾病进展，避免临床复发，最大限度地恢复受损的神经功能，恢复患者功能性活动能力的水平，并尽可能恢复其社会活动能力。多发性硬化患者病程长，且容易复发，在每一次的发作期和缓解期可能有不同的临床表现，应当给予不同的康复治疗手段组合，及时调整治疗重心，并结合患者的主要诉求，尽可能地提高其个人生活活动和社会参与能力。

康复原则 ①早期采取有效措施抑制炎症脱髓鞘病变进展，防止急性期病变恶化、缓解期病变复发，减少（或减轻）功能残损的遗留；晚期采取支持和对症治疗，减轻功能障碍，尽可能维持患者功能独立，避免并发症。②以患者功能需要为中心，结合患者日常生活和工作环境的需要进行针对性训练，最大限度地提高患者生活自理能力并促进其回归社会。③患者易疲劳，且劳累是此病复发的诱因，因此应掌握合适的训练量，既帮助患者提高肌肉耐力又避免过度劳累。④患者不耐热，热疗会加重病情。注意治疗环境，避免患者体温上升。

康复治疗 患者在病情有所缓解时即应开始康复训练。早期以维持关节活动度为目的进行被动活动；病情稳定后开始循序渐进地实施主动性康复训练。

运动障碍康复 以维持关节活动度、改善肌力、提高肌耐力、促进平衡和协调功能为主。软瘫期主要采取"良姿位"（即躯体和四肢的良好体位）摆放、被动关节活动，避免痉挛和并发症的发生。痉挛出现后可以综合应用各种促通技术，依据患者功能障碍部位的不同而进行针对性治疗，促进力量和耐力的提高，进而提高生活自理能力。共济失调的患者主要进行平衡、协调能力训练。利用"姿势镜"（供患者对身体异常姿势进行矫正训练用的大镜子）视觉提示的方法，帮助患者提高平衡功能。手功能的作业治疗有很多方法，可以提高患者上肢功能。由于患者易疲劳和不耐热，且疲劳感随体力活动、温度升高而加重，训练应采取少量多次方法，选择有空调的房间，穿插 3~5 分钟的休息，让患者恢复

体力和保持适当体温。进入缓解期后可以逐步增加患者的训练强度和时间，加强有氧训练，提高体能，并注重将训练与日常生活、工作需要相结合，努力提高患者生活自理能力，延长缓解期、避免复发。

感觉障碍康复 可应用电疗、光疗、热疗等物理因子疗法镇痛，对于痉挛引发的疼痛，合理的肢体运动和"良姿位"摆放有治疗效果。浅感觉减退的患者，可以采用体表温度、触觉、压力觉刺激的方法进行训练。深感觉减退的患者，可以进行关节位置觉和振动觉的反馈疗法进行训练。慎用热疗，使用冷疗可能有效。

视力障碍康复 多采用助视镜、滤光镜等补偿的方法进行视力障碍的康复。

认知障碍康复 根据患者认知障碍的程度，分别采取删除游戏、定位和定时游戏、模仿场景、思维训练、记忆训练等方法进行针对性治疗。

构音和吞咽障碍康复 构音和吞咽障碍多为脑干病变引起。舌唇的运动有利于改善症状，吸气、憋气、吞咽和咳嗽的声门上吞咽方法，有利于减少呛咳和误咽。对于进液体食物（流食）有明显困难的患者，可在液体内加入可使食品增稠的琼脂或米粉等成分，调至患者可以吞咽的程度，减少呛咳。重症患者需使用胃管或消化道造瘘。

二便障碍康复 建议患者进行尿流动力学检查，根据检查结果合理进行治疗。注意调节饮食，每天需摄入充分的水分（每天约 2 升）和纤维素食品，养成定时排便的习惯，训练建立排便反射，促进排便肌肉的协调性工作。尿潴留患者应经常检测膀胱残余尿

量，患者本人或其陪护人员应掌握间歇性清洁导尿的方法，根据残余尿量定时排尿，以避免尿路感染。

精神障碍康复 向患者讲解此病的特点及生活中的注意事项，以及如何预防疾病复发的相关知识，有利于调节患者情绪，提高治疗依从性，减少焦虑和抑郁的发生。对于已经出现精神症状的患者，应依据精神障碍的具体类别进行专业疏导，必要时使用精神类药品。

日常生活活动能力康复 根据患者的能力和需求以及患者家庭、工作环境的具体情况，对其进行日常生活活动能力训练的指导。为避免疲劳，应根据"省力原则"，合理布置患者生活用具的摆放和高度，在患者家里应配置长柄的刷子、鞋拔、带有固定器的盘子、适合患者身高的工作台等，使患者以最方便、舒适的姿势工作。必要时为患者提供手杖、轮椅等助行工具，方便患者以自己最大能力参与社会活动。震颤和共济失调的患者可以使用加重的笔、筷子等器具，以增加其本体感觉反馈而提高动作的稳定性。

转归 此病病因尚不明确，其发病机制与自身免疫有关，总体上是一种发作性、进行性疾患，每次发作后都会遗留一定程度的残疾，再次发作会使病情加重，而且病情变化的模式也不固定，不恰当的过量活动会使症状加重。因此，虽然康复性多学科处理能给患者带来客观和主观的好转，但康复处理的有效性还需要更多的循证医学证据。

预防 一般认为预防复发十分重要。应指导患者预防感染，避免过度劳累和精神紧张等诱发因素，在专科医师的指导下完成

疫苗接种、妊娠分娩。生活中注意避免体温升高和长时间暴露在高温环境下。

（黄东锋）

帕金森病康复（rehabilitation of Parkinson disease）

帕金森病（Parkinson disease，PD），又称震颤麻痹（paralysis agitans），为以静止性震颤、运动迟缓和特殊姿势步态为主要特征的运动障碍性疾病。以黑质多巴胺能神经元变性缺失和路易小体形成为特征。常见于 65 岁以上人群，患病率为 1000/10 万，患病率随年龄的增加而增高，男性稍多于女性。

功能障碍 具体如下。

运动功能障碍 ①运动迟缓：表现为随意动作减少、主动运动缓慢；面部表情呆板，常双眼凝视，瞬目（闭眼）少，笑容出现和消失减慢。②静止性震颤：手指呈节律性伸展和拇指对掌运动，如"搓丸样"动作，频率 4~6 次/秒，静止时出现，精神紧张时加重，随意运动时减轻，睡眠时消失。多由一侧上肢远端开始，可逐渐扩展到同侧及对侧上肢和下肢。手指精细动作困难，书写时字越写越小，呈"写字过小征"。③肌强直：表现为"铅管样强直""齿轮样强直"或"折刀样强直"，是肌张力增高导致的一系列运动障碍。④姿势步态异常：由于四肢、躯干和颈部肌张力高，呈现特殊屈曲体姿，重心不稳，行走呈"慌张步态"，迈步后以极小的步伐前冲，越走越快，不能立刻停步。

言语功能障碍 口肌、咽肌和腭肌运动障碍，使患者说话缓慢、音量低（发音过弱）、流涎，严重时吞咽困难。

自主神经功能障碍 常见皮

脂腺和汗腺分泌亢进引起的"脂颜"（颜面多油脂）、多汗，体温调节功能障碍，交感神经功能障碍导致直立性低血压。

胃肠道功能障碍 表现为吞咽困难、流涎、胃排空延迟、便秘等。

排尿功能障碍 逼尿肌反射亢进，常见尿失禁，其次为排尿不畅伴低流量。

性功能障碍 男性表现为勃起障碍等，女性表现则为性欲减退等。

认知功能障碍 患者普遍存在认知灵活度和持续性下降。

功能评定 包括以下几方面。

分级评定 采用 1967 年玛格丽特·赫恩（Margaret Hoehn）和米尔温·亚尔（Milvin Yahr）发表的赫恩·亚尔（Hoehn Yahr）分级评定量表，将 PD 各阶段分为 5 级。1 级：仅涉及单侧；2 级：涉及双侧但无平衡障碍；3 级：轻度或中度障碍涉及双侧，一些姿势不稳定但可以自理；4 级：重度障碍但尚能站立或行走；5 级：卧床不起或只能依靠轮椅活动。

运动和感觉功能评定 ①肌力：采用徒手肌力测试评定上肢和下肢的肌力。②肌张力：采用修订的阿什沃思痉挛评定量表评定上肢和下肢的肌张力。③关节活动度：用量角器分别测量各关节的主动和被动关节活动度。④平衡功能：分别评定静态和动态平衡功能（包括自动和他动动态平衡）。⑤步态：观察患者的步态属于哪种病理性步态。⑥感觉功能：包括浅感觉、深感觉、复合感觉的检查。

活动能力与生活质量评定 可采用巴氏指数和功能独立性评定量表评定日常生活活动能力，

用各种量表评定生活质量。

言语与吞咽功能评定 言语功能评定需鉴别失语症或构音障碍，吞咽功能评定方法主要有吞咽液测试、饮水试验、摄食-吞咽过程评定等。

心理功能评定 若有认知障碍可用洛文斯顿作业疗法认知评定成套测验评定认知功能；若有抑郁可用汉密顿抑郁量表评定心理状态。

康复目标 最大程度地恢复患者的个体活动能力和社会参与能力，提高患者的生活质量。

康复原则 应用运动疗法和日常生活活动能力训练等作业疗法改善患者功能，推迟左旋多巴类药的应用。已经应用药物治疗者，应尽量配合药物治疗，进一步改善功能并设法使用药量减少。具体原则有：①维持被动关节活动度，特别是牵伸紧缩的肌肉，防止挛缩发生。②改善运动的速度、柔软度和灵巧度，改善重复和交替运动的协调性。③增加姿势稳定性，加强躯干旋转、体重转移和平衡训练，提高患者对平衡障碍的感知，以便及时自我修正。④进行扩胸训练，增加肺活量。⑤进行步态训练，特别注意增大步长和步行基底宽度，增大髋部屈曲和行走时手足的协调性，改善停止、起步和转身时的稳定性和灵活性。⑥增强日常生活活动能力，教给患者简化作业和节省能量的技术。⑦进行运动疗法和作业训练，防止便秘、骨质疏松、周围血液循环障碍、下肢血栓性静脉炎、肺炎、压疮和泌尿系结石等问题。⑧药物治疗与康复训练相配合，专科康复医师需要详细了解和掌握药物的应用。

康复治疗 PD虽然目前不能完全治愈，但积极的康复锻炼可以明显延缓病情发展，帮助患者保持较高的生活质量。除抗PD药物之外，还可采用肉毒毒素注射、鞘内注射巴氯芬、脑深部电刺激和胚胎干细胞移植等疗法，是目前广泛应用、有效的PD神经内科医疗方法。在此基础上进行康复性物理治疗和训练，常可取得更佳的功能后果。

运动功能障碍康复 ①面部动作锻炼：包括皱眉、用力睁眼和闭眼、鼓腮、露齿和吹哨动作，让患者对着镜子，让面部表现出微笑、大笑、露齿而笑、噘嘴等动作和表情。②头颈部锻炼：包括上下运动、左右转动、左右摆动、前后运动。③躯干锻炼：包括侧弯运动、转体运动、腹肌锻炼、腰背肌锻炼。④上肢及肩部锻炼：包括两肩上耸下垂、伸直手臂、身体向两侧弯曲。⑤手部锻炼：保持掌指关节伸展，防止关节畸形。⑥下肢锻炼：包括站立位双手触地、牵拉下肢股四头肌、"印度式盘坐"等。⑦步态锻炼：注意跨步尽量慢而大，足跟先着地。⑧平衡运动锻炼：PD患者行走时快步前冲，遇到障碍物或突然停步时容易跌倒，应进行平衡锻炼：双足分开25~30cm，向左右、前后移动重心，并保持平衡。躯干和骨盆左右旋转，并使上肢随之进行大的摆动。

言语障碍康复 ①口颜面构音器官功能锻炼：包括舌、唇和上颌及下颌等的活动范围、力度和灵活性的锻炼。②朗读：诗歌具有抑扬顿挫的韵律，既可治疗言语障碍，又可培养情操、激发斗志。缓慢而大声朗读唐诗、宋词或现代诗歌，可以根据自己的喜好来选择。③唱歌：有利于改善言语功能，锻炼肺活量。

自主神经功能障碍康复 主要采用左旋多巴药物治疗。

胃肠道功能障碍康复 针对吞咽功能的康复治疗，包括感官刺激、口和颜面功能训练、间接吞咽训练、摄食训练、电刺激；便秘主要采用饮食调节、开塞露等药物治疗。

排尿功能障碍康复 可行尿流动力学检查，采用间歇导尿法，并通过膀胱电刺激等物理治疗促进排尿功能恢复。

认知功能障碍康复 主要通过感官刺激、记忆力训练、音乐、人物交流等治疗，促进患者认知功能的恢复，注意多与患者沟通，尊重其人格，注意心理康复。

转归 其确切病因不明，似与环境和遗传有关。PD虽然对预期寿命影响不大，但却是老年人最为常见的伴有运动功能障碍的疾病，严重影响患者的生活质量。现有的医疗-康复手段已经大大改善了预后，虽然仍不能"治愈"，而且医疗费用较高，但却可以大大提高患者的生活质量。

预防 主要措施如下。①防治脑动脉硬化是预防PD的根本措施，需对高血压、糖尿病、高脂血症等进行针对性治疗。②避免或减少接触对人体神经系统有毒的物质，如一氧化碳、二氧化碳、锰、汞等。③避免或减少应用奋乃静、利血平、氯丙嗪等诱发震颤麻痹的药物。④加强体育运动及脑力活动，可延缓脑神经组织衰老。⑤发现老年人有上肢震颤、手抖、动作迟缓等PD先期征兆时，应及时到医院就诊，争取早诊断、早治疗。

（黄晓琳）

chīdāi kāngfù

痴呆康复（rehabilitation of dementia） 痴呆是影响意识内容而非意识水平的获得性进行性认知

功能障碍和行为损害综合征。是一种智能障碍，包括记忆、语言、视空间功能障碍，人格异常和脑高级思维（概括、计算、判断、综合和解决问题）能力降低，常伴有行为和情感异常，患者日常生活、社交和工作能力明显减退。痴呆发病率和患病率随年龄的增加而增长，在 60 岁以上人群中，痴呆患病率国外为 1%，中国为 0.75%~4.69%，国外 85 岁以上人群中痴呆患病率达 40% 以上。痴呆的主要疾病类型有阿尔茨海默病（Alzheimer disease, AD），中国曾称老年痴呆）、血管性痴呆、额颞叶痴呆（包括皮克病）、路易体痴呆等。痴呆的可治性病因较少见，如正常压力脑积水、颅内占位性病变、维生素 B_{12} 缺乏、甲状腺功能减退以及神经梅毒等。

功能障碍　早期以记忆障碍为主，晚期以各种认知障碍为主。①记忆障碍：是 AD 典型首发征象，先出现近记忆障碍，后出现远记忆障碍。②其他认知障碍：表现为掌握新知识、运动语言及社交能力下降、失语、失计算、视空间定向障碍。③运动障碍：常见原始反射，出现额叶步态障碍如小步、缓慢和拖曳步态，屈曲姿势，阔基步和起步困难。④精神障碍：可表现为抑郁、淡漠、焦躁、欣快、精神病伴偏执狂、主动性减少、害怕孤独、片段妄想［坚信其与某人/某物有某种关系（事实上没有）的妄想］等。

功能评定　主要是认知方面的功能评定，一般由时间/空间定向、近期及远期记忆、学习与计算等的测验项目组成综合性评定量表，长短不一，如简易精神状态检查（mini-mental state exami-nation, MMSE）、简明智力问卷（short portable mental status questionnaire, SPMSQ）、简化智力测验（abbreviated mental test, AMT）、韦氏成年人智力量表（Wechsler adult intelligence scale-revised, WAIS-R）、临床痴呆评定量表（clinical dementia rating, CDR）及 Hachinski 缺血积分（Hachinski ischemic score, HIS）等（见智力评定）。

康复目标　尽量延缓智能减退的速度和程度，尽量提高患者的生活质量，减少对社会和家庭的负担和压力。

康复原则　①原发性痴呆治疗原则：用高压氧、中枢神经刺激剂、血管扩张剂、镇静剂、维生素等治疗，均无明显疗效。由于痴呆患者认知障碍，传统康复方法虽较难实施，然而积极治疗，既可改善一些并发症，也可改善智能，提高生命质量。②康复治疗结合药物治疗：可能使认知功能得以改善，从而提高整体的治疗效果。

康复治疗以维护患者的自尊和自立、改善生命质量为宗旨，通过训练、学习改善已丧失但有可能恢复的功能，最大限度地发挥残留的功能，改造和适应环境，减少残疾的影响；重视心理、社会支持活动，增加社会接触，减少孤独；加强医学管理。

康复治疗　可分为社会和个体水平的康复。

社会水平的康复　动员和组织可能为痴呆患者服务的各种社会资源，建立适合从早期到重度痴呆和卧床不起患者需要的不同层次、不同形式的医疗、康复护理和收容机构，并且与综合医院挂钩，形成网络性社会支持；广泛宣传、普及有关痴呆防治的知识，组织社会支持协会、志愿者等为患者及家属提供帮助；为患者及家属提供包括法律、经济、日常生活与家务劳动的支持帮助。

个体水平的康复　早期主要采取各种心理、社会方法，如作业与工娱疗法、环境操作等，对早期出现的记忆障碍，可用记忆的辅助和训练方法。晚期为激发其神经活动，宜进行感觉刺激，可重新激起对周围事物的兴趣，防止衰退。许多日常活动均包括视、听、触、味、嗅等感觉刺激，皆可利用。可结合患者及实际环境，设计一些集体进行的、富有兴趣的文体项目。整个治疗过程要重视心理和文艺体育，与患者接触的人都要注意保护、尊重患者的自身价值观念和自尊的意识，待之以礼，不能歧视。另外，应对所有参加老年康复计划者筛查是否有抑郁症，并针对抑郁治疗，抗抑郁药物治疗一般有效，但不良反应较多，使用受限，应对患者给予充分社会支持，提供接触的机会。

转归　痴呆常是慢性、进行性疾病过程。长时间、适当的周围和中枢神经刺激，有利于患者大脑功能重组。因此，配合药物进行多学科、跨学科的综合性处理，已成为目前对痴呆患者管理的主要形式。

预防　①保持饮食均衡，饮食宜少盐、少动物性脂肪、少糖，多食鱼类、蔬菜；避免过饱。②切勿过度饮酒、吸烟，生活有规律；适度运动，保持腰部、腿足的强壮及手的灵活性。③预防动脉硬化、高血压、肥胖等。④防止跌倒、摔伤头部。⑤对事物保持兴趣及好奇心，参加各种集体活动，培养兴趣爱好，积极并适当用脑，读书、看电视、下棋、写日记等。⑥注意关心他人，保持良好的人际关系。⑦保持年轻的心态，适当修饰外表。⑧可采用合适的中药调理。

（黄晓琳）

yùndòngshénjīngyuánbìng kāngfù

运动神经元病康复 （rehabilitation of motor neuron disease）

运动神经元病为一组病因未明的慢性进行性侵犯脊髓前角细胞、脑干运动神经元和/或锥体束的疾病。临床以上运动神经元和/下运动神经元损害引起的瘫痪为主要表现，呈持续性、选择性。尚无有效的疗法能阻止或延缓其临床及病理进程，康复治疗可在一定程度上减轻患者的痛苦，最大程度地提高患者的生活质量和独立能力。

功能障碍 此病通常分为四型，各型的临床表现和功能障碍不尽相同。

肌萎缩性侧索硬化 最为常见。累及脊髓前角细胞、脑干运动神经核与锥体束，表现为上、下运动神经元损害并存。①多在40岁以后发病，男性多于女性。②起病时多出现单个肢体局部无力，远端肢体受累比近端严重。首发症状常为上肢无力，尤其是手部肌肉无力、不灵活，以后出现手部小肌肉如大鱼际和小鱼际肌或蚓状肌萎缩，渐向近端上臂、肩胛带发展，多数患者早期有肌肉痛性痉挛或肌束颤动，对侧肢体可同时或先后出现类似症状；下肢痉挛性瘫痪，呈"剪刀步态"；肌张力增高，腱反射亢进，病理征阳性；少数患者发病时先出现下肢无力，走路易跌倒，行走困难。③大多数肌萎缩性侧索硬化患者感觉系统不受影响，少数有麻木和感觉异常。④眼球运动和膀胱直肠控制功能常保留。

⑤延髓麻痹常于晚期出现。⑥病程持续进展，快慢不一，生存期3~5年，患者最终因呼吸肌麻痹或并发呼吸道感染死亡。

典型肌萎缩性侧索硬化患者认知功能不受影响，但有4%~6%的患者伴有痴呆，主要表现为注意力障碍。PET 扫描提示除运动皮质外，肌萎缩性侧索硬化患者大脑其他部位也有葡萄糖代谢下降，提示其额叶和皮质下组织功能异常。抑郁是肌萎缩性侧索硬化患者常见症状之一，约75%的患者有中、重度抑郁症状。

进行性脊肌萎缩症 主要累及脊髓前角细胞，也可累及脑神经运动核。①多在30岁左右发病，以男性多见。②表现为肌无力、肌萎缩和肌束颤动等下运动神经元损害的症状；首发症状常为手部小肌肉萎缩、无力，渐向近端上臂、肩胛带发展；远端萎缩明显，肌张力降低，腱反射减弱，无感觉障碍和括约肌功能障碍。③累及延髓可以出现延髓麻痹，常死于肺部感染。

进行性延髓麻痹 病变累及脑桥和延髓的运动神经核。①多在40~50岁以后起病。②常以舌肌最早受侵，出现舌肌萎缩，伴有颤动，以后腭、咽、喉肌和咀嚼肌等逐渐萎缩无力，以致患者构音不清、吞咽困难、饮水呛咳、咀嚼无力、软腭上举无力、咽反射消失等。咽喉和呼吸肌无力使咳嗽反射减弱。双侧皮质脑干束受累可出现假性球延髓麻痹，患者有强哭、强笑，下颌反射亢进，真性和假性延髓麻痹症状、体征可以并存。③进展迅速，预后差；患者多在发病后1~3年内死于呼吸肌麻痹、肺部感染等。

原发性侧索硬化 选择性损害锥体束。①少见，多在40岁以后发病。②病变常首先累及下胸段的皮质脊髓束，出现进行性强直性双下肢瘫痪，渐及双上肢，表现为四肢瘫，肌张力增高，病理征阳性。③病程进行性加重，皮质延髓束变性可出现假性延髓麻痹。④一般不伴感觉障碍，也不影响膀胱功能。

各型多伴有无力和疲劳，晚期涉及呼吸功能受累、吞咽困难、构音障碍、抑郁、疼痛、关节肌肉痉挛等。

功能评定 根据发病缓慢隐袭，逐渐进展加重，具有双侧基本对称的上和/或下运动神经元，或上-下运动神经元混合损害症状，而无客观感觉障碍等临床特征，并排除有关疾病后，一般诊断并不困难。应进行感觉、运动、言语、认知、吞咽、二便等功能评定。

脑脊液、血清酶学检查（磷酸肌酸激酶、乳酸脱氢酶等）、脑电图、CT、脑诱发电位（SEP、BAEP）多为正常。MRI 可显示脊髓萎缩。

肌电图可见纤颤、正尖和束颤等自发电位，运动单位电位的时限宽、波幅高、可见巨大电位，重收缩时运动单位电位的募集明显减少。做肌电图检查时，应多选择几块肌肉（包括肌萎缩不明显的肌肉）进行检测，有助于发现肌肉病损。运动神经传导速度可正常或减慢，感觉神经传导速度正常。

康复目标 减轻患者痛苦，最大程度维持个体的活动能力和社会参与能力。

康复原则 尚无特效疗法。一般以对症支持治疗为主。

康复治疗 在等待寻找进行性肌无力的病因过程中，患者及其家属可能非常焦虑。当被告运动神经元病变的诊断时，多数患者及其家属很难完全理解这一疾病意味着什么。康复医师需要考虑到患者及其家属对该诊断的情感反应。康复医师需让患者及其家属认识到：症状将随时间的推移而逐渐进展，尚无法治愈该病，无法使已经出现的症状消失。同时还要让患者及其家属了解以下的"正面"信息：① 强调还有许多神经功能仍然保留，包括视力、听力、智力、感觉以及膀胱直肠功能等。②部分患者病情进展较快，而部分患者进展缓慢，可存活若干年。③ 一些治疗、辅助器具和矫形器等，可有助于缓解某些症状。④目前正在探索运动神经元病变的发病机制，已发现某些治疗可延缓疾病的进程等。

造成死亡的原因主要是呼吸衰竭和营养不良，常采用有创性机械通气和胃肠造瘘的姑息疗法。合适的个体化康复护理服务和临终关怀属于重要措施。在发病后至临终前适当的康复性处理可能提高患者的生存质量。

按疾病分期治疗 具体如下。

早期 疾病早期患者仍能行走，生活可自理，治疗主要是维持功能独立性和生活自理能力，预防并发症如跌倒、痉挛、疼痛等，维持肌肉力量，对患者及其家属进行疾病宣教。肌力训练和耐力训练要注意训练强度，以不疲劳为原则，训练过量会导致肌肉疲劳，加重肌肉无力和肌纤维变性。推荐进行等长肌力训练，训练的运动量以不影响每日的日常生活能力为标准。作业治疗师可指导患者及其家属和护理人员进行关节主动（或被动）活动及安全有效的移动，关节活动度训练可以在家中作为常规治疗每天进行。

后期 主要是指导患者转移，床和轮椅上体位摆放，抬高瘫痪肢体，减少远端肢体水肿。肌无力可改变关节的生物力学，易发生扭伤和肌腱炎，可应用各种支具改善功能。肩带肌无力可使用肩部吊带减少对局部韧带、神经和血管的牵拉。远端肢体无力影响手功能者，使用腕部支具使腕背伸 30°~35° 以提高抓握功能。万能袖带能帮助不能抓握的患者完成打字或自己进食等活动。颈部和脊柱伸肌无力常导致头部下垂和躯干屈曲，需佩戴颈托或头部支持器。下肢无力常发生跌倒，上肢同时无力跌倒时更为危险，可佩戴下肢支具减少跌倒发生。疾病逐渐进展，可使用步行拐杖、手拐、步行器，最终需使用轮椅。即使患者仍能行走，亦推荐间断使用轮椅以减少能量消耗。设计良好的轮椅有助于预防痉挛和皮肤破损，增强患者的独立生活能力和社会参与能力。电动轮椅可帮助部分患者在没有护理情况下独立生活，甚至有些患者可以参加工作。

终末期 如没有人工辅助通气，大多数患者将死于呼吸衰竭。疾病晚期药物治疗的唯一目的是减轻患者痛苦。吗啡可减轻患者的不适感和呼吸困难等症状，可经 PEG、皮下注射或静脉注射给药。地西泮和氯丙嗪有助于缓解焦虑症状。社区卫生部门应提供必需的医疗和护理。如在医院接受终末治疗，应允许患者家人和其熟悉的医护人员陪伴患者。

按症状治疗 具体如下。

构音障碍 大多数运动神经元病变患者有构音障碍，言语交流困难。早期主要是软腭无力、闭唇不能、舌运动困难。疾病后期出现声带麻痹和呼吸困难。作业治疗师可训练患者减慢说话速度，增加停顿，仅说关键词，提高说话清晰度，通过说话提高呼吸功能。进行舌肌、唇肌和膈肌肌力训练。应注意训练强度，避免过度疲劳加重肌无力。上颚抬举训练有助于减少鼻音。严重者可借助纸、笔或简单的写字板、高科技的计算机等装置进行交流。

吞咽障碍 吞咽障碍是运动神经元病变患者常见的症状，可发生于口腔前期和吞咽的四个阶段，即口腔预备期、口腔期、口咽期和食管期。异常姿势和上肢无力可致口腔前期进食困难，闭唇无力使口腔内容物漏出，舌肌无力可使食团从口腔进入咽部缓慢而不协调，软腭上举无力易使口腔内容物反流进鼻腔等。患者常担心进食缓慢，易漏掉食物及发生哽噎，更易发生吞咽障碍。作业治疗师应鼓励患者尽可能在轻松舒适的环境中进食，指导其保持正确的进食姿势和改变食物形状（如半流或糊状食物），食物的形状应利于患者吞咽。进食前吸吮冰块或冰饮料降低痉挛肌张力，改善吞咽反射。

营养不良 几乎所有的患者都有水和营养摄入不足。常见原因有：吞咽障碍；患者常避免进食某种食物；进食时间明显长于正常人，伴流涎、鼻腔反流、呛咳或窒息发生等；上肢无力；患者害怕吞咽或抑郁等心理因素也干扰进食。营养不良与严重呼吸肌无力和肺功能下降密切相关。因此应定期记录患者的热量供给、体重情况。严重者可选择鼻饲或间歇口腔食管进食法、胃造瘘术、肠造瘘术或经皮内镜胃造瘘术（percutaneous endoscopic gastrostomy，PEG）。对于晚期或终末期患者多采取鼻饲营养，部分患者有鼻和口咽部不适感，如长期进行肠道营养可选用PEG。PEG可避免肠造瘘术带来的痛性痉挛和腹泻等并发症，但易进入空气和发生反流，少数患者合并局部或腹膜感染，患者一般不愿接受PEG，但放置后多数患者反应良好，放置PEG者存活时间显著延长。

流涎 流涎是严重困扰运动神经元病患者的症状之一。正常人每天分泌唾液1500~2000ml，每天自主吞咽600余次。流涎主要是唇闭合无力和吞咽能力下降所致。流涎的治疗除训练患者唇闭合和吞咽能力外，可使用抗胆碱能药物控制唾液分泌。常用药物有阿米替林（别名阿密曲替林）、阿托品、东莨菪碱等，也可服用苯海索。如唾液较多可使用便携式吸引器吸出口腔内积存的唾液。如上述方法均无效，可考虑实施阶段性小剂量腮腺照射疗法。

呼吸衰竭 多数运动神经元病患者由于呼吸肌无力，易合并肺炎，最终死于呼吸衰竭。少数患者早期膈肌受累可出现呼吸无力或呼吸衰竭。膈肌和肋间外肌无力导致吸气压和吸气量下降；肋间内肌和腹肌无力导致呼气压力和呼气量下降。患者常出现呼吸肌疲劳。呼吸肌无力常导致出现以下症状：平卧时呼吸困难、咳嗽和说话无力、白天困倦、入睡困难、多梦、清晨头痛、神经过敏、多汗、心动过速及食欲减退等。治疗上注意预防肺部感染的发生，如发现肺部感染的征象，应使用抗生素。指导护理人员进行肺部物理治疗和体位排痰引流。患者反复严重呼吸困难，出现焦虑和恐惧症状可予小剂量劳拉西泮改善症状。

定期评价呼吸功能，监测肺活量、最大通气量、潮气量、血氧饱和度和血气分析等。仰卧位肺活量多首先下降，夜间肺通气不足通常比白天严重。当呼吸道分泌物较多，排出不畅，气体交换量不足，用力肺活量（forced vital capacity，FVC）降至正常值50%以下，或FVC下降迅速，出现呼吸困难时，应及时进行人工辅助呼吸以延长生命。无创性间歇正压通气（noninvasive intermittent positive pressure ventilation，NIPPV）是常用的辅助通气方法，通气装置方便携带，价格相对便宜。NIPPV能减少呼吸肌的负担，改善气体交换，减轻晨起头痛症状，提高训练耐力，延缓肺功能下降，提高生活质量，延长患者存活时间。

疼痛 早期通常无疼痛症状，而疾病晚期常出现疼痛。45%~64%的运动神经元病患者有疼痛症状。疼痛可能与关节僵硬、肌肉痛性痉挛、皮肤压疮、严重痉挛及便秘等有关。疾病晚期患者交流困难，很难寻找疼痛原因。物理治疗和非甾体抗炎药可控制关节僵硬导致的疼痛。护理上应注意无论白天或夜间都要使患者处于舒服的体位。如为痛性痉挛、痉挛或便秘等原因可选择相应药物对症治疗。

痉挛 ①运动神经元病早期常出现肌肉痛性痉挛，可应用硫酸奎宁治疗。苯妥英钠、巴氯芬和地西泮（安定）等药物也有助于缓解痛性痉挛。②痉挛：上运动神经元受累可出现痉挛，肌肉松弛药物可治疗痉挛。部分患者由于肌张力下降后自觉无力加重而不能耐受药物治疗。常用药物有巴氯芬、苯二氮䓬类药物如地西泮等。

便秘 便秘是困扰运动神经元病患者的常见症状。可能与腹肌无力、盆底肌肉痉挛、卧床、脱水、饮食结构改变、纤维食物减少和使用抗胆碱能药等有关。严重便秘和腹胀可加重呼吸功能恶化。应指导患者增加液体和纤维食物摄入，调整药物。适当使用缓泻剂如番泻叶、甲基纤维素和乳果糖等，必要时可使用开塞露协助排便。

情感心理问题 几乎所有运动神经元病患者得知诊断后会出现焦虑和抑郁等反应，因此有必要对患者提供帮助和建议。在整个病程中焦虑和抑郁可能持续存在，部分患者需服用抗抑郁药物。严重抑郁症状发病率并不很高，约为2.5%。但患者因担心疾病会给家庭带来沉重的负担，常有自杀的念头。病变累及双侧皮质脊髓束，患者可出现情绪不稳定、强哭和强笑等情感异常。可应用阿米替林或丙米嗪等抗抑郁药物治疗，有报道左旋多巴对部分情感异常患者有效。

转归 约有50%的患者在起病后3~4年内死亡，5年存活率是20%，10年存活率是10%，少数患者起病后可存活长达20年。年长者和以延髓麻痹、呼吸肌无力起病者寿命明显缩短，而年轻患者和病变只累及上运动神经元或下运动神经元者预后较好。运动神经元病患者通常死于肺部感染、呼吸衰竭，少数死于摔伤。

预防 病因不清，因此预防主要是指"二级预防"，即预防个体活动性功能障碍的快速加重。

（王茂斌）

zhōuwéishénjīngbìng kāngfù

周围神经病康复 （rehabilitation of peripheral neuropathy）

周围神经病是外伤、遗传、毒素、营养、内分泌、感染、自身免疫、血管疾病、热敏和缺血等所致的周围神经损伤性疾病（表1），可导致沃勒变性（Wallerian de-gen-eration）。沃勒变性是神经纤维受损中断后，远段发生轴突坏死、髓鞘分解消失和神经鞘膜增生等一系列蜕变和细胞吞噬过程。

功能障碍　周围神经主要涉及感觉和运动功能。感觉和运动能力丧失或减退，以及疼痛为其主要症状。因此，进行感觉功能评定和徒手肌力测试十分重要。不能出汗和血管舒缩障碍可能有自主神经受累。

功能评定　周围神经叩击试验阳性，表明有脱髓鞘或髓鞘再生。最为明确的诊断是电诊断。肌电和传导速度检查可以确诊大多数周围神经疾病或损伤的性质和程度（见康复医学中的影像学技术）。

康复目标和原则　见表2。

康复治疗　此病属于神经系统周围性损害，如尚有神经支配和一定的肌肉收缩能力，应尽可能地进行肌力训练和关节活动度训练。如神经支配能力丧失或肌肉已无收缩能力，则主要靠矫形器或辅助康复设备，以及对症处理，例如疼痛或畸形等，以恢复功能。

转归　周围神经损伤较中枢神经损伤的自身修复能力强得多。年龄较小、营养较佳、损伤时间较短、损伤位置为远端、早期处理得当等有利于恢复；而高龄、离断错位、营养不良、手术延迟、早期放射治疗等不利于恢复。周围神经移植后也需要适当的康复性刺激，以防止关节挛缩、肌肉萎缩和感觉功能退化。神经干细胞、神经管套移植、神经生长因子、神经营养因子的作用，还需

要更多循证医学的支持。至少在减轻疼痛和肌无力，以及预防残疾方面，康复处理还是必需的。

预防　主要是一级预防，即预防可能发生的周围神经损伤。如预防外伤、毒素、营养、内分泌、感染、自身免疫、血管疾病、热敏和缺血等可能引发的损伤。二级预防主要是尽可能避免"失用"状态影响患者的活动能力。

（王茂斌）

Jílán-Bāléi zōnghézhēng kāngfù

吉兰-巴雷综合征康复（reha-bilitation of Guillain-Barré syn-drome）　吉兰-巴雷综合征（Guillain-Barré syndrome，GBS）又称急性炎性脱髓鞘性多发性神经炎，为免疫介导的周围神经病，是以周围神经和神经根脱髓鞘、小血管周围淋巴细胞及巨噬细胞的炎性反应为病理特点的自身免疫疾病。是急性软瘫的常见病因之一。病因未明。病前感染是导致GBS的重要原因，包括病毒感染、支原体和细菌感染（尤其是空肠弯曲杆菌感染）、疫苗接种等，也有的因为应用免疫抑制剂或患自身免疫病者而合并GBS。年发病率为（0.6~1.9）/10万，在发展中国家发病率比较高，各年龄组均可发病，但青年人和50~80岁中老年人为发病高峰。

功能障碍　具体如下。

运动障碍　急性或亚急性发病，首发症状多为对称性、四肢弛缓性瘫，腱反射减弱或消失，然后出现颈、躯干、肋间肌无力，重症病例多合并呼吸肌麻痹，呼吸肌麻痹是GBS主要死因之一。

感觉障碍　可为首发症状，以主观感觉障碍为主，多从四肢末端的麻木、针刺感开始。部分患者可有手套、袜套样感觉障碍。感觉障碍远轻于运动障碍是此病

表1　周围神经病分类及病因

分类	病因	后果	受累位置	预后
神经失用	挤压	传导阻滞	粗大的有髓运动神经	在1~2个月内愈合
轴索断裂	牵拉/严重挤压	沃勒变性	有髓运动或感觉神经	短的或远端的运动或感觉神经受累，预后良好
神经断裂	创伤/横断	神经完全离断	任何部位	即使手术，预后也差

表2　周围神经病康复目标和处理原则

问题	功能结局	康复管理
肌无力		
近端	从坐位起立，爬或跳楼梯	渐进性抗阻训练
远端	足下垂/拖足、足尖无力、踝扭伤、灵巧度和精细运动丧失	踝足矫形器、足跟软垫、夹板、功能性矫形器、工具或器具改造
全身肌力	全身耐力缺失局部肌力下降或失用	适当的全身性训练节能性教育
远端感觉丧失	本体感觉丧失、平衡丧失、精细运动控制障碍	精细运动训练辅助器具（如拐杖）
运动控制障碍	同上	
自主神经受累	出汗异常、不能耐寒	穿戴手套、增加衣物，多汗时用药
疼痛	减少活动	镇痛药、经皮电刺激、手术
畸形	-	矫形支具、手术

特点之一。

脑神经功能障碍 半数患者可有脑神经损害，多见舌咽神经、迷走神经和一侧或两侧面神经的周围性瘫痪，其次为动眼神经、滑车神经和展神经。

自主神经症状 初期或恢复期常有多汗，可能系交感神经受刺激所致。少数患者初期可有短期尿潴留，可能为支配膀胱的自主神经功能暂时失调或支配外括约肌的脊神经受累所致。可出现大便秘结。部分患者可出现血压不稳、心动过速和心电图异常等心血管功能障碍。

功能评定 包括相关的感觉、运动功能评定等。肌电图和神经传导速度的改变与病情的严重程度及病程有关。①急性期（病后2周内）：常见运动单位电位减少、波幅降低，但运动神经传导速度可正常，部分患者可见末端潜伏期延长。②中期（2～5周）：逐渐出现失神经电位，如纤颤和/或正锐波。③恢复期或更晚时（5周以后）：可见多相电位增加，出现小的运动单位电位（新生电位）。运动神经传导速度常明显减慢，并见末端潜伏期延长，感觉神经传导速度也可减慢。

康复目标 最大程度地恢复患者的活动能力和社会参与能力。

康复原则 配合潜在病因治疗、药物治疗（糖皮质激素、免疫抑制剂、免疫球蛋白、血浆置换等），采用物理治疗和矫形支具等康复方法，最大限度地改善其生理功能，减少残疾发生。通过综合康复治疗，改善患者的感觉减退、肌肉无力等症状。早期康复对预防挛缩发生、肌肉萎缩和功能恢复有重要作用。

康复治疗 具体如下。

二级预防 过去仅靠单纯内科治疗，但早期肌无力，关节、肌肉和皮肤感觉减弱或消失，长期制动，可致肌肉萎缩、肌腱挛缩，最终造成残疾。

早期康复 GBS 症状高峰常出现在发病后2周之内，此期应采取一些康复措施，防止继发性感染、肌肉萎缩、关节僵直、畸形等合并症的发生。

保持呼吸道通畅 运用深呼吸技术、震颤、拍打等，促进排痰，防止继发性感染。

定时翻身 用手掌在易形成压疮部按摩、揉擦，以改善局部血液循环，防止压疮发生。

保持功能位 防止关节挛缩变形。常用踝托固定双踝关节，防止足下垂。

被动运动和按摩 采用人工或器械进行瘫肢被动运动和按摩，其主要作用是保持和增加关节活动度、防止肌肉萎缩、挛缩变形、保持肌肉长度和肌张力、改善局部血液循环。按摩的手法要轻柔，长期强力按摩有加重肌肉萎缩的危险。还需对肱三头肌、腓肠肌、腘绳肌等关节肌进行牵伸。

中期康复 中期为发病后3～5周，大多数患者的病情已得到控制，除继续早期康复治疗外，此时的功能训练应针对患者残存肌力，从去除重力位到抗重力位，再到抗阻力运动，以徒手进行增强肌力训练。进行抗阻力运动时，采用渐进式抗阻力运动训练，所用力量需根据患者的抵抗程度而定，为达到增强肌力的目的，可使用哑铃、沙袋。训练原则：训练所有残存肌力；日常生活活动能力训练与肌力增强训练同时进行，从简单到复杂，从完全借助帮助到半借助，最后完全独立进行训练。

翻身、起坐及坐位平衡训练

教会患者正确翻身、起坐的方法。指导患者按床上坐位保持→床边坐位保持（端坐位）→轮椅坐位保持的顺序进行训练，同时进行坐位平衡训练。

肌力训练 GBS 患者对过劳性无力特别敏感，因此在设计训练计划时必须予以考虑。肌力训练应循序渐进。从开始的四肢肌肉助力运动逐步过渡到主动运动。

四肢体外反搏治疗 可促进血液循环，有效地防止四肢水肿。

电动斜床站立 将斜床的倾斜度逐渐增加到直立位，直至消除直立性低血压。电动斜床站立既可建立血管运动调节功能，又可防止压疮发生，还能给患者直立的感觉，形成巨大的心理支持。

物理治疗 包括温热疗法、激光疗法、水疗及电疗等，均可促进局部血液循环、促进细胞再生、缩短瘫痪病程，可根据病情选用。

在训练中应当密切观察患者肌力的变化情况，及时调整训练时的体位。肌力在Ⅲ级以下时，除了采取重力位，必要时可适当给予辅助；肌力在Ⅲ级及以上时，采取抗重力位的肌肉抗阻训练，并且阻力施加在关节远端，这样阻力可以更加有效地实施。肌力增强训练的原则是：肌力在Ⅰ～Ⅳ级的所有肌肉，都要进行训练。在训练中，应对所有不正常的肌肉同时加以训练，最终达到肌力增强的效果。

后期康复 发病5周以后，病情平稳，进入恢复期，除继续前期治疗外，应当进行下列康复训练。

肌力训练 徒手抗阻训练，可用沙袋、哑铃、滑轮、多用架、股四头肌训练器、平行棒、臂式腕关节屈伸器、旋前旋后器等器械等进行训练。应循序渐进，防止过度疲劳。

坐位到立位及立位平衡训练 立位训练可以利用自身的体重做蹲起。

步态再训练 包括以下几方面。①站立台站立：可增加站立的耐力，防止跌倒，并允许进行作业治疗。②平行杠中行走：物理治疗师同患者一起在平行杠内行走，以防患者倒至一侧。③配戴辅助器具行走：用行走辅助器、拐杖、手杖等在平行杠外行走。④无帮助下行走：不带辅助器具练习行走。站立行走训练在下肢肌力增强的基础上进行，跟腱挛缩者配戴足踝矫形器进行步态训练纠正异常姿势。

日常生活活动能力训练 指导患者进行坐卧位穿衣、如厕、使用轮椅等训练，提高患者生活自理能力。

等速肌力训练 患者肌力达到Ⅲ级以上，如有条件可进行等速肌力训练，可有效提高肌力。包括膝关节屈伸肌、髋关节屈伸肌、踝关节屈伸肌肌力训练。

心理疏导 帮助患者建立战胜疾病的信心和勇气。

此外，针灸在GBS的治疗中也可起到积极的作用。

康复护理 GBS患者出现呼吸麻痹时死亡率极高，及时改善呼吸功能是抢救患者的关键，气管切开及实施辅助呼吸是其重要手段。做好气管切开患者的康复护理，关系到患者的预后。

病情观察 ①观察生命体征。②观察出血：切口少量出血属于正常，一般在手术24小时后减少。若气道内间断出新鲜血，应警惕动脉破裂并及时与临床医师联系。③观察气管套管：有无痰块或异物堵管，是否出现脱管以

及气囊有无漏气，皮下有无气肿等。

呼吸机观察 GBS患者如无自主呼吸，必须接呼吸机辅助呼吸。连接呼吸机时要严密观察患者的意识、血压、脉搏、呼吸、皮肤颜色的变化，注意呼吸机的各种参数，根据病情进行调整。若患者安静，胸廓稍有起伏，口唇红润，血压脉搏平稳，则表示通气得当；当通气过度时，胸廓起伏明显，血压下降；当通气不足时，患者烦躁不安，面色潮红，末梢血管发绀，大汗淋漓，血压升高，心率增快。此时气道阻力较高，多为呼吸道分泌物阻塞所致，应立即吸净呼吸道分泌物，尽快维护和改善呼吸功能，有效纠正缺氧。

加强呼吸道管理，保持呼吸道畅通 具体如下。

有效排痰 清除呼吸道分泌物是护理的关键，是保证呼吸道通畅的首要措施。吸痰之前中后，须密切注意患者心率、呼吸、神志、面色变化，心电图监护者应密切注意血氧饱和度的变化，出现心律失常或血氧饱和度<90%时，立即停止操作。

呼吸道湿化 人工气道的建立，使上呼吸道加温与湿化功能丧失，为维护呼吸道黏液纤毛系统的正常生理功能，呼吸道内必须保持恒定的温度和湿度。

翻身拍背 是气道护理中一项重要措施，应协助气管切开患者每2小时翻身、拍背1次。拍背时手呈杯状，由下向上、由外向脊柱方向，可有效地协助患者排痰。

口腔护理 患者如有吞咽困难，不能漱口，每日需口腔护理2次，以预防口腔感染。

饮食护理 患者如有吞咽困

难，不能进食，加上气管切开，有潜在营养不足问题，可通过鼻饲供给。鼻饲前，先翻身排痰，以免进食中或进食后因咳嗽引起胃内容物反流造成误吸。

皮肤护理 气管切开患者常四肢瘫痪，肌力为0级，不能翻身，加上机械通气后活动受限，使预防压疮难度增加。故应保持床单的平整、清洁、干燥，坚持每日给患者定时擦浴，翻身拍背，骨突处给予软垫保护。

对留置尿管患者的护理 尿失禁和排尿困难的患者，需要留置导尿管，每2小时排尿1次。观察尿液的颜色和量，预防尿路感染。每日做尿道外口护理，发生泌尿系感染时可行膀胱冲洗。

加强健康教育 患者神志清醒，气管插管、气管切开和机械通气作为一种强烈的心理刺激源，使患者产生紧张、恐惧、绝望、焦虑等负性心理，而且由于气管切开，无法正常交流。因此，医护人员应事先准备纸、笔等多种方式与患者交流，针对患者不同情况（如性格、文化水平等）及病情发展阶段，应用暗示、诱导、鼓励和家庭支持等方法，进行有效的心理疏导，及时解决其不良心理。

总之，GBS恢复期患者通过早期的肢体功能训练，能够最大限度地恢复自主生活能力，减少残疾程度，为早日回归家庭和社会创造有利条件。

转归 患者的病情在几周或几个月后可逐渐恢复，大约15%的患者无后遗症。部分患者死于难以避免的并发症，如毒血症、呼吸衰竭、肺动脉栓塞、心脏骤停等。患者可能残留肢体无力、平衡障碍、感觉障碍等症状。

预防 ①一级预防：主要预

防病毒、支原体和细菌等感染；接种疫苗和应用免疫抑制剂或患自身免疫病者，要密切观察，出现症状及时处理。②二级预防：主要是及早康复训练，避免失用状态出现，以保持较好的个体活动能力。相当一部分患者的病情可有些许好转，但所需时间较长，因此二级预防是重要的措施。

（王茂斌　陈　真）

jībìng kāngfù

肌病康复（rehabilitation of my-opathy）

肌肉本身的疾病统称为肌病。其数量和类型极为广泛，可以是遗传性的肌营养不良、先天性肌病、代谢性肌病、远端肌病、线粒体肌病、离子通道病等，也可以是获得性的炎性肌病、中毒性肌病、内分泌性肌病、传染性和肉芽肿性肌病，以及与内科各系统性疾病相关的肌病。肌病的典型病史、体检结果，最终均需要实验室检查、电诊断检查（如肌电图、神经传导速度、F反应、H反射等）和肌肉活检术、分子遗传学检查确诊。

功能障碍　主要表现是肌无力。因为肌无力好发于近端大骨骼肌肌群，所以从坐到站立、步行、上下楼梯、将上肢举过头顶性活动（如穿上衣、梳头等），都不能完成；有些肌病还与其他器官-系统有关（如心肺功能、吞咽功能、营养障碍等），大大影响患者的活动能力、自理能力和社会参与能力。

功能评定　主要进行肌力检查，具体方法见功能性肌肉评定。其他还有器官-系统、活动能力和社会参与能力等的评定。

康复目标和原则　增强肌力、处理心肺并发症、使用辅助用具、预防挛缩畸形、改善代谢，争取最大的活动能力和社会参与能力，提高生活质量。

康复治疗　具体如下。

抗阻训练　对于慢性进展性或静止性肌病，适当的肌力训练（包括抗阻训练）似乎有益，至少无害。对于快速进展性或重度肌病，较大量的肌力训练有害。

有氧训练　适当的固定自行车训练，可以增加次极限量负荷下的摄氧量或降低心率，也有利于增加肌力。水中训练，特别是游泳，是较好的有氧训练方法。

控制心肺并发症　心肺功能减退是肌病常见的并发症，甚至是导致死亡的重要原因。必要时安装心脏起搏器和实施机械辅助通气。单纯吸氧有时有害。

预防和处理挛缩　很少活动和依赖轮椅可能会加重肢体挛缩畸形和脊柱畸形，使用支具或进行必要的手术会有帮助，有的可能延长生存时间。

改善代谢　早期骨骼肌丢失和脂肪增加可使体重增加，甚至超重或肥胖；晚期热量摄入不足和能量消耗增加又多引起营养不良。根据具体情况改善营养和代谢状态十分必要。

解决社会心理问题　对疾病缺乏认识和足够的信息，认为已经"没有办法了"、服务性照顾不力、缺乏健康教育、医务人员态度消极、疼痛处理不当等，常使患者心理负担加重。加之个人活动能力和社会参与能力降低，通常患者的生活质量较低。需要加强心理疏导，提高与疾病斗争的信心。

转归　①病因清楚、针对病因治疗有效的患者，功能恢复较好，如周期性瘫痪、获得性肌病、甲状腺性肌病等。②遗传性或原因不明的自身免疫性疾患所致的肌病，不能对因治疗，只能对症处理，采取一切方法，尽量保持或改善运动功能，可能使患者最大程度地获得生活自理。③有些严重肌病患者，仍能生活自理和从事一定的职业活动，但缓慢地进行性发展仍是主要转归。

预后　大多数治疗仍为支持性的，无法治愈。经过适当的医疗和康复处理，许多患者可以达到基本生活自理，部分患者甚至能承受一定的职业活动，大大提高其生活质量。

（周谋望）

gǔkē kāngfù

骨科康复（orthopaedic rehabili-tation）

骨科疾病包括外力或病理作用所致的人体各个部位骨折和关节脱位、截肢、关节置换、骨关节炎、腰背痛、运动损伤等，涉及相当广泛，其中最为常见的是骨折或脱位。

转归　不同的骨科问题有不同的转归。如骨折后，如果没有严重的对位、对线问题，且不伴神经、血管、肌肉、韧带等软组织损伤，其转归主要是自然愈合，恢复骨的连续性和支撑功能。如能"直接愈合"最为理想，但如断端固定不牢或有软组织嵌入，则会先形成纤维组织或纤维软骨，再骨化愈合，此即为"间接愈合"。无论哪种愈合方式，局部都要经过"改建"，才能达到真正的形态和功能性恢复。其间的康复性活动或康复性训练，都不应对骨折断端产生不稳定作用，否则会使骨折延迟愈合或愈合不良，甚至产生"假关节"。尤其在合并各种软组织损伤时，以及实施复位-固定手术后，更需要有完整的、考虑全面的康复计划，在有经验的骨科医师和康复医学科的专业处理下，才有可能获得满意的功能恢复。

预防　不同骨科问题有不同

的预防办法。如对于骨折来说，一级预防是预防骨折的发生。除预防外伤外，对于老年人或病理性骨折也需要提高警惕，因为即使小于正常的"用力"，也可能造成"骨折"。二级预防是发生骨折后，及早复位-固定（包括非手术和手术方法），在确保断端稳定性的基础上，早期适当活动，避免失用状态的出现和加重；处理各种合并症和并发症，确保身体的整体状态有利于骨折的恢复。避免断端尚未稳定就开始骨折部位的"活动"或"训练"（非骨折部位则需要活动和锻炼，以预防相关功能的退化）。三级预防是严重的骨折或截肢可能需要装配假肢、矫形器、各种支-装具，此后患者仍需康复性训练，以恢复运动功能、个体活动能力以及社会参与能力。

（周谋望）

jiānguānjié zhōuwéi gǔzhé kāngfù

肩关节周围骨折康复（rehabilitation of fracture around shoulder joint） 肩关节受到外伤时，可致关节盂、肱骨外科颈、肱骨大结节和肱骨上段骨折。此处骨折后由于肩关节固定，会发生肩关节功能障碍，故康复治疗主要是恢复肩关节的功能。

诊断标准 ①明确的外伤史。②肩关节周围肿胀、压痛、肩关节活动受限。③影像学检查可帮助确断。

功能障碍 肩部疼痛、肩关节活动度受限、相关肌力减退、日常生活活动能力降低、某些工作能力降低或丧失。

功能评定 肩关节以及其他关节损伤后的综合评定，通常采用美国专科外科医院（hospital for special surgery，HSS）所设计的评定方法进行评分，以便治疗前后进行症状、体征、基本功能以及日常生活活动能力等方面的比较（表）。

康复目标 ①恢复肩关节活动度：如前屈、后伸、内旋、外旋、内收、外展和上举，且活动时没有疼痛。②恢复肩关节稳定性：肩关节的稳定主要由肩关节周围的肌肉维持，恢复相关肌肉的力量是稳定肩关节的主要手段。

康复原则 恢复肩关节正常形态上的骨连续性，在功能上恢复骨的力学性能。早期需要尽可能保持现有的关节-肌肉功能，后期争取恢复到骨折前的关节功能水平。康复训练可分为主动性和被动性训练，应以主动性活动训练为主。活动关节和重塑肌肉的训练，应尽早开始（骨折固定后），而动作和程度的选择，需结合患者的个体化情况而定。可遵循被动活动—主动活动—抗阻活动的顺序进行。

康复治疗 分三个阶段。

第一阶段 为术后1～6周。此期的康复训练是在无痛或微痛的前提下进行的。①肘关节、腕关节和手功能的练习：握拳、腕

表 HSS 肩关节评分

项目	评分
Ⅰ. 疼痛（30分）	
在以下活动中，无＝6分，轻＝3分，中＝2分，重＝0分	
1. 运动	□
2. 非过顶运动	□
3. 日常活动	□
4. 坐着休息	□
5. 睡眠	□
总计	□
Ⅱ. 功能受限（28分）	
在以下活动中，无＝7分，轻＝4分，中＝2分，重＝0分	
1. 手做过头顶的运动	□
2. 不使用肩关节的运动	□
3. 手能摸到头顶	□
4. 日常生活中一般性活动	□
总计	□
Ⅲ. 压痛（5分）	
无＝5分，1～2个部位压痛＝3分，2个以上部位＝0分	
总计	□
Ⅳ. 撞击征（32分）	
以下每个体征对应一个分数，如果出现该体征则为0分，否则满分	
1. 撞击征（15分）	□
2. 外展征（12分）	□
3. 内收征（5分）	□
总计	□
Ⅴ. 活动度（5分）	
在任一自由度每减少20°即减1分，最多减5分	
总计	□

关节伸屈、腕关节旋转、肘关节伸屈、前臂旋前和旋后运动。②肌力训练：肱二头肌、肱三头肌等长收缩训练，耸肩训练。此期以稳定肩关节、促进骨折愈合为主要目的。肩关节可以微动但不要引起疼痛，避免肩关节大范围活动，以防骨折移位。

第二阶段　为术后 6～8 周。此期康复治疗需视患者手术和骨折愈合情况进行。①继续前一阶段的手、腕关节和肘关节的活动训练。②在卧位、肩关节不负重的情况下，可以增加肱二头肌和肱三头肌抗阻训练。③肩关节可以开始主动和被动活动训练。④被动活动可以应用 1～4 级的关节松动术、被动关节活动机（continuous passive motion，CPM机；简称 CPM 机）训练。

注意：此期如患者骨折愈合欠佳，应在训练后继续肩关节固定；不做主动上肢过头训练，禁止提重物。

第三阶段　为术后 8 周以后。骨折愈合后进行肩关节全范围活动，尽快恢复肩关节正常活动度、周围肌力和稳定性。①应用关节松动术被动训练肩关节：使肩关节活动度达到正常。肩关节的主动活动力求达到正常。上肢可以做经过头部的动作。②增加肩关节周围肌肉力量：主要进行抗阻训练。可用拉力器、弹力带、扩胸器等辅助训练。视患者骨折愈合情况训练提重物以恢复患者的正常功能。

（周谋望）

jiānguānjié tuōwèi kāngfù

肩关节脱位康复 （rehabilitation of shoulder dislocation）　肩关节脱位常合并肱骨外科颈、大结节骨折。若处理不当可形成习惯性脱位。治疗以手法复位为主。

肩关节脱位合并血管、神经损伤，手法复位失败，关节脱位合并肱骨外科颈或大结节骨折复位困难者，应该手术治疗。康复治疗的重点是恢复肩关节功能。

诊断标准　①明确的外伤史。②肩关节方肩畸形、疼痛、活动受限但无肿胀，如合并骨折可有肿胀。搭肩试验阳性。③X 线检查可以确诊。

功能障碍　急性损伤后脱位多有疼痛和出血及炎症引发的"肌卫"（又称"肌肉抵抗"，表现为肌肉对局部触、压痛刺激的对抗性收缩）现象。如伴有完全性肩袖肌群撕裂时，肱骨外展会受限。前肩部不稳定时后关节囊会拉紧；反之，后肩部不稳定时前关节囊会拉紧。肩关节的不稳定有时会使肱骨头随时位移，造成肩关节功能障碍。

功能评定　见肩关节周围骨折康复。

康复目标和原则　见肩关节周围骨折康复。

康复治疗　肩关节脱位占关节脱位的 95%，其手法复位为足蹬法和回旋法。无论是手法复位还是手术复位，均需将肩关节固定 3～4 周。

第一阶段　为复位或手术后 1～4 周。这一时期，促进损伤的肩关节肌肉、关节囊和韧带恢复，肩关节需要制动。进行手、腕关节、肘关节全范围活动，前臂和上臂的等长肌力训练。

第二阶段　为复位或手术后 4～6 周。继续上一阶段的治疗。注意：每日取下肩关节外固定，应用 1～4 级关节松动术恢复肩关节活动，禁止肩关节过度外展和外旋。训练完毕后再固定肩关节。

第三阶段　为复位或手术后 6 周以后。肩关节周围的软组织基本愈合，可以去除外固定。①肩关节活动范围恢复训练：应用关节松动术、被动关节活动机（CPM 机）、滑轮、体操棒等恢复关节的主动和被动活动。②肩关节周围肌肉力量恢复训练：应用沙袋、弹力训练带、拉力器等进行抗阻训练，恢复肌力，尽快恢复肩关节正常功能。注意：①在治疗过程中根据具体情况增加物理治疗，发挥消除水肿和镇痛的作用。②此时如果出现疼痛、关节肿胀加重，影响康复治疗进展，应与专科医师交流，协商解决。

（周谋望）

gōnggǔgàn gǔzhé kāngfù

肱骨干骨折康复 （rehabilitation of humeral shaft fracture）

肱骨外科颈以下 1～2cm 和肱骨髁上 2cm 之间的骨折为肱骨干骨折。临床对无移位的骨折，应用非手术治疗，石膏、支具或外固定支架固定；对有移位的骨折可以采用手法复位，复位后应用石膏、支具、外固定支架固定；对手法复位失败、粉碎性骨折或合并神经损伤的肱骨干骨折需要手术治疗。

诊断标准　①外伤史，上臂因直接或间接暴力受伤。②X 线检查显示肱骨干骨折。

功能障碍　骨折的位移和肌肉的牵拉可使上臂成角，导致肩关节和肘关节不能活动，且伴疼痛和"肌卫"。约 20% 闭合骨折合并桡神经损伤，严重影响康复进程。

功能评定　①前臂和上臂进行肌力评定。②肩关节和肘关节活动度评定。

康复目标和原则　尽可能恢复肩-肘关节在各个方向的活动度和肌肉力量。但骨痂形成需要 8～12 周，因此需要制订一个恰当的康复训练计划，避免不恰当的活动致骨折部位"假关节"的形成。

康复治疗 具体如下。

第一阶段 为伤后或手术后 1~4 周。此阶段患者肱骨干需固定制动，康复治疗主要针对未被固定的肩关节、腕关节、手，可进行腕关节、手的全范围活动。①肩关节可以在弯腰的状态下借助健侧手进行屈、内展、外展和内旋与外旋的活动。②进行手和前臂的肌力训练、肩关节周围肌肉的等长肌力训练。

第二阶段 为伤后或手术后 4~8 周。①进行关节活动度训练时去除外固定，训练后继续用支具或石膏固定。②肩关节、腕关节和手需要继续上一阶段的治疗。③肘关节进行主动或辅助主动训练；如果肘关节的主动活动受限，可以应用关节松动术进行被动活动训练。④开始上臂低强度的肌力抗阻训练。

第三阶段 为伤后或手术后 8 周以后。①X 线复查：若骨折已愈合，可以去除外固定。②进行肩关节、肘关节、腕关节、手的全范围主动活动训练：如果肘关节的活动度不能达到正常范围，应用关节松动术，使肘关节伸屈和前臂的旋前与旋后功能尽快恢复。③肱三头肌、肱二头肌肌力训练：应用沙袋、哑铃、拉力器等器械进行抗阻训练，恢复肱三头肌和肱二头肌的力量。

(周谋望)

zhǒuguānjié zhōuwéi gǔzhé kāngfù

肘关节周围骨折康复 (rehabilitation of fracture around elbow joint) 肘关节周围骨折包括肱骨下段骨折、肱骨髁上骨折、肱骨髁间骨折、肱骨外上髁骨折、肱骨内上髁骨折、桡骨小头骨折、

蒙泰贾骨折等。肘关节周围骨折大多属于关节内骨折，治疗时要求解剖复位，需要手术切开复位内固定；无移位的骨折可以采用非手术治疗，石膏或支具外固定。制动使肘关节功能发生障碍。肘关节周围骨折的康复治疗主要是恢复肘关节功能。

诊断标准 ①肘关节的外伤史。②肘关节肿胀、疼痛、活动受限。③肘关节 X 线检查显示骨折的部位和类型。

功能障碍 关节活动度受限（主要是肘关节屈-伸障碍）、疼痛、血管损伤和前臂缺血性肌痉挛、前臂神经损伤、肘内翻或肘外翻畸形等，均会造成整个上肢的功能障碍甚至功能丧失。严重的会影响生活自理和职业活动。

功能评定 通常采用美国专科外科医院 (hospital for special surgery, HSS) 所设计的评定方法进行评分（表）。

康复目标和原则 尽可能完全恢复肩-肘关节在各个方向的活动度，恢复正常的日常生活活动能力和职业能力。但如上所述，它所造成的功能障碍比较复杂，涉及的问题比较多，因此及时、正确地骨科和康复科处理都需要一个完整的计划。

康复治疗 具体如下。

第一阶段 为伤后或手术后 1~4 周。由于肘关节制动，这一阶段的康复训练主要针对患肢的未固定部分。①手、腕关节和肩关节全范围活动训练。②肱二头肌、肱三头肌和前臂肌群等长收缩训练。

第二阶段 为伤后或手术后 4~8 周。在这一阶段，手术治疗的患者可以去除外固定；非手术治疗的患者根据 X 线检查结果，在骨折愈合情况允许的条件下，

每天去除外固定进行肘关节活动度的主动和被动训练，训练完成后继续用支具或石膏固定。①继续手、腕关节、肩关节的活动度训练，肱二头肌、肱三头肌的等长肌力训练。②肘关节活动度训练：在 2 周内使肘关节伸直达到 0°，屈曲达到 90° 之后，每周屈曲角度增加 10°。

第三阶段 为伤后或手术后 8 周以后。复查肘关节 X 线片，根据骨折愈合情况判断是否去除外固定。①肘关节活动度训练：关节的活动度应达到正常角度。②上臂和前臂肌力训练：进行渐进式肱二头肌、肱三头肌抗阻训练，使肌力逐步恢复到正常。需注意以下几点。①肘关节周围骨折属于关节内骨折，关节活动功能的恢复非常重要。②关节内骨折后注意关节软骨的保护。③防治骨化性肌炎。

(周谋望)

zhǒuguānjié tuōwèi kāngfù

肘关节脱位康复 (rehabilitation of elbow dislocation) 肘关节脱位分为前脱位和后脱位，后者多发。肘关节是最常见的容易脱位的关节之一，特别是在跌倒时手臂伸展支撑地面时最易发生。治疗多采用手法复位，合并骨折、血管以及神经损伤者采用手术复位。

诊断标准 ①肘关节外伤史。②肘关节畸形、肘后三角形态失常，疼痛，功能受限。③肘关节 X 线检查显示脱位和脱位的类型。

功能障碍 外侧韧带损伤和关节囊撕裂以及内侧副韧带撕裂，不仅造成肘关节脱位，也会造成桡骨近端骨折和软骨损伤，因而发生关节活动度受限（主要是肘关节屈-伸障碍）、疼痛、关节畸形，久之会产生关节不稳定或粘

表　HSS 肘关节评分

项目	评分（分）
Ⅰ．疼痛（30 分）	
1．任何时候无疼痛	30
2．屈肘时关节无疼痛	15
3．屈肘时关节轻微疼痛	10
4．屈肘时关节中度疼痛	5
5．屈肘时关节严重疼痛	0
6．休息时无疼痛	15
7．休息时轻微疼痛	10
8．休息时中度疼痛	5
9．休息时严重疼痛	0
Ⅱ．功能（20 分）	
A．1．能做屈曲肘关节活动 30 分钟	8
2．能做屈曲肘关节活动 15 分钟	6
3．能做屈曲肘关节活动 5 分钟	4
4．不能活动肘关节	0
B．1．肘关节活动不受限制	12
2．娱乐活动时受限制	10
3．能做家务劳动或职业工作	8
4．生活能自理	6
5．病残	0
Ⅲ．矢状面活动范围（20 分）	
7°折合为 1 分	
Ⅳ．肌肉力量（10 分）	
1．能把 5 磅（2.3kg）的物体举到 90°	10
2．能把 2 磅（0.9kg）的物体举到 90°	8
3．不负重做对抗重力的屈肘运动	5
4．无力做屈肘运动	0
Ⅴ．屈曲挛缩（6 分）	
1．少于 15°	6
2．介于 15°~45°之间	4
3．介于 45°~90°之间	2
4．大于 90°	0
Ⅵ．伸直挛缩（6 分）	
1．135°的 15°以内	6
2．小于 125°	4
3．小于 100°	2
4．小于 80°	0
Ⅶ．旋前（4 分）	
1．大于 90°	4
2．介于 30°~60°	3
3．介于 15°~30°	2
4．小于 0°	0
Ⅷ．旋后（4 分）	
1．大于 60°	4
2．介于 45°~60°	3
3．介于 15°~45°	2
4．小于 0°	0

注：优，90~100 分；良，80~89 分；可，70~79 分；差，60~69 分

连畸形，严重影响上肢功能，甚至导致生活不能自理和职业恢复困难。

功能评定　见肘关节周围骨折康复。

康复目标和原则　迅速、无创性复位，争取肘关节功能完全恢复。争取在肌肉痉挛和关节肿胀出现之前即刻复位。如未能即时复位，应在镇静剂或肌松类药物甚至麻醉状态下尽早复位。伴有骨折、神经和血管损伤者，需考虑手术处理。但必须施行手术后的康复处理。

康复治疗　具体如下。

第一阶段　为复位后 1~3 周。手术复位和手法复位后，肘关节需要支具或石膏固定。制动期进行手、腕关节、肩关节训练以及肱二头肌和肱三头肌等长肌力训练。

第二阶段　为复位后 3 周后。去除肘关节的外固定，恢复肘关节的正常活动度。①肘关节活动度训练：主动或被动活动训练肘关节，应用关节松动术在 2 周内使肘关节伸屈活动范围达到 90°，之后每周增加 10°，尽快达到正常活动度。②进行肱二头肌和肱三头肌肌力抗阻训练，恢复肌肉力量。

（周谋望）

chǐgǔ-ráogǔ zhōngduàn gǔzhé kāngfù

尺骨-桡骨中段骨折康复 （rehabilitation of middle ulna and radius fracture）　尺骨和桡骨中段骨折常为间接或直接外力作用所致。治疗应用手法复位或手术复位，复位后一般应用超过腕关节和肘关节石膏和支具固定。

诊断标准　①前臂外伤史。②前臂肿胀、畸形、疼痛；异常活动或骨擦音。③前臂 X 线片可

以确诊并显示骨折的移位情况。

功能障碍 常见双骨折或合并上桡关节或下桡关节-尺关节脱位，可导致骨折端重叠、成角、侧方移位等，影响前臂屈、伸、旋前和旋后四大肌群，可产生前臂功能障碍甚至能障丧失，严重影响上肢在日常生活活动时的功能和职业活动。

功能评定 ①肌力评定。②肘关节和腕关节活动度评定。

康复目标和原则 恢复肘关节和腕关节活动度和前臂肌力，最大程度地恢复前臂旋前和旋后功能以及腕和手的功能。因为骨折形成骨痂需时较长，要特别注意旋转畸形、近端或远端关节脱位和桡骨与尺骨的融合，因为这些可能严重影响前臂功能的恢复。

康复治疗 具体如下。

第一阶段 为伤后或手术后1~4周。由于肘关节和腕关节固定，患者进行手和肩关节非制动关节全范围的活动训练。

第二阶段 为伤后或手术后4~8周。此阶段可以每日将外固定支具和石膏取下，进行肘关节和腕关节的被动和主动活动。①如果关节活动受限，可以用关节松动术和被动关节活动机，使腕关节和肘关节的活动恢复正常范围。②患者可以尝试主动的前臂旋前和旋后，在无痛状态下进行，不可行强力被动活动。③进行前臂和上臂肌肉等长收缩训练，尽量维持肌力，减少肌肉萎缩。

第三阶段 为伤后或手术后8周以后。患者受伤后无论手术或非手术治疗8周后，骨折基本愈合。①继续肘关节和腕关节活动训练。②上臂和前臂进行抗阻训练，从小重量逐渐增加重量，直至肌力恢复正常。

（周谋望）

wànguānjié zhōuwéi gǔzhé-tuōwèi kāngfù

腕关节周围骨折-脱位康复

（rehabilitation of fracture and dislocation around wrist joint）

腕关节周围骨折：包括盖氏骨折、柯莱斯骨折、史密斯骨折、腕骨骨折、舟状骨骨折等。腕关节周围骨折多采用手法复位；对于粉碎性骨折、手法复位失败、陈旧性骨折需要手术复位。无论手术或手法复位治疗后，均需要腕关节的固定制动，石膏或支具固定。腕关节周围骨折的康复，即是恢复腕关节功能。腕-手关节脱位：包括月骨脱位、月骨周围脱位、经手舟骨-月骨周围脱位、腕掌关节脱位、掌指关节脱位及指关节脱位等。多为跌倒时手掌撑地使头骨和月骨周围的掌背侧韧带断裂所致。

诊断标准 ①腕关节直接或间接受力的外伤史。②腕关节畸形、肿胀、疼痛、活动受限。③腕-手部关节X线检查可以确定是否骨折或脱位，并可显示骨折或脱位的类型。

功能障碍 局部肿胀、疼痛、月骨脱位可能压迫正中神经致使拇指、示指与中指感觉异常，以及手指半屈曲、腕和手部关节活动功能丧失，且常伴软组织撕裂伤。最终患侧上肢的功能性活动丧失。

功能评定 综合性评定采用库尼腕关节评分（改良格林和奥布莱恩腕关节评分），见表。

康复目标和原则 及时复位，避免无菌性坏死和变性。一般手法复位在持续牵引下进行，复位后用小夹板或石膏固定在功能位。固定解除后，通过康复性训练，各关节活动度应恢复正常、各部肌力应逐渐恢复，争取尽快恢复

抓、握、提、捏等手部功能。

康复治疗 具体如下。

第一阶段 为复位后或手术后1~4周。腕-手关节固定制动，患肢未制动的肩关节、肘关节和手进行活动训练。

第二阶段 为复位后或手术后4~6周。每天可以取下支具或石膏进行腕-手关节活动的恢复训练，采用腕-手关节的主动或主动辅助活动方式训练，力求使腕-手关节的活动范围恢复正常。①主动的前臂旋前和旋后活动，禁止强力的被动旋转活动。②前臂的等长肌力训练，手功能训练。

第三阶段 为复位后或手术后6~8周。手术治疗的患者可以去除外固定，手法复位的患者根据其骨折愈合的情况决定是否去除外固定。①腕-手关节的主动和被动活动：在此阶段应用主动和被动活动恢复患者腕关节的伸屈活动和尺桡偏活动、前臂的旋前和旋后活动，必要时辅以关节松动术。②在此阶段前臂可以进行小重量的抗阻训练。

第四阶段 为复位后或手术后8周以后。腕-手关节活动范围应达到正常，患者前臂可以进行抗阻肌力训练。注意：康复治疗过程中根据患者的具体情况应用物理治疗；治疗过程中注意保护患者的腕-手关节软骨。

（周谋望）

gǔpén gǔzhé kāngfù

骨盆骨折康复

（rehabilitation of pelvic fracture） 骨盆骨折根据是否影响到骨盆的稳定性，可分为两类。①低能量伤：大部分为稳定性骨折，如肌肉骤然用力收缩所致的髂嵴、髂前上棘、坐骨结节等处撕脱骨折，或老年人跌倒所致的单纯髂骨或耻骨、坐骨和骶尾骨骨折等。此类骨盆骨折处

表　库尼腕关节评分	
项目	评分（分）
Ⅰ．疼痛（25分）	
无	25
轻度，偶尔	20
中度，可以忍受	15
严重，不能忍受	0
Ⅱ．功能状况（25分）	
恢复到平时工作状况	25
工作上受限制	20
能够坚持工作但未被聘用	15
由于疼痛而无法工作	0
Ⅲ．活动度（正常的百分数）（25分）	
100%	25
75%～99%	15
50%～74%	10
25%～49%	5
0%～24%	0
Ⅳ．背伸/掌屈活动度（仅伤手）	
120°以上	25
91°～119°	15
61°～90°	10
31°～60°	5
30°以下	0
Ⅴ．握力（与正常一侧比）（25分）	
100%	25
75%～99%	15
50%～74%	10
25%～49%	5
0%～24%	0

注：优，90～100分；良，80～89分；可，65～79分；差，65分以下

理相对简单，经休息、镇痛等治疗，患者很快即可恢复正常活动。②高能量伤：如交通事故、高处坠落等，此类骨盆骨折大多为不稳定性骨折，且常伴有严重的软组织损伤，骨盆内血管、神经、器官损伤，且合并其他部位骨折等。正是由于各种并发症的存在，此类骨折的处理较为困难，急性期和早期的临床治疗，旨在稳定生命体征、处理出血性休克、治疗泌尿生殖系统损伤等严重并发

症以挽救生命，同时及时针对骨折本身进行手术、牵引、固定等治疗，以免造成骨盆畸形、骨折延迟愈合或不愈合、骨盆不稳定、疼痛、双下肢不等长等后遗症。其康复治疗重在早期预防下肢深静脉血栓形成、失用性肌萎缩等并发症的出现，并在后期通过肌力、关节活动度等训练增强骨盆稳定性。

诊断标准　①骨盆外伤史，局部疼痛。②骨盆 X 线和 CT 检

查可以明确诊断。

功能障碍　不同类型的骨盆骨折可产生不同的功能障碍。因为骨盆骨折多为复合性重症，需要结合个体情况具体分析可能的功能障碍。大多有骶尾部及骨盆疼痛、肿胀、畸形，尤以会阴部、耻骨联合处易见淤斑、压痛，骨盆压痛，骨盆挤压分离试验阳性，患肢屈曲缩短，活动障碍。伴骶髂关节脱位时患侧髂后上棘凸出且靠近棘突。严重者可伴尿道、膀胱和直肠损伤或出血性休克表现。骨折稳定后，局部肌肉萎缩、肌力下降、骨盆相关关节活动和日常活动能力受限，并常伴有严重的心理功能障碍。

功能评定　包括肌力评定、关节活动度评定、步态训练、日常生活活动能力评定和情感-心理功能评定。

康复目标和原则　骨盆血供丰富，周围肌肉丰厚，故骨折易于愈合，但复位不佳也容易发生畸形愈合。稳定性骨折可较早下地活动，不稳定性骨折则应进行外固定或内固定以重建骨盆的稳定性。之后，可酌情开始执行完整的康复训练计划，直至骨盆和下肢功能恢复。

康复治疗　具体如下。

稳定性骨盆骨折　是骨盆环（由髋骨与骶尾骨构成）连接性未遭到破坏的骨折，包括髂骨翼骨折、骶骨横行骨折、尾骨骨折、髂前上棘和髂前下棘骨折、坐骨结节撕脱骨折、单一的坐骨支或耻骨支骨折。骨盆环连接性虽有破坏，但不在负重部位，对骨盆环的稳定性无明显影响的骨折，包括：同侧或双侧的坐骨支、耻骨支骨折、耻骨联合分离。此类骨折的治疗大多采用非手术治疗，卧床休息4周，逐渐负重。

第一阶段 为伤后1周内。这一时期患者卧床，疼痛较重，需要镇痛治疗，应用药物镇痛；防止下肢深静脉血栓形成也是这一阶段的主要康复目标，踝泵训练（踝关节的旋转运动）是主要的康复方法。

第二阶段 为伤后2~4周。①继续上一阶段的踝泵训练，股四头肌、股二头肌、内收肌群和外展肌群进行等长肌力训练。②上肢肌力训练：可用哑铃、拉力器等器械辅助进行抗阻训练。为今后站立和行走训练时应用拐杖做准备。③髋关节微曲（大腿下垫枕），进行膝关节的伸屈活动练习。

第三阶段 为伤后4~8周。①在与专科医师沟通后，根据患者骨折愈合的情况，决定患者是否负重。②继续肌力和膝关节与踝关节活动训练，做髋关节伸屈、内收、外展、内外旋活动。③下肢肌肉抗阻肌力训练。④如果患者工作以后情况允许，可以行坐位训练和减重站立训练以及步态训练。

第四阶段 为伤后8周以后。此阶段骨折已基本愈合，患者可以完全负重。①进行髋关节各个方向的全方位主、被动活动训练，特别强调髋关节的后伸活动。②进行站立、步态和平衡训练。③进行下肢肌力抗阻训练，恢复下肢功能。

不稳定性骨盆骨折 包括邻近骶髂关节的骨折或骶髂关节脱位、骨盆前后环同时骨折、髂骨后部骨折合并耻骨上下支骨折、骶髂关节脱位或髂骨后部骨折合并耻骨联合分离、前后环多处骨折等。此类骨折多采用手术、牵引等治疗，康复目标是恢复骨盆稳定性、站立和行走功能。

第一阶段 为伤后或手术后1周内。此时患者需要卧床，镇痛治疗和防止下肢深静脉血栓形成是这一时期的主要康复目标。踝泵训练可预防下肢静脉血栓形成。

第二阶段 为伤后或手术后2~4周。①继续上一阶段的踝泵训练，患者在此阶段可以在大腿下垫枕，微屈髋关节，练习膝关节活动。②进行股四头肌、股二头肌等长肌力训练。③进行上肢肌力训练，应用哑铃或拉力器等简单的器械辅助训练。

第三阶段 为伤后或手术后4~8周。①在专科医师的指导下，根据患者骨折的愈合情况，患者可以坐起，并逐渐增加坐起的时间，训练坐位平衡。②患者处于卧位，训练髋关节、膝关节、踝关节的活动。③卧位踝关节加阻力，训练股四头肌肌力。

第四阶段 为伤后或手术后8周以后。①可以在减重下开始站立训练，包括站立平衡、步态。逐渐增加负重量，直至完全负重。②继续髋关节、膝关节和踝关节活动训练，特别是髋关节的后伸角度训练。③进行下肢肌力抗阻训练。

(周谋望)

kuānguānjié zhōuwéi gǔzhé kāngfù

髋关节周围骨折康复 （rehabilitation of fracture around hip joint） 髋关节周围骨折常见股骨颈骨折和股骨粗隆间骨折。股骨颈骨折一般为跌倒后直接外力作用所致，患者跌倒时扭转患肢，暴力传导至股骨颈引起骨折。也见于老年人骨质疏松者，股骨颈骨小梁薄弱，遭受轻微外力即可引起骨折。股骨颈骨折后，由于局部血供破坏，骨折愈合较困难，需要早期配合康复治疗。对年龄较大的患者需采用非手术治疗，

即胫骨结节或股骨髁上牵引，卧床直至骨折愈合。一般患者采用手术内固定治疗。对于65岁以上老年患者有明显移位的股骨颈，可采用髋关节置换术。因髋关节稳定性远强于肩关节，术后内固定较为坚固，故可早期开始肌力练习和被动屈伸练习。

诊断标准 ①患者如患有严重骨质疏松症，股骨颈骨折的外伤史可不明显。②髋关节局部肿胀、疼痛、活动受限，患肢发生内旋、短缩畸形。③髋关节X线检查可以明确诊断，并明确骨折的分型。

功能障碍 髋关节局部疼痛、活动受限，合并股骨头脱位者下肢畸形和弹性固定、患肢缩短。患侧下肢功能丧失，个体活动能力下降，心理障碍严重。

功能评定 包括肌力评定、关节活动度评定、步态分析、日常生活活动能力评定和情感-心理功能评定。综合性评定采用美国专科外科医院（hospital for special surgery，HSS）所设计的评定方法进行评分（表）。

康复目标和原则 较轻的骨折，可用非手术治疗并酌情及早进行康复性训练。骨折严重者，需要手术固定后才可依据周密的康复计划安排康复性训练，争取恢复髋关节和下肢的运动功能和个体的活动能力。

康复治疗 具体如下。

卧床期注意事项 股骨颈骨折无论非手术治疗或手术治疗，患者均有一个卧床期，之后则根据骨折愈合情况开始负重。卧床期应特别注意以下问题。①患肢避免髋内收动作（交叉腿等）：平卧时双腿之间垫枕头，使双腿不能并拢。②不得向患侧翻身：向健侧翻身时应保护患腿，使其在

表　HSS 髋关节评分

项目	评分（分）
Ⅰ．疼痛（10分）	
持续性；不能忍受；经常使用强镇痛药物	0
持续性疼痛，但是能忍受；偶尔使用强镇痛药物	2
休息时有轻微痛或无疼痛；可以进行活动；经常使用水杨酸盐制剂	4
开始活动时痛，活动后好转，偶尔使用水杨酸盐制剂	6
偶尔和轻微疼痛	8
无疼痛	10
Ⅱ．行走（10分）	
卧床	0
使用轮椅；借助助行器活动	2
行走不用支撑，仅限室内活动（明显受限制）	4
只用一侧支撑，步行少于1个街区（明显受限）	
使用双侧支撑，短距离行走（明显受限）	
不用支撑，步行少于1个街区（中度受限）	6
只用一侧支撑，步行大于5个街区（中度受限）	
使用双侧支撑，活动距离不受限制（中度受限）	
行走不用支撑，跛行（轻度受限）	8
只用一侧支撑，无跛行（轻度受限）	
不用支撑，无明显跛行（不受限）	10
Ⅲ．功能（10分）	
完全依赖和受限制	0
部分依赖	2
独立；家务劳动不受限制；购物受限制	4
可以做大多数家务；自由购物；可以作伏案工作	6
很少受限；可以站立工作	8
活动正常	10
Ⅳ．运动肌肌力（10分）	
关节僵硬伴有畸形	0
关节僵硬，处于良好的功能位	2
肌力：差~可，屈曲弧度小于60°；侧方和旋转功能活动受限	4
肌力：可~良，屈曲弧度90°；侧方和旋转活动可	6
肌力：良~正常，屈曲弧度大于90°；侧方和旋转活动好	8
肌力：正常；活动度正常或接近正常	10
Ⅴ．髋臼 X 线影像（10分）	
无透亮区	10
有一个透亮区	8
有两个透亮区	6
环绕透亮区小于2mm	4
环绕透亮区大于2mm	5
环绕透亮区加大	0
Ⅵ．股骨 X 线影像（10分）	
无透亮区	10
远端有透亮区	8
近端有透亮区	6
环绕透亮区小于2mm	4
环绕透亮区大于2mm	2
环绕透亮区加大	0

注：优，51~60分；良，41~50分；可，31~40分；差，30分和30分以下

整个运动过程中保持髋关节稍外展位。③侧卧后双腿之间垫高枕头，使患腿髋关节保持稍外展位。

第一阶段　为伤后或手术后2周内。①绝对卧床，减轻疼痛和预防负重下肢深静脉血栓形成，是主要的康复目标。②下肢肌肉力量训练和踝泵训练是主要的康复方法。在训练过程中，应以不引起疼痛加重为原则。

第二阶段　为伤后或手术后2~4周。①患者继续前一阶段的静力训练、踝泵训练和上肢肌力训练。②开始膝关节和踝关节活动训练，髋关节可以做外展和小于90°的屈曲活动训练，不做内收和内旋活动训练。③可以逐渐坐起，并进行坐位平衡训练。

第三阶段　为伤后或手术后4~8周。①继续上一阶段的训练。②6周之后，患者可以在卧位下训练髋关节的全范围伸屈、外展、内旋、外旋和后伸活动，此期尽量不做内收训练。③患者下肢可以在非负重的位置进行抗阻肌力训练。④延长坐位训练时间，在减重情况下可以进行站立和站立平衡训练。

第四阶段　为伤后或手术后8周以后。①继续减重的步态和平衡训练，根据骨折愈合情况由专科医师决定患者负重的时间，逐渐增加负重量，逐渐完全负重，应用双拐行走。②12周之后，去掉拐杖独立行走。③应用器械进行下肢肌力训练。④12周之后，患者可以进行下蹲、站立训练。逐渐恢复正常功能。

（周谋望）

kuānguānjié tuōwèi kāngfù

髋关节脱位康复（rehabilitation of hip dislocation）　髋关节脱位分为髋关节前脱位、后脱位以及中心性脱位（合并髋臼骨

折）。前脱位和后脱位一般采用手法复位；中心性脱位需要手术治疗，其康复见骨盆骨折康复。

诊断标准 ①髋关节外伤史，髋关节疼痛、功能受限。②患肢处在延长、内旋位。③髋关节 X 线检查可以确诊。

功能障碍 见髋关节周围骨折康复。

功能评定 见髋关节周围骨折康复。

康复目标和原则 可采用非手术治疗者，复位后酌情及早进行康复性训练。

康复治疗 具体如下。

第一阶段 为复位 3 周内。患者在此阶段卧床休息，使受损伤关节囊愈合。康复治疗的目标是预防下肢深静脉血栓形成、膝-踝关节粘连和下肢肌肉萎缩。①踝泵训练：在患者体力和病情允许的情况下，尽量多做该训练。②在髋关节微屈的状态下，进行膝关节和踝关节伸屈训练。③进行下肢肌肉等长肌力训练。

第二阶段 为复位 3 周以后。此阶段患者受损的关节囊已基本愈合，患者可以坐起、站立，在拐杖的辅助下可以行走。康复目标是下肢功能的全面恢复。①进行站立、步态和平衡训练，待患者平衡功能恢复后可以去除拐杖行走。②进行下肢肌力抗阻训练，尽快恢复肌力。

(周谋望)

gǔgǔgàn gǔzhé kāngfù
股骨干骨折康复 (rehabilitation of femoral shaft fracture)

股骨干骨折主要是交通事故和工伤事故引起，损伤后容易引起大量失血，须立即救治。临床对股骨干骨折可行骨牵引非手术治疗，或手术切开复位内固定，以恢复其解剖结构。近年多采用手术治

疗，使患者得到稳定的内固定，患者可以早期负重。

诊断标准 ①患者大腿直接或间接受力的外伤史。大腿出现肿胀、疼痛、畸形、下肢活动受限。②股骨干 X 线检查可以确诊。

功能障碍 疼痛剧烈、活动障碍，严重者肢体畸形，断端错位者患肢缩短。严重复合伤可伴失血过多。患侧下肢功能丧失，个体活动能力下降。心理障碍严重。

功能评定 包括肌力评定、关节活动度评定、步态分析、日常生活活动能力评定和情感-心理功能评定。

康复治疗 具体如下。

第一阶段 为手术后 1 周内。①减轻疼痛，肿胀；早期肌力练习。②早期活动度练习，避免粘连和肌肉萎缩。这一时期肌力水平较低，组织存在较为明显的炎性反应，且骨骼断端的连接还较为脆弱，故以静力练习为主。③防止下肢深静脉血栓形成，也是这一阶段的康复目标。进行踝泵训练，配合静脉循环仪（市售）治疗。

第二阶段 为手术后 2～4 周。①应与专科医师协商，根据患者的内固定情况，决定患者此阶段的治疗计划。②主动活动髋关节和膝关节，如果髋关节和膝关节活动受限，应用主动辅助运动和关节松动术以恢复关节的活动。③在这一阶段，肌力训练仍以静力训练为主，患者在不引起疲劳的情况下做下肢肌肉的等长收缩训练。④可以进行站立平衡训练，逐渐增加站立的时间。⑤站立达到稳定的状态后，即可开始步态训练，开始要在双拐的辅助下进行步态训练。

第三阶段 为手术后 4～12

周。①继续步态和平衡训练，逐渐脱离拐杖；登台阶训练。②在这一阶段可以增加下肢肌力抗阻训练。可以应用弹力训练带、哑铃、沙袋、抗阻训练设备。

第四阶段 为手术后 12 周以后。①继续肌力、步态、平衡训练。②开始慢跑训练，下肢功能基本正常。③手术半年后可以参加对抗、剧烈的运动。

(周谋望)

xīguānjié zhōuwéi gǔzhé kāngfù
膝关节周围骨折康复 (rehabilitation of fracture around knee joint)

膝关节容易受损伤，伤后功能恢复非常重要。膝关节可以发生骨折和韧带的损伤，此处主要介绍膝关节周围骨折。膝关节周围骨折主要包括股骨髁骨折、髌骨骨折、胫骨平台骨折、胫骨髁间棘骨折等。膝关节周围骨折多为关节内骨折，一般采用手术治疗。手术后需要膝关节的制动，恢复膝关节的负重功能和活动功能是主要的康复目标。髌骨是一个非负重骨，所以康复治疗不同于股骨髁和胫骨平台骨折。临床上，最常见的是髌骨骨折和胫骨平台骨折。

诊断标准 ①膝关节的外伤史，膝关节肿胀、疼痛和功能障碍。②X 线和 CT 检查可以确诊。

功能障碍 常有膝关节内积血、髌前皮下淤血、肿胀、疼痛，伸膝肌腱断裂或损伤后不能直抬腿，有严重的骨折时关节不能活动。患侧下肢不能承重，不能行走，个体活动能力受限。发生心理障碍。

功能评定 包括肌力评定、关节活动度评定、步态分析、日常生活活动能力和情感-心理功能评定。综合性评定采用美国专科外科医院（hospital for special surgery，HSS）所设计的评定方法进行评分，见表。

康复目标和原则 通过复位和固定最大限度恢复膝关节面的平整，之后争取早日活动，防止创伤性关节炎。力争恢复膝关节的正常活动能力。严重者甚至不得不进行膝关节置换术，以恢复患侧下肢的运动功能。

康复治疗 具体如下。

髌骨骨折 分为三阶段。

第一阶段 为手术后1周内。这一阶段的康复目标主要是消除膝关节水肿、镇痛、防止下肢深静脉血栓形成。①抬高患肢，膝关节微屈15°。②踝泵训练，配合静脉循环仪等物理治疗。

第二阶段 为手术后2~4周。①继续踝泵训练，防止下肢深静脉血栓形成。②可以负重，负重量根据患者的膝关节情况而定，由体重的50%逐渐过渡至完全负重。③推髌活动：在膝关节伸直、股四头肌放松状态下做髌骨上下、内外的活动训练，直至髌骨活动到最大程度。④膝关节角度训练：应用关节松动术训练关节角度，2周内达到90°之后逐渐增长，每周增长10°~15°，4周后超过120°。⑤肌力训练：进行静力和动力结合训练，早期由于疼痛较重，患者以等长静力训练为主，2周后，膝关节肿胀和疼痛减轻后可以逐渐增加等张动力训练。4周后应开始渐进式抗阻训练，针对股四头肌和股二头肌进行训练，恢复膝关节周围肌肉肌力，保证膝关节的稳定性。⑥步态训练：髌骨是非负重骨骼，手术后待患者膝关节肿胀和疼痛减轻后即可负重行走，早期由于疼痛、膝关节周围肌肉萎缩和本体感觉较差，膝关节不稳定，患者可以应用拐杖辅助行走，2周

表 HSS 膝关节评分标准

项目	评分（分）
Ⅰ．疼痛（30分）	
任何时候均无疼痛	30
行走时无疼痛	15
行走时轻微疼痛	10
行走时中度疼痛	5
行走时重度疼痛	0
休息时无疼痛	15
休息时轻微疼痛	10
休息时中度疼痛	5
休息时重度疼痛	0
Ⅱ．功能（22分）	
行走和站立无限制	12
行走距离5~10个街区和间断站立	10
行走距离1~5个街区和站立超过30分钟	
行走距离少于1个街区	4
不能行走	0
能上楼梯	5
能上楼梯但需支撑	2
能自由移动	5
能移动但需支撑	2
Ⅲ．活动范围（18分）	
每活动8°得1分	
最多18分	18
Ⅳ．肌力（10分）	
优：完全对抗阻力	10
良：部分对抗阻力	8
可：能带动关节活动	4
差：不能带动关节活动	0
Ⅴ．固定畸形（10分）	
无畸形	10
小于5°	8
5°~10°	5
大于10°	0
Ⅵ．不稳定（10分）	
无	10
轻度：0°~5°	8
中度：5°~15°	5
重度：大于15°	0
Ⅶ．减分	
单手杖	1
单拐	2
双拐	3
伸直滞留缺陷5°	5
伸直滞留缺陷10°	3
伸直滞留缺陷15°	2
每内翻5°	1
每外翻5°	1

后患者应去掉拐杖独立行走，在肌力抗阻训练的同时应用平衡板或平衡训练仪进行平衡训练，促进本体感觉恢复，恢复正常步态。

第三阶段 为手术后 4~6 周。①继续膝关节活动度和膝关节周围肌肉力量的训练，手术后 6 周患者膝关节活动度达到对侧活动度。②继续抗阻肌力训练，恢复正常步态。③如果患者膝关节活动度未达到正常，应与手术医师沟通，决定下一步治疗方案。

胫骨平台骨折 分为五阶段。

第一阶段 为手术后 2 周内。这一阶段的康复目标主要是消除膝关节水肿、镇痛、防止下肢深静脉血栓形成。①抬高患肢、膝关节微屈 15°。②踝泵训练，配合静脉循环仪等物理治疗。

第二阶段 为手术后 2~4 周。①继续踝泵训练，防止下肢深静脉血栓形成。②推髌活动：在膝关节伸直状态下做髌骨上下、内外的活动训练，直至髌骨活动到最大程度。③膝关节活动度训练：手术后 1 周内由于患肢肿胀、膝关节疼痛较重，应用 1 级或 2 级关节松动术，活动膝关节使之维持 0°~15°。手术 2 周后开始增加膝关节的被动和主动活动角度，患者可以坐位自然垂腿、平卧位、屈髋屈膝或应用 1~4 级关节松动术，手术 4 周后关节活动度达到 90°；可以应用被动关节活动机辅助关节角度训练。④肌力抗阻训练：由于胫骨平台是肢体负重的主要部位，骨折后应避免负重，患者的抗阻肌力训练在非负重体位下进行，手术 1~2 周内主要进行静力训练，平卧位直抬腿、俯卧位直抬腿、侧卧位直抬腿，在不疲劳的情况下尽量多训练。

第三阶段 为手术后 4~8 周。继续上一阶段的角度和肌力训练。①手术后 8 周膝关节活动度达到正常。②肌力训练仍然在非负重体位训练，在肌力训练过程中逐渐增加负荷。

第四阶段 为手术后 8~12 周。继续上一阶段的活动度和肌力训练，复查膝关节 X 线片，根据骨折愈合情况，与手术医师协商。可以在减重下进行负重的步态和本体感觉训练，从体重的 1/10 开始逐渐增加直至完全负重。

第五阶段 为手术后 12 周以后。此阶段患者可以完全负重，可以进行步态、平衡和登台阶训练。增加器械抗阻肌力训练，恢复膝关节的稳定性和功能。注意：①在康复治疗过程中注意关节软骨的保护。②可以应用物理因子治疗。③在肌力训练时注意股四头肌内侧头的训练。

(周谋望)

jìnggǔ-féigǔ gǔzhé kāngfù

胫骨-腓骨骨折康复 (rehabilitation of tibial and fibular fracture)

根据胫骨和腓骨骨折的具体情况和治疗方法，决定康复方案。如果是稳定的无移位的胫骨和腓骨骨折，可以采用非手术治疗，应用石膏和支具固定，待骨折愈合后拆除石膏。如果是移位的不稳定骨折，则应手术治疗。

诊断标准 ①小腿明显的外伤史，小腿肿胀、疼痛、畸形等，患者不能负重行走。②X 线片可以确诊，并可了解骨折的类型。

功能障碍 局部疼痛、肿胀，骨折成角或重叠者畸形明显，如伴有腓总神经损伤、胫后动脉损伤会产生相应的症状。患侧下肢不能负重，不能站立-步行，个体活动能力明显受限。心理障碍。

功能评定 包括肌力评定、关节活动度评定、步态分析、日常生活活动能力评定和情感-心理功能评定。

康复目标和原则 稳定性闭合骨折可以手法复位，再用夹板或石膏固定；不稳定性骨折需加用外固定架，甚至手术内固定。目的是恢复正常的小腿长度、对位和对线准确、确保持重功能。争取恢复正常的下肢运动功能和个体活动能力。

康复治疗 包括手术治疗和非手术治疗。

非手术治疗 采用非手术治疗的患者，一般应用支具或石膏固定，并且要超关节固定，膝关节和踝关节均需要固定。

第一阶段 为骨折后 8 周内，属固定期。在这一阶段，由于患者膝关节、踝关节和小腿固定，康复治疗只能在非固定部位。足趾活动、下肢肌肉的等张收缩训练，可以适当的保持肌力、防止下肢深静脉血栓形成。

第二阶段 为骨折后 8~12 周，此期解除固定。骨折后 8 周，复查胫骨和腓骨 X 线片，与专科医师协商是否拆除外固定，如可拆除外固定，即可进入全面康复。①膝关节和踝关节活动度训练：主动和被动活动膝关节和踝关节，必要时应用关节松动术恢复关节活动度，骨折后 12 周，膝关节和踝关节的活动度应达到正常。②肌力训练：由于下肢的固定制动，下肢肌肉会萎缩，应用器械抗阻训练恢复肌力。提踵（抬起足跟）训练可以促进小腿三头肌力量的恢复。③步态和平衡训练：解除外固定的早期，由于肌肉萎缩和本体感觉缺失，患者步态不稳，为防止跌倒，应用拐杖辅助行走，2 周后去除拐杖。患者进行重心转移训练和平衡仪训练恢复平衡。逐渐恢复正常步态。

手术治疗 具体如下。

第一阶段　为手术后 1 周内。①在此阶段患者的小腿由于手术后肿胀、疼痛，应抬高患肢。②踝泵训练，防止下肢深静脉血栓形成。③趾伸屈活动，在不引起疲劳的情况下尽量活动。

第二阶段　为手术后 1~2 周。①继续上一阶段的踝泵训练和足趾伸屈训练。②进行平卧位直腿抬高、俯卧位后抬腿、侧卧位直抬腿肌力训练。③进行膝关节主动和被动伸屈训练，踝关节主动和被动伸屈训练、内翻和外翻训练。

第三阶段　为手术后 2~4 周。与专科手术医师协商，决定患者是否可以负重。①如果患者不能负重，继续以上训练。②如果患者可以负重则开始以下训练：减重下行走，从体重的 1/10 开始，逐渐增加，并进行步态训练。

第四阶段　为手术后 4~8 周。①继续关节活动度的训练，手术后 4~6 周患者关节活动度应达到正常范围。②肌力训练：可以在踝关节处增加负荷进行抗阻训练。③继续减重下步态训练。

第五阶段　为手术 8 周以后。①手术后 8 周患者可以完全负重。②肌力训练：应用器械进行抗阻训练。③平衡和步态训练：患者在此阶段可以完全负重，进行重心转移训练平衡能力。④完全负重后，可以进行提踵训练，增加小腿三头肌力量的训练。⑤患者手术后 12 周即可进行慢跑和其他运动。

（周谋望）

huáiguānjié zhōuwéi gǔzhé-tuōwèi kāngfù

踝关节周围骨折-脱位康复

（rehabilitation of fracture and dislocation around ankle joint）踝关节又称距上关节或胫距关节，

由胫骨和腓骨下端及距骨组成；内踝和外踝以及胫骨后下缘的后踝称为三踝，共同组成踝穴。距骨上面的鞍状关节面位于踝穴中。①踝关节骨折：踝关节受伤后，可以发生内踝、外踝或三踝骨折。②踝关节脱位：踝关节持重面积小于髋和膝关节且直接与地面接触、没有缓冲机制，因此易于发生过度背屈或跖屈，导致大部分副韧带及骨间膜损伤，造成关节松弛和脱位。大多伴有骨折。

诊断标准　①踝关节明显的外伤史。②踝关节肿胀、畸形、日常活动受限。③X 线片可确诊。

功能障碍　局部疼痛、肿胀、畸形。患侧下肢不能负重，不能站立-步行，个体活动能力明显受限。发生心理障碍。

功能评定　包括肌力评定、关节活动度评定、步态分析、日常生活活动能力评定和情感-心理功能评定。踝关节综合性评定见表。

康复目标和原则　稳定性较好、无需或不能手术者可在复位-固定后，及早开始康复训练。不稳定或严重骨折-脱位者，应进行手术复位和固定，然后进行规范的康复训练。力争恢复患腿的持重功能和站立-步行功能，恢复生活自理和个体活动能力。

康复治疗　具体如下。

无移位的单踝和双踝骨折　属于稳定性骨折，可以应用石膏托和支具固定，为使骨折断端愈合牢固，石膏托一般需戴 4~6 周。固定期间未经医师许可只能进行下述练习，盲目活动可能造成更大损伤。

第一阶段　为伤后 4 周，属固定期。①活动趾：用力、缓慢、尽可能大范围地活动。②直抬腿练习：包括向上、向内收的侧抬

腿、外展的侧抬腿、向后的后抬腿练习，以强化大腿前后内外侧的肌肉，避免萎缩无力。

第二阶段　为伤后 4~8 周。这一时期复查踝关节的 X 线片，与专科医师协商是否可以拆除石膏托。拆除石膏托后可以按照以下康复方案进行康复训练。①踝关节活动度训练：进行踝关节的主被动活动，应用关节松动术以尽快恢复踝关节伸屈活动度。在练习踝关节内翻和外翻活动时要谨慎，尽量在患者无痛的范围内进行内外翻训练，以免影响骨折愈合。②肌力训练：下肢肌力进行抗阻训练，应用沙袋或器械。注意小腿肌肉力量训练，应用提踵训练提高小腿三头肌力。③负重、步态、平衡训练：患者在这一阶段可以负重行走，进行步态训练；应用中心转移或平衡训练仪，训练平衡功能。

第三阶段　为伤后 8~12 周。此阶段患者可以完全负重，患者踝关节的活动度达到正常。①继续进行肌力、步态、平衡训练。②可以单腿站立，以便训练足部小肌肉和增加踝关节稳定性。③12 周后可以参加运动。

移位的单踝和双踝骨折　属于不稳定性骨折，需要手术治疗。

第一阶段　为手术后 1 周内。抬高患肢，用力、缓慢、尽可能大范围地活动足趾。

第二阶段　为手术后 2~3 周。①活动趾：用力、缓慢、尽可能大范围地活动足趾。②直抬腿练习：包括向上、内收的侧抬腿以及外展的侧抬腿，向后的后抬腿练习，以强化大腿前后内外侧的肌肉。③踝关节活动度训练：进行踝关节主动伸屈活动训练，可以在微痛的范围内进行。内翻和外翻训练应在无痛的状态下进

表 菲利普斯（Phillips）踝关节评分

变量	评分（分）
主观分（80分）	
疼痛（54分）	
任何活动后都疼痛	0
轻微活动后持续疼痛	10
轻微活动后短暂疼痛	20
剧烈活动后持续疼痛	35
剧烈活动后短暂疼痛	40
无疼痛	50
经常需服药	0
偶尔需要服药	2
不需服药	4
功能（26分）	
不能爬楼梯	0
先用正常足迈步	1
需扶楼梯	2
正常上楼梯	3
不能下楼梯	0
先用正常足迈步	1
需扶楼梯	2
正常下楼体	3
步行小于1个街区（500m）	0
步行小于5个街区（2500m）	2
步行小于10个街区（5000m）	3
步行大于等于10个街区（5000m）	5
步行不受限制	6
娱乐活动受限制	0
活动不受限制	3
需助行器	0
需腋杖	1
需单支腋杖	2
需手杖	4
步行不需支撑	8
不满意	0
满意	2
非常满意	3
客观分（20分）	
步态（6分）	
畏痛跛行	0
外旋步态	3
正常步态	6
活动度（与对侧的活动度比较）（14分）	
背伸	
差异大于20°	0
差异在10°~20°	2
差异小于10°	4
无差异	7
跖屈	
差异大于20°	0
差异小于等于20°	2
无差异	3
旋后	
差异大于0°	0
无差异	2
旋前	
差异大于0	0
无差异	2

行，以免影响骨折愈合。

第三阶段 为手术后4~8周。①踝关节活动度训练：应用关节松动术和踝关节的主动活动恢复关节活动功能，伸屈、内翻、外翻活动达到正常。②完全负重，重心转移、单腿站立训练平衡，恢复正常步态。③肌力训练：负重，进行肌力抗阻训练。

第四阶段 为手术后8~12周。此阶段，患者的步态、肌力应达到正常，患者可以开始参加运动。

三踝骨折 为不稳定性骨折，一般采用手术治疗。

第一阶段 为手术后1周内。①抬高患肢，以利于消除水肿。②用力、缓慢、尽可能大范围地活动足趾。

第二阶段 为手术后2~3周。①活动趾关节：用力、缓慢、尽可能大范围地活动足趾关节。②直抬腿练习：此练习包括向上、内收的侧抬腿以及外展的侧抬腿，向后的后抬腿练习，以强化大腿前后内外侧的肌肉力量。③踝关节活动度训练：进行踝关节主动伸屈活动训练，在无痛的状态下进行；不做内翻和外翻训练，以免影响骨折愈合。

第三阶段 为手术后4~8周。①踝关节活动度训练：应用关节松动术和踝关节的主动活动恢复关节活动功能，伸屈、内翻、外翻活动达到正常。②肌力训练：在非负重体位进行抗阻训练，以提高下肢肌力。

第四阶段 为手术后8~12周。手术后8周复查患者踝关节X线片，观察骨折是否愈合，与专科医师协商患者是否者可以负重。如骨折愈合，患者可以负重，则可按以下原则康复。①减重下负重行走训练：从体重的1/10开始负重，逐渐增加，直至手术后12周患者能完全负重。②步态和平衡训练：患者完全负重后，可以利用重心转移和平衡训练仪进行本体感觉训练、步态训练。③肌力训练：在负重体位下进行肌力抗阻训练，以及提踵训练、单腿站立训练。④手术后12周后患者可以逐渐慢跑或参加一些运动，半年患者后可以参加对抗性的、激烈的运动。注意：踝关节周围骨折后康复训练时应注意平衡训练，在平衡训练的过程中可以增加踝关节周围小肌肉的肌力。

踝关节脱位 可以采用手法复位；如果手法复位失败，可采用手术切开复位，手术后需要石膏托或支具外固定。

第一阶段 为复位后3周内。①抬高患肢以消肿、减轻疼痛，在不引起疼痛和疲劳的情况下尽量活动足趾。②直抬腿训练，维持下肢的肌力。

第二阶段 为复位后4周及以后。①拆除外固定，患者尽快恢复踝关节活动功能。②踝关节活动度训练：主动和被活动踝关节，应用关节松动术，尽快恢复踝关节活动功能。③肌力训练：进行下肢肌力抗阻训练。④步态和平衡训练：患者完全负重进行重心转移训练，以恢复平衡功能和正常步态。⑤患者逐渐增加活动量，12周后即可参加运动。

（周谋望）

zúbù gǔzhé kāngfù

足部骨折康复（rehabilitation of foot fracture） 常见的足部骨折包括跟骨骨折、距骨骨折、跖骨骨折等，足部骨折后康复治疗主要是负重、步态和运动功能的恢复。

诊断标准 ①足部外伤史，足部肿胀、疼痛、功能受限等局部症状。②足部 X 线、CT 和 MRI 等影像学检查可以确诊。

功能障碍 足部疼痛、肿胀、淤斑。患侧下肢不能负重，不能站立-步行，个体活动能力明显受限。心理障碍。

功能评定 包括步态训练、日常生活活动能力评定和情感-心理功能评定。

康复目标和原则 骨折位移小于 2mm、估计行走能力丧失者或一般情况差不易手术者，可以非手术治疗，及早开始康复性训练。位移严重或粉碎性骨折必须手术者，需要切开复位和内固定后，再开始按康复计划进行规范的康复训练。争取恢复患肢的负重、站立和行走能力。恢复生活自理和个体活动能力。

康复治疗 具体如下。

无移位的跟骨骨折 属于稳定性骨折，需要石膏或支具固定，固定需要超过踝关节。

第一阶段 为伤后 8 周内。①早期患者疼痛较重，可以做伸屈趾训练。②直抬腿练习：包括向上的直抬腿，向内收的侧抬腿以及外展的侧抬腿，向后的后抬腿练习，以强化大腿前后内外侧的肌肉。③2 周后，患者疼痛减轻，可以进行下肢肌肉的抗阻训练，利用皮筋或沙袋。

第二阶段 为伤后 8~12 周。行跟骨 X 线或 CT 检查，骨折愈合后即可以拆除外固定。开始进一步的康复治疗。①踝关节活动度训练：由于踝关节的制动，踝关节活动受限。拆除外固定后，即开始踝关节的主被动训练，应用关节松动术，在 2 周内使踝关节活动度恢复正常。②步态和平衡训练：从体重的 1/10 开始进行减重下步态训练。③逐渐增加负重量直到伤后 12 周患者完全负

重。④能够完全负重后，可以利用重心转移和平衡训练仪进行本体感觉训练，继续肌力抗阻训练。⑤伤后 12 周后患者可以开始快步走训练，逐渐增加运动量，伤后 6 个月患者可以参加运动。注意：无移位的距骨和跖骨骨折可以参照此康复治疗。

移位的跟骨骨折 需手术治疗。术后应抬高患肢，促进消肿。

第一阶段 为手术后 1 周内。①抬高患肢，尽量活动足趾。在不引起疲劳的情况下尽量多活动。②直抬腿训练：保持下肢肌力，尽量减轻下肢肌肉萎缩。

第二阶段 为手术后 2~8 周。①踝关节活动度训练：手术后 2 周患者踝关节的肿胀开始消退，疼痛减轻，开始主动和被动活动踝关节，尽量保持正常踝关节活动度，如果踝关节活动受限可以应用关节松动术恢复踝关节的活动功能。②肌力训练：在非负重体位进行下肢的肌力抗阻训练，应用弹力带或沙袋等。

第三阶段 为手术后 8~12 周。行跟骨 X 线或 CT 复查，骨折愈合后即开始进一步的康复治疗。①步态和平衡训练：从体重的 1/10 开始进行减重下步态训练。逐渐增加负重量直到伤后 12 周患者完全负重。完全负重后，可以利用重心转移和平衡训练仪进行本体感觉的训练，继续肌力抗阻训练。②受伤后 12 周患者可以开始快步走训练，逐渐增加运动量，伤后 6 个月患者可以参加运动。注意：无移位的距骨和跖骨骨折，可参照此康复治疗。

（周谋望）

jǐzhù gǔzhé kāngfù

脊柱骨折康复（rehabilitation of spinal fracture） 脊柱是躯干的中轴，位于背部正中，上接颅

骨，下连骨盆。脊柱具有支持体重、维持重心、减轻冲击、保护脊髓和内脏的功能。脊柱受伤后可以发生椎体、椎板、棘突、横突等骨折。单纯的颈椎椎体骨折压缩小于椎体的1/3，单纯的胸腰椎体骨折压缩小于1/2。椎板、棘突和横突骨折无脊髓损伤，属于稳定性骨折，可以采用非手术治疗。对于不稳定性骨折应采用手术治疗。

诊断标准　①脊柱外伤史，脊柱部位疼痛、肿胀、活动受限或合并脊髓损伤。②脊柱 X 线、CT、MRI 检查可以确诊，还可以明确损伤类型。

功能障碍　脊柱骨折常伴有脊髓损伤。因此，首先要除外脊髓损伤。无脊髓损伤的单纯脊柱骨折（如老年人的无脊髓损伤的脊柱压缩性骨折），除有局部疼痛和轻度运动障碍外，一般没有严重的复杂功能障碍发生。

功能评定　①美国脊柱损伤协会残损分级。②改良巴氏指数。

康复目标和原则　无脊髓损伤的脊柱骨折要争取骨质重建，恢复脊柱的承重功能和运动功能。有脊髓损伤者的康复见脊髓损伤康复。此处只涉及无脊髓损伤的脊柱骨折康复问题。

康复治疗　具体如下。

单纯椎板、横突、棘突骨折未合并脊髓损伤，属于稳定性骨折，患者需卧床休息3周，即可负重行走。

第一阶段　为损伤后3周内。①卧床休息，每2小时翻身1次，采用滚动式翻身。②可以应用简单的器械训练上肢和下肢的力量。

第二阶段　为损伤后3~8周。①平衡和步态训练：此阶段可以坐起和站立，通过练习坐位和站立位的重心转移可以训练平衡功能。②肌力训练：颈椎骨折需要进行颈部肌肉力量的训练，利用弹力带等简单器械训练肌力。胸腰椎的骨折应训练腰背肌和腹肌的力量。③受伤8周后患者可以尝试参加运动，并逐渐增加运动量。

颈椎椎体稳定性骨折　包括两阶段。

第一阶段　为伤后4周内。①颈托固定，卧床休息4周，采用滚动式翻身，每2小时1次。②卧床训练上下肢肌肉力量。

第二阶段　为伤后4~8周。①平衡练习：可以坐起、站立，训练坐位和站立平衡。②步态训练，在负重体位下训练肌力。③8周后可以正常行走，12周后可以参加运动。

胸腰椎体稳定性骨折　包括两阶段。

第一阶段　为损伤后4周内。①卧床休息，采用滚动式翻身，每2小时1次。②如为腰椎骨折，腰下置垫，恢复腰椎生理曲度。③卧床训练上下肢肌肉力量。

第二阶段　为损伤后4~8周。①配戴胸-腰支具后患者可坐起和站立，训练坐位和站立平衡。②步态训练，肌力训练可以在负重位训练。③8周后患者可以正常行走，12周后患者可以参加运动。值得注意的是，对于脊柱骨折合并脊髓损伤的患者，除手术固定脊柱外，重点是脊髓功能的康复问题。

（周谋望）

jǐngzhuībìng kāngfù

颈椎病康复 （rehabilitation of cervical spondylosis）

颈椎病是颈椎骨关节炎、增生性颈椎炎、颈神经根综合征、颈椎间盘脱出症的总称，是一种以退行性病理改变为基础的疾患，主要为颈椎长期劳损、骨质增生，或椎间盘脱出，韧带增厚，致使颈椎脊髓、神经根或椎动脉受压，出现一系列功能障碍的临床综合征。表现为颈椎间盘退行性变本身及其继发性的一系列病理改变，如椎节失稳、松动，髓核突出或脱出，骨刺形成，韧带肥厚和继发椎管狭窄等，刺激或压迫邻近神经根、脊髓、椎动脉及颈部交感神经等组织，并引起各种症状和体征的综合征。颈椎病是一种常见病、多发病，其患病率为 3.8%~17.6%，男女发病无显著差异，高发年龄为 30~50 岁。随着人们工作生活方式的改变，如广泛应用电脑、空调，长时间低头工作和受凉机会不断增加，造成颈椎病的患病率不断上升，且发病有逐渐年轻化的趋势。

病因　颈椎病的诱发因素很多，如不良睡姿、不当的工作姿势、不当的锻炼、头颈部外伤、寒冷潮湿的气候等。颈椎间盘退行性变（简称退变）及由此继发的椎间关节退变是此病的发病基础。在颈椎退变的过程中，首先改变的是椎间盘，然后累及关节突关节和钩椎关节。人的颈椎间盘变性从 20 岁即可能开始，30 岁以后退变明显，随着其累积性损伤，椎间盘的纤维环变性、肿胀、断裂，裂隙形成，导致椎间盘膨出或突出，椎间隙变窄。颈椎受累的节段以 C5~C6、C6~C7 最为常见，其次是 C4~C5。椎间盘退变较明显时，椎体上缘和下缘韧带附着处产生牵拉性骨赘，这些骨赘和突出的椎间盘、增生的关节突关节、钩椎关节可刺激或压迫神经根、脊髓、椎动脉，严重者会造成脊髓或神经根损害，出现相应临床症状和体征。从生物力学上，颈椎前屈和后伸时，脊髓被拉长，脊髓变细，其横断面积减少达 11%~17%。故椎管狭窄造成脊髓受压时，不要做大范围的颈椎活动及旋扳手法治疗。

病理 主要包括以下几方面。

关节退变 椎间盘、钩椎关节及关节突关节的退变，是一种随年龄增长而进展的长期病理过程。首先发生在活动量最大的 C5~C6 椎间盘。颈椎日常活动或过度劳累，导致椎间关节产生损伤，加速退变过程，骨质增生、关节突关节退行性变关节病也随之发生。

骨质增生 从病理生物力学分析，骨质增生是增加骨承重的代偿措施，退变的过程不是单纯退化，而是具有重建的性质。当一个活动节段重建稳定之后，势必将增加其相邻节段的活动范围与载荷，加速这些节段的退变进程。椎体后缘增生及突出的椎间盘组织可以压迫硬脊膜、脊髓前动脉、脊髓及神经根、根动脉、椎动脉及其伴行的交感神经。节段性不稳定容易因劳损使椎间关节产生创伤性关节炎，加重已经存在的骨性压迫，并具有炎性刺激作用。

椎动脉受压 颈椎过伸位不稳定使椎管矢状径及椎间孔狭窄，也可能加重压迫程度。节段性不稳定存在时，往往因头颈位置偶然变动发生椎间错动，可能刺激交感神经或椎动脉。

分型 根据受累组织和结构与临床表现的不同，颈椎病可分为颈型颈椎病、神经根型颈椎病、脊髓型颈椎病、椎动脉型颈椎病、交感神经型颈椎病、食管压迫型颈椎病。如果两种以上类型同时存在，称为"混合型"。

功能障碍 具体如下。

颈型颈椎病 又称软组织型颈椎病，患者多较年轻，为颈椎病早期型。该型是在颈部肌肉、韧带、关节囊急性和慢性损伤，椎间盘退化变性，椎体移位，小关节错位等的基础上，机体受凉、感冒、疲劳、睡眠姿势不当或枕高度不当，使颈椎过伸或过屈，颈项部某些肌肉、韧带、神经受到牵张或压迫所致。多在夜间或晨起时发病，有自然缓解和反复发作倾向。30~40 岁女性多见。

症状 主要表现为颈强直、疼痛，可出现整个肩背疼痛僵硬，约半数患者颈部活动受限或强迫体位。少数患者可出现反射性肩臂手疼痛、胀麻，但咳嗽或打喷嚏时症状不加重。颈部活动时可有关节响声。

体征 临床检查可见颈椎活动受限，颈椎旁肌、L1~L7 椎旁或斜方肌、胸锁乳突肌压痛，冈上肌和冈下肌也可有压痛。

影像学检查 X 线检查正常体位（正位、侧位）一般无异常，或可有颈椎曲度变直；功能位（过屈、过伸位片）可见颈椎节段性不稳定。

神经根型颈椎病 是椎间盘突出、关节突移位、骨质增生或骨赘形成等在椎管内或椎间孔处刺激和压迫颈神经根所致。在各型中发病率最高，占 60%~70%，是临床上最常见的类型，好发于 C5~C6 和 C6~C7 椎间隙。一般起病缓慢，多为单侧、单根发病，但也有双侧、多根发病者。多见于 30~50 岁者，多数患者无明显外伤史。

症状 最早出现的症状常为颈痛和颈部发僵。一些患者还有肩部及肩胛骨内侧缘疼痛，上肢放射性疼痛或麻木，患侧上肢感觉沉重、握力减退，有时出现持物坠落。晚期可以出现肌肉萎缩。这种疼痛和麻木沿受累神经根的走行和支配区放射，具有特征性，因此称为根性疼痛。疼痛或麻木既可呈发作性，也可呈持续性。有时症状的出现和缓解，与患者颈部的位置和姿势有明显关系。颈部活动、咳嗽、喷嚏、用力及深呼吸等，可使上述症状加重。

体征 查体可见颈强直、活动受限。患侧颈部肌肉紧张，棘突、棘突旁、肩胛骨内侧缘以及受累神经根所支配的肌肉压痛。C6 神经根受累时拇指痛觉减退，肱二头肌肌力减弱，肱二头肌反射减弱或消失。C7 或 C8 神经根受累则中、小指痛觉减退，肱三头肌肌力减弱，握力差，手内在肌萎缩，肱三头肌反射消失。C5 神经根受累时，前臂外侧痛觉减退，三角肌肌力减弱。椎间孔挤压试验（压头试验）及臂丛牵拉试验常出现阳性。

影像学检查 X 线检查可表现为颈椎生理曲度异常、椎间隙变窄、椎体前后缘骨质增生、部分椎体可见双边征、椎间孔狭窄、钩椎关节及关节突关节骨质增生、项韧带钙化等。神经根型颈椎病神经根受累节段的定位诊断见表。

脊髓型颈椎病 主要由于脊髓受到压迫或刺激而出现感觉、运动和反射障碍，特别是双下肢的肌力减弱是诊断的重要依据。此型通常起病缓慢，以 40~60 岁中年人多见，多数患者无颈部外伤史。其致残率高，可造成单瘫、截瘫或者四肢瘫。

症状 ①下肢无力：双腿发紧、抬步沉重感，逐渐出现跛行、易跌倒、足尖不能离地、步态拙笨等。②肢体麻木：主要是脊髓丘脑束受累所致。出现一侧或双侧上肢麻木、疼痛，双手无力、不灵活，写字、系扣、持筷等精细动作难以完成，持物易落。躯

表 神经根型颈椎病神经根受累节段定位诊断

受累节段	疼痛部位	压痛点	感觉异常位置	腱反射异常	肌力减退
C4~C5	颈肩至腕	C4~C5棘突,冈上肌	颈后耳下前臂掌侧中线区	肱二头肌反射	冈上肌,三角肌
C5~C6	颈肩前臂至拇指	C5~C6棘突,肩胛内上角	前臂桡侧,拇指	肱二头肌反射,桡骨膜反射	三角肌,肱二头肌,伸腕肌
C6~C7	颈肩至示指中指	C6~C7	中指,示指	肱三头肌反射	胸大肌,肱三头肌
C7~T1	颈肩至无名指小指	C7棘突,肩胛内下角	尺侧二指	—	指固有肌,骨间肌

干部出现感觉异常,患者常感觉胸部、腹部或双下肢有皮带样的捆绑感,称为"束带感"。下肢可有烧灼感、发凉感。③膀胱和直肠功能障碍:如排尿无力、尿不尽、尿频、尿急、尿失禁或尿潴留,以及便秘等。④性功能减退。

体征 此型颈椎病多无颈部体征。上肢或躯干部出现节段性分布的浅感觉障碍区,深感觉多正常,肌力下降,双手握力下降。四肢肌张力增高,可有折刀感(肌强直致牵张反射增强,牵张反射阈值降低,导致被动运动抵抗增加。当最大程度伸展肌肉时,抵抗会突然消失)。肱二头肌反射、肱三头肌反射和桡反射、下肢的膝反射和跟腱反射早期活跃,后期减弱和消失。病理反射阳性,以霍夫曼反射阳性率为高,其次是髌阵挛、踝阵挛及巴宾斯基征。浅反射如腹壁反射、提睾反射减弱或消失。屈颈试验阳性。

影像学检查 X线检查可见椎管有效矢状径变短、椎体后缘明显骨赘形成、后纵韧带骨化等征象。CT检查可见中央后突的髓核、椎体后缘骨赘、增生肥厚的黄韧带及钙化的后纵韧带等。

椎动脉型颈椎病 是各种机械性与动力性因素使椎动脉受刺激或压迫,以致血管狭窄、折曲引起基底动脉供血不全的综合征。正常人头向一侧歪曲或扭动时,其同侧椎动脉受压、椎动脉血流减少,但对侧的椎动脉可以代偿,保证基底动脉血流不受太大影响。颈椎节段性不稳定和椎间隙狭窄可造成椎动脉扭曲并受到挤压;椎体边缘以及钩椎关节等处的骨赘可以直接刺激或压迫椎动脉周围的交感神经纤维,使椎动脉痉挛而出现椎动脉血流瞬间变化,导致基底动脉供血不足而出现症状,因此此型不伴有椎动脉系统以外的症状。

症状 ①发作性眩晕、复视伴有眼震。有时伴随恶心、呕吐、耳鸣或听力下降。这些症状与颈部位置改变有关。②下肢突然无力猝倒,但意识清醒,多在头颈处于某一位置时发生。③偏头痛:常为头颈部突然旋转诱发,以颞部最为剧烈,多呈跳痛或刺痛,一般为单侧。④偶有肢体麻木、感觉异常。可出现一过性瘫痪,发作性昏迷。⑤患者头部转向健侧时头晕或耳鸣加重,严重者可出现猝倒。

影像学检查 X线检查可见钩椎关节增生、椎间孔狭小(斜位片)或颈椎节段性不稳。

交感神经型颈椎病 椎间盘退变或外力作用导致颈椎出现节段性不稳定,对颈部的交感神经节以及颈椎周围的交感神经末梢造成刺激,产生交感神经功能紊乱。该型症状繁多,多数表现为交感神经兴奋症状,少数为交感神经抑制症状。由于椎动脉表面富含交感神经纤维,当交感神经功能紊乱时常累及椎动脉,导致椎动脉的舒缩功能异常,因此交感型颈椎病在出现全身多个系统症状的同时,常伴有椎-基底动脉系统供血不足的表现。

症状 ①头部:如头晕或眩晕、头痛或偏头痛、头沉、枕部痛,睡眠欠佳、记忆力减退、注意力不易集中等。偶有因头晕而跌倒者。②眼部:眼胀、干涩、视力变化、视物不清等。③耳鼻咽喉部:耳鸣、听力下降、鼻塞、咽部异物感、口干、声带疲劳等。④胃肠道:恶心、呕吐、腹胀、腹泻、消化不良、嗳气以及咽部异物感等。⑤心血管:心悸、胸闷、心率变化、心律失常、血压变化等。⑥面部或某一肢体:多汗、无汗、畏寒或发热,有时感觉疼痛、麻木但不按神经节段或走行分布。以上症状往往与颈部活动有明显关系,坐位或站立时加重,卧位时减轻或消失。颈部活动多、长时间低头,如在电脑前工作时间过长或劳累时明显,休息后好转。

体征 颈部活动多正常,有棘突位移征、颈椎棘突间或椎旁小关节周围的软组织压痛,膝反射活跃等。有时还可伴有心率、心律、血压等的变化。

影像学检查 X线检查可见颈椎的一般退行性改变。

食管压迫型颈椎病 主要是椎体前缘出现骨刺,向前突出压迫食管,引起患者吞咽困难的临床症状;或者刺激或压迫膈神经出现呼吸困难，或者刺激或压迫喉返神经引起声音嘶哑等，并出现其他相应的临床表现。

混合型颈椎病 在实际临床工作中，混合型颈椎病也比较常见。常以某一类型为主，其他类型不同程度地合并出现，病变范围不同，其临床表现也各异。

功能评定 具体如下。

颈肩部外观检查 观察两侧颈肩部是否对称，头部有无偏歪；颈椎的生理曲度是否存在，有无侧弯或后凸；有无肌肉僵硬、痉挛、挛缩等；有无颈部肿胀等。

颈部触诊 在对颈椎病进行手法治疗时，常需准确触摸到相关的棘突、横突、关节突，以实施正确、有效的手法。

横突、关节突触诊 检查者将右手拇指、示指轻置于患者颈椎横突后方与关节突处，先从乳突尖向后处触及C1横突，然后向下后方移至C2、C3后关节处，向上下滑动对比，确定关节突有无隆起和左右横突是否对称。如有异常，应同时检查是否有压痛、硬结、肌痉挛、摩擦感等，以明确小关节错位的情况。

棘突触诊 用于下位颈椎特别是C5、C6及胸椎棘突。检查者右手示指中指并拢，置于患者棘突两旁做上下滑动对比，观察棘突排列的位置，以了解颈椎的曲度和棘突偏斜的情况。颈椎棘突多有分叉，且长短不一，所以颈椎触诊以检查横突、关节突为主。

颈部活动范围评定 评估患者的主动运动，于站立、正对坐位评估活动情况、记录活动范围，询问患者运动时是否疼痛、疼痛的部位与强度。

旋转 嘱患者在尽可能舒适的情况下向一侧转头，再向另一侧转头。旋转的范围约70°。肌紧张定位明确提示肌张力增高，疼痛弥散提示软组织受刺激或炎症，局限性剧痛提示关节突综合征或关节囊受刺激。

伸展 嘱患者在尽可能舒适的情况下向上看。在颈椎主动伸直过程中，患者应能在感觉很舒适的情况下看到天花板。伸展使关节突关节间隙及椎间孔截面积减小，如果存在关节突关节固定或关节囊刺激，则会引发局限性疼痛。伸展时枕骨下肌群紧张，会引起枕骨下区疼痛；如果颈前肌群已受损，则会引起颈前区疼痛。肩头区或肩胛区的牵涉痛提示关节受刺激。臂或手的相应皮节的牵涉剧痛提示神经根疾患。

屈曲 嘱患者在尽可能的情况下屈头至前胸部。在颈椎主动屈曲时，下颌与前胸间有两个手指尖宽的距离属于正常范围。屈曲时，椎骨关节突关节张开，使关节疾患得到缓解。然而，屈曲会拉伸包括颈椎伸肌与斜方肌在内的颈背部与肩部的肌肉，引起牵拉感和疼痛。

侧屈 嘱患者使耳朵尽可能的向肩部靠。正常侧屈范围约45°，即头与肩成角的一半。侧屈时同侧疼痛通常提示关节疾患，对侧疼痛或紧张通常提示肌肉损伤或肌张力增加。侧屈使同侧关节突关节间隙和椎间孔截面积减小，可引发肩头弥散性牵涉痛。如果有关节刺激，则疼痛可牵涉至肩胛区。若有神经根刺激，侧屈还可引发臂和手的相应皮节剧痛、麻木或麻刺感。颈部侧屈受限则提示关节囊纤维化或退变性关节病。

肌力评定 包括徒手肌力测试及握力测定。

徒手肌力测试 对易受累及的肌肉进行肌力评定，并与健侧对照。①冈上肌（冈上神经C2）：作用为外展、外旋肩关节。②三角肌（腋神经C5~C6）：作用为屈曲、外展、后伸、外旋、内旋肩关节。③胸大肌（胸内和胸外神经C5~L1）：作用为肩关节屈曲、内收、内旋。④肱二头肌（肌皮神经C5~C6）：作用为肘关节屈曲、前臂旋后。⑤肱三头肌（桡神经C5~C6）：作用为肘关节伸展。⑥伸腕肌（桡神经C6~C7）：作用为腕关节伸展。⑦骨间肌（尺神经C8~L1）：作用为手指内收、外展。

握力测定 使用握力计进行测定，测试姿势为上肢在体侧下垂，用力握2~3次，取最大值。反映屈指肌肌力。正常值为体重的50%。

感觉评定 感觉障碍区检查：脊神经的后根司感觉，若受累则出现其神经纤维支配区域的皮肤麻木感、感觉减退或感觉消失。一般情况下，肩部为C4，臂外侧为C5，拇指、示指为C6，中指为C7，环指和小指为C8，前臂尺侧为L1，腋部为L2，乳突处为L4~L5。

疼痛评定 包括疼痛的部位、性质、疼痛评分等。

部位 让患者用手指出疼痛部位，继续询问有无放射痛。放射部位与受累神经根密切相关，对定位诊断非常重要

性质 颈椎病患者多表现为某一体位时疼痛减轻，另一体位时疼痛加重。若休息或卧床后疼痛加重，常提示是肌纤维组织炎、严重椎间盘突出、椎管内占位病变。强直性脊柱炎多表现为夜间疼痛加重。

评定方法 临床常用视觉模拟评分法，评分方法见疼痛评定。

特殊试验检查 具体如下。

颈神经牵拉试验 检查者一手按于患者肩部，另一手将其头

部向对侧推按，出现疼痛或上肢放射痛者为阳性。

转头加力试验 检查者一手托住患者枕部，另一手托其下颌，将头缓慢转至最大角度，再稍加用力移动，出现颈痛或上肢放射痛者为阳性。

头颈牵引试验 检查者将患者头部向上牵引，上肢麻痛、颈肩痛、头昏等症状减轻或加重者为阳性，无任何改变者属阴性。

头颈下压试验 检查者单手或双手置于患者头顶，逐渐加力下压，症状加重者为阳性，其临床意义与击顶试验相同。

椎动脉压迫试验 适用于有头晕症状者，检查者一手扶患者头顶，另一手扶其后颈部，使头向后仰并向左（右）侧旋转45°，停顿15秒，若出现头晕即为阳性，为对侧椎动脉供血受阻。

艾德生试验 患者取坐位，将下颌部转向患侧，头稍后仰，做深吸气后屏住呼吸，检查者用一手抵住患者下颌，另一手测患者桡动脉跳动情况，如桡动脉搏动消失或减弱为阳性，可能为前斜角肌综合征或有颈肋。

展臂快速伸屈手指试验 患者取坐位，双上肢外展90°并外旋（手掌向上），做快速手指伸屈运动，如能坚持1分钟以上且双上肢仍保持平举位置，仅有轻度不适，为阴性；如数秒即出现前臂疼痛、上肢无力支持平举位而下垂者为阳性，可能为胸廓出口综合征。

挺胸试验 患者取坐位，做双肩外展、双上肢后伸动作，如桡动脉搏动消失或减弱为阳性，可能为肋锁间隙过窄、锁骨下动脉受压所致。

反射检查 包括深反射、浅反射、病理反射。

深反射 系肌腱及骨膜被叩击时引出的肢体反射动作。可反映本体感受器状态，常用下述符号表示反射状态：消失（−），减弱（+），正常（++），增强（+++），亢进或出现阵挛（++++）。①肱二头肌反射：脊髓节段为C6（C5~C7），周围神经为肌皮神经。肱二头肌反射减弱，表示C6脊髓节段受损。②肱三头肌反射：屈肘90°，叩击鹰嘴上方的肱三头肌腱，引起肘关节伸展，脊髓节段为C7（C6~C8），周围神经为桡神经。肱三头肌反射减弱，多表示C7节段受损。③桡骨膜反射：前臂屈60°，略旋前，以叩诊锤轻叩桡骨茎突，引起前臂屈曲，反射中枢在C5~C8。反射正常表示此段脊髓功能正常。④尺骨膜反射：前臂屈60°，腕关节于半旋前或仰卧位时，将前臂置于腹壁上，轻叩尺骨茎突，前臂旋前、内收，手指及腕关节屈曲，此反应由尺神经传入（C5~L10）。⑤膝反射：颈部检查切勿忽视膝反射，这是发现脊髓高位受损、下运动神经元反射亢进、锥体束征阳性的简便方法。

浅反射 为刺激皮肤引起的反射。常用下述符号表示反射状态：消失或未引出（−），迟钝（+），活跃（++），亢进（+++）。常检查的浅反射有腹壁反射、提睾反射。①腹壁反射：检查上腹壁时，由外下向剑突轻划；检查下腹壁时，由外上向耻骨处轻划。可引起腹壁肌收缩，牵动脐部向划线处移动，上腹壁脊髓节段为L7~L10，下腹壁为L10~L12，腹壁反射消失，表示此处反射弧中断或其上脊髓功能受损，也常用于颈髓损害检查。②提睾反射：由下向上轻划大腿上端内侧皮肤，可引起提睾肌收缩，此反射由腰

髓节段（S1~S4）支配，也常用于检查低位脊髓损害。

病理反射 为中枢神经损害后引出的异常反射，颈肩痛或疑有高位颈髓损害时常检查的病理反射如下。①弹手指征：又称霍夫曼征。医师以左手托住患者的腕部，以右手中指、示指轻夹住患者的中指中节，使腕轻度背屈，以拇指快速弹压该中指指甲，引起拇指远端屈曲、其余手指对掌运动为阳性。②巴宾斯基征：出现踇趾背屈，其余各趾呈扇形分开为阳性，合并奥本海姆征（自上而下擦胫骨嵴）、戈登征（捏腓肠肌），表示上运动神经元损害，见于颈椎病引起颈髓损害时。但在2岁以下幼儿，神经发育不全，亦可为阳性。③踝阵挛：患者仰卧，膝屈30°，踝取中立位，医师左手托患肢小腿，右手握前足，用力迅速背屈，引起踝关节痉挛运动为阳性，表示上运动神经元损害。④霍纳综合征：颈交感神经麻痹致眼球内陷、上睑下垂、眼裂缩小、瞳孔缩小、面部无汗或少汗。

康复目标 改善或消除颈神经和血管等器官受压所致的症状，如消除炎性水肿、镇静镇痛、解除肌肉痉挛等。使患者恢复正常的个体活动能力和社会参与能力。

康复原则 尽可能采用非手术疗法处理。

颈型颈椎病 以非手术方法治疗为主。牵引、按摩、理疗、针灸均可选用。理疗常用高频电疗法、电脑中频或低频电刺激、直流电离子导入疗法以及蜡疗等。

神经根型颈椎病 仍以非手术治疗为主。牵引有明显的疗效，药物治疗也较明显。手法治疗切忌操作粗暴，以免引起意外。

脊髓型颈椎病 先试行非手

术疗法，如无明显疗效应尽早手术治疗。该类型较重者禁用牵引治疗，特别是大重量牵引，手法治疗多视为禁忌。

椎动脉型和交感神经型颈椎病 非手术治疗为主。90%的病例均可获得满意疗效。具有以下情况者可考虑手术：有明显的颈性眩晕或猝倒发作，经非手术治疗无效者，经动脉造影证实者。

混合型颈椎病 临床表现复杂，但常以某一类型为主要表现，除较严重的脊髓受压情况外，其他表现应以非手术治疗为主。

康复治疗 分为手术治疗和非手术治疗。颈椎病的非手术治疗方法包括药物、注射疗法、颈椎牵引、理疗、针灸、手法按摩及运动疗法等。

口服药物治疗 药物在颈椎病的治疗中可以起到辅助的对症治疗作用，常用药物如下。①非特异性药物：如镇痛药、非甾体抗炎药、甾体抗炎药、外用消炎镇痛药及中药贴剂等，可镇痛和改善症状。②特异性药物：如硫酸氨基葡萄糖、透明质酸、硫酸软骨素等，具有保护软骨，抑制导致疼痛、组织损伤和关节软骨退变的相关因子的作用。③试用中医辨证施治：常用中药方剂有葛根汤、独活寄生汤、左归丸、右归丸、身痛逐瘀汤。可扶正祛邪，改善症状。

注射药物治疗 ①局部痛点封闭：常用药有醋酸泼尼龙、醋酸可的松、利多卡因等，在患处找出压痛敏感点，行痛点注射。一般1个疗程后症状基本消失，功能有所改善。②颈段硬膜外腔封闭疗法：适用于神经根型、交感型颈椎病和颈椎间盘突出症。采用低浓度的局麻药加皮质激素，阻断感觉神经及交感神经在椎管内的刺激点，也可抑制椎间关节的创伤应激。常用氢化可的松、地塞米松、醋酸泼尼龙、普鲁卡因、利多卡因等。此项治疗要求备有麻醉机或人工呼吸器，在严格无菌条件下进行，要求穿刺技术熟练。③星状神经节阻滞：患者取仰卧位，头偏对侧后仰，于胸锁关节上二横指可扪及C7横突，以示指深压把颈总动脉挤向外侧，与气管分开，注射利多卡因。数分钟后出现霍纳征为成功的标志。

颈椎牵引治疗 是较为有效且应用广泛的一种颈椎病治疗方法，必须掌握牵引力"方向、重量和牵引时间"的"三大要素"，以保证牵引的最佳治疗效果。此疗法适用于各型颈椎病，对早期病例更为有效。对病程较久的脊髓型颈椎病进行颈椎牵引，有时可使症状加重，故较少应用。

方法 通常采用枕颌布带牵引法。通过枕颌牵引力进行牵引，患者可取坐位或卧位，衣领松开，自然放松。操作者将牵引带的长带托于下颌，短带托于枕部，调整牵引带的松紧，用尼龙搭扣固定，通过重锤、杠杆、滑轮、电动机等装置牵拉。轻症患者采用间断牵引，重症者可行持续牵引。

参数选择 ①牵引角度：多以颈椎前倾10°～20°较为合适。当牵引力向前倾斜一个小角度时，牵引力与颈椎的横截面垂直，能均匀加宽前后椎间隙，使椎间孔与椎管均匀扩大，以减轻或消除颈肩部疼痛。前倾8°～10°的牵引力，对牵离被嵌顿的小关节也有作用，并使扭曲于横突孔中的椎动脉得以伸展，改善头部的缺血状况，使头晕、头痛得以减轻或消失。有观察表明，最大牵引力作用的位置与牵引角度有关。颈椎前倾角度小时，牵引力作用于上颈椎，随颈椎前倾角度加大，作用力的位置下移。颈椎生理曲度改变时，最大牵引力的位置也有改变。根据颈椎病的类型确定牵引角度，颈型颈椎病牵引时颈椎宜前倾10°～20°，神经根型颈椎病前倾20°～30°，脊髓型颈椎病后仰10°～15°，在牵引过程中还应根据患者的反应做适当调整。②牵引重量：与患者年龄、身体状况、牵引时间、牵引方式等有很大关系，多为6～15kg。若牵引时间短，患者身体状况好，牵引的重量可适当增加；若牵引时间长，牵引重量要小些。在牵引时，可根据患者反应做适当调整。牵引1～3次，可有颈部或患侧上肢酸胀或疼痛轻度增加的情况，这是局部组织或神经根受到牵拉刺激的反应。若牵引后疼痛明显增加或头晕，应调整牵引参数或停止牵引治疗。

注意事项 ①严格掌握牵引的适应证。②对患者做好解释工作，嘱患者牵引过程中放松，有不适感立即停止牵引。③调整牵引带位置，枕部带以枕骨粗隆为中心，颌部带靠近下颌尖部，不要卡住患者喉部。调整牵引带松紧度，两侧牵引带等长。④牵引过程观察患者反应。牵引结束后休息1～2分钟。

物理治疗 也是较为有效和常用的治疗方法。物理治疗可以消除神经根及周围软组织的炎症、水肿，改善脊髓、神经根及颈部的血液供应和营养状态，缓解颈部肌肉痉挛，延缓或减轻椎间关节、关节囊、韧带的钙化和骨化过程，增强肌张力，改善小关节功能，改善全身钙磷代谢及自主神经系统功能。常用的方法有离子导入疗法、低中频电疗法、高频电疗法、石蜡疗法、磁疗、超声波疗法、光疗、水疗、泥疗等。

直流电离子导入疗法 应用直流电导入各种中药和西药治疗颈椎病，有一定治疗效果。但需用可以电离的药物，并明确药物离子的电性，因药物离子是根据"同性相斥"的原理导入皮肤的。可导入的药物有中药制剂（如乌头碱提取物，但乌头具有毒性）、维生素类药物、镇痛药、碘离子等，作用极置于颈后部，非作用极置于患侧上肢或腰骶部。

高频电疗法 常用的有短波、超短波及微波疗法，通过其深部透热作用，改善脊髓、神经根、椎动脉等组织的血液循环，促进功能恢复。超短波及短波治疗时，颈后单极或颈后、患侧前臂斜对置，微热量。

石蜡疗法 石蜡比热大，导热系数小，融化时吸收大量的热量，冷却时慢慢将热量放出，热作用时间长、加热均匀。另外，石蜡有良好的可塑性、黏滞性和延伸性，可与治疗部位密切接触。将加热后的石蜡敷贴于患处，使局部组织受热、血管扩张，循环加快，细胞通透性增加，由于石蜡的热作用持续时间较长，有利于深部组织水肿消散、消炎、镇痛。常用颈后盘蜡法。

磁疗 即利用磁场治疗疾病的方法。常用脉冲电磁疗，磁圈放置于颈部和/或患侧上肢。

超声波疗法 作用于颈后及肩背部，常用接触移动法。可加用药物透入，常用 B 族维生素、氢化可的松、双氯芬酸等。

低频调制中频电疗法 电极于颈后并置或颈后、患侧上肢斜对置，根据不同病情选择相应处方，如镇痛处方、调节神经功能处方、促进血液循环处方。

红外线照射疗法 用红外线灯于颈后照射。

运动治疗 各型颈椎病患者的全身各部肌肉可因神经营养失调或失用等原因发生明显肌肉萎缩，并引起肌肉劳损和肌筋膜炎等症状。颈椎周围的关节囊、韧带等器官组织，也可因炎性反应、缺少活动等原因发生粘连、僵硬，因而应鼓励患者积极进行功能锻炼。运动疗法可增强颈与肩胛带肌肉的肌力，保持颈椎稳定，改善颈椎各关节功能，防止颈部僵硬，矫正不良体姿或脊柱畸形，增强机体适应代偿能力，防止肌肉萎缩、恢复功能、巩固疗效、减少复发。故在颈椎病的防治中起重要作用。

转归 随着年龄增长，颈椎间盘退变几乎是不可避免的。大部分颈椎病患者通过系统的非手术治疗能得到良好的疗效。对于接受全程非手术康复性治疗但疼痛仍不能缓解者，应考虑手术治疗。对于有明显和快速进展的神经系统功能障碍者，也建议及时考虑手术治疗。疼痛不严重但有严重虚弱、肌肉萎缩和麻木，也是手术的相对适应证。经过正确的康复性非手术处理和必要的手术处理，大多数患者的症状可以减轻甚至消失。病程很长、椎间盘严重退行性变、骨赘生长、韧带钙化、反复发作，而手术又效果不佳的患者，常会影响日常生活、休息，甚至影响工作。

预防 ①睡眠时最好采取侧卧或仰卧，不可俯卧。枕头高矮、软硬适中，以生理位为佳。②改正不良姿势，减少劳损。保持正确的坐、立、行、搬运东西、打电话、驾车等姿势。避免躺在沙发上看电视，躺在床上看书等。③加强颈肩部肌肉锻炼，在工间或工余时，做头及双上肢的前屈、后伸及旋转运动。④注意颈肩部保暖，避免头颈负重物，避免过度疲劳。⑤及早、彻底治疗颈肩、背部软组织劳损，防止其发展。⑥医疗体操、医疗体育保健操：无任何症状者，可以每日早、晚各数次试行传统颈椎保健操，如"与颈争力""前伸探海""回头望月""往后观瞧""金狮摇头"等。可加强颈背肌肉等长抗阻收缩锻炼。

（岳寿伟）

jiézhī kāngfù

截肢康复（amputation rehabilitation） 经骨或关节将肢体截除的外科手段，为截肢术。目的是将已失去生存能力、危害健康和没有生理功能的肢体截除，并通过康复训练和安装假肢，使该残肢发挥其应有的作用，最终目标是重建具有生理功能的残肢。目前，中国肢体残疾者约有 877 万人，占残疾人总数的 14.6%，其中近 100 万人需要安装假肢。外伤、周围血管疾患、肿瘤及感染是截肢最常见的原因，男性占多数，下肢截肢人数是上肢截肢的 3 倍。截肢使患者丧失运动功能，损害机体的平衡和感觉反馈，影响整体美观，沉重打击患者心理。现代一些新型假肢的发展促进了截肢外科技术的改进，更加符合人体生理功能，对截肢残端的基础生物力学功能研究不断深入，给康复医学带来了新发展和新课题，截肢康复是康复医学的一项重要内容。

现代截肢康复的观点为全面康复，对康复的不同时期、每一环节进行评定和处理，然后进行相应的康复治疗，如非理想残肢矫治手术、关节活动度及肌力训练等运动疗法、作业疗法、假肢装配及穿戴假肢后的各种训练、心理治疗、职业前训练和社会工作等综合康复措施，以发挥假肢最佳代偿功能，使患者尽早重返社会。

康复越早越有利于假肢代偿功能的发挥。早期康复主要体现在：截肢前就开始训练，包括增强健肢肌力，以增强其代偿作用；术后即装假肢、应用临时假肢；术后早期康复训练，早在截肢术后第1天就进行残肢主动静止的相关肌肉训练，健肢做主动运动。

医学临床越来越重视心理治疗。各种原因所致的肢体缺失，在躯体伤残的同时，患者精神心理也会出现创伤，患者及其亲属往往不能接受现实。因此，通过心理治疗，掌握伤残者的心理状态，增强患者的生活自信心，调动训练积极性。通过装配假肢，大多数截肢患者可恢复个体活动能力和社会参与能力。

功能障碍 肢体截除后该肢体产生的损伤不仅是形态，其实际功能也随之丧失，如下肢不能行走，上肢不能进行日常生活活动。但是，肢体损伤并不等于活动受限或参与局限。双下肢截肢的南非400米短跑运动员"刀锋战士"奥斯卡·皮斯托瑞斯（Oscar Pistorius）安装双假肢后，仍然参加了2012年伦敦奥运会的短跑比赛，证明功能障碍是可以克服的。因此，从康复医学角度看，截肢不是治疗的结束，而是治疗的开始。更重要的是功能锻炼、装配假肢、训练使用假肢等来代偿失去的功能，帮助患者自理日常生活，早日回归社会。

功能评定 康复评定贯穿全过程，是截肢康复的重要内容。

全身情况评定 包括患者年龄、性别、心理素质及精神状态，截肢日期、原因、截肢部位和水平、术后伤口处理，以及患者的家庭和经济状况等。要特别注意截肢原因，是否患有其他器官系统疾病，判断能否装配假肢、承受配戴假肢后的康复功能训练和有无利用假肢的活动能力。

残肢评定 ①残肢外形：以圆柱形为佳，而非圆锥形。②关节活动度：关节活动受限，可直接影响假肢的代偿功能。③残肢畸形：如膝上截肢是否伴有髋关节屈曲外展畸形，膝下截肢是否伴有膝关节屈曲畸形等。④皮肤情况：皮肤条件的好坏直接影响假肢的配戴。皮肤瘢痕、溃疡、窦道、游离植皮、残肢皮肤松弛、臃肿、皱褶等都会影响假肢穿戴。⑤残肢长度：一般分为短中长三种。残肢的长度不同其功能差异很大，且直接影响假肢种类选择、残肢对假肢的控制能力、对假肢的悬吊能力、稳定性、步态、代偿功能和行走过程中的能量消耗等。⑥肌力：肌力强弱对假肢配戴和功能发挥十分重要。前臂截肢时残存肌肉的多少和产生的肌电信号，是判断能否配戴肌电假手的重要依据。下肢肌力不良者配戴假肢后会出现异常步态。⑦残肢血供：可利用超声多普勒或红外热像仪等检查。⑧残肢痛与幻肢痛：在评定残肢痛时，要详细了解疼痛的原因、程度、发生时间，如残肢端骨突出或骨赘、皮肤紧张、残肢端血液循环不良、神经瘤等是造成残肢痛的原因。幻肢痛也比较常见，尤其是截肢前就存在肢体严重疼痛患者，如肢体恶性肿瘤、血栓闭塞性脉管炎，截肢后患者可能仍感到原有肢体疼痛，甚至疼痛严重。

其他肢体评定 其他肢体的状况直接影响截肢后的康复过程，如对侧上肢麻痹，将影响患侧上肢假肢配戴和下肢假肢功能训练；对侧下肢功能障碍时，影响患侧下肢安装假肢。

心理评定 截肢对人生造成重大创伤，尤其是急性外伤引起的截肢，会使患者极度痛苦、悲观、焦虑、恐慌、甚至感到无法生活。开始时，患者家属也往往不能接受现实，所以做好截肢者及其家属的心理康复非常重要。

疼痛评定 可采用视觉模拟评分法和麦吉尔疼痛调查表进行评定。

日常生活活动能力评定 截肢对日常生活活动能力影响较大，因此其评定有重要意义，也为安装假肢后再评定对比提供依据。

康复目标 截肢康复计划是针对截肢术后的患者进行的从肢体到心理社会，全方面的康复治疗。近期目标：2～3周动力肌、近端关节的固定肌肌力和关节活动度达到正常。远期目标：安装假肢后恢复独立行走，日常生活自理，回归社会。主要包括假肢的适配及辅助具的应用，患者心理、社会的康复，家居评估，社区康复（包括家访和出院后随访）和职业康复。

康复原则 截肢康复应该从术后早期开始，主要有促使伤口愈合、镇痛、残端皮肤准备、日常生活活动练习、安装临时假肢、心理支持等。术后情况稳定，疼痛减轻时可开始床上活动及做床上保健操，如健肢运动、腹背肌练习和呼吸操，早期活动利于预防并发症。还应保持适当姿势位以防止关节挛缩，进行包括操纵假肢的动力肌、近端关节的固定肌以及便于扶拐步行的伸肘肌在内的肌力练习。安装假肢后要掌握假肢的穿脱和操纵技巧，练习日常活动、步态等，保证能够正常使用假肢，提高生活质量。

康复计划 截肢者康复的理想流程应从决定进行截肢手术、评定残肢开始，直到患者回归社会的全过程。整个流程由康复协作组完成，评定工作贯穿于每个环节。还要结合患者的特点及康复的不同阶段，有针对性地进行心理治疗。

治疗幻肢痛 ①物理疗法：包括音频电疗、磁疗、振动、针刺、生物反馈和经皮神经电刺激等。②药物治疗：可用麻醉药、三环类抗抑郁药、受体阻滞剂、钠通道阻滞剂、镇静剂、抗惊厥药等。③局部神经阻滞：当幻肢痛中交感神经紧张成分较大时，可能有效。④心理支持：当紧张可使幻肢痛加重时，心理支持很重要。

规划截肢康复过程 截肢的康复过程如下：手术前康复指导→截肢手术或非理想残肢矫治手术→手术后早期康复，重点是残端皮肤准备等→肌力练习，重点是支配假肢的动力肌、近端关节的固定肌的康复训练→安装临时假肢（试样、初检、调整）→配戴临时假肢后的康复训练→安装正式假肢（试样、初检、调整）→配戴正式假肢后的康复训练→作业治疗训练→回归家庭和社会。

截肢原则 截肢平面选择的一般原则是在达到截肢目的前提下，尽可能保留残肢长度，使其功能得到最大限度的发挥。因为截肢部位对假肢装配、代偿功能的发挥、下肢截肢配戴假肢行走时的能量消耗、患者生活活动能力、就业能力等有直接关系。

上肢截肢 常见截肢平面见图1。

肩部截肢 可以保留肱骨头的应尽量保留，因为肱骨头可以保持肩关节的正常外形而且有利于假肢接受腔的适配、悬吊和稳定，有助于假肢的配戴。

上臂截肢 要尽量保留长度，因上臂假肢的功能取决于残肢的杠杆力臂长度、肌力和肩关节活动度。长的残肢有利于对假肢的悬吊和控制。应注意肘上截肢患者的假肢装配必须包括一个内部的肘关节绞锁装置和一个肘关节旋转盘，肘关节绞锁装置位于接受腔远端约3.8cm处，假肢与健侧的肘关节应在同一水平。因此肘上截肢时，截骨水平应至少在肘关节线近端3.8cm。

肘部截肢 如可以保留肱骨远端，肘关节离断是理想的截肢部位。

前臂截肢 要尽量保留长度，前臂远端呈椭圆形，有利于假手旋转功能的发挥；装配肌电假肢时残肢肌肉保留越多越易获得良好的肌电信号。

腕部截肢 经腕关节截肢或腕关节离断优于经前臂截肢，因为保留了下尺桡关节，可保留前臂全部旋转功能，尽管只有50%的旋前和旋后运动被传递到假肢，但这些运动可使残肢功能得到最大限度的发挥。

腕掌关节离断 桡腕关节的屈伸运动应被保留，其可被假肢利用。

手掌与手指截肢 以尽量保留长度为原则，尤其是拇指；当多手指损伤需要截肢时，要尽量保留手部捏和握的功能。

下肢截肢 除小腿截肢外，以保留较长残肢为基本原则（图2）。

半骨盆切除髂嵴 对接受腔的适配及悬吊非常重要，若缺少坐骨结节，将对负重不利，应根据条件设法保留髂嵴和坐骨结节。

髋部截肢 应尽量保留股骨头和股骨颈，在小转子下方截肢，而不做髋关节离断。假肢属于髋关节离断假肢，但保留股骨头和股骨颈有助于接受腔的适配和悬吊，增加假肢的侧方稳定性和负重面积。

大腿截肢 需尽量保留残肢长度。

大腿远端截肢 现代假肢应用四联杆膝关节结构，可用于任何大腿长残肢，取得良好的功能和步态。但距离股骨髁关节面5cm以内的截肢均可以安装膝关节离断假肢，其代偿功能要明显优于大腿假肢。

膝关节离断 膝关节离断假肢的代偿功能明显优于大腿假肢，这是由于大腿截肢使一部分内收肌被切除，减弱了大腿内收力量，不能保持假肢侧单独负重时大腿处于正常位置，导致身体向假肢侧倾斜造成不同程度的侧倾步态。膝关节离断假肢提供极好的残肢端负重，股骨髁的膨隆有助于假肢悬吊，残肢长对假肢的控制能力强，且残肢皮肤通过软内套与硬假肢接受腔相互隔离，而大腿截肢的残肢皮肤直接与假肢接受腔相互接触。

小腿近端截肢 只要能保留髌韧带附着，在胫骨结节以下截肢即可安装小腿假肢，保留膝关节对下肢的功能，其功能明显优于膝关节离断假肢，尤其是儿童下肢截肢，保存胫骨近端骨骺更为必要。

小腿截肢 以小腿中下1/3交界为佳，保留15cm长的残肢能可安装较为理想的假肢。小腿远端因软组织少、血供不良，不适合进行远端截肢。因周围血管病而进行的小腿截肢，一般不应超过膝关节下15cm水平。

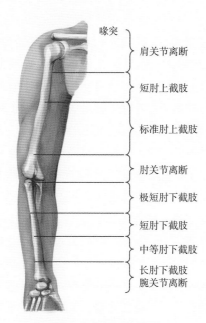

图1 上肢截肢部位

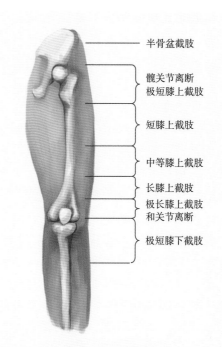

图2 下肢截肢部位

赛姆截肢 截肢水平相当于踝关节离断，但残端被完整、良好的足跟皮肤所覆盖，其稳定、耐磨、不易破溃，故残肢端有良好的承重能力和行走能力，有利于日常生活活动，功能明显优于小腿假肢。

足部截肢 尽量保留前足杠杆力臂的长度，在步态周期中静止时相末期前足具有足够的后推力非常重要。前足杠杆力臂的长度缩短，对快步行走、跑和跳跃造成极大障碍（图3）。

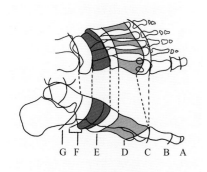

图3 足部截肢部位

注：A. 经远节跗趾截趾；B. 跗趾趾间关节离断；C. 跖趾关节离断；D. 经跖骨远端截肢；E. 经跖骨近端截肢；F. 利斯弗朗（Lisfranc）截肢；G. 肖帕尔（Chopart）截肢

儿童截肢 一定要考虑儿童肢体的解剖结构和生长发育因素，儿童截肢比成年人需更加保守，应尽可能保留残肢的长度。特别是关节离断和邻近骨骺部位的保留比在此部位以上水平的截肢更可取；而保留关节和关节远端骨骺的截肢，比关节离断更可取。

由于儿童生长发育及代谢旺盛等原因，截肢后残肢的耐压和耐摩擦能力比成年人强得多，儿童对假肢的应用比成年人更好，对假肢应用的熟练程度随着年龄而增加，由于儿童的活动能力强，再加上生长因素，所以假肢可能需要经常修理和调整，接受腔也要更换或安装新的假肢。

截肢术后处理 具体如下。

残端处理 截肢术后应常规在患者床头备好止血带，严密观察残肢的渗血量，以防残肢端大量出血。一般于术后48~72小时，无引流液时，拔出引流物。10~14天切口拆除缝线。促进伤口愈合，避免肿胀，促进残端早期成熟，利于安装假肢。当残肢去除石膏后，关键是正确使用弹力绷带。

要点如下：小腿及上肢需使用10cm宽，大腿使用宽12~15cm的弹力绷带，长2~4m；缠绷带的步骤：先沿残肢长轴方向缠绕两三次，以后应斜行从远端向近端缠绕成螺旋状，大腿残肢应缠至骨盆部位，小腿残肢需缠绕到膝关节以上，上臂残肢应缠绕至胸廓，前臂残肢要缠绕至肘关节以上；全日缠绕，但是每天要重新缠绕四五次，夜间一定不能除去；弹力绷带的压力以远端比近端大为益。凡是穿戴假肢的患者，在脱掉假肢期间，残肢必须用弹力绷带包扎，如一段时间没有包扎，残肢体积就可能增加，给假肢穿戴造成困难。

防治关节挛缩畸形 抬高残肢，减轻肿胀，但不要使近端关节过多屈曲。应用石膏固定的残肢要做好石膏护理，避免石膏压迫造成溃疡。十分重要的是保持合理的残肢体位避免发生关节挛缩，如膝上截肢，髋关节应伸直且不要外展；膝下截肢，膝关节置于伸直位，每天应让患者取腹卧位3次，每次保持15分钟以上。大腿截肢术后残肢下方不要垫高。术后应尽早离床，在作业治疗师的指导下进行关节活动和肌力训练，尤其是臀大肌、内收肌和股四头肌的训练。

上肢截肢术后康复训练 穿用假肢前的训练：当截肢侧为利手时，要进行更换利手的指导训练。作业治疗可先训练身边日常生活动作，再施行手指细微动作的训练，使健手最终能够完成已经丧失的利手功能。为保持和增强残肢功能，充分进行残肢肌力强化训练。制订训练计划时，应根据患者的年龄、生活习惯、残肢情况等因素，选择难度适中的作业项目，使患者能随时看到自己的训练效果，增强信心。①假肢手穿用训练：装饰手没有手的功能，不必特殊训练。工具手没有手指动作，只要残肢肌力充分，就能完成指定作业，不需专业训练程序。②前臂假肢和上臂假肢训练：先让患者认清上肢假肢部件的名称和用途，然后学习穿脱和使用。训练时，让患者不断地用目视来反馈、调整手指的握力和动作，进而掌握控制方法。"抓控和释放"动作熟练后，再进行应用动作训练，指导患者做穿脱衣服、进食、洗、修饰、家务活动等各种日常动作。

康复护理 针对引起截肢的主要疾病如糖尿病、周围血管病、神经系统性疾病等或创伤性截肢的复合伤进行护理，并要对全身系统疾病做好护理工作。穿戴假肢后的注意事项具体如下。

保持适当体重 现代假肢接受腔形状、容量十分精确，一般体重增减超过 3kg 会引起接受腔的过紧过松。穿戴假肢行走，消耗能量比正常人大得多，如一侧大腿截肢穿戴假肢行走时，就要比同样体重正常人多消耗 0.5～1 倍能量。体重越大能耗越大，而且肥胖者残肢长度与残肢横径的比值减少，残肢外形接近半球形，将减弱残肢的杠杆作用和对假肢的控制能力，不利于假肢的功能代偿。

保护残肢 需要注意以下几方面。

避免残肢碰伤 残肢碰伤后即应停止使用假肢，因此要注意避免碰伤残肢。碰伤后一定要注意治疗，勿使伤口扩大，特别是当残肢的血液循环或神经营养有障碍时，伤口很难愈合。对这样的残肢更应小心护理。

注意接受腔适配 对小腿接受腔的髌韧带支撑部位，特别注意皮肤颜色和有无疼痛。若有皮肤疼痛并异常发红，应立即修整接受腔；在闭合式接受腔的底部如留有间隙，会使残肢末端皮肤变硬、变红，甚至变成棕褐色。只有使残肢全面接触接受腔才能改变皮肤的这一状况。

注意残肢皮肤瘢痕 与骨粘连的瘢痕易损伤且很难愈合，要注意接受腔的适配和软衬套使用的材料，尽量避免瘢痕部位受压和摩擦。

注意残肢套的材质、厚度和设计 残肢套最好采用有一定光滑度的棉制品，当残肢皮肤条件不良时，应用硅橡胶制作残肢套。

防止残肢肌肉萎缩：进行残肢肌肉训练，防止残肢肌肉萎缩非常重要，但临床常忽略。其训练方法是对残肢远端已被截除的关节进行假想的用力屈曲和背伸的肌肉收缩运动，例如让小腿截肢患者进行假想的踝关节背伸和跖屈锻炼，可防止小腿残肢残留肌肉继续萎缩；残肢肌肉萎缩对假肢接受腔的适配及功能不利。

防止残肢肿胀及脂肪沉积 配戴和使用假肢的截肢者在不配戴假肢时一定要缠绕弹力绷带，尤其是夜间或有一段时间不能配戴假肢时，更应坚持应用弹力绷带包扎残肢，这是防止残肢肿胀及脂肪沉积的方法。

保持残肢皮肤清洁与健康 每天清洗残肢和残肢袜套，防止残肢皮肤发生红肿、肥厚、角化、毛囊炎、疖肿、溃疡、过敏、皮炎等。残肢皮肤一旦出现问题应及时治疗，以免影响假肢穿戴。

乘坐轮椅 早期不应长时间乘坐轮椅，避免发生髋关节屈曲外展畸形。

保护假肢 截肢者要把假肢作为自身肢体的一部分来认真对待，要指导截肢者掌握保养假肢的方法。

维护接受腔 接受腔直接与皮肤接触，会被汗水和污物污染，所以，每天用毛巾浸沾中性洗涤剂或水擦拭接受腔，最好再用酒精或其他消毒液体擦拭一遍；要保持残肢套清洁，注意接受腔有无裂缝。

维护连接部件 注意假肢组件之间有无松动、关节及结合部有无异常声音、外部装饰套是否破损，必要时及时修理。

注意鞋后跟高度 下肢假肢对线与截肢者穿用的鞋跟高度有直接关系。

预防 ①一级预防：尽量避免截肢，如车祸、意外损伤等。②二级预防：早期正确处理截肢，及时装配假肢，及早开始康复性训练，恢复丧失的运动功能。③三级预防：通过康复性训练争取恢复正常的社会生活（孩子上学、中青年上班、老年人生活自理等）。

（周谋望）

xīguānjié zhìhuànshùhòu kāngfù

膝关节置换术后康复（reha-bilitation after knee replacement）

在康复医学临床实践中，膝关节置换术不会引起膝关节周围肌肉、肌腱和韧带等软组织器官严重损害，因此，其康复效果较好。关节置换术的目的在于缓解关节疼痛，矫正关节畸形，改善关节功能状态，提高患者生活质量。其主要适应证如下。①退变性膝关节骨关节炎。②类风湿关节炎。③强直性脊柱炎的膝关节晚期病变。④其他非感染性关节炎引起的膝关节病损，伴有疼痛和功能障碍，如大骨节病、血友病性关节炎等。还有创伤性骨关节炎；大面积的膝关节骨软骨坏死；感染性关节炎后遗留关节破坏；涉及膝关节面的肿瘤，肿瘤切除后无法获得良好的关节功能重建等病例。

患者术前原发病不同，其功能障碍和康复结果、康复治疗方案的实施与制订均有很大差异。充分了解患者原发病对其最终功能恢复的判断至关重要。如类风湿关节炎的患者，由于该病变累及人体诸多关节导致关节严重畸形，长期丧失劳动能力导致肌肉严重萎缩，关节置换术后的康复结局远不如骨性关节炎的患者。因此，置换术后的功能障碍取决于众多因素。

关节置换术后并发症 手术后的并发症尤其是关节内感染等严重并发症，曾经是骨科医师和患者对这一手术抱有顾虑的重要原因。只有充分认识和采取有效的措施降低并发症的发生率，并且在并发症出现后能够妥善地处理和治疗，才有可能使医师和患者获得对关节置换手术的信心，这在中国目前关节置换术开展尚未普及的情况下尤显重要。另外，手术后并发症的发生，重者可危及生命（肺栓塞）、轻者亦可影响康复进程及最终康复结果，需引起医师的高度重视。

感染 在早期的关节置换术病例中，早期或晚期感染曾经是最重要和最有威胁的并发症之一。近年来感染率已低于1%，也不再是导致手术失败的主要原因。术前与术中预防性应用抗生素、高净化度的层流手术室、封闭式手术衣、术后负压引流和抗生素应用等措施，可以避免伤口原因导致的假体外露和切口感染发展为关节内感染。治疗感染的关键是早期发现和及时有效的处理。对明确的急性关节感染，应果断行手术切开引流做彻底的冲洗和清创，在假体未松动时，可保留假体，进行灌洗治疗，大多数病例可保留假体并获得痊愈。对假体因晚期感染而松动的病例，在清创的同时需取出假体，以抗生素骨水泥填补和保留间隙，并持续使用抗生素，以待二期置换。只有少数病例无法进行二期关节置换手术而不得已采用关节融合。

下肢深静脉栓塞和肺栓塞 下肢深静脉栓塞是人工关节置换术后值得引起高度重视的问题，在全膝关节置换术（total knee arthroplasty，TKA）的手术病例中，DVT的发生率可达40%以上，也是该手术后最常见的并发症。而肺栓塞虽较少见，但可导致猝死的严重后果。诊断DVT的手段主要是静脉造影和超声检查，临床对肢体肿胀现象的观察往往并不可靠。DVT的发生在术后3~5天及术后2周左右最多。预防的主要方法包括术后的早期活动、避免使用促凝血药和预防性使用低分子量肝素等。预防药物尤其是低分子量肝素的应用可以明显降低DVT等的发生率。对已出现深静脉栓塞的患者，应避免剧烈活动以防止血栓脱落导致PE，采取抬高患肢并辅以低分子量肝素、丹参等药物，多数患者可逐渐缓解。此外，在TKA手术中还可见脂肪栓塞。

腓总神经损伤 在TKA手术的病例中，腓总神经损伤的发生率可达1%~5%，发生原因大多是纠正膝外翻畸形时的操作误伤或牵拉伤。因而，在膝关节外侧支持带松解术时，应尽可能暴露腓总神经并妥善保护，术后防止敷料包扎过紧或石膏压迫。一旦出现，应放松膝关节包扎，膝关节屈曲，积极使用神经营养药物，及早应用神经肌肉电刺激等综合治疗，防止患肢由于神经损伤发生足下垂畸形等，多数患者神经损伤能够修复。

骨折和髌韧带撕脱 对于骨质条件较差的病例，有时可发生胫骨、股骨及髌骨骨折，大多数可以通过非手术治疗获得骨愈合。髌韧带撕脱常发生在髌韧带的胫骨结节附着部。当发生髌韧带撕脱时，患者出现伸膝障碍，不完全撕脱可以通过非手术方法治疗，而完全撕脱必须将其内固定重新附着。

髌骨并发症 TKA手术中，髌骨并发症有较高的比例。较常见的是髌骨半脱位与脱位、髌骨弹响、髌骨骨折、髌骨假体磨损和松动。

关节不稳 可为患者的韧带功能和肌力缺陷、手术中软组织平衡不当、假体安装失误，以及关节稳定条件差而又选择了非限制性假体等因素引起。轻度或中度的关节不稳，可以通过肌力训练、支具保护、力学物理疗法及软组织的再平衡手术获得稳定。重度不稳使关节丧失功能的病例，则需要通过二次手术更换高限制性的假体以获得稳定。术后系统规范化肌力训练，是纠正膝关节不稳定最有效的治疗手段。

假体松动 既是困扰关节置换手术的最重要因素，也是影响关节假体使用寿命的主要原因。对 TKA 手术而言，膝关节复杂的运动模式对假体的机械与生物力学影响是导致假体松动的主要因素；手术中假体安装的不平衡和对线错误导致不正常的负重应力所造成的假体松动是不可忽视的。此外，聚乙烯磨损与骨水泥断裂、骨质疏松等也是导致松动的重要因素。

聚乙烯部件磨损和假体断裂 尽管所使用的材料相同，但是胫骨聚乙烯部件的磨损仍然很明显，这可能与胫股间隙内更易蓄积骨水泥和聚乙烯磨屑以及膝关节更复杂的生物力学特性有关。大多数全膝关节的胫骨假体，均由金属托和聚乙烯垫组成。

功能评定 TKA 术后康复评定对于指导及调整康复方案、评价治疗效果都具有重要作用。国内外最常用的评定标准是美国专科外科医院（hospital for special surgery，HSS）1976 年提出的膝关节评分标准。HSS 评分可重复性高，能敏感反映手术及康复治疗前后的变化。其将临床疗效分成 4 级：优（大于 85 分），良（70~84 分），中（60~69 分）和差（小于 59 分）（见膝关节周围骨折康复）。

康复目标和原则 防止压疮、感染、下肢深静脉血栓等并发症；早期适当活动避免失用；减轻膝关节肿胀、疼痛；增加膝关节活动度和稳定性；加强膝关节周围肌肉的力量；恢复站立-行走能力和生活自理能力；恢复职业性活动。因此，需要制订完整的肌力训练、关节活动度训练以及本体感觉训练、站立-行走训练计划。

康复治疗 具体如下。

增强膝关节肌力 具体如下。

股四头肌等长收缩训练 是有效防止肌萎缩、增强肌力的一种早期康复手段。患者取仰卧位，患侧股四头肌做等长收缩，每次持续 5~10 秒，间歇 3~5 秒，如此往复进行至力竭为一组，3~4 组/日；对侧膝关节屈曲，以减少腰椎的压力。每次收缩时间不宜过长，等长收缩使肌肉无氧代谢产生的乳酸刺激肌肉微循环血管扩张，利于肌组织摄取营养。对术后害怕疼痛而不愿做股四头肌自主收缩者，可用经皮电神经刺激疗法使股四头肌收缩，刺激强度应介于其感觉和运动阈之间，每次刺激时间约 10 分钟，对不能耐受其带来的疼痛和不适的患者可于电刺激前用冰袋按摩。

直腿抬高训练 可以在仰卧、俯卧及侧卧位进行。但是应该注意健侧卧位进行直腿抬高及髋外展训练禁忌，因为这非但无益于股内侧斜肌（vastus medial oblique，VMO）的锻炼，反而加强了股外侧肌的肌力，加剧了 VMO 与股外侧肌之间的失衡，导致髌股对线异常，加重患膝疼痛。仰卧位的直腿抬高训练原动肌为股四头肌，拮抗肌为腘绳肌，这样二者肌力均得到增强，有利于增强患膝稳定性。VMO 起源于内收大肌腱的大部分和内收长肌腱的一部分，而且髋内收时 VMO 的电活动显著高于股外侧肌，因此患侧卧位进行患肢直腿抬高髋内收训练，对于选择性增强 VMO 肌力有显著疗效。

股内侧肌肌力训练 股四头肌是伸膝装置中的动力部分，股外侧肌和股内侧肌的扩张部有重要的稳定和平衡作用，其中，VMO 对维持髌股正确对线具有更重要的作用。终末伸膝锻炼：在屈膝小于 30° 的范围内，患肢对抗重力做伸膝训练。理论依据为：肌电图研究表明在伸膝活动的最后 30° VMO 的活动非常活跃，因而终末伸膝锻炼可选择性地增强 VMO 的肌力。这种锻炼具有显著的临床疗效，患者对这种锻炼方式也较易耐受，锻炼时，可在患膝下垫一枕头，保持屈膝约 30°，之后使足跟抬离床面直至患膝伸直，如此循环往复进行。

所有训练均必须在无痛的条件下进行，而且必须遵循选择性发展 VMO 肌力，同时最大限度地减少髌股间压力的原则。一般而言，锻炼的强度为每日 2 次，每次 10~15 分钟，并根据患膝的功能状态按股四头肌等长收缩→直腿抬高（各种体位）→终末伸膝训练→渐进性抗阻训练的顺序，循序渐进地进行。

增加膝关节活动度 是针对手术后组织粘连或肌痉挛导致关节功能障碍的康复练习，因此其主要目的是对活动受限关节进行牵伸但又不损伤正常组织。纤维结缔组织的黏弹性表现如下。①非线性的应力-应变关系：随着牵伸应力的增大，组织内受牵伸的纤维数也逐步增加，组织长度相应增加，抗应变强度也渐渐增大。②滞后性：在组织受应力牵引延长后，去除应力，组织长度不沿原来延长的轨迹恢复，而是延长一点。③蠕变：在组织受牵伸而延长后维持应力，组织还可以继续缓慢地延伸，并且在反复多次牵拉后也有类似的蠕变，表现为牵拉至同样长度所需的应力逐步减小。④应力松弛：在组织受应力牵伸而延长后，如维持长度不变，组织内因受体牵伸而提高的张力随时间延长而逐步下降。

根据以上特性，当采取短时间大强度的牵伸时，其主要作用于弹性，当牵伸力去除后，组织倾向于恢复原长；当采取长时间中等力量的持续牵伸时，其作用于黏弹性，当牵引力去除后，组织不完全恢复原长，因而可获得较好的持久效果。

大多数牵伸训练能够并且应该由患者单独完成，少数则需借助于被动牵伸完成。不同的治疗组根据以上原则及患者的具体病情所编制的锻炼体操也各不相同。将本体感觉神经肌肉促进技术应用到牵伸锻炼中，具有满意的临床效果。其原理是当原动肌牵伸至最高峰时，拮抗肌也将收缩，通过本体反射弧中的神经肌肉通道，被牵伸的肌肉会进一步放松，更加利于牵伸。将该技术较多地应用于腘绳肌的牵伸锻炼常可迅速改变股四头肌/腘绳肌之间不均衡的力量比，从而在短期内纠正膝关节的屈曲畸形。

转归 成功的人工膝关节置换术后，经过正确的康复性训练，一般在 1 个月内恢复完全的实用步行能力（包括上下楼梯）。但是强化的康复性训练不是"蛮干"，一定要结合患者的实际情况制订合理、最佳的康复方案，在康复医师和康复治疗师的指导下，有步骤、有程序地进行。一般置换的关节，根据质量的不同，可以满意地使用 10~30 年。

预防 重点在于"二级预防"：预防术后合并症和并发症、预防失用状态出现，教会患者和家属实施康复方案，避免不当的体位、

动作和用力等。

（周谋望 闫汝蕴）

kuānguānjié zhìhuànshùhòu kāngfù

髋关节置换术后康复（rehabilitation after hip replacement） 髋关节置换术又称全髋关节置换（total hip arthroplasty，THA），适应证包括股骨头缺血坏死，髋关节骨关节炎，类风湿脊柱炎和强直性脊柱炎，髋关节发育不良或脱位的晚期病变，髋关节创伤，股骨头、颈部及股骨近端的骨肿瘤截除术后，髋关节感染已获得临床治愈但遗留关节功能障碍，以及针对病残髋关节的其他手术失败病例。不同原发病患者的康复结果见膝关节置换术后康复。

功能障碍 主要是置换术后仍有局部疼痛和髋关节活动能力不理想，如髋部肌肉力量缺乏、髋关节活动度不够大、本体感觉减弱和站立平衡能力差、身体活动耐力减低以及活动中髋关节疼痛等。

功能评定 具体如下。

术前康复评定 包括全身状况评估、患肢评定（患肢大腿围度）、徒手肌力测试（见肌力评定）、患肢等速肌力测试、表面肌电图检测、关节活动度检查等，基本同膝关节置换术后康复。

哈里斯（Harris） 评分系统已被大多数国家的医师接受并使用。Harris 标准由疼痛程度得分、生活能力得分、行走能力得分和关节畸形与活动度得分组成。该量表对髋的功能进行较详细的分析，比较全面，评定内容强调疼痛和功能的重要性。Harris 评分中，日常活动能力和步态-行走情况占47 分，疼痛占 44 分，关节活动占 5分，关节无畸形占 4 分，共 100 分。90~100 分为优，80~90 分为良，70~80 分为中，低于 70 分为差。

康复治疗 具体如下。

术前准备 ①康复教育：始于术前，贯穿于康复全程，是康复计划顺利完成的必要条件。可采取交谈、书面或磁带、录像带形式。教育内容包括 THA 手术内容、术后并发症、术后康复程序及意义、术后日常注意事项、术后复诊等，尤其要突出关节保护技术。②术前指导：术前康复治疗。③肌力训练：增加患肢及其他肢体的肌力训练。④预防肺部感染：教会患者深呼吸及咳嗽。⑤教会患者术后应用的训练方法：包括床上及转移活动、各关节的主动-助力主动活动、助行器的使用等。⑥指导辅助器具的使用：教给患者如何使用必要的辅助器具，如手杖。能够相对缩短术后康复训练时间。术前准备完善后，骨科医师通过全面检查，认为患者符合手术条件，决定实施人工全髋关节置换手术（骨水泥固定假体）。

髋关节保护 术后早期为防止脱位，注意髋关节屈曲＜90°，内收不超过中线，避免髋关节屈曲、内收、内旋位。避免不良姿势，具体如下。①避免由低座位起立。②避免翘"二郎腿"或两足交叉。③避免侧身弯腰或过度向前屈曲。④避免手术侧髋关节屈曲、内收、内旋位，使患侧髋关节处于轻度外展或中立位。避免跑、跳等剧烈活动。术后活动积极者的无菌性松动和翻修率是活动少者的 2 倍。关于髋关节活动的限制时间，一般认为应保持 3个月，使假体周围的关节囊有足够的时间成型和愈合。如果术后出现感染、下肢深静脉血栓形成等并发症，要及时制动并做相应处理。

肌力训练 由于关节结构异

常和疼痛，THA 患者术前多存在患肢不同程度的肌力下降或肌肉萎缩。术后随着疼痛的缓解、髋关节结构的重建及患肢活动的增加，肌力有所恢复。临床上经常发现有髋关节置换术后患者的关节活动很好，但步行时出现明显的异常，例如鸭子步态，这与臀部肌肉力量不足有关。

术后即进行患侧股四头肌、腘绳肌、臀部肌肉的等长收缩练习。术后 5 天开始主动助力运动，此时应注意患侧肢体的支持。第 3 周开始髋屈、伸、外展肌渐进抗阻练习。需重视对髋外展肌的肌力训练。从抗自身重力开始，阻力的设置要考虑术肢的承受能力，以不引起患侧髋部疼痛为宜。一般不主张早期直腿抬高（straight leg raise，SLR），因 SLR 常引起髋臼承受过高压力，不利于假体的稳定，并可引起腹股沟处疼痛，以术后 6~8 周行 SLR 为宜。术后 2~3 周可行固定自行车练习。术后的肌力训练方法和开始时间尚未统一，缺乏能证明何种程序或方法更有效、更安全的可靠的临床研究，但应坚持渐进和不引起疼痛的原则。

除手术肢体的肌力训练外，术后第 1 天视全身情况进行健侧下肢和上肢的肌力练习，为行走和使用拐杖做必要的准备。

关节活动度训练　保持关节活动度是实现功能的必要条件。非手术关节和术侧踝关节术后当日进行全关节活动度主动练习。在术后早期（引流管拔除后），患者取坐位，行患侧髋关节被动渐进屈曲 10°~90° 或持续被动运动。7 天后，于侧卧位行外展练习，外展不宜超过 60°；站立位髋屈伸练习；站位骨盆摇摆行髋外展练习。如髋臼位置良好，且为初次髋部手术者，可考虑髋关节外旋练习。

髋关节活动度练习前，应对假体的位置有很好的了解。如髋臼前倾过多，则在外旋、内收伸直时不稳；如髋臼前倾不足，则在屈曲、内收和内旋位时不稳；如髋臼外翻过多，则在屈曲 60°、内收和内旋位不稳；如髋臼外翻不够，则在极度屈曲、内收和内旋位时最易发生假体撞击。如股骨前倾过多，则在伸展、内收和外旋位时不稳；如股骨前倾不够，则在极度屈曲、内收和内旋时不稳。康复训练人员只有了解假体位置的优劣，才能很好指导患者活动，避免训练时发生脱位等并发症。

负重与行走训练　及早负重可减少深静脉栓塞、压疮等并发症的发生。不同假体和固定方法的适宜负重状态尚不清楚。植入假体的早期稳定对以后减少无菌性松动和手术失败有重要意义。术后何时开始下地行走，受假体类型、固定方式、手术操作、髋关节周围软组织情况、患者体力等影响。如为骨水泥型假体，患者可在术后 3~7 天开始下地行走，术中有大粗隆截骨或术中植骨、股骨骨折的患者应根据 X 线片推迟到术后至少 2 个月才下地行走，使用多孔表面骨长入型假体的患者，至少术后 6 周才能练习步行。

患侧肢体进行渐进负重练习，即由不负重→少负重→部分负重→完全负重，同时进行重心转移训练、立位平衡训练。早期借助平衡杠、步行架，以后使用拐杖及手杖。

日常生活活动能力训练　包括卧→坐转移、坐→站转移、如厕转移、乘车转移以及提供必要的辅助用具（如鞋袜穿戴辅助用具）等。

注意事项　具体如下。

终生随访　出院时向患者交代每次复查的时间，于术后 1 个月、3 个月、6 个月来院复查，以后每隔半年复查 1 次。复查的内容主要包括拍摄 X 线片、功能评分和骨密度检查。其中功能评分又包括疼痛、功能和关节活动三个方面。早期随访主要是了解患肢肌力是否恢复正常；患者能否独立行走，有无跛行，行走距离；关节活动度能否满足日常生活的需要。根据检查结果，提出下一步的康复计划。此阶段康复的重点在于有针对性地进行功能练习以恢复患者日常生活能力。远期随访主要了解关节功能状况、有无疼痛及活动度有无降低，假体有无移位及假体周围有无溶骨，以便确定假体是否发生远期松动。

出院后注意事项　①应至无疼痛及跛行时，才可弃拐，但最好终生使用单手杖，尽量减少手术侧髋关节的磨损，尤其是外出旅行或长距离行走时。②预防及控制感染，对拔牙、扁桃体摘除、插尿管等手术或治疗措施，应及时预防感染，防止血液传播造成关节内感染。③术后 6~8 周内避免性生活，性生活时要防止手术侧下肢极度外展，并避免受压。④避免重体力活动及需要髋关节大范围剧烈活动的运动项目，以减少术后关节脱位、骨折、假体松动等问题。⑤避免将髋关节放置在易脱位的姿势，如髋关节过度屈曲、内收、内旋位，术侧髋关节伸直、内收外旋位。⑥避免在不平整或光滑路面行走，以防跌倒。⑦保持患肢经常处于外展位或中立位，术后 6~8 周内屈髋不要超过 90°。⑧手术侧髋关节出现任何异常情况，均应及时到医院就诊。

预防 详见膝关节置换术后康复。

（周谋望 闫汝蕴）

gǔguānjiéyán kāngfù

骨关节炎康复（rehabilitation of osteoarthritis）

骨关节炎又称骨关节病、退行性关节炎、增生性关节炎和老年关节炎等。以关节软骨的退行性变和继发性骨质增生为特征，主要影响膝关节、髋关节、远端指间关节和脊柱关节等。随患者年龄增长，病情呈进行性加重，且总患病率亦随年龄的增长而增加。病理变化以关节软骨软化、糜烂，软骨下骨外露以及继发滑膜、关节囊和肌肉病变为主，晚期甚至可出现关节畸形。

骨关节炎可分为原发性和继发性两类。①原发性骨关节炎：多见于老年人，女性多于男性。是一种长期、慢性、渐进式病理过程，其发生可能主要与年龄、性别、肥胖、遗传等全身因素有关；局部因素也有一定的促进作用，如软骨营养及代谢异常、长期应力不平衡、生物力学失衡、生物化学改变、创伤及关节负载增加等因素。②继发性骨关节炎：可发生于任何年龄，是在局部原有病变基础上发生的病理变化。该病可继发于任何关节损伤或疾病，如先天性关节结构异常、后天性关节面不平整、创伤、关节不稳、关节面对合不良等，亦可为医源性因素如长期不恰当服用类固醇激素等导致。临床上以原发性骨关节炎多见，多采用美国风湿病学会1995年修订的诊断标准进行诊断；需排除各种继发性骨关节炎，如化脓性关节炎、风湿性关节炎、类风湿关节炎、强直性脊柱炎、痛风性关节炎等，才能确诊原发性骨关节炎；仅有影像学检查改变而无症状者，通常称为影像学骨关节炎。

功能障碍 主要以关节疼痛、僵硬和活动受限为特征。病变关节可有轻度肿胀、压痛及活动受限；膝关节浮髌试验可用于检测关节积液；晚期可出现关节畸形，如膝内翻、托马斯（Thomas）征阳性、赫伯登（Heberden）结节等。

关节疼痛 疼痛是骨关节炎的主要症状，初期轻微钝痛、酸胀痛，以后逐渐加重，疼痛的程度与 X 线表现不呈正相关。特点是活动过量或承重时疼痛加重，休息后好转。部分患者晨起时或静止后疼痛，活动后疼痛减轻。但活动过量时，因关节面的摩擦而疼痛加重。疼痛与天气变化、潮湿受凉及劳损等因素关系密切。

运动障碍 常由于关节退变，患者出现暂时性关节僵硬、运动受限，以晨起或静止后明显。经过活动后，关节又逐渐灵活，但过度活动亦会导致运动受限。活动时关节可出现不同程度的响声，有时出现关节交锁。关节软骨的磨损及骨质增生可导致骨赘形成，引起关节滑膜渗出明显，关节内积液，疼痛加剧，甚至出现关节畸形，导致关节运动显著受限。

功能评定 可针对关节的生物力学及其功能障碍对邻近关节的影响、对患者的独立性和生活质量的影响程度进行功能评定，具体评定包括以下内容。

影像学检查 骨关节炎早期 X 线检查无明显变化；后期骨端变形，关节表面不平，边缘骨质增生；晚期关节间隙狭窄，关节边缘骨赘形成，另可见关节内游离体。严重者关节面萎陷、变形和半脱位。CT、MRI 检查能清晰显示关节病变，MRI 还可发现软骨破坏、半月板异常、韧带病变、滑囊炎、滑膜病变及关节积液等。

疼痛评定 视觉模拟评分法用于测定患者自我感觉的疼痛强度及疼痛的缓解程度；结果判断：0~3 轻度疼痛，4~7 中度疼痛，8~10 重度疼痛。

压痛评定 可采用里奇（Ritchie）关节指数测定受累关节的压痛程度。反应分为"0""1""2""3"4 个等级，各关节评分累计。

肢体围度和关节周径测量 用于检查有无肌肉萎缩和关节内积液。

肌力评定 采用徒手肌力测试或器械检测病变关节相关肌群的肌力。如膝关节：股四头肌、腘绳肌肌力；髋关节：髋屈肌和伸肌肌群肌力、髋内收肌和外展肌群肌力、髋内外旋肌群肌力；手关节：掌指关节、近端指间关节、远端指间关节屈伸有关肌肉的肌力、手指内收和外展肌肉肌力及握力测定；脊柱关节：主要检测颈椎和腰椎屈伸活动有关的肌群肌力。

关节活动度测量 采用关节量角法测定，确定受累关节的关节活动受限程度，进而判断是否对日常生活活动产生影响。

手功能评定 进行握力测定、感觉测试，以及灵巧性和协调性测试。

下肢功能评定 采用 15m 步行时间测定评定下肢功能，应用 Harris 髋关节功能评定标准、美国专科外科医院膝关节评定系统、马里兰州足功能评分标准，分别进行髋关节、膝关节及足的功能评定。

日常生活活动能力评定 应

直接测试患者的日常生活活动能力。采用关节功能障碍对日常生活活动能力影响的评定、克里斯汀（Stewart）躯体活动能力评定等方法。生活质量评定可用米南（Meenan）关节影响测定量表（arthritis impact measurement scale, AIMS）来评定。对于症状发作期和有功能障碍或畸形的缓解期，应该直接测试患者的独立生活所必需的关节活动情况。

康复目标和原则 保护关节，减轻受累关节的负荷；减轻或消除关节疼痛；恢复关节功能，改善关节活动度；改善步态和步行能力；改善日常生活活动能力，提高生活质量。对于继发性骨关节炎，在对症治疗的同时，应注重原发病因的治疗。

康复治疗 主要采用以下方法治疗。

调整活动、合理休息 适当卧床休息并减少每日活动量；减轻关节负荷，调整和限制活动量；避免跑、跳等剧烈运动；避免持续屈膝作业；减少每次步行的距离和时间。

物理因子疗法 如可试用温热疗法、高频电疗法、中频和低频电疗法、超声波疗法、经皮电神经刺激疗法、电磁疗法、体外震波技术等。有镇痛、改善血液循环、解除肌痉挛、消炎消肿的作用。

运动疗法 应遵循因人而异、循序渐进、持之以恒和舒适无痛的原则，采用主动运动为主、被动运动为辅，局部运动与全身运动相结合的方式并避免过度运动。运动疗法的形式包含主动运动、被动运动、助力运动、抗阻运动、伸展运动及全身性耐力运动。

关节松动术 急性期关节肿胀、疼痛明显时，采用 I 级、II级手法；慢性期伴有关节僵硬和关节周围组织粘连、挛缩时，采用III级、IV级手法。

按摩、针灸 具有活血通络，消炎镇痛的作用。可试用针灸缓解骨关节炎疼痛，争取达到一定效果。

使用支具与辅助器具 支具主要用于炎性疼痛性或不稳定性关节，以减少关节活动，有助于消肿镇痛或保持关节功能位，如矫形器：手夹板、软式膝矫形器、软式脊柱矫形器、踝-足矫形器等；辅助器具主要是日常生活活动能力辅助具，如助行器：手杖/拐杖/步行器、轮椅等。

药物治疗 ①可据医嘱采用非特异性药物或特异性药物。非特异性药物：如镇痛药、非甾体抗炎药或甾体抗炎药，后者仅用于关节腔内注射治疗。特异性药物：如硫酸氨基葡萄糖、透明质酸（主要用于关节腔内注射）、硫酸软骨素。②中药治疗：强调辨证论治。常用方剂有葛根汤、独活寄生汤、左归丸、右归丸、身痛逐瘀汤等。

手术治疗 可根据病情选择关节清理术、截骨矫形术、关节切除术、关节融合术、关节成形术、软组织移植、软骨移植等。

心理治疗 有助于预防和控制疼痛及关节运动障碍，并可提高患者对治疗的配合度。

健康教育 可进行以"骨关节炎的自然病程及其对运动、心理、工作和休闲活动方面的影响"为主题的健康教育。通过健康教育，提高患者对骨关节炎的认识，增强关节保护意识，缓解过度的焦虑，加强治疗方面的合作，促进自我形象的行为转变。

转归 随着年龄增长，结缔组织不断发生退变或老化，一般病理学的改变是不可逆的。但适当地治疗和康复性处理可以阻断恶性循环，部分患者会达到缓解甚至解除相应症状的效果。

预防 适当的预防措施和正确的运动方式，可以避免关节损伤，延缓骨关节炎的进程，减轻其退行性变的程度。①坚持功能锻炼，改善机体功能：骨关节炎患者通过适度的运动可以改善相关关节的功能障碍，并维持良好的状态。②适当减轻体重，减少骨关节炎的发生：肥胖可导致下肢承重关节长时间超负荷，是中老年妇女下肢骨关节炎发病率高的主要原因。因此，在这个年龄段实施减肥、控制体重是有效的预防骨关节炎的方法之一。③避免运动损伤，降低发病率：如工作中尽量不穿高跟鞋，减少负重动作，并适时变换工作姿势。④去除疾病因素，避免继发性骨关节炎：若关节内骨折或关节邻近骨折应准确复位，以防止继发性骨关节炎。

(岳寿伟)

lèifēngshī guānjiéyán kāngfù

类风湿关节炎康复（rehabilitation of rheumatoid arthritis）类风湿关节炎（rheumatoid arthritis, RA）是一种病因不明的自身免疫性疾病。可能与感染、免疫、遗传、内分泌失调、受寒及受潮等不良因素有关。中国人的患病率为 0.32%～0.36%，80% 的患者发病年龄在 30～50 岁，多见于中年女性，男女之比为 1:4。基本病理改变为慢性滑膜炎、关节软骨和骨破坏和类风湿脉管炎（包括类风湿结节）。有 60%～80% 的患者在活动期，血清出现类风湿因子。

其临床表现为对称性、慢性、进行性多关节炎，有时伴有多系统损害，关节滑膜慢性功能障碍，关节软骨、骨和关节囊破坏，最终导致关节畸形和功能丧失。RA是一种发病率和致残率高、死亡率低的疾病。其发病急、症状复杂、病程长，一旦罹患终生延续，可反复发作、一时性缓解或加重，逐渐转为慢性。病至后期，逐渐发生关节功能障碍和畸形。实验检查：多数活动期患者有轻至中度正细胞低色素性贫血，白细胞数计数大多正常，有时可见嗜酸性粒细胞和血小板计数增多，血清免疫球蛋白 IgG、IgA 可升高，血清补体水平多数正常或轻度升高，60%~80%患者有高水平类风湿因子（rheumatoid factor，RF），但 RF 阳性也见于慢性感染（肝炎、结核等）、其他结缔组织病和正常老年人。其他自身抗体，例如抗角质蛋白抗体（anti keratin antibody，AKA）以及抗核周因子（antiperinuclear factor，APF）等对类风湿关节炎的诊断有较高的特异性。

功能障碍 主要是运动功能障碍，但常伴有疼痛、情感-心理-精神障碍、免疫功能障碍等。

功能评定 具体如下。

生理功能评定 包括运动功能评定（关节活动度及肌力评定）、感觉功能评定（主要对疼痛进行评定）、步态分析。

运动功能评定 重点对关节活动度进行评定，特别是掌指、指间关节活动度的测定，可用小型半圆规量角器和医用分规进行测定，常见畸形有肩内收内旋、肘屈、前臂旋前、腕尺侧偏，手指天鹅颈及纽扣花样畸形，以及足外翻、足扁平、跗外翻等。同时要分析影响关节活动的因素，如炎症、关节囊肥厚、关节脱位、强直等，以便给予针对性的改善

方法。

心理功能评定 RA 主要引起焦虑抑郁等心理反应，反应程度的轻重与诸多因素有关，同时，心理改变对患者工作、家庭等很多问题亦有影响。

个体活动评定 主要对日常生活活动能力及家务相关活动进行评定；采用巴氏指数评定或卡茨（Katz）指数评定。类风湿关节炎可严重影响患者日常生活活动能力，因此其评定相当重要，如进食、着装、洗漱等日常活动项目。类风湿关节炎国际惯用的生活活动能力分级分为 4 级。①1 级：和健康常人相近，能完全生活自理。②2 级：自理有困难，但无人协助可以照料生活。③3 级：生活需他人部分协助，独立无法全部完成。④4 级：动作极困难或卧床生活，大部或全部靠人协助。

社会参与能力评定 主要对社会交往、社区活动、休闲娱乐、职业参与能力以及生活质量进行评定。

关节功能评定 分为 4 级。①Ⅰ级：生活活动和各项工作不受限制。②Ⅱ级：能进行一般的日常生活活动和某种职业工作，但参与其他项目受限。③Ⅲ级：可进行一般的生活活动，但参与某种职业和其他项目活动受限。④Ⅳ级：日常生活活动和参与工作的能力均受限。

残疾评定 根据美国风湿协会（American reumatism association，ARA）提供的标准将其分为 4 级。①Ⅰ级：功能完好，能无困难地进行各种活动。②Ⅱ级：虽有单个或多个关节不适或功能受限，但仍能完成日常生活活动。③Ⅲ级：功能受限，部分或不能完成正常工作或仅能完成部分生

活活动。④Ⅳ级：大部分或完全功能丧失，需卧床或限于依靠轮椅行动，生活自理能力丧失或仅保留极少部分。

康复目标和原则 通过综合性治疗（包括药物、手术、物理治疗、作业治疗、矫形支具、辅助装备、心理治疗等）手段，增加和保持关节活动度、肌肉组织再学习和加强肌力、增加肌肉的静态和动态耐力、减少关节肿胀的数量和程度、增加骨密度、减少疼痛、减轻炎性反应、减轻体重、增强运动能力、延缓病情进展、防止畸形，改善整体功能能力和健康状况，提高生活质量。

康复治疗 具体如下。

药物治疗 RA 是一种慢性进行性疾病，在急性期经医院处理（药物治疗或手术治疗）后，很快就转到康复医疗机构中。患者需要遵从原有的医嘱，坚持正确的用药管理（特别是实行联合疗法的患者，用药十分复杂、多样，患者依从性差）。最好请风湿病专科医师会诊，必要时更换用药。

制订个体化康复方案 康复性处理宜早开始。但所有处理应当是科学的和有循证医学证据。例如休息方式是完全卧床、还是单个或多个关节配戴支具或石膏的局部休息，抑或一天分几个时段的短暂休息，要视具体情况而定。一般急性期患者，关节制动有利于保护关节，避免关节进一步损伤，缓解疼痛，控制炎症。但制动会导致失用性肌萎缩、关节挛缩等。制动时的必要运动可以维持和改善受累关节活动度，防止关节活动度受限和关节挛缩。运动时动作应轻柔，并避免可能导致关节畸形加重的被动活动。

运动训练 首先确定被动还是主动训练。如为主动肌力训练，

需确定是等长或静力性训练，还是等张或动力性训练，抑或等速动力性训练。如为耐力训练，需确定负荷量和时间？是持续性的还是间断性的？调节运动量、运动时间、节律和停止运动的指征是什么？为了预防关节粘连进行伸展训练的方法、强度、时间、节律是什么？以上均需以康复治疗计划的形式制订出。

物理治疗 水疗、文体-休闲运动、冷疗-热疗等，对于类风湿关节炎有相当疗效和镇痛作用，也需要制订处方，按循证医学证据选择和安排相应的治疗。

作业治疗 RA患者由于病变在四肢，自我的残存功能评价较低，日常生活活动能力受损，应进行作业治疗使其独立完成日常生活所需的动作。在炎症稳定后，开始进行作业训练。主要是进行维持日常生活活动的训练。下肢练习的重点是髋膝踝关节的功能练习，下肢作业应包括站立、行走、蹲下、上/下阶梯等；上肢作业包括矫正和预防关节畸形。作业治疗选择时要注意避免加重关节畸形。

维持关节活动度训练 利用桌面推拉滚筒运动或擦拭运动以及木钉盘的摆放等作业活动，可有效地维持关节活动度。

增强手部肌力训练 可采用橡皮套和胶管式的手指训练器，用于手指的伸指、屈指、分指，腕关节的掌屈、背屈、尺侧屈和桡侧屈的各种肌力抗阻练习。

增强耐力训练 原则为少负荷、多重复，根据患者的状况、兴趣安排较容易或较难、复杂的作业活动。

改善协调和灵巧度训练 利用编织、木刻、镶嵌、刺绣、缝纫、黏土、塑型及写字等作业活动可充分改善协调和灵巧度。进行手指实用性和灵巧性训练要注意调整作业疗法的种类、运动量和时间。

手部体操 可预防和矫正手指变形，增强肌力，提高手的功能。方法是将前臂和手平放在桌面上，在尽量少抬起掌指关节的情况下用力屈曲指间关节，然后在指间关节伸直的情况下用力屈曲掌指关节，每日可练习数次。

使用矫形器 在急性期，矫形器主要用于固定病变关节于功能位，使其制动和休息；在慢性期，矫形器主要用于畸形的预防和矫正。相关方法见矫形器。

日常生活活动能力训练 为了达到生活自理，可以改良生活用具，如增大、增长把柄，用橡胶软套等，用毛巾时不拧干而是压干等，使各个关节均在其最稳定位或功能位。根据情况进行必要的职业训练。在可能的条件下，洗脸、穿衣、进食等基本动作均应由患者自己进行，通过这些动作，可训练手的灵活性、协调性。下床活动和步行训练时，借助拐杖或"助步器"以减轻下肢负荷，拐杖应装有把柄以减少对手、腕、肘、肩的负重，训练时注意纠正不良步态。日常生活活动能力训练应循序渐进，消除依赖心理，不断强化，提高熟练度和技巧度。作业治疗除改善患者功能外，还可提高其社会适应能力，是对身心的一种综合训练。有条件者可进行职业技能训练，根据患者的技能、专长、身体状况、兴趣爱好等选择合适的项目进行训练。

传统体育疗法 如五禽戏、太极拳、八段锦等，对身心均有益处。

关节畸形处理 RA患者腕关节多表现为掌侧半脱位；手指的畸形多为"天鹅颈畸形"与"纽扣花畸形"，前者是近端指间关节过伸和远端指间关节屈曲所致，后者是近端指间关节屈曲和远端指间关节过伸所致；膝关节/肘关节多固定在屈位；肩关节/髋关节受累时，各方向活动均可受限；颞下颌关节受累时，可表现为张口疼痛或受限；颈椎受累较少见，患者出现颈痛和活动受限，有半脱位时可出现脊髓受压症状。应针对以上关节畸形进行相关处理。

转归 类风湿关节炎尚无特效治疗方法，随着病情的加重，患者完成正常的日常生活自理和职业性活动的能力会越来越受到限制。特别是手关节的畸形最为常见，对患者的影响也最大。严重的可能使患者丧失生活自理能力，职业和非职业性活动都受到限制。康复处理虽然并不能治愈，但却可能使患者提高生活自理能力，甚至职业能力。

预防 因为病因不清（可能与某些病毒、支原体和细菌有关，还可能与遗传因素有关），所以一级预防主要针对避免感染、寒冷、潮湿环境等。二级预防主要是早发现、早诊断、早治疗和及早进行康复性处理，以便控制炎症、消除关节水肿、减轻疼痛、保持功能和防止畸形。

(岳寿伟)

jiānguānjié zhōuwéiyán kāngfù

肩关节周围炎康复 (rehabilitation of scapulohumeral periarthritis) 肩关节周围炎简称肩周炎。广义的肩周炎，是指发生于肩关节复合体的多关节、多部位的病症，为肩关节周围疼痛和活动受限的统称。狭义的肩周炎，是指发生在肩盂肱关节及其周围软组织的慢性无菌性炎症，因其临床表现以肩部疼痛、僵硬、活动受限为特征，故中国民间常将其称为冻结肩，又称疼痛性关节挛缩症。

病因 肩周炎的发生与退行性变有明显关系，其在颈椎病、糖尿病及偏瘫患者中发病率较高。对该病病因的认识有：年龄因素、风寒湿侵袭、解剖学因素、肩部活动减少、肩部急慢性损伤、继发颈椎病学说、免疫机制和内分泌功能异常学说等多种，其具体病因尚不明确。

病理 肩周炎的病变主要发生在盂肱关节周围。①肌和肌腱：可分两层，外层为三角肌，内层为冈上肌、冈下肌、肩胛下肌和小圆肌及其联合肌腱。联合肌腱和关节囊紧密相连，附着于肱骨上端如袖套状，称为肩袖或旋转肩袖。肩袖是肩关节活动时受力最大的结构之一，易于损伤。肱二头肌长头肌腱起于关节盂上方，经肱骨结节间沟的骨纤维隧道，此段是炎症好发处；肱二头肌短头肌腱起于喙突，经盂肱关节内前方到上臂，受炎症影响后肌肉痉挛，影响肩外展、后伸。②滑囊：有三角肌下滑囊、肩峰下滑囊及喙突下滑囊。其炎症可与相邻的三角肌、冈上肌腱、肱二头肌短头肌腱等相互影响。③关节囊：盂肱关节囊大而松弛，肩关节活动范围较大容易受伤。上述结构的慢性损伤主要表现为增生、粗糙及关节内外粘连，从而产生疼痛和功能受限。后期粘连变得非常紧密，甚至与骨膜粘连，此时疼痛消失，但功能障碍却难以消除。

病程分期 根据病理变化可将病程分 3 期。①疼痛期：病变主要位于肩关节囊，肩关节造影常显示有关节囊挛缩，关节下隐窝闭塞，关节腔容量减少，肱二头肌腱粘连。肱二头肌腱伸展时，有不适及束缚感，肩前外侧疼痛，可扩展至三角肌止点。疼痛期一般可持续 2~3 周。②僵硬期：随着病变加剧进入僵硬期。此期除关节囊挛缩外，关节周围大部分软组织均受累，肌肉、肌腱、滑囊和关节囊等软组织慢性炎症形成关节内外粘连，胶原纤维变性，组织纤维化并挛缩而失去弹性，脆弱而易撕裂。后期喙肱韧带增厚挛缩成索状。冈上肌、冈下肌、肩胛下肌紧张，将肱骨头抬高，限制其各向活动。滑膜隐窝大部分闭塞，肩峰下滑囊增厚，腔闭塞，关节囊、肱二头肌腱与腱鞘均有明显粘连。此期的临床表现为持续性肩痛，夜间加重，不能入眠，上臂活动及盂肱关节活动受限达高峰，通常在 7~12 个月或数年后疼痛逐渐缓解，进入恢复期。③恢复期：7~12 个月后，经治疗或自然恢复，盂肱关节腔内、肩周滑囊、腱鞘炎症逐渐吸收，疼痛逐渐减轻，肩部粘连缓慢松解，关节容积逐渐恢复正常，肌肉血供及神经营养功能逐步改善，盂肱关节活动度可逐渐恢复到正常或接近正常。

功能障碍 肩周炎患者表现的主要功能障碍如下。

肩部疼痛 肩部最初呈阵发性疼痛，多数为慢性发作，以后疼痛逐渐加剧，呈钝痛或刀割样痛，且呈持续性，气候变化或劳累常使疼痛加重。疼痛特点是一般位于肩部前外侧，也可扩大到颈、枕部、腕部或手指，有的放射至后背、三角肌、三头肌、二头肌以及前臂伸面。当肩部偶然受到碰撞或牵拉时，常可发生撕裂样剧痛，肩痛昼轻夜重为该病一大特点，多数患者常诉说后半夜疼醒，不能入眠，尤其不能向患侧侧卧，若因受寒而疼痛者，对气候变化特别敏感。

肩关节活动受限 肩关节向各个方向活动均可受限，以外展、上举、内外旋更为明显，前屈受限较少。随着病情进展，长期失用导致关节囊及肩周软组织粘连、肌力逐渐下降、喙肱韧带固定于缩短的内旋位等因素，肩关节各方向的主动和被动活动均受限，当肩关节外展时出现典型的"扛肩"现象（患者肩关节主动或被动外展时，患侧肩胛骨也向外上方移动，肩部随之高耸），特别是梳头、穿衣、洗脸等动作均难以完成，严重时肘关节功能也可受影响，屈肘时手不能摸到同侧肩部，尤其在手臂后伸时不能完成屈肘动作。后期盂肱关节几乎无活动，疼痛与活动受限程度并不一致。

患者畏寒怕冷 不少患者终年用棉垫包肩，即使在暑天，肩部也不敢吹风受凉。

关节周围压痛 多数患者在肩关节周围可触到明显的压痛点，压痛点多在肱二头肌长头腱沟，以及肩峰下滑囊、喙突、冈上肌附着点等处。

肌肉痉挛与萎缩 三角肌、冈上肌等肩周围肌肉早期可出现痉挛，晚期可发生失用性肌萎缩，出现肩峰凸起，上举不便、后弯不利等典型症状，此时疼痛症状反而减轻。三角肌有轻度萎缩，斜方肌痉挛。冈上肌腱、肱二头肌长、短头肌腱及三角肌前、后缘均可有明显压痛。

功能评定 国内外应用较多的有 1990 年修订的美国医学会《永久病损评定指南》（guides to the evaluation of permanent impairment，GEPI）第三版中介绍的方法，以及康斯坦特－穆勒（Constant-Marley）法，后者分别从疼痛、关节活动度、日常生活活动能力、肌力等方面对肩关节功能进行评定；此外还包括影像学评定等相关内容。

GEPI 法　整个肩关节功能相当于上肢功能的 60%，其中屈曲相当于肩功能的 40%，伸展相当于 10%，外展相当于 20%，内收相当于 10%，内旋和外旋各相当于 10%。评定肩关节功能，首先要求评定屈曲、伸展、外展、内收、内旋和外旋各自损伤的程度，然后再计算出肩关节损伤的百分比，进一步可了解整个上肢功能的损伤。其缺点是没有考虑到疼痛、日常生活活动能力等内容。

康斯坦特-穆勒法　总分为100 分，共包括 4 个部分，即疼痛（15 分）、日常生活活动能力（20分）、关节活动度（40 分）、肌力（25 分）。其中疼痛和日常生活活动能力来自患者主诉的主观感觉，关节活动度和肌力来自医师的客观检查（表）。

影像学检查　肩周炎早期 X线平片常无改变，年龄较大或病程较长者，X 线平片可见肩部骨质疏松，或冈上肌腱、肩峰下滑囊钙化征，但对于肩关节盂唇撕裂、关节囊病变、肩关节不稳、肩袖撕裂等 X 线平片不能做出诊断。MRI 对软组织的分辨率高，比 CT 更清楚，而且可做多层次、多方位的扫描，组成肩袖的肌肉、肌腱变化可清晰显像。

康复目标　控制疼痛和炎症、恢复肩关节的活动能力、恢复正常的职业和非职业性功能，提高生活质量。

康复原则　一般以非手术治疗为主。通常情况下，若诊断及时、治疗得当，可使病程缩短，运动功能及早恢复。针对肩周炎

的不同时期，或不同症状的严重程度采取相应治疗措施。①急性期：症状以剧烈疼痛为主，康复治疗原则是消炎镇痛、解除肌肉痉挛，必要时可采用三角巾制动，酌情选用镇静、镇痛及肌肉松弛药物，也可采用药物局部封闭或神经节阻滞等方式镇痛。②慢性

表　康斯坦特-穆勒肩功能评定标准

检查内容	评分（分）
疼痛（最高 15 分）	
无疼痛	15
轻度痛	10
中度痛	5
严重痛	0
日常生活活动能力（最高 20 分）	
日常生活活动能力的水平	
全日工作	4
正常的娱乐和体育活动	4
不影响睡眠	2
手的位置	
上抬到腰部	2
上抬到剑突	4
上举到颈部	6
上举到头顶部	8
举过头顶部	10
关节活动度	
前屈、后伸、外展、内收分别按下列标准评分（每种活动最高 10 分，4 项最高 40 分）	
前方上举和侧方上举（最高各 10 分）	
0°~30°	0
31°~60°	2
61°~90°	4
91°~120°	6
121°~150°	8
151°~180°	10
外旋（最高 10 分）	
手放在头后肘部保持向前	2
手放在头后肘部保持向后	4
手放在头顶肘部保持向前	6
手放在头顶肘部保持向后	8
手放在头顶再充分向上伸直上肢	10
内旋（最高 10 分）	
手背可达大腿外侧	0
手背可达臀部	2
手背可达腰骶部	4
手背可达腰部（L3 水平）	6
手背可达 T12 椎椎体水平	8
手背可达肩胛下角水平（T7 水平）	10
肌力（采用徒手肌力测试，最高 25 分）	
0 级	0
I 级	5
II 级	10
III 级	15
IV 级	20
V 级	25

期：剧烈疼痛已减轻，关节挛缩功能障碍开始加重，在镇痛的前提下做适当的功能锻炼，减轻粘连、改善肩关节活动功能。在药物镇痛、物理治疗及针灸推拿等治疗的配合下做一些温和的被动活动和功能锻炼以扩大肩关节活动度，恢复肩关节正常活动功能。

康复治疗 具体如下。

物理治疗 超短波、直流电离子导入、紫外线、低频或中频电疗法、蜡疗、脉冲磁疗红外线等物理因子疗法。

口服药物治疗 急性期疼痛明显，需用药物控制，可以酌情选用消炎镇痛、缓解肌肉痉挛的药物，如非甾体抗炎药、肌肉松弛药物等，也可试用一些辛温解表的中药。

局部药物注射 对疼痛明显并有固定压痛点者均可使用。该方法能镇痛、松弛肌肉和减轻炎症水肿。常用醋酸泼尼松龙、普鲁卡因等。

肩关节松动术 肩关节复合体中各组成关节的松动方式不同。①盂肱关节：可用分离牵引、向足滑动、渐进式向足滑动、渐进式上举、向后滑动、向前滑动等手法。②肩锁关节：可用向前滑动手法。③胸锁关节：可用向后滑动、向前滑动、向下滑动、向上滑动手法。④肩胛胸壁软组织松动。具体见关节活动技术。

医疗体操 ①上肢前伸上举：患者面向墙上的"肋木"，患手抓住"肋木"从低向高逐渐上举。②外展上举：患肢外侧对"肋木"，手抓住"肋木"由下向上。③外旋：肘关节屈曲90°，上臂贴于胸壁，前臂外展，使肩外旋。④内收：肘关节屈曲，前臂经胸前触摸对侧的肩关节。⑤后伸：前臂内旋，绕过背部，患侧手尽力触摸对侧肩胛下角。也可双手反握体操棒，放在腰部，通过屈曲肘关节沿背部向上拉。⑥环臂：站立位，面对肩关节环绕轮，手握把柄，做摇轮动作。无训练轮时，健侧手扶椅背，腰部前屈，患上肢自然下垂，手握2～5kg重物，上肢摇动划圈。⑦抱颈：患者双手交叉抱住颈项，相当于双耳垂水平线，两肘臂夹住两耳，然后用力向后动两肘，重复进行。⑧旋肩：患者站立，患肩自然下垂，肘部伸直，患臂由前向上向后划圈，幅度由小到大，反复数遍。⑨展翅：左右手各向左右伸直平抬，手心向下成飞翔势，上下扇动。

推拿按摩 正规合理的推拿按摩是中国传统医学治疗肩周炎常用的方法，实用而有效。手法各家虽有不同，但主要原则是通过被动活动，通经活血，使粘连松解，增加运动范围。主要手法有推、揉、捏、弹拨、抖、搓、通络等。

转归 大部分患者经过较长时间的康复性处理，可以控制疼痛和炎症、恢复肩关节活动能力，从而恢复正常的职业和非职业性功能，提高生活质量。对于长期非手术治疗无效且肩关节粘连严重的患者，可考虑手术治疗。但术后必须注意及时进行肩关节功能训练，否则手术效果很难满意。

预防 肩周炎以中老年人发病较多，有的虽合并关节功能障碍，但属自限性疾病，预后较好，只有极少数患者由于处理不当而加重病变，延长病期，遗留永久性肩关节功能障碍。防止受凉、劳累、外伤和营养不良是预防肩周炎发生和复发的关键。中老年肩部劳作不可过急过猛，肩部损伤要及时治疗，注意加强体育锻炼，经常做颈肩部保健操，以增强肩关节周围肌肉和肌腱的强度，同时注重合理饮食、补充营养和防寒保暖，均能明显降低肩周炎的发病率。肩周炎患者群的年轻化也需引起关注，要尽量避免长时间操作电脑，若工作需要，要注意掌握正确的坐姿和手部姿势，定时活动颈肩部和手腕，以保证颈部和上肢血液循环通畅，减少颈肩肌肉紧张引起疲劳，预防肩周炎发生。

（岳寿伟）

yāobèitòng kāngfù

腰背痛康复（rehabilitation of low back pain） 腰背痛是由许多疾病常见共有症状组成的综合征，表现为背部和腰部疼痛，或腰痛并发下肢疼痛。腰背痛患者多见于35～60岁，以司机和重体力劳动者多发，长期弯腰、坐位不正、吸烟等都可导致腰背部肌肉劳损。其中，以下腰部疼痛最为常见，国外统称为下腰痛。

病因 包括急性和慢性损伤、炎性病变、脊柱退行性变、骨发育异常、姿势不良、肿瘤、内脏疾病所致牵涉痛、精神因素等。

病理 ①具体病因（如肿瘤、炎症、骨折等）引发具体部位病理变化的腰背痛称为特异性腰背痛。②具体病理变化不确切的腰背痛（如腰肌劳损、腰肌纤维组织炎、腰肌筋膜炎等）称为非特异性腰背痛。③明确为神经根压迫或刺激引起的腰背痛（如椎间盘脱出导致坐骨神经痛等）称为根性腰背痛。此处仅涉及后两者。

功能障碍 具体如下。

疼痛 是腰背痛患者的主要症状，患者可伴发运动感觉异常，部分患者有一定程度心理异常，生活质量下降。①部位：局限性疼痛如肩胛内侧痛、胸腰段脊旁痛、腰骶部痛，患者可明确指出疼痛位置；广泛劳损疼痛扩散范围广，患者不易清楚地指出界限；放射性疼痛沿神经根走行，可放射到臀部或达膝下至足；感应性疼痛区域模糊。②性质：描述较难，患者常诉某处酸痛、不适等。可呈急性发作痛也可呈慢性持续痛；可以是定位准确的刺痛，也可是范围广泛的灼痛、酸痛、钝痛。③伴随症状：腰椎结核有夜间痛、保护性僵直和成角畸形；椎管肿瘤有根性痛和上升性麻痹；退变性腰椎病多伴有晨僵；椎间盘突出症可有神经根性放射痛、肌力减退、肌肉萎缩；凸出的椎间盘压迫本体感觉和触觉纤维引起麻木；少数患者自觉下肢发凉、无汗或出现下肢水肿，这与腰部交感神经根受刺激有关；中央型巨大凸出者，可出现会阴部麻木、刺痛、排便以及排尿困难，男性阳痿。

脊柱活动度异常　强直性脊柱炎、脊柱退行性变等可导致曲度变直、侧凸和腰骶角变化。

步态异常　疼痛较重者出现跛行，又称减痛步态，其特点是尽量缩短患肢支撑相，重心迅速从患侧下肢移向健侧下肢。为避免足跟着地时振动疼痛、坐骨神经被拉紧，患腿常以足尖着地。

心理异常　包括焦点抑郁等。心理因素对疼痛的慢性化、重返工作时间的延迟，以及治疗的成功起决定性作用。对工作不满、缺少工作动力、理解障碍和对既往治疗不满意等，是导致腰背痛慢性化和复发的危险因素。

生活质量下降　依据既往概念，疼痛、残疾及生活质量这三者之间有着微弱却又明确的关联。持续性疼痛和残疾可以相当程度上地使生活质量下降。

功能评定　具体如下。

步态　髋关节或膝关节疼痛出现减痛步态，神经损伤导致僵硬或痉挛步态，患者弯腰行走提示椎管狭窄。

脊柱外形　从后方及侧方观察脊柱曲度，腰骶部皮肤皱褶改变提示可能存在脊椎滑脱；冠状位不对称提示脊柱侧凸。

活动范围及节奏　①前屈活动范围测量：患者前屈，双手伸直下垂，记录指尖离开地面的距离。前屈活动节奏测量：将指尖置于相邻棘突间，感觉屈曲时相邻棘突分离的距离大小。②伸展能力测量：让患者后仰，记录骨盆倾斜前患者能够后仰的最大限度。关节侧屈能力测量：让患者一侧手掌在同侧大腿向膝部滑动，记录最大滑动距离。③旋转能力测量：让患者分腿站立，双手置于髋部并旋转。

神经反射　膝反射和踝反射、巴宾斯基征检查都可提示神经根受损部位。牵拉周围神经可以引起神经根疼痛，直腿抬高试验牵拉坐骨神经，股神经牵拉试验可检查 L3~L4 神经根受损情况。

肌力　L3 和 L4 脊神经根损伤可导致股四头肌肌力减弱。L5 脊神经根损伤时最早表现跗长伸肌肌力减弱，S1 神经根损伤时最早表现跗长屈肌肌力减弱。广泛肌力减弱，特别是腰背肌，提示患者情感低落。

感觉　患者保持仰卧位，比较双下肢对应部位感觉：S1 神经支配足底、小腿及足外侧边缘的皮肤感觉，L5 神经支配小腿前方及足背皮肤感觉，L4 神经支配胫前内侧皮肤感觉，L3 神经支配膝部皮肤感觉，L2 神经支配大腿近端皮肤感觉。

髋关节活动度　检查包括观察患者行走、髋关节内旋功能、是否存在屈曲畸形等。

残疾测定　可以通过问卷，如奥斯沃斯特里腰痛残疾问卷、罗兰-莫里斯问卷进行评估。

影像学检查　X 线片是腰背痛首要检查方法。对疑有或需要排除骨关节病变者，应常规摄腰椎正、侧位 X 线片；需显示椎弓峡部状态者，摄腰椎斜位片；疑有腰椎失稳者，加摄腰椎屈、伸侧位片；需显示椎管内软组织状况者，可进一步行椎管造影。CT 的应用极大地方便了对脊柱横断面的检查，可清晰显示椎体椎管断面的大小形状、结构及断面比邻，提高了对脊柱病变的诊断，通过计算机合成，还可显示该部位在冠状面或矢状面上的形状。MRI 无射线损伤，对生理变化特别敏感，特别适于检查脊髓、硬膜外组织及软组织（如椎间盘等）病变，但对骨结构、钙化斑的显示不如 CT。

其他　棘突压痛、下肢长度、双侧下肢周径，胸廓扩张度等检查可以帮助更全面的功能评定。

康复目标　首先必须除外特异性腰背痛。然后根据不同病因，寻求不同的康复方法。目标是改善或消除腰背痛和其他伴随症状，如解除压迫、消除炎性水肿、镇静镇痛、解除肌肉痉挛等，使患者重新获得腰背部功能，鼓励患者进行日常的体力活动，重返工作岗位，提高生活质量，预防腰背痛复发。

康复原则　尽可能采用非手术性处理，如健康教育、卧床休息、腰围制动、药物治疗、注射治疗、物理因子治疗、牵引治疗、手法治疗，针灸-按摩，运动疗法等。如非手术治疗无效甚或加重，再考虑手术治疗。

康复治疗 具体如下。

急性和亚急性腰背痛 具体如下。

疼痛处理 非甾体抗炎药有肯定疗效，COX-2 类非甾体抗炎药和传统非甾体抗炎药的效能没有差别。苯二氮䓬类及中枢性肌松类药物对急性腰背痛有效。手法治疗对于 6 周以内的短期疼痛有效。可试用魔鬼爪、柳树皮、辣椒叶等中草药。

教育干预 建议患者保持活动，可改善腰背部的长期功能。

功能导向康复方法 运动在腰背痛的最初 2 周内无效，但是对亚急性腰背痛的职业设定有效。麦肯齐疗法比被动疗法更有效。

慢性腰背痛 采用功能导向康复方法，即功能重建、强化的多学科"生物-心理-社会"康复疗效肯定。应答-认知结合治疗和渐进性放松治疗，能有效缓解短期疼痛。运动疗法对缓解成年慢性腰背痛患者的疼痛和改善功能有轻微疗效。

教育干预 对患者进行个体教育，背部训练可在短期和中期缓解患者疼痛、改善功能以及重返工作的状态。建议患者保持活动，还需专门建议患者进行最适宜的运动和/或功能活动，促进患者主动的自我治疗。

疼痛处理 抗抑郁药疗效不确定，但伴有严重抑郁的慢性腰背痛患者应该用抗抑郁药治疗。低强度的激光治疗对亚急性腰背痛或慢性腰背痛患者镇痛及改善残疾有效，但治疗效果有限。单独封闭治疗效果一般，但与手法、运动和其他介入治疗结合使用时，可以改善慢性腰背痛并降低残疾。

康复方法 腰背痛领域中应用的康复治疗有三种不同的背景：物理性为主（运动方法）、心理性为主（认知-行为方法）、社会性为主（教育方法）。在患者康复的全过程，这些方法可以结合使用，以达到最佳效果。它们彼此不应分割，而应作为一个要素，经过正确的组合，达到最佳个体康复。应用功能重建方法的、强化的多学科"生物-心理-社会"康复，对慢性腰背痛的有效性已得到充分证明，从这个角度讲，完整的康复治疗方案包括运动（功能重建）、心理（认知-行为）和社会方法。①运动方法：将运动作为腰背痛的治疗方法，在西方的大多数国家中非常普遍。躯干屈曲运动和伸展运动的锻炼在不同亚型的患者中体现不同效果。慢性腰背痛患者会出现"疼痛相关恐惧"，这种恐惧影响了脊柱的许多基础功能，如弹性和力量，并进一步增加残疾的程度和去适应综合征的风险，影响病情改善。另一个典型的行为是患者可能表现"回避行为"：患者担心腰受伤表现出过度谨慎的动作，这会使运动神经质量进一步恶化。一个强化的、有针对性的运动计划可以降低"运动恐惧症"的风险，而且对相关的残疾有积极影响，同时也能达到认知行为目标。②认知-行为方法：认知行为干预普遍用于致残性慢性腰背痛的治疗。其目的是修正患者对健康状况错误的信念、改变健康观念。通过认知激励改变健康方式，使患者真正认识到其疼痛反应问题的所在，并以此寻求调整患者行为与慢性疼痛之间的关系。必须向患者加以说明，这是一个正确的学习过程，是从疾病行为到健康行为的逐渐转化（见认知-行为功能作业治疗）。③社会方法：避免腰部暴发性的、过度用力的职业活动和文体活动。④手法治疗：包括主要针对软组织治疗的技术，如试用按摩、关节松动技术、整骨疗法、推拿。按摩在治疗腰背痛有效，特别是与运动、教育共同使用时，效果更明显。没有证据表明推拿比运动或镇痛药更有效。⑤物理因子治疗：主要作用于疼痛的感知和传导，属于疼痛的导向治疗。经皮神经电刺激是最常用的电疗形式。超声波疗法对急性腰背痛有效且应用广泛，但对慢性腰背痛的治疗是否有效，尚无确切证据。低强度激光治疗疼痛的有效性仍需严格检验。脉冲磁场疗法是一种简单、非侵入性的技术，广泛用于肌肉疼痛的治疗。这些方法不应作为独立的腰背痛治疗方法，应用于综合性康复过程的镇痛治疗阶段。⑥药物治疗：见慢性疼痛康复。

转归 大多数患者通过非手术性康复治疗，腰背痛的症状会减轻或消失。但其相应的康复性功能训练（例如腰背肌训练）往往需要长时间循序渐进的坚持。因此，需要制订一个完整的康复计划和进行长时间监测。

预防 一级预防是为了减少腰背痛的发生。如保持良好的姿势、减少背负重物或突然腰部用力、避免长时间使腰部持续用力等，以预防腰部肌肉、韧带、肌腱等软组织损伤。二级预防是避免腰背痛影响个体活动。如久坐要加背部靠垫、卧床时尽量睡木板床、避免腰部长时间维持不变的姿势、经常做背伸活动（挺胸后仰）、参加力所能及的腰背部活动（如游泳、步行、慢跑、温和的舞蹈等）、日常生活中注意保护腰背部（如取高处物品时尽量使物品靠近身体、避免弯腰提重物、避免腰部剧烈前弯和旋转等）。

（岳寿伟）

jíxìng yāotòng kāngfù

急性腰痛康复（acute low back pain）

急性腰痛又称急性下部背痛，系腰部疼痛性综合征。最常见于20~55岁者，可以是椎体性疼痛、椎间盘性疼痛和肌肉性疼痛，通常波及数个组织结构。由于很难得出确切的诊断，该综合征以"急性腰痛"这一综合性术语来表达。

症状和体征　腰部区域的疼痛可能放射到臀部、腹股沟或大腿后侧。患者常很难正常活动，并可有坐骨神经痛性脊柱侧凸。几乎所有的动作都能引起疼痛和受到限制。直腿抬高试验可呈阳性，但是当患者注意力分散时一般是阴性的。

诊断　依据临床症状和体征，并且排除其他引起急性背痛的可能性后可以做出临床诊断。不需做X线检查。

治疗　确定急性腰痛的原因（肌腱、韧带、腱鞘、滑囊、关节或椎间盘）和准确部位后，再确定采用非手术疗法（如药物疗法、手法治疗、物理因子治疗、运动疗法，试用针灸、按摩等）或手术疗法。

由医师进行的治疗　告知患者，最好的治疗是保持正常的活动水平。不主张限制患者的负重能力（不推荐使用拐杖）。用非处方镇痛药或非甾体抗炎药3~7天有助于缩短疼痛的时间。很少使用强烈的麻醉类镇痛药。在运动员可以完成正常的训练之前，不应参加比赛。

由理疗师进行的治疗　在急性期，虽然不需要理疗师的治疗，但理疗师初次检查对患者非常有益。在初次疼痛期内，没有必要开始腹部和背部肌肉锻炼，可尽早进行替代训练，维持肢体一般的耐力和力量素质。手法治疗作用仍有争议，如果患者要求手法治疗的意愿强烈，或者需要辅助的镇痛治疗，则可试用手法治疗。

自我疗法　要建议患者尽可能保持其正常的活动水平，并且在几天内恢复训练。

转归　只要处理得当，绝大部分急性腰痛可以症状消失，但易复发。只有少数处理不当的患者可能发展成为慢性腰痛。

预后　一般良好。多数患者在几天内症状消失，但有一半患者在一年内会重新发作。所以对治疗应该采取"等着瞧"的态度。医师应告知没有危险信号的患者，腰痛是常见病，其本身没有危害，但是容易复发。每次腰痛的复发不必当成是新的损伤。在患者能够进行正常训练之前，应该逐渐提高活动水平，限制大强度活动，减少复发频率。

（岳寿伟）

mànxìng yāotòng kāngfù

慢性腰痛康复（chronic low back pain）

慢性腰痛又称慢性下部背痛，可以为多种因素引起，包括肌肉功能不全、椎间盘退行性变、椎间盘突出和小关节炎。目前还没有特异性临床和影像学检查作为诊断依据，节段性功能异常有助于诊断。患者可能有肌肉功能不全或失衡，如多裂肌易出现疲劳性增高。椎间盘的退行性变不一定伴有疼痛，但是部分患者会有慢性腰痛。社会心理因素也应该重视，如果患者对治疗没有反应，医师应该检查是否有心理障碍，尤其当存在因为对背痛后果的担心（恐惧回避反应）和只凭主观臆测而拒绝选择医师等情况时，需越发注意患者是否有心理障碍。

症状和体征　因为单一动作会导致疼痛加剧，患者在站立或坐下时经常变换体位，这是慢性腰痛的特殊症状。晨起僵硬伴有单侧疼痛，服用非甾体抗炎药之后疼痛缓解，提示可能有关节病；静止体位工作时疼痛弥散，提示属于肌肉疼痛。屈曲和侧屈活动范围减小，腘绳肌和腰大肌挛缩都是典型的体征。

诊断　依据临床症状和体征做出临床诊断。

治疗　确定慢性腰痛的原因（肌腱、韧带、腱鞘、滑囊、关节或椎间盘）和准确部位后，再确定采用非手术疗法（如药物疗法、手法治疗、物理因子治疗、运动疗法，试用针灸、按摩等）或手术疗法（见慢性疼痛康复）。

由医师进行的治疗　非甾体抗炎药或对乙酰氨基酚是首选药物。当疼痛引起睡眠障碍时可以使用更强的镇痛剂，此类患者很少选择手术治疗。

由理疗师进行的治疗　首先选择集体锻炼，如果集体锻炼难以开展，可以采用限额的原则。此外可采取手法治疗。

自我疗法　按照康复治疗师指定的训练方法，回家长期坚持实施。

转归　慢性腰痛首先要争取明确诊断，以便采取有效措施。长期的慢性腰痛可能会影响生活质量。

预后　患者如果学会面对、适应疼痛，即使腰痛有短暂的发作，其功能依然经常能够维持较高水平。心理学和社会因素的作用要大于影像学诊断和临床因素。慢性背痛的预后一般比急性背痛要差，如要进行手术治疗，必须先进行综合评估。

（岳寿伟）

脊柱滑脱-脊柱前凸康复（spondylolisthesis-lordosis） 脊柱滑脱-脊柱前凸又称椎弓峡部应力性骨折（可能伴有滑脱）。在这两种疾病中，椎弓的小关节部分有特征性缺损。这种缺损可为各种原因造成，运动员中的脊柱滑脱常是应力性骨折的后果。脊柱滑脱-脊柱前凸可以分为5级：Ⅰ级是在矢状面直径上滑动达25%，Ⅱ级为25%～50%，Ⅲ级为50%～75%，Ⅳ级为>75%，Ⅴ级是上一个椎体骑跨在下一个椎体的前缘。成年人的影像学表现与症状之间没有统计学关系，约10%脊柱滑脱的患者有临床症状表现。在童年和青少年前凸程度能够加大，但在成年（发育后）前凸程度几乎不会增加。

症状和体征 脊柱滑脱-脊柱前凸的一个症状是患者腰部的疼痛放射到臀部肌肉和大腿。患者常在早上没有症状，但是在一天中症状会随着活动而加重。有可能因相关椎间盘、小关节的退行性变发生坐骨神经痛，或因假关节病裂隙中的组织过度增生发生坐骨神经痛。患者站立或俯卧位，一条腿伸直时会感到剧烈疼痛。如果前凸很大，有可能触诊到前凸椎体棘突的凹陷。

诊断 通过临床检查、症状的发展过程、影像学检查做出诊断。腰骶部X线检查需包括正位和侧位片，这两个位置一般能够显示脊柱前凸的程度，屈曲和伸展体位检查可以确定稳定程度。如果临床病史阳性而X线检查阴性，可以进行CT检查，CT检查是显示椎弓缺损的最好方法。骨骼同位素扫描是探查新的应力性骨折（脊柱滑脱）极其敏感的方法，但是诊断必须经CT确认。

治疗 明确部位及性质后，较轻者可以应用非手术性手法、牵引、矫形器等使之复位或固定；严重者（影响神经、肌肉、脏器等功能）应选择适当的手术治疗。

由医师进行的治疗 ①矫形器改善预后和促进脊椎峡部新应力性骨折的愈合的作用尚未得到证实。②药物治疗时，对乙酰氨基酚或非甾体抗炎药是首选药物。③如脊柱前凸变大或非手术治疗不能控制疼痛，Ⅲ～Ⅴ级的脊柱前凸可以手术治疗。

由理疗师进行的治疗 必须指导患者做躯干深部肌肉的锻炼。不能单纯增加重复练习的次数，必须逐渐增加复杂的活动来改善病情。

自我疗法 建议患者尽可能保持正常的活动水平。

转归 取决于处理是否到位。正确的腰背肌训练大多可改善腰痛的症状。

预后 经过较长时间的康复性处理，患者大多可以恢复接近正常的腰背肌功能。实际上，除脊柱本身的解剖-生理异常基本解除外，脊柱周围器官的软组织（肌肉、肌腱、韧带、腱鞘、滑囊、椎间盘等），特别是腰背肌的训练等康复性处理也十分重要。

（岳寿伟）

jíxìng zuògǔshénjīngtòng kāngfù

急性坐骨神经痛康复（rehabilitation of acute sciatica） 椎间盘突出是引起坐骨神经痛最常见的原因。免疫学因素与坐骨神经痛亦有一定关系。当髓核破裂并进入椎管时，随着抗体-抗原复合物的形成，会发生自体免疫反应，免疫反应引起的炎症能够造成坐骨神经痛。神经系统功能损害通常与神经根受压有关。直腿抬高试验阳性与神经根周围的压力之间没有明确关系。椎间盘突出可以没有症状，也可以引起腰背痛，可以伴有（或不伴有）神经根症状，但是椎间盘突出本身不是手术指征。

症状和体征 腰部神经根病的放射痛一般比相关的腰痛严重。疼痛放射到膝关节的远端，在患者咳嗽时加重（提示属于神经根痛），可出现麻木和感觉异常。患者可能有跛行，或行走时上身固定不动，通常称为"坐骨神经痛性脊柱侧凸"。如果患者有放射性疼痛且主诉四肢肌肉无力，应该通过足趾行走（S1神经根）、足跟行走（L5神经根）加深蹲试验（L4神经根）检查其肌肉功能。医师还应检查患者的小腿和足远端的感觉是否有障碍。如因患者卧床无法检查，则可在仰卧位检查患者的膀胱和直肠功能。如有膀胱和直肠功能异常，尚需检查是否有鞍状麻痹。此外，通过肛门指检确定肛门括约肌的功能。膝关节在伸展位、屈曲髋关节，如超出45°时患者膝关节远端疼痛，则直腿抬高试验阳性。该试验可能有假阳性，故在此试验时应分散患者注意力。

诊断 如果患者有感觉缺失，相应肌力减弱，同一神经根支配的肌肉牵拉反射减弱，则临床诊断高度可靠。必须排除需要立即治疗的疾病（如骨折、膀胱麻痹或进行性下肢瘫痪），这些疾病需由相关科室处理，根据症状和临床检查发现，决定是否需要转诊。如果初步治疗有效，则不必再做影像检查。如果CT显示神经根症状不是椎间盘突出所致，则必须进行MRI检查。

治疗 疾病早期，多存在神经根受到炎性水肿压迫的因素，因此药物、手法和物理因子疗法常有效。一般不主张在急性期进行减压性手术。

由医师进行的治疗 首选治疗方法包括口服皮质类固醇、非甾体抗炎药或对乙酰氨基酚等。皮质类固醇有最好的抗炎作用，患者在 3 天内很容易耐受 40mg 的泼尼龙。针对疼痛引起的睡眠问题，可服用更强的镇痛剂。告诉患者不必过分担心神经根痛，多数神经根痛在不需要手术的情况下能够满意消除，正常活动不会延缓愈合时间。

由理疗师进行的治疗 手法治疗属于禁忌。患者须避免举起重物和转体动作，可以进行替代训练。腰部牵引一般暂时有效，其远期疗效尚未得到证实。当情况好转时，在治疗计划中需加入横向肌肉的练习。

自我疗法 建议患者保持日常活动，这比卧床休息更加重要，并且要寻找不引起疼痛的替代训练方法。

转归 早期、急性期处理得当，症状常可消失，但易复发。需要尽量避免成为慢性病变。

预后 个体差异很大。在 2 周内可以看到间歇性的症状好转，但恢复过程可能很长。

(岳寿伟)

mànxìng zuògǔshénjīngtòng kāngfù

慢性坐骨神经痛康复 （rehabilitation of chronic sciatica） 慢性坐骨神经痛一般是 L4 或 L5 椎间盘突出，或小关节病引起外侧隐窝狭窄所致。脊髓内肿瘤很少见，但它也能以神经根痛的初始症状出现。假性坐骨神经痛是坐骨神经外周受到刺激，如骨盆处的梨状肌或坐骨神经腓侧支通过腓骨头时受到刺激出现的类似神经根痛的症状。

症状和体征 如果腰椎神经根病的体征和症状超过 6 周，可以确诊慢性坐骨神经痛。如经过 2~4 周治疗后临床症状体征未见改善，可以做腰椎 CT 检查。

诊断 长时间的慢性腰腿痛病史、下肢感觉或运动功能受损、沿坐骨神经走向有压痛点、直腿抬高试验阳性、X 线或 CT 检查多有阳性发现。

治疗 首选药物或物理治疗（包括针灸按摩）等非手术治疗。严重影响生活质量的患者需经骨科会诊确定是否需要手术治疗。

由医师进行的治疗 ①药物治疗的首选是皮质类固醇、非甾体抗炎药或对乙酰氨基酚。疼痛引起睡眠紊乱时，可以使用更强的镇痛剂。告诉患者，多数病例可以在不手术的情况下得到良好的恢复，正常活动不会延缓愈合时间。②手术治疗指征：下肢进行性或持续无力，合并放射性痛超过 3 个月。可进行最小程度的椎间盘摘除术、黄韧带切除术、部分或完全的椎板切除术。术后 80% 以上患者不再有放射性疼痛，但也有 80% 患者继续有背痛。所以，椎间盘突出和非神经根性背痛的手术效果尚难确定。髓核切除术的疗效亦未证实。

由理疗师进行的治疗 对症状进行性发展的患者，应该降低或改变其活动水平。体力劳动者，通过配戴护具或腰带可以维持其活动水平。在椎间盘术后是否需要康复的问题尚无一致意见，一旦手术伤口愈合，就要保持正常的活动水平。

自我疗法 应建议患者寻找替代训练方法。疼痛是患者改变其活动方式的信号，但不是复发的表现。除避免提重物外，没有理由对其他活动进行限制。

转归 反复发作和持续加重的疼痛会使行走困难，生活质量降低。

预后 如果坐骨神经痛无神经系统损害，患者应在 6~12 周恢复正常活动；若存在神经系统损害，恢复过程稍长，一般在 12~24 周。医师应与患者共同制订长期的恢复计划，使其恢复到原有的活动水平。如果患者未按预期的病程发展，需要做进一步的诊断性试验，以便更好地预测最终结果，帮助患者调整目标。

(岳寿伟)

zhuīguǎn xiázhǎi kāngfù

椎管狭窄康复 （rehabilitation of spinal stenosis） 椎管狭窄的症状在老年人中最为常见，平均发作年龄为 65 岁，多为椎间盘和小关节退行性变导致椎管口径变小。脊柱滑脱、骨折和背部手术亦可造成椎管狭窄。

症状和体征 包括背痛和晨起时肌肉僵硬、放射痛、感觉异常以及活动时肌肉无力。行走能力受限是主要症状，称为髓型跛行。腰部向前屈曲一般能够缓解疼痛，直腿抬高试验通常为阴性，膝反射经常消失。

诊断 依据特征性症状和椎管矢状面直径减小可以做出诊断。血管病因也可以引起跛行和步行距离缩短，但多伴有远端脉搏减弱和范围广泛的感觉障碍，可以鉴别。

治疗 轻症患者可用非手术治疗（包括药物、手法、物理因子治疗，试用针灸、按摩等）。严重影响生活质量者需要骨科会诊确定是否需要手术治疗。

由医师进行的治疗 首选治疗是非甾体抗炎药和对乙酰氨基酚。疼痛引起睡眠障碍时可以使用更强的镇痛剂。如有进行性步行能力下降，可考虑手术治疗。

由理疗师进行的治疗　理疗师可以推荐积极的个人或集体的锻炼来改善背痛。

自我疗法　患者保持日常的活动，避免卧床。

转归　慢性椎管狭窄很难靠非手术方法治愈，必要时要考虑手术减压。

预后　手术对下肢疼痛效果较好，但对背痛效果尚不肯定。

（岳寿伟）

脊柱侧凸-背部弯曲康复 (rehabilitation of scoliosis-back bend)

jǐzhù cètū-bèibù wānqū kāngfù

在冠状面的脊柱弯曲称为脊柱侧凸。临床需区别非结构性脊柱侧凸和结构性脊柱侧凸。非结构性脊柱侧凸包括功能性脊柱侧凸、姿势性脊柱侧凸（在患者身体前屈时消失）和代偿性脊柱侧凸（双腿长度不同所致）；结构性脊柱侧凸包括特发性脊柱侧凸、神经肌肉性脊柱侧凸、先天性脊柱侧凸、医源性脊柱侧凸以及一种罕见的综合征。一般人群中脊柱侧凸的发生率是3%，女性特发性脊柱侧凸的发生率是男性的7倍。脊柱侧凸会随着个体的生长而发展，特发性脊柱侧凸具有遗传性。

症状和体征　结构性脊柱侧凸患者背痛较少发生。凹侧和凸侧的肌肉活动有区别，患者肌肉容易疲劳。小学生应该每年进行一次脊柱侧凸的筛检，筛检时要求学生腰部前屈，如果有结构性脊柱侧凸，在相应凸侧的肋弓会发现有明显不对称。

诊断　患者到骨科做进一步检查，通过X线进行确诊和分类。

治疗　早期应通过医疗体操或矫形器进行纠正。严重影响内脏功能或身体畸形者，可经骨科会诊后确定是否需要手术治疗。

使用硬护具或手术治疗　在发育完成之前患者必须定期进行检查，以便排除脊柱侧凸间歇性的发展。

自我疗法　患者可以进行正常体力活动。儿童避免背较重的书包或其他背部负重。

转归　儿童的先天性脊柱侧凸处理正确，恢复良好。

预后　早期矫正基本可以纠正畸形。严重者手术矫形也大多比较理想。

（岳寿伟）

强直性脊柱炎康复 (rehabilitation of ankylosing spondylitis)

qiángzhíxìng jǐzhùyán kāngfù

强直性脊柱炎是一种慢性炎性疾病，主要侵犯骶髂关节、脊柱骨突、脊柱旁软组织及外周关节，并可伴发关节外表现。男性比女性发病早，成年人发病率为1‰~2‰。强直性脊柱炎属于遗传性疾病，其遗传度受多种因素影响。

症状和体征　在一段时间内逐渐出现腰痛和僵硬，疼痛常位于整个脊柱和骶髂关节。夜间疼痛和早晨僵硬是主要的症状，在白天以及随着活动的增加，症状改善。

诊断　如果背部有一个或多个部位的动作范围减小，棘突和骶髂关节有压痛，即可做出诊断。强直性脊柱炎会影响到坐骨结节、髂嵴和跟腱的附属区。虹膜睫状体炎是该病的第一个体征，该病还影响到肩关节和髋关节等大关节，早期可能有胸部呼吸幅度减小，晚期会导致呼吸受限。胸椎后凸或腰椎前凸消失，产生特征性的姿势和步态。骨盆和脊柱的影像学检查具有诊断价值，但是X线在早期较少使用。HLA-B27（人体白细胞抗原HLA-B位点）阳性只能作为参考，因为强直性脊柱炎相对少见，并且只有1%~2%的强直性脊柱炎是HLA-B27阳性。

治疗　怀疑有强直性脊柱炎的患者应该转到风湿病科治疗。经常运动和柔韧性练习是治疗计划的重要组成部分。在症状明显时，可使用非甾体抗炎药。如果患者胸椎后凸无法维持正常的视觉角度，必须手术治疗。

转归　发展严重的，如脊柱已竹节样变，则会影响生活质量。

预后　早期发现、早期处理（药物治疗、康复性训练等）常可延缓疾病进程。严重的患者往往预后欠佳。原则上难以"治愈"。

（岳寿伟）

手外伤康复 (rehabilitation of hand injury)

shǒuwàishāng kāngfù

手在生活和劳动中最易遭受创伤，其发病率约占创伤总数的1/3以上。创伤后，遗留的功能障碍与创伤类型和程度有密切关系，如切割伤，切面较整齐，早期修复后遗留功能障碍较轻；压砸、撕脱、碾挫伤，虽经清创修复，伤口愈合后仍常遗留严重的伤残。

功能障碍　瘢痕挛缩、肌腱粘连、肿胀、关节僵硬、肌肉萎缩、组织缺损、伤口长期不愈合等，可造成运动和感觉功能障碍。欧美国家从20世纪60年代后期开始强调手康复的重要性，并有专门的理疗师和作业治疗师做手外伤治疗。他们参与手外科临床工作，开展手术前后患者的康复治疗，成为手外科不可或缺的组成部分之一。康复治疗的早期介入使手外伤患者的手术效果和功能恢复有明显提高，取得了巨大的经济效益和社会效益。手外科是应用外科诊治手段研究手的创伤性疾病、畸形等的学科，手术是主要方法。而手康复是在手外科诊治的基础上研究手功能障碍原因、防治，以及如何恢复或补偿手功能的学科。精湛的手术仅给手外伤患者创造功能恢复的条件，要想达到预期目标，尚须强调康复治疗。康复医学已渗透到整个手外科临床，从受伤到手术前后，从组织愈合到功能恢复，从职业训练到重返社会，都需要康复治疗。

功能评定 具体如下。

外观形态评定 通过视诊、触诊及患者的动作，凭借检查者的知识和经验，评定手的总体感觉，包括上肢及手的完整性、运动和感觉情况，有无瘢痕、畸形。骨关节需借助 X 线片评定。

运动功能评定 采用徒手肌力测试和握力计检查手和上肢的肌力、握力；通过量角计测量关节主动/被动活动度；手活动的灵巧性和协调性有赖于感觉和运动功能的健全，也与视觉等其他感觉的灵活性有关。评定的方法很多，如九孔柱测验和莫伯格（Moberg）拾物测验。

感觉功能评定 包括浅感觉（痛觉、触觉、温度觉）、深感觉（振动觉、位置觉、运动觉）、复合感觉（两点辨别觉、粗、滑、质地、形状、轻重的辨别觉）。

电生理功能检查 包括电诊断、肌电图等检查。

康复目标 减轻局部肿胀和疼痛；防止粘连和关节活动受限；恢复手的功能性活动。

康复原则 ①康复计划的制订受诸多因素制约，如损伤的特征和严重度、组织愈合过程，以及患者对康复程序的依从性等。因此，康复计划制订必须遵循渐进、全面性、个体化三大基本原则。必须首先明确短期目标与长期目标。②康复应该积极主动配合临床，与临床医师沟通，尽早介入。③进行预防性康复。手外伤一般有疼痛、肿胀、关节僵硬、肌腱等软组织粘连、肌力或握力下降、伤口感染、瘢痕、感觉异常等后遗症。上述问题有些是原发的，有些是继发的，因此特别强调预防性康复，尽量减少或避免发生继发性后遗症。其中肿胀是造成骨关节僵硬的主要原因，因此，早期重点是控制、减少肿胀，预防伤口感染，促进伤口正常修复，为随后的康复创造有利条件。④根据不同的病理过程，按一定的程序进行康复。屈肌腱和正中神经修复后，其有各自的恢复过程，因此必须按规范的程序进行康复，既不能超前，也不能滞后。⑤针对意外情况的处理。如果在康复治疗中发生肌腱或神经的再次断裂，必须立即与临床医师联系，采取相应措施。

康复程序 功能评定→设定预期目标→制订治疗方案→治疗的实施→再评定。

康复治疗 根据评定所确定的障碍部位和程度制订康复治疗方案。完整的康复治疗方案应综合协调运用各种治疗手段。

物理治疗 针对炎症、疼痛、水肿、痉挛和局部血液循环障碍有较好治疗效果。

运动疗法 徒手或借助器械，让患者进行主动或被动运动以改善功能。

作业疗法 针对伤手的功能障碍，从日常生活活动、手工劳动或文体活动中选出一些针对性强，能恢复伤手功能和技巧的作业，让患者按照要求进行训练，以逐步恢复伤手功能。

使用手夹板 目的主要是保持肢体某个位置，或限制部分运动，或预防矫正畸形。

心理辅导和治疗 生物-心理-社会医学模式指出，人在复杂的社会生活和人际交往活动中，会同时产生某些心理冲突和情绪行为障碍。这些心理和行为障碍又影响人们的身体、生活和工作。病、伤、残等对患者的身体和心理都是巨大打击，使其产生一系列心理障碍，如悲观、抑郁、自卑、甚至想自杀。心理康复是全面康复的一个重要内容，心理治疗是针对情绪问题的一种治疗方法，由经过专门训练的人员进行。了解患者的心理状态，进行针对性治疗，促进患者适应现实情况，鼓励和增强维护患者的自尊心和自我价值。

腕管损伤治疗 腕管是腕掌侧一个骨性纤维管道，其桡侧为舟骨及大多角骨，尺侧为豌豆骨及钩骨，背侧为月骨、头状骨、小多角骨及覆盖其上的韧带，掌侧为腕桡韧带，指深和指浅屈肌腱以及正中神经、拇长屈肌腱均从腕管内通过。在此硬韧的骨性纤维管内，通过的组织排列十分紧密。腕管内肌腱（屈指肌腱Ⅳ区）断裂，多为锐器伤所致，此处肌腱集中，正中神经与肌腱并行。故常见几条肌腱断裂合并正中神经损伤。肌腱缝接后，局部肿胀，狭窄的腕管内没有缓冲的余地，容易发生粘连。故断裂的肌腱不宜全部缝合。单纯指浅屈肌腱断裂应一期愈合。指浅、指深屈肌腱和拇长屈肌腱断裂，修复指深屈肌腱与拇长屈肌腱，将指浅屈肌腱切除一段，使其避开腕管，减少腕管内容积，便于指深屈肌腱及拇长屈肌腱修复后早期功能练习，减少粘连机会。

腕管内屈指肌腱修复术后，早期有控制地进行活动，已证实具有促进肌腱愈合、减少粘连的作用（图1~2）。一般而言，不需要二次手术（肌腱松解术）。

转归 手的功能十分复杂、灵活和精细，如果合并神经、血管损伤，以及严重软组织损伤，或产生严重的并发症，手功能的恢复就会相当困难。早期介入作业治疗性训练，功能恢复效果良好。

预防 重点是二级预防：及早正规的康复训练可以预防失用状态的形成，有利于患者生活自理和个体活动能力、职业能力的恢复。

（周谋望）

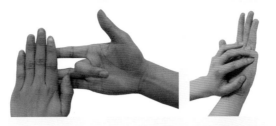
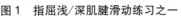

图1 指屈浅/深肌腱滑动练习之一

gǔzhìshūsōngzhèng kāngfù

骨质疏松症康复（rehabilitation of osteoporosis） 骨质疏松症是全身骨量减少，单位体积骨量降低，矿盐和骨基质比例减少，骨组织结构破坏导致骨的脆性和骨折危险性增加，并出现全身骨痛症状的骨骼疾病。该病可发生于不同性别和任何年龄，但多见于绝经后妇女和老年男性。骨质疏松症分类如下。①原发性骨质疏松症：又分为绝经后骨质疏松症（Ⅰ型）、老年性骨质疏松症（Ⅱ型）和特发性骨质疏松症。②继发性骨质疏松症：指任何影响骨代谢的疾病或药物所致的骨质疏松症。该病的危险因素有种族、性别、年龄、绝经年龄、体型、体重、骨密度峰值、骨质疏松的家族史和个人不良生活习惯（营养、酗酒、吸烟、运动）等。疼痛、脊柱变形和发生脆性骨折是骨质疏松症最典型的临床表现。临床诊断主要根据有无骨痛、身高变矮、骨折等临床表现并结合年龄、病史、绝经与否、骨质疏松家族史、骨密度测定和X线片进行诊断。双能X线因其精确度高、重复性好，被认为是骨质疏松症诊断的"金标准"。

功能障碍 ①负重能力下降：多数骨质疏松患者表现为负重能力下降，甚至不能负担自己的体重。②躯干活动受限：表现为不能翻身、侧转及仰卧位从床上坐起。③站立与行走受限：表现为久行久站后腰背部和下肢负重关节疼痛而导致站立与行走受限。④日常生活或工作活动能力下降：骨质疏松患者常有全身乏力、体力下降、精力不足等症状，导致其持续进行日常生活或工作活动的能力下降，骨质疏松的程度不同对活动能力的影响各异。⑤肢体功能受限：骨质疏松骨折特别是椎体骨折、髋部骨折、桡骨远端骨折和肱骨近端骨折患者，其骨折部位的肢体功能常可严重受限，而肢体功能的受限又会严重影响患者的日常生活或工作能力。⑥心理障碍：长期的骨痛和反复的就医治疗可能导致患者的心理改变，如沮丧感、抑郁等。躯干、肢体功能受限不同程度地限制患者的日常生活活动能力，甚至影响其社会活动和职业活动，面对自己能力的下降以及给家庭、单位带来的经济和生活上的沉重负担，患者常产生痛苦、暴躁、悲观，甚至绝望等情绪。

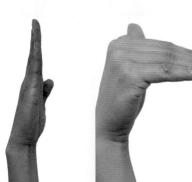
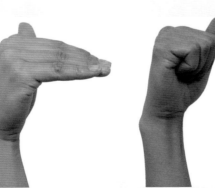
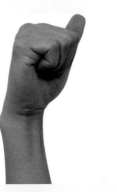
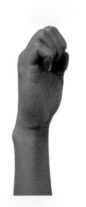
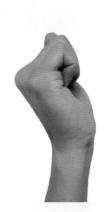

图2 指屈浅/深肌腱滑动练习之二

功能评定 具体如下。

疼痛评定 采用视觉模拟评分法、简化麦吉尔疼痛问卷和压力测痛法等评定。

身体形态评定 采用软尺、身高测量仪等测定，必要时可进行体重、体位、姿势等评定。

平衡功能评定 包括仪器评定与非仪器评定，通过平衡评定预测患者跌倒的风险及其程度是骨质疏松症功能评定的重要方面。

日常生活活动能力评定 骨质疏松给患者的日常生活活动和生活质量带来严重影响，评定患者日常生活活动能力具有十分重要的意义。

X 线检查 具体如下。

一般 X 线检查 临床常根据骨皮质厚度、骨小梁粗细数量、骨髓腔横径与骨皮质厚度比及骨髓腔与周围软组织之间的密度差，可初步判断有无骨质疏松症、骨质疏松性骨折的类型与程度。其还可用于排除其他疾病。

双能 X 线检查 双能 X 线吸收法能明确诊断轻度、中度和重度骨质疏松，是诊断骨质疏松症的"金标准"。其可以测量全身任何部位的骨密度和脂肪组织的百分比。

生化指标检测 ①骨矿物质代谢指标：包括血清钙和磷等。原发性骨质疏松症血清钙和血清磷离子一般在正常范围内。②骨形成指标：包括骨碱性磷酸酶、骨钙素与 I 型胶原羧基末端肽等。③骨吸收指标：包括抗酒石酸酸性磷酸酶、尿羟脯氨酸。尿中吡啶啉和脱氧吡啶啉作为骨吸收的敏感和特异性生化标志物，有条件者可检测。④钙调节激素：包括活性维生素 D、甲状旁腺激素、降钙素等。原发性骨质疏松症 I

型表现为骨形成和骨吸收指标均增高，即高转换型；II 型骨形成和骨吸收生化指标多在正常范围内或降低，属低转换型，甲状旁腺激素水平升高。

还可进行脊柱、四肢关节活动度评定，肌力和耐力评定，必要时可进行步态分析。

康复目标 缓解疼痛，控制病情发展（减少骨质丢失、降低骨转换率和避免压缩性骨折加重），提高骨质量，防止跌倒，预防继发性骨折，减少骨折发生率，防止失用综合征以及改善日常生活活动能力，提高生活质量。

康复原则 早期诊断、早期治疗；基础治疗、药物治疗、康复治疗、防跌倒宣传教育与运动治疗等相互综合；长期治疗。骨质疏松症的早期诊断主要根据患者是否属于骨质疏松高危人群，或有无相应的临床表现或体征，早期检测其骨矿密度。早期治疗指通过检测发现骨量降低时则应该开始治疗，避免骨量降低已达到骨质疏松的诊断要求，甚至发生骨质疏松性骨折才开始治疗。

康复治疗方法 具体如下。

基础治疗 包括饮食营养、钙剂、维生素 D 及其衍生物。与骨质疏松关系密切的元素和营养素有蛋白质和血清中的钙、镁、锌、铜、锰离子，以及维生素 C、维生素 D，其中最为缺乏的是钙和维生素 D。应多食含钙及蛋白质丰富的蔬菜、水果、牛奶、豆制品等，应戒烟、控酒。如果饮食源性钙离子入量不足，可选用钙剂补充。中国营养学会推荐成人每日钙摄入量为 800mg（元素钙量），绝经后妇女和老年人可增至 1000mg。维生素 D 及其衍生物既是基础治疗用药，又是治疗骨

质疏松的重要药物。

药物治疗 以抑制骨吸收、促进骨形成为原则，药物应用要求早用药、长期用药、联合用药。抑制骨吸收药物如雌激素、降钙素、钙剂、二膦酸盐等；促进骨形成药物如氟化物、甲状旁腺激素、生长激素、骨生长因子（骨钙蛋白，骨形成蛋白等）。

物理治疗 主要采用运动疗法。1989 年世界卫生组织明确提出运动疗法是防治骨质疏松的三大原则之一。可以防止骨量丢失、增加骨量、改善骨密度和骨强度、改善骨质疏松症患者的运动功能、平衡功能和日常生活活动能力。运动治疗能促进性激素分泌、促进钙吸收、增加骨皮质血流量、促进骨形成、运动应力负荷在骨内产生微电位、促进骨形成。运动通过提高肌力改善骨密度，通过提高肌耐力、关节活动度和平衡功能来改善患者日常生活活动能力、防止跌倒骨折。运动项目包括走路、慢跑、有氧操、跳舞、骑车、球类运动、体操及负重和抗阻训练等。

选择性运动治疗 是针对骨质疏松好发部位进行的治疗。如躯干伸肌过伸位等长运动训练，主要防治脊柱骨质疏松症；用握力器每日坚持握力训练，能防治桡骨远端、肱骨近端骨质疏松症；俯卧撑运动，能防治股骨颈、肱骨近端、桡骨远端、脊柱骨质疏松症等。

物理因子治疗 包括声、光、电、磁和蜡疗等。物理因子具有较好的镇痛效果。骨质疏松最常见的症状就是疼痛，如何缓解疼痛乃当务之急，非甾体抗炎药对绝大部分身患骨质疏松症的老年人不可长期使用，因此选择性地运用各种物理因子治疗骨质疏松

引起的慢性疼痛应作为首选方法。此外，物理因子治疗还能减少组织粘连、改善肢体功能、改善局部血液循环、促进骨折愈合，预防下肢深静血栓形成、增加局部应力负荷、促进钙磷沉积、增强肌力、防止肌肉萎缩、促进神经功能修复、防止继发性骨质疏松。如脉冲电磁场治疗技术、冲击波技术等。

作业治疗　在对患者伤残情况进行全面评价以后，有目的、有针对性地从日常生活活动、认知活动、职业劳动中选择一些作业，指导患者进行训练，以最大限度地恢复其身心和社会功能，预防骨质疏松性骨折。

使用矫形器、支具　骨质疏松患者最常出现的问题是椎体压缩性骨折、脊柱畸形、股骨颈骨折、桡骨远端骨折和肱骨近端骨折。因此，在治疗中应用康复工程原理，为患者制作适合的支具、矫形器和保护器是固定制动、减重助行、缓解疼痛、矫正畸形、预防骨折发生、配合治疗顺利进行的重要措施之一。如脊柱支具既限制脊柱的过度屈伸，又使患者有一定的活动度、预防椎体出现压缩性骨折，又如髋保护器对髋部骨折有预防作用。

传统康复治疗　在"补肾活血"的基本原则上辨证施治。如内服六味地黄丸、外搽骨痛宁等。针灸对骨质疏松引起的疼痛有一定效果。此外，还有太极拳及中药熏洗等，可有一定效果。

转归　由于骨质疏松症本质上是骨组织结构的退化过程，现今的治疗方法尚不能使这一过程逆转。一旦发生骨质疏松性骨折，生活质量下降，出现各种合并症，可致残或致死，因此骨质疏松症的预防比治疗更为现实和重要。

预防　一级预防指尚未发病但具有骨质疏松症危险因素者，应防止或延缓其发展为骨质疏松症并避免发生第一次骨折。二级预防，指已有骨质疏松症者，其预防和治疗的最终目的是避免发生骨折或再次骨折。

调整生活方式　①进食富含钙离子、低盐和适量蛋白质的均衡饮食。②进行适当户外活动和日照，以及有助于骨健康的体育锻炼和康复治疗。③避免嗜烟、酗酒，慎用影响骨代谢的药物。④采取防止跌倒的各种措施，注意是否有增加跌倒的疾病和药物。⑤加强自身和环境的保护措施（各种关节保护器）等。

应用骨健康基本补充剂　①钙剂：钙离子摄入可减缓骨的丢失，改善骨矿化。用于治疗骨质疏松症时，应与其他药物联合应用。尚无充分证据表明单纯补钙可替代其他抗骨质疏松药物的治疗。钙剂选择要考虑其有效性和安全性。②维生素D：促进钙离子吸收，对骨骼健康、维持肌力、改善身体稳定性、降低骨折风险有益。维生素D缺乏会引起继发性甲状旁腺功能亢进，增加骨吸收，从而引起和加重骨质疏松。临床应用维生素D制剂时应定期监测血钙和尿钙，注意个体差异和安全性，适时调整剂量。

（岳寿伟）

dàixièxìng gǔbìng kāngfù

代谢性骨病康复（rehabilitation of metabolic bone diseases）

代谢性骨病又称骨矿物质疾病或钙磷代谢疾病，是一种伴有钙离子、磷离子、维生素D代谢异常和甲状旁腺功能异常的全身性骨骼病。临床常见的代谢性骨病有骨质疏松症、甲状旁腺功能亢进症、甲状旁腺功能减退症、甲状腺功能亢进症、骨软化症以及畸形性骨炎、肾性骨病、糖尿病骨病等。

甲状旁腺功能亢进症康复
甲状旁腺功能亢进症简称甲旁亢，是腺增生、腺瘤或腺癌引起甲状旁腺激素或相关肽分泌过多，导致高血钙、低血磷、高尿钙、磷、镁等离子的疾病。临床以骨受损、肾结石为主要表现，常伴有囊肿、消化系统等症状。根据病因可分为原发性和继发性甲旁亢。

功能障碍　①感觉障碍：甲状旁腺功能亢进时，骨吸收加剧，使骨质疏松症发生更早、更快、更严重，基本都有不同程度的骨痛症状，尤其是腰腿部更明显，轻则容易劳累，重者行走困难，甚至不能站立。还有肾绞痛、非特异性关节痛、皮肤瘙痒等。②运动障碍：倦怠、四肢无力以近端肌肉为甚，肌萎缩。③心理障碍：情绪不稳定、轻度个性改变、抑郁、嗜睡、幻觉、狂躁、昏迷。④骨骼改变：骨骼畸形和病理性骨折。⑤消化功能障碍：食欲减退、腹胀、消化不良、便秘、恶心、呕吐、顽固性消化性溃疡。

功能评定　①疼痛评定：采用觉模拟评分法。②肌力评定：采用徒手肌力测试。③肌耐力评定：可以酌情选择等张、等长或等速肌肉耐力评定法。④平衡功能评定：可以酌情选择目测平衡评定、伯格平衡量表或平衡评定系统。⑤日常生活活动能力评定：一般采用改良巴氏指数。⑥生活质量评定：可以选用世界卫生组织生存质量测定量表简表。⑦影像学检查：包括以下几种。①颈部B超检查：是首选的影像学检查方法。②颈部CT或MRI检查：

对于发现纵隔内异位甲状旁腺有较大意义。③^{99m}TcMIBI甲状旁腺显像。

康复目标和原则 康复治疗以缓解疼痛、改善运动功能和日常生活能力以及改善平衡功能、防止跌倒骨折为目标。以治疗原发病、早期诊断、早期治疗，以及基础治疗、药物治疗、康复治疗、防跌倒宣教与运动治疗相结合的综合治疗为原则。

康复治疗 ①一般治疗：限制饮食钙摄入量，补充血清钠、钾、镁离子，禁用噻嗪类药物、利尿剂、碱性药物或抗惊厥类药物等。②物理因子治疗：主要选用电、磁、光和声疗法，以及运动治疗。③作业治疗：主要进行日常生活活动能力训练。④矫形器技术：伴有脊柱压缩性骨折或畸形者可以使用脊柱矫形器。⑤传统康复治疗：可以试用中药、推拿及传统体育康复法。⑥药物治疗：如病情不见恢复，应与抗维生素D佝偻病相鉴别。可选用维生素D_2胶丸、维生素D_2片剂、维生素AD胶丸、维生素AD滴剂、维生素D_2胶性钙注射液、骨化三醇、阿法骨化醇等。应补钙剂（按钙元素量）达适宜摄入量。还可用西咪替丁、雌孕激素以及降钙素。高血钙危象治疗：扩容、利尿、透析、应用普卡霉素和硫代硫酸钠。⑦手术治疗：应手术切除甲状旁腺腺瘤或增生腺体。

甲状旁腺功能减退症康复甲状旁腺功能减退症简称甲旁减，是甲状旁腺激素产生减少引起钙、磷代谢异常所致的一种疾病。其特征是手足搐搦、癫痫发作、低钙血症和高磷血症，长期口服钙剂和维生素D制剂可使病情得到控制。

功能障碍 ①感觉障碍：神

经肌肉应激性增加，患者表现有麻木、刺痛和蚁走感。骨骼疼痛，以腰背和髋部多见。②运动障碍：肌痉挛无力等。③精神障碍：兴奋、焦虑、恐惧、烦躁、欣快、抑郁、记忆力减退、妄想、幻觉和谵妄等。④神经系统障碍：癫痫发作。⑤消化功能障碍：恶心、呕吐、腹痛和便秘等。⑥心脏功能障碍：低血钙刺激迷走神经可导致心肌痉挛而突然死亡。重症患者可有甲旁减性心肌病、心力衰竭。

功能评定 ①疼痛评定：采用视觉模拟评分法。②肌张力评定：一般采用改良阿什沃思分级法。③肌力评定：采用徒手肌力测试。④肌耐力评定：可以酌情选择等张、等长或等速肌肉耐力评定法。⑤日常生活活动能力评定：一般采用改良巴氏指数。⑥生活质量评定：可以选用世界卫生组织生存质量测定量表简表。⑦血生化检查：包括以下几种。血钙，正常血清钙离子≤2.13mmol/L（8.5mg/dl）；有明显症状者，血清总钙离子一般≤1.88mmol/L（7.5mg/dl），血游离钙离子≤0.95mmol/L（3.8mg/dl）。血清磷离子，多数患者增高，部分患者正常。血碱性磷酸酶正常。血甲状旁腺激素值多数低于正常，也可以在正常范围。低钙血症对甲状旁腺是强烈刺激，当血清总钙离子≤1.88mmol/L（7.5mg/dl）时，血甲状旁腺激素值应有5~10倍的增加，所以低钙血症时，如血甲状旁腺激素水平在正常范围，仍属甲状旁腺功能减退，因此测血甲状旁腺激素时，应同时测血钙，两者一并分析。⑧尿钙和磷离子排量检查：尿钙离子排量减少；肾小管重吸收磷离子增加，尿磷

离子排量减少，部分患者正常。

康复目标和原则 以控制病情，缓解症状，将血清钙离子纠正至正常低限或接近正常，尿钙排量保持在正常水平为康复目标。早期诊断和及时治疗，以缓解疼痛、改善运动功能和日常生活能力为康复原则。

康复治疗 ①一般治疗：高钙饮食、增加日照、适当活动等。②物理因子治疗：主要选用电、磁疗法，肌肉牵伸技术及运动治疗。③作业治疗：主要进行日常生活活动能力训练。④传统康复治疗：可以选用针灸及传统体育康复法。⑤药物治疗：钙剂，应长期口服，每日补充元素钙1~1.5g，也可静脉用药；维生素D及其衍生物，包括维生素D_2或D_3、双氢速甾醇、骨化三醇、阿法骨化醇等。维生素D及其衍生物的治疗剂量因人而异，个体差异较大，需酌情制订治疗方案。

甲状腺功能亢进症康复 甲状腺功能亢进症简称甲亢，是多种病因导致甲状腺激素分泌过多，引起机体高代谢状态的疾病。临床表现为心动过速、多食、消瘦、畏热、多汗、易激惹及甲状腺肿大等。通常所指的甲亢是一种临床综合征。随着人们生活和工作节奏不断加快，甲亢的发生明显增多。此病可发生于任何年龄，从新生儿到老年人均可能患病，而最多见于青年及中年女性。甲亢病因多种，其中以格雷夫斯病（Graves disease，GD；又称毒性弥漫性甲状腺肿）最常见，约占所有甲亢患者的85%，其次为结节性甲状腺肿伴甲亢和亚急性甲状腺炎伴甲亢。

功能障碍 ①感觉障碍：患者常出现畏热、多汗、局部肿痛。②运动障碍：主要表现为肌肉软

弱无力、肌肉萎缩。③精神障碍：注意力分散、情绪激动、失眠好动，甚至出现幻觉、狂躁等。④心血管功能障碍：心悸、气促是大部分甲亢患者的突出主诉。亦可出现心律失常，严重甲亢可出现收缩压升高、舒张压降低和脉压增大。⑤消化功能障碍：表现为食欲亢进，大便次数增加，甚至呈顽固性腹泻。⑥甲状腺肿：不少患者以甲状腺肿大为主诉，甲状腺有程度不等的弥漫性、对称性肿大，随吞咽动作上下移动；质软、无压痛，久病者较韧。⑦眼征：可分为两种类型，一类由甲亢本身引起，系交感神经兴奋眼外肌群和上睑肌所致，称为单纯性突眼；另一类为 GD 所特有，为眶内和球后组织体积增加、淋巴细胞浸润和水肿所致，又称为 GD 眼病或浸润性突眼。

功能评定 ①疼痛评定：采用视觉模拟评分法。②肌力评定：采用徒手肌力测试。③肌耐力评定：可以酌情选择等张、等长或等速肌肉耐力评定法。④日常生活活动能力评定：一般采用改良巴氏指数。⑤生活质量评定：可以选用世界卫生组织生存质量测定量表简表。⑥生化指标检查：测定血清游离甲状腺素与游离三碘甲腺原氨酸、血清总甲状腺素与总三碘甲腺原氨酸、促甲状腺激素、^{131}I 摄取率、促甲状腺激素受体抗体。

康复目标和原则 康复以消炎镇痛、改善运动功能和日常生活活动能力、防止跌倒骨折为目标。国内首选药物治疗和实施个体化康复原则。

康复治疗 ①一般治疗：适当休息、避免情绪激动、补充足够热量和营养、忌碘饮食等。②物理因子治疗：主要选用电、磁疗法。③作业治疗：主要进行日常生活活动能力训练。④传统康复治疗：可以试用针灸与推拿。⑤药物治疗：常用的抗甲状腺药物有丙硫氧嘧啶与甲巯咪唑。辅助治疗药物有复方碘口服溶液（仅用于术前准备和甲状腺危象）和 β 受体阻滞剂（常用普萘洛尔改善甲亢初期症状）。⑥放射性 ^{131}I 治疗：具有简便、安全、疗效明显等优点。⑦手术治疗：甲状腺次全切除术的治愈率可达 70% 以上，但可引起多种并发症，部分病例于术后多年仍可复发或出现甲状腺功能减退症。⑧甲亢危象治疗：去除诱因，防治基础疾病是预防危象发生的关键，尤其注意积极防治感染和做好充分的术前准备。一旦发生危象积极抢救。⑨甲亢合并妊娠治疗：目的是使母亲达到轻微甲亢或甲状腺功能正常上限，并预防胎儿甲亢或甲减。

骨软化症康复 骨软化症又称骨软化，为骨质矿化不足（新形成的骨基质不能正常矿化）所致的一种代谢性骨病。发生在成年人骨骺生长板闭合以后者称为骨软化症，发生在婴幼儿和儿童骨骺生长板闭合以前者称为佝偻病，两者的病因和发病机制基本相同。

功能障碍 主要有感觉障碍、运动障碍、骨骼畸形及骨折等。①感觉障碍：典型表现为骨痛，部分患者有手足搐搦和麻木。②运动障碍：除腰腿痛、肌无力、行走困难等外，负重后疼痛加重特别明显。

功能评定 ①疼痛评定：采用视觉模拟评分法。②关节活动度评定：一般采用通用测角器。③肌力评定：采用徒手肌力测试。④肌耐力评定：可以酌情选择等张、等长或等速肌肉耐力评定法。⑤平衡功能评定：可以酌情选择目测平衡评定、伯格平衡量表或平衡评定系统。⑥日常生活活动能力评定：一般采用改良巴氏指数。⑦生活质量评定：可以选用世界卫生组织生存质量测定量表简表。⑧X 线检查：主要评价有无骨骼畸形和骨折。临床常发现骨软化症患者骨密度普遍降低，以皮质骨更为明显。一般采用双能量 X 线骨密度测定仪进行测定。骨软化症常表现为全身普遍性骨密度降低、畸形（椎体双凹变形、妇女骨盆呈三角形等）和假性骨折（卢塞线），其中以特征性骨畸形和卢塞线的诊断意义较大。佝偻病主要表现为骨干和骨骺普遍性骨质疏松、皮质变薄，伴病理性骨折、骨骺骨化中心小、边缘模糊、骨骺生长板增厚，干骺边缘模糊呈毛刷状，可出现杯口状凹陷。长骨呈弯曲畸形，常伴膝内翻或外翻。⑨骨代谢生化指标测定：包括血清钙离子水平、血磷离子水平也、甲状旁腺激素水平、血清 25 羟基维生素 D 水平 $1,25\text{-}(OH)_2D_3$ 水平等的测定。

康复目标和原则 缓解疼痛，改善运动功能和日常生活活动能力，防治脊柱及长骨畸形，改善平衡功能、防止跌倒骨折。补充充足钙质，提高钙磷吸收率；改善生活自理能力和个体活动能力，提高生活质量。

康复治疗 ①一般治疗：摄入富含维生素 D 的食物，增加日照，补充适量维生素 D 制剂等。②物理因子治疗：主要选用电、磁、光和声疗法，以及运动治疗。③作业治疗：主要进行日常生活活动能力训练。④矫形器技术：伴有膝内翻或外翻、脊柱及长骨畸形者可以使用相应的矫形器。

⑤传统康复治疗：可以选用针灸、推拿及传统体育康复法。⑥药物治疗：如病情不见恢复，应与抗维生素D佝偻病相鉴别。可选用维生素D_2胶丸、维生素D_2片剂、维生素AD胶丸、维生素AD滴剂、维生素D_2胶性钙注射液、骨化三醇、阿法骨化醇等。应补钙剂（按钙元素量）达适宜摄入量。⑦补充其他营养素：骨软化症或佝偻病患者往往同时伴有营养不良及各种维生素缺乏症，可视需要补充足够蛋白质及多种维生素等。⑧其他治疗：积极治疗原发病。肿瘤所致者尽早摘除肿瘤；高氟摄入者应隔离氟源并需施行驱氟治疗；药物引起者应停用相应药物；低磷抗维生素D软骨病或佝偻病者除补充活性维生素D和钙剂外，还应口服中性磷制剂。肾小管酸中毒者，需要给机体提供足够的碳酸氢根对抗过多的氢离子，纠正酸中毒。有严重骨骼畸形者，在病情控制的前提下可考虑施矫形手术治疗。

转归 原则上代谢性骨病是继发性疾患，因此解决原发问题十分重要。原发问题解决得好，其功能往往就会改善。

预防 一级预防是解决引起代谢障碍的原发问题。二级预防是预防继发的功能障碍，如疼痛、运动功能障碍和制动造成的失用、跌倒造成的骨折等。

(何成奇)

yùndòng sǔnshāng kāngfù

运动损伤康复 (rehabilitation of sports injury) 运动损伤通常指在体育运动中发生的创伤。随着竞技体育水平的提高，以及全民健身、体育休闲的广泛开展，运动创伤越来越多见。运动创伤中骨折、关节脱位等急性严重创伤较少见，两者合计约占运动创伤的3%；较多见韧带、肌肉、肌腱、关节囊及关节软骨的损伤及其他慢性软组织的微小创伤。

功能障碍 不同的损伤部位可发生不同的功能障碍：常见的分为上肢和下肢运动损伤，其中又各有不同的关节和相应的软组织损伤。因大多有软组织的撕裂、破损，且涉及相应关节，急性期多有出血、肿胀、疼痛及相应关节活动障碍等，而恢复期和后遗症期会有组织机化、粘连、瘢痕和畸形等，严重影响运动功能的恢复。

功能评定 主要是运动功能评定（如肌力评定、功能性肌肉评定、肌张力评定、关节活动度评定、步行能力评定和步态分析等）和疼痛评定。

康复目标 恢复正常的肌力、关节活动度及随意运动的能力，提高生活自理能力和生活质量。

康复原则 对运动损伤的正确处理，首先要了解损伤的基本病理过程。组织损伤后，断裂处出血，在创伤局部形成大小不定的血肿。随后出现炎症反应，毛细血管扩张通透性增加，渗出液增加，出现组织水肿。损伤部位成纤维细胞增生形成肉芽组织，肉芽机化最后形成瘢痕。上述病理过程可分为4个阶段：组织损伤及出血、炎症反应及肿胀、肉芽组织机化、瘢痕形成。康复原则包括分期治疗原则及功能恢复的针对性原则。

分期治疗原则 按照不同的病理过程进行分期处理。

急性期 肌肉、韧带损伤初期，治疗重点是镇痛、止血、防止肿胀。采用 RICE (rest, ice, compression, elevation) 疗法，即"局部休息、冰敷、加压包扎、抬高患肢"的常规治疗。损伤后尽快局部外垫棉花，弹力绷带加压包扎，然后冰敷30分钟，这样的初期处理可以镇痛、止血、防止肿胀，十分重要而且有效。对于有骨折或韧带、肌肉、肌腱断裂的患者应做适当外固定。

稳定期 伤后48小时，出血停止，治疗重点是血肿及渗出液的吸收。可使用物理治疗、按摩、中药外敷等方法促进创伤恢复，还可用支具保护，局部制动至创伤愈合。

恢复期 局部肿痛消失后，渐进进行损伤肢体肌力、关节活动度、平衡及协调性、柔韧性训练。辅以物理治疗，促进瘢痕软化、防止瘢痕挛缩。

针对性原则 运动损伤的康复，应针对伤员的不同而有所区别。对于非专业运动员的患者，功能恢复的重点是恢复日常生活、工作能力；对于专业运动员，则要做到尽快治愈，以便尽快恢复正规训练，其患肢功能尽可能完全恢复；对于专项运动员，针对某些运动素质、肌肉功能及柔韧性的特殊要求，进行专项运动所需要的平衡、协调性训练，即"适应原则（specific adaptation to imposed demands, SAID）"。

转归 运动损伤康复与运动医学互为交叉学科。大多数运动员希望能够恢复正常的运动生涯。一般性运动损伤确实可以恢复，但是严重的运动损伤致使伤员不得不停止运动训练，可能大大降低运动成绩。因而，首先要恢复伤员的正常运动功能、恢复个体活动能力和社会参与能力。

预防 一级预防：避免产生运动损伤。二级预防：早诊断、早处理，避免形成继发性损害（如肌肉萎缩、局部软组织较大的机化-瘢痕形成、关节粘连、组织畸形等），避免造成严重的运动功能障碍。三级预防：尽可能争取参与正常的社会生活，以防其社会参与受限。

参加运动前筛查 参加运动前的筛查或健康评估，是运动员（或个人）参加体育运动前的医学检查，包括心血管、肺部、神经和肌肉-骨骼系统方面的筛查，以发现可能令运动员（或个人）在参加某些运动后，易于发生损伤或危害的危险因素。参加运动前的筛查内容和范围可能因为参加不同的运动而各不相同。

内因预防措施 是和运动员的体格特点相关的措施。①单独的平衡训练：可明显降低踝部扭伤的危险（相对危险度 RR = 0.64，95% 可信区间 CI = 0.46~0.90）。②运动前单独牵张肌肉：并不能预防运动损伤的发生（相对危险度 RR = 0.97，95% 可信区间 CI = 0.79~1.19）。③多方面的综合训练：包括平衡训练、敏捷性训练、牵张训练、冲击式训练、跑步运动、侧切和落地技术、力量训练等，可有效地减少以下部位运动损伤的风险：下肢损伤（RR = 0.61，95% 可信区间 CI = 0.49~0.77）、急性膝关节损伤（相对危险度 RR = 0.46，95% 可信区间 CI = 0.28~0.76），以及踝部扭伤（相对危险度 RR = 0.50，95% 可信区间 CI = 0.31~0.79）。④教学录像并不能有效地预防运动损伤（优势比 OR = 0.87，95% 可信区间 CI = 0.34~2.21）。

外因预防措施 ①口腔防护装置：能有效地减少运动员在参加美式足球、篮球和澳式足球时的口面部损伤风险（未使用口腔防护装置的运动员中相对危险度 RR = 1.86，95% 可信区间 CI = 1.76~1.96）。②一些队列研究结果显示：面罩可能保护避免面部撕裂伤、面部骨折、牙齿损伤以及头部损伤。一些病例对照研究表明头盔有可能减少自行车运动相关的头部损伤（优势比 OR = 0.31，95% 可信区间 CI = 0.20~0.48）、面部损伤（优势比 OR = 0.35，95% 可信区间 CI = 0.24~0.50）。③护具：可有效防止踝部扭伤（相对危险度 RR = 0.15~0.50）。但是，目前在预防性使用膝部护具对防止膝部损伤的利弊方面还存在争议。

（周谋望）

xīguānjié qiánjiāochārèndài sǔnshāng kāngfù

膝关节前交叉韧带损伤康复

（rehabilitation of knee joint anterior cruciate ligament injury） 膝关节前交叉韧带损伤在运动损伤中较多见，既可为单独损伤，也可与侧副韧带及半月板同时损伤，后者称为联合损伤。可分为前内束损伤与后外束损伤：膝关节于90°位外展外旋（膝外翻）时，可损伤前内束，为部分断裂；膝关节于近伸直位内旋内收时（膝内翻）可损伤其后外束；如果暴力过大可两束同时断裂，即为完全断裂。

临床表现及诊断 患者有急性膝损伤史，损伤时关节内有组织撕裂感或撕裂声，随后产生疼痛及关节不稳，不能完成正在进行的动作和走动，继而关节出血肿胀。由于疼痛，肌肉出现保护性痉挛使膝关节固定于屈曲位。陈旧性损伤者多有膝关节不稳、疼痛、肿胀。下楼时关节错动，个别患者出现关节交锁。有些患者可无症状。体格检查：抽屉试验阳性，拉赫曼试验阳性。X 线检查显示韧带止点撕脱骨折或骨软骨骨折具有诊断意义。MRI 检查可显示韧带是否断裂，是部分断裂还是完全断裂，对诊断很有价值。

临床治疗 前交叉韧带部分断裂者，石膏外固定 3~4 周；新鲜完全断裂者，可手术重建，宜在 2 周内进行；陈旧性断裂者，行关节镜下自体韧带重建术。

康复治疗 以下是常用的手术后治疗方案。

术后第一阶段 为术后 2 周内。康复目的为减轻疼痛及关节肿胀；早期进行肌力练习和关节活动度练习，以防治粘连与肌肉萎缩。①手术当天：活动足趾、踝关节；如疼痛不明显，可尝试收缩股四头肌。②术后第 1 天：术后 24 小时可扶双拐患肢不负重下地行走。踝泵练习：用力、缓慢、全范围屈伸踝关节以促进循环、消退肿胀、防止下肢深静脉血栓形成（图1）。进行股四头肌和腘绳肌等长练习。股薄肌、半腱肌重建前交叉韧带患者，开始尝试直抬腿练习；髌腱重建前交叉韧带患者，如髌腱切口处疼痛较明显，可 2~3 天后再行上述练习。③术后第 2 天：继续以上练习；抗重力踝泵练习；开始侧抬腿练习及后抬腿练习。④术后第 3 天：根据情况由医师决定是否开始关节活动度练习；开始负重转移及平衡练习：保护下双足左右分开，在微痛范围内左右交替移动重心（图2），争取达到单腿完全负重站立。⑤术后第 4 天：加强负重转移及平衡练习，逐渐至可用患腿单足站立，开始使用单拐（扶于健侧）行走。0°~60°关节活动度训练。⑥术后第 5 天：继续并加强以上练习；屈曲练习至 70°~80°，并开始主动屈伸练习，训练后冰敷。⑦术后 1~2 周：主动屈曲达 90°；髌腱重建前交叉韧带患者开始俯卧位勾腿练习，练习后即刻冰敷。股薄肌、半腱肌重建前交叉韧带患者术后4~6周开始立位勾腿练习。

术后第二阶段 为术后2~4周。康复目的为加强关节活动度及肌力练习，以提高关节控制能力及稳定性，逐步改善步态。①术后2周：被动屈曲至90°~100°；强化肌力练习；如可单足站立1分钟，即可用单拐行走，并可于室内脱拐行走；伸膝达到与健侧基本相同；开始在医师指导下主动屈曲练习。调整支具至0°~70°范围屈伸，并每3~5天加大角度，术后4周达到110°。②术后3周：被动屈曲至100°~110°；加强主动屈伸练习，强化肌力练习；尝试脱拐行走；髌腱重建者开始立位勾腿练习。③术后4周：被动屈曲达120°；调整支具至在0°~110°范围屈伸；开始前后、侧向跨步练习。静蹲练习下肢肌力（图3）。力求达到正常步态行走。

术后第三阶段 为术后5周~3个月。康复目的为关节活动度至与健侧相同。强化肌力训练，改善关节稳定性。恢复日常生活活动能力。①术后5周：被动屈曲达130°；开始患侧屈45°位屈伸膝练习；功率自行车练习，无负荷至轻负荷。②术后8~10周：被动屈曲角度逐渐至与健侧相同；坐位抱膝与健腿完全相同后，开始逐渐保护下全蹲；强化肌力，使用皮筋进行股四头肌、腘绳肌等肌力训练。③术后10周至3个月：主动屈伸膝角度基本与健侧相同；每日俯卧位屈曲使足跟触臀部，持续牵伸10分钟/次。坐位抱膝角度与健侧完全相同后，开始跪坐练习（图4）。开始蹬踏练习；术后3个月可进行各项功

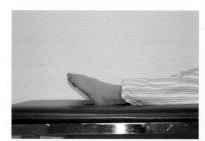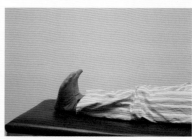

图1 踝泵练习

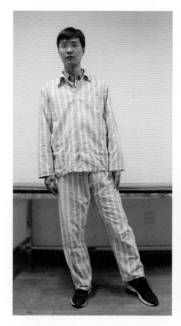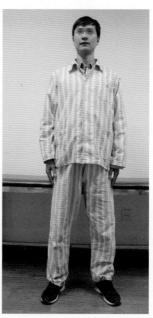

图2 重心转移平衡练习

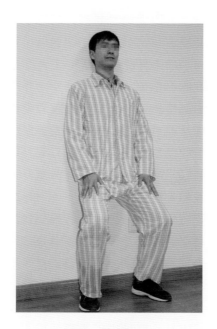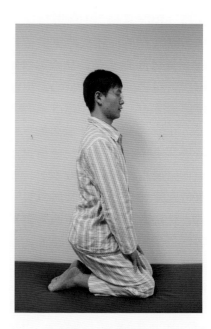

图3 静蹲练习　　　　　图4 跪坐练习

能测试,为下阶段日常生活及正常运动提供客观依据。

术后第四阶段 为术后 4~6 个月。康复目的为强化肌力及关节稳定训练,全面恢复日常生活各项活动,逐渐恢复体育运动。①开始膝绕环练习。②开始跳箱跳上跳下练习。③开始侧向跨跳练习;开始游泳(早期禁止蛙泳),跳绳及慢跑。④运动员开始几项动作的专项练习。在此期间重建的韧带尚不够坚固,故练习应循序渐进,不可勉强或盲目冒进。应强化肌力以保证膝关节在运动中的稳定与安全,运动中戴护膝保护。

术后第五阶段 为术后 7 个月至 1 年。为恢复运动期,应强化肌力,以及跑跳中关节的稳定性,全面恢复体育运动,与运动员的教练配合逐步恢复专项训练。

(周谋望)

gǔsìtóujī cuòshāng kāngfù

股四头肌挫伤康复 (rehabilitation of quadriceps contusion) 股四头肌挫伤为外力冲撞所致,若损伤股骨前方的横行动脉和静脉或肌肉断裂,会产生股四头肌下血肿,股四头肌挫伤晚期较严重的病例,常继发化骨性肌炎。

临床表现及诊断 具体如下。

损伤类型 按症状的情况分轻中重三型。①轻度挫伤:压痛局限,膝可屈至 90° 位,轻度跛行。②中度挫伤:局部明显肿胀,可触及肿块,膝不能屈到 90° 位,跛行,上楼或起立时均疼痛。③严重挫伤:广泛肿胀,不能触及股四头肌的轮廓,膝不能屈至 35° 位,跛行明显,非用拐不能走路,有时膝关节出现积液。

临床特点 股四头肌受伤当时疼痛多不严重,随出血增加,大腿肿胀越来越明显,大腿间隔

内压越来越大,疼痛逐步加重,膝关节活动受限也越来越明显。

临床治疗 对多数没有肌腱或肌肉断裂者,可采用非手术治疗。少数严重挫伤者,可能需要手术治疗。

康复治疗 具体如下。

限制活动期 应用棉垫加压包扎、休息、抬高患肢、冰袋降温。禁止任何按摩热疗及膝的屈伸活动。轻度挫伤 24 小时、严重挫伤 48 小时后,开始股四头肌、腘绳肌等长收缩运动。

关节活动康复期 根据受伤程度,当伤情稳定,患者自己可以控制股四头肌收缩时,即可开始轻微的膝关节主动屈伸活动。首先是膝的伸直功能练习,屈曲练习应根据病情缓慢开始,不能急躁,先在床上做屈伸活动,不应负重屈伸。在作业治疗师帮助下,扶拐下地行走,在 2~3 周膝屈曲至 90°,走路不用拐。逐步加强膝关节被动屈伸活动训练。

功能恢复期 膝关节屈伸活动训练至关节活动度完全恢复正常。逐渐增加伸膝抗阻的力量,逐渐恢复运动。

(周谋望)

guóshéngjī sǔnshāng kāngfù

腘绳肌损伤康复 (rehabilitation of hamstring injury) 临床常将股二头肌长头/短头(大腿屈肌群)、半腱肌和半膜肌称为腘绳肌。其作用是屈膝关节、伸髋关节。腘绳肌损伤多见于赛跑、跳跃及跨栏运动员。

临床表现及诊断 具体如下。

损伤类型 可分为慢性劳损型与急性损伤型。①慢性劳损型:为微细损伤累积的结果,可分为坐骨结节腱止点末端病,同时合并坐骨结节慢性滑囊炎;腘绳肌肌腹部肌肉劳损;腘绳肌下部肌

腱腱围炎。②急性损伤型:运动员训练肌肉韧性"拉肌肉"、跨栏运动员过栏时、短跑屈膝向前摆腿时,都可能被动拉伤腘绳肌。这类损伤以坐骨结节止点部多见,肌腹与下部肌腱伤少见。还有一类损伤是短跑用力加速时,跳远踏跳后蹬用力时发生,以肌腹损伤最多。

临床特点 ①疼痛:为主要症状,慢性劳损型多于重复损伤动作时痛或被动牵拉时痛,坐骨结节滑囊炎者坐凳时痛。急性损伤型,轻者在重复损伤动作时痛,重者走路困难、跛行。肌肉断裂下肢多处于屈曲位,步行艰难。②断裂声:腘绳肌上部断裂者,受伤时有断裂声。肌肉收缩时出现"双驼峰"形或球状。部分断裂者,可见肌腹凹陷。肌腱张力减弱或消失。③肿胀:因血管损伤出血情况的程度不同而异。

临床治疗 轻度损伤者,大多采用非手术治疗。有肌腱或肌肉断裂者,可能需要手术治疗。

康复治疗 具体如下。

急性损伤 伤后应立即加压包扎、冰敷、抬高患肢并将肌肉置拉长位。轻度腘绳肌肌腹拉伤者,24 小时后可予轻按摩和间动电治疗。

坐骨结节部扭伤 伤后应充分休息,辅以蜡疗、短波或超短波治疗,痛点泼尼松龙封闭。严重损伤完全断裂或部分断裂合并出血血肿者,应早期手术治疗。

慢性劳损 以蜡疗、短波或超短波治疗及手法治疗,痛点泼尼松龙封闭。影响训练经久不愈的陈旧损伤可手术治疗,切除围腱、滑囊或行腱止点剥离。

各类损伤疼痛减轻后,逐步开展膝关节屈伸活动训练至关节活动度完全恢复正常,渐进增加

伸膝抗阻的力量,适时开始慢跑活动,逐渐增加运动量及其强度。

(周谋望)

xīguānjié nèicè fùrèndài sǔnshāng kāngfù

膝关节内侧副韧带损伤康复

(rehabilitation of knee medial collateral ligament injury) 膝屈曲时,小腿突然外展外旋或大腿突然内收内旋,使膝关节内侧副韧带损伤,可分为部分损伤及完全断裂。

临床表现及诊断 受伤时膝部内侧常突然剧痛,韧带受伤处有压痛,以股骨上韧带附着点为明显。膝关节保护性痉挛,致使膝关节保持在轻度屈曲位置,膝关节伸直0°位及屈曲30°位检查是否有关节内侧开口活动,如有即为完全断裂,0°位为前纵束断裂,30°位为后斜束断裂。

临床治疗 损伤早期治疗主要是防止创伤部继续出血,并予以适当固定,以防再伤。弹力绷带压迫包扎,局部冰敷并抬高患肢。24小时后出血停止,局部热疗外敷中药。内侧副韧带不全断裂者,10天至3周后即可恢复运动,但必须按照膝内侧副韧带的作用方向,用粘膏支持带固定,外面再裹以弹力绷带。膝内侧副韧带完全断裂应早期进行手术缝合。手术最迟不得超过伤后2周。手术后将膝屈曲20°,于内收内旋位用石膏管型固定4周后除去。陈旧性内侧副韧带断裂且有关节不稳者,可行韧带再造术。

康复治疗 具体如下。

术后第一阶段 为术后4周内,石膏固定期。目的是减轻疼痛,肿胀;尽早肌力练习,以防止肌肉萎缩。手术当天开始活动足趾,可尝试收缩股四头肌。术后第1天开始踝泵及股四头肌、

腘绳肌等长练习。术后第2天可扶拐下地,开始尝试直抬腿和外侧抬腿,以及后抬腿练习。

术后第二阶段 为术后4~8周,关节活动度和肌力练习期。加强关节活动度练习,强化肌力练习,本体感觉练习,逐步改善步态。①术后4周:开始屈膝练习,屈曲角度在0°~60°,如基本无痛可达90°(图1)。伸展练习:放松肌肉使膝关节自然伸展(图2),30分钟/次,1~2次/日。加强负重及平衡练习,如可患腿单足站立,则开始单拐行走。②术后5周:伸膝与健侧基本相同,开始坐或卧位抱膝练习屈曲,调整支具至0°~70°,肌力较好患者可不用支具;开始俯卧位勾腿练习;开始主动屈伸练习并加强。③术后6周:脱拐行走,调整支具至0°~110°。开始立位勾腿练习,前后、侧向跨步练习及静蹲练习。力求达到正常步态。④术后7周:被动膝关节屈曲练习达140°,开始患侧单腿蹲起练习(图3)。⑤术后8周:强化膝关节被动屈曲练习,被动屈曲角度达与健侧相同。尝试保护下全蹲,

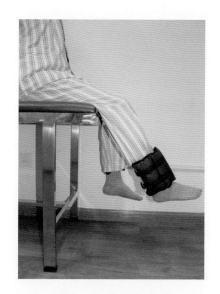

图1 膝关节屈曲练习

强化肌力,使用沙袋坐位抗阻伸膝练习。

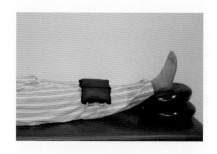

图2 伸膝练习

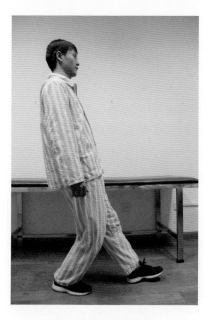

图3 单腿起蹲练习

术后第三阶段 为术后8周至3个月,功能恢复期。使关节活动度与健侧相同;强化肌力,改善关节稳定性;恢复日常生活并初步恢复运动能力。①每日俯卧位屈曲使足跟触臀部,持续牵伸10分钟/次。②前向下台阶练习,要求动作缓慢、有控制、上半身不晃动。③开始游泳,跳绳及慢跑。④运动员开始基本动作练习。由于此期韧带尚不够坚固,练习应循序渐进,不可勉强或盲目冒进,运动时配戴护膝保护膝关节。

术后第四阶段 为术后3个

月后，恢复运动期。强化肌力及跑跳时关节的稳定性，逐步恢复运动或专项训练。

（周谋望）

huáiguānjiécè fùrèndài sǔnshāng kāngfù

踝关节侧副韧带损伤康复（rehabilitation of ankle joint collateral ligament injury）

踝关节侧副韧带损伤是最为常见的软组织损伤之一，约占所有运动损伤的15%，若处理不当，20%～40%会发生踝关节不稳或慢性疼痛。踝关节侧副韧带损伤常由于下楼踏空楼梯；篮球、排球、足球、现代舞、芭蕾舞等运动中跳起落地不稳或足被踩被绊等引起足内翻、内旋或过度外翻、外旋，导致踝关节外侧或内侧韧带损伤，以外侧韧带损伤为最多，尤以距腓前韧带损伤最常见。

临床表现及诊断 具体如下。

损伤分度 分为3度。①Ⅰ度损伤：为轻度扭伤。侧副韧带仅有扭伤而无撕裂，轻度肿胀，无或仅有轻度功能障碍，无关节不稳。②Ⅱ度损伤：为中度扭伤。侧副韧带有部分撕裂，中度肿胀，丧失部分关节功能，轻度关节不稳。③Ⅲ度损伤：为重度扭伤。侧副韧带完全撕裂，严重肿胀，患肢不能负重，关节不稳。

临床特点 局部疼痛、肿胀，韧带断裂者受伤时有撕裂感，伤后踝关节不稳。伤处明显压痛，约12小时内出现皮下淤血。

特殊检查 ①前抽屉试验：常用于甄别有无关节不稳。②踝关节前抽屉试验：检查者一手固定胫骨前下端，另一手握住后跟向前用力，若前移超过5mm则为阳性，表示距腓前韧带撕裂。③内翻加压试验：检查者一手固定胫骨前下端，另一手内翻踝关节，若移动超过5mm为阳性，表示距腓前韧带及跟腓韧带撕裂。所有特殊检查均应与对侧对比，特别是患者关节比较松弛时，以避免误诊。

影像学检查 ①X线检查：常用于排除内踝、外踝、后踝骨折，以及踝关节扭伤常并发的第5跖骨基底部骨折。X线片应包括正位、侧位及斜位片。内翻加压位片显示胫距关节面夹角超过15°则表示外侧副韧带撕裂。②MRI检查：可以判断韧带损伤部位及程度。

临床治疗 伤后初期治疗重点是镇痛、止血、防止肿胀。应立即行弹力绷带加压包扎，冰敷30分钟，抬高患肢休息。如果现场没有上述物品，应以拇指压迫痛点以达到止血、防止肿胀的目的。如果有韧带断裂或骨折，应用石膏固定3～4周。关节脱位闭合复位困难者应手术治疗。陈旧损伤有关节不稳者也应进行手术治疗。

康复治疗 具体如下。

石膏固定期 活动足趾，股四头肌等长练习，扶双拐患足不负重下地行走，直抬腿练习。

伤后4周 石膏拆除，开始踝关节主动屈伸练习，逐渐增大活动度，在1～2个月内使踝关节活动度达到与健侧相同。开始各项肌力练习，包括静蹲练习、抗阻勾足（图1）、抗阻绷足（图2）。扶单拐足着地行走，开始负重及重心转移练习。进行本体感觉、平衡及协调性训练：从部分负重到完全负重渐进性训练。平衡板站立，单腿站立训练从用"肋木"到不用"肋木"。有条件可以在平衡仪上进行平衡训练。逐步开始踝关节及下肢功能性练习：前向跨步练习，力量增强后可双手可提重物为负荷或在踝关节处加沙袋为负荷。后向跨步及侧向跨步练习。

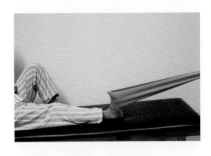

图1 抗阻勾足

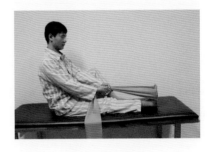

图2 抗阻绷足

伤后8周 此期韧带已愈合，可以进行以下训练。①巩固关节活动度训练：关节活动度达正常。②加强小腿各群肌肉肌力训练：使用弹力带进行各方向的等张抗阻肌力训练。进行提踵（足跟）训练（图3）、静蹲训练、上下楼梯训练。牵伸练习：进行小腿三头肌、跟腱牵伸练习。③加强日常生活活动训练：恢复后，要加强关节功能训练，进行跑步、跳跃、8字跑、Z形跑等训练。对于专业运动员，应用"对特殊的运动需求进行特殊的适应性训练（specific adaptation to imposed demands，SAID）"原则，针对专项进行某些运动素质、肌肉功能及柔韧性训练，以及专项运动所需要的平衡、协调性训练。逐步恢复一般体育运动及专项运动。

（周谋望）

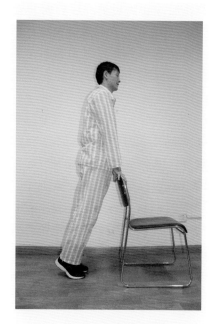

图 3 提踵训练

xīguānjié ruǎngǔ sǔnshāng kāngfù
膝关节软骨损伤康复 （rehabilitation of knee joint cartilage injury） 膝关节软骨损伤包括直接创伤、间接撞击，或膝关节扭转负荷时损伤。膝关节软骨损伤后会发生疼痛、关节灵活性降低，通常最终发展为骨性关节炎。由于关节镜技术的进步和 MRI 的应用，膝关节关节面软骨损伤的诊断得到极大提高。虽然非手术治疗对一些患者可能会有满意的结果，但因软骨损伤最终将进展为骨性关节炎，因此广泛应用关节镜下微骨折软骨成形术，目的是通过微骨折，运用自身的修复能力，为软骨再生提供良好环境，增加软骨修复。

临床表现及诊断 具体如下。

症状 膝关节疼痛，在练习或比赛中有酸软或疼痛，上下楼痛、半蹲痛，大多屈 30°～50°。在疼痛角度持重时，膝无力，有"打软腿"现象。有关节游离体时，常有交锁，膝关节伸屈时可弹响。

体征 股四头肌萎缩，在有髌骨软骨损伤时髌压痛，股骨滑车压痛。半蹲试验：患者单腿下蹲，感觉髌骨下疼痛即属阳性，髌股关节面损伤时出现。髌股关节间摩擦音或弹响。

影像学检查 X 线检查可以诊断。MRI 检查可显示局部软骨缺损或软骨下骨脱钙。

临床治疗 具体如下。

非手术治疗 在避开疼痛角度下进行半蹲位静蹲肌力训练、器械抗阻肌力训练，以加强大腿肌肉力量、保护膝关节。理疗可选用短波、超短波、激光、超声波及中药透入等方法治疗。

手术治疗 为关节镜下微骨折软骨成形术，首先确定关节软骨缺损，然后用刨刀或刮匙清理缺损确定边界，显露软骨下骨，在软骨下骨穿凿多个孔（微骨折手术），使骨髓腔内的间充质干细胞填充缺损区，细胞增生或分化为马赛克状纤维软骨，以修复损伤软骨组织。

康复治疗 以膝关节微骨折术后康复为例。术后康复应遵循个体化原则：向手术医师了解患者的手术情况，软骨缺损的面积和部位直接影响康复计划的制订。康复治疗的目的是通过提供适当的应力刺激软骨愈合，同时恢复关节活动度、灵活性、肌肉力量和本体感觉，达到日常生活或体育活动的功能需要。

术后第一阶段 为术后 6 周内。①最大限度保护软骨修复：术后使用膝关节角度可调支具，股骨或胫骨病变者支具固定伸直位，髌股关节病变者支具锁定为 0°～20°。局限性损伤患者，扶拐用足尖触地负重，由 50% 开始，在可以耐受范围内逐渐增加。②膝关节活动度训练：鼓励患者术后立即进行早期膝关节活动度训练，以减少粘连、减轻疼痛，术后 6 周膝关节活动度达到 0°～120°。被动关节活动机在术后立即应用，开始在 0°～45° 的范围，以后可以渐进加大。膝关节被动完全伸直，恢复正常的髌骨活动度。③生物反馈和肌肉电刺激：与股四头肌收缩练习相结合，促进股四头肌再学习。鼓励患者进行亚极量股四头肌等长收缩。当关节活动度增加时，增加多角度股四头肌等长练习，但应避免直接接触病变关节软骨的角度。开始多平面直腿抬高练习，通过渐进性抗阻练习逐渐恢复正常的髋部肌力。④继续膝关节活动：膝关节活动角度达到 85° 时，可以使用短臂（90mm）功率自行车练习。关节活动度达到 110°～115° 时，可以使用标准阻力固定自行车练习。⑤水中练习：可以从术后 2~3 周开始，应用冰敷和经皮电刺激控制疼痛。

术后第二阶段 为术后 6~12 周。重点在于恢复正常的关节活动度并开始步态训练。当直腿抬高没有疼痛和迟缓时，可以除去支具，在日常生活活动能力训练中使用护膝。过度内翻或外翻畸形的患者，建议其使用免负荷支具。①负重练习：负重的进程视病变大小、位置和性质而定。通常术后 6 周，纤维软骨将开始填充关节缺损，同时开始渐进式负重。有条件时使用计算机压力测定系统辅助患者逐渐增加相关肢体的负荷；也可以采用减重训练系统和水下跑台治疗。在齐腰深的水中行走，可以减少 40%～50% 的负重；在齐胸深的水中可以减少 60%～75% 的负重。进展到正常步态常需要 2~3 周。继续进展辅助下主动关节活动度练习，在术后 12 周或 12 周以前达到全范围的关节活动。②肌力练习：肌力的增加对于康复过程安全进行和获得最佳功能恢复结果至关重要，强壮的肌肉可以分散关节表面的压力。使用开链运动与闭链运动相结合的方法可以避免在病变部位产生高负荷。在开链伸膝运动中，60°~90°范围膝关节压力最大；0°~40°范围膝关节剪切力最大。在闭链运动时，60°~100°范围膝关节剪切力和压力最大。因此，闭链运动活动应在0°~60°的运动范围内进行。关节活动度和负重逐渐增加后，增加在0°~45°范围内的小角度静蹲练习，并与渐进性抗阻练习相结合。在术后3个月之内不应进行开链伸膝运动。③本体感觉和平衡训练：患者达到50%负重能力时，可以开始本体感觉和平衡训练，在矢状面和冠状面的平衡板上进行，有条件时在平衡系统进行。当肌力和平衡增加后，患者可以进行弹力带肌力练习，在倾斜跑台上逆向行走可以增加股四头肌肌力。继续进行患侧下肢灵活性练习，当膝关节活动度增加后，增加股四头肌牵伸练习。

术后第三阶段 为术后12~18周。重点在于恢复正常功能活动所需要的肌力。继续第二阶段中使用的治疗措施。闭链运动可以在更大的关节活动范围内进行。开始下台阶练习，在不接触病变位置的角度下，增加开链伸膝练习，可由40°~90°的范围开始，并进展到全范围角度。髌骨或股骨滑车手术后患者在进行这项练习时应格外小心。开始进行持续抗阻下腘绳肌屈曲练习，使近端肌力进一步增加。在多平面和干扰情况下进行平衡和本体感觉练习。在术后4个月时，进行等速肌力测试，角速度定为

180°/s和300°/s，因为与慢速相比，其产生的压力和剪切力较小，肌力预期目标为达到对侧肢体的85%。如果达到患者可以进入健身房和家庭训练。

术后第四阶段 为术后18周后。开始着手为运动员重返体育运动进行准备。当手术侧肢体的肌力达到对侧肢体的85%时，可以开始在跑台上进行向前跑动练习。根据患者需要进行体育活动训练。进行单腿跳测试和交叉单腿跳测试，根据情况做出是否参加体育运动的决定。在重返体育活动之前，关节活动度、灵活性、肌力、力量和耐力应该达到全部正常。

（周谋望）

半月板损伤康复（rehabilitation of meniscus injury） 半月板是位于膝关节间的半月形软骨板，膝关节有内外侧两个半月板，内侧半月板呈C形，边缘与关节囊和内侧副韧带深层相连；外侧半月板呈O形，中后1/3处有腘肌腱将半月板和关节囊隔开。半月板与关节囊相连的边缘部分及外1/2及前后角附着点有血供，内侧部分没有血管，因此只有边缘中外部分的损伤才有可能愈合。半月板损伤是最常见的运动损伤之一。多见于足球、篮球、体操等项目运动员，在武术演员中也较多见。如篮球运动切入投篮时跳起或落地伴有身体旋转，足球运动中疾跑转向、急行转身等都是引起损伤的常见动作。多数患者有明确的受伤史。运动时小腿固定，股骨内外旋或内外翻，再突然伸直或下蹲时半月板处于不协调的运动中，如果半月板受到挤压则会造成撕裂。

临床表现及诊断 具体如下。

症状 ①疼痛：一般认为疼痛恒定在一侧是半月板损伤的特点。②关节积液：受伤后出现创伤性滑膜炎，积液多少与运动量及强度有关。③弹响：膝关节活动时在损伤侧可听到弹响声，有时伴有该侧疼痛。④膝关节交锁：指运动中膝关节突然不能伸屈，常伴有酸痛。有些伤员再伸屈和扭转时可自行"解锁"。若交锁固定在一侧对诊断有意义。

体征 ①膝关节积液：浮髌试验阳性。②股四头肌萎缩：尤以股四头肌内侧头萎缩明显。③关节间隙压痛：压痛明显侧，即为半月板损伤侧。若并有囊性感应考虑为半月板囊肿。④摇摆试验：拇指按住损伤侧关节隙，另一手握住小腿左右摇摆，触到半月板松弛进出，或伴有疼痛、响声为阳性。⑤麦氏征：被动伸屈旋转膝关节，引起疼痛、声响者为阳性。

影像学检查 膝关节造影、MRI检查是较好的辅助诊断手段。

临床治疗 具体如下。

急性损伤 膝关节穿刺抽出积血，用石膏或棉花将伤腿加压包扎固定2~3周。可以减少出血，减轻疼痛，边缘性损伤有愈合的可能。

慢性损伤 半月板损伤大多不能自行愈合从而转为慢性。若伤者症状明显，经常交锁应行手术治疗。首选关节镜下手术，可以确定损伤的部位及类型，再根据这些情况决定镜下手术方式，常用的有半月板缝合术、半月板部分切除术及半月板全切除术，近年有学者开展同种异体半月板移植。

康复治疗 不同术式康复治疗也不同。

半月板切除和部分切除术后

康复 分阶段进行。

术后第一阶段 为术后 1 周内。目的是减轻疼痛、肿胀，早期进行肌力及活动度练习，以防止关节粘连、肌肉萎缩。

手术当天开始活动足趾、踝关节。①踝泵练习：用力、缓慢、全范围进行踝关节屈伸，5 分/组，1 组/小时。②股四头肌、腘绳肌等长练习：在不增加疼痛的前提下尽可能多做，大于 500 次/每日。③术后 24 小时后可扶拐下地行走。

术后第 1~2 天开始如下练习。①直抬腿：伸膝后直腿抬高至与床面 30°，保持 5 秒为 1 次，30 次/组，3~4 组/日。②侧抬腿练习及后抬腿练习：保持 5 秒为 1 次，30 次/组，3~4 组/日。③负重及平衡练习：保护下双足分开同肩宽，在微痛范围内交替移动重心，5 分/次，2 次/日。如疼痛肿胀不明显，可扶单拐或不用拐下地行走，但不鼓励多行走。

术后第 3 天继续以上练习，并根据情况决定开始屈曲练习，在微痛范围内达尽可能大的角度，10 分钟/次，1 次/日。

术后第 4 天开始如下练习。①单腿站立平衡练习：5 分/次，2~3 次/日。②俯卧位主动屈曲练习；30 次/组，2~4 组/日。可以沙袋为负荷，在 0°~45°屈伸范围内进行，练习后如关节肿痛即刻冰敷。③主动屈膝达 90°。

术后 1 周开始如下练习。①被动屈曲练习：被动屈曲至 100°~110°。②单足站立，不用拐短距离行走。③立位主动屈曲大于 90°练习：抗阻屈至无痛的最大角度保持 10~15 秒，30 次/组，4 组/日。

术后第二阶段 为术后 2~4 周。加强活动度及肌力练习，提高关节控制能力及稳定性；开始恢复日常活动。

术后 2 周开始如下练习。①被动屈曲练习至 110°~120°。②前后、侧向跨步练习：动作缓慢、有控制、上半身不晃动。力量增强后，双手可提重物为负荷训练，组间间隔 30 秒，2~4 组连续，2~3 次/日。③靠墙静蹲练习：随力量增加逐渐增加下蹲的角度，2 分/次，间隔 5 秒，每组连续 5~10 次，2~3 组/日。

术后 3 周开始如下练习。①被动屈曲练习角度达 120°~130°。②单膝蹲起练习：在 0°~45°范围蹲起，要求动作缓慢、有控制、上半身不晃动。必要时可双手提重物以增加练习难度，20 次/组，间隔 30 秒，连续 2~4 组，1~2 次练习/日。

术后 4 周开始如下练习。①被动屈曲角度逐渐至与健侧相同。②坐位抗阻伸膝：使用沙袋等负荷练习，30 次/组，组间休息 30 秒，4~6 组，2~3 次练习/日。

术后第三阶段 为术后 1~2 个月。关节活动度至正常，应强化肌力，改善关节稳定性，恢复日常生活各项活动能力及轻微运动。①台阶前向下练习。②保护下全蹲，双腿平均分配体重，尽可能使臀部接触足跟，3~5 分/次，1~2 次/日。③开始游泳、跳绳及慢跑。④运动员开始专项运动中基本动作的练习，运动时戴护膝保护。

术后第四阶段 为术后 3 个月。开始专项运动训练。

半月板缝合术后康复 半月板前、后角损伤缝合术后可早期部分负重。半月板体部损伤缝合术后 4 周内患肢完全不负重，并且术后 1~2 周内不进行屈曲练习，术后 4 周内不进行主动屈曲练习，每周进行 2~3 次被动屈曲练习。其余训练参照以上方法进行康复治疗。

（周谋望）

mànxìng téngtòng kāngfù

慢性疼痛康复 (rehabilitation of chronic pain)

慢性疼痛为神经、心理和生理失调所致的持续性疼痛。与急性疼痛不同，慢性疼痛的典型特征是疼痛持续超过 3 个月，或以多种形式出现；或神经肌肉急性损伤治愈后疼痛持续超过 1 个月，一段时间内反复发作；或与迁延不愈的损伤相关。疼痛引起情感、认知行为和生理上的适应性改变，其相互作用十分明显，因此，慢性疼痛是一种主观、多维的体验，与明确的组织器官损伤并无必然联系。在临床上，康复医学将慢性疼痛分为中枢性疼痛、脊髓节段性敏化性疼痛、外周性疼痛、肌筋膜痛综合征、纤维肌痛、复合性区域疼痛综合征等类型。

功能障碍 疼痛纯粹是一种主观感受，正在经历疼痛的患者是唯一能够真实描述它的人，而临床医师却无法证实。慢性疼痛使人痛苦，影响患者日常生活活动能力（如生活自理）和参与社会活动（如上学、上班）。尽管存在掩饰的可能性，康复医师首先应该相信患者的疼痛主诉是真实的，其后明确疼痛性质以及制订缓解疼痛和康复治疗的计划。

功能评定 除规范的病史记录和体格检查外，必须确定疼痛的特性并记录，包括以下内容。①部位：如下背部、颈部疼痛。②描述：如枪击样痛、跳痛、烧灼痛、锐痛，是否有放射痛。③强度等级：例如，在 0~10 分组成的量表中划分疼痛等级，0

分代表没有疼痛，10 分代表无法忍受的疼痛，记录平均疼痛程度和最严重疼痛程度。④时间特征：如持续时间、随时间的变化过程、每日波动情况。⑤影响因素：如坐、行走、排便活动和/或咳嗽、平躺等。⑥疼痛造成的影响：如疼痛是否影响日常生活活动能力，睡眠中是否会疼醒，疼痛如何影响日常生活如工作、休闲、性生活等。⑦既往史：既往接受的疼痛治疗和治疗效果，如服用的药物、注射、手术、理疗、针灸、按摩手法等。其他见疼痛评定、日常生活活动能力评定和生活质量评定。

康复目标 ①降低疼痛水平，即患者主观描述的疼痛减轻。②随访患者的疼痛评分以及针对暴发性疼痛的药物使用。③改善患者功能状态。④关注日常生活活动能力、心理状态和工作能力的改变。⑤监督和控制药物潜在的不良反应，最常见的是镇静作用、恶心和便秘，对从事驾驶和操作重型机器的患者给予忠告。⑥监督和观察是否有用药不当或药物滥用。

康复原则 采用综合性方法（如镇痛药物口服和注射、麻醉疗法、局部阻滞注射疗法、手术疗法、行为疗法、运动疗法、物理疗法、针灸-按摩疗法等），从非手术疗法等较为简单易行的方法开始，直到复杂的、技术要求较高的手术疗法，逐步减轻和消除疼痛症状。

康复治疗方法 ①药物治疗：主要有以下两类。镇痛药：有阿片类和非阿片类镇痛剂等。辅助镇痛药：并非直接治疗疼痛，但在特殊条件下具有镇痛作用。辅助镇痛药包括很多种特殊药物，如抗抑郁药、抗惊厥药、中枢性

肾上腺素能活性物质、肌松类药物等。②麻醉疗法：依靠局部神经麻醉方法镇痛，也可用周围神经、神经根、硬膜外阻滞等方法。③手术疗法：通过手术将某些感觉神经切断以达到镇痛目的，如三叉神经切断术等。其他处理包括行为矫治、运动疗法、冷冻疗法、热疗、经皮电神经刺激疗法、针灸疗法、传统手法矫治等。

转归 在中国，无论是在疼痛科还是在康复医学科，大量的慢性疼痛患者在实施恰当的处理后，疼痛症状减轻或消失，但仍有相当部分慢性疼痛患者并没有得到治愈而到处求医。因为慢性疼痛患者数量巨大，这类问题仍然需要进一步研究。

预防 一级预防：预防各种可能引起疼痛的原发疾病或损伤。二级预防：一旦发生疼痛，及早治疗，寻求专科医师处理，摆脱迁延不愈状态，恢复正常生活，避免失用状态。

（欧阳靖宇）

zhōngshūxìng téngtòng kāngfù

中枢性疼痛康复（rehabilitation of central pain） 中枢性疼痛是中枢神经系统损伤引起的慢性疼痛。其中常见的是脑卒中后疼痛和脊髓损伤性疼痛。还可见于多发性硬化、脊髓空洞症、小脑扁桃体下疝畸形、肿瘤或其他脊髓或脑损伤等。对不同感觉系统的中枢性去抑制是中枢性疼痛可能的机制。中枢性疼痛是最难以评估、难以成功治疗的疼痛之一，但选择恰当的药物和非药物治疗对于患者仍然适用。明确和治疗中枢性疼痛是非常重要的，尤其在康复方面，因为控制不佳的疼痛会导致康复计划的实施困难重重。

功能障碍 患者用来解释他们所经历的中枢性疼痛的用词，

可能比较模糊和奇怪。他们每天的主诉可能非常不同，有时可使临床医师感到困惑。脊髓损伤性疼痛可能与神经根损伤、部分或节段性脊髓损伤、完全性脊髓损伤、通过交感神经联系的继发性内脏损伤以及马尾损伤有关。伴有脊髓损伤性疼痛的患者，可能诉说有带状的肌肉疼痛，有时描述为压榨感或酸痛。中枢性疼痛患者都主诉有感觉异常，通常定位不明，并且令患者十分难受。异常性疼痛（对正常的非疼痛性刺激产生疼痛）和痛觉过敏（对正常的疼痛刺激产生过度疼痛）也常见于中枢性疼痛。患者还会经常诉说刀割样疼痛、枪击样痛、针刺感以及胃胀气和膀胱充盈感。还常见疼痛性排尿。

功能评定 见疼痛评定、日常生活活动能力评定和生活质量评定。

康复目标和原则 缓解或消除疼痛，恢复正常的个体活动和社会参与能力。为此，可以应用镇痛药，也可以采用介入治疗、物理治疗、心理治疗等综合性方法。

康复治疗 ①药物治疗：对于脑卒中后疼痛的患者应用三环类抗抑郁药可以缓解疼痛。抗惊厥药也已经被研究并应用于中枢性疼痛的治疗，如用拉莫三嗪治疗脊髓损伤相关性疼痛和脑卒中后疼痛，加巴喷丁对脊髓损伤性疼痛的治疗有效；而托吡酯和卡马西平治疗中枢性疼痛无效。②介入治疗：静脉注射利多卡因在中枢性疼痛的治疗中非常有效，但需要重复使用来维持疗效。与使用安慰剂相比，静脉给予利多卡因可以降低自发性疼痛、烧灼痛和异常性疼痛的强度。患者在静脉注射利多卡因治疗后再接受口服抗心律失常药物（如美西律）

治疗往往无效。

除特定的癌症疼痛综合征外，对大脑和脊髓直接病损所致的中枢性疼痛的治疗并不特别有效。在非癌症性疼痛中应用这些治疗，两年内复发率为60%～80%。脊髓刺激和深部大脑刺激，对于中枢性疼痛如幻肢痛和脑卒中后疼痛的治疗有效。皮下注射肉毒毒素对于治疗脊髓损伤性疼痛可能有效。也可应用鞘内注射麻醉药物，如阿片类药物和非阿片类麻醉药治疗顽固性中枢性疼痛。

转归　一些常用的镇痛药物、物理治疗、心理治疗等方法，效果不佳。综合性处理的镇痛效果常不理想。

预防　一级预防：避免中枢神经系统损伤，如脑卒中、脊髓损伤等。二级预防：早诊断、早治疗，尽量减轻疼痛对日常生活和个体活动的影响。

（欧阳靖宇）

jǐsuǐ jiēduànxìng mǐnhuà téngtòng kāngfù

脊髓阶段性敏化疼痛康复（rehabilitation of spinal segmental sensitization）

脊髓阶段性敏化疼痛是脊髓特定节段痛觉过敏引发的疼痛。在慢性疼痛的理论和康复处理方面，受到一定重视。脊髓节段性敏感综合征的发现，让人们认识到它是所有疼痛状态的组成部分。脊髓节段性敏感特殊的检查和治疗方法，在日常临床实践中已成功用于诊断和治疗。节段性神经肌肉检查，是一套独特的客观量化的检查体系，可以检测到疼痛的基本病理生理成分。它不仅可以提供科学有效和可靠的诊断，也对不同治疗方法进行有效性评价。与传统方法相比，这些方法特殊的敏感性使脊髓节段性敏感的诊断成为可能。基于

脊髓节段性敏感的诊断，可以制订更有效的治疗计划。在治疗方式上，采用一系列安全有效的注射技术，包括棘旁阻滞（通过将脊髓节段性敏感逆转为正常状态来控制疼痛）、预注射阻滞、针刺或浸润麻醉肌紧张带、消除疼痛发生器等。

敏化分类　包括以下三种。

外周敏化　特性是感觉神经纤维对刺激的高兴奋性（高反应性）。感觉神经纤维敏化的临床表现包括痛觉过敏和异常性疼痛。敏化作用的机制为受损的局部组织产生致敏性、炎症性及刺激性物质（如前列腺素和缓激肽），在脊髓节段性敏感和刺激性病灶（如压痛点/触发点）之间形成恶性循环，二者均可增加相应成分的敏感性。交感神经传出增强，进一步加强了急性期周围神经的敏化。组织损伤周围水肿，炎性物质可大量聚集在神经末梢。细胞膜的损伤伴随前列腺素E的生成，可致敏神经末梢，导致脊髓节段性敏感和中枢敏化。同时，血管活性物质引起水肿，使致敏物质大量聚集在神经末梢。数周后，水肿转变成纤维组织，形成慢性刺激性病灶。

脊髓节段性敏化和中枢敏化　脊髓节段性敏感是脊髓节段在对刺激性病灶的反应中形成的高反应性、易化作用以及高兴奋性状态，刺激性病灶通过伤害性刺激持续袭击感觉神经节。刺激性病灶通常由一小部分受损区域或功能异常的组织构成，在此形成外周敏化或神经纤维的刺激作用，产生持续的伤害性刺激，导致中枢敏化。敏化作用和高兴奋性在相应节段从感觉成分扩散到运动成分，导致肌张力增高和压痛（肌痉挛）并激活肌节中的压痛点

和触发点。中枢敏化从脊髓节段性敏感开始（脊髓节段性敏感是中枢敏化的第一步）。最常受影响的脊髓节段是C5、C6及L5和S1。与内脏和其他节段性结构相关的脊髓节段性敏感的症状见表。阳性体征如下。①肌节：寻找压痛点或触发点，为肌紧张带，可发生痉挛。肌节深层组织（肌）压痛可通过指压法来评估并可通过压痛阈测量计来量化。引起疼痛最小的压力值即为压痛阈值，与敏感性正常的位点相比，如果阈值低于$2kg/cm^2$则视为异常。②皮节：在进行针刺或捏搓法检查时，皮肤和皮下组织有触痛，皮肤导电性增加。③骨节：相应节段骨节支配组织器官（如韧带、滑囊、起止点、关节）有触痛。④交感神经：节段性出汗、皮肤变凉和变色、微水肿，相应节段（皮节）的皮肤导电性增加。

比较常见的脊椎源性功能障碍五联征是：被致敏的棘上韧带和棘间韧带压痛和轻度水肿（指压后数分钟仍不能恢复正常）、脊柱旁肌痉挛、神经孔狭窄、神经根受压、椎间隙变窄。脱敏治疗是通过特异性神经阻滞相应阶段的脊神经而实现的。

功能障碍　疼痛往往出现在某个脊髓阶段，伴有局部肌张力升高和肌痉挛造成的压痛点。影响患者的日常生活活动和社会参与活动。

功能评定　见疼痛评定、日常生活活动能力评定和生活质量评定等。

康复目标和原则　短期目标是在诊疗室内缓解患者疼痛，即刻导致疼痛的原因包括压痛点、触发点、肌痉挛或炎症，主要对它们进行治疗。长期目标是去除持续存在的和即刻导致疼痛的原

表　与内脏和其他节段性结构相关的脊髓节段性敏感的症状

内脏器官	脊髓节段支配	致敏的脊髓节段成分	症状
肺	T2~T6	T2~T6 支配的肌节，包括棘旁肌和肋间肌 T2~T6 支配的骨节 T2~T6 支配的皮节	胸痛
心	T1~T4	T1~T4、C5~C8 支配的肌节，包括棘旁肌、肋间肌、胸大肌、胸小肌和胸骨肌	胸痛和紧缩感
	C5~C6		上肢的牵涉痛
	C7~C8	T1~T4 和 C5~C8 支配的骨节 T1~T4 和 C5~C8 支配的皮节	颈部和肩胛间区牵涉痛
上部胃肠道 （食管、胃、十二指肠、小肠、胆囊、肝）	T5~T9	T5~T9 和 T10~L1 支配的肌节，包括腹直肌、腹斜肌和髂肋肌 T5~T9 和 T10~L1 支配的骨节，包括棘上/棘间韧带、肋骨和胸骨的肌肉连接点	胸骨下疼痛、上腹痛、胸廓痛、胸椎中部痛、腹痛、恶心、呕吐、消化不良、胃灼热
下部胃肠道 （大肠、阑尾）	T10~L1	T5~T9 和 T10~L1 支配的皮节	下腹痛、腹泻、便秘、肠胀气（肠易激综合征）
泌尿生殖器 （肾脏、输尿管）	T10~L1	T10~L2 支配的肌节，包括脊柱旁肌、（肾、输尿管）腰方肌、腹斜肌	腹痛/盆腔痛、侧腹痛、腹股沟/阴囊痛
膀胱、尿道、前列腺、附睾、睾丸	T12~L2	T10~L2 支配的骨节 T10~L2 支配的皮节	膀胱痛，盆腔痛，尿频（例如间质性膀胱炎）
盆腔（妇产科）卵巢、子宫内膜异位症	T10 T10~L2	T10~L1 支配的肌节，包括盆底肌、下腹肌和棘旁肌 T10~L1 支配的骨节 T10~L1 支配的皮节	盆腔痛，痛经（如慢性盆腔炎、慢性子宫）

因来防止疼痛复发。

康复治疗　具体如下。

第一阶段　明确即刻致痛原因：压痛点、触发点、肌痉挛和炎症。①让患者用一个手指指出最痛点。②找到压痛最剧烈的点或触发点。③用压痛阈测量计量化压痛程度（敏化程度）。④复制（识别）疼痛：按压压痛最剧烈的

点并且询问患者："这是你所说的疼痛么？"

第二阶段　诊断脊髓节段性敏感并且明确与压痛点或触发点相对应的特异性节段。

感觉　诊断痛觉过敏的皮节区。①沿着感觉诊断轨迹轻刮。②皮肤导电性能客观证实神经纤维功能异常。③捏滚法，是中医

推拿手法之一，用于检测皮下组织敏感性，可以通过压痛阈测量计来量化。

运动　诊断受影响的肌节。①通过触诊和压痛阈测量计找到压痛点和触发点。②通过触诊和组织顺应性测量找到紧张带。③通过触诊和组织顺应性测量明确肌痉挛。

骨节　诊断滑囊炎、肌腱炎、上髁炎、起止点病变。

第三阶段　重点为与即刻致痛原因相对应的脊髓节段性敏感、相关的棘上韧带损伤以及五联征的治疗。

注射　用于即刻和长期缓解疼痛。①进行棘旁阻滞来治疗脊髓节段性敏感。②进行预注射阻滞，麻醉将要浸润治疗的疼痛敏感区。③针刺或浸润麻醉肌紧张带，改善压痛点或触发点周围全部的病理改变。

物理治疗　加速注射后的愈合，恢复功能，防止复发。①物理因子疗法：如热疗和冷疗，以及电刺激（脉冲波和直流电）疗法。②运动疗法：采用放松锻炼和牵伸，治疗产生疼痛的触发点或压痛点、肌痉挛，以及炎症所在的肌节。通过激活拮抗肌使之放松。③姿势矫正：库劳斯·威伯（Kraus-Weber）试验可特异性地诊断主要姿势稳定肌肉的功能异常；膝胸之间距离>5cm 说明腰骶椎屈曲不足；如果做上肢撑起运动，骨盆与地面之间距离>2.5cm 说明腰骶椎伸展不足。侧屈时，肩运动应可以越过中线。通过特殊的姿势性锻炼［罗宾·麦肯基（Robin McKenzie）技术和汉斯·克劳斯（Hans Kraus）技术］，进行相应矫正。

第四阶段　诊断和去除持续的病因。常见病因如下。①机械

性原因：过度使用、运动损伤、累积性创伤。②姿势缺陷：肌肉缺陷（失去力量或柔韧性）。③其他：内分泌和代谢、电解质、维生素紊乱。

转归 注射技术和综合性处理可即刻使相当多患者有效地减轻和解除疼痛。但不要让损伤部位完全制动，最好进行放松训练或被动牵拉，也不要冷疗（如冰敷、使用氯乙烷喷雾剂等），暂时不要负重。

预防 预防中枢和周围神经损伤，及时处理相应的炎症、组织损伤等，属于一级预防。

（欧阳靖宇）

wàizhōuxìng téngtòng kāngfù

外周性疼痛康复 （rehabilitation of peripheral pain）

外周性疼痛是周围神经系统原发性损伤或功能异常所致的疼痛。神经性疼痛经常在夜间加重并导致睡眠障碍。其阳性症状如下。①感觉异常：自发或诱发的异常感觉，如针刺感和/或烧灼感。②异常性疼痛：对于正常的无痛性刺激产生疼痛，如被致敏的皮肤感到异常性疼痛（如身体和床单接触时出现疼痛）。③痛觉过敏：对于正常的疼痛刺激产生过度疼痛。④痛觉过度：在反复刺激后疼痛时间延长，持续存在。阴性症状如下。①对轻触觉感觉减退。②对针刺感觉减退。③对温度感觉减退。其中，痛觉或温度觉的减退，可能是损伤无髓鞘的小感觉纤维所致。在糖尿病患者中，缺乏保护性疼痛感觉可以导致截肢。这些症状和严重程度的不同，代表不同的机制，因而从理论上讲，它们对不同的特异性靶向治疗的敏感性也不同。

功能障碍 症状和查体所见的疼痛分布与特定的周围神经支配区域直接相关，手套和袜套样感觉都显示周围神经是痛觉发生器。可以通过描画疼痛影响的身体区域、感觉的特性以及强度来记录临床基线。最常见的广泛的多发神经病是糖尿病感觉运动多发神经病变，这存在于超过66%的1型糖尿病患者中，以及接近59%的2型糖尿病患者中。医师要询问患者疼痛的情况，量化基线并进行试验性治疗。

功能评定 见疼痛评定、日常生活活动能力评定和生活质量评定等。

康复目标 终止和逆转疾病进程（首要目标）以及降低症状的严重程度（次要目标）。必须从"生物-心理-社会"医学模式的角度来考虑与问题相关的所有因素。临床医师必须考虑易感因素、诱发因素、患者疾病模式因素，以及使问题持续存在的因素。早期治疗可能会在整体上减轻症状，教会患者严密观察症状并积极参与自身管理可以改善预后，最终解除疼痛症状，恢复个体活动能力（如生活自理）和社会参与能力（如上学、上班）。

康复原则 在初始治疗中应用不同的康复治疗方式，可以从简便易行的方法开始，逐步升级。

康复治疗 采用以药物为主的综合性康复方法，见表。

外周脱敏 ①对被致敏的神经支配的结构脱敏：当神经功能异常或受损时，神经支配的区域（如皮肤、肌肉、肌腱）会对外界刺激过敏或超敏。教会患者用手作为刺激器来检测超敏区域，然后用软膏和布摩擦该区域来增加耐受性，随时间进展可减少不舒服感。②屏蔽刺激：很多痛觉过敏和异常性疼痛的触发是可避免的。如教会患者在沐浴时使这些区域脱敏，沐浴后涂抹厚层软膏并进行按摩，以免皮肤干燥以及预防对周围神经C纤维的刺激。患者还可穿棉袜子和有保护作用的鞋。

经皮神经电刺激 可脱敏被

表 外周性疼痛的机制和相关药物治疗

疼痛机制	相关症状	药物治疗
受体敏化	异常性疼痛，对触摸产生疼痛	皮肤表面用药，包括软膏和乳膏
钠通道上调	与异常性疼痛相关的持续性烧灼感，感觉检查发现轻度障碍	①钠通道阻滞剂：利多卡因贴片。②钙通道调节剂：利多卡因、三环类抗抑郁药
自发性传入激活	非刺激诱发的突然枪击样痛	卡马西平、加巴喷丁
假突触传递	频率和严重程度不同的枪击样痛	卡马西平、加巴喷丁
后根神经节异位放电	向受影响区域放射的疼痛	①激活下行疼痛抑制通路：三环类抗抑郁药、电压门控的钙通道阻滞剂。②抑制脊髓后角的谷氨酸类抑制剂：加巴喷丁、普加巴林、阿片类药物
被致敏的肾上腺素能受体	烧灼感，夸大的疼痛反应	α-受体阻滞剂：可乐定
中枢敏化	烧灼感或弥漫性疼痛，不仅局限于周围神经模式，在分布上不受感觉刺激的影响	中枢性活性药物：抗抑郁药（选择性5-羟色胺再摄取抑制剂，选择性去甲肾上腺素再摄取抑制剂），抗惊厥药（加巴喷丁），阿片类药物

致敏的区域。梅尔扎克（Melzack）和沃尔（Wall）于1965年提出闸门控制学说：刺激大的有髓鞘纤维可刺激脊髓后角胶质中的中间神经元，从而对脊髓后角的第Ⅴ板状层产生抑制性影响，而小的无髓鞘痛觉纤维在此处与脊髓神经元形成突触。脊髓后角的脱敏是中枢性脱敏过程。

外周性感觉感受器刺激　可以通过不同的方式进行，如冷热刺激激活温度感受器，运动、手法和针刺刺激肌梭和高尔基体，按摩触发触觉和压力感受器。这些刺激被特异的感受器所感知而触发传入脊髓后角的神经冲动。脊髓后角的刺激可导致超敏脊髓后角的抑制（中枢性脱敏），使疼痛减轻。不同的治疗形式，只有在疼痛区域的神经完整时有效。

转归　绝大部分患者可以控制或消除疼痛症状。

预防　一级预防：避免周围神经损伤。二级预防：出现疼痛后，早诊断、早处理，避免迁延成慢性过程和影响个体活动。

（欧阳靖宇）

jījīnmótòng zōnghézhēng kāngfù
肌筋膜痛综合征康复（rehabilitation of myofascial pain syndrome）
肌筋膜痛综合征是一种特异性的综合征，表现为局部痛和牵涉痛，以及感觉、运动和自主神经症状；其体征为一个或多个肌筋膜触发点所致。该综合征主要组成部分包括肌筋膜触发点、压痛点、紧张带和肌痉挛。①肌筋膜触发点：是小的剧烈的压痛区域，其内的肌纤维有可触及的紧张带，可以自发地，或在加压、针刺时，导致远隔区域疼痛，称之为牵涉性疼痛区。②压痛点：与触发点形成对比，导致局部痛而没有牵涉痛。③紧张带：由一

组紧张的肌纤维组成，这些肌纤维在触诊时有压痛和异常坚硬度。触发点或压痛点代表在紧张带中压痛最明显、压力敏感性最高的区域。④肌痉挛：压痛和坚硬感扩散至整块肌肉，而紧张带只局限于特定肌纤维。肌痉挛是非随意的，通常是疼痛性肌肉收缩伴肌肉短缩。痉挛可为同一块肌肉中的触发点引起，也可以是脊髓节段内的其他器官的（肌肉或关节）伤害性刺激传入导致脊髓节段性敏感的一部分。

触发点检查与分类　可通过对最剧烈压痛点加压来再现（再识别）症状。

检查方法　①由患者所完成的疼痛图有助于明确疼痛的分布和牵涉性疼痛区。患者精确地描述疼痛的方式和最剧烈疼痛区是明确触发点部位最有价值的线索。应用标有触发点的皮节区图有助于在单一或区域性肌群内定位和诊断触发点（图）。②通过体格检查诊断特异性脊髓节段性敏感，可以迅速确定在被致敏的肌节中需要检查触发点的肌肉。③通过平滑触诊或钳形触诊触摸肌肉，以确定紧张带。按压最剧烈压痛点感触发点，引起局部疼痛和跳跃现象。进一步刺激触发点，引起牵涉性疼痛。询问患者这样做

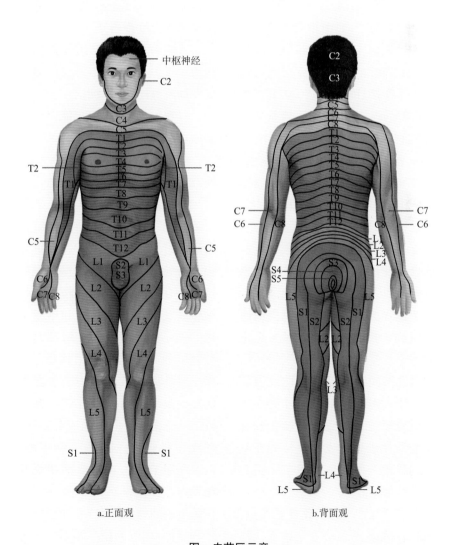

a.正面观　　　b.背面观

图　皮节区示意

注：C代表颈椎；T代表胸椎；L代表腰椎；S代表骶椎。其后数字代表第几椎体

是否再现了他们通常所述的疼痛。④通过弹拨肌肉中的紧张带来引发局部抽搐反应。⑤检查包含触发点的肌肉时,其因疼痛而表现为牵伸范围受限。⑥可表现为不伴随萎缩的力弱。

压痛量化　通过压痛阈测量计来量化压痛。压通阈测量计是一个便携式口袋大小的压力表,装有一个表面积 $1cm^2$ 的圆形活塞。通过在最大压痛点上按压,可得出疼痛压力阈值(即导致疼痛的最小压力)。异常压痛点的疼痛压力阈值与正常敏感性对照点相比下降 $2kg/cm^2$。压通阈测量计测定过程是有效和可靠的。

分类　有多种方式,具体如下。

按部位　①中枢性触发点:位于接近肌肉的中间部位,并且与功能异常的运动终板有密切联系。②连接性触发点:位于肌肉和肌腱的连接处和/或肌紧张带与骨骼的附着点。伴随连接点的压痛和增厚时其被认为是起止点病。这些变化可以被作为脊髓节段性敏感组成部分的致敏骨节所易化。

按成因　①原发性触发点:是直接损伤、急性或慢性超负荷或反复使用该肌肉所导致的中枢性触发点。②继发性触发点:形成于包含原发性触发点肌肉的协同肌或拮抗肌。继发性触发点也起源于骨节韧带、关节、黏液囊、肌腱、椎间盘,以及根性或器官组织中的刺激性病灶。外周伤害性感受器敏化导致中枢敏化和脊髓节段性敏感的发展,从而在受累的致敏脊髓节段的肌节中引起继发性触发点。

按活化性　①活化性触发点:可自发地或在活动中导致临床疼痛主诉。②潜伏性触发点:在临床上是静息的,不伴随自发性疼痛或运动中疼痛。其在加压时有触痛,并显示所有活化性触发点的特异性表现,包括其在紧张带中的位置。潜伏性触发点可以通过加压、过度使用肌肉或肌肉处于短缩体位的长期制动所激活。中枢敏化的形成可以将致敏肌节肌肉中的潜伏性触发点转化为有症状的活化性触发点。

肌筋膜痛综合征持续存在的因素　具体如下。

机械性应激　包括骨骼不对称和不均衡(双腿长度不等、半骨盆)、姿势不良以及肌肉过度使用。

营养不足　包括维生素 B_1、维生素 B_6、维生素 B_{12} 和叶酸缺乏,以及血清低钙、低钾、低铁离子和低血红蛋白。

代谢和内分泌紊乱　包括甲状腺功能减退症、高尿酸血症和低血糖所致的代谢减退。

心理因素　包括抑郁、焦虑和创伤后应激紊乱。

续存因素　包括慢性感染、变态反应和睡眠障碍。

中枢敏化和脊髓节段性敏感　关节的、神经根性的、内脏的紊乱和纤维肌痛,可通过中枢敏化和脊髓节段性敏感过程使触发点持续存在。①确定脊髓节段性敏感以及其与外周敏化和中枢敏化的关系:脊髓节段性敏感是一种脊髓的高反应性易化状态,形成于对外周致敏组织中的刺激性病灶的反应。高兴奋性在脊髓节段中从感觉成分向运动成分扩散,导致高肌张力,肌痉挛或短缩,以及在肌节中形成或激活肌筋膜触发点。在胸部区域,高兴奋性扩散至中间外侧柱将导致内脏-躯体和躯体-内脏的相互联系,因为躯体的和内脏的传入汇聚于相同脊髓节段水平的后角(第Ⅰ和第

Ⅴ板状层)。②中枢敏化和脊髓节段性敏感的临床表现:包括脊髓节段的 5 个功能性组成部分:皮节、骨节、肌节、脏节(在胸部区域)和节段性交感神经,它们过度活跃。在脊髓节段性敏感和外周的刺激性病灶之间形成恶性循环,彼此均可增加另一方的敏化程度。慢性状态中,一个节段的脊髓节段性敏感可以致敏其他临近的脊髓节段,导致多个水平的脊髓节段性敏感,出现肌筋膜触发点的肌节扩散并引起广泛性疼痛。③肌肉骨骼性疼痛与脊髓节段性敏感之间的关系:在大多数伴有肌肉骨骼性疼痛的患者中,脊髓节段性敏感可以通过客观性检查而被诊断。因此,无论是哪种外周组织疼痛发生器,脊髓节段性敏感均被明确或排除。尽管压痛点或触发点是向脊髓节段传递伤害性信号的刺激性病灶,脊髓节段性敏感可以逆向导致外周(周围神经系统和局部组织)敏化,引起肌节内的压痛点、触发点、肌痉挛和触痛。脊髓节段性敏感同样可以激活原先潜伏的肌筋膜触发点,或放大和维持活性触发点。这种中枢神经系统中的功能异常性疼痛过程被认为是慢性肌筋膜疼痛状态(包括肌筋膜痛综合征和纤维肌痛)的根本机制。在早期没能成功地识别、临床诊断和治疗脊髓节段性敏感,将导致放大的、持续存在的、更广泛分布的疼痛症状。不能减缓或消除脊髓节段性敏感,通常导致理疗和/或单独的外周触发点靶向注射过程以消除肌筋膜触发点的失败。这些方法只会引起暂时减轻而不能长期缓解,触发点的症状和功能障碍还会复发。

功能障碍　特定肌肉的肌筋膜疼痛,该肌肉收缩时尤甚。严

重影响该肌肉的功能性活动。

功能评定 见疼痛评定、日常生活活动能力评定和生活质量评定。

康复目标和原则 减轻或消除疼痛，恢复个体活动能力（如生活自理）和社会参与能力（如上学、上班）。

康复治疗 具体如下。

外周水平肌筋膜触发点"去活化" 由触发点引发的肌筋膜痛综合征通常不被认识，贻误诊断以及治疗，导致不必要的疼痛、功能异常、痛苦以及残疾。因此准确的诊断是必须的。理解疼痛的机制，并且对这些机制进行靶向治疗，灭活或消除触发点、压痛点、紧张带致敏的伤害性感受器。①松解触发点和牵伸技术：目标是中断收缩的肌筋膜触发点中肌节的挛缩，松解紧张、缓解疼痛，恢复肌纤维的全范围牵伸以及功能。②药物治疗：应用类固醇药物收益甚少，而且多处注射时具有肌肉毒性以及全身不良反应。无论注射药物与否，针刺是有效的治疗方法，但是局部麻醉剂注射有利于减轻注射后疼痛，并且便于进行更广泛的、疼痛更轻的针刺。A 型肉毒毒素价格昂贵，但是与注射局部麻醉剂和盐水相比，并没有被证实其更有效，因此不用作一线治疗。

针对外周疼痛机制靶向治疗见表。

利用中枢性疼痛通路灭活肌筋膜触发点 ①棘旁阻滞：用1%的利多卡因进行棘旁阻滞可阻滞从外周向脊髓后角传入的伤害性刺激。其可以立即脱敏脊髓节段的痛觉过敏性组成部分（如皮节、骨节、肌节）并且灭活肌节中的肌筋膜触发点。②肌肉内刺激：针刺可以刺激深部的棘旁肌，使

短缩的肌肉放松并且纠正脊髓节段其他成分的痛觉过敏性功能异常。③脊柱手法治疗：目的在于治疗伴有皮节、骨节和肌节的节段性效应的脊柱源性疼痛。

这三种方法的效果立竿见影。为达到长期效果要求消除外周刺激性病灶（如韧带和肌筋膜触发点）的病因或脊髓节段性敏感的续存因素。

针对中枢性和外周性机制治疗 具体如下。

节段性神经肌肉治疗 ①诊断脊髓节段性敏感的水平。②用1%的利多卡因棘旁阻滞来立即脱敏脊髓节段性敏感。③对棘上韧带和棘间韧带触发点进行针刺和浸润麻醉。④注射前阻滞来麻醉疼痛敏感性区域，以便进行针刺和浸润麻醉。⑤针刺和浸润肌筋膜压痛点、触发点和紧张带对于长期缓解症状是必要的。

注射后节段性物理治疗 在减缓或消除脊髓节段性敏感，以及消除外周疼痛发生器后，开始力量和有氧运动的锻炼计划。过

早的加强力量训练或用力过猛会导致疼痛急性加剧、肌肉短缩或痉挛、肌肉力弱以及伴随功能衰退的共济失调。①即刻治疗：温热；喷雾剂和被动牵伸；喷雾剂和主动柔韧性训练，放松训练；眼向下看，呼气以及牵伸相关肌节的特异性肌肉并激活拮抗肌，使肌肉放松；电刺激被治疗的肌肉（强直电流和正弦震荡电流）。②后继治疗：应用放松和自我牵伸训练的家庭锻炼方案，矫正姿势和消除续存因素，进行力量和有氧运动练习。

针刺 在触发点的灭活中起重要作用。从生理学观点看，对触发点针刺刺激了 Aδ 纤维。在脊髓后角，Aδ 纤维阻滞了外周伤害性感受器来源的 C 纤维产生疼痛的活性。该机制通过抑制外周伤害性刺激的传入同样减少或避免了脊髓敏化。从生物力学观点看，与锋利的、尖端呈斜角的、有切割作用的皮下注射用针的剪切效应相比，针刺用针的尖端使组织损伤减小到最低程度。

表 外周疼痛机制的靶向治疗技术

手法松解触发点技术	肌筋膜触发点注射/针刺技术	强化动作
冷冻喷雾和被动牵伸或主动柔韧性训练，放松训练	注射——单点大剂量注入	眼球运动
间歇性冰疗和牵伸	浸润麻醉——多点小剂量注射	协调性呼吸——缓慢呼气
触发点压力松解以及牵伸	针刺——重复地刺入和拔出以机械性破坏和打断异常组织	等长收缩之后放松
触发点/紧张带深部按摩	注射前阻滞	交互抑制
强化动作	针刺和浸润针刺或浸润麻醉后的强化动作	通过激活拮抗肌来放松一个或更多的动作，可与手法松解触发点技术相结合，或在触发点注射/针刺技术后使用来强化放松，以获得更有效的肌肉牵伸

转归 绝大多数患者在急性期可以得到缓解或消除疼痛。但是肌筋膜痛综合征易于在受凉、不适当用力时反复发作。多次反复可能发展为迁延-慢性疼痛。

预防 一级预防：避免受凉、特殊肌肉组暴力性用力、长期性骨骼不对称。多种维生素缺乏、低钙、低钾、低铁离子和低蛋白等，均易于发病。其他如感染、免疫反应、睡眠障碍也有影响。二级预防：早诊断、早治疗，避免反复、迁延成慢性、避免失用状态，保持一定的个体活动状态等。

（欧阳靖宇）

xiānwéijītòng kāngfù

纤维肌痛康复（rehabilitation of fibromyalgia） 纤维肌痛是一种临床上的功能紊乱，中枢神经作用失调伴中枢神经系统敏化导致感觉冲动放大。临床表现包括慢性广泛性疼痛，伴有解剖定位的压痛点、睡眠障碍、严重疲劳以及劳累后疼痛。多见于女性。

诱发因素 又称触发因素。越来越多证据显示纤维肌痛是众多临床敏化综合征的一种，当个体暴露于下列应激源时纤维肌痛可被触发：身体创伤，如机动车碰撞；手术操作；急性感染；情绪应激或灾难性事件；自身免疫性疾病或其他能导致中枢敏化的疼痛综合征。

相关疾病 ①中枢性敏感性综合征：包括慢性疲劳综合征、偏头痛或紧张性头痛、肠易激综合征、区域性软组织或肌筋膜痛综合征、颞下颌关节功能紊乱或肌筋膜功能异常、原发性痛经、间质性膀胱炎、下肢不宁综合征。②风湿性疾病：包括类风湿关节炎、骨关节炎、系统性红斑狼疮、干燥综合征、强直性脊柱炎。其

他还有莱姆病、人类免疫缺陷病毒感染、丙型肝炎、甲状腺功能减退症、雌激素过少、运动过度、多发区域肌筋膜触发点、基底压迹综合征。

诊断标准 满足下述前两者得出诊断的敏感性是 88.4%，特异性是 81.1%。

广泛性疼痛 超过 3 个月，在轴向上从腰部向上、向下延伸，向身体两侧延伸。

存在特异性触痛点 在下列 18 个特异性触痛点中（双侧、对称）至少有 11 个存在触痛。①枕部：位于枕下肌附着点。②下颈部：位于 C5～C7 横突间隙前方。③斜方肌：位于上缘中点。④冈上肌：在起点，位于肩胛冈上方接近内侧缘。⑤第二肋：位于第二肋骨软骨连接处上缘外侧。⑥外上髁：位于肱骨髁远端 2cm。⑦臀部：位于臀部外上象限和前方附着的肌肉。⑧大转子：位于转子间嵴后方。⑨膝：位于关节线近端内侧脂肪垫。

触痛点的临界压痛阈值 通过压痛阈测量计显示≤4kg。

纤维肌痛-肌筋膜痛综合征复合体 纤维肌痛和肌筋膜痛综合征可以共存于同一患者并互相影响。通过有技巧的触诊，在超过 70% 的纤维肌痛患者中可以发现肌筋膜触发点。伴有广泛性疼痛和在经典位点有压痛的患者，可诊为下列 3 者之一：纤维肌痛、纤维肌痛-肌筋膜痛综合征复合体、多区域的肌筋膜痛综合征-类纤维肌痛。

鉴别诊断 主要与肌筋膜痛综合征鉴别，见表 1。

功能障碍 不同病变范围可以引发不同的功能障碍，但均以疼痛为主要症状，影响日常生活活动和社会参与能力。

功能评定 见疼痛评定、日常生活活动能力评定和生活质量评定。

康复目标和原则 争取减轻和消除疼痛症状。治疗由简便易行的方法逐步"升级"到复杂高级的处理。

康复治疗 可通过消除疼痛的区域性来源以及降低中枢敏化的持续存在和放大作用，减轻疼痛，故需寻找伤害性疼痛的发生器。一些常见的外周疼痛发生器包括：肌筋膜触发点、起止点病变、滑囊炎、肌腱炎、关节退行性和炎症性疾病、神经根病、内脏痛以及功能异常。纤维肌痛需要综合应用药物和非药物治疗。靶向药物治疗针对中枢性和外周性疼痛机制，缓解中枢神经系统敏化和异常性疼痛。

药物治疗 单一的镇痛药和抗炎药只针对外周疼痛机制，疗效有限。曲马多具有中枢性作用，可以减轻肌纤维痛。阿片类药物也有中枢性作用，但其存在耐受的风险，且有反作用，应避免使用。阿片类药物只能谨慎地用于其他慢性疼痛状态的治疗，并且不作为一线药物使用。其他直接作用于中枢的药物见表 2。

非药物治疗 应针对睡眠障碍、疲劳、情绪应激、情感障碍、认知功能异常，以及与纤维肌痛并存和相关的疾病进行治疗。尽管实验室和影像学检查没有阳性发现，教育方案中也应当向患者解释疾病是真实存在的。应向患者介绍和指导放松技术和自我效能。个体化的有氧健身计划可以改善心血管状况和其他病理状态。经皮神经电刺激和针灸治疗的疗效较差。治疗伴随的肌筋膜触发点以及其他外周性疼痛发生器，可在整体上改善纤维肌痛的症状。

表 1 肌筋膜痛综合征和纤维肌痛的鉴别

内容	肌筋膜痛综合征	纤维肌痛
疼痛	①为肌肉紧张带中的触发点所致，疼痛可通过触诊明确。②可通过加压激活以再现患者的局部疼痛或牵涉痛主诉	①疼痛是弥漫性的，不仅限于紧张带。②对压痛点加压可引起疼痛。③疼痛主诉通过压痛点的激活不能再现且没有牵涉痛
性别	男女相等	几乎都是女性（女：男=8：1）
压痛临界水平	比对侧正常敏感性区域或周围区域低 2kg/cm^2	①4kg 或低于 4kg（使拇指指甲变白的压力）。②压痛阈测量计更可靠
对称性	不对称	对称
疼痛分布	通常限于一个区域，但也可涉及多个区域	广泛分布的位点：身体左右两侧，腰部以上、以下以及水平轴向分布
累及的组织	①肌筋膜触发点只限于肌组织。②肌筋膜触发点致敏的脊髓节段导致皮节、骨节和相关肌节肌肉中肌筋膜触发点的痛觉过敏/异常性疼痛	①上部斜方肌、冈上肌和臀肌有肌肉压痛点。②其他组织位点中也有压痛点，如膝内侧脂肪垫、肱骨髁、枕部肌肉附着点、肋骨软骨连接、大转子
病理生理学基础	部分相关肌肉的局部功能异常伴随肌筋膜形成和外周伤害性敏化	与感觉信息加工、自主神经和神经触发点的内分泌调节相关的广泛的中枢神经系统敏化
发生模式	频发，急性肌肉劳损或是一组特定肌肉的过度使用所致	①通常隐匿地发生慢性广泛性疼痛和疲劳。②原因不清，但是 1/3 发生于触发事件后
对治疗的反应	①通过针刺触发点和/或用局部麻醉药浸润可以立即缓解疼痛。②手法松解触发点技术可能有效	①局部注射麻醉剂不能减轻广泛性压痛和疼痛。②存在纤维肌痛/肌筋膜痛综合征复合体中的肌筋膜触发点时，可以通过触发点治疗技术来治疗，但是针刺时的疼痛更强，针刺后疼痛增加并且缓解时间较短

表 2 治疗纤维肌痛的药物

药 物	说 明
抗抑郁药 　三环类抗抑郁药（低剂量） 　　阿米替林 　　多塞平 　　环苯扎林	最常使用；在多组随机对照研究中与安慰剂相比能显著改善疼痛、睡眠、情绪和疲劳（肌肉弛缓剂在化学结构上与三环类抗抑郁药相似）
选择性 5-羟色胺再摄取抑制剂 　　氟西汀加阿米替林或环苯扎林	与安慰剂相比更有效；可以改善情绪和疲劳，但是单独使用对于疼痛疗效有限
5-羟色胺/去甲肾上腺素再摄取抑制剂 　　度洛西汀 　　文法拉辛 　　米那普仑	与三环类抗抑郁药作用类似，但不良反应更少；在随机对照研究中与安慰剂相比，能显著缓解疼痛、抑郁和焦虑
抗癫痫药 　加巴喷丁 　普加巴林	在多中心随机对照研究中与安慰剂相比，可以改善疼痛、睡眠、疲劳和生活质量
选择性安眠药 　佐匹克隆 　唑吡坦	与安慰剂相比，可改善睡眠和疲劳；但不能改善疼痛
N-甲基-D-天冬氨酸受体拮抗剂 　氯胺酮	可有效改善疼痛，但认知方面的不良反应限制其使用
5-羟色胺 3 受体拮抗剂 　托吡西隆	与安慰剂相比，可有效地改善疼痛和其他症状；药物实验已完成，但尚未临床使用

由于复合体的性质以及纤维肌痛的不均一性，对于治疗的选择并没有明确的一致性意见。最佳的纤维肌痛治疗方案，要求药物和非药物治疗相互结合，并需患者与康复团队（组）合作工作，才可取得最好的效果。

转归 绝大多数急性期疼痛症状可在综合性康复处理后减轻或消除。

预防 一级预防：处理原发性疾病或损伤的影响。二级预防：早诊断、早治疗、避免迁延发展成慢性或失用状态，保持合理的个体活动等。

（欧阳靖宇）

fùzáxìng qūyù téngtòng zōnghézhēng kāngfù

复杂性区域疼痛综合征康复

（rehabilitation of complex regional pain syndrome） 复杂性区域疼痛综合征是局部损伤引起的伴随病理性疼痛、运动功能低下、皮肤血运影响、组织营养不良等一系列改变的综合征。可分为如下两种。①Ⅰ型复杂性区域疼痛综合征：存在原发性伤害事件或制动因素，但不存在特异性神经损伤。②Ⅱ型复杂性区域疼痛综合征：存在特异性神经损伤，但症状和体征可能并不限于受损神经的支配区。此前，Ⅰ型复杂性区域疼痛综合征被认为是反射性交感神经营养不良，Ⅱ型复杂性区域疼痛综合征被认为是灼性神经痛。

还有一些名词用来表示复杂性区域疼痛综合征，如交感神经维持性疼痛综合征、痛性营养不良、肩-手综合征、交感神经性疼痛、苏德克（Sudek）骨萎缩（外伤所致的反射性交感神经营养不良综合征，又称创伤后骨萎缩，以腕关节和手掌多见）、创伤后骨质疏松、创伤性血管痉挛。交感神经维持性疼痛：疼痛是通过交感性传出神经支配或是通过儿茶酚胺循环来维持的。可通过交感神经阻滞、局部交感神经节麻醉或注入交感神经阻滞剂（酚妥拉明、胍乙啶等）诊断。如果交感神经阻滞使疼痛明显缓解，可诊断；反之，应诊断为非交感神经依赖性疼痛。但交感神经阻滞有系统性效应，局部注射能够麻醉神经根和周围神经纤维，因而在解释交感阻滞阳性反应时应谨慎。复杂性区域疼痛综合征和交感神经维持性疼痛的区别：复杂性区域疼痛综合征是临床诊断，而交感神经维持性疼痛则涉及疼痛机制。患有复杂性区域疼痛综合征的患者，可以有（或没有）交感神经维持性疼痛。伴有交感神经维持性疼痛或非交感神经依赖性疼痛的复杂性区域疼痛综合征患者，其临床表现可能是一样的。除了复杂性区域疼痛综合征外，交感神经维持性疼痛还可能参与其他的疼痛综合征，如周围神经病、疱疹后神经痛以及幻肢痛等。肩-手综合征：通常用来描述复杂性区域疼痛综合征影响到肩、手时的情况。但传统描述的肩-手综合征是复杂性区域疼痛综合征的变异型，发生在脑卒中后偏瘫患者的力弱一侧肢体，表现为患侧肩、腕和手疼痛及运动受限。对肩-手综合征患者进行早期中等剂量的口服类固醇治疗、渐进性活动范围训练和水肿控制可能有效。

交感神经维持性疼痛和肩-手综合征等诊断名词已经逐渐淘汰，而统一称为复杂性区域疼痛综合征。

触发事件 复杂性区域疼痛综合征通常发生于局部创伤（如骨折、扭伤、压伤）之后，但其也可以继发于制动（如长期石膏固定和使用支具）、外科手术（尤其是关节镜手术）、周围神经损伤、脑卒中或脑损伤等。

临床表现 最初主诉是一个肢体（或多个肢体）存在严重、持续、烧灼样或深部疼痛。对任何的皮肤触觉刺激均可感到疼痛（异常性疼痛）。在反复性刺激（如轻拍）后，可能存在痛觉延长（痛觉过度）。尽管疼痛可沿皮区分布或神经支配区放射，但更多呈广泛、非皮区分布。开始时疼痛通常局限于损伤部位，随时间推移，疼痛变得更加广泛。常从远端开始，随病程发展，向近端扩散。

诊断标准 可通过病史和体格检查来诊断，且诊断性试验（如X线和骨扫描等）均不能确诊或排除诊断。①存在原发性伤害事件或制动原因（可为其中之一）。②有持续性疼痛、异常性疼痛，或与伤害性事件不成比例的疼痛或痛觉过敏。③有时存在水肿、皮肤血流改变，或疼痛区域异常出汗。④排除其他可以合理解释疼痛和功能异常的医学情况。⑤在Ⅰ型复杂性区域疼痛综合征中，没有明确的神经损伤；在Ⅱ型复杂性区域疼痛综合征中，存在明确的神经损伤。⑥交感神经阻滞有助于确定交感神经系统是否参与此病的发生和维持。有些病例还可见力弱、张力异常（通常伴随挛缩）、指甲生长速度加快、头发生长速度加快或减慢，以及在晚期出现骨质疏松症。

鉴别诊断 应与下列疾病鉴别：系统性红斑狼疮、根性疼痛、感染性骨关节炎、肌肉或肌腱创伤或撕裂、硬皮病、周围神经卡压综合征、类风湿关节炎、副肿瘤综合征、周围神经病变、炎症性骨关节炎、癔病性精神障碍或转换性障碍。

康复评定　见疼痛评定、日常生活活动能力评定和生活质量评定等。

康复目标　减轻或者消除疼痛，恢复个体活动能力和社会参与能力。

康复原则　①早期诊断和早期治疗带来更好的预后。②即刻的渐进式疼痛治疗可减少痛苦，患者感觉更舒适，并且重新正常地使用肢体。必须有效控制疼痛以便进行康复治疗。

康复治疗　以药物治疗为基础进行综合性康复处理。

药物治疗　根据疾病类型和疼痛性质选择药物。药物联合使用可能增加疗效，但需注意药物相互作用。大多数的药物是"标示外使用"的。药物治疗的选择见表。

物理治疗　①经皮神经电刺激：可以通过调节传递至脊髓后角的传入冲动来缓解疼痛。②冷热交替浴：患肢交替浸于冷水和热水中，可以帮助减轻患侧肢体血管性症状。③控制水肿：包括按摩、抬高患肢及分级加压法，可以帮助维持或提高患肢的运动和功能。④脱敏技术：可以增加患者对正常感觉传入的耐受，降低异常性疼痛和痛觉过敏。⑤超声波治疗：可以缓解疼痛，并且对于伴有继发性肌筋膜痛和挛缩的患者，可以增强患肢运动功能。

心理支持疗法　包括疼痛控制技巧训练、放松训练、对患者及家庭进行教育、对合并的抑郁和/或焦虑进行心理治疗。

注射技术　上肢采用比尔（Bier）阻滞和星状神经节阻滞。下肢采用比尔阻滞、交感神经节阻滞（星状交感神经节或腰交感神经节阻滞）、硬膜外注射（椎板内注射或经椎间孔注射）、神经丛阻滞、周围神经阻滞，以及触发点注射（用于肌筋膜痛）。

比尔阻滞　是在肢体近端扎止血带，经远端静脉注入局麻药物以阻滞止血带以下部位肢体的麻醉方法。在这项技术中，交感神经阻滞剂（胍乙啶、利血平）通过静脉注入受损肢体。止血带加压使患肢收缩压>100mmHg。使循环受阻，在患肢产生较高的血药浓度，以降低交感神经活性。

星状交感神经节阻滞　在复杂性区域疼痛综合征患者的上肢实施。星状交感神经节位于C6脊髓节段水平椎动脉的内侧，喉返神经的近端。进行这项操作时存在血管内、鞘内或胸膜内注射的风险，因此要求在透视导向下进行。喉返神经阻滞是常见的并发症。患者仰卧位并且伸展颈部，穿刺针直向C6锥体结节（夏塞纳克结节）进针。可用荧光显像技术定位C7或C6锥体的钩突。患者头向内侧倾斜，麻醉剂在钩突的基底沿交感干走向滴入。星状交感神经节阻滞有效的标志：疼痛缓解，出现霍纳综合征（瞳孔缩小、上睑下垂、鼻塞和无汗），以及肢端皮温增加。但注射疗效短暂（24~48小时）。在后续的注射治疗中，是否有更大程度的疼痛缓解以及缓解时间延长是判断是否继续这项治疗的标准。

其他疗法包括脊髓背侧柱刺激、鞘内药物注入、外科手术，以及射频椎旁交感神经切除术。这些方法可用于顽固复杂性区域疼痛综合征的治疗，但其成功率不确定。①椎旁交感神经切除术：越早进行，取得疗效的可能性越大。适用于进行4~6次星状交感神经节阻滞后，症状虽明显缓解但不能持续的患者。手术风险：包括疼痛复发、可能出现交感神经性疼痛（是一种肌肉疲劳的疼痛状态，通常持续时间短）、可能

表　用于治疗复杂性区域疼痛综合征的药物

症状	药物
新近发生的复合性区域疼痛综合征	口服类固醇（泼尼松、甲泼尼松）短期"冲击"治疗
疼痛伴随炎症，持续性肌筋膜痛	非甾体抗炎药（布洛芬、萘普生、萘丁美酮等）、环氧化酶-2抑制剂（塞来昔布）、曲马多
严重的异常性疼痛、痛觉过敏、烧灼痛	利多卡因贴片、辣椒辣素软膏、美西律、静脉注入利多卡因、抗惊厥药
交感神经维持性疼痛	可乐定（口服或贴片）、硝苯地平、酚妥拉明注入、酚苄明、局部麻醉（交感神经节阻滞）
持续性疼痛伴或不伴睡眠障碍，尤其是合并抑郁	三环类抗抑郁药（阿米替林、地昔帕明、去甲替林等）、选择性去甲肾上腺素再摄取抑制剂、抗抑郁药（文拉法辛、度洛西汀）
持续性烧灼感和/或刀割样痛	抗惊厥药（加巴喷丁、普加巴林、卡马西平、拉莫三嗪、左乙拉西坦、唑尼沙胺等）
肌肉痉挛/痛性痉挛、肌筋膜痛	抗痉挛药（巴氯芬、替扎尼定）、肌肉松弛等（环苯扎林、美他沙酮等）
顽固和/或广泛的疼痛	口服或经皮阿片类药物、降钙素、二碳膦酸盐化合物（氨羟二膦酸二钠、阿仑膦酸盐等）、齐考诺肽（只能鞘内使用）
肌张力异常	肉毒毒素

持续存在霍纳综合征、可能出现其他部位代偿性出汗。相对于交感神经切除术，仍首选脊髓背侧核刺激。②截肢术：不能缓解复杂性区域疼痛综合征患者的疼痛。对于疼痛的患肢实行截肢术通常导致严重的幻肢痛，并且在残留的肢体中通常会伴随复杂性区域疼痛综合征的发生。由于疼痛，多数复杂性区域疼痛综合征截肢患者不能使用支具。

转归 早期诊断和治疗可改善预后，但是没有已确定疗效的疗法，因此对患者的预后情况应谨慎观察。

预防 一级预防：不同原因导致的问题各异，需要采取有针对性的措施。二级预防：早发现、早诊断、早治疗，预防失用状态，保持适当个体活动等。

(欧阳靖宇)

xīnzàng kāngfù

心脏康复（cardiac rehabilitation）综合进行主动积极的身体、心理、行为和社会活动的训练与再训练，帮助患者缓解症状，改善心血管功能，在生理、心理、社会、职业和娱乐等方面达到理想状态，提高生活质量的康复处理。同时强调积极干预心脏病危险因素，阻止或延缓疾病发展过程，减轻残疾和减少再次发作的危险。冠状动脉粥样硬化性心脏病（简称冠心病）是最常见的心血管疾病之一，是多种原因综合参与发病，导致冠状动脉管腔狭窄甚至闭塞，表现为心肌供血相对不足（心绞痛）或绝对不足（心肌梗死）的疾病。其病因是多因素的，遗传、饮食、行为等均参与冠状动脉粥样硬化逐步形成的过程。发病机制是由于血脂增高和血管壁损伤，冠状动脉壁脂质沉积形成粥样硬化斑块，血栓在斑块的

基础上逐步形成，导致血管狭窄乃至闭塞。粥样斑块脱落和血栓形成，均可造成心绞痛或心肌梗死。病理生理的核心是心肌耗氧和供氧失衡。心绞痛、急性或陈旧性心肌梗死、急性冠脉综合征等，都是临床上常见的问题。冠心病康复涵盖心肌梗死、心绞痛、隐性冠心病、冠状动脉分流术后和冠状动脉腔内成形术后等的康复，其也会加强患者周围人群对冠心病危险因素的认识，有利于尚未患冠心病的人群改变不良的生活方式，达到防止疾病发生的目的。所以，实质上冠心病康复的措施可扩展到尚未发病的人群。各种心脏病的康复均可参照冠心病进行。

功能障碍 具体如下。

心血管功能障碍 缺乏运动可以导致心血管功能减退，脑力劳动者比体力劳动者的心血管功能差。而在冠心病发病后，患者的体力活动往往减少，会降低心血管系统的适应性，导致循环功能降低。这种缺乏运动导致的心血管功能衰退，只有通过恢复适当的活动才能得以解决。

呼吸功能障碍 冠心病的直接全身表现是缺氧，即胸闷，与循环功能不良有关。长期的心血管功能障碍均会伴随不同程度的肺循环功能障碍，降低肺血管和肺泡气体交换效率，吸氧能力下降，减少机体氧气储备，进一步加重缺氧症状。故呼吸功能训练是需要引起重视的环节。

全身运动耐力减退 全身运动耐力是指持续进行全身体力活动的能力。全身耐力减退与患者的年龄增长有关，而冠心病加重了与年龄相关的全身运动耐力减退。其主要机制是机体吸氧能力减退和骨骼氧化代谢能力障碍。

缺乏运动可导致肌肉萎缩，氧化酶活性降低，骨骼肌毛细血管密度降低，是导致骨骼肌氧化代谢能力障碍的常见诱因。

代谢功能障碍 冠心病的代谢障碍主要是脂质和糖代谢障碍。①脂质代谢障碍：主要是血胆固醇和三酰甘油增高，高密度脂蛋白胆固醇降低。其基本原因是脂肪和能量物质摄入过多而消耗不足（缺乏运动）。血脂代谢障碍不仅加重疾病症状，更可促进冠状动脉粥样硬化发展。单纯采用降血脂药物治疗不能彻底纠正脂质代谢异常，还有长期用药引起的不良反应和经济负担等问题，因此应采用适当运动锻炼的方式纠正脂质代谢异常。②糖代谢障碍：缺乏运动可导致胰岛素抵抗，除引起糖代谢障碍外，还可引起高胰岛素血症和血脂升高。

行为障碍 冠心病患者往往伴有不良的生活习惯、心理障碍等，这些也是影响患者日常生活和治疗的重要因素。

功能评定 具体如下，其他见有氧能力-耐力评定。

心电运动试验 制订运动处方一般采用分级症状限制型心电运动试验。出院前评估采用6分钟步行或低水平运动试验。

超声心动图运动试验 超声心动图可以直接反映心肌活动的情况，从而揭示心肌收缩和舒张功能，还可反映心内血流变化情况，有利于提供运动心电图所不能显示的重要信息。运动超声心动图比安静时检查更加有利于揭示潜在的异常，提高试验敏感性。一般采用"卧位踏车"检查的方式，以保持在运动时超声探头可以稳定地固定在胸壁，减少检测干扰。较少采用"坐位踏车"或活动平板方式。运动方案可以参

照心电运动试验。

行为类型评定 采用弗里德曼（Friedman）和罗森曼（Rosenman）提出的行为类型。①A类行为类型：工作主动、有进取心和雄心、有强烈的时间紧迫感（同一时间总是想做两件以上的事），但是往往缺乏耐心、易激惹、情绪易波动。此行为类型的应激反应较强烈，因此需要将应激处理作为康复的基本内容。②B类行为类型：平易近人、耐心，充分利用业余时间放松自己，不受时间驱使，无过度的竞争性。

生活质量评定 可以采用SF-36量表等生活质量评定量表。

康复目标 专业康复团队通过运动训练和宣教，在患者在不产生明显心脏症状的前提下，尽可能地评估和改善心脏病的危险因素、改善和提高心脏功能、减少残疾，从而提高患者的活动能力和社会参与能力，提高患者生活质量。

康复原则 由于每个患者的病因、病情不同，必须安排个体化的心脏康复方案。由于对心脏病患者易发生猝死和"心脏意外"，因此对于中度和重度心脏病患者的康复，开始时应在监测下进行。

康复治疗 以冠心病为例进行介绍。

分期 根据冠心病康复治疗的特征，通常将康复治疗分为三期，具体如下。

Ⅰ期 指急性心肌梗死或急性冠脉综合征住院期康复。冠状动脉旁路移植术（coronary artery bypass grafting，CABG）或冠状动脉介入（percutaneous coronary intervention，PCI）术后早期康复也属于此列。发达国家此期已经缩短到3~7天。

Ⅱ期 指患者出院开始，至病情稳定性完全建立为止，时间5~6周。由于急性阶段缩短，Ⅱ期的时间也趋向逐渐缩短。

Ⅲ期 指病情处于较长期稳定状态，或Ⅱ期过程结束的冠心病患者，包括陈旧性心肌梗死、稳定性心绞痛及隐性冠心病。PCI或CABG后的康复也属于此期。康复时间一般为2~3个月，但应该持续终生自我锻炼。亦可将终生维持的锻炼列为第Ⅳ期。

适应证 依据不同分期，适应证如下。

Ⅰ期 患者生命体征稳定，无明显心绞痛，静息心率小于110次/分，无心力衰竭、严重心律失常和心源性休克，血压基本正常，体温正常。

Ⅱ期 与Ⅰ期相似，患者病情稳定，运动能力的代谢当量（metabolic equivalent，MET）达到3以上，家庭活动时无显著症状和体征。

Ⅲ期 临床病情稳定，包括陈旧性心肌梗死、稳定型劳力性心绞痛、隐性冠心病、冠状动脉分流术和腔内成形术后、心脏移植术后、安装起搏器后。曾被列为禁忌证的一些情况，如病情稳定的心功能减退、室壁瘤等正被逐步列入适应证范畴。

禁忌证 凡康复训练过程中可诱发临床病情恶化的情况均为禁忌，包括原发病临床病情不稳定或合并新的临床病症。

原理 具体如下。

Ⅰ期 通过适当活动，减少或消除绝对卧床休息所带来的不利影响。过分卧床休息可导致：①血容量减少，每搏量和心输出量降低，代偿性心率加快。②回心血量增加，心脏前负荷增大，心脏射血阻力相对增高，心肌耗

氧量相对增加。③血液流动较缓慢，血液黏滞性相对增加，血栓和栓塞的概率增加。④膈肌活动降低，通气及换气功能障碍，排痰困难，合并肺炎和肺栓塞的概率增加。⑤运动耐力降低。⑥胰岛素受体敏感性降低，葡萄糖耐量降低。⑦患者恐惧和焦虑情绪增加，肾上腺皮质激素分泌增高。

Ⅱ期 心肌梗死瘢痕形成需要6~8周左右，而在瘢痕形成之前，患者病情仍然有恶化的可能性，进行较大强度运动的危险性增大。因此患者在此期主要是保持适当的体力活动，逐步适应家庭活动，等待病情完全稳定，准备参加Ⅲ期康复锻炼。有的康复中心在Ⅱ期开始进行心电监护下的运动锻炼，其实际效益尚有待论证。

Ⅲ期 外周效应指心脏之外的组织和器官发生适应性改变，是公认的冠心病和各类心血管疾病康复治疗机制。①肌肉适应性改善：长期运动训练后肌肉毛细血管密度和数量增加，运动时毛细血管开放的数量和口径增加，肌肉运动时血液-细胞气体交换的面积和效率相对增加，外周骨骼肌氧摄取能力提高，动脉-静脉氧差增大。②骨骼肌氧利用能力和代谢能力改善：肌纤维线粒体数量、质量和氧化酶活性提高，骨骼肌氧利用率增强。肌纤维胰岛素受体开放数量增加，葡萄糖进入细胞的速率和数量增加，使运动能量代谢效率改善，血流需求相对减少。③交感神经兴奋性降低，血液儿茶酚胺含量降低。④肌肉收缩机械效率提高，定量运动时能量消耗相对减少。⑤最大运动能力提高。由于定量运动时心脏负荷减轻，心肌耗氧量降低，最大运动能力相应提高。外

周效应需要数周才能形成，停止训练则丧失，因此训练必须持之以恒。

中心效应是指训练对心脏的直接作用，主要为心脏侧支循环形成、冠状动脉储备提高、心肌内在收缩性相应提高。冠状动脉狭窄或完全闭塞后所累及的部位形成侧支循环，这一现象已在临床得到证实。反复心绞痛患者进展为心肌梗死的概率低于初发心绞痛者；冠状动脉狭窄的程度越重，心绞痛持续的时间越长，侧支循环形成的量越多，发展为心肌梗死者越少或心肌坏死的程度越轻，提示侧支循环有一定程度的心肌保护作用。长期运动训练与形成充分的侧支循环血流量直接相关。此外，长期运动后，心脏舒张期延长有利于血供进一步恢复；血液流速快于非运动组；运动状态下β肾上腺素能受体活性偏高，有助于侧支循环的扩张，而β受体阻滞剂可抑制这一效应。但由于人体研究的局限，运动与侧支循环形成之间的确切关系及临床价值仍需更深入的研究。

危险因素控制是康复治疗的重要方面，主要包括：改善脂质代谢异常、改善高血糖及糖耐量异常、控制高血压、改善血液高凝状态、帮助戒烟。

程序 以急性心肌梗死为例。

Ⅰ期康复 即早期住院期康复，有十分重要的作用。由于早期活动，患者在住院早期迅速恢复一般的运动能力，并避免了各类合并症。即使没有进行心脏介入性治疗，仍然可以获得良好的结局。康复医师必须了解冠心病患者过分卧床休息的弊端，特别是卧床导致血容量减少、血液黏滞性增高、血栓形成的概率大大增加，这对患者十分不利。另外，

在卧位下患者回心血量增加，心脏前负荷加大，心脏负担增大，因此心肌梗死患者可采用坐位和直立位的姿势。采取直立位还有利于肺的气体交换，改善吸氧能力或气体代谢能力。适当的早期康复活动以稍坐和轻微运动为主，方法简便，也非常安全。康复医师应充分理解运动强度和代谢当量，如排便的代谢当量是4，平时生活起居活动MET都在2以下，例如坐、进食、洗脸、刷牙、穿衣、在床边和走廊缓慢步行，有合并症（心力衰竭、严重心律失常、休克等）和持续心绞痛的患者除外。对于心脏介入治疗后和冠状动脉弯路移植术后的患者，可以采用同样的治疗策略。

康复目标：低水平运动试验阴性，可以按正常节奏连续行走100~200m或上下1~2层楼而无症状和体征。运动能力的MET达到2~3，患者若能理解冠心病的危险因素及注意事项，在心理上适应疾病的发作和处理生活中的相关问题，即可适应家庭生活。对于没有合并症的患者，国际上实现该目标的时间一般为3~5天，中国相对滞后，但部分医院已经达到7~10天出院的水平。早期康复治疗不要遵循固定的模式，而应当以患者的主观感受和心血管反应为依据，选择安全的活动。

康复方案：以循序渐进地增加活动量为原则，生命体征一旦稳定，无合并症时即可开始进行康复治疗。要根据患者的自我感觉，尽量进行可以耐受的日常活动（表1）。康复团队（组）包括：心脏科医师、专科康复医师、康复治疗师、康复护士、营养师等。①床上活动：从床上的肢体活动开始，包括呼吸训练。肢体

活动一般从远端肢体活动开始，从不抗地心引力的活动开始，强调活动时呼吸自然、平稳，没有任何憋气和用力的现象。然后逐步开始抗阻活动，如捏气球、皮球，或拉皮筋等，一般不需要专用器械。进食、洗脸、刷牙、穿衣等日常生活活动可以早期进行。②呼吸训练：主要指腹式呼吸，要点是吸气时腹部浮起，膈肌尽量下降；呼气时腹部收缩，把肺内气体尽量排出。呼气与吸气之间要均匀、连贯、缓慢，不可憋气。③坐位训练：坐位是重要的康复起始点。开始坐时可以有靠背或将床头抬高。有依托坐的能量消耗与卧位相同，直立位的心脏负荷低于卧位。④步行训练：从床边站立开始，然后床边步行。开始时最好进行若干次心电监护活动。要特别注意避免上肢高于心脏水平的活动。此类活动的心脏负荷增加很大，常是诱发意外的原因。⑤排便：饮食结构的调整利于排便已得到公认，患者排便务必保持通畅。在床边放置简易坐便器，让患者坐位排便，其心脏负荷和能量消耗均小于卧床，也比较容易排便。⑥上楼：运动负荷主要取决于上楼的速度。一般每上一级台阶可以稍事休息，以保证没有任何症状。⑦心理康复与常识宣教：患者急性发病后，往往有显著的焦虑和恐惧感。护士和康复治疗师必须安排对患者进行医学常识教育，使其理解冠心病的发病特点、注意事项和预防再次发作的方法。特别强调戒烟、低脂低盐饮食、规律生活、个性修养等。⑧康复方案调整与监护：如果患者在训练过程中没有不良反应，运动或活动时心率增加不足10次/分，次日训练可以进入下一阶段。运动中的心率

表 1 冠心病 I 期康复参考方案

活动	步骤						
	1	2	3	4	5	6	7
冠心病知识宣教	+	+	+	+	+	+	+
腹式呼吸	10分	20分	30分	30分×2次	-	-	-
腕踝动（不抗阻）	10次	20次	30次	30次×2次	-	-	-
腕踝动（抗阻）	-	10次	20次	30次	30次×2次	-	-
膝肘动（不抗阻）	-	-	10次	20次	30次	30次×2次	-
膝肘动（抗阻）	-	-	-	10次	20次	30次	30次×2次
自己进食	-	-	帮助	独立	独立	独立	独立
自己洗漱	-	-	帮助	帮助	独立	独立	独立
坐厕	-	-	帮助	帮助	独立	独立	独立
床上靠坐	5分	10分	20分	30分	30分×2次	-	-
床上不靠坐	-	5分	10分	20分	30分	30分×2次	-
床边坐（有依托）	-	-	5分	10分	20分	30分	30分×2次
床边坐（无依托）	-	-	-	5分	10分	20分	30分
站（有依托）	-	-	5分	10分	20分	30分	-
站（无依托）	-	-	-	5分	10分	20分	30分
床边行走	-	-	-	5分	10分	20分	30分
走廊行走	-	-	-	-	5分	10分	20分
下一层楼	-	-	-	-	-	1次	2次
上一层楼	-	-	-	-	-	-	1~2次

注：帮助指在他人帮助下完成；独立指患者独立完成

增加在 20 次/分左右，则需要继续同一级别的运动。心率增加超过 20 次/分或出现任何不良反应，则应该退回到前一阶段运动，甚至暂时停止运动训练。为保证活动的安全性，对于高危层，甚至中危层患者（参考心脏病学的相应"危险性分层"标准）可以在医学或心电监护下开始所有的新活动。在无任何异常的情况下，重复性的活动不一定要连续监护。⑨出院前评估及治疗策略：患者达到训练目标后可以安排出院。出现合并症或运动试验异常者需要进一步检查，并适当延长住院时间。所有患者均应在出院前做心脏功能容量测定（见有氧能力-耐力评定），并据此开出运动活动处方。

Ⅱ期康复 即家庭期康复根据医院开出的运动活动处方进行家庭期康复是安全的，并给未来的强化训练提供必要的适应过程。患者急性心肌梗死后需要 6~8 周形成稳定的瘢痕组织，从而具有较好的心肌组织条件，能够耐受较大强度的运动训练，因而此期不是患者的康复训练重点，而是过渡阶段。相当部分患者相对年轻，有积极恢复过去的工作和生活的要求；对于老年和病情严重的患者，如果没有高强度体力恢复的要求，可以在此期结束康复治疗过程。此期纠正患者不良生活习惯十分重要。患者要避免吸烟、酗酒、不规律生活、不良饮食习惯等危险因素，也要注意 A 类行为类型的处理。

康复目标：逐步恢复一般日常生活活动能力，包括轻度家务劳动、娱乐活动等。运动能力的 MET 达到 4~6，提高生活质量。对体力活动没有更高要求的患者可停留在此期。此期在患者家庭完成。

康复方案：散步、医疗体操、家庭卫生、厨房活动、园艺活动或在邻近区域购物，活动强度为 40%~50% 最大心率（maximal heart rate，HRmax；是主导心律的频率，一般是窦性心律的最高频率），自感用力等级评定（rate of perceived exertion，RPE）不超过 13~15。一般活动无需医疗监测，较大强度活动时可用远程心电图监护系统监测。无并发症的患者可在家属帮助下逐步过渡到无监护活动。可以参考Ⅱ期康复程序（表2）。所有上肢超过心脏平面的活动均为高强度运动，应该避免或减少。日常生活和工作时应采用能量节约策略，比如制订合理的工作或日常活动程序，减少不必要的动作和体力消耗等，以尽可能提高工作和体能效率。要注意避免或纠正各种危险因素。每周需要门诊随访 1 次。有任何不适均应暂停运动，及时就诊。

Ⅲ期康复 即强化康复训练，按照"超量恢复"原理，患者要恢复发病前的工作和生活，就必须经过强化康复训练。强化训练的要求是逐步加大训练的强度和训练量，使患者逐步产生适应性变化，从而使患者的心脏和外周运动器官组织能够适应较高强度的运动和活动。另外，在患者的危险因素中，肥胖症是重要的因素，此期应该将减肥作为重要的康复目标。

康复目标：巩固Ⅱ期康复成果，控制危险因素，改善或提高体力活动能力和心血管功能，恢复发病前的生活和工作。该训练可在康复中心进行，也可在社区进行。

训练原则：Ⅲ期康复是典型的康复训练阶段，基本原则如下。①个体化原则：即因人而异地制订康复方案。②循序渐进原则：遵循学习适应和训练适应机制。学习适应：指掌握某一运动技能时由不熟悉至熟悉的过程，是一个由兴奋、扩散、泛化，至抑制、

集中、分化的过程，是任何技能的学习和掌握都必须经历的过程。训练适应：指人体运动效应提高由小到大，由不明显到明显，由低级到高级的积累发展过程。③持之以恒原则：训练效应是由量变到质变的过程，训练效果的维持同样需要长期锻炼。运动训练没有一劳永逸的效果，训练效应在停止训练后消失。④趣味性原则：兴趣可以提高患者参与并坚持康复治疗的主动性和顺应性。采取群体形式，穿插活动性游戏等是常用的方法。⑤全面性原则：冠心病患者往往合并其他器官疾病和功能障碍，也常有心理障碍和工作/娱乐、家庭/社会等诸方面的问题，因此冠心病的康复绝不仅仅是心血管系统的康复，对患者要从整体看待，进行全面康复。

康复方案：全面康复方案包括有氧训练、循环抗阻训练、柔韧性训练、医疗体操、作业训练、放松性训练、行为治疗、心理治疗等。在整体方案中，有氧训练是最重要的核心。①运动方式：步行、登山、游泳、骑车、中国传统形式的太极拳和医疗体操等。慢跑曾经是推荐的运动，但其运动强度较大，运动损伤较常见，近年来已经不主张使用。②训练形式：可分为间断性和连续性运动。间断性运动指基本训练期有

若干次高峰强度，高峰强度之间强度降低。优点是可以获得较强的运动刺激，同时时间较短，不至于引起不可逆的病理性改变。缺点是需要不断调节运动强度，操作比较麻烦。连续性运动指训练的靶强度持续不变，是传统的操作方式。主要优点是简便，患者相对容易适应。③运动量：是康复治疗的核心，要达到一定阈值才能产生训练效应。合理的每周总运动量为 700～2000 千卡（cal）［1cal（卡）= 4.187J（焦耳）］，相当于步行 10～32km］。每周运动量小于 700 千卡，只能维持身体活动水平，而不能提高运动能力；每周运动量大于 2000 千卡，也不增加训练效应。运动总量无明显性别差异。运动量的基本要素为：强度、时间和频率。①运动强度：运动训练必须达到的基本训练强度称为靶强度，可用 HRmax、心率储备、最大耗氧量（maximal oxygen lonsumption, VO_2max）、MET、RPE 等方式表达。靶强度与最大强度的差值是训练的安全系数。靶强度一般为 40%～85% VO_2max 或 MET，或 60%～80% 心率储备，或 70%～85% 最大心率。靶强度越高，产生心脏中心训练效应的可能性就越大。运动时间：指每次运动锻炼的时间。靶强度运动一般持续 10～60 分钟。在额定运动总量的前提下，训练时间与强度成反比。准备活动和结束活动的时间另外计算。训练频率：指每周训练的次数。国际上多数采用每周 3～5 天的频率。合适运动量的主要标志：运动时稍出汗，轻度呼吸加快但不影响对话，早晨起床时感舒适，无持续的疲劳感和其他不适感。训练实施：每次训练都必须包括准备、训练和结束活动。

表2 冠心病Ⅱ期康复参考方案

活动内容	第1周	第2周	第3周	第4周
门诊宣教	1次	1次	1次	1次
散步	15分	20分	30分	30分×2次
厨房工作	5分	10分	10分×2次	10分×3次
看书或电视	15分×2次	20分×2次	30分×2次	30分×3次
降压舒心体操	保健按摩学习	保健按摩×1次	保健按摩×2次	保健按摩×2次
缓慢上下楼	1层×2次	2层×2次	3层×1次	3层×2次

准备活动：目的是预热，即让肌肉、关节、韧带和心血管系统逐步适应训练期的运动应激。运动强度较小，运动方式包括牵伸运动及大肌群活动，要确保全身主要关节和肌肉都有所活动，一般采用医疗体操、太极拳等，也可附加小强度步行。训练活动：为达到靶训练强度的活动，中低强度训练的主要机制是外周适应作用，高强度训练的机制是中心训练效应。结束活动：主要目的是冷却，即让高度兴奋的心血管应激逐步降低，适应运动停止后血流动力学改变。运动方式可以与训练方式相同，但强度逐步减小。充分的准备与结束活动是防止训练意外的重要环节（训练时，75%的心血管意外均发生在这两个时期），对预防运动损伤也有积极作用。

注意事项　选择适当的运动，避免竞技性运动。只在感觉良好时运动。感冒或发热时，需待症状和体征消失 2 天以上再恢复运动。注意周围环境因素对运动反应的影响，包括：寒冷和炎热气候要相对降低运动量和运动强度，避免在阳光下和炎热气温时剧烈运动（理想环境：温度 4～28℃，风速小于 7m/s）；穿宽松、舒适、透气的衣服和鞋；上坡时要减慢速度。饭后不做剧烈运动。患者需要理解个人能力的限制，应定期检查和修正运动处方，避免过度训练。药物治疗发生变化时，要注意相应调整运动方案。参加训练前应该进行尽可能充分的身体检查。对于参加剧烈运动者尽量先进行心电运动试验。警惕症状，运动时如发现心绞痛或其他症状，应停止运动，及时就医。训练必须持之以恒，如间隔 4～7 天以上，再开始运动时宜稍减低

强度。

康复锻炼与药物治疗的关系　运动训练和药物治疗在冠心病康复中相辅相成。适当药物治疗可相对增强患者运动能力，提高训练水平和效果。运动训练效应有助于逐步减少用药量，甚至基本停止用药。药物可对患者运动时的心血管反应产生影响，因此运动训练时必须关注药物的作用。

硝酸酯类药物　代表药品为硝酸甘油和硝酸异山梨酯（消心痛），有较强的扩血管作用，通过降低心脏前后负荷，降低心肌耗氧量，从而提高运动能力。少数患者可产生过分血管扩张，导致直立性低血压。

β受体阻滞剂　可减慢心率和降低心肌收缩力，降低心肌耗氧量，从而提高运动能力。运动训练患者的心率增加受限，通常采用 MET 或 RPE 作为靶强度。

钙通道阻滞药　可降低外周血管阻力和心肌收缩性，从而降低心肌耗氧量，增强运动能力。不同钙通道阻滞药可减慢或加快心率，应注意患者的心率反应。

肾素-血管紧张素转换酶抑制剂　抑制血管紧张度，降低血压和外周血管阻力。运动时要密切注意患者的血压反应，强调适当和充分的准备和结束活动。

性功能障碍及康复　Ⅲ期康复应该将恢复性生活作为目标之一（除非患者没有需求）。判断患者是否可以进行性生活的简易试验有以下两种。①上两层楼试验（同时做心电监测）：通常性生活心脏射血量约比静息时高 50%，这和快速上两层楼的心血管反应相似。②观察患者能否完成 MET 为 5～6 的活动，因为采用放松体位的性生活最高能耗 MET 为 4～5。日常生活中看精彩球赛时

的心率可能会超过性生活。在恢复性生活前应该经过充分的康复训练，并得到经治医师的认可。应该告诉患者采用放松姿势的方式过性生活，避免大量进食后进行。必要时在开始恢复性生活时采用心电监测。

其他心脏病的康复处理（如冠状动脉旁路移植术后、经皮冠状动脉腔内血管成形术后、心脏移植后、心肌病、心脏瓣膜病、心律失常等），可以参考冠心病的康复处理原则进行。

转归　虽然心脏康复并不能治愈心脏病本身，但有效的康复治疗可使大部分心脏病患者的心脏功能改善、生活质量提高、死亡率降低，积极参加康复锻炼者可比不锻炼者的死亡率降低 29%，致死性心肌梗死发生率也可降低。

预防　二级预防主要是避免长期卧床。在中国，心脏病特别是心肌梗死后严格卧床数周仍是常规，这是非常错误的。科学、恰当的康复性活动的有效性还没有被广大医务人员和患者认可。积极宣传、有效而谨慎地开展心脏康复工作仍然是艰巨的任务。

（励建安）

fèi kāngfù

肺康复（pulmonary rehabilitation）　采用康复性训练、氧疗、清除气道分泌物、改善医疗和护理措施、使用辅助呼吸装置、改进不良生活方式等措施，帮助肺疾病患者重返职业性工作和达到满意的生活质量的康复处理。对于阻塞性或内源性的换气和通气障碍性肺疾患均可起到良好作用。其中慢性阻塞性肺疾病（chronic obstructive pulmonary disease, COPD）最为常见，尤其是对于长期、大量吸烟的患者。特以该病为例介绍如下。

慢性阻塞性肺疾病是指一组呼吸道病症，包括具有气流阻塞特征的慢性支气管炎以及合并的肺气肿。气流受限不完全可逆，呈进行性发展，与肺部对有害气体（或有害颗粒）的异常炎症反应有关，可伴有气道高反应性。病因病理：吸烟、空气污染、感染、制动等使炎细胞浸润气管、支气管及细支气管的表层上皮，黏液分泌腺增大和杯状细胞增多使黏液分泌增加。慢性炎症导致小支气管与细支气管气道壁损伤和修复过程反复循环发生。修复过程导致气道壁结构重构，胶原含量增加及瘢痕组织形成，造成气腔狭窄，引起固定性气道阻塞。主要的病理表现为阻塞性肺气肿，可分为小叶中央型、全小叶型及混合型（介于两者之间）三类，其中以小叶中央型为多见，涉及呼吸性细支气管的扩张和破坏。病情较轻时常发生于肺上部，严重时可弥漫分布于全肺，并有肺毛细血管床破坏。肺通气功能出现气流受限，且不能完全可逆时，即可诊断 COPD。如果患者只有慢性支气管炎和/或肺气肿，而无气流受限，则不能诊断为 COPD，可将有咳嗽、咳痰症状的慢性支气管炎视为 COPD 的高危期。

肺气肿指肺部终末细支气管远端气腔出现异常持久的扩张，并伴有肺泡壁和细支气管的破坏而无明显的肺纤维化。X 线检查示胸廓扩张，肋间隙增宽，肋骨平行，两肺野透亮度增加，膈降低且变平，肺血管纹理内带增粗紊乱，外带纤细、稀疏、变直。第一秒用力呼气量（forced expiratory volume in first second，FEV_1）小于 70% 总用力肺活量，最大通气量小于 80% 预计值，残气量大于 40% 肺总量即可确诊阻塞性肺气肿。

功能评定 见有氧能力-耐力评定。

康复目标和原则 采用多层次、多方式、连续的综合措施，针对呼吸系统疾病的病理生理、精神病理和功能障碍进行训练与再训练，稳定或逆转肺部疾病引起的病理生理和精神病理学的变化，以期在肺功能障碍程度以及患者生活条件允许的情况下，恢复至最佳功能状态，提高运动能力、日常生活能力和社会交往能力，预防或延缓呼吸功能障碍的发展，降低住院率，减少经济耗费，提高患者生活质量，延长寿命。①提高机体能量储备，改善或维持体力，增强运动耐力。②纠正病理性呼吸模式，增加最大通气量和潮气量，改善肺通气功能。③改善和促进痰液排出。④提高机体免疫力，改善全身状况。⑤改善心理状况，缓解焦虑、抑郁、紧张、暴躁等心理障碍。

适应证和禁忌证 适应证为病情稳定的 COPD 患者。禁忌证为合并严重肺动脉高压，不稳定型心绞痛及近期发生的心肌梗死，认知功能障碍，充血性心力衰竭；明显肝功能异常，癌转移，近期脊柱损伤、肋骨骨折、咯血等。

康复治疗 具体如下。

重建腹式呼吸模式 具体方法介绍如下。

放松 用以放松紧张的辅助呼吸肌群，减少呼吸肌的耗氧量，缓解呼吸困难症状。包括前倾依靠位、椅后依靠位、前倾站位。

暗示呼吸法 通过触觉诱导腹式呼吸，常用方法有双手置上腹部法、两手分置胸腹法、下胸季肋部布带束胸法、抬臂呼气法。

缓慢呼吸 是与呼吸急促相对而言的缓慢呼吸。有助于减少解剖无效腔，提高肺泡通气量。因为当呼吸急促时，呼吸幅度必然较浅，潮气量变小，解剖无效腔所占的比值增加，肺泡通气量下降，而缓慢呼吸可纠正这一现象，但过度缓慢呼吸可增加呼吸功，反而增加耗氧，因此每分钟呼吸频率宜控制在 10 次左右。通常先呼气后吸气，呼吸方法同前。

缩唇呼气法 增加呼气时的阻力，这种阻力可向内传至支气管，使支气管内保持一定压力，防止支气管及小支气管被增高的胸内压过早压瘪，增加肺泡内气体排出，减少肺内残气量，从而可以吸入更多的新鲜空气，缓解缺氧症状。其方法为经鼻腔吸气，呼气时将嘴缩紧，如吹口哨样，在 4~6 秒内将气体缓慢呼出。

膈肌体外反搏呼吸法 使用低频通电装置或体外膈肌反搏仪，刺激电极位于颈-胸锁乳突肌外侧，锁骨上 2~3cm 处（膈神经部位），先用短时间低强度刺激，当确定刺激部位正确时，即可用脉冲波进行刺激治疗。

姿势训练 ①增加一侧胸廓活动：患者坐位，以扩展右侧胸为例，先做向左的体侧屈，同时吸气，然后用手握拳顶住右侧胸部，做向右的侧屈，同时吸气。重复 3~5 次，休息片刻再训练，每日多次练习。②活动上胸部牵张胸大肌：吸气时挺胸，呼气时两肩向前、低头缩胸。亦可于仰卧位训练。③活动上胸部及肩带训练：坐于椅上或站立位，吸气时两上臂上举，呼气时弯腰屈髋同时两手下伸触地，或尽量下伸。重复 5~10 次，每日多次。④纠正头前倾和驼背姿势：站于墙角，面向墙，两臂外展 90°，手扶两侧墙（牵张锁骨部）或两臂向外上举、扶墙（可牵张胸大肌和胸小肌），同时再向前倾，做扩胸训练。也可两手持体操棒置于后颈部以牵伸胸大肌和做挺胸训练。每次2~3分钟，每日多次。

排痰训练 目的是促进呼吸道分泌物排出，下降气流阻力，减少支气管和肺的感染。

体位引流 主要利用重力促进各个肺段内积聚的分泌物排出，不同的病变部位采用不同的引流体位，目的是使此病变部位的肺段向主支气管垂直引流。引流频率视分泌物多少而定，分泌物少者，每天上午和下午各引流1次，痰量多者宜每天引流3~4次，餐前进行为宜，每次引流一个部位，时间5~10分钟，如有数个部位，总时间不超过30~45分钟，以免疲劳。

胸部叩击、震颤 有助于黏稠的痰液脱离支气管壁。其方法为治疗者手指并拢，掌心成杯状，运用腕的活动力量在引流部位胸壁上双手轮流叩击拍打30~45秒，患者可自由呼吸。叩击拍打后手按住胸壁部加压，治疗者整个上肢用力，此时，可嘱患者做深呼吸，在深呼气时做颤摩振动，连续做3~5次，再做叩击，如此重复2~3次，再嘱患者咳嗽以促进排痰。

咳嗽训练 COPD患者咳嗽机制受到损害，最大呼气流速下降，纤毛活动受损，痰液本身也比较黏稠，因此更应当教会患者正确的咳嗽方法，以促进分泌物排出，减少反复感染的机会。①先进行深吸气，以达到必要吸气容量。②吸气后要有短暂闭气，以使气体在肺内得到最大分布，同时气管到肺泡的驱动压尽可能保持持久。③当气体分布达到最大范围后再紧闭声门，以进一步增强气道中的压力。④通过增加腹内压来增加胸内压，使呼气时产生高速气流。⑤当肺泡内压力明显增高时，突然将声门打开，即可形成由肺内冲出的高速气流，促使分泌物移动，并随咳嗽排出体外。

临床上，可以将体位排痰、胸部叩击、震颤排痰、咳嗽训练结合起来，也可以使用振动排痰机（图）。

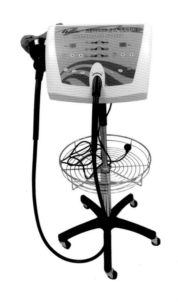

图 振动排痰机

全身训练 主要采用有氧训练和医疗体操，包括下肢训练、上肢训练，以改善肌肉代谢、肌力、全身运动耐力和气体代谢，提高身体免疫力。

下肢训练 可明显增加COPD患者的活动耐量，减轻呼吸困难症状，改善精神状态。通常采用有氧训练方法如快走、划船、骑车、登山等。对于有条件的COPD患者可以先进行活动平板或功率车运动试验，得到实际最大心率及最大代谢当量值，据此确定运动强度。运动后不应出现明显气短、气促（即以仅有轻度至中度气短、气急为宜）或剧烈咳嗽。运动训练频率为每周2~5次，到靶强度运动时间为10~45分钟，疗程4~10周。为保持训练效果，患者应坚持终身训练。有运动诱发哮喘的患者可以在监护条件下，进行小强度的运动训练，让患者逐步适应运动刺激。最终多数患者可以进行一定的运动而不会导致哮喘发作。这也是一种"脱敏"治疗。COPD患者常有下肢肌力减退，使活动受限，因此下肢训练也应包括力量训练。以循环抗阻训练为主。

上肢训练 由于上肢肩带的很多肌群既为上肢活动肌，又为辅助呼吸肌群，如胸大肌、胸小肌、背阔肌、前锯肌、斜方肌等均起自肩带，止于胸背部。当躯干固定时，起辅助肩带和肩关节活动的作用；而上肢固定时，这些肌群又可作为辅助呼吸肌群参与呼吸活动。COPD患者在上肢活动时，由于这些肌群减少了对胸廓的辅助活动而易于产生气短气促，从而对上肢活动不能耐受。日常生活中的很多活动如做饭、洗衣、清扫等都离不开上肢活动，为加强患者对上肢活动的耐受性，COPD的康复应包括上肢训练，即手摇车训练及提重物训练，以运动时出现轻度气急、气促为宜。提重物训练：患者手持重物。监测以出现轻微的呼吸急促及上臂疲劳为度。

呼吸肌训练 可以改善呼吸肌的耐力，缓解呼吸困难症状。

吸气训练 采用口径可以调节的呼气管，在患者可接受的前提下，将吸气阻力增大，吸气阻力每周逐步递增 $-4 \sim -2 cmH_2O$（$1cmH_2O = 98Pa$）。以增加吸气肌耐力。

呼气训练 ①腹肌训练：腹肌是最主要的呼气肌。COPD患者常有腹肌无力，使腹腔失去有效的压力，减少膈肌的支托及外展下胸廓的能力。训练时患者取仰卧位，腹部放置沙袋做挺腹训练（腹部吸气时隆起，呼吸时下陷）。②将点燃的蜡烛放在口前10cm处，吸气后用力吹蜡烛，使蜡烛火焰飘动。③吹瓶法：用两个有刻度的玻璃瓶，瓶的容积为2000ml，各装入1000ml水。将两个瓶用胶管或玻璃管连接，在其中的一个瓶插入吹气用的玻璃管或胶管，另一个瓶再插入一个排气管。训练时用吹管吹气，使另一个瓶的液面提高30mm左右。休息片刻可反复进行。以液面升高的程度作为呼气阻力的标志。每天可以逐渐增加训练时的呼气阻力，直到达到满意的程度为止。

物理因子治疗　超短波治疗、超声雾化治疗等有助于消炎，抗痉挛，利于排痰，保护黏液毯和纤毛功能。超短波治疗应无热量或微热量。

中国传统康复方法　太极拳、八段锦、五禽戏对COPD有较好的治疗作用，穴位按摩、针灸、拔火罐等也有一定作用。中国传统方法强调身心调整训练，基本锻炼方法和要领有共同之处，例如"三调"，即调身：调整体态，放松自然；调息：调整呼吸，柔和匀畅，以膈肌呼吸为主；调心：调整神经、精神状态以诱导入静。

自然疗法　提高机体抵抗力是预防COPD发作的基本措施，包括合适的户外运动锻炼、保健按摩等。空气浴、森林浴、日光浴、冷水浴等均有一定效果。

日光浴　主要通过日光中的红外线和紫外线对机体产生有益作用。日光浴最好选择安静、空旷的森林、海滨、原野等地方，身体要尽可能裸露。锻炼时间从5~10分钟开始。如无不良反应，日光浴时间可以逐步延长。要注意避免暴晒，防止皮肤灼伤。日光浴可与游泳、步行等锻炼结合，但要注意避免过度，防止疲劳。

冷水浴　初学者要遵循循序渐进的原则，一般从夏季冷水洗脸开始，过渡到冷水擦浴，逐步增加冷水浴的面积和时间，逐步降低水温，最后过渡到冷水淋浴。在身体不适时应该适当增加水温或暂停。锻炼时往往与身体按摩结合，即在冷水浴的同时对洗浴部位进行按摩和搓揉，直到身体发红发热。按摩一般从四肢开始，逐步到胸部和腹部。

日常生活指导　包括以下几方面。

能量节省技术　在训练时要求患者费力，以提高身体功能的储备力。但在实际生活和工作活动中，要强调省力，以节约能力，完成更多的活动。基本方法如下。①物品摆放有序化：事先准备好日常家务杂事或活动所需的物品或材料，并按照一定规律摆放。②活动程序合理化：按照特定工作或生活任务的规律，确定最合理或最顺手的流程（程序），以减少不必要的重复劳动。③操作动作简单化：尽量采用坐位，并减少不必要的伸手、弯腰等动作。④劳动动作工具化：搬动物品或劳动时尽量采用推车或其他省力的工具。

改善营养状态　营养状态是COPD患者症状、残疾及预后的重要决定因素，包括营养过剩和营养不良两个方面。营养过剩则是缺乏体力活动和进食过度造成，其表现为肥胖。肥胖者呼吸系统做功增加，从而加剧症状。减肥锻炼是这类患者需要强调的内容。营养不良的主要原因是进食不足，能量消耗过大。大约25%的COPD患者体重指数下降，而体重指数下降是COPD患者死亡的独立危险因素。患者每天摄入热量应是静息时能量消耗的1.7倍，其中蛋白质摄入应当>1.7 g/(kg·d)。改善营养状态可增强呼吸肌力量，最大限度地改善患者的整体健康状态。

心理行为矫正　焦虑、沮丧、不能正确对待疾病可进一步加重患者的残障程度，因此心理及行为干预非常必要，指导患者学会放松肌肉，减压及控制惊慌，有助于减轻呼吸困难及焦虑。其家属和朋友的支持也必不可少。

教育和宣教　是COPD康复的重要组成部分，宣教内容除一般知识如呼吸道的解剖、生理、病理生理、药物的作用、不良反应、剂量及正确使用，症状的正确评估等外，还应包括以下内容。

正确及安全使用氧气　长期低流量吸氧（小于5L/min）可提高患者生活质量，使COPD患者的生存率提高2倍。在氧气使用过程中主要应防止火灾及爆炸，在吸氧过程中应禁止吸烟。对于一些有严重慢性肺泡通气不足的患者，需要在呼吸临床专业人员的指导下，使用辅助性呼吸装置（如呼吸肌辅助器、呼吸机等）。

预防感冒　COPD患者易患感冒，继发细菌感染后支气管炎症状加重。可采用防感冒按摩、冷水洗脸、增强体质等方法来预防感冒。

戒烟　各种年龄及各期的COPD患者均应戒烟。戒烟有助于减少呼吸道黏液的分泌，降低感染的危险性，减轻支气管壁的炎症，使支气管扩张剂发挥更有效的作用。

注意事项　①方案个体化。

②循序渐进。③持之以恒，锻炼终身。④环境适宜，避免在风沙、粉尘、寒冷、炎热、嘈杂的环境中锻炼。呼吸时最好经鼻，以增加空气温度和湿润度，减少粉尘和异物刺激。⑤警惕症状，锻炼时不应有任何症状。锻炼次日晨起时应感觉正常，如果出现疲劳、乏力、头晕等，应及时就诊。⑥结合临床，临床病情变化时务必及时调整方案。避免治疗过程诱发呼吸性酸中毒和呼吸衰竭。⑦训练适度，避免过度换气综合征或呼吸困难。⑧适当吸氧。严重的患者可以边吸氧边活动，以增强活动信心。

转归 大部分患者一般身体情况和呼吸困难症状改善、耐力增加、高碳酸血症改善、血乳酸水平下降、最大氧耗量提高。但大多数患者 FEV$_1$ 改善不明显。证据表明：实施戒烟、支气管卫生管理、呼吸再训练、物理治疗、氧疗、清除气道分泌物等早期肺康复处理后，可以减少住院次数、住院天数及住院花费，可以减少急性复发率，使患者身体活动能力和生活质量的改善，并维持长达 5 年。

预防 一级预防：尽量避免发生长期的肺疾患。二级预防：发生肺功能障碍后，争取早发现、早治疗，及早开始系统的康复性处理，预防肺功能障碍的发展和恶化，最大程度地恢复正常的肺功能，保证恢复日常生活活动能力（如生活自理）和社会参与能力（上班、上学）。

(励建安)

áizhèng kāngfù

癌症康复（cancer rehabilitation）

维持和提高癌症患者生理功能状态，改善其生活质量的康复性手段。在中国，恶性肿瘤是致死的三大疾病（心血管疾病、脑血管疾病、恶性肿瘤）之一。

功能障碍 癌症的部位、性质、恶性程度、预后等十分复杂，对于人体功能的影响也各不相同，因此没有统一的功能障碍，需要具体情况具体分析。

康复评定 不同肿瘤不同时期的功能状态，只能根据具体情况进行实际的功能性评定，特殊的功能评定需要专业的评定方法。如中枢神经系统、乳腺、肺、头颈部癌症等，都有独特的、更高的康复性评定需求。但对于日常生活活动和生活质量的评定，对于每个患者都是必须的。

康复目标 选择实施功能恢复性、支持性、预防性还是姑息性康复处理，即康复目标，需要根据具体情况而定。事实证明在癌症整个病程中，都需要接受康复处理，以确保患者最佳的器官-系统功能、个体活动能力和社会参与能力。

康复原则 康复处理一般是终生性的，因此需要将住院康复、门诊康复和家庭-社区康复结合形成一个完整的体系。但是在有下述情况时，无论在何处，都不应进行运动型或高温型康复处理。①血红蛋白<7.5g/L，血小板<20×10^9/L，白细胞计数<3×10^9/L。②骨转移。③肠道、膀胱、尿道等空腔器官压迫症，脊髓压迫症。④持续疼痛、呼吸困难、胸腔积液、心包积液、腹水，严重的行动困难。⑤进行性中枢神经系统疾病、昏迷、持续性颅内压升高或明显的脑积水。⑥低钾血症、高血钾症、低钠血症、低钙血症、高血钙症。⑦直立性低血压。⑧心率>110 次/分或严重心律失常。⑨体温高于 38℃。

康复治疗 具体如下。

疼痛康复 见慢性疼痛康复、中枢性疼痛康复以及外周性疼痛康复。

骨转移康复 已经确定有骨转移的患者，康复是支持性或姑息性的。与镇痛、保持骨骼稳定性、放疗或化疗以及激素治疗、单克隆抗体治疗、抗癌血管治疗等配合，进行适当的康复性活动可能是有益的。但患者必须没有神经功能障碍，虽有骨质破坏但无椎体塌陷或脊柱不稳定，否则不宜进行康复性活动。

乏力康复 癌症相关的乏力表现十分显著。在恢复能量平衡（纠正贫血、补充营养和维生素、纠正内分泌功能紊乱等）和药物治疗的同时，进行个体化的康复性训练（如有条件，甚至可进行有氧运动训练）、加强相关的宣传教育和心理治疗、进行良好睡眠的支持治疗，往往可以安全有效地改善患者的自觉症状（如乏力、心肺适应、抑郁、焦虑等）和提高患者生活质量。这对于化疗或放疗后，或骨髓移植后的患者都是适用的。

淋巴水肿康复 预防方面要避免各种感染造成的蜂窝织炎、淋巴管炎；避免增加代谢的热疗、日晒；避免过度运动和创伤（如骨折、手术）；尽量避免搭乘飞机。为促使淋巴管收缩，可试用压力衣或紧身衣或紧身裤，也可使用充气压力按摩仪。

营养不良康复 营养不良可能是原发性的，但许多是继发于放疗或化疗后，或主动摄食问题（如吞咽障碍、食欲缺乏）。可试用某些增加食欲的药物和同化激素［如甲地孕酮、氧美雄诺龙（别名美睾酮）等］。

性功能康复 见性功能康复。

重返工作 "带瘤"上班者

越来越多，已有超过 50% 的"带瘤生存"者坚持 6~7 年有报酬的工作。

转归 对于乳腺癌、前列腺癌、肺癌等易于早发现、早诊断、早治疗的无转移的癌症患者，经过手术治疗、放疗或化疗后，再经过乳腺再造和功能性康复训练及心理治疗，绝大多数患者可以恢复到接近正常的身体功能、个体活动和社会参与活动能力。对于易于复发的恶性肿瘤患者，要强调预防性教育和定期预防性检查，一旦发现复发迹象要积极采取措施加以处理。对于难发现、诊断-治疗延误、有转移、术后或放疗或化疗后体质虚弱、症状较为严重的患者，则需要通过支持性康复恢复体力和尽可能恢复部分功能。有些可能还需要使用辅助装置和其他康复性处理，如肢体肿瘤造成的截肢，可以通过装配假肢和康复性训练，恢复上肢和下肢功能。对于无法控制发展的恶性肿瘤患者，康复性处理只能是支持性和姑息性的，以尽可能延长生命和提高生存质量，如减轻疼痛。

预防 康复处理不是针对恶性肿瘤的治愈或者稳定，而是恢复功能和提高生活质量，这在恶性肿瘤康复中是表现最为突出的。因此，二级预防最重要的目的是预防长期卧床失用和心理-精神康复。

（王茂斌）

qìguān yízhíhòu kāngfù

器官移植后康复（rehabilitation after organ transplantation） 对器官移植后功能障碍的康复处理。实体器官移植已经广泛展开，如肝移植、肾移植、胰腺移植、小肠移植、肺移植、心脏移植等。

功能障碍 器官移植后有一系列问题，如健康状况恶化、认知功能障碍、神经系统功能障碍、肌肉功能障碍、生活质量下降等。虽然必须应用抗排斥反应的药物，但许多与移植相关的并发症仍会出现。

功能评定 包括特定器官功能评定、日常生活活动能力评定、生活质量评定等。

康复目标和原则 尽可能恢复相应器官的功能，改善活动能力，提高生活质量。避免失用状态出现。在康复医师、康复治疗师的指导下，实施良好的康复性计划以获得最佳的功能状态。

康复治疗 器官移植患者一般健康状况极差，如营养不良、凝血障碍、水肿、免疫功能减退、腹水、心肺功能减退、贫血、高血压等，加之手术本身的巨大打击、失血等，都会严重影响康复工作的进行。因此，需要制订一个循序渐进、完整的康复计划。目的是恢复体力、肌力、适应性身体活动，以保证能够长期接受持续性的移植后处理。这不仅需要适当的营养保证、恰当的药物处理，也需要可以接受的康复处理，如早期站起立斜床、适当的卧位床边踏车等。

许多器官移植后患者会发生中枢神经系统并发症，如认知模糊、癫痫、颅内出血或坏死、抑郁症、精神异常等。多发性周围神经病常可导致感觉障碍、肢体瘫痪、肌肉无力等。应当进行相应的功能评定和康复处理。

健康相关的生活质量不仅涉及器官移植的接受者，也涉及器官移植的捐献者，还涉及相关法律和伦理、个体健康状态、个体活动能力、社会参与能力、经济支持、个人心理状态、社会和家庭状态等一系列问题。从康复医学专业角度，需要进行具体的功能评定和康复处理。

转归 康复处理在协助改善器官移植后的身体活动、认知功能等方面发挥重要作用。已经有相当一部分器官移植后的患者恢复了基本的健康状态，甚至有少部分患者恢复了职业性活动。

预防 二级预防至关重要。器官移植后的患者大多病程较长、体质较差，有些不得不较长时间卧床，因此容易出现失用状态，如坠积性肺炎、肌肉萎缩、心肺功能退化、下肢深静脉血栓形成、压疮等。应避免问题出现，及早进行二级预防。

（王茂斌）

shāoshāng kāngfù

烧伤康复（burn rehabilitation） 对烧伤所致功能障碍的康复处理。烧伤康复治疗的效果与年龄、烧伤部位、面积、深度等有直接关系。以成年人重度烧伤的治疗程序为例，其是一个包括烧伤中心形成、早期切痂、植皮、复苏、重症监护和抗生素使用等的复杂过程。由于烧伤患者存活率升高，康复处理至关重要。因此，康复医师应是烧伤医疗团队中的重要成员。

功能障碍 由于烧伤部位、面积和程度不同，产生的功能障碍及其早期处理也不相同。如大面积烧伤、吸入性烧伤后常有吞咽障碍，大面积烧伤因挥发产生的体液丢失可导致血容量降低甚至休克，全厚度烧伤会导致感觉丧失、汗腺破坏以及对热耐受丧失等。

功能评定 根据不同部位、不同程度（面积、深度、烧伤分级等）选择不同的评定方法。但日常生活活动能力和生活质量等评定，对每个患者都是必须的。

康复目标和原则 复苏后，应即刻清创、预防感染、缓解疼痛、准备皮肤移植、预防瘢痕和肢体挛缩，最后重建皮肤完整性、恢复力量和各种功能（特别是肢体运动功能和活动独立功能）、争取最佳的外观。为此，要特别注意二级预防。

康复治疗 ①体位摆放：生命体征稳定后，恰当的体位摆放是预防痉挛、压疮和挤压性神经病变的重要方法；挛缩不仅产生于肢体关节，也可能在口唇或其他软组织部位。②支具或夹板应用：可以协助保持正确的体位、预防关节挛缩、保护移植的皮肤和创面，并有助于适当的肢体活动。③手功能保护：烧伤后皮肤-肌肉-韧带-肌腱等的短缩可使手部关节活动受限、肌腱滑动性降低、肌肉力量下降、肌腱缩短，有时还有手肿胀。需装配夹板和压力手套。④早期运动：烧伤创面稳定后，早期运动对于维持正常关节活动度至关重要。主动、助力甚至麻醉下的关节活动度训练可以适时开展。完整的（包括有氧肌力训练项目在内）康复训练计划不仅可以增加肌力、增强体能，还可以改善心肺功能。儿童应在游戏中达到治疗效果。⑤及早开始步行训练：一般主张皮肤移植后5~7天即可开始悬吊下的肢体活动。一旦具备开始步行训练的条件时，为预防步态异常，可能需要减重（悬吊或水中减重）或配戴步行辅助装置。⑥并发症处理：局限性或多发性神经病变、皮肤瘙痒十分常见，可能需要药物处理。⑦其他：关节挛缩、异位骨化、严重的脊柱畸形、化脓性关节炎等可能需要手术处理。手、足等部位的半脱位可试用夹板或矫形器。疼痛是另一个常见问题，相关处理见慢性疼痛康复。肥厚性瘢痕是常见的皮肤并发症，压力治疗、夹板、按摩、锻炼和局部应用硅胶等虽然常用，但尚无循证医学证据。大水疱可用清创处理。紫外线敏感和皮肤色素沉着可试用色素增加或色素退化性手术治疗。体温调节障碍引起的过热和未损伤皮肤区域的过度排汗，尚无较好的处理方法。

转归 视烧伤面积和程度而不同。大多数患者可以最大程度地恢复肢体和皮肤功能，保持最佳的外观状态。可能部分患者还需要进一步手术植皮或解除畸形。

预防 早期考虑二级预防十分重要。烧伤后的并发症较多（神经并发症、骨骼-肌肉并发症、呼吸道并发症、烧伤后瘙痒症、烧伤后心理并发症等），且涉及的社会康复问题、职业康复问题甚为复杂，因此需要及早考虑并采取适当措施。

(王茂斌)

xìnggōngnéng kāngfù

性功能康复（sexual function rehabilitation） 对性功能障碍患者的康复处理。躯体残疾患者性能力的"拯救"、重建、改造和调整，不包括精神、意识障碍或发育性残疾。躯体残疾可以通过以下机制影响性功能。①老化和直接影响神经、血管、激素、解剖和性生理的相关因素。②生理-心理因素的间接影响，如认知、感觉和运动功能的改变、二便失禁、痉挛、震颤、疲劳、焦虑、疼痛等。③医源性影响，如放疗、手术、化疗、药物等。④复杂的"生物-心理-社会-环境"因素。

功能障碍 男性在性欲、勃起、射精，女性在性唤起、性高潮、妊娠-分娩等一系列性功能方面，均可出现异常。在脊髓损伤、多发性硬化、截肢、帕金森病、脑外伤、脑卒中、冠心病、肺疾患、糖尿病、慢性肾衰、关节炎和神经-肌肉疾病的年轻或中老年患者中，性功能障碍是康复医疗中不可回避、急需解决的问题，是生活质量的一个重要问题，尤其对于年轻夫妇，影响极大。但是，有关性功能的问题涉及许多学科，如神经科、神经外科、骨科、泌尿外科、心血管内科、内分泌科（如高血压、糖尿病等）、精神科、心理科、康复医学科等，必须综合处理。

功能评定 性功能一般包括男性的性欲、勃起、射精和女性的性唤起、性高潮以及非生殖器部位性高潮和妊娠-分娩等问题。康复医师不仅需要从生殖系统进行评估，还需从慢性疾病和残疾问题上进行更详细的全面评估。

康复目的和原则 ①提高性兴趣，主要指与性动机或性愿望相结合的生物学性冲动。②增强性反应，主要指精神性唤起和生殖器反射性唤起、男性射精和两性的性高潮。③提高生殖器感觉或其他性敏感区的能力。④改善相关运动功能，性前戏（如爱抚）、平衡能力、移动能力、把握性伴侣的能力等。⑤改善膀胱和直肠管理能力，如控制二便、提高社会活动和交际能力等。⑥改善身体一般状况，如控制药物、注意激素的应用、镇痛及改善疲劳、贫血、自主神经功能等。⑦合理安排避孕、怀孕、妊娠、分娩等。⑧解决子女的抚养问题。⑨改善性伴侣间的人际关系问题。⑩提高性自尊和自我价值观，如改善身体外观、缺陷的掩盖、性特征的显示、适当的社会角色等。

通过这些处理，性功能障碍者提高或增强性能力和作为社会人的尊严。

康复治疗 具体如下。

改善性欲 涉及复杂的社会-心理问题。首先要处理性腺功能减退、甲状腺功能减退、抑郁，避免不恰当地应用镇痛药物、停用影响性欲的药物等，然后去除影响性意愿和性动机的因素。对于性欲亢进者，除进行认知行为治疗外，可能需要应用抗抑郁药或抗雄性激素、多巴胺拮抗剂等。

增强勃起 阳痿是常见的男性功能障碍。可服用万艾可（伟哥）等放松阴茎平滑肌、增强精神性刺激勃起的药物。注意这类药物对于心脏的不良反应。泌尿外科也常通过海绵体或阴茎注射药物诱发勃起。使用真空抽吸和阴茎环等机械方法也有一定作用。对上述措施无效者，可谨慎考虑外科植入阴茎假体。对于阴茎勃起时间过长或异常勃起者，应禁用上述方法。

增强男性射精和高潮 男性射精和高潮障碍是发生脊髓损伤和糖尿病时常见的问题。可试用较大剂量伪麻黄碱。常规应用抗早泄的药物可能效果不佳。雄性激素可试用。阴茎震动刺激器有助于达到高潮。电刺激器需要在医师指导下应用。通常是为了采精受孕。

增强女性性唤起和高潮 目前没有适当的药物治疗手段。直接用手或刺激器刺激阴蒂可能是达到高潮最有效的方法。也有阴道内和子宫颈刺激器，但效果一般。盆底肌肉训练、阴蒂真空抽吸装置也有一定效果，但对于尿失禁的女性患者更有效。

增强非生殖器部位性高潮 大多数与神经功能损伤有关的残疾患者很难达到一般的生殖器接触性性高潮。但是如果男女双方有正确的性观念、思想超脱、精神放松，加强全身性性刺激和利用辅助性设备，仍然可以提高性欲，达到非生殖器性性高潮。

转归 性活动是提高性功能障碍者（特别是躯体功能障碍）生活质量的重要内容之一。通过性功能康复，绝大多数患者有可能获得较好的性高潮和性满足。事实上，大多数脑或脊髓疾病（损伤）的患者，都可能保存相当的性能力（包括女性的妊娠-生育能力）。

预后 除男女个体的性满足外，性功能康复对于维系婚姻、家庭，甚至社会的稳定与和谐也十分重要。脊髓损伤大多并不影响生育，但对女性患者来说，妊娠和分娩会有一定风险。

（李建军）

huòdéxìngmiǎnyìquēxiàn
zōnghézhèng kāngfù

获得性免疫缺陷综合征康复
（rehabilitation of acquired immunodeficiency syndrome） 对获得性免疫缺陷综合征所致功能障碍患者的康复处理。获得性免疫缺陷综合征（acquired immunodeficiency syndrome，AIDS）又称艾滋病，是人类免疫缺陷病毒（human immunodeficiency virus，HIV）感染导致 $CD4^+T$ 淋巴细胞破坏而引发的一系列、复杂的功能障碍，病情迁延，严重者可导致死亡。AIDS 的实验室检查包括：①免疫学检查，可见中度以上细胞免疫缺陷，特别是 $CD4^+T$ 淋巴细胞耗竭，外周血淋巴细胞显著减少，$CD4 < 200/\mu l$，$CD4/CD8 < 1.0$，（正常人为 $1.25 \sim 2.1$），迟发型变态反应皮试阴性，有丝分裂原刺激反应低下。自然杀伤（natural killer，NK）细胞活性下降。②病原体检查，如用聚合酶链反应方法检测相关病原体、恶性肿瘤的组织病理学检查。③HIV 抗体检测，如采用酶联免疫吸附法、明胶颗粒凝集试验、免疫荧光检测法、免疫印迹检测法、放射免疫沉淀法等，其中前三项常用于筛选试验，后两项用于确证试验。现在已有多种抗逆转录酶药物和预防用药物治疗 AIDS。继发于免疫缺陷的各系统疾病或功能障碍，则需要根据具体情况进行处理。

功能障碍 HIV 感染后，最开始的数年至 10 余年可无任何临床表现。一旦发展为 AIDS，患者可因不同器官受损而出现各种临床表现和相应的功能障碍。①呼吸损害和播散性感染：如肺孢子菌肺炎、肺结核、真菌性肺炎等，造成呼吸功能障碍。②胃肠损害和吞咽障碍：如念珠菌病、卡波西肉瘤、干燥综合征、神经源性吞咽障碍、肌病、慢性疲劳、消瘦等。③疼痛综合征和神经疾患：如关节炎或关节痛、远端对称性神经痛、阶段性神经痛等。④认知功能障碍：如 HIV 痴呆、隐球菌性脑膜炎、神经梅毒、疱疹病毒性脑炎等。⑤病灶性大脑损害：如巨细胞病毒视网膜炎、大脑弓形虫病、多灶性脑白质病、中枢神经系统淋巴瘤、脑脓肿等。⑥脊髓疾患或上升性瘫痪：如脊髓空洞症、脊髓炎、脊髓脱髓鞘病、多发性神经根炎和神经炎等。⑦HIV 脑病：如进行性脑性瘫痪等。⑧其他：如 HIV 肾病、HIV 相关心脏病。⑨儿童 HIV：可致早亡等。

功能评定 根据患病个体的具体功能障碍，选择适用的评定量表以对具体功能进行评定，如呼吸功能评定、疼痛评定、神经功能评定等。全面的功能评定可选用《国际功能、残疾和健康分类》、功能独立性评定、生活质量等评定量表。

康复目标和原则 康复处理并不能清除 HIV 病毒，也不是治疗相应器官或系统的疾病，而是尽可能地通过一级、二级预防措施，改善已经发生障碍的功能，提高患者生活质量。因此，及早发现 HIV 病毒携带者、及早进行药物治疗，避免对患者的歧视，针对已经发生的功能障碍进行恰当的康复性处理，避免新发生或加重功能障碍，延长患者寿命和提高社会参与能力（就学、就业和各种社会活动）等，是 AIDS 康复的主要原则。

康复治疗 需要针对具体继发疾患的种类和程度，制订相应的康复计划。如疼痛康复见慢性疼痛康复；呼吸功能损害康复见呼吸康复。

转归 在发达国家，一般在症状出现之前，70%~80% 的 HIV 携带者仍处于就业状态，即使出现症状也有约 2/3 患者仍在工作。因此，不应该"谈艾色变"，将所有 HIV 携带者和仅有早期症状的患者统统"排斥在外"。以"人道主义"原则（如中国"红丝带活动"）对待 AIDS 患者，现在已经成为"社会公德"。但是必须积极倡导正确的性行为和大力进行避免血液或体液传播的教育，这可以大大减少新的发病者。

预防 AIDS 的传播途径主要是性接触，偶尔的皮肤、黏膜、空气接触并不会引起传播。血液、体液等传播主要是通过输血或者胎盘传染。所以，避免不当的性接触和输血，是预防 AIDS 的主要手段。

（王茂斌）

értóng jíbìng kāngfù

儿童疾病康复 （peadiatric rehabilitation） 现代儿科学不仅涉及儿童发育、儿科疾病诊断和治疗，还包括残疾儿童康复。儿童康复包括针对儿童发育障碍的康复处理，特别是神经系统发育障碍，如脑性瘫痪、智力低下、孤独症、学习困难等，均为儿童残疾的常见问题，已经成为儿童康复的重要组成部分。此外，针对儿童神经肌肉疾病、脊柱裂、脑积水、儿童骨关节疾病、四肢先天畸形、儿童心身障碍、小儿脑外伤等的康复处理，也属于儿童康复。为提高中国人口素质、减少出生缺陷和儿童残疾、确保儿童和妇女合法权益，中国国务院于 2011 年 7 月 30 日颁布《儿童发展纲要》和《妇女发展纲要》。由于儿童与成年人在残疾问题上有很大区别，儿童康复已经成为康复医学的一个亚专科。

（李晓捷）

zhùyì quēxiàn duōdòng zhàng'ai kāngfù

注意缺陷多动障碍康复 （rehabilitation of attention deficit hyperactivity disorder） 注意缺陷多动障碍 （attention deficit hyperactivity disorder，ADHD） 是以注意力不集中、活动过度、冲动、任性和伴有学习困难为特征的一种综合征。是最常见的儿童时期神经和精神发育障碍性病症，常伴有认知障碍及多种精神行为问题。有 50% 的患儿在 4 岁之前发病，1/3 以上患儿伴有学习困难和心理异常，男女比例大约为3：1。常表现为学习困难，自控力差，扰乱秩序，与同伴打架斗殴等。病症是"生物-心理-社会"医学模式所致。

临床表现 ADHD 儿童的多动程度远超过其年龄发育水平，称为"活动过度"。有些患儿除睡眠外，几乎没有安静的时刻；ADHD 儿童对批评教育常置若罔闻、屡教屡犯；其多动表现常无明确的目的性，行为动作常有始无终、杂乱无章，常伴有咬指甲、遗尿、说谎，甚至打架斗殴等异常举动。ADHD 儿童的生长发育大多正常，智商多正常，部分偏低；他们在社交、游戏、劳动等方面都可以是能手；服用哌甲酯等精神兴奋剂可使 ADHD 儿童症状得到改善，学习成绩可有一定程度的提高。

诊断 主要表现为注意力缺陷、冲动及多动，神经系统检查大多正常。按照美国《精神障碍诊断和统计手册》第 4 版标准，ADHD 的临床表现可分为 AB 两类：A 为注意力不集中，B 为多动、冲动。ADHD 的诊断必须符合下列条件。①具备 AB 两类症状中的 6 项及以上，病症至少持续 6 个月以上。症状与发育水平不一致，达到难以适应的程度。②两类症状均出现于 7 岁之前。③某些表现存在于两种以上场合，如学校、家庭、工作室或诊室。④在社交、学业或职业等方面有明显的临床缺损。⑤应排除广泛发育障碍、精神发育迟滞、儿童期精神障碍、器质性精神障碍、神经精神系统疾病和药物不良反应等引起的多动。

根据评定结果，临床可分为三型。①注意力缺陷型：仅具备 A 类而不具备 B 类症状中的 6 项及以上。②多动、冲动型：具备 B 类而不具备 A 类症状中的 6 项及以上。③混合型：同时具备 A 类和 B 类症状中的 6 项及以上。

功能障碍 表现多种多样，并常因年龄、所处环境和周围人对其态度的不同而有所区别，主要表现为活动过度和注意力缺陷，常伴有学习困难和情感行为异常。

活动过度　多在幼儿期即已开始，进入小学后因受到各种限制，表现得更为显著。难以安静地坐在课堂里听完一节课，无目的地走动、奔跑、跳跃，不停地活动说话，少有片刻安静，总是动手动脚、课堂小动作、干扰他人。具体特点如下。①活动过度与年龄不相符：在婴幼儿期和学龄前期即会出现，部分患儿在婴幼儿期就开始有过度活动，表现为多哭闹、易激惹、手足不停舞动、兴奋少眠、喂食困难、难以养成定时排便规律；难以安静睡眠；过早地从摇篮或婴儿车里向外爬；好喧闹捣乱、喜好破坏等。进入幼儿园后不遵守纪律，玩耍也无"长性"。②无明确的目的性：行为动作多有始无终、缺乏连贯性而显得支离破碎。如上课时小动作多，坐不稳，不停扭动；口中嗯哼做声或喧闹、骚扰周围同学；室外活动时好奔跑攀爬、惹人注意，且不知疲倦。

冲动　表现为极端缺乏耐心、行为唐突、猛然插话、难以自制等。由于缺乏自控能力，常对一些不愉快刺激做出过分反应，以致在冲动之下伤人或破坏东西，甚至发生意外事故。幼稚、任性、自制力差、容易激惹冲动，易受外界刺激而兴奋，挫折感强。行为唐突、冒失，事前缺乏缜密考虑，行为不顾后果，事后不能吸取教训。

注意力缺陷　是ADHD的核心症状，表现为难以将精力集中于所需完成任务当中，无法抵御干扰因素，注意力难以保持长久，难以完成任务的组织实施，导致的直接结果是不能有效学习。具体特点如下。①主动注意力不足：是指主动注意力保持的时间达不到同龄儿童应该达到的水平，被动注意力占优势，上课时注意力涣散、选择注意力短暂，多有"听而不闻，视而不见"的现象；易被无关刺激吸引或好做"白日梦"，对课堂讲授和布置的作业很少注意，以致答非所问，成绩不良。②注意力强度弱、维持时间短：易受环境影响而注意力分散，注意力维持时间短暂。如10～12岁学生应能保持40分钟的专心听课时间，但ADHD患儿却难以做到，极易出现疲劳和注意力分散。③注意力范围狭窄、分配能力差：不善于抓住注意对象的要点以及重点。

学习困难　ADHD患儿智力水平大都正常或接近正常，然而由于以上症状，学习仍有一定困难。对老师讲授的课程一知半解，理解力和领悟力下降，言语或文字表达能力差。部分患儿存在综合分析、空间定位等知觉障碍。如临摹图画时，往往分不清主体与背景关系，不能分析图形的组合，也不能将图形中各部分综合成一个整体（综合分析障碍）；分不清左右（空间定位障碍）；"b"看成"d"。还可有诵读、拼音或语言表达困难。具体特点如下。①学习成绩有波动性：在老师、家长的严格帮助下，其学习成绩能够提高，但稍一放松就会明显下降，成绩不稳定，好坏相差悬殊。②学习成绩随升入高年级而逐渐下降：低年级时学习成绩尚可，学习困难症状不明显，当升入高年级后，学习内容难度加大，由于症状的持续存在难以收到好的学习效果，成绩会逐渐下降，并涉及所有科目。③学习或考试时常出现如前描述的不应出现的

低级错误。④药物与心理行为治疗可提高学习成绩。

神经体征　ADHD患儿神经系统检查大多正常，部分患儿可在指鼻试验、指指试验、对指试验、快速轮替试验等检查中出现1～2种阳性体征；还可出现轻微共济运动障碍，如不能走直线，闭目难立，扣纽扣、系鞋带等精细动作缓慢而不灵巧，易跌倒，画圈、用剪刀等动作显得笨拙等。

功能评定　多以患儿家长和老师提供的病史、临床表现特征、体格检查（包括神经系统检查）、精神检查为主要诊断依据，采用量表评分、辅以有关检查排除其他神经精神性疾病后做出诊断。

注意力缺陷评定　符合下述至少6项，持续至少6个月，达到适应不良的程度，并与发育水平不相称。①在学习、工作或其他活动中，常不注意细节，出现粗心所致的错误。②在学习或游艺活动时，常难以保持。③注意力不集中。④常不能按嘱咐完成作业、家务及工作任务。⑤经常难以完成有条理、有秩序的任务或其他活动。⑥不喜欢或不愿意从事需要精力持久的事情，常设法逃避。⑦经常丢失学习、活动所必需的东西。⑧易受外界刺激而分心。⑨在日常生活中常丢三落四。

多动、冲动评定　符合下述至少6项，持续至少6个月，达到适应不良的程度，并与发育水平不相称。①常手足不停地动，或在座位上扭来扭去。②在教室或其他要求坐好的场合，常擅自离开座位。③常在不恰当的场合过分奔爬。④往往不能安静地游戏或参加课余活动。⑤常一刻不停地活动。⑥经常话多。⑦常在别人问话未完即抢着回答。⑧在

活动中经常不能耐心"排队"。⑨常打断或干扰他人。

常用评定量表　有美国精神病学会《精神障碍诊断和统计手册》《中国精神障碍分类与诊断标准》《康纳斯父母问卷量表》，《Rutter 父母和教师问卷量表》，《教师用量表》《学习障碍筛查量表》以及《Achenbach 儿童行为量表》。

智能测试　ADHD 智能水平大多正常，或处于临界状态。常用韦氏儿童智力量表。

脑电图检查　ADHD 脑电图主要表现为慢波增加。

影像学检查　脑 CT 和 MRI 检查发现 ADHD 患儿可有轻微的异常改变，如大脑右前叶较正常儿童略小，右侧较左侧小等。但这些改变缺乏特异性，不能作为诊断依据，仅对鉴别诊断有一定帮助。

康复目标　通过康复治疗，控制核心症状，改善社会功能和学习能力。达到"临床治愈"的目标，即患儿症状最小化或无症状，并且获得最大化的功能恢复。

康复原则　应根据儿童发育的不同时期，采用多学科、长期、多模式个体化的综合治疗，以缓解和改善临床症状，帮助患儿增强自信心、提高社会适应能力和学习能力。为取得良好的疗效，患儿、家长、教师、医师及治疗师等应相互配合。

康复治疗　重点是对多样表现、多种症状的识别和管理，进行综合干预，制订和实施个体化干预目标与方案。主要治疗方法为行为治疗、药物联合行为治疗、药物治疗、父母/患儿健康教育、教育支持服务。

行为矫正治疗　利用学习原理，在训练中合适行为出现时给予奖励，以求保持，并继续改进；当不合适行为出现时加以漠视。

正性强化法　采用表扬、赞许、奖赏等方式使患儿良好的行为得以持续。应用此方法前先确定要求患儿应改变的靶行为（不良行为）和需要建立的适宜行为。当患儿出现良好行为时立即给予正性强化，使患儿感到欣快和满足，如带患儿进入公共场所之前，要告诉患儿不该做哪些不良行为和应遵守的行为规则。当出现不良行为前兆时应立即予以制止，对规范的行为立即给予赞许、表扬和奖励。注意做到以下几点。①立即反馈：当患儿一旦出现良好行为时应尽可能迅速给予赞许和表扬，反馈应非常特别而明确，而且越迅速越好，给患儿留下深刻印象。除赞许、口头表扬外，还可以某种许诺或给特别的玩具或食物等奖励。②频繁反馈：可让患儿始终知道自己做得如何，该如何做，恰如其分地频繁反馈对症状的矫正效果较好。③突出反馈：患儿对一般的赞许、表扬的敏感性会逐渐降低，难以调动他们的行为积极性，必要时可运用更大、更突出的奖励，如对幼小患儿的身体亲昵、特别的食物，对年长儿童的物质奖励等。④可与消退法、处罚法等合并使用。

消退法　治疗前需确定哪种因素对患儿不良行为起强化作用，再对其进行消退。如老师对小儿上课时坐不住，不停扭动身体的行为过于关注，就会使这一行为动作得以加强，出现次数增多。在不影响训练的情况下，如老师予以漠视，久而久之，因其失去注意而得不到巩固就会逐渐消失。

处罚法　有助于减少或消除患儿的不良行为。对于患儿的不良行为要避免开始就进行严厉的处罚，要坚持"先鼓励后处罚"的原则。处罚可采用暂时隔离法，使其明白行为不适宜，轻微处罚应与鼓励相结合，药物结合行为矫治的疗效比单独应用药物的效果显著。

认知训练　训练 ADHD 患儿的自我控制、自我制导（导引和控制）、多加思考和提高解决问题的能力。训练目的在于使患儿养成"三思而后行"及在活动中养成"停下来，看一看，听一听，想一想"的习惯，加强自我调节。道格拉斯训练方法是由成年人指导患儿装配一架玩具飞机，要求认真按步骤做，并且每作一个动作就大声讲出来，训练患儿按图纸操作，按部就班，耐心操作。通过语言的自我指导、自我奖赏和自我表扬的方法，改善和矫正患儿行为问题。一般 10~15 次为 1 个疗程，每次 1 小时。

感觉统合训练　具体如下。

触觉训练　①软垫三明治：目的是强化患儿对触觉的处理及身体形象塑造能力。训练要点：将患儿用软垫夹成"三明治"状，但不可压住头部；训练者在上面轻轻滚动压过，可以从足部开始，逐渐到臀部、腰部、背部；也可让患儿仰卧，由下肢、腹部、胸部逐渐压滚；压的时候力度要不断改变，并仔细观察患儿反应，患儿有不舒服的感觉时应立刻停止。②球浴训练：为对患儿的触觉与身体协调训练。仰卧大笼球：目的是强化固有感觉和本体感觉。训练要点：患儿仰卧于大笼球上，训练者握住患儿的下肢或腰部，做前后、左右、快慢的滚动；在此训练前，一定要先做好俯卧大笼球训练，让患儿熟悉大笼球的重力感后再进行此活动，比较不会受到排斥；注意提醒患儿留意全身关节和肌肉的感觉，协助患儿控制自己身体平衡，对患儿运动能力的提高帮助较大。倾斜垫上滚动：目的是增强触觉、前庭感觉及固有感觉的同时提高平衡能力。训练要点：将软垫铺成约20°倾斜状，以免危险；患儿以"直躺横向"滚动姿态，顺坡度自己滚下来；提醒患儿注意滚下时手、足、头要相互配合。注意观察患儿滚下时的姿势和身体各部位的协调情况。

前庭感觉训练 ①以平衡台做平躺训练：目的是强化大脑和脑干的知觉功能。训练要点：患儿躺在平衡台上，注意手足要自然伸展；左右倾斜摇晃，维持一定的韵律感，使策略感觉唤起脑干觉醒；速度加快时，注意患儿姿势和表情的反应。②平衡台跪坐或静坐摇晃训练：由于重心较高，平衡感不易掌握，必须提醒患儿坐好，自己尝试运用可以自由移动的双手来保持平衡；观察患儿双手的姿势，以及头部倾斜的情况，了解患儿在倾斜时如何处理不安感。③平衡台互相扶持训练：目的是强化身体协调、触觉感和前庭系统的功能。训练要点：训练者与患儿共同站上平衡台，两人双手紧握，互相保持平衡；由于取站姿时，策略感通常较不稳定，两人配合的动作对相互合作关系的建立颇有帮助；观察患儿在动作时，头、手、足及躯干的适当反应；摇晃时可以先练习由训练者带动患儿，再由两人在同一速度上，配合彼此摇动的韵律。④平衡台站立摇动训练：让患儿站在平衡台上，由训练者在台下缓慢摇动平衡台；观察患儿头、躯干、手、足为保持平衡所做的伸展姿势；患儿为求平衡所作的姿势调整，对前庭感觉、固有感觉和视觉统合的调整有较大帮助。⑤坐在旋转浴盆中训练：患儿平坐在浴盆中，由训练者在外帮助其旋转，速度约每2秒1转；不宜转得太快，并注意患儿可能的反应；回转后完全不晕眩，或眼震动持续时间很短，或完全没有，表示前庭系统严重迟钝。⑥趴卧或半跪在旋转浴盆中训练：患儿趴卧或半跪在浴盆中，由训练者在外面帮助其旋转；旋转速度可由慢逐步加快，但时间不宜持续太长，中间最好有中断休息；要让患儿睁眼，手足紧贴在浴盆上面；身体不要屈曲，以免转动时掉落。⑦旋转浴盆投圈球训练：目的是强化前庭视觉间的协调。对身体位置、视觉空间及眼球转动控制帮助较大，并可有效地养成高度运动能力。训练中，训练者可以变化旋转的速度及投球目标的位置；做此训练时，旋转速度仍不宜过快，并注意患儿对活动兴趣的反应；越努力想达到目标时，运动能力的提高越好；当患儿在寻找目标时，观察患儿有无过多的眼球运动。⑧在"毛巾中坐飞机"训练：将患儿包在大毛巾中，俯卧位，由训练者两人各拉毛巾一边，前后甩动；患儿也可以仰卧位，增加趣味性和不同的感觉；注意患儿觉得不舒服和害怕时，应立刻停止。⑨空中"升降机训练"：训练者两人，一人抓住患儿的足，另一人抓住患儿的手，抬高后进行左右和上下摇动；患儿可以分别在仰卧位和俯卧位练习；注意患儿肌肉紧张的情况，不宜勉强进行训练。⑩滚滚圈训练：用3个游泳圈或轮胎（也可用圆形滚筒代替），患儿横卧于滚圈或滚筒内，由训练者协助进行滚动；可随时变化滚动的速度，滚动时兼做左右滚动或变化角度。⑪跳跃平衡训练：跳床、花式跳床及跳床加手眼协调训练。

滑板训练 ①大滑板的手眼协调训练：患儿自行俯卧于小滑板上，由大滑板上滑下时，身体可以穿过预先设计好的小隧道；患儿滑下来的同时，可以伸手去拿放置在旁边的小球，也可反之将小球投入固定的木箱或纸箱中；患儿在滑下来时可用手中的木棒或纸棒击打置于旁边的标志物或玩具（最好是打不坏的）。②滑板过河训练：目的是促进身体双侧协调，提高运动能力。训练要点：患儿俯卧于滑板上，靠着预先架设好的绳子，双手交互攀绳索逐步前进；患儿仰卧在滑板上，以手足交互夹住绳索，逐步前进。

特殊教育 目的是解决患儿在学校较易发生的沮丧和缺乏学习动机问题。特殊教育并不是给患儿贴上学习落后的标签，而是使教育环境和方法更适于患儿。合并用一些药物，促使患儿在学业中发掘自己的潜力，帮助他们提高学习成绩，使其学业水平与智力水平保持一致。可采用疏泄疗法，让患儿将不满情绪或对事物的不满全讲出来，对的加以肯定，错的给予指导纠正，使患儿心情舒畅，能同成年人融洽相处和相互合作。利用适当机会让患儿多做户外活动，使部分旺盛的精力能够发泄出来，再回到课堂（或做作业）就会安静许多。

心理咨询 为父母和老师提供心理咨询。帮助父母认识ADHD是一种病症，改变将患儿当作"坏孩子，不可救药"的看法，告知父母和老师一味惩罚教育不但无效，甚至可起到反作用。重视强化教育，以理解和鼓励为主，鼓励患儿参加有规则的活动，按时作息，保证充足睡眠及合理营养。学校和家庭训练要始终如一。可经常组织小型家长学习班，家长之间可互相交流心得，同时有机会发泄其心中的郁闷，改正家长不良的教养态度与方法。

药物治疗 如果 ADHD 症状明显，导致学习困难、学习成绩下降，或有明显的行为异常，在心理和行为矫正的同时，应给予药物治疗。临床药物治疗目的是促进患儿思考，改善对冲动行为的控制；减少烦躁不安；改善社会交往的技术；改善认知行为；改善精细共济运动。治疗 ADHD 的药物有如下。①神经兴奋剂：如哌甲酯（又称利他林）、匹莫林（又称苯异妥英）、苯丙胺等。②中枢去甲肾上腺素调节药：如托莫西汀、可乐定等。③三环类抗抑郁药：如丙咪嗪、地昔帕明（又称去甲丙米嗪）等。④其他：安非他酮（又称丁氨苯丙酮）、去甲替林等。理想效果是使用最小剂量，达到最大疗效。

转归 与病情轻重程度、是否及时有效地坚持治疗、各种可能的致病因素是否持续存在等有关。大多数 ADHD 的症状较轻，经治疗随年龄增长、自控能力增强，成年后可表现正常，或遗有注意力不集中、冲动、固执、社会适应能力和人际关系较差等表现。而未经治疗的 ADHD，随年龄增长无目的性的多动症状有所好转，但仍可有注意力不集中、学习能力低下、冲动甚至品行障碍、青少年犯罪。

预防 一级预防：做好产前及围生期检查，从病因学上减少 ADHD 发病率。二级预防：做到 ADHD 的早期发现和早期防治，最大限度地减少 ADHD 对患儿造成的影响。三级预防：进行 ADHD 康复，减轻 ADHD 对社会的危害。

（李晓捷）

zhìlì dīxià kāngfù

智力低下康复（rehabilitation of mental retardation） 儿童智力低下（mental retardation，MR）或智力发育迟缓，也称智力落后或精神发育迟滞。是小儿时期常见的一种发育障碍。一般智力功能明显低于同龄儿童的水平，同时伴有适应性行为缺陷。智商低于人群均值 2.0 标准差，一般智商在 70（或 75）以下，即为智力明显低于平均水平。主要表现为社会适应能力、学习能力和生活自理能力低下，言语、注意力、记忆、理解、洞察、抽象、思维、想象等心理活动能力都明显落后于同龄儿童。智力低下的总患病率为 1%~2%。1985 年世界卫生组织对智力低下的定义又做了进一步的说明，指出智力低下包括三个基本内容：①智力功能明显低于同龄儿的一般水平。②社会适应能力有明显的缺陷。③是人在发育时期的缺陷。根据中国协作组 1988 年 5 月 1 日在华北、东北、西北、华东、西南、中南各地对 85 170 名儿童进行的大规模智力低下抽样调查的结果显示，在 0~14 岁儿童中，智力低下的总患病率为 1.20%；男孩患病率为 1.24%，女孩患病率为 1.16%；二者之间没有统计学差异。

病因 智力低下是多种原因引起的发育时期脑功能异常。病因为"生物-心理-社会"因素。①生物医学因素：是指脑在发育过程中（产前和围生期）受到各种不利因素的作用，使脑的发育达不到应有的水平，最终影响智力。②"心理-社会-文化"因素：指教养不当、感觉/文化被剥夺、家庭结构不完整、父母心理障碍、贫困等因素的作用，使后天的信息输入不足或不当，没有学习的机会，从而影响智力水平。此外，按病因的作用时间还可分为出生前、出生时、出生后三类。

临床表现 主要是感知、注意力、记忆、语言、理解、洞察力、思维等各方面的缺陷，同时伴有情感和人格的发育落后。智力低下的表现因年龄和程度轻重而不同。在新生儿、婴儿期，只有少数严重落后或伴有结构异常的先天性综合征，才被发现有发育异常，如 21-三体综合征、头小畸形等。在幼儿期，中等智力低下可被发现，因其达不到同龄儿的预期水平，特别是语言发育落后。轻型智力低下常要到入学时才被发现。

功能障碍 一般根据智商、适应性行为缺陷程度，将 MR 分为四级：轻度、中度、重度和极重度。一般认为轻度智力低下是可教育的，中度智力低下是可训练的，而重度和极重度智力低下终生需要监护。轻度智力低下的患病率比度型智力低下高，轻重之比为（2~3）∶1。

轻度智力低下 占智力低下的 75%~80%。智商为 50~70，心理年龄为 9~12 岁，适应行为轻度缺陷。早年较正常同龄儿的发育稍迟缓，不如正常儿活泼，对周围事物缺乏兴趣。语言发育略迟，抽象性词汇掌握少，词汇不丰富，不能正确应用所学词汇，但仍有一定的表达能力。理解分析能力差，判断、抽象思维不发达，易上当受骗，被人利用。计算能力差，数学应用题完成困难，常在幼儿园后期或入学后因学习困难而被确诊。通过特殊教育可获得实践技巧和阅读、计算能力，成年后可做一般性家务劳动和简单、具体的工作。不善于应付外界的变化，缺乏主见，依赖性强，易受他人的影响和支配。能在指导下适应社会。

中度智力低下　约占智力低下的12%。智商为35~49，心理年龄为6~9岁，适应行为中度缺陷。智力和运动发育较正常儿迟缓。语言发育差，词汇贫乏，吐字不清，不能完整表达思想意思。阅读和计算能力差。理解分析能力下降，不能进行抽象的逻辑思维。对周围环境的辨别能力差，只能认识事物的表面和片断现象。不易与同龄儿建立伙伴关系。经过长期的教育和训练，可以学会简单的书写和个位加减法，可以掌握基本的卫生习惯、安全习惯和简单的手工技巧，可以学会简单的人际交往。在指导和帮助下可学会自理简单的生活，在监护下可从事简单的体力劳动。

重度智力低下　占智力低下的7%~8%。智商为20~34，心理年龄为3~6岁，适应行为重度缺陷。各方面发育均迟缓，语言极少，发音含糊，缺乏自我表达能力，不能进行有效的语言交流。抽象概念缺乏，理解能力低下，不会计数，不能学习。情感幼稚，动作笨拙，生活不能自理，能躲避明显的危险。经过长期、系统的训练可学会简单的生活和卫生习惯。成年后，生活需要照料，在监护下可做一些最简单的体力劳动。

极重度智力低下　占智力低下的1%~2%。智商低于20，心理年龄约在3岁以下，适应行为极度缺陷。缺乏语言功能，最多会无意识发"爸""妈"等音节，不认识亲人及周围环境。运动功能显著障碍，手足不灵活或终生不能行动。感觉、知觉障碍。仅有原始情绪，如以哭闹、尖叫表示需求。缺乏自我保护能力，不知躲避明显的危险。常伴有多种残疾和反复癫痫发作。大多数早年夭折。幸存者对功能训练可有反应，但生活不能自理。

功能评定　首先应根据智商和适应行为及发病年龄判定有无MR，再进一步寻找引起MR的原因。在评定过程中，应详细收集儿童的生长发育史，全面进行体格和神经精神检查，将不同年龄儿童在不同发育阶段的生长发育指标与正常同龄儿童进行对照和比较，判定其智力水平和适应能力，做出临床判断。配合适宜的智力测验方法，可确定MR严重程度。

病史收集　包括以下几方面。①家族史：应了解父母是否为近亲婚配，家族中有无盲、哑、癫痫、脑性瘫痪、先天畸形、MR和精神病患者。②母亲妊娠史：询问母亲妊娠早期有无病毒感染、流产、出血、损伤，是否服用化学药物，接触毒物、射线，是否患有甲状腺功能减退症、糖尿病及严重营养不良，有无多胎、羊水过多、胎盘功能不全、母婴血型不合等。③出生史：是否为早产或过期产，生产方式有无异常，出生是否为低体重儿，生后有无窒息、产伤、颅内出血、重度黄疸及先天畸形。④生长发育史：如抬头、坐起、走路等大动作开始出现的时间，用手指检出细小玩具、日常用品等精细动作的完成情况，喊叫爸爸妈妈、听懂讲话等语言功能的发育状态，以及取食、穿衣、控制排便等其他智力行为表现。⑤既往和现病史：有无颅脑外伤、出血、中枢神经系统感染、全身严重感染、惊厥发作等。

体格及辅助检查　包括体格检查、发育检查、神经精神检查，必要时进行实验室检查，如血、尿、脑-脊液生化检查、头颅X线及CT或MRI检查、脑血管造影、脑电图、诱发电位、听力测定、染色体分析，垂体、甲状腺、性腺、肾上腺功能测定，病毒（如巨细胞病毒、风疹病毒）、原虫（如弓形虫）及抗体检查等。

智力测验　分为两大类。轻度MR多采用智力测验，重度以上MR采用智力测验方法往往有困难，必须依靠行为评定量表，因此两种方法应配合使用，对检查结果进行综合分析。注意事项：任何智力测验的工具都有测验的标准误，因此，应当将测验中得到的智商分数视为一个范围。评估时应当谨慎，尤其是对于测验分数处于边缘状态的对象，更应当综合多方面的情况，做出最后的结论。不同的智力测验工具，测得的结果可能不同。智力测验的结果只能作为评定的参考，并不是唯一依据。

筛查法　按通用的智力测验方法检查，往往需要较长时间，有时需2小时以上，不利于一般医师普查时应用，因此，需采用一些简易的筛查方法。测试的内容大多从各种经典的智力测验方法中选出。测验仅需较短时间，初步筛查出可疑病例。筛查结果只能作为是否需要进一步检查的依据，不能据此做出诊断。中国常用的筛查方法有以下几种。①丹佛发育筛查测验（Denver developmental screening test，DDST）：适用于初生至6岁小儿，方法操作简便，花费时间少，工具简单，信度和效度均好。此法已被世界各地广泛采用。中国于20世纪80年代初开始应用此法。上海、北京等地根据中国社会、经济、语言、文化、教育方法和地理环境的特点，将 DDST 进行了修订处理（简称 DDST-R），并绘制了小儿智力发育筛查量表（screening for child mental development）。②绘人测验：根据画出的人形进行评分，判断智力发育水平，适用于 5~12 岁儿童智力筛查。③图片词汇测试：有年龄较小者得分偏高、年龄较大者得分偏低的趋势。

诊断法 ①格塞尔发育量表（Gesell development scale）：适用于 0~3 岁儿童。②韦氏儿童智力量表中国修订版（Wechsler intelligence scale for children-Chinese revision，WISC-CR）：适用于 6~16 岁儿童。③中国韦氏幼儿智力量表（Chinese Wechsler intelligence scale for children，CWYCSI）：适用于 4~6 岁半儿童。④斯坦福-比奈智力量表/比奈智力量表（Standford-Binet inteligence scale/Binet inteligence scale，SBIS/BIS）。

适应行为技能检查 适应行为是指个体参与社会职能的满意程度，主要表现在 10 个方面：交流和沟通、生活自理、家居情况、社会交往技巧、社区参与、自律能力、保证健康和安全的能力、学业水平、空闲时间、就业（工作）情况。在以上 10 项适应能力中，至少 2 项有缺陷，才认为有适应行为能力的缺陷。归纳起来包括三个方面。①概念性技能：即语言、读写、金钱概念和自我定向等技能。②社会性技能：即人际、责任、自尊、遵循规则、避免受骗等技能。③实用性技能：即日常生活、日常生活的操作活动、职业技能以及对环境的自我管理等技能。常用量表如下：《AAMD 适应行为量表》（adaptive behavior scale，ABS），《文阆适应

行为量》（Vineland adaptive behavior scale，VABS），《巴尔萨泽适应行为量表》（Balthazar adaptive behavior scale，BABS），婴儿-初中学生《社会生活能力量表》，新生儿行为神经评定法以及中国编制的新生儿 20 项神经行为评定。

智力低下必备三个条件，具体如下。①智力明显低于正常同龄儿的平均水平，智商在 70（或75）以下。②适应行为存在缺陷，主要指个人独立生活和履行社会职责方面都有明显的缺陷。③起病于发育年龄阶段，即 18 岁以前。单有智力功能损害或者单有适应行为缺陷都不能诊断为智力低下。

康复目标 大多数智力低下儿童经过积极的康复治疗，可以发挥潜能，提高生活质量，轻度智力低下者还有可能回归正常人群，具有一定的学习、工作、社会交流能力，从事简单的工作，发挥其社会职责。

康复原则 强调早期治疗，需要应用医学、社会教育、职业训练等综合措施进行康复。已经查明病因者，如慢性疾病、中毒、长期营养不良、听力及视力障碍引起者，应尽可能去除病因，使其智力部分或完全恢复。甲状腺功能减退症、苯丙酮尿症等内分泌代谢异常患儿，应早期诊断，早期采用甲状腺激素替代或苯丙酮尿症特殊饮食疗法，改善其智力水平。"心理-社会-文化"因素造成的 MR，应改变环境条件，让其生活在友好和睦的家庭中，加强教养，可使其智力恢复取得进步。

康复治疗 配合应用医学、社会、教育和职业训练等措施，按年龄大小和 MR 的严重程度对

患儿进行训练，使其达到尽可能高的智力水平。患儿在有组织的机构接受持久的综合教育和康复训练，患儿与正常儿的"残-健"结合，更有益于康复效果。开办特殊班级或特殊学校，以便提高身体健康水平，训练日常生活技能和言语功能以及简单的文化学习。设立康复医疗站，一方面对青少年患者进行康复训练，另一方面学习生产技能，保障就业。还可设立专门的医院、疗养所（站）等，收治中度以上 MR。MR 康复主要包括以下几方面。

感觉综合治疗 目的是提供适当的感觉刺激，改善感觉统合能力，促通适应行为。

适应生活规律 对婴儿要力争使其享受到充分的母爱，以提高其意识水平，力图确立生活节律、进行生活指导、适应生活规律（睡眠、觉醒）等。觉醒和睡眠由感觉刺激的量决定。MR 患儿易受周围环境的影响，可用"蒙遮方法"来确立睡眠-觉醒生活节律。养成早起、早睡的生活规律，给予充足饮食和促进规律排泄的同时，使之愉快地游戏和运动，从而提高其认知水平，促进行为发育。

生活指导 不仅要确立生活节律，还要增强自理能力。如穿/脱衣服，从新生儿期抱在膝上开始训练，强化姿势反应，促进协调动作。7~9 个月开始进行摄食动作训练，鼓励其用手抓，促进自主性、集中性、灵巧性的发育。18 个月应训练排泄行为，不应强迫，而是培养其兴趣和协调性动作。

物理治疗 未成熟新生儿对外来刺激应激性高，训练的目标是保持稳定性。以体位为例，使其在俯卧位入睡，或包裹起来以

保持稳定。抱患儿应取胸对胸的姿势以保持稳定，避免患儿的惊吓反应。对患儿进行适当的刺激，以免患儿对刺激过度敏感而阻碍其正常发育。训练中要对目光给予注视、给予语言声音的刺激及前庭刺激等感觉刺激，可以有节制地给予单一刺激，随着患儿对刺激适应逐渐增强后进行重复刺激。可采用神经发育学理论，应用运动疗法中的促通手法技术进行训练。MR 患儿的运动系统发育较好，但其立直反射、保护性伸展反射及平衡反应发育却常落后于正常儿，因此要进行相关训练。可用按摩背部、深呼吸运动及利用颈部动脉反射等方法，稳定上肢、肩胛带，以此进行上肢支撑训练。此外，还可采取强化前庭功能、感觉统合功能及稳定功能为主的运动疗法。

作业治疗　中枢神经系统的功能成熟与感觉刺激密切相关，适当考虑导入伴有感觉运动统合训练功能的作业治疗。通过日常生活动作、游戏等提高适应能力而使之生长发育。MR 儿童对不快刺激或过刺激的防御反应，多表现为哭泣、拒绝反应及多动等现象。儿童对治疗室的气氛敏感而产生不悦心理，常会出现难以接受治疗的困难场面。因此进行作业治疗时，应依照儿童的发育水平实施有针对性的治疗。

言语治疗　轻度或中度 MR 可能以发音迟滞为最初症状前来就诊，多表现为与行为发育水平一致的言语发育延迟。早期治疗中，应重视日常生活中的"口腔锻炼"，如强化摄食功能、加强呼吸发音锻炼及进行活动口腔的游戏等，均可视为说话前练习。言语学习阶段要增加感觉输入，通过视觉、触觉、嗅觉、味觉等所有感觉器官的充分体验而进行学习，伴有摄食困难的儿童要指导摄食训练。

社会康复　康复目的是使患儿获得行动能力和社会实践能力，促进患儿全面发展，以回归社会。社会康复的出发点是适应家庭、社区生活。强调"非隔离原则"，避免母子分离的训练，对重症患儿也不要永久置于福利机构中，以免使患儿失去家庭生活的体验。家庭中，包括父亲在内的家庭成员也要参与学习康复训练。应使生活规律，患儿得到关怀照顾；确认和承认人格，尊重其自主活动的要求；养成正常生活习惯和帮助患儿提高智力以适应行动。通过综合教育、综合保育及丰富的生活体验，提高其社会性。培养生活自理能力，促进患儿全面发展。对婴幼儿 MR，不仅要改善脑干和大脑边缘系统的功能，还要对生活规律和日常生活动作进行训练，作为游戏和运动的重点，以期更好的康复效果。

教育　是 MR 患儿的主要治疗方法，应强调早期进行，因为在 5 岁之前，尤其在 2 岁以前，是大脑形态和功能发育的关键时期，有较大的可塑性和代偿性。在这一时期积极治疗，可能取得较为理想的康复治疗效果。教育应有学校教师、家长、临床心理治疗师和康复治疗师相互配合进行。根据患儿的病情轻重不同，按照小儿正常的发育进程进行有目的、有计划、有步骤的教育。使患儿能够掌握与其智力水平相当的文化知识、日常生活和社会适应技能。轻度智力低下的患儿可到特殊学校或普通学校学习，教师和家长在教育过程中要用形象、直观、反复强化的方法，循序渐进地训练日常生活技能、基本劳动技能、回避危险和处理紧急事件的能力，通过教育和训练，达到自食其力、成年后可以过正常人的生活。对中度智力低下患儿，应着重训练生活自理能力和社会适应能力，同时给予一定的语言训练。通过长期训练，掌握简单的卫生习惯和基本生活能力。对重度智力低下患儿，主要是训练其基本生活能力，如正确用餐、定点如厕，用简单的语言表达饥饱冷暖，可以在康复机构里接受集体训练。极重度患儿无法训练。

转归　因病情程度、治疗和康复方法、神经成熟程度、是否伴有其他残疾而不同。轻度 MR 患儿通过教育和训练可达到 4～6 年级的阅读水平，到成年之后可独立生活。中度 MR 患儿通过教育和训练可掌握基本的生活能力，但仍需要指导和照顾。重度 MR 患儿经过合理康复也有进步，但生活需要照料，需长期指导和帮助。极重度 MR 患儿常夭折，幸存者的生活需完全靠他人照料。

预防　需要临床医学、预防医学、社会学、心理学、教育学等多学科协作。预防是降低 MR 患病率的最根本措施。一方面要加强对病因学研究，只有针对病因采取措施，才能进行有效的预防。1981 年联合国儿童基金会提出了智力低下"三级预防"的概念，中心思想是将预防、治疗和服务紧密结合起来。

一级预防　消除 MR 病因，预防疾病发生，提供健康脑发育的环境，保证小儿健康发育。①采取婚前检查、进行遗传咨询、避免近亲结婚等措施，以预防遗传性疾病。②实行围生期保健，进行高危妊娠管理、新生儿重症监护，劝阻孕妇饮酒及吸烟，避免或停用对胎儿发育有不良影响的药物。提高产科技术，预防产时脑损伤。③加强卫生宣教，提高广大群众的防病意识，积极进行传染病预防接种，合理营养。在缺碘地区普遍食用碘盐，坚持特需人群补碘，预防地方性甲状腺功能减退症，预防中枢神经系统感染，正确治疗脑部疾病，防止癫痫反复发作。④减少颅脑外伤、溺水、窒息等意外事故。⑤注意环境保护，以减少理化污染、中毒、噪声等各种不良因素。⑥加强学前教育和早期训练。⑦提高经济文化水平，避免心理挫伤，提高心理-文化素质。⑧禁止忽视和虐待儿童。

二级预防 早期发现可能引起 MR 的疾病，在症状尚未出现时做出诊断，进行早期干预和及时治疗，以预防或减少损伤。①遗传病产前诊断，出生缺陷监测（染色体病、代谢病、神经管发育畸形）。②先天代谢病新生儿筛查（甲状腺功能减退症、苯丙酮尿症）。③对高危儿进行随访，早期发现疾病，给予治疗。婴幼儿期蛋白质、维生素、微量元素的供应以及适当的环境刺激对智力发育有良好作用。④发育监测、学前儿童健康筛查等。

三级预防 已经发生脑损伤、缺陷后，采取综合治疗措施，预防损伤进一步发展为智力残疾。需要早期干预，给患儿适当刺激以发展认识功能，给予特殊教育、语言训练和技术训练。这需要家庭、社会、学校各方面协作行动。

(李晓捷)

gūdúzhèng kāngfù

孤独症康复 （rehabilitation of autism） 儿童孤独症又称自闭症，也称孤独性障碍。属于广泛性发育障碍的代表性疾病。

病因及发病机制 尚不清楚，大都为多种因素导致的、具有生物学基础的心理发育性障碍，是带有遗传易感性的个体，在特定环境因素作用下发生的疾病。遗传因素可能是儿童孤独症的主要病因。环境因素，特别是在胎儿大脑发育关键期接触的环境因素也会导致发病可能性增加。

临床表现 该病以社会交往障碍、沟通障碍，以及局限性、刻板性、重复性行为为主要特征。于 3 岁之前发病，其中约 2/3 患儿出生后逐渐起病，约 1/3 患儿经历 1~2 年正常发育后退行性起病，患儿出现语言功能退化，本来已会表达的少数词汇消失，并呈现典型孤独表现。此病是广泛性发育障碍中最有代表性的疾病。儿童孤独症乃终生、固定性疾病，未经特殊教育和治疗多数儿童预后不佳，对儿童健康影响极大。该病症以男孩多见，其患病率与种族、地域、文化和社会经济发展水平无关。

诊断 参照《国际疾病分类》中儿童孤独症的诊断标准。

发病年龄及损害领域 3 岁以前出现发育异常或损害，至少表现在下列领域之一：人际沟通时所需的感受性或表达性语言；选择性社会依恋或社会交往能力的发展；功能性或象征性游戏。

症状表现 至少具有以下三方面中的 6 种症状，且满足下述条件。

交往能力实质性异常 至少表现在下述两方面。①不能恰当地应用眼对眼注视、面部表情、姿势和手势来调节社会交往。②尽管有充分的机会，不能发展与其智龄相适应的同伴关系，用来共同分享兴趣、活动与情感。③缺乏社会性情感的相互交流，表现为对他人情绪的反应偏颇或有缺损；或不能依据社交场合调整自身行为；或社交、情感与交往行为的整合能力弱。④不能自发地寻求与他人分享欢乐、兴趣或成就。

交流能力实质性异常 至少表现在下述一个方面。①口语发育延迟或缺如，没有伴以手势或模仿等替代形式补偿沟通的企图。②在对方对交谈具有应答性反应的情况下，不能主动与人交谈或使交谈持续下去。③刻板和重复地使用语言，或别出心裁地使用某些词句。④缺乏各种自发的假扮性游戏，或（幼年时）不能进行社会模仿性游戏。

局限、重复、刻板的兴趣、活动和行为模式 至少表现在下述一个方面。①专注于一种或多种刻板、局限的兴趣之中，感兴趣的内容异常或患儿对其异常关注；或尽管内容或患儿关注的形式无异常，但其关注的强度和局限性仍然异常。②强迫性地明显固执于特殊而无用的常规或仪式。③刻板与重复的怪异动作，如拍打、揉搓手或手指，或涉及全身的复杂运动。④迷恋物体的一部分或玩具的没有功能的性质。

功能障碍 儿童孤独症症状复杂，但主要表现为三个核心症状：社会交往障碍、交流障碍、兴趣狭窄和刻板重复的行为方式。

社会交往障碍 是孤独症的核心特征之一，即与他人缺乏感情联系，极端孤僻与外界隔离（自闭）。他们不同程度地缺乏与人交往的兴趣，也缺乏正常的交往方式和技巧。具体表现随年龄和疾病严重程度的不同而有所不同，以与同龄儿童的交往障碍最为突出。

婴儿期 患儿回避与人目光接触，缺少面部表情，不会望着母亲微笑。对他人的呼唤及挑逗缺少兴趣和反应，没有期待被抱起的姿势或抱起时身体僵硬、不愿与人贴近，缺少社交性微笑，不观察和模仿他人的简单动作。生后6~7个月还分不清亲人和陌生人，不会像正常小儿发出咿咿呀呀的学语声，只是哭叫或显得特别安静。有些患儿1~2岁发育正常或基本正常，但发病以后表现为饥饿、疼痛或不适时，不会到父母身边寻求食物或安抚，或只是拉着父母的手去取东西，而不会以言语或姿势来表达。不会伸开双臂期待拥抱，有些患儿甚至拒绝别人的拥抱，或被抱起时表现僵硬或全身松软。当父母离开或返回时没有依恋的表现。和父母易于分离，对陌生人也很少有胆怯不安的反应。对亲人呼唤他们的名字时常无反应，以致使人怀疑他们是否有听力问题。

幼儿期　患儿仍然回避目光接触，呼之常不予理睬，不与周围小朋友交往，更谈不上建立友谊，喜欢独自玩耍。对主要抚养者常不产生依恋，对陌生人缺少应有的恐惧，缺乏与同龄儿童交往和玩耍的兴趣，交往方式和技巧也存在问题。患儿不会通过目光和声音引起他人对其所指事物的注意，不会与他人分享快乐，不会寻求安慰，不会对他人的身体不适或不愉快表示安慰和关心，常不会玩想象性和角色扮演性游戏。病情较轻的孤独症患儿社交障碍在2岁之前不明显，5岁以后患儿与父母同胞之间建立起一定的感情，但患儿仍极少主动进行接触，在与伙伴的活动中常充当被动角色，缺乏主动兴趣。

学龄期　随着年龄增长和病情的改善，患儿对父母、同胞可能变得友好而有感情，但仍然不

同程度地缺乏与他人主动交往的兴趣和行为。虽然部分患儿愿意与人交往，但交往方式和技巧仍然存在问题。他们常自娱自乐，独来独往，我行我素，不理解也很难学会和遵循一般的社会规则。

成年期　患者仍然缺乏社会交往的兴趣和技能，虽然部分患者渴望结交朋友，对异性也可能产生兴趣，但因对社交情景缺乏应有的理解，对他人的兴趣、情感等缺乏适当的反应，难以理解幽默和隐喻等，较难建立友谊、恋爱和婚姻关系。

交流障碍　儿童孤独症患儿在言语交流和非言语交流方面均存在障碍。其中以言语交流障碍最为突出，通常是患儿就诊的最主要原因。

言语交流障碍　①言语发育迟缓或缺：如患儿说话常较晚，会说话以后言语进步也很慢。约一半孤独症患儿仅以手势或其他形式表达他们的要求，或极少情况下使用极有限的语言，也有些患儿2~3岁前语言功能出现后又逐渐减少甚至完全消失。起病较晚的患儿可有相对正常的言语发育阶段，但起病后言语逐渐减少甚至完全消失。部分患儿终生无言语。②言语理解能力受损：程度可不同，病情轻者也多无法理解幽默、成语、隐喻等。③言语形式及内容异常：不主动与他人交谈，不会提出话题或维持话题，常自顾自地说话，毫不在意对方听不听，也不顾及周围的环境或别人正在谈话的主题。对于有言语的患儿，其言语形式和内容常存在明显异常。患儿常存在即刻模仿言语，即重复说他人刚才说过的话；延迟模仿言语，即重复说既往听到的言语或广告语；刻板重复言语，即反复重复一些词

句、述说一件事情或询问一个问题。患儿可能用特殊、固定的言语形式与他人交流，并存在答非所问、语句缺乏联系、语法结构错误、人称代词分辨不清，不能正确运用"你、我、他"，或把"我"说成"你"等，以致其言语变得毫无意义或不知所云，有些患儿即使有相当的词汇量，也不能运用词汇、语句来与他人进行正常的语言交流；有些患儿则表现出无原因的反复尖叫、喊叫。④语调、语速、节律、重音等异常：患儿语调常比较平淡，缺少抑扬顿挫，不能运用语调、语气的变化来辅助交流，常存在语速和节律的问题。语言单调平淡或怪声怪调，没有表情配合。患儿有时尖叫、哼哼或发出别人不能听清或不可理解的"话"，或者自顾自地说话，也称为自我中心语言。⑤言语运用能力受损：患儿言语组织和运用能力明显受损。患儿主动言语少，多不会用已经学到的言语来表达愿望或描述事件，不会主动提出话题、维持话题，或仅靠其感兴趣的刻板言语进行交流，反复诉说同一件事或纠缠于同一话题。部分患儿会用特定的自创短语表达固定含义。

非语言性交流障碍　面部表情、手势或姿势语言缺乏，患儿很少用点头、摇头或摆手及其他动作来表达其意愿，常拉着别人的手伸向他想要的物品，但其他用于沟通和交流的表情、动作及姿势却很少。他们与人交往时表情常缺少变化，常以哭或尖叫表示他们的需要或不适。

兴趣狭窄及刻板重复的行为　儿童孤独症患儿倾向于使用僵化刻板、墨守成规的方式应付日常生活。

兴趣范围狭窄　患儿兴趣较

少，感兴趣的事物常与众不同，表现为对某些物件或活动的特殊迷恋，常对一般儿童所喜欢的玩具或游戏缺乏兴趣，尤其不会玩有想象力的游戏，却迷恋于看电视广告、天气预报、旋转物品、排列物品或听某段音乐、某种单调重复的声音等。部分患儿可专注于文字、数字、日期、时间表的推算、地图、绘画、乐器演奏等，并可表现出独特的能力。患儿对喜欢的物件终日拿着，若强迫更换，会选择另一件作为新的迷恋对象，情绪不稳定，易激惹。

行为方式刻板重复　患儿经常坚持用同一种方式做事，拒绝日常生活规律或环境的变化。如果日常生活规律或环境发生改变，患儿会烦躁不安。患儿会反复用同一种方式玩儿玩具，反复画一幅画或写几个字，坚持走一条固定路线，坚持把物品放在固定位置，拒绝换其他衣服或只吃少数几种食物等。有的患儿每天要吃同样的饭或菜，数年不变，每天固定的排便时间、地点或便器，若变动则表现烦躁不安，吵闹或拒绝。

对非生命物体的特殊依恋　患儿对人或动物通常缺乏兴趣，但对一些非生命物品可能产生强烈依恋，如瓶、盒、绳等都有可能让患儿爱不释手，随时携带。如果被拿走，则会烦躁哭闹、焦虑不安。

刻板重复的怪异行为　患儿常会出现刻板重复、怪异的动作，如重复蹦跳、拍手、将手放在眼前扑动和凝视、用足尖走路、来回踱步、自身旋转、转圈走、重复地蹦跳，最常见的姿势是将手置于胸前凝视，这种动作常在1～2岁时发生，随着年龄增长而减轻消失。还有扑打、摇动、敲击、撞击、旋转等动作，亦有破坏行为及自伤行为，如咬手、撞头、以拳击墙等，在患儿无事可做时出现，有时则在其兴奋、烦躁时频繁出现。还可能对物体的一些非主要、无功能特性（气味、质感）产生特殊兴趣和行为，如反复闻物品或摸光滑的表面等。特别依恋某一种东西，反复看电视广告或天气预报，爱听某一首或几首特别的音乐，但对动画片通常不感兴趣。往往在某个阶段时间有某几种刻板行为，并非一成不变。不停地动，常以跑步代替走路，东张西望，眼神飘忽，很难长时间集中注意力。

感知觉异常　大多数孤独症患儿存在对刺激感觉异常，包括对讲话或呼叫的反应特别迟钝，但对收音机或电视机播广告、天气预报等刺激又会特别敏感。有些患儿表现对某些视觉图像恐惧；很多患儿不喜欢被人拥抱，触觉、痛觉异常也较常见。

智力和认知缺陷　约70%的患儿智力落后，但这些患儿可在某些方面有较强能力，20%智力正常，约10%智力超常。认知发展多不平衡，音乐、机械记忆（尤其文字记忆）、计算能力相对较好甚至超常，如数字、人名、路线、车牌、年代和日期推算、速算能力、音乐等。在应用操作、视觉空间技能、即时记忆的测验中表现较优，而在象征性、抽象思维和逻辑程序的测验中表现较差。其他认知缺陷表现在模仿、对口述词和手势的理解，灵活性、创造性、制订和应用规则等方面，与智商相同的非孤独症儿童相比，障碍要广泛和严重得多。

儿童孤独症患儿还常存在自笑、情绪不稳定、冲动攻击、自伤等行为。多数患儿在8岁前存在睡眠障碍，约75%的患儿伴有精神发育迟滞，64%的患儿存在注意障碍，36%～48%的患儿存在过度活动，6.5%～8.1%的患儿伴有抽动秽语综合征（又称多发性抽动症），4%～42%的患儿伴有癫痫，2.9%的患儿伴有脑瘫，4.6%的患儿存在感觉系统损害，17.3%的患儿存在巨头症。

功能评定　主要通过询问病史、精神检查、体格检查、心理评估和其他辅助检查等进行。

一般状况评定　首先要详细了解患儿的生长发育过程，包括运动、言语、认知能力等的发育。然后针对发育落后的领域和让家长感到异常的行为进行询问，注意异常行为出现的年龄、持续时间、频率及对日常生活的影响程度。还要收集孕产史、家族史、既往疾病史和就诊史等。主要内容如下。①主要问题：目前孩子最主要的问题是什么，何时开始的。②言语发育史：何时对叫他们的名字有反应，何时开始牙牙学语，如发单音"dada, mama"，何时能听懂简单的指令，何时能讲词组，何时能讲句子，有无言语功能的倒退，有无语音语调异常。③言语交流能力：是否会回答他人提出的问题，是否会与他人主动交流，交流是否存在困难，有无自言自语、重复模仿性言语，有无叽叽咕咕等无意义的发音。④非言语交流能力：是否会用手势、姿势表达自己的需要，何时会用手指指物品、图片，是否有用非言语交流替代言语交流的倾向，面部表情是否与同龄儿童一样丰富。⑤社会交往能力：何时能区分亲人和陌生人，何时开始怕生，对主要抚养人是否产生依恋，何时会用手指点东西以引起他人关注，是否对呼唤有反应，是否回避与人目光对视，是否会玩"过家家"等想象性游戏，是否能以及如何与别的小朋友一起玩耍，是否会安慰别人或主动寻求别人的帮助。⑥认知能力：有无认知能力的倒退，有无超常的能力，生活自理能力如何，有无生活自理能力的倒退。⑦兴趣行为：游戏能力如何，是否与年龄相当，是否有特殊的兴趣或怪癖，是否有活动过多或过少，有无重复怪异的手动作或身体动作，有无反复旋转物体，有无对某种物品的特殊依恋。⑧运动能力：何时能抬头、独坐、爬、走路，运动协调性如何，有无运动技能的退化或共济失调。⑨家族史：父母或其他亲属中有无怪癖、冷淡、刻板、敏感、焦虑、固执、缺乏言语交流、社会交往障碍或言语发育障碍者，有无精神疾病史。⑩其他：家庭养育环境如何，是否有过重大心理创伤或惊吓，是否上学或幼儿园，在学校或幼儿园适应情况，是否有过严重躯体疾病，是否有躯体疾病导致的营养不良、住院或与亲人分离的经历，有无癫痫发作，有无使用特殊药物，是否偏食，睡眠如何。

精神评定　是直接获取诊断依据的手段，对于语言发育较好又合作的患儿，可采取面对面交谈，但对幼儿或障碍儿童则采用直接观察或参与游戏方法进行评定。具体内容如下。①患儿对陌生环境、陌生人和父母离开时的反应。②患儿的言语理解及表达的水平是否与年龄相当，有无刻板重复言语、即时或延迟模仿言语以及自我刺激式言语，是否能围绕一个话题进行交谈以及遵从指令情况。③患儿是否回避与他人目光对视，是否会利用手势动作、点摇头或其他动作、姿势及

面部表情进行交流。④患儿是否有同情心，如父母或检查者假装受伤痛苦时患儿是否有反应以及如何反应。⑤患儿是否对玩具及周围物品感兴趣，玩具使用的方式以及游戏能力如何。⑥患儿是否有刻板动作、强迫性仪式性行为以及自伤行为。⑦患儿智能发育水平是否与年龄相当，是否有相对较好或特殊的能力。

体格检查　主要是躯体发育情况，如头围、面部特征、身高、体重、有无先天畸形、视觉和听觉有无障碍、神经系统是否有阳性体征等。部分患儿身高、体重明显低于同龄儿，皮肤细腻，肌张力低，关节过度伸屈，肢体运动发育迟缓或协调性欠佳。孤独症还可能与一些综合征同时存在，如结节性硬化、神经纤维瘤、苯丙酮尿症、乳酸性酸中毒、嘌呤病、脑积水、迪谢内肌营养不良（又称进行性假肥大性肌营养不良）、脆性X染色体异常和其他性染色体异常等，必要时进行血尿常规、肝肾功能和心电图检查，染色体及脆性X位点检查。

心理评定　主要采用各类评定量表进行评定。在使用筛查量表时，要充分考虑到可能出现的假阳性或假阴性结果。诊断量表的评定结果也仅作为儿童孤独症诊断的参考依据，不能替代临床医师综合病史、精神检查并依据诊断标准做出的诊断及评定。

常用筛查量表　①《孤独症行为量表》（autism behavior check-list，ABC）：共57个项目，每个项目4级评分，总分≥31分提示存在可疑孤独症样症状，总分≥67分提示存在孤独症样症状，适用于8个月至28岁的人群。②《克氏孤独症行为量表》（Clancy autism behavior scale，CABS）：共14个

项目，每个项目采用2级或3级评分。2级评分总分≥7分或3级评分总分≥14分，提示存在可疑孤独症问题。该量表针对2～15岁的人群，适用于儿科保健门诊、幼儿园、学校等对儿童进行快速筛查。

常用诊断量表　《儿童孤独症评定量表》（childhood autism rating scale，CARS）是常用的诊断工具。该量表共15个项目，每个项目4级评分。总分<30分为非孤独症，总分30～36分为轻至中度孤独症，总分>36分为重度孤独症。该量表适用于2岁以上的人群。此外，《孤独症诊断观察量表》（autism diagnostic observation schedule generic，ADOS-G）和《孤独症诊断访谈量表修订版》（autism diagnostic interview-revised，ADI-R）是国外广泛使用的诊断量表，中国尚未正式引进和修订。

发育评估及智力测验量表　可用于发育评估的量表有《丹佛发育筛查测验》《格塞尔发育量表》《波特奇的心理教育量表第三版》。常用的智力测验量表有《韦氏儿童智力量表》《韦氏学前儿童智力量表》《斯坦福-比奈智力量表》《Peabody图片词汇测验》《瑞文渐进模型测验》等。

康复目标　早期发现、早期干预，最大程度地发掘患儿潜力，促进正常发育，避免及消除不适当行为，缓解家庭压力，创造适合的学习环境，反复练习及多样化训练，实施个性化方案，以实现认知、智力、行为、交流、兴趣、运动等功能的全面发育。

康复原则　①早期长程干预：应当早期诊断、早期干预、长期治疗，强调每日干预。对于可疑的患儿也应当及时进行教育干预。②科学系统干预：应当使用明确

有效的方法对患儿进行系统的教育干预，既包括针对孤独症核心症状的干预训练，也包括促进患儿身体发育、防治疾病、减少滋扰行为、提高智能、促进生活自理能力和社会适应能力等方面的训练。③个性化训练：针对儿童孤独症患儿在症状、智力、行为等方面的问题，在评估的基础上开展有计划的个体训练。对于重度儿童孤独症患儿，早期训练时的师生比例应当为1∶1。小组训练时也应当根据患儿发育水平和行为特征进行分组。④家庭参与：应当给予患儿家庭全方位的支持和教育，提高家庭参与程度，帮助家庭评估教育干预的适当性和可行性，并指导家庭选择科学的训练方法。家庭经济状况、父母心态、环境和社会支持均会影响患儿预后。父母要接受事实，妥善处理患儿教育干预与生活、工作的关系。

康复治疗　因儿童孤独症患儿存在多方面的发育障碍及情绪行为异常，应当根据患儿的具体情况，采用人际关系发展干预（relationship development intervention，RDI）、行为矫正、药物治疗等相结合的综合干预措施。

行为治疗　治疗重点为促进孤独症患儿的社会化和语言发育，尽量减少干扰患儿功能和与学习不协调的病态行为，如刻板、自伤、侵犯性行为，在高度结构化的环境中进行特殊行为矫正。

治疗原则　美国加利福尼亚大学洛杉矶分校心理学教授伊瓦尔·洛瓦斯（Ivar Lovas）总结了用行为疗法治疗孤独症的原则：①患儿的缺陷及其家庭环境的个体差异较大，因此治疗方案应个体化，有些治疗措施对某些患儿有效而对另一些患儿无效。②由

于孤独症儿童的缺陷在环境之间泛化，设计治疗方案的关键，是保证有步骤地鼓励行为改善的泛化，帮助他们尽量把在医院或学校学习得的技巧，移植到家里或其他场合。③促进儿童的社会化发育，不宜长期住院。以家庭为基地的措施可以取得家庭成员的密切合作，共同解决家中的问题，通过训练父母和当地的特殊教育老师实施行为治疗可取得最佳效果。

治疗方法　主要为行为分析疗法（applied behavior analysis，ABA）。原理与目的：ABA采用行为主义原理，以正性强化、负性强化、区分强化、消退、分化训练、泛化训练、惩罚等技术为主，矫正孤独症患儿的各类异常行为，同时促进患儿各项能力的发展。经典ABA的核心是行为回合训练法（discrete trial teaching，DTT），其特点是具体和实用，主要步骤包括训练者发出指令、患儿反应、训练者对反应做出应答和停顿，目前仍在使用。现代ABA在经典ABA的基础上融合其他技术，更强调情感与人际发展，根据不同的目标采取不同的步骤和方法。用于促进儿童孤独症患儿能力发展、帮助患儿学习新技能时主要采取以下步骤。①对患儿行为和能力进行评估，对目标行为进行分析。②分解任务并逐步强化训练，在一定的时间内只进行某项分解任务的训练。③患儿每完成一个分解任务都必须给予奖励（正性强化），奖励物主要是食品、玩具和口头、身体姿势的表扬，奖励随着患儿的进步逐渐减少。④运用提示和渐隐技术，根据患儿的能力给予不同程度的提示或帮助，随着患儿对所学内容的熟练逐渐减少提示和帮助。⑤两个

任务训练间需要短暂的休息。

特殊教育和强化训练教育　应该以生活技能训练、语言训练、交往能力训练为主，教会他们掌握基本生活技能、语言技能、学习技能和有用的社交技能，其中注视和注意力的训练是最基本和最重要的，要及早进行。孤独症患儿在学龄前一般不能适应普通幼儿园生活，而在家庭、特殊教育学校、医疗机构中接受教育和训练。学习期以后患儿的语言能力和社交能力有所提高，部分患儿可以到普通小学与同龄儿童一起接受教育，还有部分患儿可能仍然留在特殊教育学校。由家长、儿科医师、心理医师、特教老师、行为治疗师和语言治疗师共同完成，但应该以家庭为中心开展训练。因此，教给家长有关教育和训练知识特别重要，也可开办专门的日间训练机构开始训练。主要方法为开展孤独症以及相关障碍患儿治疗教育课程（treatment and education for autistic and related communication handicapped children，TEACCH）。原理与目的：儿童孤独症患儿虽然存在广泛的发育障碍，但在视觉方面存在一定优势。应当充分利用患儿的视觉优势安排教育环境和训练程序，增进患儿对环境、教育和训练内容的理解、服从，以全面改善患儿在语言、交流、感知觉以及运动等方面存在的缺陷。步骤如下。①根据不同训练内容安排训练场地，要强调视觉提示，即训练场所的特别布置、玩具及其他物品的特别摆放。②建立训练程序表，注重训练的程序化。③确定训练内容，包括儿童模仿、粗大和精细运动、知觉、认知、手眼协调、语言理解和表达、生活自理、社交以及情绪情感等。④在教学方

法上要求充分运用语言、身体姿势、提示、标签、图表、文字等各种方法增进患儿对训练内容的理解和掌握。同时运用行为强化原理和其他行为矫正技术帮助患儿克服异常行为，增加良好行为。该课程适合在医院、康复训练机构开展，也适合在家庭中进行。

人际关系训练 具体如下。

人际关系发展干预 RDI是人际关系训练的代表。其他方法还有地板时光、图片交换交流系统、共同注意训练等。目前认为共同注意力缺陷和心理理论缺陷是儿童孤独症的核心缺陷。共同注意力缺陷：是指患儿自婴儿时期开始不能如正常婴儿一样，形成与养育者同时注意某事物的能力。心理理论缺陷：主要指患儿缺乏对他人心理的推测能力，表现为缺乏目光接触、不能形成共同注意、不能分辨别人的面部表情等，因此患儿无社会参照能力，不能和他人分享感觉和经验，无法与亲人建立感情和友谊。RDI通过人际关系训练，改善患儿的共同注意能力，加深患儿对他人心理的理解，提高患儿的人际交往能力。步骤如下。①评估确定患儿人际关系发展水平。②根据评估结果，依照正常儿童人际关系发展的规律和次序，依次逐渐开展"目光注视—社会参照—互动—协调—情感经验分享—享受友情"等能力训练。③开展循序渐进的、多样化的训练游戏活动项目。活动多由父母或训练老师主导，内容包括各种互动游戏，例如目光对视、表情辨别、捉迷藏、"两个人三条腿"、抛接球等。要求训练者在训练中表情丰富夸张但不失真实，语调抑扬顿挫。

地板时光训练 将人际关系和社会交往作为训练的主要内容，

与RDI不同的是，地板时光训练是以患儿的活动和兴趣决定训练的内容。训练中，训练者在配合患儿活动的同时，不断制造变化、惊喜和困难，引导患儿在自由愉快的时光中提高解决问题的能力和社会交往能力。训练活动分布在日常生活的各个时段。

感觉综合治疗 感觉统合（大脑与身体相互协调、学习的过程）理论认为只有通过感觉统合，神经系统的不同部分才能协调工作，使个体与环境顺利接触，涉及脑功能发展、学习与学习障碍和治疗三部分。感觉统合治疗方法对孤独症儿童的动作协调性、注意力、情绪的稳定及触觉过分防御行为方面有改善。在语言量和表达能力、与人交流方面也有不同程度的改进。目前主张充分考虑时间、经济等因素，慎重选择感觉统合治疗、听觉统合治疗等辅助治疗方法。

药物治疗 尚缺乏针对儿童孤独症核心症状的药物，药物治疗为辅助性的对症治疗措施。用药目的在于从某种程度上控制或改善某些行为症状，如减轻冲动、多动、破坏性行为，以便为教育训练提供条件。多动、易激惹在儿童早期较突出，到青少年期或成人期后变为少动与退缩；攻击、自伤在儿童晚期较突出；抑郁、强迫现象在青少年期和成人期较突出。选择药物时必须掌握好剂量，由小剂量开始，缓慢加量，要注意药物的适应证、禁忌证和副作用。药物治疗的基本原则如下。①权衡发育原则：0～6岁患儿以康复训练为主，不推荐使用药物。如果行为问题突出且其他干预措施无效时，可以在严格把握适应证或目标症状的前提下谨慎使用药物。6岁以上患儿可根

据目标症状，或者合并症影响患儿生活或康复训练的程度适当选择药物。②平衡药物不良反应与疗效原则：药物治疗对于儿童孤独症只是对症、暂时、辅助的措施，因此是否选择药物治疗应当在充分考查衡量不良反应的基础上慎重决定。③知情同意原则：儿童孤独症患儿使用药物前必须向其监护人说明可能的效果和风险，在充分知情并签署知情同意书的前提下使用药物。④单一、对症用药原则：作为辅助措施，仅当某些症状突出（如严重的刻板重复、攻击、自伤、破坏等行为，严重的情绪问题，严重的睡眠问题以及极端多动等）时，才考虑使用药物治疗。应当根据药物的类别、适应证、安全性与疗效等因素选择药物，尽可能单一用药。⑤逐渐增加剂量原则：根据儿童孤独症患儿的年龄、体重、身体健康状况等个体差异决定起始剂量，视临床效果和不良反应情况逐日或逐周递增剂量，直到控制目标症状。药物剂量不得超过药品说明书推荐的剂量。使用的药物如下。①抗精神病药物：如氟哌啶醇、氯丙嗪、舒必利、利培酮、氯丙咪嗪。②中枢神经兴奋剂：如哌甲酯、匹莫林。③其他：如抗组胺类药、抗抑郁制剂、锂盐和维生素等。

转归 一般预后较差。随着诊断能力、早期干预、康复训练质量的提高，儿童孤独症的预后正在逐步改善。部分儿童孤独症患儿的认知水平、社会适应能力和社交技巧可以达到正常水平。儿童孤独症的预后受多种因素影响。①诊断和干预的时间：早期诊断并在发育可塑性最强的时期（一般为6岁以前）对患儿进行长期系统的干预，可最大程度地改

善患儿预后。对于轻度、智力正常或接近正常的儿童孤独症患儿，早期诊断和早期干预尤为重要。②早期言语交流能力：与儿童孤独症预后密切相关，早期（5岁前）或在确诊为儿童孤独症之前已有较好言语功能者，预后一般较好。③病情严重程度及智力水平：是影响预后的重要因素。病情越重，智力越低，预后越差；反之，病情越轻，智力越高，预后越好。④有无伴发疾病：若患儿伴发脆性 X 染色体综合征、结节性硬化、精神发育迟滞、癫痫等疾病，预后较差。充分了解影响患儿预后的因素，积极采取治疗措施，对改善患儿病情、促进患儿发展具有重要意义。

预防　以二级预防和三级预防为主。根据发育评定比根据早期异常行为可更早识别孤独症。

（李晓捷）

nǎoxìng tānhuàn kāngfù

脑性瘫痪康复 （rehabilitation of cerebral palsy）

儿童脑性瘫痪，简称脑瘫，是自受孕开始至婴儿期脑发育阶段非进行性脑损伤和发育缺陷所导致的综合征。主要表现为运动障碍及姿势异常，常伴有感觉、知觉、认知、交流和行为障碍，以及癫痫、继发性肌肉骨骼问题。脑性瘫痪不是一种单一的疾病，也不是暂时性运动发育落后或进行性发展的疾病，其临床表现随着年龄增长、是否接受良好的康复治疗而发生变化。早期康复处理对于患儿的生长和发育至关重要，处理得当可能最大程度地减轻患儿成年后的功能障碍（残疾状态）。如果早期处理不当，患儿长大成人后，脑瘫小儿变为成年脑瘫患者，康复处理的效果常难以令人满意。因此小儿脑性瘫痪康复十分重要。

功能障碍　由于脑发育缺陷或损伤的部位不同，不同类型脑瘫功能障碍的特点不同。根据临床表现，可分为6种类型：痉挛型、不随意运动型（包括手足徐动、舞蹈样动作、肌张力失调、震颤等）、强直型、共济失调型、肌张力低下型、混合型。根据瘫痪部位，可分为5种类型：单瘫、偏瘫、双瘫、三肢瘫、四肢瘫。根据损伤程度不同，可分为3种类型：轻型、中型、重型。无论哪种类型都具有运动发育落后、肌张力异常、反射异常（原始反射残存、立直反射及平衡反应延迟出现）及姿势运动异常几大特点，而且临床症状出现在出生后早期，一般在1岁以内。以下介绍不同类型脑瘫功能障碍的特点。

痉挛型　大脑皮质及锥体系损伤所致，主要表现为躯干及肢体随意运动障碍、肌张力增高或亢进、关节活动度缩小、膝腱反射活跃或亢进，病理反射阳性，可出现踝阵挛。分为单瘫（单侧肢体受累）、双瘫（躯干及四肢受累下肢重）、三肢瘫（躯干及三肢受累）、偏瘫（半侧躯干及肢体受累）、四肢瘫（全身受累）。

不随意运动型　锥体外系损伤所致，主要表现为不随意运动、肌张力突然变化或动摇不定导致身体不稳定、非对称姿势、头部易偏向一侧、面部表情奇怪地扭曲等。临床以缓慢不随意运动为主，称为手足徐动；以快速不随意运动为主，称为舞蹈症；四肢和躯干在主动运动时出现强力扭转，称为扭转性痉挛。此型脑瘫患儿全身受累，往往上肢重于下肢、远端重于近端。

强直型　锥体外系损伤所致，主要表现为肢体僵硬，主动运动少，做被动运动时，伸肌和屈肌都有持续抵抗。因此，肌张力呈现"铅管状"或"齿轮状"增高、关节活动度缩小、全身背屈姿势（角弓反张）、非对称性姿势等。此型很少见。

共济失调型　主要损伤部位为小脑，表现为以平衡功能障碍为主的小脑症状。步态不稳，不能调节步伐，醉酒步态，容易跌倒，站立时基底宽，不敢迈大步，运动稳定性差。肌张力正常或低下，关节活动度扩大，"手指定位"准确性差。手和头部可见轻度震颤，眼球震颤极为常见。语言缺少抑扬声调，语速徐缓。

肌张力低下型　常为其他类型的早期表现，随年龄增长多转为其他类型。表现为肌张力低下，四肢呈软瘫状，自主运动较少，仰卧位时四肢呈外展外旋位，似仰翻的青蛙，俯卧位时头不能抬起。主动运动少，难以维持姿势，运动稳定性差。

混合型　指两种或者两种以上类型的症状同时存在。以痉挛型和不随意运动型症状同时存在较为多见。

除上述障碍外，脑瘫还可伴有其他障碍，如智力低下、学习困难、视觉障碍、听力障碍、语言障碍、癫痫或抽搐、心理行为异常、饮食困难、流涎、牙齿问题、直肠和膀胱问题、感染问题以及营养不良、免疫功能减退等。

功能评定　应全面地评定患儿的身体功能状况、家庭情况和社会环境；对患儿所具有的能力进行量化；分析功能障碍程度与正常标准的差别；为制订康复训练计划提供依据；为康复治疗效果提供客观指标。世界卫生组织2001年制定的《国际功能、残疾和健康分类》是最为推崇的、可全面反映患儿情况的评定方法。

中国多采用新生儿20项神经行为评定对新生儿进行评定，采用《格塞尔发育量表》对小年龄组儿童进行评定，以及粗大运动功能评定、功能独立性评定、《Peabody运动发育评定量表》等对脑瘫患儿进行发育、运动功能等评定。此外，根据需求还可采用不同量表进行肌力、肌张力、精细运动、言语语言功能等评定。以下介绍临床工作采用的基本评定方法。

一般状况评定 包括患儿的身体素质、营养状况，对康复治疗的承受能力；精神状况、性格特点、情绪、行为、反应能力；感知觉、认知发育、智力状况；患儿与家庭成员的关系、环境因素对患儿的作用等。可以采用国内外常用的儿童发育筛查与心理测评量表以及国际功能评定量表进行评定。

姿势运动发育评定 应在仰卧位、俯卧位、坐位、立位等不同体位下评定患儿姿势运动发育的水平及特点。对婴幼儿应重点观察抬头、翻身、坐、爬、跪、站、玩耍以及握拳、抓握、抓物、放入口中、拍打玩具、抛物等基本运动功能建立的状况。姿势运动发育是否遵循以下特点。①仰卧位时由屈曲向伸展发育，从反射活动到随意运动发育，手、口、眼的协调发育。②俯卧位时由屈曲向伸展发育，抗重力伸展发育，由低处爬向高处爬的发育。③坐位时全前倾→半前倾→扶腰坐→拱背坐→直腰坐→扭身坐发育，立直反射及平衡反应的建立和保持，抗重力伸展的发育。④立位时由原始反射向自主运动及对称性发育，即阳性支持反射→不能支持体重→短暂支持体重→足尖支持体重→立位跳跃→扶站→抓站→独站→牵手走→独立走的发育。脑瘫患儿存在姿势运动发育异常和落后，常见表现如下。①姿势运动发育的未成熟性：运动发育落后3个月以上；运动发育的欠均衡性，包括运动发育与精神发育、粗大运动与精细运动发育、对外界刺激的反应、上肢与下肢、仰卧位与俯卧位、左侧与右侧等以及肌张力的不均衡性。②运动发育的异常性：包括异常姿势、固定的运动模式、抗重力运动困难、分离运动困难、非对称性、运动失调、联合反应和代偿性运动、感觉运动发育落后，未遵循姿势运动发育的六大规律（由上到下、由近到远、由粗到细、由低级到高级、由简单到复杂、连续不断的发育）。③运动障碍的多样性：具有锥体系损伤、锥体外系损伤或小脑损伤的特点。④姿势运动发育的顺应性：由于不断体会和感受异常的姿势运动模式，形成异常感觉神经通路和神经反馈，发育向异常的方向发展、强化而固定和加重。

反射发育评定 小儿反射发育十分准确地反映中枢神经系统发育情况，是脑瘫评定的重要手段之一。按神经成熟度，可分为原始反射、立直（矫正）反射、平衡（倾斜）反应，正常情况下诱导不出来的病理反射可在痉挛型或混合型脑瘫患儿中出现。脑瘫患儿打破了各类反射出现与存在的规律，表现为原始反射残存、立直反射及平衡反应出现延迟或缺失。各类反射出现及存在时间见表1~3。

肌张力评定 肌张力的变化可反映神经系统的成熟程度和损伤程度，脑瘫患儿均存在肌张力异常，可表现为肌张力增高或亢进、对姿势变化无抵抗呈较低的紧张状态、肌张力变化不定等。脑瘫类型不同，肌张力变化特点不同：痉挛型脑瘫，肌张力增高多有选择地分布，上肢以内收肌、屈肌及旋前肌明显，下肢以伸肌明显；不随意运动型脑瘫，全身肌张力变化为运动时突然增高；强直型脑瘫，被动运动时抵抗始终增强且均匀一致。肌张力低下时可有以下几种表现：蛙位姿势、对折姿势、倒U形姿势、外翻或内翻扁平足、站立时腰椎前弯、骨盆固定差而走路左右摇摆似鸭步、翼状肩、膝反张等。肌张力增高时可有以下异常姿势：头背屈、角弓反张、下肢交叉、尖足、跪坐位姿势等。临床多采用阿什沃思或改良阿什沃思评定量表进行评定。

关节活动度评定 是观察和评定脑瘫患儿的肌张力以及关节运动时原动肌、拮抗肌和协同肌的肌张力情况，对于临床康复训练、手术治疗、矫形器配戴以及药物治疗等均具有重要意义。临床常采用头部侧向转动试验、臂弹回试验、围巾征、腘窝角、股角（又称内收肌角或外展角）、牵拉试验、足背屈角、跟耳试验等进行评定。

根据康复治疗需求，还可以进行步态分析、粗大运动功能、精细运动功能、日常生活活动能力、语言言语功能、感知认知功能、智力水平、平衡功能、视觉功能、听觉功能、注意力、行为等检测，选择采用国内外通用的检测软件、量表或辅助用具进行评定。必要时还需进行头部影像学检查（MRI、CT、B超等）、电生理学检查（脑电图、肌电图、诱发电位等）。

康复目标 脑瘫患儿处于生长发育阶段，不仅需要医疗康复，

表 1　原始反射出现及存在的时间

名称	出现及存在时间（月）
觅食反射	0→4
握持反射	0→4
拥抱反射	0→6
侧弯反射	0→6
紧张性迷路反射	0→4
非对称性紧张性颈反射	0→4
对称性紧张性颈反射	0→4
阳性支持反射	0→2

表 2　立直（矫正）反射出现及存在时间

名称	出现及存在时间
颈立直反射	新生儿→持续 6~8 月
头部对躯干立直反射	2~3 个月→5 岁左右
躯干对躯干立直反射	3~4 个月→5 岁左右
迷路性立直反射	6~7 个月以前→终生
视性立直反射	5~6 个月以前→终生
降落伞反射/保护性伸展反射	6~7 个月以前→终生

表 3　平衡（倾斜）反应出现及存在时间

名称	出现及存在时间
仰卧位倾斜反应	6 个月→终生
俯卧位倾斜反应	6 个月→终生
坐位倾斜反应前方	6 个月→终生
坐位倾斜反应侧方	7 个月→终生
坐位倾斜反应后方	10 个月→终生
立位倾斜反应前方	12 个月→终生
立位倾斜反应侧方	18 个月→终生
立位倾斜反应后方	24 个月→终生

教育、职业、社会等康复对于生理、心理、社会功能的发展，实现最佳状态和康复效果必不可少，最终实现平等享有权力，参与、分享受教育、参与社会和经济发展的目的。不同年龄段的脑瘫儿童，康复目标各异。婴幼儿期的主要目标是促进生理、心理、社会功能的全面发展和建立基本的运动功能；学龄前期的主要目标是为入学做准备；学龄期的主要目标是适应学校及社会的环境。

康复原则　脑瘫的康复医疗需要多学科综合管理，目的是最大限度地发掘脑瘫患儿潜力，而不是"治愈"脑损伤。需要注重以下几个原则。

早期发现、早期康复　脑瘫的干预越早越好，特别是早产儿、低体重儿，出生前、出生时及新生儿期存在各类高危因素的新生儿，要密切观察、及时发现异常，早期干预。部分高危儿通过早期干预，发育逐渐转为正常，部分高危儿即使不能转为正常，也会最大程度地降低残疾程度。婴幼儿时期的脑生长发育快、代偿性与可塑性强，是学习和建立各种正常功能、矫正异常的最佳时期。在这一时期进行早期干预和功能训练，可达到最佳效果。

综合性康复治疗　以患儿为中心，遵循"评定－康复治疗－评定"原则，组织康复团队（组）的成员共同制订康复治疗的短期目标、长期目标、阶段性目标、针对性目标以及全面系统的康复训练计划，进行相互配合的综合性康复。①针对粗大运动功能障碍及姿势异常：主要措施是运动功能训练和"肌肉－骨骼系统的管理"。目的是抑制异常运动、姿势模式，促进正常运动发育。②针对精细运动功能障碍：主要是对日常生活动作和能力进行训练。③针对身心发育障碍：要采取丰富多彩的综合措施，促进身心全面发育。④针对语言及交流障碍：主要是进行构音障碍、语言发育迟缓、咀嚼吞咽功能以及交流障碍的训练。⑤针对局部问题的处理：可采用中西医结合、内科－外科治疗、药物治疗、矫形器及辅助器具等综合方法。⑥针对心理行为问题：要进行心理治疗及行为矫正。⑦针对不利条件：要调整社会、家庭环境，确保患儿接受康复训练、接受教育。

与日常生活相结合　脑瘫患儿的异常运动和姿势模式体现在日常生活中，因此康复必须与日常生活动作紧密结合。除了正规康复训练外，还要培训家长和看护者，开展家庭康复，注意采用正确的拥抱姿势和转移方式，关注患儿的营养状况、免疫功能、生活环境和条件，预防合并症及并发症，制作和采用简单适用的辅助器具等。调动患儿的积极主动性，积极主动地将康复训练贯穿于日常生活中。

符合儿童生长发育特点及需求　脑瘫患儿同样具有儿童的天性，一切本领来源于游戏、模仿和学习。康复治疗需要趣味、轻松愉快的氛围，不断引导、诱导、感知、感受、学习和实践，从而建立正常模式，使身心得到发育。因此，小儿脑瘫的康复治疗，既要考虑到环境条件，又要采用符合儿童发育特点的康复治疗方法。要充分尊重儿童的感受，选择安全有效的治疗技术和措施，减少不良刺激和负面反应，避免造成痛苦和新的身心"创伤"。在康复治疗中应有正确导向，及时纠正一些偏颇和问题，应注意：①正确处理促进运动功能与促进身心全面发育之间的关系：根据患儿的病情以及年龄、身体和心理状况、耐受力等，采取不同的康复训练技术与方法，对小年龄组患儿手法更要轻柔。②正确处理康复治疗"即时效果"与"长远效果"之间的关系：不要以辅助治疗替代或弱化康复训练，防止滥用药物。注重康复治疗效果的巩固和持久性，而非"短暂效果"。③正确处理局部矫治与提高整体功能之间的关系：康复治疗的核心目标是充分发掘患儿潜力，实现功能的最大化，一切治疗要紧紧围绕功能。不要仅将视线集中在局部问题的矫治而忽视整体功能，防止局部矫治过分而产生"矫枉过正"的结果，导致功能退化或丧失。④正确处理被动运动训练与主动运动训练之间的关系：脑瘫患儿康复训练的目的是通过康复治疗师的手法技术及辅助，使患儿得到正确的运动感知与认知，从而建立并巩固正常姿势运动模式及功能。实现这一目标，主要依赖于诱导和主动运动手法技术，使患儿学习和建立具有功能的运动模式。⑤正确处理康复治疗项目、强度、数量的选择与患儿生理需求之间的关系：防止治疗项目选择过多、治疗强度过大、治疗方法千篇一律。应留给患儿足够的睡眠、休息、玩耍及恢复体力的时间，使患儿在接受治疗期间劳逸结合。

遵循循证医学　小儿脑瘫康复治疗要遵循循证医学的原则，防止在未经科学检验的基础上，盲目强调某种方法的神奇性，盲目地应用某种治疗方法。应采用国内外公认的方法和技术，不得贸然采用没有循证医学依据的所谓"独特技术或方法"，任何单一的治疗技术与方法都无法替代综合康复治疗的效果，综合康复是小儿脑瘫康复治疗的根本原则。既要积极引进和学习各类现代康复方法，也要努力发掘中国传统医学的理论与方法，实现真正意义上的中西医结合、内外科结合的综合康复。

康复治疗　中国已经不同程度地开展了小儿脑瘫的运动治疗、物理因子治疗、作业治疗、言语治疗、多感官刺激、感觉统合治疗、传统康复治疗、手术治疗、药物治疗、辅助器具与矫形器的制作与使用、游戏治疗、娱乐治疗、心理治疗、音乐治疗、马术治疗等。

物理治疗　包括运动治疗和物理因子治疗，主要针对患儿的运动功能进行康复治疗。

运动治疗　目的是建立和发展抬头、翻身、坐、爬、站、走、玩等基本运动功能，应以简单手法技术为原则，以患儿自身运动发育最高能力标准为基础，在体位变换、移动、运动、身体负重下进行训练。主要内容包括主动运动的随意运动、助力运动、抗阻力运动；被动运动；等长运动；向心性及离心性等张运动；等速运动；放松性运动；力量性运动；耐力性运动；局部运动；整体运动；徒手运动；器械运动等。运动疗法的技术包括关节活动技术的主动运动、主动助力运动和被动运动；关节松动技术；软组织牵伸技术；肌力训练技术的主动助力运动、主动运动、抗阻力运动；牵引技术；神经生理治疗技术中最常应用的是神经发育疗法，被广泛应用的是包巴斯技术，诱导疗法的沃伊塔技术多用于小年龄组脑瘫患儿，鲁德技术、布朗斯特鲁技术、本体感觉神经肌肉促进技术、坦普尔费伊技术、多曼技术也被不同程度地应用；其他技术，如运动学习技术、强制性诱导技术、减重步态训练、平衡功能训练等，以及借助于辅助器具的训练也都有不同程度的开展。运动治疗的特点为：①遵循儿童运动发育的规律，促进运动发育。②在抑制异常运动模式的同时，进行正常运动模式的诱导。③使患儿获得保持正常姿势的能力。④促进左右对称的姿势和运动。⑤诱发和强化所希望的运动模式，逐渐完成运动的协调性。⑥康复训练前缓解肌张力。⑦增强肌力。⑧处理功能障碍。⑨管理肌肉-骨骼系统。⑩根据需求采用目前国内外公认的技术。

运动治疗的要点如下。①头部控制：头部控制是运动发育中最早完成的运动，儿童在做各种姿势和运动时都是以头部直立为基础，不能控制头部则难以完成其他运动。进行运动功能训练时，头部控制应放在最重要的地位，通过促通（促进、易化）头部的抗重力伸展、促通头部向侧方的矫正、促进头部指向正中位的能力、促通头部的回旋、促通头躯干矫正反应、促通躯干头矫正反应等达到头部的控制。包括仰卧位头部保持正中位及颈部牢固挺起、俯卧位抬头和转动、坐位保持头直立位、拉起时头直立、挺胸抬头训练等。②手-口-眼协调及仰卧位训练：促通仰卧位对称姿势，促通仰卧位躯干伸展与屈曲的统合，促通足部与眼的协调性，下肢上举，提高足部感觉认识能力，促通双手抓物及手-口-眼的协调发育。③支撑抬起及四爬位训练：在训练头部控制的同时，进行躯干肌肉的控制训练，以使身体能够抬起、翻身和回旋，逐渐实现肘支撑、手支撑、坐位支撑。重点为促通以体干为轴心的抗重力伸展，促通躯干伸展与屈曲的统合，促通上肢负荷体重，促通肩胛带、头部和体干的运动分离，促通骨盆的控制和髋关节伸展，促通四爬位（膝手位）平衡反应和移动。④翻身训练：小儿开始翻身时要先抬起头，因此翻身和抬头密切相关。在促通两栖类反应的基础上，促通体干回旋及翻身运动。⑤坐位训练：坐位是向立位发育过程中的中间姿势，是日常生活动作的一种基本姿势，对生活、学习和工作都十分重要。康复训练的重点是促通从俯卧位向坐位转换，促通坐位躯干稳定与回旋，促通伸腿坐位的平衡，促通侧坐位的发育，促通坐位向后方倾斜时上肢负荷体重，促通上肢保护伸展反应。⑥膝手立位和高爬位训练：训练时要注意姿势调节的能力，重心

逐渐下移而躯干抬高的能力，关心周围事物的能力。⑦站立和立位训练：膝立位时如果能对骨盆和髋关节的控制达到一定程度，即可进行立位训练，可以从由其他人搀扶站立开始，至自己扶站、站立时两手可交替持物、立位平衡的建立、单腿站立，必要时可选用辅助器具。立位训练的重点是促通各种体位时足部负荷体重的能力，促通足部平衡反应、立位平衡，促通膝立位、单膝立位、膝立位至单膝立位、四爬位至单膝立位等，促通自然站立，体重在两下肢间移动，单足站立，促通骨盆的对称性及左右两侧的分离运动，练习抓物站起，反复练习卧位→四爬位→站立的姿势变换。⑧步行训练：不会单腿站立就不会走，应在单腿站立的前提下进行双腿交替运动训练。⑨步行进步和实用性训练：不仅要建立在平地行走的能力，还要建立长距离和加速度行走以及跨门槛、走不平道路的能力，以应付日常生活的需求。

物理因子治疗 主要包括水疗、传导热疗（石蜡、水、泥、蒸汽以及化学热袋等）、电疗法（经络导频、神经肌肉电刺激、肌电生物反馈、仿生物电刺激等）、超声波疗法、磁刺激疗法等。水疗是被广泛认可和采用的疗法，利用水的物理特性对脑瘫患儿进行康复训练。水的浮力、水波的冲击、水温的刺激可以使患儿肌肉松弛，缓解痉挛，改善关节活动，从而使患儿易于进行自我控制，在抗重力状态下调整姿势以及完成各种正常姿势和运动。水的压力还可以促进血液循环，促进胸腹的运动，使呼吸运动加快，改善呼吸功能。呼吸循环功能的改善可以增强患儿的抵抗力，促

进神经系统的发育。其他见物理因子治疗。

作业治疗 是指有计划、有针对性地从患儿日常生活、学习、劳动、认知等活动中，选择一些作业，对患儿进行训练，以恢复和学习各种精细协调动作，解决生活、学习、工作及社交中所遇到的困难，取得一定程度的独立性和适应性。所以人们习惯地将作业治疗看成一座把患者个人和家庭、环境及社会联结起来的桥梁。作业治疗师的目的，是使脑瘫患儿随着成长，逐渐理解自己的障碍和能力所在，学会和养成对自身问题的处理能力。

目的 最大程度地提高脑瘫患儿的精细运动功能、手功能、手-口-眼的协调功能、日常生活活动能力，以及社会交往能力等。使患儿逐渐认识自己的障碍和能力所在，学会和养成对自身问题的处理能力。除一般概念的作业治疗外，感觉统合训练亦归类于作业治疗范畴。

方法 ①保持正常姿势：按照儿童发育的规律，通过包括游戏在内的各种作业活动训练，保持患儿的正常姿势，是进行各种随意运动的基础。②促进上肢功能发育：随意运动能力，是生活自理、学习以及将来能否独立从事职业的关键，手功能发育不仅与肩胛、上肢、手的运动有关，而且与视觉、知觉、认知的发育相关，手的基本运动形式是握、伸、抓、放动作，这些动作都与粗大运动发育相关，头部的控制、肩胛带的固定、头部与躯干和骨盆的正确姿势、手与手腕的姿势变化都是十分重要的，通过应用各种玩具，以游戏的形式促进患儿正常的上肢运动模式和视觉协调能力，通过使用木棒、鼓棒、

拔起插棒等方法，促进患儿手的抓握能力，矫正患儿拇指内收。③促进感觉、知觉运动功能发育：脑瘫患儿不只是存在随意运动功能的障碍，而且多存在感觉统合障碍，不能将从身体各种感觉器官传来的感觉信息，进行组织分析、综合处理而做出正确决策，机体难以实现和谐有效的运作。感觉统合治疗的目的是通过提供本体感觉等各种感觉刺激信息，提高患儿中枢神经系统功能；提高患儿调节感觉信息能力，克服感觉信息接收和处理障碍，从而改善平衡功能、运动稳定性以及姿势控制能力；有助于对感觉刺激做出适应性反应，提高患儿组织能力、学习能力、运动计划能力、集中注意力的能力等。在感觉统合训练中，根据患儿需求，选用网缆、圆筒吊缆、横抱筒吊缆、四足位平衡吊缆等悬吊旋转器材，滑板、滑梯、彩虹筒、蹦床、球池、平衡台、晃动平衡木、阳光隧道、旋转浴盆、大笼球、羊角球、其他治疗球、触觉板、袋鼠跳等辅助器材，进行触觉障碍、前庭觉障碍、本体感觉失调、动作计划障碍、视觉障碍等针对性治疗。感觉统合治疗也可引入神经发育学机制，进行延伸性治疗，如旋转、雕像、搅拌牛奶、梯间行走、追踪引导、吸盘游戏、俯卧包巴斯球上够物、静坐、倾斜秋千、手推车、抓绳滑板、抓杆爬墙、搭建藏身处、魔垫、翻滚贴图、刷足底、足底贴标签、圆木吊缆、推举物体、衬衫装球、抓杆坐球、立位侧方重心转移、摔跤、拔河、滑翔机、左右旋转、墙壁俯卧撑等训练。进行感觉统合训练，对于扩大患儿感知觉运动的领域，改善包括视觉、听觉、运动觉在内的身体部位和形象的认识，促进表面感觉和深部感觉的发育，正确判断方向、距离、位置关系等都十分重要。④促进日常生活活动能力：作业疗法的最终目的是患儿达到生活自理，促进运动发育、上肢功能、感知认知功能的训练，应与日常生活动作训练相结合。如训练饮食动作时需要头的控制、手眼协调、手的功能、咀嚼、吞咽时相应部位的运动；训练更衣动作、洗漱动作、排泄动作、洗浴动作、书写动作等。⑤促进情绪稳定和社会适应性：身体功能障碍越重，行动范围越受限，经验越不足，社会适应性越差。脑瘫患儿由于本身障碍与同龄儿童接触、游戏的机会少，活动难，多以自我为中心，情绪常不稳定，将来常不适应工作和社会环境。因此应注意从婴幼儿起，通过游戏、集体活动，调整其社会环境。还可使用辅助器具、矫形器、移动工具，如进食用自助具、整容用自助具、更衣用自助具、如厕沐浴自助具、家务用自助具、交流用自助具、休闲活动、其他动作、矫形器（上肢）、轮椅等。

语言治疗 约80%脑瘫患儿具有不同程度的语言障碍，大部分患儿存在构音器官和摄食系统的中枢性神经运动异常，导致发声困难、摄食困难、严重影响患儿的语言、摄食、认知、社会交往及交流能力的发育。其发生为语言发育迟缓、发音器官功能障碍、交流意愿障碍及其他障碍所致，特点为语言发育迟缓和/或构音障碍。咀嚼吞咽功能障碍导致患儿营养不良、生长发育迟缓以及免疫力低下。

目的 通过评定，找出语言障碍的类型，分析导致语言障碍的原因，确定目标，制订系统训练方案，采用多种治疗及训练方法，最大程度地减少不良因素，改善咀嚼吞咽功能、言语语言功能以及通过不同方式进行交流的能力，实现并促进脑瘫患儿与他人及外界沟通的能力。

方法 原则上以"一对一训练"为主，必要时可进行集体训练。主要内容及方法如下。①日常生活交流能力训练：注意不要把表达的手段只限定在言语上，要充分利用手势语、表情等可能利用的随意运动，将其作为日常生活交流的手段，也作为促进语言发育的基础。②咀嚼吞咽及进食训练：包括咀嚼吞咽器官运动训练、感觉促进综合训练、摄食直接训练、对吞咽障碍患者及其家属的健康教育及指导等。③构音障碍训练：包括改善脑瘫患儿呼吸和发音功能的训练，缓解口腔周围肌的张力，训练控制口腔运动的能力及口腔周围肌肉的协调能力。按照先元音后辅音，然后单词、句子、短文的顺序进行训练。在构音训练的同时，还应注意以语言发育的阶段为基础，制订具体的训练计划，进行治疗。④语言发育迟缓训练：确定患儿的语言发育阶段水平，将此阶段定为开始训练的出发点，设定训练内容。训练方法包括未学会言语符号儿童的训练、手势符号训练、扩大词汇量训练、词句训练、语法训练、表达训练、文字训练、交流训练等。⑤抑制异常姿势反射训练：抑制与语言障碍密切相关的异常反射及姿势。⑥语言交流辅助器具应用训练：对于无法以言语表达方式进行交流的患儿，应训练其学会应用适宜的语言交流辅助器具，进行交流能力训练。

药物治疗 ①西药治疗：主要针对脑瘫患儿的伴随症状和合

并症，根据需求可选择抗感染药物、抗癫痫药物、降低肌张力药物（地西泮、巴氯芬口服或鞘内注射）、抑制不自主运动的药物（左旋多巴和苯海索等多巴胺类药物）、神经肌肉阻滞剂、各类神经生物制剂等。针对痉挛较为广泛采用的是肉毒毒素 A 肌内注射。②中医药治疗：中医认为脑瘫属于"五软、五迟、五硬"范畴，为儿科的疑难杂症。中医药治疗小儿脑瘫的方法很多，如中药治疗，针刺疗法的头针、体针、手针、耳针、电针等，推拿疗法的各种手法，穴位注射，中药药浴、熏蒸等。有些形成了集中药、推拿、针灸为一体的中医综合疗法，得到广大患者的认可。临床上多采用头针和推拿疗法。头针疗法所选穴位和手法既采用中国传统医学的经络学说，又结合现代医学的大脑皮质功能定位理论，结合医疗实践经验，采取各有特色的不同方法。传统医学中的推拿按摩以其简易的治疗手段，取得相当效果。对于脑瘫患儿的按摩手法主要有弹拨法、一指点穴法、诊锤叩击法、节段性按摩法、异常姿势矫正法等操作方法。推拿对于改善患儿身心状况、缓解肌张力、促进血液循环、加速组织修复等具有较好的辅助治疗作用。总之，中医药治疗在缓解肌张力，预防挛缩，有效控制流涎，提高咀嚼、吞咽、言语、交流能力和智力水平，促进康复训练的效果等方面积累了一定经验，是中国小儿脑瘫康复的特色。

手术治疗 ①选择性脊神经后根切断术：以降低重症痉挛型脑瘫的下肢肌张力。手术要求严格选择适应证，患儿应具备下肢运动功能。②巴氯芬鞘内注射：作为替代选择性脊神经后根切断

术的神经外科手术已被采用，由于皮下植入的泵需要更换电池以及价格较为昂贵等原因，尚未普及。③其他较为广泛应用的手术：包括肌、肌腱和骨骼关节等矫形手术，目的是改善功能、矫正局部畸形和挛缩、减少痛苦、易于护理等。

引导式教育 在没有大量专业人员的情况下也能"治疗"很多患儿的一种治疗体系，近来已被接受和得到支持。通过集体的组织形式，"教育者"或"引导员"鼓励患儿自发地完成运动活动，而不考虑运动质量，学习各种功能动作，逐步达到设定的目标。引导员将欲达到的目的以课题形式告诉功能障碍儿，使患儿在头脑中形成意图化，知道自己将要做什么，从而主动、努力地完成课题。引导式教育将神经生理学和神经心理学紧密结合，并在训练中采用了教育学原理和方式。采用每日的课程（日课）、分组实施、引导员引导和指令，由患儿自主努力、他人协助的办法实施。在日课过程中，设定了本次课程的明确目标和主题，其特点有贯穿了课题的意图化、使韵律意识化、利用人际关系进行促通、运用运动力学的原理、辅助用具的使用、循序渐进地引导等特点。具体实施程序包括：编组、制订课题和实施流程、确定和准备实施课题的场景、准备应用的工具和教具、实施课题以及全天的严密训练。

应用辅助器具及矫形器 有助于促进和辅助康复治疗，实现功能的最大化。主要作用包括：预防或减轻畸形与挛缩、抑制异常姿势和不随意运动、促进正确运动模式的保持、负荷体重、利于关节稳定性和功能性作用、代

偿已经丧失的功能等。①配备矫形器的目的包括医疗用、恢复用、固定用、矫正用、步行用等。②根据矫形器的材料不同可分为软性、硬性、带金属等。③根据矫形器配备的部位可分为手部的各类矫形器、矫形鞋、短下肢、长下肢、膝关节、髋关节、骨盆、脊柱或同时针对两个以上部位的矫形器。④根据用途辅助器具可分为坐位、立位、步行、移动、日常生活等不同用途的器具。因此，辅助器具和矫形器要根据不同类型、年龄、瘫痪部位、目的等进行配备。

马术治疗 也叫乘马疗法。在欧美、日本等国家和地区发展较快，中国也已经开展。这一疗法既是物理治疗又是娱乐治疗，可以改善患儿的本体感觉，提高自信心，建立独立自主的能力和勇气。通过有节奏的振动，诱导正确的反射，从而提高患儿的平衡能力和协调能力，纠正和抑制异常姿势，降低肌张力，建立正确的运动姿势。马术治疗还可以改善患儿的性格，建立人与人、人与动物之间的关系，得到对于生存环境和社会的体验，促进智力发育，提高学习能力。但乘马疗法需要有场地、训练有素的马等诸多条件，患儿有年龄、病情轻重的限制。

多感官刺激 脑瘫患儿不仅具有运动功能障碍，还可伴有视觉、听觉、触觉、嗅觉等障碍。根据患儿的不同特点，选择性地采取多感官刺激，可减低患儿紧张情绪和一些不适应行为，提高专注力并对刺激做出反应行为，促进对外界的探索和沟通及人际互动等。根据条件，可以布置简易（或完善）的多感官刺激室进行治疗。

游戏及文体治疗 游戏是儿童的天性，儿童在游戏中认识世界、他人和自我，在游戏中学会人际交往和社会交往并得到愉悦，促进感知、认知、思维和创造能力，促进身心发育。开展具有针对性、适于脑瘫儿童的游戏和文体活动，将游戏的理念贯穿于康复训练之中，对于提高康复治疗效果、促进患儿身心的全面发育极其必要和重要。

音乐治疗 是以音乐的形式对患儿进行感知、认知、交流等能力的促进，也可通过音乐节律辅助运动功能训练。尤其对合并有心理行为异常的患儿，进行音乐治疗效果更佳。

心理治疗 儿童的心理发育包括认知、注意力、记忆、思维、想象、意志、情绪和情感以及个性的发育等。这些发育与生物学因素、环境因素和教养因素有关。脑瘫患儿由于存在脑损伤，不仅会出现肢体运动障碍，而且可能伴有情绪、性格的问题和障碍。运动障碍导致社会活动受限，不能接受正常的教育。脑瘫患儿常受到过分溺爱或无人关注，缺少自信心和自立性，加之疾病的折磨，与正常儿童比较，更易产生自卑感和抑郁情绪，导致心理障碍。脑瘫患儿的心理治疗，对于促进全身心的发育是非常必要和重要的。可选择行为治疗、集体治疗、家庭治疗、箱庭疗法（由瑞士荣格分析心理学家卡尔夫，基于荣格心理学、世界技术、客体关系理论而发展出的沙盘疗法）、认知治疗、游戏治疗等各类方法进行心理行为矫治。

护理及管理 小儿脑瘫的护理和管理主要由家属承担，专业工作者应重视对家长的教育和辅导。如患儿所处的环境状况，患儿的精神、营养、睡眠、饮食、消化状况，采取正确的拥抱姿势和携带、移动方式，制作和选择简易的防护用具及辅助器具，进行日常生活能力、交流能力、理解能力、交往能力和智力水平的开发，采用特殊的游戏方式，防止并发症及合并症的发生，合理使用药物等。

社区康复 是依靠社区资源，为此社区的脑瘫患儿进行康复服务。中国是人口大国，集中式康复只能解决少部分患儿的康复需求，开展社区康复和在家庭中进行指导康复，才能覆盖广大康复需求者，也能力争得到长期有效的康复。与社区医疗、社区服务、妇女儿童保健、教育、社会环境改造以及宣传教育、改变人们思想观念等社会活动相结合，逐渐形成适合中国国情的小儿脑瘫康复模式，是实现所有脑瘫患儿得到康复服务的必由之路。

教育 脑瘫患儿的智力水平可以因为脑损伤、运动受限、心理行为异常、合并症以及社会因素而低于正常水平，因此，脑瘫的教育提倡早期进行。通过教育可以培养脑瘫患儿的基本技巧和学习生活能力、良好的思想品德、较强的社会适应能力，提高文化修养和知识水平。脑瘫患儿的教育要根据病情程度和患儿的年龄，制订不同的目标和学习计划。在中国脑瘫儿童的教育可以选择以下几种：①"残-健结合"的一体化教育：如在普通学校的普通班级进行教育。②特殊教育：如普通学校的特殊班级进行教育、在特殊学校进行教育等。③康复机构教育：在康复机构中针对不同需求，配备教师，开展不同层次和不同形式的特殊教育或普通教育。④社区教育：如社区康复站的日间教育。⑤其他形式的教育：如举办短期家长培训班，设立巡回特教老师、辅导员，设立玩具图书室等，对脑瘫儿童进行教育。

转归 小儿脑瘫虽然是一种非进行性脑损伤综合征，但其功能障碍的程度会随年龄增加、个体以及环境条件的变化而发生变化。正确认识小儿脑瘫的预后，采取有效措施进行小儿脑瘫的预防，将小儿脑瘫的医疗康复与教育康复、社会康复相结合，才能对小儿脑瘫进行全面康复，达到最佳康复治疗效果。

预后 影响预后的相关因素如下。①脑损伤程度：重症脑瘫患儿运动功能障碍严重，进食困难，身体虚弱，加之有一种或多种合并症，因此较轻症脑瘫预后差。②康复治疗：小儿脑瘫的早期发现、早期干预，是抑制异常运动发育，促进正常运动发育，防止挛缩和畸形的关键，早期发现、早期干预、早期控制并发症，同时进行持之以恒和正确、综合性康复治疗，可以取得最佳的康复治疗效果。③康复预防：做好脑瘫的三级预防和并发、继发损伤的预防，对于脑瘫的预后十分重要。④社会因素：包括脑瘫患儿自身和家庭成员在内的全社会对残疾和康复的认识，对于脑瘫患儿的康复效果以及将来能否真正回归社会，同其他人一样成为主流社会一员至关重要。⑤其他：脑瘫的预后与是否开展社区康复，是否将医疗康复、教育康复、职业康复和社会康复有机结合直接相关。

预防 具体如下。

一级预防 是脑瘫预防的重点，主要目的是防止脑瘫发生，即研究和采取正确的措施，预防能够导致脑瘫的各种原因，如预防妊娠期感染及其他不良因素、正确接生、正确处理高胆红素血症等。

二级预防　是对已经造成损害的脑瘫患儿，采取各种措施防止发生残疾。与康复医学关系最为密切。一般在小儿生后 6 个月时，即可通过深入、细致的神经发育检查发现问题，结合病史而基本明确诊断。及早的康复性训练，可以充分利用"脑的可塑性"，使小儿的大脑功能得到足够的"刺激"，功能得以最大程度的恢复。如果出现严重的并发症、合并症，随年龄增长，成为大龄儿童，甚至成为成年人脑瘫，功能恢复十分困难。早发现、早处理、早期干预和康复治疗，可以最大程度地减轻脑瘫患儿的功能障碍，使其功能达到正常或接近正常。小儿脑瘫的处理一定要预防和治疗并发症、合并症，积极进行综合康复，使脑瘫患儿身心得以全面发育。

三级预防　对已经发生残疾的脑瘫，应通过各种措施，预防残障的发生。尽可能保存现有的功能，通过各种康复治疗方法和途径，积极预防畸形、挛缩的发生。包括教育康复、职业康复和社会康复在内的综合康复，通过医疗、教育、民政、残联等部门的共同努力，避免脑瘫残疾成为残障。辅助器具的使用以及社会环境的改善等是防止残障的重要因素。

（李晓捷）

xuéxí kùnnan kāngfù

学习困难康复 （ rehabilitation of learning disabilities）　学习困难（learning disabilities，LD），又称学习障碍，是患儿在阅读、表达、书写、拼（音）字、计算等

方面的基本心理过程中存在的一种或多种特殊性障碍，但不存在视、听等感觉器官，口、舌、咽喉等与发音有关的运动功能缺陷，可能为中枢神经系统的某种功能障碍所致。有学者将 LD 分为言语型和非言语型两大类。言语型 LD 包括言语理解障碍、语言表达障碍、阅读障碍、书写障碍和计算障碍等类型，各型内又可分为若干亚型；非言语型 LD 主要指社会认知障碍。

临床表现　从医学角度分析，患儿临床主要表现为学习成绩不佳，与同龄儿童预期水平相比明显不相称。但其智力基本正常，而且不存在学习环境的影响。学习障碍儿童虽有正常或接近正常平均水平的智能，而且社会提供学习的机会与其他儿童相同，但存在明显的听、说、读、写、拼音、算术及社会能力获取和利用方面的缺陷，理解抽象概念困难，记忆学习材料困难，或有不同程度的语言发育缺陷。往往表现有视觉-运动方面不协调，动作较笨拙，注意力不集中，情绪不稳定，自我控制能力差。大部分 LD 患儿外表与正常儿童无异，有些甚至行为良好，但入学后开始阅读、写字、做算术作业时才发现他们学习技能方面的缺陷。还表现为前庭平衡失调，空间概念、两侧协调较差，常出现左右颠倒或次序混乱的情况，如 b→d，如果→果如等。神经系统检查多见脑电图异常，智能测验与学习成绩比较可有分离现象，即 LD 患儿学习成绩与实际智力水平能达到的成绩相比存在明显差距。

功能障碍　主要是学习或社会适应困难。

阅读技能障碍　在以拼音字为主的国家，儿童阅读技能障碍

主要表现为：①到学龄期仍无法学会阅读，认读、拼读准确性差，还可伴有理解困难，对字母、单词不能分辨，拼音准确性差，再认、拼读、拼写错误。②朗读课文不流畅，常出现停顿、歪曲、缺失、添加或替代等错误，默读、听写困难，读后不能理解、回忆所读的内容。短语、音节划分不准确，阅读速度慢，语音语调错误，常重读同一行和/或跳行等。③常表现为语文成绩差。以象形文字为主的汉语国家，儿童阅读技能障碍的表现与上述基本相似，但因为象形文字是单音节而有所不同：①汉字形-音、形-义解码识别的准确性、速度障碍和/或词句阅读理解困难，常伴有写作和对数学应用题的理解、列式困难。②常写错别字或根本不会写某些字，拼音常读不准，朗读、背诵、听写、默写困难。还可出现写字吃力、字写不好、抄写错误、做作业易于疲劳的表现。凡是需要阅读技能参与的学习和生活技能，均明显受累。

数学计算困难　数量、数理、数位概念混乱，对数字符号的命名、理解、表达、计算、推理等无能；数学成绩差。以上两种问题可单独或混合存在。

情绪和/或行为障碍　患儿常伴有焦虑或抑郁情绪，自我评价低，缺乏自信。还可伴有冲动、多动等行为。

功能评定　需多学科共同协作，包括学校教师、心理专家、语言专家、医师及其他有关专业人员。评定包括询问病史、临床检查、心理测验、教育测验等。LD 有两个主要指征：①学习成绩与智力潜能间存在显著差距。②能力与成绩间的差距不是智力低下、视听觉损害、情绪困扰或

缺乏学习机会所引起。

学业成绩测验 侧重于听理解、语言表达、书写、阅读理解、计算和基本推理几方面。

智力测验 目的是排除智力低下或孤独症，同时可以了解 LD 类型及其智力结构，并为矫治训练提供依据。对测验结果进行剖面图分析，较能准确把握被测儿童的认知特征，易于确立矫治措施。可以采用中国常用的智力测验量表。

神经心理测验 如利脑试验、卢里亚-内布拉斯加儿童成套神经心理测验、考夫曼测验、记忆测验、单项神经心理测验等，主要用于检测 LD 患儿的神经心理模式或探索其神经心理机制。

成就测验 包括广泛成就测验、皮博迪个人成就测验和 Metropolitan 成就测验。以上有一项结果低于正常且智力正常为诊断此症的重要依据。

学习障碍筛查量表 如普皮尔评定量表（Pupil rating scale，PRS），目的是判断 LD 类型。量表是由语言和非语言两个类型的 5 个功能区（A 听觉理解和记忆，B 语言，C 时间与方位判断，D 运动，E 社会行为）及其分属的 24 个项目、5 级评分构成。总分低于 65 分为可疑 LD 儿童。其中言语型（A 和 B 行为区）得分低于 20 者为言语型 LD；非言语型（C、D 和 E 行为区）得分低于 40 者为非言语型 LD。

康复目标 通过医学、教育学、心理学、社会学等多学科努力，最终缩小 LD 患儿能力与学习成绩之间的差距。

康复原则 应根据 LD 患儿的年龄、类型、程度、临床表现以及心理测评结果来确定。一般原则是以接纳、理解、支持和鼓励为主，以改善 LD 患儿不良的自我意识，增强其自信心和学习动机。根据障碍儿童的特点，采取综合性治疗，并且尽可能取得家长与学校、医疗单位的配合。坚持个别（体）化原则。

康复治疗 应采取综合康复治疗的方法，主要包括以下几方面。

教育与训练 这是专门的特殊教育项目，也是治疗中最重要和最有效的环节。根据患儿学习困难的具体问题和认知特点安排有针对性的循序渐进的教育。

心理行为治疗 包括支持性心理治疗，对每名患儿及家长均十分有帮助，可以增强信心，改善不良情绪，以利于配合接受老师的教育；行为矫正治疗，可协助纠正某些不良学习习惯，巩固新习得的好的学习方法及学习态度。①针对不良行为进行心理环境的调整，以改善与缓解不良行为。②通过面晤进行咨询，给予支持和帮助，增加信心，以预防和治疗继发性情绪问题。③行为疗法及自控训练，可改善认知偏异和人际障碍。④个人或团体的音乐、艺术、运动、作业等疗法，可提高节奏感自控力和协调能力。

认知治疗 对于年龄较大的患儿，可协助其调整不良情绪，调整错误认知，以利于接受老师的教育。

家庭治疗 对于矛盾较大、问题较多的家庭，应动员整个家庭接受系统的家庭治疗。

感觉统合训练 是治疗 LD 最常用的方法。改善学习障碍患儿大脑的统合功能，根据每一个学习障碍患儿的问题，有目的、有计划地进行感觉统合训练，对提高学习障碍儿的语言、认知、思考等学习能力，是一种行之有效

的方法。最终目的是让患儿最大限度地发挥潜能，提高学习能力和学习效率。应遵循多种器官学习法，即视觉通路、听觉通路、触觉通路及本体感觉通路共同训练。①触觉刺激训练：用软毛刷、干毛巾或丝绸等柔软的布料，轻擦患儿背部、腹部、腕部、颜面部、手、足等部位的皮肤。手背及前腕部是触觉防卫最低的部位，也是与正常环境相互作用接触最多的部位，而腹部、颜面、足等部位对刺激较为敏感，触觉防卫高，往往难以接受。对于这些敏感部位，可根据鲁德发明的方法，使用缠绕骆驼毛的电动旋转轴辅助进行按摩擦，使之产生的刺激轻快而舒适。根据临床观察，摩擦口腔周围皮肤对患儿语言的发育起重要作用。还可让患儿进行皮肤刺激的游戏，如水中游戏、黏土游戏、沙或草坪上的裸足游戏等。②前庭刺激训练：包括旋转性运动，如旋转木马、旋转椅子等；摇晃性运动，如采取俯卧位、仰卧位、侧卧位、头足颠倒等体位进行秋千、吊床等游戏；平衡性运动，如走平衡木、平衡板等；跳跃性运动，如蹦床、翻滚、垫上运动等；姿势反应性运动，如进行儿童踏板车、沙坑、草坪、滑梯、腹部爬行等游戏；速度感、位置感、距离感的体验，如让孩子一只足着地，另一只足踏上滑行的儿童踏板车等。在训练中，被动性旋转、摇晃的速度以每分钟 25~30 次为宜。③本体感觉刺激训练：可采用游泳、摔跤、拔河、爬绳、搬运货物、踩童车以及其他使肌肉紧张、收缩的运动。肌肉收缩有助于中枢神经系统本体感觉信息的输入。

以上五方面感觉统合训练方法，刺激时间长短、刺激强弱程

度、使用工具等，要充分尊重患儿的意愿，由其自己选择。患儿感到舒适、愉快，才能达到感觉统合训练的目的，取得比较好的治疗效果。

技能训练 ①视-听觉训练：可进行视-听识别训练、划消（字母）训练、注意力训练、记忆训练、思维概括能力训练、知觉组织能力和识别部分与整体关系的能力训练、连线训练、译码训练、概念形成训练等。②动作能力训练：可以通过拍球、跳绳、蹦弹簧床训练基本的节奏感；通过辨识自己及空间物体的左右，及丢接球训练其对空间方位的认识；通过握单杠、俯卧撑训练其对肌肉的控制能力。随着基本动作能力的提高，可以让患儿参加一些需要较高运动技巧的项目，如游泳、滑冰、跳绳、踢毽子、玩桌球等。

药物治疗 主要治疗伴有的行为或情绪问题。①对伴有注意力不集中、多动等，常用药物有哌甲酯等。②对伴有情绪低落者，常用药物有氟西汀（又称百忧解）等。③对伴有焦虑、紧张不安者，常用药物有地西泮等。④对情绪冲动、易激惹者，常用药物有卡马西平、丙戊酸钠（又称敌百痉）等。⑤吡拉西坦（又称脑复康）可提高儿童的阅读、书写和某些认知方面的信息处理水平，如提高短期记忆能力、加快阅读速度、提高阅读能力，无明显不良反应。

特殊治疗 包括食物疗法、脱敏疗法（指食物脱敏），经检测缺乏微量元素（铁、铜、锌等）者可相应增加，大剂量补充多种维生素。

转归 约半数患儿随年龄增长和治疗而减轻或自行缓解；但有些患儿症状可持续至成年，其社会成就较低；部分患儿成年后出现各种精神疾病的概率明显高于一般人群。

预防 应注意早期预防，根据上述高危因素加强心理保健，做到优生优育优教。①加强对孕妇保健教育，禁烟禁酒，防止其他化学品或放射物质的伤害，预防病毒感染、禁止药物滥用、防止外伤等。②做好围生期保健，防止产伤、新生儿窒息、感染等发生。③正确开展早期教育，发现问题及时向专家咨询。

（李晓捷）

lǎonián jí bìng kāngfù
老年疾病康复（geriatric rehabilitation） 老年康复医学既属于老年医学，也是康复医学的分支。两者紧密联系、互相交叉。从一定意义上说，老年康复医学是老年医学的现代发展，它从概念与方法上更新和充实了老年医学。老年康复医学与传统老年医学（以治疗为主）的区别主要在于：强调"功能性独立"的目标，重在"残疾预防"的策略。

老年康复主要的研究内容，包括以下几方面。①研究制订老年常见病及功能障碍的康复方案，如心肌梗死、心功能不全、慢性阻塞性肺疾病、肺功能不全、脑血管病、高血压病、糖尿病、骨质疏松、骨关节炎、尿失禁、心理障碍等的康复。②调查研究导致老年人残疾的原因并制订预防措施。③老年人的康复评定特点，如心肺功能、脑功能、运动功能、语言、心理、生活自理能力、跌倒风险等。④老年人的物理疗法、作业疗法、言语疗法等康复治疗方法的特点。⑤老年人康复护理特点。⑥老年人社区、家庭的康复医疗特点。⑦老年人康复用品、用具及康复设备的研制。此外，

老年人各个器官系统的组织结构及生理功能均随增龄而衰退，且呈进行性和不可逆的变化，因此，老年人疾病的发生、发展和转归均与年轻人迥然不同，在诊断、治疗和康复方面也存在较大差异。

按照世界卫生组织及中国的规定，年龄达60岁及以上者为老年人；发达国家多以65岁及以上者为老年人。60岁（及以上）人口占总人口的10%以上，或65岁（及以上）人口占总人口的7%以上，为老年型社会。中国已步入老年型社会，且老年人口绝对数量较大、增长速度较快，但生活质量较低，表现为老年期患者死亡率和残疾率较高，进入老年期后存活时间较短，"余寿者"往往重病缠身。因此，如何解决老龄化和老年人的康复医疗问题，是必须面临的挑战。

老年人致残原因 引起老年人功能障碍的原因复杂，往往是多种因素混合存在，如图1所示。

直接致残 ①老化：老年人各种功能均出现不同程度的衰退，如果没有经常锻炼（或活动）的习惯，则会逐渐丧失活动能力。老化使老年人参与各种活动的能力下降、易发生疾病和外伤、不能承受较大强度的康复锻炼，使老年人功能恢复更加困难。②疾病与外伤：是老年人致残的主要原因，常见需要康复的病症有脑卒中、脑外伤与脑手术后，帕金森病、阿尔茨海默病、周围神经疾患、脊髓损伤；关节炎、慢性疼痛、急性疼痛综合征、椎间盘病变、骨质疏松、骨折、关节置换术后；心血管疾患、慢性肺疾患；跌倒/姿势与平衡异常、体质衰弱、挛缩、压疮（俗称褥疮）、行动困难、癌症等。

继发失用与误用 除身体状

况很好的老年人外，相当一部分老年人由于"身体-心理-社会（或环境）"原因，往往活动少或不活动，这种情况在急性病后尤其明显。长期卧床引起一系列局部和全身失用综合征表现，使其身体状况进一步恶化和复杂化。有些老年人出现轻微的身体不适即卧床休息，家人也往往过度照顾。如果住在没有电梯的楼上，下楼困难，常可形成与世隔绝的状态，日常活动量很少。因此，老年人易在短时间内出现明显的失用征象，其中常见挛缩，可逆性差且对预后影响较大。如一位高龄老人，平素可持手杖短距离步行，日常生活大部分自理，因一次发作性头晕而连续输液 10 天（没有下地活动），之后患者会出现明显的双膝关节屈曲挛缩，丧失原有的下地活动能力。

误用问题也不能忽视，因治疗和康复不当，老年人很易出现副反应和损伤。如一次活动过度，疲劳不能较快恢复而使老年人卧床数天；轻度软组织损伤可能造成老年人康复活动和日常生活活动能力明显受限。

社会-心理因素 由于中国经济尚不很发达，尤其在比较贫困的山区和边远农村，患者、家属以及医务人员对老年人的治疗和康复常表现消极，使老年患者丧失了康复的机会，遗留明显的功能障碍。

"身体-心理-社会（或环境）"的致病/致残因素综合作用，很易导致老年人日常生活活动能力下降、退出社会活动和长期依赖医院或疗养院。所以仅重视治病，并不能解决病残交织导致的恶性循环问题，特别是以退行性变为主的老年慢性病。即使已经处在医疗照顾甚至住院条件下，仍有许多老年患者发生继发性残疾而失去功能和能力。

鉴于上述导致功能障碍的原因，临床老年病残的主要特点是多种病患共存、因病致残、病残交织、互为因果，容易出现恶性循环。

老年康复涉及的主要问题

老年人由于各个器官系统老化，常是多种疾病或功能障碍并存、易出现连锁反应、疾病临床表现不典型、易漏诊、病情急、病情波动大、变化快、并发症多、疗效差、病程长、易出现药物不良反应，且恢复慢、预后差、致残率高。老年康复涉及的主要问题有以下几种。

人际交流和沟通障碍 是老年人面临的最大挑战之一。听觉和视觉障碍会妨碍其清楚地表达或理解问题或命令。这对患者、照顾者、医师和康复治疗师等都是巨大的负担。

跌倒 发生跌倒的人群中，30%以上为 65 岁或以上的老人。可引起骨折、关节错位及严重的脑损伤。其中 3%～5% 的跌倒导致骨折。大约有 90% 为髋部骨折、脊椎骨折和前臂骨折。25%～75% 的髋部骨折引起难以恢复的功能障碍。创伤性脑损伤会导致灾难性事件，如肺栓塞或糖尿病患者低血糖。老年人跌倒的原因包括内因和外因。①内因：包括生理功能减退、疾病、药物不良反应和心理因素等，使老年人抗跌倒的能力降低。②外因：包括生活环境因素和社会因素。跌倒是老年人首位伤害死因，也是老年人意外死亡的常见原因。除直接造成损伤外，跌倒还可导致害怕再次跌倒而使老年人减少活动，使偏瘫老年人活动时肌张力增高、协调能力降低，从而使日常生活活动能力下降、社会活动减少，甚至卧床不起。进而促使运动功能下降和自我行动能力受限，跌倒的危险增加。因为老年人容易

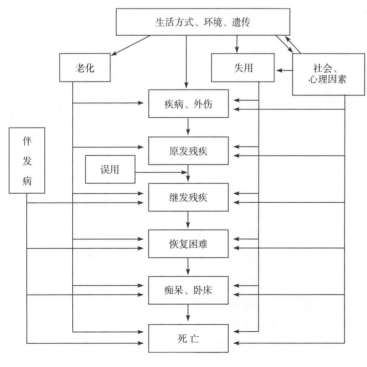

图1 老年人致残原因

跌倒，所以在日常生活活动和康复治疗过程中需时刻注意安全。有规律地体育锻炼、合理用药、改善社会环境和健康教育，可以减少跌倒的发生。髋部骨折多数需要手术固定，否则由于固定不牢、骨折断端错位等损伤不易愈合。长期牵引疗法、骨折愈合率低、患者难以忍受、患者不能早期下床活动，会使失用并发症增多。髋部骨折后，期望寿命会减少10%～15%，且生活质量显著下降，1/4 髋部骨折的老年人可在6个月内死亡。

骨质疏松症　世界卫生组织将骨质疏松症定义为骨矿密度降低≥2.5 个标准差。老年人群骨质疏松症非常常见，影响了1/3 的绝经后妇女和1/2 年龄超过75 岁的老年人。骨质疏松症的病理机制是骨吸收和缺陷的形成。低骨矿密度导致骨骼脆弱，增加了骨折的风险。中国60 岁以上人群的骨质疏松症总发病率约为20%，其中男性约为15%，女性约为25%，并有逐年增高趋势。大约25%的50 岁以上女性有1 或多个椎体压缩骨折相关的骨质疏松症。老年骨质疏松性骨折通常发生在手腕、胫骨、肱骨、髋部或低胸腰椎。

营养不良　会影响患者的功能状态。营养不良指缺乏热量、维生素、矿物质、蛋白质、水和/或其他营养素吸收。也可以被认为是体重指数大于27。营养不良可以减弱抗感染能力和导致伤口愈合不良，也会导致皮肤脆弱、骨质疏松症、贫血、糖尿病和心血管疾病。虽然没有老年人营养不良确切的定义，但是以下发现与诊断有关：无意识的体重变化（BMI 小于20 或者超过27），低白蛋白血症（小于35g/L），低胆固醇血症（小于 4.16mmol/L），维生素或微量元素缺乏。

抑郁症　是老年人最常见的情绪障碍。老年人抑郁症的表现多不典型，即情绪异常和躯体主诉呈混合状态。中国老年人抑郁的发生率为10%～29%，且有随年龄增高而增加的趋势，女性高于男性。一些抑郁症的症状，如体重减轻、睡眠障碍和疲劳，可能与其他并发疾病有关。认知障碍也可能干扰老年抑郁症的诊断。抑郁症明显造成老年人残疾、功能下降，影响生活质量。抑郁症的早期诊断和管理可以进一步降低残疾的发生，恢复功能，减少老年人口的自杀的风险。75 岁以上老人最常见的问题是经常意图自杀。疑病症与抑郁症发生占老年人口的65%。抑郁和重大疾病是老年人考虑自杀的主要原因。

痴呆和精神错乱　谵妄和痴呆常见于老年人口，严重影响老年患者的生活活动能力，如生活活动能力和工具性日常生活活动能力。谵妄通常是急性发作的暂时性精神障碍。活跃亚型的精神错乱易亢奋，如多动症。严重的激越性精神错乱表现为异乎寻常的搓手顿足，坐卧不安，拍打桌椅，甚至以头顶墙，似有难言之苦，甚至有虚无妄想（如即将死亡）。而痴呆往往需要强烈刺激才能觉醒。痴呆是老年人的常见障碍，即使尚未达到痴呆的程度，老年人也往往有记忆力减退等认知功能障碍，既影响老年人的生活质量，也影响康复效果和预后。常见痴呆类型是阿尔茨海默病和血管性痴呆。谵妄和痴呆是老年人口的巨大问题，特别是阿尔茨海默病和血管性痴呆，会造成认知和行为变化。

二便失禁　①尿失禁是老年人的常见问题，患病率随年龄增长而升高。其原因包括局部性因素和非局部性因素。局部性因素中以老年妇女盆底肌肉和膀胱括约肌松弛、男性前列腺病及其治疗损伤引起的压力性尿失禁较为多见；非局部性因素中以意识障碍、痴呆、脊髓损伤等较为多见。尿失禁可影响日常生活活动、自我感觉、全身健康和总体生活质量；痴呆引起的尿失禁是脑卒中偏瘫等预后差的指征。尿潴留、尿频、夜尿增多等在老年人也较常见。②老年人便秘较常见，大便失禁主要见于痴呆、意识障碍和脊髓损伤患者。

生活不能自理　65 岁及以上的老年人中约1/3 因各种残疾发生日常生活活动不同程度受限，而80 岁以上高龄老人完全自理者不足1/10。生活不能自理不仅限制了老年人的日常生活活动和社会活动，也需要大量的护理人员和费用。生活不能自理与患有多种疾病、高龄、从不进行体育锻炼等多种因素有关。

长期卧床　是衰老、疾病和损伤的最终后果。如为可逆性因素所致，经过治疗和康复有可能恢复不同程度的自理能力，对这样的患者保持所有关节的正常活动度非常重要，因为患者常出现明显的多关节挛缩（下肢多见），下肢挛缩是影响此类患者恢复步行能力的主要因素之一。肺部感染是卧床不起者的主要死因，每天保持被动坐位数次可明显减少肺感染的发生。

总之，老年人各系统器官生理功能的减退与各种老年疾病，大大增加了致残率。以上所述只是老年康复最常遇到的功能问题。

功能评定　老年人常见的功能障碍种类繁多，需要根据具体种类选择正确的评定方法。康复评定应该是多方面、多层次、综合的，既包括躯体、心理和社会的障碍，又涉及残疾的三个层次（身体-活动-参与）；既要评定具体的功能障碍，又要注重整体的功能（能力）水平，还应综合考虑多种问题的累积效应（如环境、社会、心理、陪护、功能等）。一般应包括以下几方面：日常生活活动能力状况、功能障碍情况、失用和误用综合征、影响康复治疗和预后的合并症及并发症等、社会背景情况以及生活质量等。

老年康复评定包括日常生活活动能力、平衡功能、体能、认知功能（是否痴呆、抑郁等）、言语功能、吞咽功能、二便功能等评定。综合性老年评估（comprehensive geriatric assessment，CGA）日益受到重视。CGA 评估主要涉及以日常生活活动能力为主的身体方面、以认知和情绪为主的心理方面，以及社会方面，特别适用于对高龄和残疾的老年患者进行系统观察。其既可用于住院和门诊，也可用于居家和设施养老者。CGA 结合多学科干预在减少老年人残疾和防止长期滞留在养老设施方面起到的重要作用已得到肯定。CGA 评估项目如下。①身体状况：详细的病史，尤其是用药情况，是否存在营养不良、跌倒、二便失禁和不活动；还有吸烟、锻炼、饮酒、性功能和免疫情况，个人能力、生活质量、接受干预的能力、对预后的期望等。查体、检验和其他诊断性检查的重点是确定可治愈、可恢复、可减轻或可预防的疾病或因素。尤其要注意视力或听力障碍、营养状况、与跌倒或移动困难有关的因素。②认知和情绪状况：利用评定方法重点确定有无痴呆、

抑郁和精神错乱。③社会和经济状况：评价社会支持网络，确定已有的和潜在的医疗护理提供者，评价他们的资质、提供医疗护理的意愿和老年人是否同意为自己提供医疗护理。了解老年人的文化背景、种族和信仰、生活质量及经济来源。④能力状况：包括日常生活活动能力和工具性日常生活活动能力。⑤环境特征：居住环境是否安全，有无阻碍活动的环境障碍，居家布置是否合理，购物、娱乐和利用交通是否便利等。通过 CGA 评估可获得如下信息：①目前症状、疾病、综合征及功能状况。②用药情况、药物适应证和不良反应。③健康保健提供者。④既往病史。⑤生活目标和生活方式。⑥与患者功能活动和预后有关的生活环境。⑦总的身体和社会能力。⑧非医疗资源和债务。⑨认知状况、移动和平衡状况、情感状况。⑩营养状况，能否维持健康。根据以上资料可以：①制订治疗和康复计划。②制订长期安置计划。③协调医疗小组的目标。④充分利用可用的资源。

康复目标　在中国，60 岁及以上的老年人多已退休，老年康复的主要目标是提高生活自理能力和生活质量，避免卧床不起、长期依赖医院和护理机构，减少社会和家庭负担，力争恢复一定的家务料理能力和社会参与能力。

康复原则　①明确障碍种类、程度及已改变的生理反应：在进行康复治疗前，首先应进行全面评定，明确患者的障碍种类及程度，哪些是疾病或外伤所致，哪些是衰老引起；哪些是影响患者目前生活状况、康复效果和预后的主要因素；哪些是可逆的和可以治疗的，哪些是需要优先处理

的；患者存在哪些潜在风险（如潜在的并发症、跌倒、病情加重、可能死亡等）。②清楚老年患者病情的复杂性、康复的困难性：总体而言，老年患者多种疾病及多种障碍共存、有许多预后影响因素、体质差、不能耐受较大的活动量、易发生并发症、病情易波动、多种疾病及处理之间易相互干扰、恢复慢，甚至有些患者已经不能重获丧失了的功能和能力。所以，在选择康复方案和实施时应非常谨慎。③综合各种因素确定康复目标：应综合考虑患者及其家属的意愿、康复评定结果及可利用的医疗和社会资源，确定康复目标。充分调动患者的主观能动性，也是评价康复潜能的一个指标。康复主观能动性较低的患者，较主观能动性高的患者康复潜能小。④强调任务指向性锻炼、简化康复程序：老年人多难以耐受较大的训练强度，而且治疗项目过于复杂，因为老年人记忆力差，往往难以取得好的效果，所以，必须简化康复程序，遵循"少量多次"活动的原则，重点进行基本动作训练、尽快恢复生活自理能力、逐渐增强体质。老年人康复"求快（生活自理快）和实用、不求好（治愈）"。另外，由于失用，老年人容易出现功能"退化"。不可为了追求好的"运动模式"，人为地推迟开始步行训练的时间。⑤强调预防性康复、避免失用和误用、防止恶性循环：由于疾病和衰老，患者的许多功能和能力已经受到明显损害。如进一步出现失用，则很可能使老年人丧失功能恢复的机会。与青年人相比，老年人更易发生失用，而且失用对老年患者的影响更明显、更严重。所以，老年患者应该早下床、早活动。老年人对各

种治疗的耐受程度较差，治疗过程中需小心谨慎，防止误用性并发症。尽量少用药，以减少药物的不良反应。⑥充分利用辅助器具：辅助器具如支具、拐杖、助行器等，有利于老年患者尽早活动以及提高活动的安全性等。⑦注重康复和生活的安全性：老年人对内/外环境的变化、康复刺激和压力的耐受性与适应能力下降，易发生安全事件，如跌倒。

康复地点　主要根据患者的康复潜力及所需康复的复杂性和强度（图2）。另外，还要考虑患者病情的复杂性和需要临床处理的长期性。一般病情稳定、不需要复杂临床处理的，可在养老院或门诊部进行康复。但大多数老年性功能障碍和有慢性病的老年人，应进行社区-家庭康复而不是在医疗机构内进行康复。因此，发展社区康复是老年型社会必须考虑的问题。

康复计划　对于疾病或损伤，需选择适当的康复方法；对于老化造成的功能障碍（如视力、听力和脑功能减退，退行性骨关节功能减退，心肺功能减退，二便功能不良等），则需要根据具体问题制订详细的补充、代偿、替代等辅助性康复计划。

长期康复计划　首先要综合患者的各种状况及医疗单位的技术水平等，对患者的预后进行预测，然后制订康复目标，根据康复目标制订长期康复计划。长期康复计划是实现康复目标的总体规划和康复流程，包括以下几方面。①患者各种功能、能力和社会参与水平等，需要多长时间达到什么水平，恢复目标及康复治疗安排的先后顺序。②所需的主要康复手段。③实施康复的人员、分工与协作。④康复实施地点、转介径路和时机。⑤二级预防的主要内容和采取的主要预防措施。⑥潜在的康复风险和对策。

短期康复计划　是把长期计划分成多个阶段性计划，并列出具体的实施方案。包括以下几方面。①短期计划的时间（如1周内）、要达到的几个目标及其先后顺序。②所需的具体康复项目及康复处方（强度、时间、频度）、具体的实施顺序。③由哪几位治疗人员实施康复训练及分工。④康复实施地点。⑤二级预防内容和具体措施。⑥潜在的康复风险和对策。

老年人健康和康复管理　对于老年性功能障碍或慢性病恢复后期/后遗症期的患者，长期的健康和康复管理、二级预防应当是社区康复的重要任务之一。

饮食　一般老年人的饮食应清淡、"七分饱"，以低脂肪、低盐、低糖、高纤维素、高钙饮食为主。但对营养较差者，不可限制过严，对高龄、余寿不长者不必限制过多。

二便　①排便：老年人容易便秘，与进食少、食物精细，肠道蠕动减慢、腹肌无力以及无定时排便的习惯等有关。应多进食含纤维素多的食物、养成定时排便的习惯，进行腹肌强化训练多较困难。必要时应用缓泻剂，连续数天便秘时多需要灌肠。有高血压、冠心病者切勿用力排便。②排尿：老年人多有肾功能减退，夜尿增多，故晚餐及夜间应适当控制摄水量，尽量不服用有利尿作用的药物及饮料，夜间起床时应防止跌倒，床边最好备有尿壶。老年男性多有前列腺肥大，排尿不畅，应进行必要的药物或手术治疗，尽量避免长期留置导尿管。老年女性可因盆底肌肉和尿道括约肌松弛，出现压力性尿失禁，应勤排尿、避免使腹压增加的活动，尽量保持局部干燥清洁，防止泌尿系感染、压疮，伴有大便失禁者尤其应注意。

睡眠　一般老年人夜间睡眠时间减少、睡眠变浅、白天瞌睡增多，故应采取控制夜间排尿次数的措施，睡前不宜饮用有兴奋作用的饮料、不看有刺激和兴奋内容的电视节目；白天适度活动、减少白天睡眠、睡前洗温水澡等，均有利于夜间睡眠，必要时可服用镇静催眠药。治疗不利于睡眠的症状和疾病，如疼痛、瘙痒、咳嗽、呼吸困难、夜尿增多、抑郁症等。

沐浴　老年人沐浴的水温不宜超过40℃。因40℃以上的水温可引起脉搏加快、心肌缺血、血

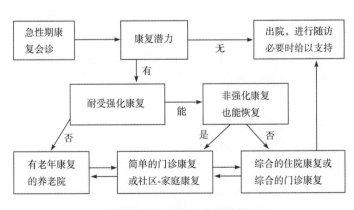

图2　老年康复地点的选择

压升高等,对伴有高血压、冠心病者有一定风险。洗浴时间不宜超过 30 分钟,洗浴后应稍卧床休息。浴槽水深不宜超过乳房水平(坐位),以免引起呼吸困难、增加心脏负担,最好坐在椅子上沐浴。沐浴每日不宜超过 1 次,不宜使用去油作用较强的浴液或肥皂,以免使皮肤干燥,引起瘙痒。浴室温度及湿度要适宜。注意防止滑倒。

运动与锻炼 老年人运动与锻炼时要注意安全,不宜进行剧烈和过于费力的活动,一次活动避免引起明显的疲劳,以散步、太极拳、体操等为宜。餐后不宜马上进行锻炼,尤其是伴有冠心病者。生活及锻炼应有规律。

适应证 为提高老年人的医疗服务效果,提高成本效益,有必要对老年康复患者进行筛选。①广义的康复对象:包括通过康复治疗和/或康复指导,功能和能力等得到改善者,或只有进行康复治疗才能维持一定的活动能力和自理能力,或减少并发症者。②住院康复对象:通常是存在急性或复杂的问题而且能受益于康复治疗的患者,或需要熟练的护理服务、定期医师治疗和多临床科室介入治疗的患者。③预后差的老年患者:如严重痴呆、持续植物状态等,即使进行康复治疗也难以取得明显的效果,重点是加强护理、防治并发症,可在对护理者进行适当的护理指导后回家或转入长期护理机构。

禁忌证 病情过于严重或不稳定者(如意识障碍、严重的精神症状、病情进展期或生命体征尚未稳定等),或伴有严重合并症或并发症者(如严重感染、急性心肌梗死、重度失代偿性心功能不全、不稳定型心绞痛、急性肾功能不全等),由于不能耐受、配合康复治疗或有可能加重病情等,不宜和/或难以进行主动性康复训练者。

转归 老年人康复的功能后果,既与其年龄和疾病有关,也与下列因素相关。①生物学因素:如肌力、心肺功能、有氧耐力、肺活量、直立体位引起的血压变化等;以及失用、挛缩、疾病间相互影响、药物不良反应、亚临床器官功能障碍等。②心理因素:如学习能力、对康复治疗和恢复的信心、自信力等;以及是否有认知缺陷、抑郁、非典型精神-心理表现、欲望等。③社会因素:如是否有社会偏见、缺乏服务、缺乏无障碍建筑等;是否有对老年人的消极态度,是否有转诊少、服务设施障碍等。

预防 针对可能产生或已经发现的功能障碍,进行二级预防是最为重要的老年康复工作。随着年龄增长,各种功能的退化虽然不可避免,但应该尽量减轻、减慢功能退化。

(贾子善)

chángjiàn línchuáng wèntí kāngfù
常见临床问题康复 (rehabilitation of common clinical problems)

康复医学临床工作中,既有一种疾病(损伤)产生多种功能障碍,也有同一种功能障碍见于多种疾病(损伤)。临床常见康复问题包括长期卧床引发的失用、不正确的康复处理所致误用、痉挛、关节挛缩和异位骨化、骨质疏松症、压疮、下肢深静脉血栓、神经源性膀胱或神经源性直肠、吞咽障碍、自主神经和内分泌功能紊乱等。这些问题难于在每一个疾病(损伤)内均加以赘述,特就一些主要问题分别给予简单介绍。

(王茂斌)

shīyòng kāngfù
失用康复 (rehabilitation of disuse)

对器官失用所致功能障碍患者的康复处理。失用是由于疾病(损伤)较长时间地限制人体的适当活动,患者各个器官系统发生功能退化的现象。一般严格卧床 2 周,患者身体的主要功能即可呈现明显减退,因此必须在疾病(损伤)早期、甚至超早期进行康复性处理。也就是说,在现代医学处理中,"保健-预防-治疗-康复"的"四位一体"医学模式应同时并进,康复医学处理必须在发病(损伤)时即开始进行。

功能障碍 患者卧床期间因制动极易发生压疮、下肢深静脉血栓形成、坠积性肺炎、消化功能减退等。卧床或停止有效地身体活动超过 2 周,人体就会出现明显的肌肉萎缩、心肺功能退化;更长时间制动还会引起骨质吸收-骨质疏松、痉挛-挛缩和严重的营养不良等,这些都属于失用。因此,康复性活动在可能的情况下应及早进行,其为减少失用和确保功能最大程度恢复的重要方法。早期活动必须在科学基础上、经过循证医学证实的规划和在专科康复医师、康复治疗师指导下进行。患者的疲劳程度和自我感觉是控制活动量的重要指标。

功能评定 不同器官系统的问题需要不同的评定方法。如肌肉萎缩既可通过检测肢体周径或肌肉容积进行简单测定,也可通过肢体最粗部位的 CT 扫描来计算特定肌肉的横截面积,以精确测定其功能;对骨质的评估与考量既可通过 X 线片粗略判断,也可通过骨密度仪精确测定。

康复目标和原则 通过康复处理恢复正常的功能状态,通过二级预防避免制动-失用，是临床康复医学的基本任务之一。为避免出现严重的失用状态再进行处理，专科康复医师必须具有很强的二级预防意识。"早预防、早发现、早处理"是康复的基本原则。

康复治疗 根据不同的问题，确定不同的康复训练方法。如肌肉萎缩，在主动性运动功能丧失时，可以进行被动性处理，包括关节活动度的被动性活动、按摩、神经肌肉电刺激等。一旦患者恢复了主动性活动能力，就必须尽早开始主动的康复训练：从无负荷的肢体活动，逐渐过渡到有负荷的肌肉抗阻活动，若有可能需进行强化的康复训练。通过反复的评定，确认肌肉容积是在保持抑或逐渐增加，并需确保肌肉功能不断增强。在强调早期康复的同时，一定要遵循科学的原则，制订完整的康复治疗方案，确保安全。

转归 绝大部分失用状态可通过二级预防避免。一旦发生"制动-失用"，应及早发现和及时正确处理，多可逐渐稳定，不会影响继续进行的强化性康复训练。例如为了预防和处理下肢深静脉血栓形成，需参考此前相应条目处理。但长期制动必然会形成严重的失用状态，如肌肉已严重萎缩、关节挛缩畸形，功能很难恢复，即使进行长时间和正确的康复性训练，结果也常较差。

预防 二级预防至关重要。如适当进行下肢活动，不仅可以预防下肢深静脉血栓形成，而且可以预防肌肉萎缩和关节挛缩。

（王茂斌）

wùyòng kāngfù

误用康复 （rehabilitation of misuse） 对器官误用所致功能障碍患者的康复处理。误用既包括方法不正确的训练或处理，也包括训练过量或时间过长。中国康复医学起步较晚，学科建设尚不完善，常有发生或增加误用的可能。

功能障碍 不同的误用性训练或处理会产生不同的误用结果，如痉挛。痉挛是牵张反射过度活动引起的肌肉紧张度异常增加的综合征，常发生于上运动神经元的下行运动传导束损害（如脑卒中、脑外伤等）。抗重力肌痉挛是上运动神经元损伤患者常见的并发症之一。轻度痉挛有助于维持身体姿势，而严重痉挛常可导致肢体酸胀疼痛，久之会发生关节挛缩、畸形，并可增加异位骨化和骨折的发生率，影响患者日常生活活动能力及康复治疗效果。在实际康复处理时，不恰当的训练（如脑卒中偏瘫时，抗重力肌训练强于拮抗肌训练，即下肢重点训练伸肌、上肢重点训练屈肌），会导致下肢伸肌和上肢屈肌痉挛加重（如脑卒中偏瘫时产生的"上肢挎篮、下肢划圈"动作），发生误用。骨关节损伤后不恰当、过量或过长时间的活动或训练，可使损伤程度加重，如疼痛加重、关节肿胀、关节积液等，形成新的运动功能障碍。

功能评定 ①肌痉挛评定：常用改良的阿什沃思评定量表。但痉挛的"易变性"很大，如患者平日肢体痉挛并不明显，但见到陌生人或医师会表现出明显的肢体痉挛状态。在这种情况下，单用一次阿什沃思评定量表描述痉挛显然欠妥，还需要康复治疗师对患者的整体情况进行综合性分析。②骨关节系统运动功能评定：见肌力评定、关节活动度评定和步态分析等评定方法。

康复目标和原则 通过正确的康复功能训练，纠正误用状态，获得最大程度的功能恢复。如上运动神经元损伤后，进行抗重力肌的肌张力优势恢复，应使主缩肌与其拮抗肌在肌张力、肌力和随意支配能力达到"平行的恢复"，可减轻或控制肌痉挛。通过二级预防，避免抗重力肌痉挛。对于骨关节系统功能、心肺功能、慢性疼痛等，也需要通过正确的康复性训练或处理，克服误用的影响，循序渐进地获得最佳的功能后果。

康复治疗 不同的误用问题需采用不同的康复性处理，主要方法如下。

药物治疗 ①口服抗痉挛药物：是治疗肌肉痉挛的首选方法，因为使用方便，对多数患者有效且不良反应较少。临床常用控制痉挛的药物有主要作用于中枢神经系统的巴氯酚、地西泮、替扎尼定和直接作用于骨骼肌的丹曲林等。②其他用药方法：安置巴氯芬泵鞘内注射巴氯芬，对痉挛肌进行肉毒毒素肌内注射（见肌松类药物）。

运动疗法与物理治疗 对口服抗痉挛药无效或不能长期坚持服药的患者，可以考虑采用运动疗法和物理治疗。其目的在于降低肌张力和恢复肢体功能，最终使患者生活自理或提高生活质量。了解上运动神经元损伤后痉挛发生的机制，制订正确的康复训练计划，开展对抗因误用而痉挛的训练，为基本的物理治疗方法。①关节活动度训练：是处理痉挛最基本的方法之一。无论每日由患者自己还是由他人进行训练，都可防止发生关节活动受限。关节活动应缓慢、稳定，并达到全范围。②拉伸锻炼：患者的肌痉挛与上运动神经元损伤后发生的牵张反射活动亢进有关，牵拉肌肉可降低亢进的牵张反射活动，有助于缓解痉挛。被动或主动训练和拉伸锻炼（包括站立或夹板疗法）是短期和长期处理痉挛的关键。利用斜床或站柜进行站立训练，对髋关节屈肌、膝关节屈肌和踝关节屈肌均可起到良好的牵张作用，从而抑制痉挛发生。③水疗：有全身电动浴缸、Hubbard 槽浴、步行浴、水中运动池训练和水中步行训练等。各种方式的水疗，尤其水中运动治疗均有助于提高患者的残存肌力、运动功能和生活自理能力，短时缓解肌肉紧张度，扩大关节活动度，缓解肌痉挛，消减麻、胀、痛等症状。水疗是缓解痉挛的治疗手段而不是根治手段，但对脊髓损伤康复有明显疗效。在脑卒中偏瘫的康复性训练中，应注意避免出现误用状态。对已有"上肢挎篮、下肢划圈"动作的患者，更应重点进行痉挛肌的拮抗肌训练和处理肌肉痉挛，才有可能改善肢体的运动功能。

神经阻滞疗法　见神经阻滞技术。

手术治疗　当肌痉挛不能以药物、神经阻滞、理疗等方法得到控制时，可以采用手术方法使过高的肌张力下降而不损害残余的运动及感觉功能。

选择性胫神经切断术　主要用于缓解踝关节痉挛。在腘窝下行暴露胫神经，用双极电极刺激进行确认，切断每支神经束的 4/5，既能防止周围神经再生，又能保留足够的运动功能，防止肌肉失神经支配引起严重肌萎缩。

选择性闭孔神经切断术　用于缓解髋关节屈曲内收痉挛。方法是在长收肌前面、耻骨沟下做一小的皮肤直切口暴露闭孔神经，用电刺激确认后切断该神经束的 4/5。该神经到短收肌的分支必须保留，因为它主管髋关节内旋；到闭孔外肌的神经也应保留，因其对股骨稳定在髋臼中起重要作用。为使治疗效果更佳，闭孔神经切断术常与胫神经切断术联合应用。

选择性脊神经后根切断术　通过选择性切断脊神经后根 Ⅰa 类纤维，阻断脊髓反射弧中 γ 环路，在最大限度保留肢体感觉且不影响运动功能的前提下有效地解除痉挛，降低过高的肌张力。下肢交叉、尖足畸形使患者不能独坐，护理困难，且易合并压疮、泌尿系感染等。术后患者肌张力降低，肢体松软，易于护理，会阴部易于清洁，特别是女性患者，可治愈泌尿系感染；术后下肢和交叉尖足畸形消失，患者可在扶持下或扶拐站立。肌张力增高可干扰肌力的正常发挥，使肢体运动障碍和姿势异常甚至痉挛，致肢体软组织挛缩畸形。术后患者肌张力下降使肌力得到正常发挥，同时为功能康复训练奠定基础，有利于肢体功能恢复。

选择性脊神经后根切断术治疗肢体痉挛的适应证如下。①肢体痉挛，肌张力 3 级以上，有一定肌力（Ⅱ~Ⅲ级），膝关节被动屈曲后有一定的伸膝功能。②上运动神经元损伤 1 年以上，病情稳定在半年以上者。③MRI 证实原损伤处无脊髓受压，不需要进一步手术者。④肢体僵硬，被动屈伸极度困难，合并压疮、泌尿系感染，患者及其家属强烈要求手术者。⑤肌张力高，下肢关节无固定畸形，年龄小于 45 岁，无意识障碍，术后能主动配合康复训练者。⑥无严重软组织挛缩及骨关节结构与功能异常。⑦心、肝、肺、肾等器官功能无明显异常。痉挛部位是决定手术入路的关键。对上肢痉挛者，经 C5~C7 椎板切开并复位或行半椎板切开术，行 C5~T1 神经后根选择性切断术。下肢痉挛者，经 T11~L1 或 L1~S1 椎板切开，行 L1~S2 神经后根选择性切断术。仔细分离辨认神经后根与小的分支，并结合术中对神经根、神经小分支电刺激所引发的肌肉收缩异常反应（包括肌电图异常类型）、电刺激阈值的高低，决定是否切断该神经小分支。根据痉挛的分布特点，确定要切断的神经根节段水平。选择性脊神经后根切断术手术能使肢体痉挛在短时间内得到改善，为术后康复训练奠定基础。康复训练和手术相结合是解除肢体痉挛很好的方法，能有效恢复肢体功能。

电刺激疗法　具体如下。

直肠电刺激　服用抗痉挛药物无效或不能长期坚持服药的患者，可用此疗法。患者晨起后进行 1 次电刺激，可保证日间日常生活的顺利完成，有利于患者的康复训练。该疗法对截瘫患者的神经痛和尿频也有一定治疗作用。

功能性电刺激　可以缓解肌痉挛，增强肌力。常用的有治疗性电刺激、脊髓电刺激、低周波、间动电及各种低频脉冲电流。对脊髓损伤所致的痉挛性麻痹，采用频率 20Hz、波幅 0.12mes、振幅 0~15V 的方波电刺激，经皮埋藏电极作用于脊髓部位，可取得较好疗效。

体外交替电刺激　用波宽和频率相同、但先后出现的两组方波，分别刺激痉挛肌及其拮抗肌，使两者交替收缩，利用交互抑制对抗痉挛。治疗后痉挛肌最初可缓解 24~48 小时，随着治疗进展，缓解时间可能延长。

经皮神经电刺激　将炭电极和传导凝胶放于两侧胫神经上，以刺激腓肠肌。用频率 100Hz、持续时间 100 毫秒、强度 50mA 的双向性方波（此强度不能发生肌收缩）进行刺激，每日 1 次，每次 15 分钟，共 15 次。在反射活动增强的运动训练或睡眠之前可用此疗法作为辅助治疗。从长期效果看，亦可作为痉挛的辅助治疗。

对于其他误用问题，也需认真分析、选择正确的评定方法，制订完善的康复计划，以及实施正确的、能够纠正误用状态的康复处理。

转归　早预防、早发现、早处理，痉挛易纠正、花费少、效果好。避免因不当的康复处理产生误用功能恢复更加困难。一旦出现严重的痉挛状态，其处理难度大、花费多、效果差。长期痉挛得不到恰当处理，有可能发展为关节挛缩。

预防　二级预防十分重要。

（李建军）

guānjié luánsuō kāngfù

关节挛缩康复　（rehabilitation of joint contracture）　对关节挛缩所致功能障碍的康复处理。目的是改善患者肌肉、关节囊及韧带软组织纤维化引起的关节僵直所致的功能障碍，以达到功能康复目的。

功能障碍　表现为关节活动范围受限。挛缩不仅出现于瘫痪肢体，也可见于正常部位的关节，好发于肩、肘、膝、踝、趾等关节。挛缩影响康复计划、进度及日常生活活动。不良肢体体位挛缩引起意外骨折者亦不少见。

挛缩分类　①软组织性挛缩：指由于皮肤、肌肉、神经等（非关节构成体的）软组织发生的关节活动范围受限。②神经性挛缩：上运动神经元损伤除引起缺少活动所致的非瘫痪区域的软组织挛缩外，主要引起神经性挛缩。神经性挛缩可分为回避疼痛的反射性挛缩、痉挛性瘫痪所致的痉挛性挛缩、弛缓性瘫痪所致的弛缓性挛缩。上运动神经元损伤者发生的挛缩主要为痉挛性挛缩；四肢瘫患者的上肢或马尾神经损伤的下肢，也可出现弛缓性挛缩。瘫痪性挛缩可分为：脊髓灰质炎或脊髓膜炎等急性发病、原因不明的关节挛缩，瘫痪区域四肢失用所致的挛缩，肌力不平衡所致的进行性挛缩等。

挛缩发生机制　结缔组织有疏松和致密之分。①疏松结缔组织：在关节、肌和结缔组织层以及皮下组织等经常活动的部位，由胶原纤维和细网状纤维构成，无一定排列结构。②致密结缔组织：是构成密集的网状结构，如筋膜、腱鞘和瘢痕等。创伤在愈合过程中，如果该部位保持经常活动，即可产生疏松结缔组织；如果治疗期间限制运动，就会出现致密结缔组织增生，导致该部位的活动明显受限。脊髓损伤所致的截瘫与四肢瘫，由于关节丧失主动运动，疏松结缔组织发生短缩，变成致密结缔组织，失去弹性和伸缩性能，这一过程发生在关节、筋膜、肌、结缔组织层和韧带等处。人体关节在正常以及安静时，多取轻度屈曲位，因此，脊髓损伤患者多表现为屈曲性挛缩，而脑卒中偏瘫患者多表现为上肢屈曲性挛缩、下肢伸展性挛缩。

挛缩的发生常与以下情况有关。①关节或肌肉不活动，致局部循环障碍出现水肿。②外伤或粗暴的功能训练，致关节周围少量出血、细胞浸润。③治疗过程中瘫痪肢体的不良体位。④损伤后出现结缔组织增生而形成纤维性瘢痕组织、关节囊狭窄。关节周围结缔组织的黏多糖及水分丧失，及局部循环障碍，致关节内压上升，加之软骨变性坏死而发展为关节腔内纤维性粘连。

挛缩诱因　①弛缓性瘫痪时，为体位、肢体重力、寝具的重量等外力所致。②痉挛性瘫痪时，为过度紧张的肌肉挛缩所致。③未瘫痪的肌肉可因拮抗肌瘫痪而显示的过度紧张。④为减轻疼痛出现的强迫肢位（施加压力迫使肢体保持某种体位）使肌肉挛缩。⑤肌肉以外的关节周围软组织炎症、异位骨化或关节本身变性等情况诱发挛缩。⑥运动疗法过度或受伤时造成关节周围少量出血。⑦由于对患者护理不当，关节被固定在屈曲位。⑧屈曲反射造成的不良姿势。⑨关节周围如果有大面积外伤，可急剧发生挛缩。

功能评定　①挛缩肢体体位：脊髓损伤时出现障碍程度较高的挛缩肢体体位，有趾屈曲位，踝关节马蹄足位，膝关节及髋关节屈曲位，指关节、腕关节以及肘关节屈曲位，肩关节外展、内旋位。此外，还有肩关节因自身重量而呈现的内收、内旋位。②关节挛缩诊断：需要了解每个关节的活动及各类型关节的特点，着重检查四肢关节，必要时用图表表示关节活动度（见关节活动度评定）。常见被动活动受限的关节是掌指关节、指间关节、肘关节，下肢挛缩常见于趾关节、膝关节和踝关节。③痉挛与挛缩：上运动神经元损害（如脑卒中、脑外伤、脑手术后等）时常伴有痉挛，有时合并挛缩。因此，需要区别痉挛和挛缩。前者是神经反射性的，后者是关节周围组织纤维化引起的。有时只有在抑制痉挛后，挛缩才能被诊断。有的病例只有在全身麻醉后才能诊断，如髋关节屈曲挛缩。

康复目标和原则 对于已经发生的挛缩，希望通过适当的康复训练或处理，尽早恢复正常的关节活动度。一旦发生严重的关节挛缩，即使长期的正确康复处理，结果也是"时间长、代价高、效果差"。因此，早期的二级预防至关重要，早预防、早发现、早处理，争取保留关节活动度。

康复治疗 自急性期开始即进行正确的康复处理者，很少有挛缩出现。但亚急性期以后再进行康复处理者，则时有显著挛缩发生。挛缩一般不进行手术治疗。应以积极的关节（包括四肢）活动训练，即以伸张运动、温热疗法、水疗、夹板疗法等物理治疗为主。但对严重的关节挛缩，有时需先手术清除关节周围的纤维化组织，然后再进行康复性训练。

非手术矫正 为改善关节活动受限施行的方法，包括手法矫正的康复治疗师的手法，利用器具的机械矫正，利用患者自身体重、肢体位置和强制运动的活动度矫正训练等，统称为伸展法，此法与预防性方法具有同样效果。此外，还具有以下两个特点：①可剥离较新的粘连，增加活动性。②可伸长短缩和挛缩的肌肉、筋膜、肌腱和韧带，增加关节活动性。在施行伸展法治疗时，结合使用沙袋、固定带或人力进行固定，效果会更好。对于足下垂患者，可让其站立在斜台上使屈肌肌群伸展。

外科治疗 非手术治疗无效、出现明显挛缩而不能生活自理者，可采用外科手术治疗，如肌腱切断术、肌腱延长术、关节囊松解术等，但需注意不要加重肌力丧失，必要时可行截骨术。

注意事项 瘫痪区域挛缩的徒手矫正应以关节的被动运动为主，但尚有自动运动能力者，应尽量以自动辅助运动为中心进行训练。①被动运动：实行时要避免操作粗暴，防止韧带、肌肉和肌腱等软组织损伤，因有时可致关节周围骨化。②伸张运动：注意患者手指伸肌腱过度伸展可引起肌腱固定动作障碍。③温热疗法：不仅有镇痛作用，对结缔组织伸张性及缓解关节僵硬亦有作用，已普遍应用于对挛缩的治疗。不仅对疼痛性肩关节挛缩，而且对感觉正常区域的挛缩亦有效。对瘫痪区域四肢使用热裹法等局部温热疗法可发生烫伤，应以水疗为最佳。④护理：定时变换体位，使四肢保持良好的肢体体位，避免训练动作粗暴。关节挛缩时肢体体位不当可发生压疮，要仔细观察。在病房内的日常生活活动中，瘫痪的肢体因骨萎缩（骨质疏松脱钙）而易出现骨折，护理人员在进行辅助动作时要特别小心。

转归 如发生严重挛缩，患者自身的运动功能会基本丧失。适当康复性处理后（包括手术治疗），患者的运动功能可能会有部分改善。相当一部分患者可能需要依靠辅助装置（如电动轮椅）才能获得移动功能。

预防 强调二级预防的作用。大部分患者可在发病早期即开始进行肢体活动，以免严重影响运动功能。可在伤后即开始关节活动训练以预防关节挛缩。上运动神经元损伤开始治疗时，强调关节挛缩的预防。①损伤后当日即开始四肢关节全部活动范围的、慎重的被动活动训练。②预测瘫痪所致的肌肉失衡与重力作用的方向，保持与卧床姿势相应、静息时良好的肢体位置。如脊髓损伤患者关节活动度的被动运动，由受伤当日开始，谨慎地每日进行数次，第2周开始至少每日被动运动1次。进行急性期关节活动度被动运动时，避免活动损伤的脊柱。肩关节运动时需由助手保持肩胛固定，有些病例外展、屈曲运动要限制在90°之内。髋关节在急性期应根据胸椎和腰椎损伤的平面高度，屈曲运动限制在20°~40°。为使髋关节在仰卧位时保持伸展位，侧卧位时髋关节要保持20°屈曲位，髋关节出现痉挛时易呈内收位，故需保持约10°外展位。上肢和肘关节保持伸展位，肩关节仰卧位时保持外展、外旋位，侧卧位时保持屈曲90°位。四肢瘫患者因胸大肌麻痹易出现肩关节外展位挛缩，所以主张肩关节的安静肢体位应为内收、外展均在0°位。③在床上变换体位，预防压疮和关节挛缩。一般上肢可利用身体自重完成肩关节内收内旋、肘关节屈曲、前臂旋前等，可获得相反的体位。如仰卧位时肩关节外展、肘关节屈曲、双手置于头下，或肩关节外展、肘关节伸直、前臂旋后，上肢与躯干垂直等姿势。对于下肢，勿垫高膝部以免膝关节和髋关节屈曲挛缩。为预防压疮，可将柔软的海绵枕置于腘窝及小腿处。为防止髋-膝关节和膝关节伸展挛缩，侧卧位时将上面的下肢置于屈曲位，为防止髋关节内收，可在床端置一足板或硬垫，将足底放平，保持中立位。④早期进行关节被动活动。所有关节每天都要进行关节活动范围内的活动，每一个关节活动 5 次。活动时避免过快，避免诱发伸张反射，要耐心轻柔地进行。对于残存肌力的部位应由患者自主运动，按功能运动训练的方法进行锻炼。在活动遇到阻力时，不急于求成以免引起软组织损伤，要循序渐进地增加关节活动度。在脊髓外伤后脊柱不稳定的情况下，特别是在颈椎不稳定时，髋关节活动尽量避免超过 90°。⑤注意保持重要关节的活动范围，如肩关节屈、伸、外旋与水平外展；肘关节屈、伸，腕关节掌屈、背伸；手指屈曲及拇指外展；髋关节屈、伸，膝关节屈、伸，以及踝-趾关节屈伸等。⑥使用夹板保持肢体功能位。如脊髓损伤后，早期应注意将关节置于功能位。因为当关节处于活动范围的中间位置时，肌肉萎缩和关节囊挛缩粘连可降低到最低限度。康复常用的夹板是以保持肢体功能位为目标，采用聚乙烯树脂泡沫制品或足板以防止足下垂。为防止麻痹手因水肿而出现掌指关节伸展挛缩，在上肢夹板腕关节功能位背屈的同时将各指屈曲以弹力绷带固定。

（李建军）

yìwèi gǔhuà kāngfù

异位骨化康复 （ rehabilitation of heterotopic ossification）

对异位骨化所致功能障碍患者的康复处理。异位骨化是指解剖学上于不存在骨的部位有新生骨形成。已形成的异位骨化具有中央管（哈弗斯管）或骨髓腔的正常组织，应将其与肌肉中钙离子沉着相区别。健康人有时在反复受伤的肌肉或大腿内收肌处发生异位骨化；在脑卒中、脑外伤、脊髓损伤等患者中也可有异位骨化发生，如脊髓损伤者异位骨化的发生率为 20%~30%，颈髓损伤异位骨化的发生率比胸髓-腰髓损伤的发生率高。

发生部位 髋关节及膝关节处异位骨化多发，无左右差异，小关节处发生者甚少。骨化多发生在关节周围，但也有呈骨化性肌炎而出现在肱三头肌、臀中肌和股四头肌等处者。

发生机制 尚不十分明确，但瘫痪肢体肌肉、韧带过度紧张的机械性因素可能是其发生的基础。局部循环动态变化引起组织内氧分压低下而引起水肿等炎症状态，以及自主神经功能不全引起局部异常营养状态，也可导致间叶组织出现化生性变化，最后呈现骨化。局部循环静止状态也可能是此症发生的原因之一，表现为局部流入、流出血量减少而产生血液停滞。这些既是异位骨化的发生机制之一，也是主张早期开始关节活动度训练的理论基础。

发生时期 异位骨化可发生于伤后 3~4 周，但也有伤后 3 年半才发生的，多在伤后 1.5~2.5 个月发生。初期仅为较淡的骨化阴影，2~3 个月 X 线检查可呈"浓厚化"块状并形成骨小梁，再经过数月，骨轮廓更加明显。受伤后早期发生的骨化多为大型，迟发的骨化多仅在 X 线片上发现，所以临床上成为"问题"的是伤后较早出现的骨化。

功能障碍 主要是运动功能受损。局部以炎症而发病者多见，表现为红肿、不全瘫痪，主诉局部疼痛、肿胀，有时可波及整个肢体。脊髓损伤患者伤后 4~10 周，在大关节主要是髋关节周围有时出现红肿及热感。肿胀消退后，在关节附近，如髋关节前侧及大腿内侧可触及硬性包块，影响关节活动度，给患者的坐位、转乘及更衣等动作造成不便，且易发生压疮。需与静脉炎鉴别。有时初期即可出现关节活动受限，多数为逐渐出现并伴有高度关节挛缩，但大多数受限范围不大，不影响日常生活活动。轮椅生活必要的髋关节屈曲范围为 50°~60°，严重到不能乘坐轮椅生活者较少见。

功能评定 急性期如果红细胞沉降率、血清碱性磷酸酶、肌酸磷酸激酶值上升，X 线显示新骨形成，即可诊断异位骨化。早期诊断可依据以下几点。

生化检查 血清钙和磷在病程经过中多正常。碱性磷酸酶较早期即有升高，多与局部炎症症状同时期升高［正常值：酶速率法（37℃），40~160U/L］，2 型碱性磷酸酶一般少于 3 型。碱性磷酸酶值多在 X 线片出现骨化阴影前升高，多随阴影浓化而稍降低，但亦属高值，随骨小梁形成及边缘清晰化而降至正常值。骨化发展迅速的病例，碱性磷酸酶值亦明显升高，与骨化发展呈平行状态，临床上，肌酸磷酸激酶及尿中羟脯氨酸亦有诊断价值，但甲状旁腺激素及降钙素正常。

骨扫描 ^{99m}锝骨扫描是骨化进展的重要参考依据，与血清碱性磷酸酶值上升期一致或稍迟，局部出现聚集像，随骨化进展、摄取、吸收逐渐减少。应用依替膦酸二钠等治疗此症时，骨扫描亦是判定疗效的有效方法。

CT 检查 CT 显像中组织密度的比较有利于早期诊断，在单纯 X 线检查阴影尚未明显时期，该部位的 CT 检查已呈现高密度骨化，且呈高值，CT 检查对掌握骨化范围及关节位置关系的观察亦有帮助。

单纯 X 线检查　要在伤后 1.5~2.5 个月之后能观察到此症出现,在此之前很难发现。一般根据局部临床所见、血清碱性磷酸酶值升高、骨扫描、CT 诊断之后,多可用单纯 X 线检查进行病程经过观察,所以其在临床上仍是极有用的手段。大多数患者可根据单纯 X 线片检查依据骨化大小进行分类。临床上常将髋关节部位的异位骨化分为 5 型。①0型:无异位骨化者。②1 型:出现部分轻度异位骨化者。③2 型:异位骨化出现于股骨小粗隆至骨盆中央,股骨大粗隆以上亦可见者。④3 型:异位骨化在股骨大粗隆至骨盆上部,沿股骨轴向下扩展者。⑤4 型:异位骨化面积大,髋关节已判断不清者。临床上 3 型和 4 型属大骨化型,较为重要。二者在伤后早期产生局部炎症症状使关节活动受限,碱性磷酸酶升高,骨扫描上呈聚集像,亦可使关节呈强直状态,合并其他关节异位骨化。

康复目标和原则　早预防、早发现、早治疗,防止关节活动受限。

康复治疗　异位骨化系失神经肌肉变性还是骨化性肌炎所致尚无定论,由于认识不同而治疗方法各异。伤后进行系统康复治疗和充分关节活动度训练者,与未经过上述治疗者比较,此症发生率无明显差异。

较早期异位骨化处理　局部出现红肿等炎性症状时,要稍减少关节活动训练,替之以轻柔的训练,同时局部冷敷并服用消炎药,以防炎症加剧。但过度静止不动也可导致关节活动度降低,故炎症减轻后,要积极进行关节活动度训练,以确保关节活动度,但关节活动训练有时可在骨化处

形成假关节。髋关节异位骨化时,要保持 60°以上关节活动度才能维持轮椅上的日常生活活动。应避免患肢关节发生挛缩乃至强直,对于严格要求局部固定的肢体,平时应注意保持关节最低的活动度。虽然此症的发生也可能与暴力的被动活动关节致关节周围软组织损伤有关,但仍需为保留残存的关节活动度而坚持被动活动关节。非甾体抗炎药、骨钙素、依替膦酸二钠等是临床预防和治疗异位骨化的常用药物。

关节活动度受限处理　异位骨化引起关节活动度降低者多见于 3 型及 4 型,但引起康复治疗延迟或影响日常生活活动者较少。异位骨化引起功能障碍而需手术者仅有 1.5% 左右,需要手术摘除者以髋关节为多,多为颈髓损伤病例。为改善日常生活活动能力而行外科手术切除新生骨时,要通过 X 线或骨扫描证明骨化成熟可进行,否则将会导致伤后伤口出血、术后化脓,或手术侵袭而使骨化复发加重。将异位骨化全部摘除,是不可能的且无此必要。实际上,骨化部位形成假关节对保持关节活动度有利。在髋关节,骨化往往不侵犯关节腔或关节囊,即"关节外强直",因此,手术时在关节前将骨化做楔形切除,可保证髋关节活动度达到 60°~70°。如果骨化相当广泛时,则需根据患者能否坐平而决定是否将其股骨头和股骨颈同骨化一起切除。术后建议继续使用相关的药物治疗和实施康复性训练。

转归　早发现、早治疗,可使大部分患者保留相当的关节活动度和功能性活动。只有少数患者可能需要手术处理。

预防　强调二级预防的作用。

应早期进行系统的康复处理,如在床上或垫上变换体位、进行关节活动度训练以及残存肌力训练等,应用适当药物,注意各关节状态等。

(李建军)

yāchuāng kāngfù

压疮康复（rehabilitation of pressure ulcer）　对压疮所致功能障碍患者的康复处理。压力、剪切力和/或摩擦力在皮肤和皮下组织造成的局限性损伤,称为压疮。通常发生在骨突出的表面。压疮多为患者长期卧床、护理不到位所致。肩胛部、骶尾部的压疮使患者不能平卧,压疮严重感染甚至可危及生命。

形成原因　局部过度受压及持续压迫时间过长,是发生压疮的两个关键因素。当压力超过正常毛细血管压 32mmHg（1mmHg = 133.32Pa）时,即可发生毛细血管血流阻滞,组织缺血、缺氧,细胞代谢障碍,最终导致组织坏死,形成压疮。压力大小与受压时间有一定关系,在很大压力下较短时间即可形成压疮。对皮肤的剪切力可间接导致组织坏死。不正确的翻身和搬运均可产生剪切力,故应避免在床面上拖拉患者,防止皮肤受到剪切力作用。半坡位的坐姿亦会使骶尾部有向下滑动的分力,从而产生剪切力。

影响因素　①营养状况:营养不良会造成皮肤对压力的耐受性下降,贫血、低蛋白血症、微量元素缺乏可促进压疮形成,并使之难以愈合。②皮肤条件:皮肤干燥、变薄、脱屑等均易形成压疮（以老年人多见）;皮肤潮湿（二便失禁及汗液刺激）可使之浸渍松软,易为剪切力所伤;皮肤卫生条件不佳,导致皮肤表面细菌数量增多,影响压疮愈合。

③按摩：无助于防止压疮。对压疮前期皮肤红斑，按摩会影响局部微循环，促进压疮发生。需改变此前关于"按摩可治疗压疮"的认识误区。④社会心理因素：对好发生压疮的高危人群，未能给予充分的教育和指导，未能建立正确的家庭护理及自我护理观念。

分型、分度及好发部位 具体如下。

分型 ①溃疡型压疮：多见，首先累及皮肤浅层，逐渐向深层发展，组织坏死形成溃疡，压疮边缘皮下多形成潜腔，周围皮下组织多形成很厚的瘢痕。②滑囊炎型压疮：主要发生于坐骨结节部位，早期表现类似坐骨结节滑囊炎，囊内可抽出黄色或血性液体，皮肤表层早期无明显破溃，皮下深层组织坏死较广，又称闭合型压疮。

分度 ①溃疡型压疮：Ⅰ度，有红斑出现，仅限于表皮；Ⅱ度，皮肤破溃，累及真皮；Ⅲ度，累及皮下组织，多在筋膜之上；Ⅳ度，深达肌肉或骨。②滑囊炎型压疮：Ⅰ度，局部红肿充血，皮肤无溃疡形成，滑囊内可抽出黄色或红色液体；Ⅱ度，局部皮肤破溃，外口小而内腔大，滑囊内渗出多，多合并感染；Ⅲ度，皮肤破溃外口可增大，深层组织广泛坏死，累及骨组织及附近深部组织。

好发部位 多发生在骨突起部，包括枕部、肩胛部、骶尾部、股骨大粗隆、腓骨小头和外踝以及足跟等部位，其中以骶尾部、坐骨结节及大粗隆等部位的发生率最高。

功能障碍 疼痛、创面渗出、严重感染等，常会极大地影响临床和康复治疗进程，难以获得良好的功能后果。患者的移动和活动能力严重受限。通常这类患者营养状况和身体抵抗力极差，严重感染是致死的常见原因之一。

功能评定 见日常生活活动能力评定和生活质量评定。

康复目标和原则 争取压疮早期愈合。早预防、早发现、早治疗，避免压疮面积不断扩大，形成严重感染。

康复治疗 具体如下。

解除压迫 减压是治疗压疮的关键。如果不能解除压疮部位所受的压迫，任何治疗效果都不会满意。在实际工作中，治疗的难点主要是如何做到既保证已有压疮的部位不再受压，又预防其他部位出现新的压疮（尤其在多个部位均发生压疮时）。对四肢部位的压疮，无论变换何种体位，都应用两块小海绵垫将压疮部位架空；对躯干部的压疮（如骶尾部、两侧坐骨结节），可用两块大海绵垫将压疮部位架空。不少医院仍在使用气圈，其不适于对压疮做减压处理，因为充气的气圈可压迫阻断皮肤静脉回流，不利于中心部位皮肤血液循环。方形垫则较为适用。

改善全身营养状况 根据患者的病情制订合理膳食，保证蛋白质、糖类、脂肪以及微量元素摄入。

局部处理 ①换药：更换敷料，保持创面清洁，渗出多的创面可增加换药次数，但次数不宜过多，可每日 2 次；对肉芽组织新鲜、渗出不多的创面可 2~3 天换药 1 次，以免影响上皮组织生长。如创面较深，可用过氧化氢液（双氧水）及生理盐水冲洗。随着创面变浅、变小，应减少使用过氧化氢液的次数，否则不利于上皮组织生长。局部不用或慎用抗生素。②清创：创面坏死组织易引起感染并阻碍愈合。对范围较大的坏死组织可分次剪除，并配合使用酶类制剂溶解清除坏死组织，以减少创面过度渗出。

物理疗法 可应用红外线、紫外线、高频电、高压氧等方法治疗压疮，以改善局部血液循环，促进上皮组织愈合。

手术治疗 经过长期非手术治疗创面不愈合、创面肉芽老化、创缘有瘢痕形成，且合并有骨、关节感染或深部窦道形成者，应考虑手术治疗。术前应注意控制感染、清洁创面、改善全身营养状况、进行体位训练（如取俯卧位，以避免手术区受压）。术中应注意彻底切除压疮，如累及骨面应凿除部分骨质，并根据压疮的部位、大小，设计不同的皮瓣或肌皮瓣，缝合时避免张力过高，以免影响愈合。

转归 早发现、早治疗，可使大部分压疮愈合。压疮面积越来越大、感染越来越严重，会使强化的康复处理无法进行，甚至危及生命。

预防 是处理压疮的关键。特别应该强调的是，如果已发生压疮，需预防压疮面积扩大及其他部位发生新的压疮；预防已经愈合的压疮复发，这些都属于二级预防。减除压迫既是预防压疮的关键，又是治疗压疮的先决条件。针对产生压疮的原因及各种影响因素，可采取以下措施。

定时变换体位 应防止患者同一部位长时间、持续受压，一般采取交替变换仰卧、侧卧、俯卧等体位的方法。卧位变换体位间隔时间一般不超过 2 小时。坐位时应每隔 20~30 分钟用双手撑起身体，使臀部离开坐垫 30 秒，以改善受压部位的血液循环。

减轻骨突出部位受压 可用软枕、海绵等将骨突出部位垫高，特别是后枕部、肩胛部、骶尾部、髋关节、膝关节，以及足跟和内外踝部。

选择良好的坐垫和床垫 床垫的机械性能要好，应具有一定的厚度及弹性，使承重面积尽量增大，并有良好的散热、吸汗、透气性能。坐垫厚约 10cm 为宜，应使用天然面料，使局部干燥透气。市场上出售各种充气垫及气垫床，可供选用，但仍要注意定时翻身。

改善全身营养状况 保证摄入的营养全面均衡，多进食富含蛋白质和维生素 C 的食物，以防发生负氮平衡和贫血。

(李建军)

shēnjìngmài xuèshuān xíngchéng kāngfù

深静脉血栓形成康复 （rehabilitation of deep venous thrombosis） 对深静脉血栓形成所致功能障碍患者的康复处理。深静脉血栓形成（deep-venous thrombosisr，DVT）是指血液在深静脉腔内异常凝结，其中以下肢深静脉血栓形成最为常见，也最为危险，此症亦可发生在其他部位。是脑和脊髓损伤的常见并发症。如脊髓损伤伴下肢深静脉血栓形成一般临床诊断率为 13%～15%，^{125}碘纤维蛋白原扫描检测的发现率可达 95%～100%。普遍认为这种并发症临床常见，但往往隐匿出现而被人们所忽视。

功能障碍 DVT 不仅影响患者肢体功能，严重者还可引起肺栓塞导致猝死，所以对偏瘫、截瘫患者需提高警惕，积极预防DVT 发生；一旦发生 DVT，则要及时采取有效的治疗，以控制或治愈 DVT，防止肺栓塞、截肢、深静脉功能不全的发生。

功能评定 一般在发现临床症状和体征后，立即进行超声学检查。诊断明确后，避免进行任何功能性评定（如关节活动度测量、肌力评定等），必须立即严格卧床。高危患者，需请血管外科会诊。

康复目标和原则 积极预防、早期发现、早期制动、正确处理，争取血栓机化，早日恢复下肢的活动训练和功能。

康复治疗 具体如下。

非手术治疗 ①一般处理：急性期绝对卧床 10～14 天，患肢抬高，高于心脏平面 20～30cm。床上活动时避免动作过大，禁止按摩患肢。②溶栓治疗：DVT 发生 3 天内使用溶栓药物治疗效果较好，可应用重组链激酶 3～7天，用药前给予地塞米松或异丙嗪等，以减少发热或过敏反应。也可应用尿激酶 7～14 天。溶栓药物最好从患肢远端静脉滴入，静滴时于患肢进针点近心端扎止血带，松紧以液体正好能滴入为宜，目的是使溶栓药物进入血栓所在的深静脉，更好地达到溶栓效果。③抗凝治疗：急性期多应用低分子肝素 7～10 天，以后改为长效抗凝剂或祛聚药如肠溶阿司匹林等口服维持。④祛聚治疗：起初多用低分子葡萄糖酐和丹参液静脉滴注，以后改为口服祛聚药物长期维持；溶栓、抗凝等综合治疗期间，特别是在患者服用华法林期间，应每月监测凝血时间、凝血酶原时间及活动度（凝血酶原时间的国际标准化比值，INR 值），观察有无出血倾向；高度警惕肺动脉栓塞的发生；每日测量双下肢相应平面的周径，密切观察患肢病情。⑤康复处理：急性 DVT 发生数日内，宜停止所

有功能训练及肢体气体促进泵治疗、肌电生物反馈电刺激治疗、按摩治疗。绝对卧床休息，抬高患肢，避免患肢大幅度活动，以防栓子脱落引起肺动脉栓塞。可应用湿热敷，以缓解痉挛、减轻疼痛、协助侧支循环建立、促进炎症吸收；当全身症状消失和局部症状明显改善后，可恢复双上肢肌、腹肌、腰背肌的肌力训练；恢复健侧肢体各关节被动活动及健侧肢体气体促进泵治疗、肌电生物反馈电刺激治疗；恢复健侧下肢推拿和针灸治疗。患肢的康复治疗及翻身、起坐、坐位平衡、床上转移、起立床站立训练仍停用；当症状明显改善且经辅助检查（如彩超、MRI、静脉造影等）证实静脉血栓消失，或症状明显改善且病程已超过 10 天者，可逐渐恢复患肢的运动训练及其他所有治疗，运动量和运动幅度应逐渐增加，循序渐进。起床活动后，应穿弹力袜或用弹力绷带，适当压迫浅静脉，促进深静脉血液回流。

手术治疗 对于抗凝治疗失败或有禁忌证的大静脉血栓，可由血管外科手术取栓或安置下腔静脉滤器。术后仍需进行抗凝处理。滤器也可在适当时间取出。

转归 除较大的血栓脱落致肺动脉栓塞引起死亡外，绝大多数患者在及早发现和正确康复处理后，数周之后血栓会机化，血管可以再生，下肢的康复性训练可以慢慢恢复。

预防 ①卧床期间应定时（每 1～2 小时为宜）变换体位，抬高患侧肢体。避免膝下垫枕及过度屈髋。②卧床期间应定时做瘫痪肢体的主动或被动运动，结合按摩、气体促进泵治疗等，以改善血液循环。③瘫痪肢体穿弹

力袜或应用弹力绷带。④纠正高血脂、高黏度等血液高凝状态。⑤对长期卧床患者，可预防性应用祛聚药物（肠溶阿司匹林等）或抗凝药物（低分子肝素）。⑥注意患者双下肢有无色泽改变、肿胀、皮温升高及静脉怒张，定期测量两侧下肢相对应的不同平面的周径，一旦发现两侧下肢同水平周径相差 0.5cm 以上，应及时进行下肢血管彩超或下肢血管磁共振等检查，以便尽早诊断，及时治疗。

（李建军）

shénjīngyuánxìng pángguāng kāngfù
神经源性膀胱康复 （rehabili-tation of neurogenic bladder）

对神经系统疾病（或损伤）所致储尿或排尿功能障碍患者的康复处理。储尿和排尿功能受中枢神经系统（大脑皮质、丘脑、基底核、小脑、下丘脑、脑干等）的支配，而膀胱和尿道又受脊髓下位中枢［下胸段（T8～T12）脊髓中枢支配膀胱逼尿肌与尿道括约肌］和交感神经、副交感神经以及躯干神经的支配。正常情况下，尿道括约肌收缩关闭出口，膀胱逼尿肌松弛得以储尿；当达到一定程度和有排尿意识时，尿道括约肌主动松弛而膀胱逼尿肌收缩，排出尿液。这种精细的交互性活动，确保储尿和排尿功能和谐与统一伺服系统正常工作。伺服系统中任何一个环节损伤，都会引发整个功能的障碍。由于神经损伤的部位、性质和程度的不同，功能障碍表现各异。如膀胱逼尿肌既可以表现为反射过度也可表现为反射低下，膀胱和尿道括约肌既可以痉挛也可以弛缓。在下运动神经元（如脊神经S3～S4节段或以下，以及脊髓圆锥和马尾神经）损伤时，膀胱反射减弱或消失；上运动神经元（如骶髓排尿中枢以上）损伤时，膀胱反射过度。它们均可影响膀胱逼尿肌的功能、膀胱感觉、膀胱容量和膀胱的顺应性。当尿道括约肌痉挛时，不论膀胱逼尿肌痉挛（膀胱缩小）还是松弛（膀胱扩大），都会有尿潴留；反之，尿道括约肌松弛，无论膀胱扩大（松弛）还是缩小（痉挛），均可致尿失禁。而膀胱逼尿肌是痉挛抑或迟缓，也根据疾病或损伤的种类不同而异。这就使神经源性膀胱的问题变得十分复杂。上述排尿功能障碍，在康复医学临床专业中被称为神经源性膀胱。

功能障碍　可为不同种类的储尿障碍（如尿潴留、白天尿频、夜尿、尿急、尿失禁、膀胱异常感觉等）和排尿障碍（如尿失禁、尿等待、尿分叉、排尿间断、排尿犹豫、排尿滴漓等），以及排尿后症状（如未排空感、排尿后淋漓不尽等）。无论尿潴留或尿失禁，都会严重影响储尿和排尿功能。尤其是尿潴留影响更为严重。它可能会影响输尿管和肾盂的功能，特别是下尿路压力过高会导致输尿管和肾盂的扩张和尿路感染，成为肾脏不可逆损害的主要原因，可导致严重的尿路感染甚至引发死亡。

功能评定　包括临床病史、体格检查、实验室检查（如尿常规、肾功能测定等）。相关的专科项目检查是关键的功能评定手段，如针对尿潴留，主要应用残余尿量超声学检查。有条件者应做尿流动力学检查，如尿流率测定、膀胱压力-容积测定、尿道压力分布测定、括约肌肌电图测定、影像尿流动力学检查等。尿路感染主要依靠尿细菌培养检查。

康复目标和原则　采取各种措施，恢复膀胱的储尿和排尿功能，以确保肾脏功能。超声检查膀胱残余尿量应小于100ml 或总排尿量的 20%，膀胱内压不应超过 $40cmH_2O$（$1cmH_2O = 98.06Pa$），尿培养应为阴性。

康复治疗　具体如下。

药物治疗　早期不完全性神经源性膀胱，可试用药物治疗，如增加膀胱收缩、改善膀胱排空功能的毒蕈碱、氯贝胆碱等；降低流出道阻力的哌唑嗪（脉宁平）、坦洛斯等；降低膀胱收缩力、增加流出道阻力的阿托品、丙胺太林（普鲁本辛）、奥昔布宁、托特罗定、达非那新、索利那辛、曲司氯铵等；改善膀胱储尿、增加流出道阻力的三环类药物和抗抑郁药等。

行为训练　包括定时排尿训练、提示性排尿等。

增加膀胱内压　仅适用于逼尿肌无力的低压膀胱患者。方法为屏气法或手压法。膀胱压力高的尿潴留患者禁用，因压力超过 $50cmH_2O$ 时，尿液会反流损伤上尿路。

刺激逼尿肌收缩　仅适用于上运动神经元损伤致逼尿肌反射亢进的患者。方法是牵拉耻骨上或大腿内侧、会阴部阴毛、轻叩下腹部、挤压阴茎或刺激肛门，以诱发逼尿肌收缩和外括约肌松弛，达到膀胱排空的目的。但必须确保膀胱出口的阻力较低，必要时需辅助使用药物甚至手术。

导尿　①间歇导尿：临床上早已发现，自我间歇性导尿可以大大减少尿路感染。在每日平均进水量约 2000ml 时，4～6 小时自我间歇导尿 1 次，并在导尿前进行各种膀胱刺激以助自行排尿。开始实施自我间歇导尿时，应通过膀胱超声确认导尿后膀胱残余尿量小于 100ml，并应每 1~2 周进行 1 次尿常规检查。患者应在康复机构中接受相关的自我导尿训练。市场上有整套的自我导尿套装器材可供选购。②留置导尿：仅适用于昏迷、重症、虚弱或上尿路已有损伤的患者。但这类患者 24 小时内菌尿发生率超过 50%，96 小时后可达 98%~100%。因此，要尽可能无菌性操作、尽量采用密闭式尿液引流袋，并置于床边膀胱水平以下。要经常观察有无尿路感染、尿路结石、膀胱痉挛、阴茎和阴囊部并发症、血尿、自主神经反射亢进等。③尿套管导尿：亦广泛应用，住院或出院短期采用间歇导尿的男性患者后期较多改用将"尿套管"捆绑在阴茎上导尿。排除尿道外口阻塞有助于预防尿套管导尿患者反复尿路感染。积尿袋、导管外尿套管也可导致院内感染。以上几种导尿方式中，留置导尿引起尿路感染的危险性最大，尽可能不用；尿套管导尿在合作患者中引起尿路感染的危险性最小。这也和几种导尿方法对尿道黏膜屏障损害程度不同有关。

手术治疗 为改变尿道顺应性、减少膀胱逼尿肌反射亢进和处理持续性尿失禁，可以选择适当的病例，进行经尿道膀胱颈切开术、经尿道外括约肌切开术、尿道改流术、膀胱扩大术、耻骨上造瘘、骶神经根电磁技术等。

尿路感染治疗 参见肾脏病学卷。

转归 临床处理和康复处理得当，双侧肾脏泌尿功能和膀胱储尿、排尿功能得以保持，患者就可能坚持强化的康复训练和维持良好的生命过程。长期、严重的尿路感染可能造成肾功能衰竭，甚至危及生命。

预防 主要是尿路感染的预防。膀胱充分排空是预防尿潴留患者尿路感染的重要因素，自 20 世纪 70 年代中期提出的清洁间歇导尿被广泛应用以来，脊髓损伤患者尿路感染发病率已明显降低。间歇导尿大多由患者自己完成，患者的导尿技术与卫生习惯至关重要，因为会阴和尿道远端污染使患者在插入导尿管时尿路感染危险大为增加。尿潴留患者常见逼尿肌和括约肌协同失衡。患者大多需长时间留置导尿，可引起反复尿路感染，造成膀胱输尿管反流、肾盂积水、尿路结石等。自 20 世纪 90 年代以来，已有较多应用尿道内斯腾特假体解除外括约肌痉挛的报道。热敏斯腾特假体的壁是由镍钛合金镍钛诺制成的热反应网，它在体温条件下有最大膨胀力，同时具有高度柔韧性，以适合尿道的形状。尚不能证明全身应用抗生素预防尿路感染有效，且会促使产生耐药菌株，故不支持常规应用抗生素预防尿路感染。然而，对没有明确原因频发尿路感染的门诊患者，应用抗生素预防可能是有益的。应用抗生素做膀胱冲洗预防尿路感染不能降低总体尿路感染率，且可发生过敏反应和血尿，故未被广泛应用。

(李建军)

shénjīngyuánxìng zhícháng kāngfù

神经源性直肠康复（rehabilitation of neurogenic rectum） 对脑和脊髓损伤所致排便功能障碍患者的康复处理。神经源性直肠一般为双侧神经损伤所致。胃肠道受中枢神经系统和自主神经系统以及脊髓下胸段（T8~T12）、腰段与骶段的肠神经系统支配。正常的肠蠕动和排便性活动，包括结肠蠕动和收缩将粪便推至直肠，刺激产生直肠-肛管抑制性反射，经内脏神经传入大脑形成便意，在直肠反射性收缩和肛门内括约肌与外括约肌松弛的协调下，将粪便排出。这个过程受大脑意愿控制，在环境不允许时，不能排便。排便控制链上的任何环节损伤，都会使排便功能发生障碍。如肠道反射抑制、交感神经过度兴奋或副交感神经过度抑制、肠道运动减弱、肛门内括约肌与外括约肌痉挛、粪便过于干燥等均可引发便秘；肛门内括约肌与外括约肌松弛、排便中枢控制力降低、肠道炎症、结肠排空动力增强、粪便水分吸收时间过短、结肠蠕动过快等可引发大便失禁。上述排便功能障碍，在康复医学临床专业中，即为神经源性直肠。

功能障碍 主要为便秘或失禁，以及腹胀、排便时间延长、独立排便困难、饮食受限、活动受限等。脑或脊髓损伤后，骨盆内脏神经与脑的联系中断则便意消失，大脑失去意愿性控制，而胃与小肠的作用几乎不受影响。结肠与直肠蠕动变弱使粪便的移动变差形成宿便（长久淤积在大肠内的粪便）时，结肠内的水分不断被吸收而使粪便变硬，在升结肠有时可摸到坚硬的粪块，由粪便发酵产生的气体使大肠扩张，蠕动运动变弱而成为恶性循环。肛门括约肌瘫痪使直肠内粪便溢出而产生水样大便失禁。这些都严重影响患者的个人活动能力、社会参与能力和生活质量。

功能评定 上运动神经元（脊髓神经 S2~S4 节段以上）损伤时，排便反射尚可存在，局部刺激可产生排便，粪便量适中、黏稠度合适，一般在半小时内完成，且每次排便间隔基本固定（可超过 72 小时）。下运动神经元

（脊髓神经 S2~S4 节段以下）损伤时，排便反射丧失，局部刺激不能产生排便，大便量不定、大便不成形、随时排便，经常表现为大便失禁。一般说来，2 次以上未能按预定时间排便，伴食欲缺乏、无空腹感、身体困倦、焦虑及左下腹部触及块状物为"宿便"存在证据，腹部 X 线检查可见结肠扩张并充满粪块。急性期如置之不理会导致硬的粪块充满结肠并使之扩张而失去排便反射。多日"宿便"可导致腹部胀满、胃肠逆向蠕动、甚至发生嵌顿性肠梗阻，还可能并发痔疮、结肠憩室、直肠脱垂、巨结肠等问题。肛门-直肠测压：可以客观地评价直肠和肛门括约肌功能，常用于便秘、大便失禁、药物-手术-生物反馈治疗等后果评定。测定内容包括最大肛管静息压力、肛管高压带分布、最大肛管收缩压和收缩时间、直肠内压、直肠容量感觉阈值、直肠-肛门抑制反射、直肠顺应性等项检测。这对诊断、康复性功能评定、手术的选择、疗效的评估都有一定价值。

康复目标和原则　达到每日或隔日或至少 3 天排便 1 次。胃肠道运行通畅，不影响强化的康复训练和改善生活质量。

康复治疗　排便是一种舒适的生理活动。脑或脊髓损伤后，便秘和大便失禁都会严重影响患者的生活质量，因此，排便训练是一项重要的课程。

早期护理　包括胃肠减压、补液或胃肠道营养、肛门局部卫生处理。可试用新斯的明肌内注射或卡巴胆碱皮下注射。

排便训练　①行为管理：恢复或养成定时排便习惯，建立排便反射。②排便体位：采用蹲或坐位，也可用左侧卧位，尽量不用平卧位。③排便肌肉训练：站立或步行可减少便秘；腹肌和骨盆肌肉训练（如腹式呼吸训练、仰卧起坐、提肛训练等）有一定作用。④排便方法：餐后半小时按摩腹部或用手指轻按肛门周围，刺激排便反射。若上述方法均无效，可将示指抹润滑油后缓缓深入肛门，清除粪便。

饮食管理　进食高纤维素、高容积、高营养食物，如糙米、全麦食品、蔬菜水果等。便秘时可选桃、樱桃、杨梅等，腹泻时可选白米、苹果酱等。

腹部按摩　为促进结肠内粪便移动，可以脐为中心按"の"字样按摩腹部。到恢复期便意及自主神经反射可诱发排便。很多人发现"去卫生间"这一行为，就是促进排便的一种身体及精神刺激，因而要利用排便反射促进排便。对无便意者，要在急性期养成时间上的习惯间隔，在床上左侧卧位或坐在便座上排便。无肛门反射及球海绵体反射者，或防止尿失禁而服用抗胆碱药者不产生排便反射，此时应双臂抱紧腹部并勒紧施加腹压，如果无效可使用橡胶手套或指套涂润滑油，在不损伤直肠黏膜的情况下，轻掏粪便。

药物治疗　一般不建议常规长期应用导泻（利用其他手段促进粪便排泄）和直肠刺激药物（如番泻叶、芦荟、鼠李制剂等），因为缺少脊髓反射性蠕动功能，药物难以发挥作用。可选用粪便软化剂（如多库酯钠、甘油、氧化镁乳剂、聚乙二醇、矿物油等）和食用纤维素（如纤维素、聚多糖、欧车前等）。

生物反馈疗法　对于大便失禁患者，长期接受肛门括约肌生物反馈治疗有一定效果。

骶神经电刺激和骶神经磁刺激疗法　近年来在神经源性直肠康复中使用比较多的处理方法。但是还需要有更多循证医学的证据支持。

手术疗法　严重排便障碍时，可以考虑手术疗法，如功能性神经-肌肉移位或移植、骶神经前根电刺激结合选择性骶神经根切断术、利用阑尾或盲肠置管进行顺行可控性灌肠或肠缩短吻合术等。

转归　及早发现、及时处理、正确训练，大部分患者能够恢复或保持良好的排便习惯，不会影响强化的康复训练和保持较好的生活质量。

预防　应及时发现便秘。建议进食高纤维素饮食和应用软化大便的药物，以防止大便硬结。便秘时间越长越难处理。

（李建军）

tūnyàn zhàng'ài kāngfù

吞咽障碍康复（rehabilitation of dysphagia）

对咀嚼和吞咽所致功能障碍患者的康复处理。吞咽障碍是由于下颌、双唇、舌、软腭、咽喉、食管括约肌或食管功能受损，不能安全有效地把食物由口腔送到胃内取得足够营养和水分发生的进食困难。正常的吞咽是一个流畅、协调的过程，大致分为 4 期：口腔准备期、口腔期、咽期和食管期。任何一个阶段都可发生吞咽障碍。吞咽障碍尚无准确定义，一般应符合下列标准：①食物或饮料从口腔输送至胃部过程中出现障碍。②口腔及咽喉肌肉控制或协调异常导致不能正常吞咽，引起营养不良。③食物误入气管，引起反复肺部感染，引发吸入性肺炎。

功能障碍　吞咽障碍可分为器质性吞咽障碍和功能性吞咽障碍两类。前者主要发生在口腔、咽腔、喉部的恶性肿瘤手术后，是解剖结构异常引起的吞咽障碍。后者为中枢神经系统及末梢神经系统障碍、肌病引起，解剖结构正常，为神经肌肉运动异常引起的障碍。当吞咽障碍为神经性疾病导致时，称为神经性吞咽障碍。

功能评定　包括电视 X 线透视吞咽功能检查（videofluoroscopic swallowing study，VFSS）和电视内镜吞咽功能检查（videoendoscopic swallowing study，VESS）。

电视 X 线透视吞咽功能检查　是最全面、可靠、有价值的吞咽功能检查方法。尽管 VFSS 被视为吞咽障碍功能检查的"金标准"，但由于受诸多因素的制约，如检查设备、专业人员的技术水平等条件限制，普遍开展仍有一定难度。

电视内镜吞咽功能检查　随着内镜技术的广泛应用，联合应用电视内镜对吞咽的解剖结构、运动功能和咽喉感觉功能进行测定，能对吞咽的运动和感觉功能进行较全面的评估；VESS 能提供高效和可靠的吞咽障碍处理策略，包括对患者最初摄食状态的建议、确定何时恢复经口腔摄食以及使用何种性质的食物以达到最佳的吞咽；VESS 能在床边、甚至 ICU 中进行，不接触放射线辐射；可对患者进行生物反馈治疗。但是，VESS 着重于对局部的观察，对吞咽的全过程、解剖结构和食团的关系以及环咽肌和食管的功能等方面检查有所欠缺，需要 VFSS 及其他检查补充。

康复目的和原则　在熟悉进食时不同部位、不同阶段的基本生理过程、不同性状食物处理的基础上，针对所出现的问题，制订相应的治疗决策，解决患者饮食-吞咽问题。

康复治疗　综合治疗包括以下几方面。①代偿方法。②基础训练。③吞咽手法辅助。④摄食直接训练。⑤咽部肌肉电刺激。⑥球囊扩张术。⑦针灸治疗。⑧中西药物治疗。⑨手术治疗等。代偿方法主要用来改善吞咽困难的症状，后几种疗法主要用来改善吞咽的生理功能。其康复性处理涵盖的内容见表。

其他康复方法具体如下。①电刺激：随着电子技术的发展、电极的更新，过去视为相对禁忌的颈部电刺激技术已得到突破性进展，作为吞咽障碍治疗的重要手段被广泛应用。在该领域使用较多的有神经肌肉低频电刺激、肌电反馈技术和球囊导管扩张术。②药物治疗：尚无治疗吞咽障碍的特效药。吞咽障碍患者常患有某种或多种急性或慢性疾病，治疗与吞咽障碍有关的各种疾病就是对吞咽障碍的最好治疗。临床上采用抗胆碱酯酶药溴吡斯的明，治疗脑干梗死导致的咽部期吞咽启动延迟、咽缩肌收缩无力、环咽肌不开放患者，疗效明显。该

药还可抑制胆碱酯酶的活性，使胆碱神经末梢释放的乙酰胆碱破坏减少，突触间隙中乙酰胆碱聚集，出现毒蕈碱样和烟碱样受体兴奋作用；可直接兴奋运动终板上的烟碱样乙酰胆碱受体，并能促进运动神经末梢释放乙酰胆碱，从而提高胃肠道、支气管平滑肌和全身骨骼肌的肌张力。对摄食-吞咽障碍的脑损伤患者，仅有上述功能训练与治疗是远远不够的，应提倡综合训练，如肌力训练、排痰法训练、上肢的助食功能训练、辅助器具的选择与使用、食物的调配，进食前后口腔卫生的保持、助手的协助与监护方法等，凡与摄食有关的细节都应加以考虑。重视各种治疗方法的综合运用，进一步深入探讨其治疗作用的确切机制，制订高效、便捷、依从性好、不良反应少的治疗方案，是今后努力的方向。对合并认知障碍、语言障碍、心理障碍、视听觉障碍等的患者，需要多专业、多部门的通力合作，相互协调、优势互补，应采用吞咽康复治疗团队（组）的工作模

表　吞咽障碍的康复治疗和代偿技术

生理性吞咽障碍	技　术	目　的
舌根后缩减少，咽肌无力	用力吞咽	增加舌根与咽壁的接触，促进食团通过咽腔
咽腔期吞咽启动延迟，舌根后缩	低颌/缩颌吞咽	防止食团进入会厌谷，减少舌根与会厌的距离
咽肌无力	转头吞咽	头转向无力的一侧，引导食团通过咽肌有力的一侧，有利于食团的廓清完全通过
口腔内无力，感觉减退	侧头吞咽	头转向力强/感觉敏锐的一侧，增强对食团的控制
声带闭合受损/延迟	声门上吞咽	促进声带闭合，防止误吸
声带和喉部的闭合受损/减小	声门超上吞咽	促进声带闭合和勺状软骨与会厌软骨茎部的接触
控制食团差	吞咽浓流质	通过减缓食团的流速，促进食团的控制
上食管括约肌紧张，难开放	吞咽稀流质	减少摩擦，促进食团入胃

式，对于具体实施的康复团队（组）应有统一的安排。

转归 多数患者通过适宜的饮食、经口（或非经口，如鼻饲或胃造瘘）的营养和水分供应、代偿策略（如特殊体位、呼吸方式等）的综合处理后，保证了最佳的营养和水分摄入，并将误吸、窒息和营养不良等降到最低限度。

预防 二级预防中，最重要的是预防误吸和窒息。前者可引发反复出现的肺感染，后者甚至可能立即引发死亡，即使抢救成功，也多会出现昏迷、植物状态。因此，要尽可能加以预防。

（李胜利 窦祖林）

索　引

条 目 标 题 汉 字 笔 画 索 引

说　明

一、本索引供读者按条目标题的汉字笔画查检条目。

二、条目标题按第一字的笔画由少到多的顺序排列，按画数和起笔笔形横（一）、竖（丨）、撇（丿）、点（丶）、折（乛，包括丁乚く等）的顺序排列。笔画数和起笔笔形相同的字，按字形结构排列，先左右形字，再上下形字，后整体字。第一字相同的，依次按后面各字的笔画数和起笔笔形顺序排列。

三、以拉丁字母、希腊字母和阿拉伯数字、罗马数字开头的条目标题，依次排在汉字条目标题的后面。

十二　画

十三　画

十四　画

条 目 外 文 标 题 索 引

内 容 索 引

说 明

一、本索引是本卷条目和条目内容的主题分析索引。索引款目按汉语拼音字母顺序并辅以汉字笔画、起笔笔形顺序排列。同音时，按汉字笔画由少到多的顺序排列，笔画数相同的按起笔笔形横（一）、竖（丨）、撇（丿）、点（丶）、折（乛，包括丁乚乚等）的顺序排列。第一字相同时，按第二字，余类推。索引标目中夹有拉丁字母、希腊字母、阿拉伯数字和罗马数字的，依次排在相应的汉字索引款目之后。标点符号不作为排序单元。

二、设有条目的款目用黑体字，未设条目的款目用宋体字。

三、不同概念（含人物）具有同一标目名称时，分别设置索引款目；未设条目的同名索引标目后括注简单说明或所属类别，以利检索。

四、索引标目之后的阿拉伯数字是标目内容所在的页码，数字之后的小写拉丁字母表示索引内容所在的版面区域。本书正文的版面区域划分如右图。

a	c	e
b	d	f

本卷主要编辑、出版人员

执行总编　谢　阳

编　　审　张之生

责任编辑　陈　佩　郭广亮　刘　婷

文字编辑　沈冰冰

索引编辑　陈振起

名词术语编辑　顾　颖

汉语拼音编辑　王　颖

外文编辑　景黎明

参见编辑　徐明皓

责任校对　苏　沁

责任印制　陈　楠

装帧设计　雅昌设计中心·北京